# 神经生物学

于龙川　主编

**参编人员**（按照章节排序）

| | | | | |
|---|---|---|---|---|
| 于常海 | 黄金玲 | 高　凯 | 邢国刚 | 左明雪 |
| 陈乃宏 | 张　威 | 牛　非 | 库宝善 | 于龙川 |
| 于　诚 | 杨伯宁 | 黄绍明 | 华承鸣 | 崔希云 |
| 祝建平 | 何　峰 | 李立新 | 孙颖郁 | 王　韵 |
| 张　瑛 | 付立波 | 覃筱燕 | 罗　非 | 王学斌 |
| 李　宁 | 徐世莲 | 谢益宽 | 张永鹤 | 王子君 |
| 蒲小平 | 张世平 | 孙双勇 | 梁建辉 | 王燕婷 |
| 陆　林 | 王贵彬 | 薛丽芬 | | |

北京大学出版社
PEKING UNIVERSITY PRESS

**图书在版编目(CIP)数据**

神经生物学/于龙川主编. —北京：北京大学出版社,2012.8
ISBN 978-7-301-21113-7

Ⅰ.①神… Ⅱ.①于… Ⅲ.①人体生理学－神经生理学－高等学校－教材 Ⅳ.①R338

中国版本图书馆 CIP 数据核字(2012)第 189553 号

书　　　　名：神经生物学
著 作 责 任 者：于龙川　主编
责 任 编 辑：黄　炜　陈小红　张　敏
标 准 书 号：ISBN 978-7-301-21113-7
出 版 发 行：北京大学出版社
地　　　　址：北京市海淀区成府路 205 号　　100871
网　　　　址：http://www.pup.cn
电 子 信 箱：zpup@pup.pku.edu.cn
电　　　　话：邮购部 62752015　发行部 62750672　编辑部 62764976　出版部 62754962
印 　刷 　者：北京虎彩文化传播有限公司
经 　销 　者：新华书店
　　　　　　　889 毫米×1194 毫米　16 开本　32.75 印张　980 千字
　　　　　　　2012 年 8 月第 1 版　2021 年 8 月第 4 次印刷
定　　　　价：70.00 元

# 本书编委会成员

（按照姓氏笔划排序）

于龙川　教授　　北京大学生命科学学院
于常海　教授　　北京大学医学部神经科学研究所
王　韵　教授　　北京大学医学部神经科学研究所
王学斌　教授　　山东临沂大学生命科学学院
左明雪　教授　　北京师范大学生命科学学院
付立波　教授　　长春师范大学生命科学学院
邢国刚　教授　　北京大学医学部神经科学研究所
孙颖郁　副教授　北京师范大学生命科学学院
杨伯宁　教授　　广西医科大学解剖学教研室
李立新　副教授　九江医学院
李　宁　教授　　潍坊医学院生理学教研室
库宝善　教授　　北京大学医学部药理学系
张永鹤　教授　　北京大学医学部药理学系
陆　林　教授　　北京大学医学部中国药物依赖性研究所
陈乃宏　教授　　中国协和医科大学药物研究所
罗　非　教授　　中国科学院心理研究所
徐世莲　副教授　昆明医学院生理学教研室
黄绍明　教授　　广西医科大学解剖学教研室
崔希云　教授　　山东师范大学生命科学学院
梁建辉　教授　　北京大学医学部中国药物依赖性研究所
覃筱燕　教授　　中央民族大学生命与环境科学学院
谢益宽　教授　　中国医学科学院基础医学研究所
蒲小平　教授　　北京大学医学部药学院

# 内 容 简 介

　　本书专为本科生和低年级研究生编写,针对没有系统学习过神经解剖学与神经生理学的本科生和研究生的知识结构特点精心设计教材内容。其主要内容为:第一篇详细介绍神经系统的细胞与分子生物学知识,如神经细胞与胶质细胞的基本特点与功能,神经细胞间的信息传递与跨膜信号传导,神经递质、神经肽及其受体的结构特性和功能等。第二篇简要介绍神经系统的结构与发育,包括周围和中枢神经系统的解剖,神经系统的血液循环与血脑屏障,以及神经系统的发生与发育。第三篇详细介绍神经系统的主要生理功能,包括神经系统的感觉功能,神经系统对运动的调节,脑的高级功能,自主神经系统的功能和神经内分泌等。第四篇简要介绍神经系统七大类常见疾病的基础知识和研究进展,包括疼痛与痛觉的调节,睡眠功能异常,老年性痴呆与帕金森病,抑郁症与精神分裂症,脑内奖赏通路与药物成瘾。

　　全书通俗易懂,图文并茂。每一章后均附复习题和参考文献。本书适于综合大学相关专业的本科生和低年级研究生使用,亦可为相关领域教学人员和科技人员的学习和参考之用。

# 前　　言

　　近二十年来,越来越多的大学为本科生和研究生开设了神经生物学的课程。由于神经生物学的内容多散在于生理学、细胞生物学、分子生物学等诸多学科中,而且许多学校没有开设相应的解剖学或神经解剖学课程,所以相关知识的缺少或不连贯,使得无论是教师在教学过程中还是学生在学习过程中都感到困难重重。本教材编者多年来从事教学工作,特别是近十几年在综合性大学教授神经生物学课程,对存在的这些问题感触颇深,也深刻体会到编写一本涵盖从神经系统的细胞生物学基础知识到神经系统的解剖、从神经系统的主要生理功能再到神经系统常见重大疾病的研究进展方面的、内容较全面的教材的必要性。

　　本教材就是针对本科生和低年级研究生编写的,尤其适用于没有系统学习过神经解剖学与神经生理学的本科生和研究生。全书分为四篇。第一篇详细介绍神经系统的细胞与分子生物学知识,如神经细胞与胶质细胞的基本特点与功能,神经细胞间的信息传递与跨膜信号传导,神经递质、神经肽及其受体的结构特性和功能等。第二篇简要介绍神经系统的结构与发育,包括周围和中枢神经系统的解剖,神经系统的血液循环与血脑屏障,以及神经系统的发生与发育。第三篇详细介绍神经系统的主要生理功能,包括神经系统的感觉功能,神经系统对运动的调节,脑的高级功能,自主神经系统的功能和神经内分泌等。第四篇简要介绍神经系统七大类常见疾病的基础知识和研究进展,包括疼痛与痛觉的调节,睡眠功能异常,老年性痴呆与帕金森病,抑郁症与精神分裂症,脑内奖赏通路与药物成瘾。为了配合教学,每一章后均附复习题和参考文献,供教师和学生参考。

　　本书的编写得到了编委会成员和参加编写的各位同事的大力支持。他们花费很多精力和时间,付出了辛勤的劳动,确保了教材各章稿件的高质量,使本书得以顺利完成并出版。在此,谨向编委会成员和参加编写的各位同事表示诚挚的谢意。在本书的编写过程中,于诚参与了多方面的工作,为教材精心绘制了几十幅图表,并对各章的图表进行整合、参考文献进行了编排,还负责专业名词表的编排和核对工作。华承鸣为第八章绘制了多幅图。在此对他们的付出表示特别的感谢! 本教材的编写得到了北京大学的资助和北京大学出版社的大力帮助,在此一并表示深深的感谢!

于龙川

2012 年 7 月

# 目　录

## 第一篇　神经系统的细胞与分子生物学

## 第二篇　神经系统的结构与发育

# 第三篇　神经系统的生理功能

# 第四篇　神经系统常见疾病的生物学基础

# 第一篇

神经系统的细胞与分子生物学

# 第一章　神经细胞与胶质细胞

　　神经系统(nervous system)是生物体中进行感知外界、形成与保存记忆、决策判断和指导行为的生理系统，是意识和智慧的物质基础。由于神经系统高度的精密性和复杂性，在生命科学和医学高度发达的今天，它依然是人体中最为神秘的和充满未知的系统。

　　为了学好神经生物学，我们必须首先对神经系统的组成细胞有一个全面和深入的了解。神经系统主要包括两大类的细胞：神经元(neuron)和神经胶质细胞(neuroglial cell，glial cell，neuroglia 或 glia)。在人脑中大约有 1000 亿个神经元，而神经胶质细胞的数量更是神经元的 10～50 倍。这两类细胞的结构和功能各异，两者相互协调配合运作，神经系统才能正常发挥其各项功能。

## 第一节　神　经　元

　　神经元，又称神经细胞(nerve cell)，是神经系统的重要结构组分和功能的基本单元。动物通过神经系统对感受到的信息进行处理分析，形成判断并发出控制信息传递到其他系统，产生反应和行为。所以，神经系统是生物体的信息处理中心。神经系统是通过神经元进行信息的形成、接收、加工和传递的，而每个神经元都是一个小的信息处理单元。

### 一、神经元的发现

　　神经元的发现得益于两种技术的发明，一种是显微术，另一种是细胞染色法。19 世纪后期，德国的神经病理学家 Franz Nissl(图 1-1)发明了一种细胞染色方法，可以将神经元的细胞核及核周的一些斑块染成深色，后人将这种神经元的染色方法称为尼氏染色法(Nissl stain)(图 1-2)。然而，尼氏染色仅是将细胞核和核周的部分染色。1873 年，意大利的组织学家 Camillo Golgi(图 1-3)发明了高尔基染色法(Golgi stain)。高尔基染色法可以将整个神经元染成黑色，此时人们才真正看到了神经元的完整形态(图 1-4)。西班牙的病理学家及神经学家 Santiago Ramón y Cajal(图 1-5)运用高尔基染色法观察并绘制了许多脑区的神经环路(图 1-6)。

**图 1-1　Franz Nissl**

（引自 The Clendening History of Medicine Library, University of Kansas Medical Center）

**图 1-2　尼氏染色的神经元**

（引自 Hammersen F，1980）

**图 1-3　Camillo Golgi**

（引自 The Clendening History of Medicine Library, University of Kansas Medical Center）

**图 1-4　高尔基染色的神经元**

（引自 Hubel D H,1988）

**图 1-5　Santiago Ramón y Cajal**

（引自 The Clendening History of Medicine Library, University of Kansas Medical Center）

**图 1-6　Santiago Ramón y Cajal 所绘的大脑皮层内神经环路图**

图中字母标记的是不同的神经元：$A$、$B$、$C$、$D$ 和 $E$ 是锥体细胞，而 $F$ 和 $K$ 为非锥体细胞（引自 DeFelipe J, Jones E G,1988）

　　Camillo Golgi 和 Santiago Ramón y Cajal 于 1906 年分享了诺贝尔奖。然而，两人对于神经元之间的联系方式却有着截然不同的观点：Camillo Golgi 支持"弥散神经网络学说"（diffuse neural network doctrine），认为神经元之间通过突起彼此相连，融合成为一个类似血管网络的彼此相通的整体；而 Santiago Ramón y Cajal 则支持"神经元学说"（neuron doctrine），认为神经元是神经系统最基本的结构和功能单位，神经元之间并不是连通的，而是通过细胞表面一些部位的接触彼此相互作用。随着电镜技术的发明，人们通过高分辨率的电镜观察到神经元之间的关系，证实了"神经元学说"。直到现在，"神经元学说"依然是现代神经科学的基础之一。

## 二、神经元的一般结构

神经元与其他细胞一样，由细胞核、细胞质和细胞膜组成。细胞核是由双层的核膜包裹的球体，位于细胞体中心，核内有保存遗传信息的染色体。细胞质是细胞膜内除去细胞核以外的其他成分，主要包括富含钾离子的细胞内液、纤维状的细胞骨架和各种细胞器。细胞膜由厚度为 5 nm 的脂双层膜构成，其中镶嵌有膜蛋白。细胞膜包裹了整个神经元，将其与外界分开。

如图 1-7 所示，神经元的结构分为细胞体（cell body）和神经元所特有的神经突起（neurite），神经突起又分为树突（dendrite）和轴突（axon）。细胞体是神经元代谢的中心，主要负责蛋白质的合成和能量代谢，以维持细胞的生存；树突是神经元接受外界信号的主要部位；轴突则主要负责神经信号的传导。

### （一）细胞体

细胞体一般只占神经元总体积的一小部分，通常小于十分之一。不同种类的神经元的细胞体大小相差很大，其直径在 5～150 μm 之间。神经元的细胞体形状多种多样，有的呈圆形，有的呈锥形或多角形。与其他细胞一样，神经元的细胞体中包含细胞核、内质网、核糖体、高尔基复合体、线粒体和细胞骨架等。神经元的细胞体中还含有大量的粗面内质网，这些大量平行排列的粗面内质网及其间的游离核糖体在尼氏染色时会被着色，因此被称为尼氏体（Nissl body）。神经元的尼氏体是合成蛋白质的主要部位。

细胞体是神经元代谢活动的主要部位。在这里，神经元完成 RNA 和大部分蛋白质的合成、修饰以及能量代

**图 1-7　神经元的一般结构**

谢。神经元合成蛋白质的过程与其他细胞相似：编码蛋白质的信息保存在细胞核染色体的 DNA 中，细胞将 DNA 上的蛋白编码信息转录到 mRNA 上。然后，mRNA 离开细胞核，进入细胞质中，并与核糖体结合，核糖体按照 mRNA 中的信息，将各种氨基酸组装成蛋白质，该过程称为翻译。核糖体有两种存在形式，一种是存在于胞浆中的游离核糖体；一种是定位于内质网上的核糖体。结合了核糖体的内质网称为粗面内质网。细胞液中的可溶蛋白由游离的核糖体合成，而膜蛋白和分泌蛋白则由粗面内质网上的核糖体合成。新合成的膜蛋白和分泌蛋白相继被转运到滑面内质网和高尔基复合体以完成蛋白质的加工和分选，并最终被转运到神经元的各个部位。除蛋白质合成功能外，大部分的神经元的胞体也可以直接接受外界的信号传入。

### （二）树突

树突是神经元细胞体向外的发散和延伸，因神经元的种类不同，其大小和形状也不尽相同。树突与细胞体的界限有时很难界定，在树突的近端可见粗面内质网、游离的核糖体和高尔基复合体等细胞器，大多数细胞器可以从细胞体进入树突。一个神经元可以有多根树突，树突在向外延伸的过程中可以再生出新的分支。一个神经元的树突统称为树突树（dendritic tree）。

树突的形态是由树突表面的黏附分子和细胞内部的细胞骨架来维持的。树突可以与其他神经元的轴突末梢形成突触，接受信号的传入，是神经元接受信号传入的主要部位。

树突表面可以长出一些称为树突棘（dendritic spine）的小突起，数目不等，如大脑皮层中最大的锥体细胞（pyramidal cell）的树突棘数目可以高达 30 000～40 000 个，而小脑皮层的浦肯野细胞（Purkinje cell）的树突棘可以达到 100 000 个以上，但并不是所有的神经元的树突都会长出树突棘。树突棘上分布有多

种受体和离子通道,是树突形成突触的重要位点。树突棘分成简单和复杂两种类型。简单树突棘是中枢神经系统中常见的形式,由一个泡状的头通过一根细茎与树突相连,呈棒槌状。复杂树突棘呈多叶的瘤状,常可以参与形成多个突触。树突棘的形状、大小和数量与神经元的发育和功能相关。当神经元处于活动状态时,树突棘的数量和形状会发生可塑性变化。研究树突棘在神经元可塑性(neuronal plasticity)方面的作用是目前神经科学的一个热点。

**（三）轴突**

每个神经元都有细长、粗细均匀、分支少、表面光滑的轴突。不同类别的神经元的轴突长短不一,有的神经元的轴突可达 1 m,有的却不足 1 mm。有的轴突在延伸过程中会产生分支,称为轴突侧支(axon collateral)。轴突侧支往往在远离细胞体的轴突上自轴突垂直发出,粗细与主干基本相同。轴突不存在核糖体、粗面内质网和高尔基复合体等用于蛋白质合成的细胞器(即轴突内没有尼氏体,此特征可以作为区分树突和轴突的依据),却含有大量平行排列的微管和神经丝等细胞骨架,这些细胞骨架在轴突的形成和维持以及轴突物质运输方面具有重要作用。

轴突从神经元的细胞体的一侧发出,发出部位呈锥状隆起,称为轴丘(axon hillock),轴丘逐渐变细形成轴突的起始段(initial segment)。该处细胞膜上的离子通道分布特异,使得该处膜的兴奋阈值很低,是神经元冲动发起的部位。神经元产生的冲动被称为动作电位(action potential),可沿着轴突传导。

神经元的轴突通常被髓鞘(myelin)所包裹。有髓鞘包裹的轴突称为有髓纤维(myelinated nerve fiber),大部分神经传导纤维属于此类,如 Aδ 纤维,其传导速度为 5～30 m/s;没有髓鞘包裹的轴突,称为无髓纤维(unmyelinated nerve fiber),如背根神经节小神经元形成的 C 类纤维,其传导速度只有 0.5～1 m/s。中枢神经元的轴突被少突胶质细胞(oligodendrocyte,或 oligodendroglia)细胞膜形成的髓鞘所包绕,而外周神经元的轴突则被施万细胞(Schwann cell)细胞膜形成的髓鞘所包绕。髓鞘并非完全将轴突包裹起来,而是分段包裹,髓鞘之间轴突裸露的地方称为郎飞结(node of Ranvier)(图 1-7)。在郎飞结的细胞膜上含有丰富的电压门控钠离子通道,膜下有丰富的膜内颗粒(intra-membranous particle,IMP)。郎飞结易于激活,动作电位在此处再生。带有神经信号的动作电位在有髓纤维上跳跃性传递,因此,有髓纤维的传递速度较无髓纤维快。一般情况下,轴突较短的局部神经元,如抑制性中间神经元的轴突没有髓鞘包裹,而连接神经系统不同区域的神经元轴突较长,均有髓鞘包裹。

轴突的末端膨大,称为轴突终末(axon terminal)。轴突终末端常会发出许多细小的分支,这些分支没有髓鞘覆盖,称为终末树(terminal arbor)。这些轴突终末与接受信号的神经元或效应细胞(如肌肉细胞和腺体细胞)形成突触连接,进行细胞间的通讯。轴突与树突的区别参见表 1-1。

表 1-1　轴突与树突的区别

| 不同点 | 轴突 | 树突 |
|---|---|---|
| 数量 | 一般只有一个 | 一般很多 |
| 形状 | 光滑管状 | 树状 |
| 分支 | 一般较少,远离细胞体,垂直于主干发出 | 一般较多,呈树状发散,有的有树突棘 |
| 细胞器 | 不含有核糖体 | 含有核糖体 |
| 蛋白质合成 | 不能进行蛋白质合成 | 可以进行蛋白质合成 |
| 髓鞘包裹 | 可以有髓鞘包裹 | 没有髓鞘包裹 |
| 功能 | 传递神经信号 | 接受神经信号 |

**（四）突触**

轴突终末与其他神经元或效应细胞之间进行信息交流的位点称为突触(synapse)。如图 1-8 所示,突触由突触前神经元的轴突末梢即突触前成分(presynaptic element)、神经元之间的突触间隙(synaptic cleft)和突触后神经元的突触后成分(postsynaptic element)三部分组成。根据突触的结构和电生理特性的不同,可以分为两大类:化学突触(chemical synapse)与电突触(electrical synapse)。化学突触和电突触的主要区别见表 1-2。

图 1-8　化学突触与电突触

化学突触是哺乳动物突触的主要类型。化学突触由参与突触形成的两个神经元相应部位细胞膜的特化增厚区及其之间的间隙组成。化学突触的突触间隙宽度为 20～40 nm。当信息从一个神经元传递到另一个神经元时，突触前成分释放神经递质（neurotransmitter），作用于突触后成分的神经递质受体，将信号传入突触后神经元。

表 1-2　化学突触与电突触的区别

| 不同点 | 化学突触 | 电突触 |
| --- | --- | --- |
| 距离 | 20～40 nm | 3 nm |
| 细胞质连通 | 不连通 | 连通 |
| 传递介质 | 神经递质 | 离子流 |
| 突触延时 | 一般为 1～5 ms | 几乎为零 |
| 方向性 | 单向 | 双向 |

电突触常见于低等动物如无脊椎动物、鱼类和两栖类的神经系统中，电突触的本质是缝隙连接（gap junction）。两个神经元通过 6 个连接蛋白（connexin）组装成的连接子（connexon）前后连接，构成一个缝隙连接，从而形成电突触。突触前膜和突触后膜之间的距离很近，约为 3 nm。连接子的中间管道允许带电离子自由通过，使得信息可以快速地从一个神经元传递到另外一个神经元。

### 三、神经元的分类

如前所述，人脑中约有 1000 亿个神经元。这些细胞的形态和功能多种多样。应用不同的分类方法，可以将神经元进行以下分类。

**（一）根据细胞位置进行分类**

根据神经元所处的位置可以将神经元分为中枢神经元和外周神经元两大类。中枢神经元又可以按照所处的脑区不同而分为大脑皮层神经元、海马神经元和小脑神经元等。

**（二）根据细胞形态进行分类**

如图 1-9 所示，根据神经元的形态不同可以将神经元分为单极神经元（unipolar neuron）、双极神经元（bipolar neuron）、假单极神经元（pseudo-unipolar neuron）和多极神经元（multipolar neuron）。

**图 1-9  神经元根据形态进行分类**

(引自 Ramón y Cajal S. Histology，10th. Baltimore：Wood. 1933.)

1. 单极神经元

单极神经元是最简单的神经元,因为它只从细胞体延伸出一个突起。这个突起可以产生不同的分支,有的分支充当轴突,有的分支则具有树突的功能。在非脊椎动物的神经系统中,单极神经元占主要地位;而在脊椎动物中,单极神经元只存在于自主神经系统(autonomic nervous system)中。

2. 双极神经元

双极神经元含有两个突起:一个是树突,作为信号接收部位;另外一个是轴突,作为信号发出部位。视网膜(retina)的投射神经元是典型的双极神经元。

3. 假单极神经元

假单极神经元从细胞体只伸出一个突起,但与单极神经元不同,这个突起在离细胞体很近的地方一分为二。后文将提到的背根神经节的感觉神经元(sensory neuron)就是一类典型的假单极神经元,其外周端分布到体表等各组织,接收外界信息,其中枢端投射到脊髓背角。

4. 多极神经元

多极神经元是哺乳动物神经系统最主要的神经元类型。它具有一个轴突和多个树突。如脊髓的运动神经元、海马的锥体细胞和小脑的浦肯野细胞都是典型的多极神经元。

**(三) 根据细胞功能进行分类**

不同部位的神经元有着不同的功能,根据功能可以将神经元分为感觉神经元、运动神经元(motor neuron)和中间神经元(interneuron)三大类。

1. 感觉神经元

感觉神经元的细胞体位于背根神经节中,其神经突起延伸到身体各种感觉器官。感觉神经元从外界获取各种感觉信息,然后将这些信息传递到中枢神经组织内。此类神经元是传入神经系统信息的起点,所以又称为初级感觉神经元(primary sensory neuron)。感觉神经元属于假单极神经元。

2. 运动神经元

运动神经元的轴突与骨骼肌纤维形成突触,将中枢神经系统的信息传递给肌肉组织。运动神经元的细胞体位于脊髓的腹角,具有多根树突,属于多极神经元。

3. 中间神经元

神经系统中大部分神经元只与其他神经元建立联接,这样的神经元称为中间神经元。此类神经元的体积较小,主要功能是进行反馈调控。

**(四) 根据有无树突棘进行分类**

神经元如果具有树突棘称为有棘神经元(spiny neuron),没有的则称为无棘神经元(aspinous neuron)。如锥体神经元属于有棘神经元,而大多数中间神经元属于无棘神经元。

**(五) 根据轴突长度进行分类**

1. 高尔基Ⅰ型神经元(Golgi type Ⅰ neuron)

高尔基Ⅰ型神经元又称投射神经元,有着很长的轴突,可以从一个脑区投射到另外一个脑区。大脑皮层的锥体细胞有着很长的轴突,可以从大脑皮层延伸到大脑白质,因此属于高尔基Ⅰ型神经元。

2. 高尔基Ⅱ型神经元(Golgi type Ⅱ neuron)

高尔基Ⅱ型神经元又称局部环路神经元,轴突较短,只延伸到胞体周围,可以相互作用形成局部神经环路。大脑皮层有一种叫做星形细胞(stellate cell)的神经元,其轴突很短,不会从皮层中投射出去,所以属于高尔基Ⅱ型神经元。

**(六) 根据神经递质进行分类**

早期研究认为每一个神经元只分泌一种神经递质,所以根据神经递质的不同将神经元分为:γ-氨基丁酸(γ-amino butyric acid,GABA)能神经元(GABAergic neuron)、谷氨酸能神经元(glutamatergic neuron)、胆碱能神经元(cholinergic neuron)、肾上腺素能神经元(adrenergic neuron)、多巴胺能神经元(dopaminergic neuron)和肽能神经元(peptidergic neuron)等。后来发现在一个神经元中可以有多种神经递质共存,如各种神经肽通常与其他神经递质共存于同一突触内,但由于此种分类方法应用广泛,得以保留。

**四、细胞骨架维持神经元形态**

细胞骨架是细胞内部复杂的纤维状网络结构体系,是细胞结构和功能的重要组织者。在神经元中,细胞骨架纤维和其相关的蛋白组成细胞骨架系统,其蛋白量占到神经元蛋白总量的25%。细胞骨架系统是细胞形态和细胞器在细胞质中分布的主要决定因素。神经元是一类高度分化的细胞,其细胞体、树突和轴突等形态各异。细胞骨架在神经元形态的形成和维持过程中,起着非常重要的作用。在神经元中包含三种不同的细胞骨架系统:微管(microtubule)、微丝(microfilament)和神经丝(neurofilament)(图1-10),它们分别由不同的蛋白亚基组装而成。这三种细胞骨架蛋白处于动态变化中,参与神经元形态的维持与改变,细胞膜形状的改变与分泌活动,以及细胞器和蛋白质的转运与区域化,在维持神经元的结构和功能方面具有重要作用。

微管是直径约为 24 nm 的极性空心管状纤维。微管在

**图 1-10　神经元的细胞骨架**

细胞中往往呈长纤维状,贯穿于整个神经元的内部,不仅有机械支撑作用,而且有运输、定位和组织作用。有一类微管结合蛋白属于分子马达(molecular motor),它们可以沿着微管运输各种物质。目前,已经发现了两类与微管有关的分子马达:一类为驱动蛋白(kinesin),从微管的负极向正极移动;另一类为动力蛋白(dynein),从微管的正极向负极移动。微管在神经元形态的形成和维持、神经突起的形成和延伸以及轴浆运输等方面都具有重要的作用。

微丝的直径为 4～6 nm。在神经元中,微丝在细胞膜内侧形成一张致密的网,维持和改变细胞膜的形状,参与突触前膜和突触后膜特化结构的形成与维持,介导神经突起的形成与延伸,并参与囊泡分泌等重要生理过程。

神经丝是神经元中的中间丝(intermediate filament),直径约为 10 nm。神经丝在三类细胞骨架中是最为坚韧和稳定的。在轴突中,神经丝的含量是微管的 3～10 倍,是轴突中细胞骨架最多的成分,对维持轴突的形态有着重要的作用。

### 五、轴浆运输

在许多长轴突的神经元中,轴突占细胞总体积的大部分,但是轴突中没有合成蛋白质的细胞器,不能合成蛋白质,所以神经元必须将在细胞体中合成的蛋白质运送到轴突。一些轴突终末所需的细胞器,如线粒体等也要从细胞体运送到轴突终末。另外,一些轴突末梢的内吞体,从轴突末梢运输到细胞体。这些物质在轴突中的运输统称为轴浆运输(axonal transport 或 axoplasmic transport)。根据运输方向的不同,轴浆运输还可以分为顺行轴浆运输(anterograde axonal transport)和逆行轴浆运输(retrograde axonal transport)。顺行轴浆运输的方向是从细胞体到轴突终末,而逆行轴浆运输的方向与之相反。轴浆运输根据运输的速度不同可以分为两类:快速轴浆运输(fast axonal transport)和慢速轴浆运输(slow axonal transport)(表 1-3)。两者的速度相差极大,快速轴浆运输的速度一般在每天几百毫米,甚至上千毫米;而慢速轴浆运输的速度却一般小于每天 10 mm。

表 1-3　轴浆运输的类型及其特点

| 不同类型的轴浆运输 | 速率/mm·d$^{-1}$ | 运输的结构和成分 |
| --- | --- | --- |
| 快速轴浆运输 | | |
| 　快速顺行轴浆运输 | 200～400 | 小囊管状结构、神经递质、膜蛋白和脂 |
| | 50～100 | 线粒体 |
| 　快速逆行轴浆运输 | 200～300 | 溶酶体囊泡和膜 |
| 慢速轴浆运输 | | |
| 　慢速运输成分 a | 0.2～2.5 | 神经丝亚基和微管蛋白 |
| 　慢速运输成分 b | 2～8 | 肌动蛋白、酶、网格蛋白等 |

快速轴浆运输的对象一般为膜性细胞器。分子马达驱动蛋白和动力蛋白与膜性细胞器结合,并沿着微管快速移动。所以,微管在快速轴浆运输的过程中发挥着重要的作用。轴突中微管的极性都是一致的,其正端指向轴突终末,负端指向细胞体。按照运输方向的不同,快速轴浆运输分为快速顺行轴浆运输和快速逆行轴浆运输两大类。快速顺行运输以驱动蛋白作为运输载体,从细胞体运输分泌泡、突触囊泡前体、线粒体和包含有神经递质的大致密芯泡(large dense-core vesicles)等到轴突终末;而快速逆行运输的方向以动力蛋白作为运输载体,从轴突终末运输内吞体和囊泡等到细胞体。

慢速轴浆运输方向是从细胞体到轴突终末。运输对象一般为胞浆蛋白和细胞骨架成分。根据移动速度的不同,慢速轴浆运输的成分又可以分成两类:慢速运输成分 a(slow component a,SCa)和慢速运输成分 b(slow component b,SCb)。慢速运输成分 a 包括神经丝亚基和微管蛋白,以每天 0.2～2.5 mm的速度运输;慢速运输成分 b 包括肌动蛋白、网格蛋白(clathrin)和酶等胞浆蛋白,运输速度则为每天 2～8 mm。

轴浆运输的停顿会导致轴突远端的功能丧失。一些神经毒素可以抑制轴浆运输，如丙烯酰胺能通过抑制驱动蛋白而抑制轴浆运输。轴浆运输障碍涉及多种神经退行性疾病，如阿尔茨海默病（Alzheimer's disease，AD）和肌萎缩性脊髓侧索硬化（amyotrophic lateral sclerosis，ALS）等。

### 六、神经信号的传递

神经系统行使功能依赖于神经元之间的信息传递。在哺乳动物中，神经元之间以化学突触为主要的信息传递方式。不同种类的神经元之间信号传递的方式是相似的，即都遵循"化学-电-化学"传递的模式。图 1-11 为神经信号通过有髓纤维在神经元之间传递过程的简单示意图，突触前神经元向突触后神经元释放化学信号——神经递质；神经递质引起突触后神经元产生突触电位；突触电位在轴丘或轴突起始段积累，达到阈值引发动作电位；动作电位沿轴突向下传递至轴突末端，引发神经递质的释放，将信息传递给突触后神经元（具体过程见本书第二、三章）。

1. 突触前神经元输出信号

2. 接收信号，产生突触电位

3. 突触电位在轴丘或轴突起始段积累，达到阈值引起动作电位

4. 动作电位沿轴突向下传递，不断在郎飞结处重生

5. 动作电位传至轴突终末，引起突触囊泡的释放，神经信号输出

图 1-11　神经元传递神经信号的一般过程

综合以上内容可知，神经元是神经系统结构和功能的基本单位，是神经系统发挥各种功能的基础。

# 第二节　神经胶质细胞

## 一、神经胶质细胞的发现

德国病理学家 Rudolph Virchow 在 1846 年发现中枢神经系统内除神经元外的另一类细胞，将其称为"neuroglia"。"glia"源自于希腊文，意为胶水（glue），而"neuroglia"这个词最开始是用来表述细胞基质，并不是细胞本身。最初对神经胶质细胞的理解局限于它仅仅是将神经元"粘"在一起，填充于神经元之间，在神经网络中起支撑作用。19 世纪末至 20 世纪初，随着银染色方法的建立，人们才逐渐发现神经胶质细胞的特点及其与神经元之间的区别，从而认识到神经系统的两类主要组成细胞，即神经元和神经胶质细胞。在形态上神经胶质细胞区别于神经元，在下文将做介绍，它们围绕充填于神经元的细胞体、轴突和树突之间。表 1-4 对神经胶质细胞与神经元的主要不同点做了简单概括。

表 1-4　神经胶质细胞与神经元的主要不同点

| 不同点 | 神经胶质细胞 | 神经元 |
| --- | --- | --- |
| 细胞突起 | 有突起但没有轴突、树突之分 | 有轴突、树突 |
| 产生动作电位 | 不产生动作电位 | 产生动作电位 |
| 化学突触 | 没有 | 有 |
| 继续分裂增殖 | 可以 | 不可以 |
| 细胞数目 | 为神经元的 10～50 倍 | 1000 亿 |

神经胶质细胞约占脑重量的一半，其数量是神经元的 10～50 倍，然而，数量如此之多的神经胶质细胞却一直被认为只是中枢神经系统中的"支持细胞"。神经胶质细胞参与了血脑屏障和髓鞘结构的形成，具有营养、支持和保护神经元的作用；神经胶质细胞调节突触的生长及其兴奋性，对神经系统发育有重要

的影响;介导神经免疫反应,参与疼痛反应;促进神经递质的循环利用,维持离子的动态平衡;参与大脑认知和记忆等高级功能等。可以说,随着神经生物学研究的不断深入,不但发现神经胶质细胞具有多种功能,而且发现不同种类的神经胶质细胞具有各自独特的功能。

### 二、神经胶质细胞的分类

根据其细胞大小的不同,神经胶质细胞可分为大胶质细胞(macroglia)和小胶质细胞(microglia)两类。大胶质细胞在中枢神经系统和周围神经系统都有分布,中枢神经系统的大胶质细胞包括星形胶质细胞(astrocyte 或 astroglia)和少突胶质细胞;周围神经系统的大胶质细胞包括施万细胞和卫星细胞(satellite cell)。这其中数量最多的星形胶质细胞,根据其在特定脑区的分布还可分出几个特殊类型,如室管膜细胞(ependymal cell)、小脑的 Bergmann 细胞和视网膜的 Müller 细胞等。小胶质细胞只在中枢神经系统有分布。少突胶质细胞和施万细胞因为能形成髓鞘又称为成髓鞘细胞(myelinating cell),其他的神经胶质细胞则称为非成髓鞘细胞(nonmyelinating cell)。

### 三、星形胶质细胞

星形胶质细胞因其细胞形状呈不规则的星形而得名。星形胶质细胞数量约占全部神经胶质细胞的一半,是神经胶质细胞中数量最多、分布最广和体积最大的一类细胞。星形胶质细胞可以由胚胎时期神经上皮细胞的室区(ventricular zone,VZ)细胞发育分化而成。胚胎时期神经管的神经上皮室区的一些细胞,在大脑皮质神经元开始发育分化的时候表现出一些神经胶质细胞的特性,如表达谷氨酸/天冬氨酸转运体(glutamate/aspartate transporter,GLAST)、胶质细胞源性纤维酸性蛋白(glial fibrillary acidic protein,GFAP)、$Ca^{2+}$ 结合蛋白 S100β 等,其形态也呈现细胞延展状态,这些细胞被称为辐射状胶质细胞(radial glial cell)。辐射状胶质细胞可以发育为神经元和星形胶质细胞。在中枢神经系统发育阶段,辐射状胶质细胞分布于中枢神经系统的所有区域,并可以分化为神经元;在神经元迁移结束后,一些未分化的辐射状胶质细胞即可转化为星形胶质细胞。星形胶质细胞也可以是由室下区(subventricular zone,SVZ)的未成熟细胞在围产期(perinatal stage)迁移到灰质或白质分化发育而来。

#### (一) 星形胶质细胞的形态和特异性标志物

星形胶质细胞的直径为 $9\sim10\,\mu m$,具有大量由细胞体向外伸出形成的放射状突起。细胞核呈圆形或卵圆形,内含有少量异染色质附着于核膜内面,核仁不明显。

星形胶质细胞的细胞质含有粗面内质网、游离核糖体、线粒体和高尔基复合体等细胞器,但较神经元少,故用尼氏染色法无法显色。此外,其细胞质中还含有丰富的糖原颗粒。星形胶质细胞的细胞骨架成分有微管、微丝和胶质丝(glial filament)。胶质丝的直径为 $8\sim10nm$,是由相对分子质量为 47 000～50 000 的 GFAP 构成。GFAP 属于星形胶质细胞特异存在的中间丝(intermediate filament)蛋白,在星形胶质细胞发育分化、成熟过程中表达量逐渐增多,是星形胶质细胞的特异性标志物。作为细胞骨架蛋白的一种,GFAP 在星形胶质细胞的突起形成过程中是必需的,因此 GFAP 在调节星形胶质细胞运动上有重要作用,并且对于血脑屏障的完整性也是不可缺少的。有文献报道,GFAP 参与神经组织白质正常结构的维持,缺乏 GFAP 将会引起迟发性脱髓鞘性疾病。

除 GFAP 以外,星形胶质细胞的特异性标志物还有 $Ca^{2+}$ 结合蛋白 S100β(一种与记忆相关的小分子水溶性蛋白)、GLAST、谷氨酰胺合成酶(glutamine synthetase,GS)等。

#### (二) 星形胶质细胞的分类

根据星形胶质细胞的形态不同,一般将其分为三种类型:原浆性星形胶质细胞(protoplasmic astrocyte)、纤维性星形胶质细胞(fibrous astrocyte)(图 1-12 为原浆性和纤维性星形胶质细胞)和辐射状星形胶质细胞(radial astrocyte)(此处名称应与神经发育时期的辐射状胶质细胞(radial glial cell)相区别)。原浆性星形胶质细胞,因其形态似苔藓,又称苔藓细胞,主要分布于灰质内,与神经元的细胞体和树突尤其是突触区的关系密切,形态类似灌木,其突起短而粗,分支多,呈辐射状分布,胶质丝含量较少。纤维性星形胶质细胞主要分布于白质内的神经纤维束之间,其突起细而长,分支少,胶质丝含量丰富。辐射状星形胶质细胞分布于与脑室轴相垂直的平面,突起细长且很少有分支,从灰质跨越整个白质层。成年动物的视网膜 Müller 细胞、小脑 Bergmann 细胞、室管膜细胞和伸展细胞(tanycytes)均属辐射状星形胶质细胞。

**图 1-12　原浆性星形胶质细胞(A)和纤维性星形胶质细胞(B)**

### (三) 星形胶质细胞的特性

1. 星形胶质细胞表达多种重要功能的膜蛋白

随着研究的不断深入,发现星形胶质细胞可以表达多种细胞膜蛋白,其中包括离子通道蛋白、受体蛋白和转运体蛋白。这些膜蛋白与星形胶质细胞的功能密切相关。

星形胶质细胞表达多种离子通道蛋白,如电压门控的 $Na^+$、$K^+$ 与 $Ca^{2+}$ 等阳离子通道和 $Cl^-$ 阴离子通道蛋白等。与神经元细胞上存在的离子通道蛋白产生"全或无"式的动作电位不同,星形胶质细胞上的离子通道蛋白的生理功能是参与调节细胞内外的 pH 和离子浓度,对维持神经元细胞内环境的稳定具有重要作用,并积极参与了神经元对内外刺激的应答反应。像神经元一样,星形胶质细胞也具有膜电位,细胞外和细胞内的 $K^+$ 浓度之比(即$[K^+]_o/[K^+]_i$),对细胞膜电位的形成起着决定作用,其他离子对神经胶质细胞膜电位的形成不起重要作用。有证据表明,膜电位的改变可能导致释放谷氨酸等信号分子,参与星形胶质细胞与神经元之间的信息交流过程。

应用免疫细胞化学、原位杂交、膜片钳等技术进行的研究发现,星形胶质细胞表达有多种受体蛋白,包括谷氨酸受体、γ-氨基丁酸受体、乙酰胆碱受体、5-羟色胺受体、肾上腺素受体和神经肽受体等。星形胶质细胞表达的谷氨酸受体包括离子型谷氨酸受体(ionotropic glutamate receptor,iGluR)和代谢型谷氨酸受体(metabotropic glutamate receptor,mGluR)两类。其中离子型谷氨酸受体包括 AMPA(α-amino-3-hydroxy-5-methyl-4-isoxazolepropionic acid)受体、NMDA(N-methyl-D-aspartic acid)受体和海人藻酸(亦称为红藻氨酸)(kainic acid,KA)受体。AMPA 受体的激活导致 $K^+$ 通道的外向电流转变为内向电流,与星形胶质细胞的增殖和维持 $K^+$ 平衡有关。星形胶质细胞是否表达 NMDA 受体还具有争议。代谢型谷氨酸受体在星形胶质细胞表达的主要有 mGluR1、mGluR3 和 mGluR5 这三型,这些受体被激活后将导致星形胶质细胞内 $Ca^{2+}$ 浓度升高、细胞间钙波的传递、$Ca^{2+}$ 依赖的 $K^+$ 通道激活和 ATP 释放等,从而影响星形胶质细胞增殖,诱导星形胶质细胞迅速形成丝状伪足(filopodia)。

星形胶质细胞还能够表达多种神经递质的转运体蛋白,如 GLAST 和谷氨酸转运体-1(glutamate transporter-1,GLT-1)、转运 γ-氨基丁酸的 GABA 转运体(GABA transporter,GAT)——GAT-1,GAT-2,GAT-3 和 BGT-1(betaine/GABA transporter-1)。谷氨酸和 GABA 属于氨基酸类神经递质,谷氨酸是中枢神经系统的兴奋性神经递质,GABA 是抑制性神经递质,经不同神经末梢释放到突触间隙后,两者均可被星形胶质细胞摄取。星形胶质细胞通过 GLAST 和 GLT-1 两种对谷氨酸亲和力相同的谷氨酸转运体来摄取谷氨酸。谷氨酸的摄取伴随 3 个 $Na^+$ 和 1 个 $H^+$ 进入细胞，并有 1 个 $K^+$ 释放到细胞外。因为这一过程是耗能的，所以在严重缺血导致的 ATP 供应不足和细胞内低 $K^+$、高 $Na^+$ 时均会抑制谷氨酸的摄取。星形胶质细胞通过对 GABA 具有高亲和力的 GAT-1、GAT-2、GAT-3 和对 GABA 具有低亲和力的 BGT-1 这两种 GABA 转运体摄取 GABA，依靠 $Na^+$ 浓度梯度驱动，在摄取 GABA 的同时伴随两个 $Na^+$ 进入细胞。

2. 星形胶质细胞的缝隙连接

星形胶质细胞之间存在丰富的缝隙连接，可以允许无机离子和一些相对分子质量较小的有机分子通过。参与星形胶质细胞缝隙连接形成的是连接蛋白。星形胶质细胞之间通过缝隙连接形成星形胶质细胞集合体，类似心肌细胞之间形成的"合胞体"（syncytium）结构。星形胶质细胞集合体在维持细胞外环境的稳定、信号传导和神经发育中都具有重要的作用。

在维持细胞外环境的稳定方面，当神经活动时，大量 $K^+$ 从神经元流出，使得细胞间隙的 $K^+$ 浓度升高，星形胶质细胞可以迅速摄入这些 $K^+$，并通过缝隙连接使其在星形胶质细胞集合体内迅速扩散，有效地缓冲了 $K^+$ 的浓度。星形胶质细胞集合体还可以为星形胶质细胞摄入的神经递质的代谢提供一个更迅速、更有效的细胞内容量缓冲，防止细胞内递质浓度变化过大。在信号传导方面，谷氨酸导致的星形胶质细胞内 $Ca^{2+}$ 离子浓度升高后，缝隙连接的存在可以使 $Ca^{2+}$ 作为第二信使在细胞间扩散而作用于更多的细胞。在神经发育方面，缝隙连接具有决定细胞表型和限制细胞增殖的作用，从而影响神经发育。

3. 三重组分突触结构

传统观点认为突触是由神经元的突触前成分和突触后成分组成，在神经元之间发挥重要的信息传递作用。但是最新观点认为，神经元与星形胶质细胞之间存在双向信息交流（cross-talk）功能，形成了"三重组分突触"（tripartite synapse）的概念。三重组分突触包含突触前成分、突触后成分和突触旁星形胶质细胞的突起（图 1-13）。星形胶质细胞的突起伸至并包绕神经元之间的突触，这样神经元可以通过释放神经递质（neuotransmitter）激活星形胶质细胞；星形胶质细胞也可以释放胶质递质（gliotransmitter）反馈作用于神经元。目前发现的胶质递质有谷氨酸、ATP、D-丝氨酸、牛磺酸、同型半胱氨酸、心钠素和肿瘤坏死因子（tumor necrosis factor，TNF）的 TNF-α 等。

图 1-13　三重组分突触结构

如图 1-13 所示，神经元释放的神经递质可以激活突触旁星形胶质细胞上的相应受体，引起其胞内钙信号等通路的激活，从而诱发星形胶质细胞分泌谷氨酸等胶质递质，反作用于神经元，参与调节突触传递。由于星形胶质细胞释放胶质递质这一功能的发现，星形胶质细胞也可以被认为是一种可兴奋性细胞,星形胶质细胞的兴奋过程是由一系列复杂的离子和信号分子体系完成的,这方面的研究将成为该领域研究的热点。但与神经元不同,星形胶质细胞的兴奋是基于化学刺激,而非电刺激。"三重组分突触"的提出使人们对星形胶质细胞的功能有了全新认识,即神经胶质细胞并不只是神经元的支持细胞,它能够与神经元共同构成中枢神经系统中的信息网络,参与信息传导。

4. 构成血脑屏障

1885 年,德国细菌学家 Paul Ehrlich 发现,若将蓝色活性染料注入动物的血管内,除了脑以及脊髓的组织,身体其他部位全都变成蓝色,他的学生 Edwin Goldman 进一步研究发现,中枢神经系统脑细胞外液与血液循环系统之间存在一层重要生理屏障——血脑屏障(blood brain barrier,BBB)。血脑屏障的功能主要在于保证脑组织内环境的稳定,不受来自血液的异物(微生物、毒素等)的侵犯,远离来自身体其他部位的激素的影响,以利于中枢神经系统活动的进行。

血脑屏障因其选择性通透生物活性物质而对脑组织具有保护作用。血脑屏障通透性大部分是由物质本身的性质和状态(即物质的分子大小、脂溶性及其携带电荷程度)所决定的。大分子物质、低脂溶性分子及带有高电荷的分子无法轻易通过血脑屏障,如在生理状态下,胆色素、乙酰胆碱还有肾上腺素等激素,以及 $Na^+$、$Ca^{2+}$、$OH^-$ 和 $HPO^{2-}$ 等离子难以通过血脑屏障,而脂溶性物质(如 $O_2$、$CO_2$)和巴比妥盐类药物等则很容易通过。脑组织所需要的营养物质(如 $D$-葡萄糖和必需氨基酸)可以通过血脑屏障选择性的主动运输来提供。所以血脑屏障是脑组织实现自我保护的重要生理屏障,它对于维持脑内生理环境的稳态平衡具有十分重要的意义。

血脑屏障的构成包括脑毛细血管内皮细胞、周细胞(pericyte)和星形胶质细胞的终足(end-foot)(图 1-14)。星形胶质细胞的细胞体向外伸展形成大量的放射状突起,其中一部分突起末端膨大称为终足,附着在毛细血管基膜上,或伸到脑和脊髓的表面形成胶质界膜(glia limitan)。终足分布在毛细血管内皮细胞和周细胞的外侧,形成"鞘"状结构,几乎包被脑毛细血管外面 95% 的面积。终足能够帮助脑毛细血管内皮细胞之间形成紧密连接(tight junction,TJ),保持无缝的筒状结构,参与中枢神经组织的营养和生物活性物质的转运输送,并提供给神经元;周细胞紧靠并附着在内皮细胞的外侧,覆盖着脑毛细血管外壁的 20%~30%。

许多病理生理现象都影响血脑屏障的改变和调节,如新生儿核黄疸、血管性脑水肿及严重脑损伤,使脑毛细血管内皮细胞间紧密连接开放,血脑屏障被严重破坏,以致血浆白蛋白等大分子物质都可通过屏障,破坏脑组织内环境的稳定。

**图 1-14　血脑屏障图**

脑毛细血管内皮细胞以紧密连接相连,周细胞和星形胶质细胞的终足包绕在内皮细胞外侧,形成血脑屏障

5. 与神经元能量代谢的联系

大脑能量多来自于葡萄糖的有氧氧化,脑中血糖的供应是维持和进行各种活动功能的基础,没有能量供应,神经元就无法进行工作。星形胶质细胞的能量代谢与神经元功能发挥之间联系密切(图 1-15),谷氨酸-谷氨酰胺循环在其中起着重要作用。星形胶质细胞还能为神经元提供乳酸等糖酵解产物,维持其在缺氧低糖情况下的能量供应。

谷氨酸-谷氨酰胺循环具有以下三方面重要意义:① 维持神经元的正常功能;② 谷氨酸能为星形胶质细胞提供能量;③ 通过合成谷氨酰胺去除氨的毒性。谷氨酸-谷氨酰胺循环并不是一个封闭的循环,当神经元产生的动作电位传递到轴突终末时,突触前膜释放的兴奋性神经递质谷氨酸进入突触间隙,被星形胶质细胞摄取。其中一部分谷氨酸经星形胶质细胞的标志性酶——谷氨酰胺合成酶催化而转化为谷氨酰胺。这些谷氨酰胺由星形胶质细胞释放后被神经元摄取,作为谷氨酸的前体在神经元突触前末梢内积累,再转变成谷氨酸,并进入突触小泡等待下一轮神经动作电位的到来。这个过程就是谷氨酸-谷氨酰胺循环。谷氨酰胺的合成是谷氨酸-谷氨酰胺循环的重要步骤。另外一部分谷氨酸被星形胶质细胞摄取后在转氨基作用下生成 $\alpha$-酮戊二酸再进入三羧酸循环(tricarboxylic acid cycle,TCA cycle),经此途径氧化降解,释放能量。这样既可以防止谷氨酸在细胞间隙积聚,及时终止谷氨酸堆积对神经元的兴奋性毒性,又能够循环利用谷氨酸,并为细胞提供一部分能量。

葡萄糖长期以来都被认为是神经元的唯一能量来源,但现在发现神经元还可以利用糖酵解产生的乳酸作为其能源物质。能够转运乳酸的单羧酸转运体(monocarboxylate transporter,MCT)在不同细胞中有不同表达类型,星形胶质细胞主要表达 MCT1 和 MCT4,神经元主要表达 MCT2。伴随谷氨酸的摄取,星形胶质细胞中糖酵解增强,乳酸合成增加,同时神经元通过 MCT2 摄取星形胶质细胞所释放的乳酸。乳酸经乳酸脱氢酶(latate dehydrogenase,LDH)转为丙酮酸后,作为神经元能量代谢的物质来源。

脑中的糖原作为能量储存主要分布在星形胶质细胞。在多种神经调节因素的作用下,星形胶质细胞进行广泛的糖原降解,用以维持细胞外 $H^+$、$K^+$、$Na^+$ 的稳态以及神经递质的摄取和代谢等,并为神经元提供能量物质。

**图 1-15　星形胶质细胞与神经元的能量代谢联系图**

GLAST,谷氨酸/天冬氨酸转运体;GLT-1,谷氨酸转运体;LDH,乳酸脱氢酶;MCT,单羧酸转运体;Glut,葡萄糖转运体;ATP,三磷酸腺苷;ADP,二磷酸腺苷

6. 影响神经元的发育

在胚胎时期,室区的辐射状胶质细胞分泌能够被神经元特异性受体所识别的细胞外基质,为轴突生长和神经元迁移到确定的部位提供导向。同时,辐射状胶质细胞的网架结构还有支持和引导神经元迁移

的作用。

在不同发育时期，星形胶质细胞对神经元的发育有不同作用。星形胶质细胞多在出生后的发育早期形成，大多数哺乳动物的神经元突触也是在这个时期形成。星形胶质细胞分泌的血小板反应蛋白（thrombospondin）能够促进突触的形成。当星形胶质细胞成熟后，其细胞外基质分泌成分发生变化，不但丧失了诱导轴突生长迁移的能力，其分泌的硫酸软骨素蛋白聚糖（chondroitin sulfate proteoglycan）和少突胶质细胞表达的神经突起生长抑制因子（neurite outgrowth inhibitor，Nogo）、髓鞘相关糖蛋白等分子在成熟的哺乳动物中枢神经系统损伤后反而具有抑制轴突生长的作用。

**（四）星形胶质细胞与病理损伤**

在多种损伤刺激的作用下或衰老过程中，都可看到星形胶质细胞的激活，激活的星形胶质细胞发生一系列变化，主要有反应性星形胶质细胞数目增加，细胞体和突起增大，GFAP 含量增高、谷氨酰胺及糖原合成增加，并伴随多种基因表达的改变和细胞迁移等。这些变化统称为星形胶质细胞胶质化（astrogliosis）。

在遭受机械损伤后，胶质化是星形胶质细胞最突出的表现。一方面星形胶质细胞的胶质化形成胶质瘢痕，保护受损区域，防止损伤扩散；另一方面由于胶质化的反应过快、过强，胶质瘢痕占据受损空间又不能被及时降解，因而影响邻近神经通路的功能、轴突的再生和重新髓鞘化。胶质瘢痕也参与了癫痫的发作。

在生理条件下，星形胶质细胞可以感知细胞外环境的渗透压，并调节自身细胞体积；然而在病理情况下，这种容量调节机制受到抑制，加上细胞外液渗透压改变、酸中毒和氨中毒，最终引起脑水肿。当过度摄取水分引起脑脊液的渗透压下降时，水分子通过定位于星形胶质细胞表面的水通道蛋白（aquaporin，AQP）中的 AQP4 和 AQP9，在渗透压梯度的作用下进入细胞内，引起星形胶质细胞水肿。星形胶质细胞的水肿会导致细胞外空间减少，脑脊液中 $K^+$、谷氨酸水平升高；水肿的星形胶质细胞终足压迫微血管，造成进一步的脑缺血，加剧脑水肿。

星形胶质细胞参与脑缺氧、缺血等病理损伤过程，并在其中发挥双重作用。一方面，星形胶质细胞通过平衡细胞外液中的 $K^+$ 浓度，摄取细胞外液中的谷氨酸，以及合成释放一些神经营养因子等方式发挥保护作用；但另一方面，严重缺血引起星形胶质细胞自身发生肿胀，产生炎性因子和大量自由基，从而加重缺血损伤，同时，星形胶质细胞内具有高亲和力的谷氨酸转运体 GLAST 和 GLT-1，缺血时由于膜电位的下降及细胞内外离子梯度的破坏，反而引起细胞内谷氨酸反向转运到细胞外，加重兴奋毒性损伤。

星形胶质细胞参与阿尔茨海默病、帕金森病（Parkinson's disease，PD）、ALS、亚历山大病（Alexander disease）等中枢神经系统退行性疾病的发生和发展。

阿尔茨海默病发病机制目前仍不清楚，但普遍认为有三大病理改变：① 淀粉样斑块（amyloid plaque）；② 神经原纤维缠结（neurofibrillary tangle，NFT）；③ 区域性神经炎症，以及这些改变导致的神经元和突触缺失。淀粉样斑块的形成可能是 AD 的核心病理变化，其主要组成成分有 Aβ（beta amyloid，β 淀粉样蛋白）、星形胶质细胞和小胶质细胞。星形胶质细胞吞噬了富含 Aβ 的神经元降解产物，并在细胞中堆积。正常情况下，星形胶质细胞中 Aβ 的堆积及其清除之间存在动态平衡，而在阿尔茨海默病的大脑中，这种平衡被打破，Aβ 的清除率低于其堆积速率，故 Aβ 能够激活星形胶质细胞并最终形成淀粉样斑块。Tau 蛋白是神经元内的一种非常重要的微管相关蛋白（microtubule associated protein，MAP）。Tau 蛋白的异常修饰，尤其是过度磷酸化会促使其在细胞内沉积并促发 AD 的另一特征性的病理变化——神经原纤维缠结。星形胶质细胞分泌载脂蛋白 E（apolipoprotein E，ApoE），能够通过与 Tau 蛋白特异性结合而抑制其磷酸化和自身聚集。对 AD 患者和普通人的 *ApoE* 基因统计表明，携带不能结合 Tau 蛋白的 *ApoEε4* 基因的人易患 AD。在 AD 发病过程中，星形胶质细胞分泌 S100β，促进 Tau 蛋白堆积和神经原纤维缠结的形成。Aβ 异常堆积和神经原纤维缠结引发神经炎症反应，然而神经炎症反应及其释放的炎性细胞因子又能反向作用，促进淀粉样斑块和神经原纤维缠结的形成。Aβ 作为抗原，对星形胶质细胞有激活作用，胶质化的星形胶质细胞不仅具有吞噬作用，而且还生成并释放多种促进炎症发生的细胞因子,介导神经元的损伤和死亡,造成阿尔茨海默病的病理损害。

帕金森病的主要病理特点为中脑黑质多巴胺(dopamine,DA)能神经元的变性和死亡以及路易小体(Lewy body)的出现。帕金森病的发病率仅次于阿尔茨海默病。星形胶质细胞在帕金森病的发病过程中有双重作用。在疾病的早期,星形胶质细胞通过释放神经营养因子、谷胱甘肽过氧化酶等保护多巴胺能神经元,延缓帕金森病的发病过程,其保护作用占主导地位。随着病情的发展,其对神经元的毒性作用逐渐明显,星形胶质细胞可能通过释放一氧化氮、TNF-α 等炎性因子,推动帕金森病的发展。通过对星形胶质细胞与神经元间相互作用的了解,有可能为治疗帕金森病提供新思路。

### 四、小胶质细胞

小胶质细胞是中枢神经系统中体积相对较小的一种胶质细胞。小胶质细胞数量较少,占全部神经胶质细胞的 5%～20%。小胶质细胞在脑内各部分均有分布,在灰质中的数量比白质多 5 倍。海马、嗅叶和基底神经节的小胶质细胞比丘脑和下丘脑的多,而脑干与小脑中最少。

目前关于小胶质细胞的起源没有统一观点。一种观点认为小胶质细胞起源于中胚层(mesoderm),包括起源于脑膜中胚层、毛细血管壁的周细胞或血循环中的单核细胞;另一种观点认为小胶质细胞的起源为神经外胚层(neuroectoderm)的神经干细胞,即小胶质细胞和其他胶质细胞起源相同。中枢神经系统的脑室室管膜附近存在一些未成熟且具有变形运动能力的巨噬细胞,称为阿米巴样小胶质细胞(ameboid microglia),是小胶质细胞的前体细胞。在胎儿处于围产期时,这些细胞成团地分布于部分脑区,出生后继续维持分裂,并在出生后 2 周内迁移到整个大脑皮质,发育为成熟的小胶质细胞。

#### (一) 小胶质细胞的形态

用银染色方法显示的小胶质细胞的细胞体呈细长或椭圆形,从细胞体发出细长而有分支的突起,表面有许多小棘突。常规染色可见其细胞核细长或呈三角形,染色较深。光镜下,小胶质细胞直径为 4 μm,细胞内有较多的块状异染色质,胞浆少,围绕核形成一薄层,内有小空泡。电镜下小胶质细胞胞质内溶酶体较多,含微管少。

小胶质细胞的常用特异性标志物为分化抗原(cluster of differentiation,CD)——CD11b,CD45 等。

#### (二) 小胶质细胞的分类

根据在中枢神经系统发育时期或病理情况下的不同形态,小胶质细胞可分为三种类型:静止的小胶质细胞(resting microglia),有很多分支,存在于正常的中枢神经系统中;激活的小胶质细胞(activated microglia),在脑损伤、脑退行性病变及脑出血等病理情况下激活但无吞噬作用,其突起比静止的小胶质细胞更粗,细胞体也更大;吞噬性小胶质细胞(phagocytic microglia),在病理情况下出现,具有巨噬细胞功能,参与炎症反应。

#### (三) 小胶质细胞的特性

小胶质细胞表达多种受体蛋白,如代谢型谷氨酸受体以及 AMPA 受体和海人藻酸受体等离子型谷氨酸受体。代谢型谷氨酸受体(mGluR)的激活可以抑制一些病原性分子,如脂多糖(lipopolysaccharide,LPS)对细胞的激活作用;而 AMPA 受体和海人藻酸受体的激活使细胞合成 TNF-α 增加。小胶质细胞也表达 ATP 受体,如 P2X 受体和 P2Y 受体,其中 P2X 受体的激活导致细胞释放细胞因子 IL-1β;P2Y 受体参与调节细胞的趋向性。小胶质细胞还表达毒蕈型乙酰胆碱受体(muscarinic acetylcholine receptor,mAChR),肾上腺素 α、β 受体(以 β 为主),P 物质(substance P,SP)的 NK1 受体和内皮素(endothelin)受体。

在发育过程中,小胶质细胞的前身——具有吞噬能力的阿米巴样小胶质细胞能够吞噬中枢神经系统内一些自然退变的残余物,同时进行增殖,当中枢神经系统发育完成后,它们变成静止小胶质细胞。当中枢神经系统受到损伤时,这些静止的小胶质细胞被激活成吞噬性小胶质细胞,与血液系统的单核细胞一齐吞噬组织碎片和退化变性的髓鞘,当损伤痊愈后,它们又恢复为静止的小胶质细胞。在 HE 染色切片中,这些细胞的形状常有变异,这主要与其进行运动及吞噬异物有关。小胶质细胞是存在于脑内的吞噬细胞,隶属单核吞噬细胞族,被广泛认为是中枢神经系统内的主要免疫效应细胞。在炎症刺激情况下,其抗原性增强,形态伸展,功能活跃。

小胶质细胞是神经系统内细胞因子的主要来源以及作用的主要靶细胞,在神经免疫和炎症反应中发挥重要作用。

### (四) 小胶质细胞与病理损伤

在损伤等病理情况下,小胶质细胞是最早发生激活反应的神经胶质细胞,其激活过程中的改变主要包括:形态改变,呈吞噬细胞样;细胞增殖;多种在小胶质细胞与免疫反应相关的细胞表面抗原、受体的表达上调,细胞因子合成与分泌增多等。

小胶质细胞的激活在病理损伤中具有双重作用。一方面小胶质细胞能够促进神经组织的病理损伤过程的发展。在中枢神经系统的炎症反应中,小胶质细胞表达趋化因子受体增加,如 CD4 抗原、黏附分子(adhesion molecule)等免疫分子,在趋化因子如曲动蛋白(fractalkine)等的作用下,小胶质细胞迁移至损伤部位,爆发性分泌大量细胞因子和细胞毒性物质,如活性氧(reactive oxygen species,ROS)、TNF-α以及兴奋性递质谷氨酸等,使神经元和少突胶质细胞发生凋亡或坏死。另一方面,小胶质细胞还具有限制损伤进程和促进损伤后修复的作用。在损伤所致的炎症前期,小胶质细胞转化为形态呈阿米巴样具有吞噬能力的细胞,清除受损的细胞;炎症后期,则分泌神经生长因子(nerve growth factor,NGF)、脑源性神经营养因子(brain derived neurotrophic factor,BDNF)和胶质细胞源性神经营养因子(glial cell line-derived neurotrophic factor,GDNF)等神经营养因子,有利于神经元的营养及修复(小胶质细胞在刺激作用下所分泌的细胞因子及其作用见表 1-5)。另外,激活的小胶质细胞包绕神经元末端,与受损神经元密切接触并参与组织的重建和血管形成。

损伤部位的小胶质细胞激活后,常常发生凋亡,这可能是机体调节和维持小胶质细胞数量的一种形式。通过凋亡可以减轻炎症反应的程度,避免炎症反应过度对神经组织造成进一步的损伤。

**表 1-5　不同种类刺激下小胶质细胞释放的细胞因子**

| 不同种类的刺激 | 细胞因子 | 细胞因子的作用 |
|---|---|---|
| 损伤的细胞 | IL-1,TNF | 炎症,组织损伤与修复 |
| 病毒、细菌、寄生虫 | IL-6 | 急性期损伤,炎症、胶质细胞的激活 |
| 病原性分子(LPS、细菌 DNA 等) | TGF-β | 抑制炎症,神经保护作用,组织修复 |
| 免疫系统(T 细胞、B 细胞) | IL-10 | 抑制炎症,神经保护作用 |
| | IL-12,IL-15,IL-18 | 激活细胞介导的免疫反应 |
| | chemokines | 吸引白细胞 |
| | NGF,BDNF,GDNF | 神经保护作用,组织修复 |

(引自 Kettenmann H. , Ransom B. R. , 2005)

小胶质细胞参与了诸如阿尔茨海默病、帕金森病、人类免疫缺陷病毒(human immunodeficiency virus,HIV)脑病以及多发性硬化(multiple sclerosis,MS)等神经系统疾病的发生发展。

在阿尔茨海默病病变特征之一的淀粉样斑块中,小胶质细胞也是其主要组成成分之一,与星形胶质细胞一起共同参与了阿尔茨海默病的神经炎症病理过程。Aβ 能激活和促使小胶质细胞聚集于脑内 Aβ 沉积物的周围。Aβ 激活的小胶质细胞能表达调理素受体(opsonic receptor)以介导更多的 Aβ 与小胶质细胞黏附,使其定位于淀粉样斑块。小胶质细胞在阿尔茨海默病中具有双重作用,既可以触发神经炎症反应,又能吞噬清除受损神经元和异常代谢产物。例如,一方面 Aβ 能以剂量和时间依赖性的方式诱导小胶质细胞的吞噬反应,在小胶质细胞吞噬 Aβ 的过程中,Aβ 诱导其高表达一氧化氮合成酶(nitric oxide synthetase,NOS),产生大量的一氧化氮,并造成神经元的损伤;另一方面,小胶质细胞通过释放胰岛素降解酶(insulin degrading enzyme)参与 Aβ 的降解代谢,这对于在生理状态下清除 Aβ,维持脑组织微环境的生理平衡及其正常的生理功能起着重要的作用。

在帕金森病中,小胶质细胞不仅是简单的"反应性增生",它还参与了帕金森病的发生和发展过程。

通过立体定向技术(stereotaxic technique)将脂多糖注入大鼠的基底节,观察到小胶质细胞激活和多巴胺能神经元变性。激活的小胶质细胞释放大量促炎症细胞因子,导致多巴胺能神经元损伤。激活的小胶质细胞产生大部分的氧自由基,而帕金森病患者体内存在血清抗氧化系统的改变,多巴胺能神经元对氧化应激特别敏感,这样加剧了多巴胺能神经元的损伤。此外,中脑黑质是脑内小胶质细胞分布最富集的区域。这些都表明小胶质细胞激活在帕金森病的发生和发展过程中具重要的作用。

### 五、少突胶质细胞

少突胶质细胞是中枢神经系统大胶质细胞的一种,在灰质和白质中均有分布,其主要生理功能是形成髓鞘。少突胶质细胞发源于神经上皮细胞的室下区,由少突胶质细胞前体细胞(oligodendrocyte precursor cell)发育而来。少突胶质细胞前体细胞主要分布于前脑腹侧围绕第三脑室的区域,可以分为DM-20阳性和PDGFRα阳性两种细胞。DM-20是含脂质蛋白(proteolipid protein,PLP)的同源基因剪接物,辅助PLP整合到成熟少突胶质细胞膜。PDGFRα则是血小板衍生生长因子受体。这两种不同类型的前体细胞在胚胎发育的终末阶段从腹侧向背侧迁移,并最终发育成为不同类型的成熟少突胶质细胞。成熟的少突胶质细胞还保持一定的更新能力。

#### (一) 少突胶质细胞的形态

在银染色标本中,少突胶质细胞比星形胶质细胞小。早先由于技术条件限制观察到的细胞突起小而少,分支也少,呈串珠状,故被称为少突胶质细胞。现在用特异性免疫细胞化学染色显示的少突胶质细胞,其突起并不少,而且还有许多大小不等的分支。

少突胶质细胞直径为 $6\sim8\,\mu m$,其核小而圆,染色较深,染色质浓缩成块,异染色质较多。少突胶质细胞的细胞质较少,胞浆内含较多游离核糖体、粗面内质网、高尔基复合体和线粒体等细胞器以及大量的微管,而含糖原颗粒较少,无胶质丝。

由于少突胶质细胞的形态特点,可以根据在电镜下胶质丝和微管的含量来区别星形胶质细胞和少突胶质细胞。少突胶质细胞膜上特异性地表达半乳糖脑苷脂(galactocerebroside)、髓鞘碱性蛋白(myelin basic protein,MBP)、$O_1$-$O_4$ 抗原及 NSP1(non-structural protein 1)抗原。常用的可以区别少突胶质细胞和其他胶质细胞的特异性标志物有髓鞘/少突胶质细胞特异性蛋白(myelin/oligodendrocyte-specific protein,MOSP)、半乳糖苷酶(galactosidase)和碳酸苷酶Ⅱ(carbonic anhydrase Ⅱ)等。

#### (二) 少突胶质细胞的分类

根据少突胶质细胞的分布和位置可将其分为三种亚型:束间少突胶质细胞(interfascicular oligodendrocyte)、神经元周围少突胶质细胞(perineuronal oligodendrocyte)和血管周围少突胶质细胞(perivascular oligodendrocyte)。束间少突胶质细胞分布在中枢神经系统白质的神经纤维束之间,成行排列,在胎儿和新生儿时期含量较多,而在髓鞘形成过程中迅速减少。神经元周围少突胶质细胞分布在中枢神经系统的灰质区,常位于神经元周围,与神经元的关系密切,故又称为神经元周围卫星细胞(perineuronal satellite cell),但在神经元细胞体与神经元周围卫星细胞之间亦常有星形胶质细胞的薄片状突起分隔。神经元周围少突胶质细胞亦能形成灰质内神经纤维的髓鞘。血管周围少突胶质细胞主要分布在中枢神经系统的血管周围。

根据电镜下少突胶质细胞的不同致密度和细胞核异染色质聚集情况的差异,也可将少突胶质细胞分为三型:亮型、中间型和暗型。亮型少突胶质细胞的核染色较淡,分裂最活跃,并且很快分化为中间型少突胶质细胞,故其数量最少。中间型的少突胶质细胞比亮型少突胶质细胞小,核染色更浓,分裂活动较活跃,逐渐成熟而转变成暗型少突胶质细胞。暗型少突胶质细胞最小,核染色最深,分裂不活跃,数量最多。

#### (三) 少突胶质细胞的特性

少突胶质细胞表达多种受体蛋白,包括 AMPA 受体、NMDA 受体、海人藻酸受体和 mGluR 四种谷氨酸受体,这些受体在少突胶质细胞及其前体细胞的增殖、发育中具有重要作用。少突胶质细胞还表达其他多种受体,包括 γ-氨基丁酸的 $GABA_A$ 受体、乙酰胆碱受体、5-羟色胺受体、肾上腺素受体、神经肽受体等。

　　少突胶质细胞的主要生理功能是包裹中枢神经元的轴突,形成并维持髓鞘结构。在接近神经元时,少突胶质细胞的突起末端扩展成扁平的薄膜并以一种"蛋卷"形式沿着神经轴突伸展,多次包绕轴突,直至形成紧密的髓鞘结构,如图1-16。髓鞘之间形成郎飞结,郎飞结能使动作电位在有髓纤维中的传导以一种快速、连续、不间断的跳跃式方式进行,神经纤维越粗,髓鞘越厚,其传导速度就越快。一个少突胶质细胞可以发出数个突起与5～12个轴突形成髓鞘。少突胶质细胞的髓鞘包绕方向是不定向的,可以是顺时针的,也可以是逆时针的。髓鞘主要由髓磷脂(mylin)组成,在神经冲动传导时具有类似电线的绝缘和屏蔽作用。少突胶质细胞合成的髓磷脂的量比较稳定,但根据包绕轴突的粗细不同,形成的髓鞘厚度也不同,轴突越粗,髓鞘板层数目越多,髓鞘也越厚。

**(四) 少突胶质细胞与神经组织的病理性损伤**

　　神经系统发生病理性损伤如缺血、感染、机械损伤时,氧自由基和谷氨酸的毒性作用和营养因子匮乏等引起少突胶质细胞功能异常,并随之引起髓鞘损伤,轴突传导障碍,最后导致轴突的二次损伤甚至永久性功能障碍。

　　少突胶质细胞内铁离子浓度较高,半胱氨酸和抗氧化反应的酶含量较低,导致清除氧自由基能力较差,因此它对氧自由基十分敏感。处于不同发育阶段的少突胶质细胞对氧自由基的敏感性不同。谷氨酸主要通过AMPA受体和海人藻酸受体对少突胶质细胞产生毒性作用;使用AMPA受体的抑制剂或拮抗剂可以保护少突胶质细胞免受损伤。最近有报道称少突胶质细胞也有NMDA受体表达,并在介导谷氨酸兴奋毒性损伤中起着重要的作用。

　　在中枢神经系统发育过程中常见少突胶质细胞的凋亡,这可能是竞争轴突来源的营养因子所致。过表达这些营养因子可以减少发育过程中少突胶质细胞前体细胞的凋亡。少突胶质细胞的营养因子包括:BDNF、胰岛素样生长因子(insulin-like growth factor,IGF)、睫状神经营养因子(ciliary neurotrophic factor,CNTF)、神经营养因子-3(neurotrophin-3,NT-3)等。很多白质损伤疾病都是通过破坏正常的营养因子供给造成少突胶质细胞生长停止或诱导细胞凋亡所致,给予营养因子则可以保护少突胶质细胞,避免其凋亡。

　　破坏髓鞘结构的完整性,如在外伤、侧索硬化症(lateral sclerosis)、多发性硬化症时导致的脱髓鞘(demyelination)疾病;或是少突胶质细胞发育紊乱导致的髓鞘形成障碍(dysmyelination),如先天性小头症(congenital microcephaly),都会破坏髓磷脂;或者基因突变所导致的白质消融性白质脑病(leukoencephalopathy with vanishing white matter,VWM),引发神经冲动传导障碍,引起神经麻痹。而在神经损伤后,通过移植少突胶质细胞至损伤部位可以使去髓鞘的轴突重新髓鞘化。

## 六、施万细胞

　　施万细胞起源于胚胎时期的神经嵴(neural crest),在周围神经系统形成髓鞘,属于成髓鞘神经胶质细胞,也称神经膜细胞(neurolemmal cell)。施万细胞的前体细胞先发育为未成熟的施万细胞,而后者继续分化为不同类型的成熟的施万细胞。施万细胞的形状不规则,细胞核呈扁圆形,居于髓鞘外面,细胞质在核周区、郎飞结和施-兰切迹(Schmidt-Lanterman incisure)处含量较多,含有线粒体和高尔基复合体等细胞器。

　　根据包裹的轴突直径不同,可将施万细胞分为包裹直径较大的轴突的髓鞘形成的施万细胞(myelinating Schwann cell)以及包裹直径较小的轴突的非髓鞘形成的施万细胞(nonmyelinating Schwann cell)。新发现的第三种类型施万细胞分布在神经-肌肉接头处,称为突触周围施万细胞(perisynaptic Schwann cell),可能参与运动终板定位和神经-肌肉信号传导过程。

　　与少突胶质细胞相似,施万细胞含有与髓鞘合成相关的酶及蛋白,如MBP和环核苷酸-3′-磷酸水解酶(cyclic nucleotide-3′-phosphohydrolase),除此之外,其本身还有特异的蛋白分子,如髓磷脂蛋白0(myelin protein 0)、周围髓磷脂蛋白22(peripheral myelin protein 22)和神经元黏附分子(neural cell adhesion molecule)。

　　施万细胞的主要功能是在周围神经系统形成髓鞘,其细胞膜纵向反复包绕周围神经的轴突形成同心圆板层,形成髓鞘。施万细胞的包绕方向也是不定向的。髓鞘之间也形成郎飞结。与少突胶质细胞形成髓鞘的形式有所不同,一个施万细胞的细胞膜只能包绕一个轴突的一段区域,许多施万细胞排列成串包裹周围神经纤维的轴突,形成髓鞘;而一个少突胶质细胞可以同时发出数个突起,参与5～12个轴突髓鞘的形成(图1-16)。

**图1-16　施万细胞(A)与少突胶质细胞(B)形成髓鞘的比较**

　　施万细胞是周围神经系统髓鞘的形成细胞,在周围神经系统受到损伤的时候,施万细胞对周围神经的修复与再生起着至关重要的作用。另外,与星形胶质细胞、小胶质细胞一样,施万细胞通过分泌多种细胞因子参与神经免疫反应。

### 七、其他类型的神经胶质细胞

　　**1. 卫星细胞**

　　卫星细胞是外周神经系统中另外一类神经胶质细胞,存在于神经节内,它包绕神经元的细胞体,形似被囊,故又称为"被囊细胞"(capsular cell)。卫星细胞呈扁平或立方形,细胞核为圆形或卵圆形,染色较深。卫星细胞包裹假单极神经元的细胞体及其盘曲的突起,在假单极神经元的"T"形分支处与施万细胞相连续。卫星细胞具有营养和支持保护神经节细胞的作用,类似于中枢神经系统的星形胶质细胞。

　　**2. 室管膜细胞**

　　室管膜细胞是星形胶质细胞的特殊类型,呈立方体状或柱状,分布在脑室及脊髓中央管的腔面,形成单层上皮,称室管膜(ependyma)。在脑室系统中,室管膜细胞和脑内的毛细血管组成的脉络丛(choroid plexus)分泌脑脊液。室管膜细胞之间具有紧密连接,是血脑脊液屏障(blood-cerebrospinal fluid barrier)的重要组成。室管膜细胞表面有许多微绒毛(microvilli)吸收脑脊液,细胞表面的纤毛(cilia)帮助脑脊液在中枢神经系统中循环。在中枢神经系统内某些部位的室管膜细胞,其基底面有细长的突起伸向脑及脊髓深层,称伸展细胞(tanycyte),其作用有可能是将脑脊液的信号传送给中枢神经系统。室管膜细胞具有保护和支持神经元的作用。室管膜细胞还具有成年动物神经干细胞的潜能,它们可进行非对称分裂,其中一个子细胞转化成嗅神经元,并迁移到嗅球,补充凋亡的嗅神经元,也有研究观察到,将侧脑室的室管膜细胞植入耳蜗后,可以一定程度修复听力。

### 八、神经胶质细胞参与疼痛反应及脑的高级功能

　　目前,神经科学家们发现神经胶质细胞参与疼痛反应,并在学习、记忆等脑的高级功能方面也发挥着重要的作用。

　　疼痛反应是人体自身的一种保护机制,可分为急性疼痛和慢性疼痛。慢性疼痛是由于长期(大于 3 个月)疼痛的刺激使中枢神经系统的结构发生不可逆改变,神经变得异常敏感,形成持续疼痛、轻微刺激剧痛并且药物治疗效果不佳的状况。很长一段时间里,人们认为仅有神经元是疼痛反应的调节细胞,但在之后的研究中发现,神经胶质细胞中的星形胶质细胞和小胶质细胞也参与了疼痛反应过程。在一些致痛物质刺激作用下,星形胶质细胞激活并释放多种与疼痛有关的促炎症因子来参与疼痛反应的信号转导。星形胶质细胞是脑内神经营养因子的主要来源之一,激活的星形胶质细胞可以产生大量的神经营养因子,如 NGF、BDNF 和 GDNF,这些神经营养因子很可能参与疼痛,尤其是痛敏的形成。星形胶质细胞表达与疼痛反应关系密切的神经激肽-2 受体(neurokinin-2 receptor),在脊髓传递伤害性感受信息。星形胶质细胞彼此的缝隙连接还能介导疼痛信息的传递,参与形成"镜影痛"。星形胶质细胞还参与了癌性痛的持续,并能够对抗吗啡的镇痛作用。小胶质细胞在疼痛中相关作用的研究在近几年也广泛开展,最新的研究发现神经炎症或损伤可以激活小胶质细胞,表达释放一系列疼痛介质分子,如肿瘤坏死因子和白介素-6 等。还有研究发现,在激活的小胶质细胞,P2X$_4$ 受体和 p38 促分裂原活化蛋白激酶(mitogen-activated protein kinase,MAPK)受体都有选择性的表达。疼痛刺激引起小胶质细胞膜上 P2X$_4$ 受体的表达明显增加,鞘内注入 P2X$_4$ 受体激动剂,激活的小胶质细胞可使正常大鼠呈现异常疼痛。其他的相关研究还发现激活的小胶质细胞与神经元之间还可以交互传递信息,从而影响痛敏行为。所以,神经胶质细胞有望成为治疗疼痛的新药物靶点。

　　神经胶质细胞在大脑的高级功能中也有重要作用。加拿大心理学家 Hebb 的学习定律揭示大脑记忆的物质基础是突触可塑性,即当两个相互联系的神经元在发生神经冲动时,它们之间突触传递的联系会增强,使得神经元激活的效率增加,而突触传递时的长时程增强(long term potentiation,LTP)是突触可塑性的重要形式。新近的研究表明,星形胶质细胞分泌的 *D*-丝氨酸参与了 NMDA 受体的激活,而长时程增强的诱导需 NMDA 受体的参与。星形胶质细胞中的 GFAP 具有重要的生理功能,如 GFAP 基因敲除的小鼠,长时程抑制(long term depression,LTD)的诱导与维持以及运动的协调都会受到影响。这些证据均提示神经胶质细胞参与了学习记忆的过程。

　　目前,神经胶质细胞已成为神经科学领域的一个研究热点。随着神经胶质细胞的新特性和新功能不断地被发现,它必将受到越来越多的重视。

(于常海、黄金玲、高凯)

# 练　习　题

1. 神经元的一般结构包括哪几部分?这些部分分别有什么功能?
2. 按照形态进行分类,神经元包括哪几种细胞?
3. 简述神经元传递神经信号的一般过程。
4. 简述神经胶质细胞的类型及其分类依据。
5. 星形胶质细胞的特性包括哪几个方面?
6. 简述小胶质细胞的类型及其特点。
7. 少突胶质细胞和施万细胞有哪些区别?

# 参 考 文 献

1. Bear M F, Connors B W, Paradiso U A. Neuroscience: exploring the brain. 3rd. Lippincott Williams & Wilkins, 2007.

2. Byrne J H，Roberts J L. From molecules to networks：an introduction to cellular and molecular neuroscience. Elservier Science，2004.

3. DeFelipe J，Jones E G. Cajal on the cerebral cortex. New York：Oxford University Press，1988.

4. Hammersen F. Histology. Baltimore：Urban & Schwarzenberg，1980.

5. Hertz L，Yu A C H，Kala G，et al. Neuronal-astrocytic and cytosolic-mitochondrial metabolite trafficking during brain activation，hyperammonemia and energy deprivation. Neurochem Int，2000，37：83-102.

6. Hubel D H. Eye，brain and vision. New York：Scientific American Library，1988.

7. Kandel E R，Schwartz J H，Jessell T M. Principles of neural science. 4th. McGraw-Hill，2000.

8. Ketten mann H，Ransom B R. Neuroglia. 2nd. New York：Oxford University Press，2005.

9. Yang C Z，Zhao R，Dong Y，et al. Astrocyte and neuron intone through glutamate. Neurochem Res，2008，33：2480-2486.

# 第二章　神经细胞的基本功能

## 第一节　神经细胞膜的分子结构与物质转运

　　神经元和神经胶质细胞是构成神经系统的主要细胞,其中神经元被认为是神经系统的基本结构和功能单位之一,它具有感受刺激、转运物质、通讯交流以及产生和传导兴奋的功能。与机体的其他细胞一样,神经细胞也是由细胞膜、细胞质和细胞核三部分组成。细胞膜是细胞和环境之间的屏障,它可以使细胞相对独立地存在于环境之中。通过细胞膜,神经细胞可以获得营养物质并排出代谢产物;可以接受环境变化的刺激、产生反应以及传递信息。神经细胞膜的分子结构组成也与其他大多数细胞一样,主要是由脂类、蛋白质和糖类组成。神经细胞膜的结构也决定了其功能,包括兴奋的产生和传导,以及对各种物质的转运功能。

### 一、神经细胞膜的分子结构

　　目前的研究已经证明,神经细胞膜主要由脂类、蛋白质和糖类组成。根据"液态镶嵌模型"(fluid mosaic model)学说,细胞膜以液态的脂质双分子层为基架,其中镶嵌着具有不同分子结构和功能的蛋白质分子。在脂质双分子层中,磷脂分子的一端为亲水极,分别朝向细胞膜的内、外表面;另一端为疏水极,朝向双分子层的内部且两两相对排列。由此可见,膜脂质这种双分子层的结构排列,使细胞膜既具有较好的稳定性,同时也具有较好的流动性。镶嵌于细胞膜上的蛋白质主要以 α 螺旋或球形蛋白的形式存在,它们有的贯穿整个脂质双分子层,两端在膜内、外露出;有的连接在膜的内侧或外侧;有的则覆盖在膜表面。细胞膜所含的糖类大多数以共价键的形式与膜脂质或膜蛋白结合,形成糖脂或糖蛋白结构的糖链。这些糖链绝大多数裸露在细胞膜的外侧,起到类似于识别信号的作用(图 2-1)。

**图 2-1　神经细胞膜的液态镶嵌模型**

(仿 Albert B,et al, 2002)

1. 脂质双分子层

　　在神经细胞膜的脂质成分中,主要以磷脂类为主,约占 70% 以上;其次是胆固醇,所占比例不到 30%;其余的就是少量的鞘脂类。磷脂的基本结构目前已经研究清楚,即一分子甘油中的两个羟基分别与两分子的脂酸相结合,另外一个羟基则与一分子磷酸结合,后者再与一个碱基相结合。根据这个结合碱基的不同,可以将细胞膜中的磷脂区分为磷脂酰胆碱、磷脂酰乙醇胺、磷脂酰丝氨酸和磷脂酰肌醇四种类型。胆固醇的结构很特殊,它含有一个甾体结构和一个 8 碳支链。鞘脂类的含量很少,其基本结构和磷脂类似,但不含甘油。

关于细胞膜脂质双分子层结构的设想,最早是在 1925 年由 Gortert 和 Grendel 共同提出来的。他们首先提取出红细胞膜中所含的脂质,然后在水溶液表面将这些脂质以单分子层的形式平铺并测定其面积,结果发现一个有趣的现象:一个红细胞膜中脂质所占的面积,几乎正好相当于该细胞膜表面积的 2 倍。根据这一实验结果,他们推测,细胞膜的脂质可能是以双分子层的形式包被在细胞表面的。这就是最早关于细胞膜"脂质双分子层"模型的构想。他们提出,在每个磷脂分子中,由磷酸和碱基构成的亲水性极性基团都朝向膜的内或外表面;而磷脂分子中两条较长的脂酸烃链,由于是疏水性非极性基团,因此在膜的内部呈两两相对的排列。从热力学的角度分析,这样的组成系统所包含的自由能最低,因而最为稳定,也可以自动形成和维持。此外,由于脂质的熔点较低,这一特性就决定了细胞膜中的脂质分子在一般体温条件下是呈液态的,因而也使得神经细胞膜在某种程度上还具有一定的流动性。脂质双分子层在热力学上的稳定性和流动性,可以很好地解释为什么神经细胞可以承受相当大的张力和外形改变而不破裂。而且,即使细胞膜结构有时发生一些较小的断裂,也可以自动融合而修复,并且仍然能够保持连续的双分子层的结构形式。当然,细胞膜的这些特性还与膜中蛋白质以及膜内某些特殊结构(如细胞骨架,连接蛋白等)的作用有关。

研究发现,在不同细胞或者在同一细胞不同部位的细胞膜结构中,脂质的成分和含量是各不相同的。除此之外,即便是在双分子层的内、外两层中,其所含的脂质也不完全一样。例如,磷脂酰胆碱和含胆碱的鞘脂主要分布在双分子层中靠近外侧的一层,而磷脂酰乙醇胺和磷脂酰丝氨酸则主要分布在靠近胞浆侧的一层。一般来说,胆固醇的含量在两层脂质中的差别不大,但其含量的多少和细胞膜的流动性有着密切的关系,即胆固醇的含量愈多,细胞膜的流动性愈小;反之,则其流动性愈大。近年来的研究发现,在细胞膜结构中还含有相当少量的磷脂酰肌醇,它们几乎全部分布在细胞膜的胞浆侧,这种特殊的分布可能与细胞内信息的传递过程有关。

2. 细胞膜蛋白

虽然目前有很多研究关注着蛋白质分子在神经细胞膜中的作用,但是人们对其功能作用还远远没有了解清楚。现在的研究证明,细胞膜蛋白是以跨膜 α 螺旋或球形结构分散地镶嵌在膜的脂质双分子层中的(图 2-2)。在此,细胞膜蛋白主要以两种形式与膜脂质相结合:一类是一些"表面蛋白",它们主要以其肽链中带电的氨基酸或基团与两侧脂质的极性基团相互吸引,使蛋白质分子附着在细胞膜的表面;另一类是一些"结合蛋白",它们的肽链可以一次或反复多次地贯穿整个脂质双分子层,两端露在细胞膜的内、外两侧。研究表明,所有结合蛋白的肽链中都含有一个或数个主要由 20～30 个疏水性氨基酸组成的 α 螺旋片段,这些疏水性的 α 螺旋可能就是肽链贯穿细胞膜的部分;相邻的 α 螺旋可以通过位于膜外侧和内侧的直肽链相连接。

神经细胞膜中含有多种蛋白质,这些蛋白质具有不同的分子结构和功能。由于细胞膜所含蛋白质的不同,在很大程度上也决定了神经细胞膜所具有的各种功能不同。神经细胞与周围环境之间的物质和能量交换以及信息交流等,几乎都离不开细胞膜上的蛋白质分子。概括而言,细胞膜蛋白主要有以下几方面的作用:① 形成细胞的骨架蛋白,可以使细胞膜附着在细胞内或细胞外的某种物质上。现在的研究发现,神经细胞的许多功能,如递质的分泌或再摄取、受体的内吞或上膜、突触功能的可塑性等都与细胞的骨架蛋白有关。② 作为"识别蛋白",能够识别异体细胞的蛋白质或癌细胞。③ 具有酶的特性,能催化细胞内外的化学反应。④ 作为"受体蛋白",能与信息传递物质(如激素或递质)进行特异性结合,并激活细胞内的信号转导通路。⑤ 作为转运蛋白、载体蛋白、通道蛋白或离子泵等,参与细胞膜的物质转运与信息交流作用。

3. 细胞膜糖类

细胞膜所含糖类较少,主要是一些寡糖和多糖链,它们可以通过共价键的形式与膜脂质或蛋白质相结合,形成糖脂或糖蛋白。在过去很长的时间内,人们对于细胞膜糖类的认识很不清楚。目前的研究发现,神经细胞膜上的糖链绝大多数是裸露在细胞膜外侧的(图 2-2),其功能可能在于通过其单糖排列顺序上的特异性,作为与它们相结合蛋白质的特异性的"标志"。例如,有些糖链可以作为抗原决定簇,表达某种免疫信息;有些糖链则作为膜受体的"可识别"部分,能特异地与某种递质、激素或其他信号分子相结合。

**图 2-2　神经细胞膜的跨膜螺旋蛋白和糖类**

(仿 Lodish H,et al,2004)

## 二、神经细胞膜的物质转运

新陈代谢是所有细胞进行活动的基础。神经细胞要进行新陈代谢,就必然有各种物质进出细胞。例如,各种营养物质、代谢中间产物和终产物等,这些物质大多数是水溶性的,因而很少能直接通过膜脂质双分子层。研究表明,大多数物质进出细胞都与细胞膜上特定的蛋白质作用有关。常见的细胞膜物质转运形式有以下几种:

### (一)被动转运

细胞膜两侧的溶质分子可以顺着电化学梯度(包括浓度差和电位差)的方向产生净流动,这种转运的方式就称为被动转运。被动转运不需要另外提供其他形式的能量,其动力来源于浓度差或电位差本身所造成的电化学势能。被动转运有以下两种形式:

1. 单纯扩散

脂溶性的小分子物质顺着浓度差或电位差的方向直接通过细胞膜的转运方式称为单纯扩散,这是一种单纯的物理过程。由于细胞膜主要由脂质双分子层构成,而体液中脂溶性的物质并不多,所以通过单纯扩散而作跨膜转运的物质较少,其中比较确定的只有 $O_2$、$CO_2$、$NO$ 和 $N_2$ 等气体分子。

2. 易化扩散

非脂溶性或脂溶性很小的小分子物质,在细胞膜上某些特殊蛋白质的"协助"下由高浓度一侧向低浓度一侧移动的过程称为易化扩散。其共同的特点是:① 物质由高浓度向低浓度方向进行扩散,因而也不需要另外提供能量,是一种被动转运的方式;② 与单纯扩散不同的是,它需要细胞膜上特殊蛋白质提供"帮助",因而具有特异性;③ 这种转运主要受膜外环境因素的调节,这是由膜脂质上的特殊蛋白质所决定的;④ 转运结果可以使被转运的物质在膜两侧达到平衡。通过易化扩散方式进行跨膜转运的物质有葡萄糖、氨基酸以及 $K^+$、$Na^+$、$Ca^{2+}$ 等离子。

易化扩散所依赖的膜蛋白质分子主要有载体和离子通道两种,因而易化扩散又可以分为以下两种方式:

（1）由载体协助的易化扩散：载体是分布在神经细胞膜上某些功能特化的蛋白质。一般情况下，载体蛋白分子上有一个或数个能与某种转运物相结合的位点，当转运物与这些位点结合后，载体蛋白就发生构型改变，将转运物运载到膜的另一侧，然后，转运物与载体分离，从而完成转运。此时，载体又重新恢复至原来的构型，可重复使用（图 2-3）。通俗来讲，载体蛋白就好像是一条渡船，被转运的物质就可以通过载体蛋白这条"渡船"由细胞膜的一侧被转运到另一侧。葡萄糖、氨基酸的跨膜转运就是以载体转运的方式进行的。载体转运具有以下几个特点：① 高度特异性。一种载体只能转运某种特定的物质，如葡萄糖载体只能转运右旋葡萄糖，而不能转运左旋葡萄糖，这可能是由载体蛋白上特异性的结合位点所决定的。② 饱和现象。当被转运物的浓度增加超过一定限度时，继续增加其浓度并不能使该物质的转运通量增加，即达到了饱和。其原因可能在于载体蛋白的数目和载体蛋白上与转运物结合的位点数目是有限的。③ 竞争性抑制。如果某一载体对两种以上的转运物都有转运能力，当其中一种转运物浓度增加时，其他转运物的转运通量就将减少。这是由于先结合的转运物竞争性地占据了载体蛋白上有限的结合位点使后续的转运物无法再与位点结合。

**图 2-3　由载体介导的易化扩散**

溶质分子在载体蛋白的协助下，由高浓度一侧向低浓度一侧转运，不需要消耗能量（仿 Guyton A C，2000）

（2）由通道协助的易化扩散：离子通道也是分布在神经细胞膜上某些功能特化的蛋白质。对于 $Na^+$、$K^+$、$Ca^{2+}$ 等不同离子的转运，神经细胞都是通过其细胞膜上某些结构特异的通道蛋白来完成的，这些蛋白分别被称为 $Na^+$ 通道、$K^+$ 通道、$Ca^{2+}$ 通道等。对于同一种离子通道，在不同细胞甚至是同一细胞膜上可能存在结构和功能不同的通道亚型，如目前已发现体内至少有 10 种以上的 $Na^+$ 通道、7 种以上的 $K^+$ 通道和 5 种以上的 $Ca^{2+}$ 通道等，这种情况与细胞在功能活动和调控方面的复杂性和精密性相一致。现在的研究表明，当通道蛋白开放时，在通道蛋白的内部出现了一条贯通膜内外的水相孔道，从而使相应的水溶性离子能够顺着其浓度差或电位差迅速通过这一孔道，因而，其移动的速度远远地超过载体蛋白质的转运速度（图 2-4）。由此可见，通道蛋白区别于载体的重要特点之一是，受细胞内外各种理化因素的影响，它们的结构和功能状态可以发生迅速地改变：当它们处于开放（激活）状态时，有关的离子可以快速地由膜的高浓度一侧移向低浓度一侧；而当它们处于关闭（失活）状态时，这种快速的离子运动又可以迅速停止。通道蛋白区别于载体的第二个特点是，通道蛋白对离子的选择性没有载体蛋白那样严格，其原因是由于通道蛋白对离子的选择性主要决定于通道开放时其水相孔道的大小和孔道壁的带电情况。通道蛋白区别于载体的第三个特点是，大多数离子通道的开放时间都非常短暂，一般仅有数毫秒或数十毫秒，然后就很快进入关闭或失活状态。研究发现，在通道蛋白的结构中存在着一种类似于"闸门"（gate）一样的功能基团，离子通道的开放或关闭等功能状态就是由这些闸门性的功能基团来控制的。

一般来说，不同的离子由各自特殊的通道来转运，如 $K^+$、$Na^+$、$Ca^{2+}$ 就可以分别由 $K^+$ 通道、$Na^+$ 通道和 $Ca^{2+}$ 通道来进行转运。然而，有些离子也可以通过结构和功能不同的多种通道，如 $Ca^{2+}$ 就可通过多种不同的非选择性阳离子通道(如 TRPV1 通道、NMDA 受体通道、HCN 通道等)。此外,由于离子通道具有激活和失活等不同的功能状态,如果通道处于激活状态,有关离子就可以顺浓度差或电位差快速经过通道进出细胞;如果通道处于失活状态,则有关离子进出该通道的移动就会停止。离子通道就是通过这种开、关的方式来调控各种离子在神经细胞上的进出。从理论上讲,当通道开放时,离子是顺着浓度差或电位差的方向通过其水相孔道进行移动的,不需要另外提供能量。所以,这种由通道协助的离子转运方式也是一种被动转运。

总而言之,单纯扩散和易化扩散都不需要额外供给能量(ATP),因而属于被动转运,其动力主要来自物质自身的热运动以及浓度差或化学差所形成的电化学势能。对于被动转运而言,某一物质跨膜通量的大小,主要取决于该物质在膜两侧的浓度差,以及膜对该物质的通透性。此外,离子的移动还取决于它们所受到的电场力的驱动。

**图 2-4 由通道介导的易化扩散**

通道开放,带电离子通过通道"水相孔道"的跨膜移动,不需要额外供给能量(仿 Guyton A C,2000)

### (二) 主动转运

借助细胞膜上某些功能特化蛋白质的帮助,通过某种耗能过程,神经细胞将非脂溶性物质逆着电化学梯度(浓度差或电位差)进行跨膜转运的过程称为主动转运。根据消耗能量是否直接来源于 ATP 的不同,可以将主动转运区分为原发性主动转运和继发性主动转运两种形式。

1. 原发性主动转运

原发性主动转运是指细胞直接利用代谢产生的能量(ATP)将带电离子逆着浓度梯度或电位梯度进行的跨膜转运过程。介导这一过程的膜蛋白称为离子泵,其中研究最清楚的就是钠-钾泵(简称钠泵)。钠泵,又称为 $Na^+$-$K^+$ 依赖性 ATP 酶,其本身具有 ATP 酶的活性。因此它可以依靠分解 ATP 而获得能量,并利用此能量进行 $Na^+$ 和 $K^+$ 的主动转运。钠泵活动的作用主要是将细胞内的 $Na^+$ 移到细胞外,并将细胞外的 $K^+$ 移到细胞内。由于这个过程是逆浓度差进行的,因此需要消耗能量。其消耗的能量直接来源于钠泵活动时对 ATP 的分解,因而是一种主动转运过程。研究证明,钠泵活动时,$Na^+$ 泵出和 $K^+$ 泵入这两个过程是偶联在一起进行的。一般情况下,每分解 1 个 ATP 分子,钠泵可将 3 个 $Na^+$ 泵出膜外,同时将 2 个 $K^+$ 泵入膜内(图 2-5)。

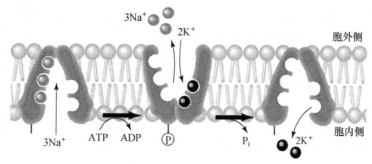

**图 2-5 由离子泵介导的原发性主动转运**

在离子泵的作用下,细胞直接利用代谢产生的能量(ATP)将带电离子逆着浓度梯度或电位梯度进行跨膜转运(仿 Guyton A C,2000)

　　钠泵活动具有重要的生理意义。例如,钠泵活动造成的细胞内高 $K^+$ 是许多代谢过程的必需条件;而且,细胞内高 $K^+$ 和低 $Na^+$ 对阻止细胞外水分大量进入细胞内,维持细胞一定的结构和功能也具有重要意义;此外,钠泵活动所建立起来的细胞内高 $K^+$ 和低 $Na^+$ 这样一种势能储备,可以为生物电的产生,以及完成一些物质的继发性主动转运过程提供能量。

　　2. 继发性主动转运

　　继发性主动转运也是一种逆着浓度梯度或电位梯度进行的跨膜物质转运过程。这是一种实质上需要耗能但并不直接伴随 ATP 或其他供能物质消耗的主动转运方式。这种转运过程通常需要与钠泵的活动协同进行,其消耗的能量也来源于钠泵活动时对 ATP 的分解。例如,肠上皮和肾小管上皮细胞对葡萄糖、氨基酸等的吸收过程就是这种转运方式。在这些上皮细胞的基底外侧膜(基侧膜)上存在着钠泵,这些钠泵通过分解 ATP 获能,不断地把细胞内的 $Na^+$ 泵出到组织间液中而被血液带走,造成细胞内 $Na^+$ 浓度低于肠腔液和小管液,于是肠腔液和小管液中的 $Na^+$ 不断地顺着浓度差进入细胞内;此时葡萄糖、氨基酸则与 $Na^+$ 一起结合于腔面膜上的同向转运载体,伴随着 $Na^+$ 同步地被转运到细胞内。由于提供葡萄糖、氨基酸转运的能量是来源于基侧膜上钠泵活动所建立的一种势能储备,而不是直接来源于对 ATP 的分解,所以这种转运方式被称为继发性主动转运,或协同转运。每一种协同转运都有特定的转运体蛋白。协同转运中,如果被转运的分子与 $Na^+$ 扩散的方向相同,就称为同向转运;如果二者的方向相反,则称为逆向转运(图 2-6)。

**图 2-6　葡萄糖和一些氨基酸的继发性主动转运**

葡萄糖、氨基酸等与 $Na^+$ 一起结合于腔面膜上的同向转运载体,伴随着 $Na^+$ 同步地转运到细胞内。提供葡萄糖、氨基酸转运的能量来源于基侧膜上钠泵活动所建立的一种势能储备,而不是直接来源于对 ATP 的分解(仿 Guyton A C,2000)

　　主动转运与被动转运最显著的差别在于对能量的消耗。由于这种转运需要提供额外的能量,因而可以逆着电化学梯度进行跨膜物质转运。主动转运是机体内最为重要的物质转运方式。除上述钠泵外,还有钙泵、氢泵等。这些称为离子泵的蛋白质在分子结构和功能上有很大的相似性。图 2-7 总结了细胞膜几种主要的被动和主动跨膜物质转运方式。

**(三) 胞吐和胞吞式转运**

　　如图 2-8 所示,胞吐或胞吞式转运是指某些大分子物质或某些物质团块出入细胞的方式。

**图 2-7　细胞膜的被动和主动跨膜物质转运方式**

(仿 Guyton A C,2000)

**图 2-8 细胞膜的胞吞(A)和胞吐(B)转运方式**

(仿 Guyton A C,2000)

### 1. 胞吐过程

顾名思义,所谓胞吐过程就是指神经细胞将大分子物质或某些物质团块运到细胞外的过程。这种转运的基本方式是,由于细胞外的某些特殊化学信号或者膜两侧的电位改变,引起局部膜结构中的 $Ca^{2+}$ 通道开放,产生 $Ca^{2+}$ 内流;内流的 $Ca^{2+}$ 可以触发细胞内的囊泡产生移动、锚靠、融膜和破裂等一系列连续的反应,最后造成囊泡内容物全部释放,进入到细胞外液。此外,内流的 $Ca^{2+}$ 在某些细胞还可以引发细胞内的 $Ca^{2+}$ 贮存库释放 $Ca^{2+}$。现已知道,胞吐时,囊泡内容物是一种"量子"式的释放,即一次胞吐会将该囊泡的内容物全部释放出去。例如,神经元突触末梢对递质的释放过程就属于胞吐转运。

### 2. 胞吞过程

与胞吐转运相反,胞吞过程是指神经细胞将大分子物质或某些物质团块转运到胞浆内的过程。这种转运的基本方式是,首先细胞环境中的某些物质与细胞膜接触,引起该处的质膜发生内陷并包裹该异物,然后与质膜结构离断,异物连同包裹它的那部分质膜一起进入细胞浆中。在生理学上,通常形象地将液体物质的胞吞过程称为吞饮,而将固体物质的胞吞过程称为吞噬。此外,细胞膜还有一种受体介导式胞吞,是指某些特殊的物质在进入细胞时,必须通过与细胞膜表面的特殊蛋白质(即受体)的相互作用才能发生入胞过程。这种受体介导式胞吞的过程是:首先这种物质被细胞膜表面某种特殊的受体识别,并与之发生特异性结合;

**图 2-9 受体介导式胞吞转运方式**

一些特殊的物质进入细胞时,通过与膜表面的特殊蛋白质相互作用而引起入胞(周衍椒,张镜如,1989)

二者结合后所形成的复合物通过在膜表面的横向运动而聚集于细胞膜上的有被小窝,进而导致此处的细胞膜凹陷并发生离断,于是被有被小窝包裹的复合物形成一个吞噬小泡进入胞浆;进入胞浆的吞噬小泡进而与胞浆内的球状或管状膜性结构相融合,形成胞内体,此时受体与被转运物分离。分离后的被转运物最后被转运到相应的细胞器;而留在胞内体中的受体则重新与一部分膜性结构形成较小的循环小泡,再移回到细胞膜并与之融合,使受体和膜结构可以重复使用,这一过程称为膜的再循环(图 2-9)。这种再循环具有重要的意义,它不仅维持了细胞膜总面积的相对恒定,而且使相应的受体可以重复使用。

# 第二节　神经细胞膜的离子通道

在上一节中已经讲到，$Na^+$、$K^+$、$Ca^{2+}$、$Cl^-$等各种离子在进行跨膜转运时，必须要通过细胞膜上特殊的离子通道才能进出细胞。所谓离子通道（ion channel）指的是细胞膜上一类特殊的亲水性蛋白质微孔道，这些微孔道就是各种离子等水溶性物质快速进出细胞的通道。离子通道是神经、肌肉等可兴奋性细胞产生生物电活动的物质基础，也是这些细胞接收周围信息、产生反应并进行通讯和交流的必要条件。随着现代分子生物学、细胞生物学、生物物理学，尤其是膜片钳技术的发展，人们对离子通道的分子结构及其功能特性有了更加深入的认识。现已知道，离子通道的内在膜特性对实现细胞的各种功能活动具有重要意义，而离子通道的结构或功能异常则与许多疾病的发生和发展有关。尤其是近年来，随着分子克隆技术的发展，许多新的离子通道家族成员不断地被发现和认识。本节仅就 $Na^+$、$K^+$、$Ca^{2+}$等几种主要的电压门控离子通道进行简要的介绍。

## 一、离子通道的主要类型

神经细胞膜上离子通道的种类非常繁多，而且每种离子通道又有许多不同的亚型，因此，它们往往构成一个庞大的通道家族。根据门控（gating）机制的不同，通常将离子通道分为三大类（表 2-1）。所谓"门控"就是指离子通道开放和关闭的调控过程。

表 2-1　离子通道的一般分类

| 电压门控离子通道 | 配体门控离子通道 | 机械/容量门控离子通道 |
| --- | --- | --- |
| 电压门控 $Na^+$ 通道（$Na_v$） | nACh 受体（nAChRs） | 容积调控氯通道（VRAC） |
| 电压门控 $K^+$ 通道（$K_v$） | NMDA 受体 | 双孔道漏钾通道（TREK） |
| 电压门控 $Ca^{2+}$ 通道（$Ca_v$） | AMPA 受体 | TRAAK |
| 电压门控 $Cl^-$ 通道（CLC） | Gly 受体 | |
| | GABA 受体 | |
| | 5-HT 受体 | |
| | P2X 受体 | |
| | $IP_3$ 受体 | |
| | ATP-K | |
| | CFTR | |
| | 酸敏离子通道（ASICs） | |
| | cGMP 通道（CNG 通道） | |
| | HCN 通道 | |
| | …… | |

如表 2-1 所示，第一类是电压门控（voltage-gated）离子通道。这类通道的开放和关闭受膜电位的控制，可以分为 $K^+$、$Na^+$、$Ca^{2+}$、$Cl^-$ 通道等 4 种主要家族，其中每个家族的离子通道又有许多亚型，如目前已经发现的钠通道家族就可以分为 Nav1.1～Nav1.9 以及 NavX 等 10 种亚型。第二类是配体门控（ligand-gated）离子通道。这类离子通道通过某种化学配体与膜上的受体通道结合，从而导致通道的开放。通常以化学配体的受体来命名，如 ACh 受体通道、NMDA 受体通道、$Ca^{2+}$ 激活的 $K^+$ 通道等。这类通道一般是一种非选择性的阳离子通道，由配体作用于相应的受体而开放，可以同时允许 $Na^+$、$K^+$ 或 $Ca^{2+}$ 通过。第三类是机械门控（mechano-gated）离子通道。这类通道的开放和关闭受细胞膜表面张力变化的控制，包括张力激活型和张力失活型离子通道，如分布在前庭器官和耳蜗毛细胞上的许多通道就属于这一类型的离子通道。此外，在细胞内还存在许多细胞器离子通道，如广泛分布于线粒体外膜上的电压依赖性阴离子通道（voltage-dependent anion channel，VDAC），位于肌质网或内质网膜上的 Ryanodine 受体通道以及 $IP_3$ 受体通道等。

## 二、离子通道的主要功能

离子通道是神经细胞功能活动的物质基础。例如,神经递质的释放、神经细胞对外界刺激产生的反应、神经细胞的通讯和交流以及神经细胞的可塑性变化等各种功能活动都有离子通道的参与。概括来说,离子通道的主要功能有以下几点:① 控制细胞的兴奋性。在神经、肌肉等可兴奋性细胞,$Na^+$ 通道和 $Ca^{2+}$ 通道主要调控细胞膜电位的去极化,$K^+$ 主要维持静息电位和控制细胞膜电位的复极化,从而决定细胞的兴奋性。② $Ca^{2+}$ 通道、NMDA 受体、TRPV 受体等许多非选择性阳离子通道的激活可以提高细胞内的 $Ca^{2+}$ 浓度,进而触发细胞内许多信号转导通路的激活和基因表达的调节等一系列生理效应,引起细胞兴奋、肌肉收缩、腺体分泌等。③ 参与神经细胞的突触传递过程,其中有 $Na^+$、$K^+$、$Ca^{2+}$、$Cl^-$ 通道和某些非选择性阳离子通道(如 NMDA 受体)的参与。④ 维持细胞的正常体积。在高渗环境中,离子通道和转运系统被激活,使 $Na^+$、$Cl^-$ 以及甘油等有机溶液和水分子进入细胞内,从而使细胞体积增大,其中主要有 $Na^+$ 通道、$K^+$ 通道、水通道以及各种离子泵的参与;在低渗环境中,$Na^+$、$Cl^-$、有机溶液和水分子等流出细胞而引起细胞体积减少。

## 三、离子通道的主要研究方法

对离子通道结构和功能的研究需要运用到各种现代综合的实验技术,包括细胞生物学技术、分子生物学技术、生物物理学技术、通道药物学技术以及电压钳和膜片钳技术等。其中常用的分子生物学技术,如基因重组技术、通道蛋白质的分离和纯化技术、人工膜离子通道重建技术等,为离子通道的基因克隆、结构分析和功能表达等提供了技术支持;而膜片钳技术的建立和发展则使离子通道的研究产生了质的飞跃。所谓膜片钳技术就是利用一个玻璃微电极完成对微小膜片或全细胞膜电位的钳制和监测,以及对膜电流的记录,并通过观测膜电流的变化来分析通道个体或群体的活动以及离子通道的内在膜特性。此外,近期还发展了一种荧光探针钙图像分析技术,为检测细胞内游离 $Ca^{2+}$ 浓度提供了有效的手段。这种技术还可以将 $Ca^{2+}$ 变化的图像记录和反映钙电流变化的膜片钳记录结合起来,同时进行光-电联合检测,从通道产生的离子流变化、图像变化和电信号变化等多个方面来研究离子通道,这样可以获得更多的有关离子通道结构和功能的信息。

### (一)电压钳技术

由于细胞膜离子通道的开放会产生带电离子的移动,而带电离子的移动又可以引起细胞膜电位的改变。因此,为了更好地研究细胞膜上离子通道的开放和关闭等功能特性,就必须设法保证在通道开、闭时细胞膜电位的稳定。所谓电压钳技术(voltage clamp)就是首先设定一个指令电位的水平,然后利用反馈电路,并通过向细胞内注入电流的方式,人为地将细胞膜电位"钳制"在指令电位的水平;通过电流检测装置,记录到注入细胞内的电流,这个电流正好相当于离子电流的反向电流,这样就可以测定不同膜电位的离子电流,从而了解离子通道的电导及功能活动。

### (二)膜片钳技术

膜片钳技术(patch clamp)就是采用微电极与细胞膜紧密接触,通过给予一定的负压使两者之间形成一个高阻抗(通常达到兆欧级)的密封区,这样就使密封区内的那个微小膜片在电学上与周围绝缘,然后通过电压钳制或电流钳制的方式观测微电极下单个或极少数几个离子通道的电学特性。膜片钳不仅可以观察单离子通道的电流,而且还可以通过多种模式对细胞进行电压钳制和电流钳制,观察各种离子通道的电流活动及其调控机制。

1. 膜片钳技术的基本原理

如图 2-10 所示,膜片钳的基本原理就是利用负反馈电路,将微电极尖端所吸附的细胞膜电位"钳制"在一个指令电位的水平上,并对通过进出离子通道的微小离子电流进行动态或静态的观察。实现膜片钳记录的关键环节是利用特制的玻璃微电极吸附在细胞膜表面,并使之形成高阻抗(通常是兆欧级)的密封,被高阻密封所孤立绝缘的小膜片内仅有一个或数个离子通道。然后通过对该膜片实施电压钳制,就可以测量单个离子通道开放所产生的 pA (10～12 A)量级的电流。如果实施电流钳制,则可以检测到细胞膜电位的变化,如自发性突触后电位、微小突触后电位以及动作电位的爆发等。

**图 2-10　膜片钳技术的原理图**

$R_s$ 是与微电极所吸附的膜片阻抗相串联的局部电阻;$R_{seal}$ 是封接阻抗。$R_s$ 较低,通常为 1～5 MΩ;如果 $R_{seal}$ 达到 1～10 GΩ 以上时,根据计算公式 $I_{p/I}=R_{seal}/(R_s+R_{seal})-1$,此时 $I_p$ 可作为 $I-V$ 转换器(点线)内的高阻抗负反馈电阻($R_f$)的电压降而被检测出来。实际上这时场效应管放大器($A_1$)的输出中还包括膜电阻成分,这部分将在通过第二级场效应管($A_2$)时被减掉(陈军,2001)

2. 膜片钳记录的几种形式

如上所述,根据"钳制"方式的不同,膜片钳记录可以有电压钳制和电流钳制两种模式。另外,根据研究目的的不同,膜片钳记录也可以制成不同的"膜片"构型,形成以下几种不同的记录模式(图 2-11)。

**图 2-11　膜片钳记录的各种模式**

(陈军,2001)

（1）细胞吸附式记录（cell-attached recording）：这是膜片钳记录中最基础的模式之一。其主要的操作过程是：将微电极置于清洁的细胞膜表面上，通过施加一定的负压形成高阻封接，这样就在细胞膜表面"隔离"出一个微小的膜片，进而通过微电极对高阻封接区的膜片进行电压钳制，记录膜片内一个或极少数几个离子通道的膜电流，这种方式就称为细胞吸附式记录。由于这种记录模式不破坏细胞膜的完整性，因此又称为细胞膜上的膜片记录（on-cell recording）。从膜片离子通道的活动来看，这种方式的膜片记录是极稳定的，因为细胞骨架及有关代谢过程是完整的，所受的干扰较小。

（2）内面向外式记录（inside-out recording）：高阻封接形成后，将微电极迅速提起并使之与细胞分离，此时吸附在微电极尖端下面的那部分膜片也将脱离细胞，并随着微电极一同被提起。由于细胞膜具有流动性，黏着在微电极尖端上的微小细胞膜片会自动融合形成密封小泡。如果将电极提出浴液液面并在空气中短暂暴露几秒钟后，小泡的外表面就会在空气压力的作用下破裂，从而使膜片的内表面朝外。此时，如果重新将电极连同其尖端所吸附的膜片一起放回浴液，就形成了内面向外式的记录模式。

（3）外面向外式记录（outside-out recording）：高阻封接形成后，如果继续施以负压抽吸并打破细胞膜，然后将微电极慢慢地从细胞表面垂直提起，使其逐渐脱离细胞，这样吸附在微电极尖端的游离部分膜片就会自行融合形成脂质双层，使细胞膜片的外面朝向浴液。因为此时高阻封接仍然存在，于是就形成了外面向外式的记录模式。

（4）全细胞式记录（whole-cell recording）：高阻封接形成后，如果继续施以负压抽吸造成封接区的细胞膜破裂，此时电极内液就与整个细胞内液直接相通而与浴槽液绝缘，如果对细胞进行电位钳制，就可以记录到整个细胞的电流活动，因此，这种形式的记录就称为全细胞记录模式。当全细胞形成后，来自电极电阻、破裂细胞膜的膜片电阻和细胞内部电阻，在电学上与细胞膜电阻是串联在一起的，所以称为"串联电阻"。全细胞记录时，经过串联电阻的电流可以形成一个很大的电压降，因此对全细胞电流的影响非常大，必须进行串联电阻补偿。

总之，膜片钳技术的发展使离子通道的研究得以从宏观深入到微观，并使人们对膜通道的认识不断深入。随着现代生物技术的发展，目前很多学科已经将膜片钳技术和通道蛋白重组技术、同位素示踪技术以及活细胞成像技术等非电生理学技术结合起来，对细胞膜离子通道进行全面的研究。许多实验室已经将基因工程与膜片钳技术结合起来，把通道蛋白定向地重组于人工膜中进行研究，试图将合成或重组的通道蛋白分子转入机体，以替换体内有功能缺陷和异常的通道蛋白而达到治疗某些通道疾病的目的。

**（三）离子通道药物学研究**

应用电压钳或膜片钳记录技术，可以研究多种药物对各种通道功能的影响。结合对药物分子结构的了解，可深入了解某些药物或毒素对机体各种生理功能的影响，并从分子水平得到通道功能亚基的类型和构象等信息。此外，最新开展的全自动膜片钳技术，可用于筛选各种药物对多种离子通道的作用及其机制，并已经广泛地应用于各种新药靶点的研发。

**（四）离子通道蛋白分离、通道重建和基因重组技术**

通道蛋白分离和通道重建技术是将通道蛋白从细胞膜上分离下来，再经过纯化，测定通道蛋白各亚基多肽链的相对分子质量；然后，把它们引入人工膜并重建通道功能。基因重组技术是从细胞中分离出含有与该通道蛋白相关的 mRNA，置入某种细胞（如大肠杆菌），经逆转录得到 cDNA，然后用限制性内切酶将 cDNA 切割成特定的片段，再用核酸杂交的方法钓出特定的 DNA 并进行克隆，通过测定阳性克隆DNA 的核苷酸顺序，推断出相应的通道蛋白的氨基酸序列。通过基因重组以及通道蛋白分离和重建技术，可以使人们不断地发现和认识许多通道家族的新成员，并对它们的结构和功能进行深入的了解。

## 四、几种主要的电压门控离子通道

### （一）电压门控钠通道

电压门控钠通道（voltage-gated sodium channel，VGSC）是神经细胞动作电位产生和传播的物质基础。在哺乳类动物中,电压门控钠通道由一个大的 α 亚基和 2～4 个 β 辅助亚基所组成。α 亚基一般是由 1800～2000 个氨基酸构成,相对分子质量大约是 260 000,含有 4 个重复的同源功能区(Ⅰ～Ⅳ),每个功能区包括 6 个跨膜的 α 螺旋($S_1$～$S_6$)和一个位于 $S_5$ 与 $S_6$ 之间的孔道襻(pore loop)。在每个功能区的 $S_4$ 跨膜段都含有距离相间的带有正电荷的氨基酸。在细胞膜去极化时,这些带正电荷的氨基酸在膜电场力的作用下移动,导致通道的构象发生改变,从而引起通道的激活(或开放);此后,在细胞膜持续去极化的过程中,连接第Ⅲ和第Ⅳ功能区的膜内短襻作为失活门,堵住开放通道的孔道,从而引起通道的关闭(或失活)。β 辅助亚基不参与钠通道的孔道组成,但可以通过各种不同的方式与 α 亚基结合,对钠通道的功能起着重要的调节作用。如调节通道的门控过程、电压依赖性、激活和失活等通道动力学特性,以及将通道锚定于特定的细胞膜位点等(图 2-12)。

**图 2-12　电压门控钠通道的亚基结构**

电压门控钠通道的 α 亚基含有 4 个重复的功能同源区(Ⅰ～Ⅳ),每个同源区包括 6 个跨膜的 α 螺旋($S_1$～$S_6$)和一个位于 $S_5$ 与 $S_6$ 之间的孔道襻。如图中所示,$S_5$ 和 $S_6$ 围成孔道的内部,而孔道襻则排列在孔道的外部。每个功能区的 $S_4$ 跨膜段都含有距离相间的带有正电荷的氨基酸,构成通道的膜电位感受器(voltage sensor);β 辅助亚基具有较长的胞外区,对钠通道的功能起着重要的调节作用(仿 Baker M D, Wood J N, 2001)

目前已确定有 9 种基因编码钠通道的 α 亚基(它们分别是 $Na_v1.1$～$Na_v1.9$),4 种基因编码 β 亚基(即 $β_1$～$β_4$)。根据对河豚毒素(TTX)敏感性的不同,可以将钠通道区分为 TTX 敏感型(TTX-S)和 TTX 不敏感型(TTX-R)两大类。TTX-R 型钠通道包括 $Na_v1.5$,$Na_v1.8$ 和 $Na_v1.9$ 三种亚型,其余的均为 TTX-S 型钠通道。研究表明,不同亚型的钠通道其表达和功能有明显的区别。如表 2-2 所示,$Na_v1.1$,$Na_v1.2$,$Na_v1.6$ 和 $Na_v1.9$ 主要表达于神经系统;$Na_v1.4$ 主要表达于骨骼肌;$Na_v1.5$ 主要表达于心肌,但在中枢神经系统和平滑肌中也有表达。目前已知某些类型癫痫的发生可能就与 $Na_v1.1$ 和 $Na_v1.2$ 的基因突变有关,而某些严重的心律失常则可能是由于 $Na_v1.5$ 的基因突变所导致的。此外,$Na_v1.5$ 在大脑的边缘系统也有广泛的分布。已知边缘系统的海马、杏仁核等脑区与癫痫的发作有密切的联系,提示 $Na_v1.5$ 功能的改变可能与某些类型癫痫的发作也有关联。当前的研究表明,骨骼肌上 $Na_v1.4$/SCN4A 的基因突变可能与某些肌肉组织的疾病,如高血钾周期性麻痹、先天性肌强直病和钾聚集性肌强直的发生有密切的关联。一般认为,钠通道的基因突变可以导致通道的稳态失活过程发生改变,延长或加剧 $Na^+$ 的内向流动,导致通道的内在特性发生变化,从而使细胞产生异常放电,并引发相应的离子通道疾病。

表 2-2　电压门控钠通道的分型与分布

| 通道 | 原名 | 基因符号 | 染色体(人类) | 药理学 | 分布 |
|---|---|---|---|---|---|
| $Na_v1.1$ | Type I | SCN1A | 2q24 | TTX-S | CNS 心脏 |
| $Na_v1.2$ | Type II | SCN2A | 2q23～24 | TTX-S | CNS |
| $Na_v1.3$ | Type III | SCN3A | 2q24 | TTX-S | Foetal DRG |
| $Na_v1.4$ | SkM | SCN4A | 17q23～25 | TTX-S | 肌肉 |
| $Na_v1.5$ | Cardiac | SCN5A | 3p21 | TTX-R | 心脏 |
| $Na_v1.6$ | NaCh6 | SCN8A | 12q13 | TTX-S | DRG CNS |
| $Na_v1.7$ | PNI | SCN9A | 2q24 | TTX-S | DRG SCG |
| $Na_v1.8$ | SNS/PN3 | SCN10A | 3p21～24 | TTX-R | DRG |
| $Na_v1.9$ | NaN | SCN11A | 3p21～24 | TTX-R | DRG |
| $Na_x$ | NaG | SCN6A/7A | 2q21～23 | ? | 肺神经 |

DRG,背根神经节；TTX-S,河豚毒素敏感型；TTX-R,河豚毒素不敏感型

### (二) 电压门控钾通道

1. 分类和结构特征

根据结构、功能和药理学特性的不同,可以将钾通道区分为 4 个大的家族,它们分别是电压门控钾通道(voltage-gated potassium channel, $K_v$)、内向整流性钾通道($K_{ir}$)、钙依赖性钾通道($K_{Ca}$)和双孔钾通道($K_{2p}$)。其中电压门控钾通道是目前已知种类最多的离子通道家族。按照生理和功能特征的不同,钾通道又可以分为三大类:第一类是延迟整流性钾通道($K_r$)。这是一种外向整流钾通道,在细胞膜去极化时需要经过一段时间的延迟才能被激活,同时其失活也非常缓慢。第二类是 A 型瞬时钾通道($K_A$)。与 $K_r$ 通道相比,这类通道的激活和失活都非常迅速,因而是一种快激活和快失活的钾通道。第三类是钙激活钾通道($K_{Ca}$)。这类通道受电压和钙离子的双重门控,因而也归属于电压门控钾通道这一家族。目前的研究证明,电压门控钾通道在可兴奋细胞和非兴奋细胞中均有广泛的表达。在可兴奋细胞中,电压门控钾通道主要参与静息膜电位的维持和动作电位的发生与发展过程,在细胞兴奋性的维持和调节中起着重要的作用;在非兴奋细胞中,电压门控钾通道主要参与对 $Ca^{2+}$ 内流、细胞容积的维持以及对细胞增殖与凋亡的调节。

根据最新的研究报道,哺乳类动物的电压门控钾通道($K_v$)主要由四种功能独立的超家族组成,它们分别是 $K_v1$ (Shaker)、$K_v2$ (Shab)、$K_v3$ (Shaw)和 $K_v4$ (Shal)。目前对 $K_v$ 通道的分子结构已经研究得比较清楚,证明 $K_v$ 通道是一类跨膜糖蛋白,主要由 α 亚基超家族和 β 辅助亚基两部分构成。与前面讲述的 $Na_v$ 通道类似,$K_v$ 通道的每个 α 亚基也是由 4 个功能同源区(Ⅰ～Ⅳ)构成,每个同源区也含有 6 次跨膜 α 螺旋($S_1$～$S_6$),其中 $S_4$ 也含有带正电荷的氨基酸残基,是 $K_v$ 通道的电压感受器(voltage sensor);$S_4$～$S_6$ 连接区与 $K_v$ 通道的电导和失活特性密切相关,$S_5$ 和 $S_6$ 之间的短链参与构成通道的水相孔道。有趣的是,$K_v$ 通道的氨基末端(N 末端)和羧基末端(C 末端)均位于胞质内;已知在人类 $K_v$ 通道的 $S_6$ 跨膜螺旋含有一个高度保守的氨基酸序列(即 Pro-Val-Pro,PVP),该序列起着"铰链"式的作用,在 $S_6$ 的动力变形和 $K_v$ 通道的电压敏感性等方面起着重要的作用。近年来,在 $K_v$ 通道的 N 末端还发现了结构和功能不清楚的 T1 结构域,在 T1 结构域还发现含有能够与 β 亚基相结合的功能区域(图 2-13)。最近的研究表明,$K_v$ 通道的某些成员还含有 $SH_3$ 的结合域和抑制通道失活的相关序列。此外,在 $K_v$ 通道的 C 端也发现了一些功能序列,如 $K_v2.1$ 的通道定位相关区以及 PSD-95 结合区等。目前,已发现至少有 18 个基因编码哺乳类动物 $K_v$ 通道的 α 亚基,这些基因归属于 6 个亚家族,分别与果蝇钾通道的 6 个基因相对应,例如,$K_v1$ (KCNA)、$K_v2$ (KCNB)、$K_v3$ (KCNC)、$K_v4$ (KCND)、HERG 和 maxi K 分别与果蝇的 *Shaker*,*Shab*,*Shaw*,*Shal*,*ether-a-go-go* 和 *Slowpoke*,*Slo* 基因相对应。

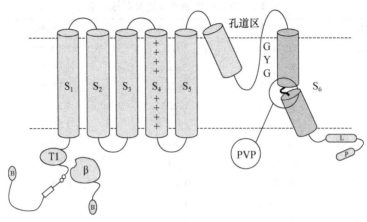

**图 2-13　电压门控钾通道的亚基结构**

图中所示,电压门控钾通道的 α 亚基均含有 6 个跨膜的 α 螺旋($S_1 \sim S_6$)、一个位于 $S_5$ 和 $S_6$ 之间的孔道区(pore)以及位于胞质内的氨基末端(N 末端)和羧基末端(C 末端)。$S_4$ 含有带正电荷的氨基酸残基,是 $K_v$ 通道的电压感受器,$S_5$ 和 $S_6$ 之间的短链参与构成通道的水相孔道;N 末端含有与通道 N-型失活相关的球状肽和 $T_1$ 结构域,$T_1$ 结构域又含有能够与 β 亚基相结合的区域(仿 Biggin P C, et al,2000)

目前已经明确的 $K_v$ 通道 β 亚基成员有:$K_v$β1,$K_v$β2 和 $K_v$β3 三种类型,其中 $K_v$β1 又可以再区分为 $K_v$β1.1,$K_v$β1.2 和 $K_v$β1.3 三个亚型。X 射线衍射晶体分析证明,$K_v$β 亚基可以与 $K_v$ 通道 N 末端相连的 $T_1$ 区域进行相互作用,这种作用可能受某些蛋白激酶的调节,例如,$K_v$β1.3 上的 Ser24 就发现有磷酸激酶活化的位点。另外,药理学研究也发现,$K_v$β1.2 和 $K_v$β1.3 的磷酸化是诱导 $K_v$1.5 失活的必要条件。$K_v$β 亚基的功能还不太清楚,目前的研究提示,$K_v$β 亚基可能主要参与上调 $K_v$ 通道的表达及其在细胞膜上的稳定性。

2. 选择性离子通透

对 $K_v$ 通道分子结构的研究发现,$K_v$ 通道的离子孔道是由 4 个 α 亚基以对称的方式围成的水相性孔道。该孔道呈桶柱状,其中充满了水分子。在孔道的外 1/3 部分是离子的"选择性过滤器",对离子的通过起到一种选择性通透的作用,从而决定了离子选择的特异性,这种离子选择性过滤器实际上是由 6 个氨基酸组成的保守序列,位于 $S_5$ 和 $S_6$ 跨膜 α 螺旋之间的孔道区内。$K^+$ 在进入离子孔道前通常是被 8 个水分子所包裹的。在进入离子孔道后,每个 $K^+$ 首先遭遇过滤器保守序列蛋白中 8 个氧原子的包围,并取代了之前包裹 $K^+$ 的水分子层。脱水后的 $K^+$ 就可以沿着孔道从上一个部位移到下一个结合位点,直至通过整个离子孔道。一旦 $K^+$ 通过选择性过滤器后,它又重新被水分子包裹起来。水化后的 $K^+$ 不仅可以起到降低静电排斥力的作用,而且为 $K^+$ 的高效率转运提供了基础,使 $K^+$ 转运过程能够不断地、重复地进行。

3. 门控机制

有关钾通道的门控机制,首先是 Zagotta 等人提出的"球-链"学说。他们通过对果蝇 Shaker 钾通道的研究发现,在通道游离的 N 末端有一个"球-链"(ball and chain)状结构,在通道从关闭到迅速开放的同时,这个 N 末端的"球-链"结构也随即发生快速摆动而将通道的内侧堵塞,从而导致正在开放的通道关闭。除此以外,近年的研究还发现,钾通道还可以通过其跨膜 α 螺旋自身构象的改变来进行对通道开、闭的门控。例如,青链霉菌 KcsA 钾通道是在通道关闭的条件下才能够生长的晶体,因此通常情况下可以将其视为通道关闭时的结构;受 $Ca^{2+}$ 调节的 MthK 钾通道是在 $Ca^{2+}$ 与通道结合的条件下才能够生长的晶体,因此它可以代表通道开放时的状态。实验发现,KcsA 通道的 $S_6$ 跨膜 α 螺旋在细胞膜内表面附近会形成交叉,而在交叉处的离子孔道变得非常狭窄。因此,狭窄处的疏水性氨基酸就可以对 $K^+$ 的流动形成巨大的阻碍作用,导致通道的"关闭"。与此不同的是,MthK 通道的 $S_6$ 跨膜 α 螺旋在转折处弯曲而外展,其结果是导致离子孔道的中央空腔变大,使 $K^+$ 在胞浆和离子过滤器之间具有更大的自由流动的空间,从而导致通道的"开放"。事实上,从上述所讲的 KcsA 和 MthK 蛋白结晶的条件来推测,它们的结构也应该分别是关闭和开放时的构象。目前的研究相继证实,很多钾通道的 $S_6$ 跨膜 α 螺旋都有一个相对保守的甘氨酸序列,该甘氨酸序列很可能就起到了类似于"门合页"的作用,以控制 $S_6$ 跨膜 α 螺旋分别朝着"开放"与"关闭"的方向转换。

4. 膜电位感受器

最早的研究发现,在果蝇 Shaker 钾通道的 $S_4$ 跨膜区段排列着许多带正电荷的精氨酸,它们在通道内可能起到一种膜电位"感受器"(voltage sensor)的作用。在细胞膜去极化时,这些带正电荷的精氨酸由于受到细胞膜巨大电场力的排斥作用而被推向细胞膜外。在这个过程中,由于正电荷的移动而引起通道蛋白在构象上发生改变,从而引起通道的开放。此后,MacKinnon 及其同事通过对 KvAP 通道蛋白(一种电压门控钾通道)三维晶体结构的研究,提出了膜电位感受器的"船桨"学说。他们认为,在 KvAP通道的 $S_4$ 和 $S_{3b}$ 区段的 α 螺旋可以形成"船桨"(paddle)式的结构,平卧并埋置在脂膜内。在受到电场力的作用下,这段"船桨"就可以由膜内向膜外的上方摆动,从而导致通道的开放。之后,根据对 $K_v1.2$ 通道蛋白晶体结构的研究,MacKinnon 等又对"船桨"学说进行了以下的修订和补充:① 膜电位感受器可以通过 $S_4$ 和 $S_5$ 之间的连接襻而与 $S_6$ 之间形成机械的连接,这样 $S_4$ "船桨"式的移动可以对通道发挥直接的门控调节作用。② 膜电位感受器可以通过 $S_4$ 和 $S_5$ 之间的系带与孔道相连接,它基本上是独立的功能单位。③ 在膜电位感受器中,当通道开放时,其中 2 个带正电荷的精氨酸面对脂膜表面,而另外 2 个精氨酸则埋在膜电位感受器的内部。

**（三）电压门控钙通道**

根据对通道调控的因素不同,可以将钙离子通道区分为 5 大类型:① 电压门控钙通道;② 配体门控钙通道;③ 第二信使门控钙通道;④ 机械门控钙通道;⑤ 漏流钙通道。其中电压门控钙通道(voltage-gated calcium channel,VGCC)是 $Ca^{2+}$ 内流的主要途径。

所有可兴奋细胞的膜表面都分布有 VGCCs,这种钙离子通道参与很多生理功能的调节,如神经递质的释放,神经细胞兴奋性和可塑性的调节,基因的表达,细胞的生长、发育及死亡等。根据其激活电压的不同,VGCCs 可以分为两大类:一类是高电压激活型(high voltage-activated,HVA)的 VGCC,包括L-,N-,P-/Q- 和 R-型钙通道;另一类是低电压激活型(low voltage-activated,LVA)的 VGCC,即 T-型钙通道。VGCCs 是由 $\alpha_1$,$\beta_{1-4}$,$\alpha_2\delta_{1-4}$ 和 $\gamma_{1-8}$ 四个亚基构成的膜蛋白复合体。其中 $\alpha_1$ 亚基共有十种不同的亚型,根据基因序列的同源性不同可以区分为 $Ca_v1$,$Ca_v2$ 和 $Ca_v3$ 三种类型。其中 $Ca_v1$（包括 $Ca_v1.1/\alpha1S$,$Ca_v1.2/\alpha1C$,$Ca_v1.3/\alpha1D$ 和 $Ca_v1.4/\alpha1F$）编码 L 型 $\alpha_1$ 亚基;$Ca_v2$（包括 $Ca_v2.1/\alpha1A$,$Ca_v2.2/\alpha1B$ 和 $Ca_v2.3/\alpha1E$）分别编码 P/Q 型、N 型和 R 型 $\alpha_1$ 亚基;$Ca_v3$（包括 $Ca_v3.1/\alpha_1G$,$Ca_v3.2/\alpha_1H$ 和 $Cav3.3/\alpha_1I$）编码 T 型 $\alpha_1$ 亚基。β 亚基和 $\alpha_2\delta$ 亚基各由 4 个不同的基因编码,而 γ 亚基则由 8 个基因编码。$\alpha_2\delta$ 亚基可以再区分为 $\alpha_2\delta_1$ 和 $\alpha_2\delta_2$ 两种亚型,它们在通道功能的调节上具有重要的作用。$\alpha_2\delta$ 亚基与不同的 $\alpha_1$ 和 β 亚基共表达,可以易化 $\alpha_1$ 通道的功能,增加峰电位的幅值以及通道的激活和失活速率。而对于 β 亚基,当与 $\alpha_1$ 亚基共表达后,可以增加钙通道电流。

在功能上,$\alpha_1$ 亚基是构成 VGCCs 的主要单位,它也是大多数激动剂或药物的结合位点。$\alpha_1$ 亚基在通道内形成跨膜的水相孔道,其 N 末端和 C 末端均位于胞质内。$\alpha_1$ 亚基也是由 4 个同源跨膜结构域（Ⅰ～Ⅳ）所构成,每个结构域也含有 6 个跨膜 α 螺旋($S_1$～$S_6$)。其中 $S_1$～$S_3$ 和 $S_5$～$S_6$ 为高度疏水性的α 螺旋片段,而 $S_4$ 为亲水性的 α 螺旋片段。与钠、钾通道一样,VGCC 通道 $\alpha_1$ 亚基的 $S_4$ 跨膜 α 螺旋片段也具有电压感受器的作用。膜电位的变化影响到 $S_4$ 上带正电荷的氨基酸残基,并使其发生相应位置的移动,从而使通道蛋白的构型发生相应的变化,导致通道的开放或关闭。$\alpha_2$ 亚基为胞外蛋白,可以与单次跨膜序列 δ 亚基的胞外 N 末端结合形成复合物。β 亚基的氨基酸序列有 2 个高度的保守区和 3 个可变区,其中第二个保守区的前 30 个氨基酸可以与 $\alpha_1$ 亚基的第 Ⅰ 和第 Ⅱ 跨膜结构域之间的胞内连接环相结合。$\gamma$ 亚基由 4 次跨膜螺旋构成,参与 VGCCs 的激活与失活(图 2-14)。其中辅助亚基包括跨膜 $\alpha_2/\delta$ 复合物,可增加钙电流强度;$\beta$ 亚基可以调整通道的电流强度、电压依赖性、激活与失活特性等;$\gamma$ 亚基可能参与对 $\alpha_1$ 亚基活性的调节。

**图 2-14　电压门控钙通道的亚基结构**

　　如图所示,VGCCs 是由 $\alpha_1$,$\beta$,$\alpha_2$,$\delta$ 和 $\gamma$ 四种亚基构成的膜蛋白复合体。其中 $\alpha_1$ 亚基由四个同源跨膜结构域(Ⅰ~Ⅳ)构成,每个结构域含有 6 个跨膜 $\alpha$ 螺旋($S_1$~$S_6$)。其中 $S_4$ 为电压感受器,$S_5$ 和 $S_6$ 之间的氨基酸残基使离子选择性通透。(仿 Catterall W A, et al,2005)

# 第三节　神经细胞的兴奋性

　　神经细胞的基本特征是具有兴奋性(excitability)。兴奋性是可兴奋细胞或组织对外界刺激发生反应的能力。神经细胞对外界刺激发生反应的共同表现形式是产生动作电位,因此,神经细胞的兴奋性也可以理解为神经细胞在受到刺激时产生动作电位的能力。可兴奋性是神经细胞感受刺激并发生反应,以及神经细胞之间或者神经细胞与其他细胞之间进行通讯和交流的必要条件。

## 一、刺激引起兴奋的条件

　　神经细胞产生兴奋的基本表现方式就是在感受刺激时可以发生反应。所谓刺激(stimulus),可以泛指神经细胞所处环境因素的任何改变。在理论上,各种能量形式的理化因素的改变,都可能对神经细胞形成刺激。然而实验表明,任何刺激若要引起神经细胞兴奋,必须要满足以下三个条件,即,一定的刺激强度、一定的刺激持续时间和一定的强度-时间变化率。刺激的形式有多种多样,如电刺激、机械刺激、化学刺激、温度刺激等,其中电刺激的刺激强度、持续时间和强度-时间变化率比较容易控制,并且在一般情况下,能够引起神经细胞兴奋的电刺激不会造成细胞的损伤,可以重复使用。因此,在实验室工作中,人们常用各种形式的电刺激作为人工刺激。

　　为了研究每个刺激参数之间的相互关系,可以先将其中的一个参数固定于某一数值,然后观察其余两个参数的相互影响。例如,当使用方波电刺激时,对于不同大小和持续时间的方波,其上升支和下降支的斜率都是一样的,因此,可以认为它们的强度-时间变化率是固定不变的。实验结果发现,在一定范围内,引起神经细胞发生兴奋所需的刺激强度与该刺激的作用时间呈反比关系。也就是说,当刺激的强度较大时,它只需要较短的作用时间就可以引起神经细胞的兴奋;相反,当刺激的强度较小时,则需要较长的作用时间才能引起该细胞的兴奋。

　　在研究中,如果使刺激的作用时间保持不变,将引起神经细胞发生兴奋的最小刺激强度称为阈强度

(threshold intensity)。如果使刺激的强度保持不变,则引起神经细胞发生兴奋的最短持续时间称为时间阈值。所有低于阈强度或时间阈值的刺激均不能引起神经细胞发生兴奋,即不能产生动作电位。因此,从理论上,阈强度可以作为衡量神经细胞兴奋性高低的指标:引起神经细胞兴奋所需要的阈强度愈小,则该细胞的兴奋性愈高;反之,阈强度愈大,则兴奋性愈低。

### 二、神经细胞兴奋及其恢复过程中兴奋性的变化

神经细胞的另外一个特征是具有"不应期"。研究发现,当神经细胞在接受一个阈上刺激而发生兴奋后,在其后一个较短的时间内,无论该细胞再受到多么强大的刺激,都不能再发生兴奋。也就是说,在这段时间内神经细胞的兴奋性几乎降低到零,这一时期被称为"绝对不应期"。之后,经过一定的恢复期,神经细胞有可能恢复对刺激的兴奋,但需要的刺激强度必须远远地大于阈强度,提示在这段时期内,神经细胞的兴奋性正在逐渐恢复,但仍然低于正常值,这一时期被称为"相对不应期"。在相对不应期之后,神经细胞可以出现一个短暂的兴奋性稍高于正常水平的时期,称为"超常期"。此时,低于正常阈值的刺激,就能够引起神经细胞产生兴奋。然而,由于此时神经细胞的兴奋性并没有完全恢复到正常水平,因此,在这段时期内,神经细胞所产生的兴奋仍然是不正常的。在超常期之后,神经细胞的兴奋性还可以再经历一个"低常期",此时神经细胞的兴奋性又低于正常水平。此后,神经细胞的兴奋性才完全恢复正常。由此可见,当神经细胞在接受一个刺激而发生兴奋后的一段时间内,其兴奋性需要经历从绝对不应期、相对不应期、超常期和低常期的变化过程才能逐渐恢复正常。

### 三、神经细胞兴奋的膜电学基础

神经细胞发生兴奋的基本表现形式是爆发可扩布的动作电位。动作电位产生的基础是由于神经细胞膜上离子通道开放引起离子流的出入所形成的。如前所述,神经细胞膜与其他细胞膜一样,主要由脂质、蛋白质和糖类等物质组成。其基本构成模式就是前面已经提到的"液态镶嵌模型",即细胞膜的组成是以液态的脂质双分子层为基架,在其中镶嵌着具有不同生理功能的蛋白质和糖类。在这里,脂质双分子层构成膜电容器,蛋白质离子通道构成膜电阻,分隔和储存在膜电容器两侧极板的正负离子则形成跨膜电势差,这样就使神经细胞膜形成一个完整的等效电路,这就是神经细胞产生兴奋的膜电学基础。

#### (一)膜电容和跨膜电势差

从物理学上来讲,所谓电容器(capacitor),就是指被绝缘体(或介质)隔开的两个导体(也称为极板)的组合。电容器的基本性能是可以在其两个极板的表面上储存极性相反的电荷。电容器储存电荷的能力用电容(capacitance, $C$)来表示。电容的大小与构成电容器极板的面积(area, $A$)成正比,与两极板之间的距离(distance, $d$)成反比,即 $C=\varepsilon A/d$。式中 $\varepsilon$ 是介电常数。电容的单位是法拉第(Farad, F)。

神经细胞的导体就是细胞膜两侧的细胞内液和细胞外液,绝缘体就是细胞膜本身,特别是膜的脂质双分子层,于是三者就构成了一个平行板电容器。根据上面的物理学公式 $C=\varepsilon A/d$ 可以得出,神经细胞膜电容($C_m$)的大小与细胞膜面积成正比,与膜厚度成反比。对于球形细胞而言,$C_m=\pi d^2/100$ (pF),式中 $d$ 为细胞直径(μm)。一般情况下,神经细胞的膜电容大约为 $1\ \mu F/cm^2$(即 $0.01\ pF/\mu m^2$)。

由于细胞膜电容器的作用,将神经细胞膜两侧的正、负电荷分隔开来,产生一个跨膜电势差($\Delta V$),被分隔的电量,即电容器的储存电量($Q$)等于膜电容($C_m$)和跨膜电势差($\Delta V$)的乘积,即:$Q=\Delta V \times C_m$(图2-15)。

**图 2-15　膜电容与跨膜电势差的形成**

（A）细胞膜的脂质双分子层构成膜电容器；（B）膜电容器分隔
膜两侧的正、负电荷产生跨膜电势差（仿 Molleman A，2003）

**图 2-16　膜电容、膜电阻与膜电导的关系**

### （二）膜电阻和膜电导

　　根据细胞膜等效电路的原理，神经细胞膜的脂质双分子层构成对跨膜离子流的阻力，形成膜电阻（membrane resistance，$R_m$）；而细胞膜上的跨膜离子通道提供了离子穿越细胞膜的途径，构成膜电导（membrane electric conductance，$G$），膜电导是膜电阻的倒数，其单位是西门子（Siemens，S）。当细胞膜上的离子通道开放时，膜电阻大大降低，而膜电导增加；反之，当细胞膜上的离子通道关闭时，膜电阻大大增加而膜电导降低。因此，膜电导（$R_m$）取决于离子通道的电导与开放的通道数目（图 2-16）。

### （三）膜电池与膜电位

　　如前所述，由于神经细胞膜脂质双分子层的绝缘性，以及细胞膜离子通道对荷电离子出入的选择性，造成在开放的通道两端荷电离子的不均匀分布（表 2-3），这些不均匀分布的荷电离子就产生跨膜电势差。

**表 2-3　枪乌贼巨轴突膜两侧主要离子的分布**（Koester J，1991）

| 离子 | 膜内浓度/mmol·L⁻¹ | 膜外浓度/mmol·L⁻¹ | Nernst 电位/mV |
|---|---|---|---|
| K⁺ | 400 | 20 | −75 |
| Na⁺ | 50 | 440 | +55 |
| Cl⁻ | 52 | 560 | −60 |
| A⁻ | 385 | — | — |

　　例如，由于 K⁺ 在细胞内、外的不均衡分布，膜内高浓度的 K⁺ 可以通过开放的 K⁺ 通道向膜外扩散而引起正、负电荷的净分隔，即膜外分布较多的正电荷，膜内分布较多的负电荷，从而在 K⁺ 通道的两端形成"内负外正"的跨膜电势差，阻碍 K⁺ 的继续外流。随着电荷分隔程度的加大，这种跨膜电势差也随之加大，最终达到与膜两侧的 K⁺ 浓度势能差相等，于是不能再有 K⁺ 的跨膜净移动，形成 K⁺ 的平衡电位（$E_K$）。由此可见，细胞膜两侧的 K⁺ 浓度差决定了 K⁺ 平衡电位的大小。因此，$E_K$ 可以由能斯特（Nernst）方程计算：

$$E_K = \frac{RT}{ZF}\ln\frac{[K^+]_o}{[K^+]_i} \tag{1}$$

式中，$R$ 是气体常数，$T$ 是绝对温度，$Z$ 是离子价数，$F$ 是法拉第常数。K⁺ 的 $Z$ 为 1，在 25℃时 $RT/ZF$ 为

26 mV,将自然对数(ln)转换为以 10 为底的常用对数(log)的常数为 2.3,带入表 2-3 的膜内 $K^+$ 浓度 $[K^+]_i$ 和膜外 $K^+$ 浓度 $[K^+]_o$,即可以得出:$E_K=26\times2.3\log(20/400)=-75(mV)$。

生物物理学上,将这种作为跨膜电位差恒定来源的电荷分隔称为电动势(electromotive force,EMF)或电池。$K^+$ 分隔所致的 EMF 就是 $K^+$ 的平衡电位($E_K$)。由于这种 EMF 是 $K^+$ 通过钾通道扩散所产生的,因而可以视为 $K^+$ 电池,它所产生的电位即等于 $E_K$,一般相当于$-60\sim-90$ mV。依此类推,$Na^+$、$Cl^-$ 的跨膜电位差可分别视为 $Na^+$ 电池或 $Cl^-$ 电池,所产生的 $E_{Na}$ 和 $E_{Cl}$ 分别相当于$+55$ mV 和$-60$ mV。

**(四) 神经细胞膜的等效电路模型**

如前所述,对于神经细胞而言,膜电容来自脂质双分子层,而膜电阻来自离子通道。此外,由于化学梯度和电学梯度导致离子的重新分布以及电荷分离。因此,细胞膜在没有外加刺激和外加电场的情况下也存在电势差。在静息状态下,细胞膜的电位差称为静息电位(resting potential,$E_m$)。根据生物物理学的原则,静息电位($E_m$)、膜电阻($R_m$)以及膜电容器($C_m$)就构成了神经细胞膜的等效电路,该电路包括了不同类型离子通道产生的所有膜电阻和膜电池。如图 2-17 所示,该回路包括一个电容器(细胞膜)、一个电阻(离子通道)和一个电池(膜电位),实际上就是神经细胞膜等效电路的简化形式。

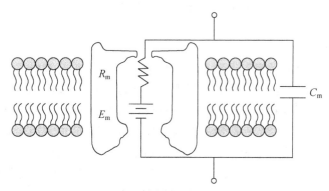

**图 2-17　神经细胞膜的等效电路**

(仿章纪放,2009)

根据以上神经细胞膜的等效电路,通过细胞膜导电部分的电流,可以表示为电导和驱动力的乘积,即:$I=g(V-E_{rev})$。式中,$V-E_{rev}$ 是驱动力,$g$ 是膜电导(即膜电阻 $R$ 的倒数,$g=1/R$),$V$ 是膜电位,$E_{rev}$ 是离子通道的反转电位。如果该通路仅对一种离子具有选择性,$E_{rev}$ 即是该离子的平衡电位(即 Nernst 电位,$E_N$)。然而,通常情况下一个神经细胞膜上存在多种类型的离子通道。因此,膜电导就是包括对这些离子通道的所有电导的总和,即总电导 $G=g_{Na}+g_K+g_{Cl}+g_{Ca}+\cdots$,所以,通过这些不同类型电导的离子流分别是 $I_{Na}$、$I_K$、$I_{Cl}$、$I_{Ca}$ 等。

**(五) 静息膜电位**

在静息细胞膜上,跨膜电位 $V$ 是恒定的,此时细胞膜上没有净的电流出入。神经细胞静息膜电位(resting potential,$E_m$)主要是由对 $K^+$、$Cl^-$ 和 $Na^+$ 等具有选择性的离子通道所决定的。因此:

$$I=I_{Na}+I_K+I_{Cl}=0 \tag{2}$$

由于 $I=g(V-E_N)$,因此,公式(2)可以转换为:

$$g_{Na}(V-E_{Na})+g_K(V-E_K)+g_{Cl}(V-E_{Cl})=0 \tag{3}$$

解出 $V$,得到:

$$V=\frac{E_{Na}g_{Na}+E_Kg_K+E_{Cl}g_{Cl}}{g_{Na}+g_K+g_{Cl}} \tag{4}$$

根据公式(4)可以看出,在静息状态时,由于神经细胞膜对 $K^+$ 的通透性较高,并且由于 $g_{Na}$、$g_K$ 和 $g_{Cl}$ 都很小,因此,神经细胞膜的静息电位($E_m$)通常近似于 $K^+$ 的平衡电位($E_K$)。如前所述,$K^+$ 平衡电位是由细胞膜两侧原先存在的 $K^+$ 浓度差的大小决定的。根据公式(1)可以得出,

$$E_K = 59.5 \times \log \frac{[K^+]_o}{[K^+]_i} (mV) \tag{5}$$

通过公式(5)计算所得出的 $K^+$ 平衡电位与实际测得的静息膜电位非常接近,这提示静息膜电位可能主要是由 $K^+$ 向膜外扩散所造成的。为了证明这一点,在实验中人为地改变细胞外液中 $K^+$ 的浓度 $[K^+]_o$,因而也就改变了 $\frac{[K^+]_o}{[K^+]_i}$ 的值,结果发现,实际测得的细胞静息膜电位的值确实随着 $[K^+]_o$ 的改变而改变,而且改变的情况基本上与根据能斯特公式计算所得的预期值相一致。这一实验结果证明,细胞内高 $K^+$ 浓度和静息时细胞膜主要对 $K^+$ 有通透性,是神经细胞产生和维持静息膜电位的主要原因。

正常情况下,神经细胞的静息膜电位都表现为膜内较膜外为负,如果规定膜外电位为 0,则神经细胞的膜内电位大约为 $-60 \sim -90\,mV$。只要神经细胞未受到外来刺激且保持着正常的新陈代谢,静息膜电位就会稳定在某一相对恒定的水平。这种在静息状态下,细胞膜两侧所保持的"内负外正"的状态,称为膜的"极化"(polarization);在某种因素的影响下,使静息膜电位的数值向膜内负值减小的方向变化,称为膜的"去极化"(depolarization);反之,使膜内电位向负值增大的方向变化则称为"超极化"(hyperpolarization);细胞膜先发生去极化,然后向正常静息膜电位的负值恢复,称为"复极化"(repolarization)。

### (六) 动作电位

#### 1. 神经细胞动作电位的特征

当神经细胞受到一个阈上刺激而发生兴奋时,神经细胞膜将在静息膜电位的基础上发生一次迅速而短暂的、可以向远距离扩布的电位波动,称为动作电位(action potential)。实验发现,当神经细胞在静息状态下受到一次阈上刺激时,膜内的负电位迅速减小以致消失,进而变成正电位。即细胞膜电位由原来的"内负外正"迅速变为"内正外负"。一般情况下,膜内电位在短时间内可由原来的 $-60 \sim -90\,mV$ 变为 $+20 \sim +40\,mV$,这样整个细胞膜内、外电位变化的幅度就是 $80 \sim 130\,mV$,于是就构成了动作电位变化曲线的上升支,称为"去极相"。其中,动作电位上升支中零位线以上的部分(即超出静息电位的部分),称为"超射值"(overshoot)。一般神经细胞的超射值约为 $+20 \sim +40\,mV$。然而在神经细胞中,这种由刺激所引起的膜内外电位的迅速倒转只是暂时的。超射出现后,膜内正电位很快就会减小并发展到刺激前原有的负电位状态,这就构成了动作电位的下降支,称为"复极相"(图2-18)。由此可见,动作电位实际上是神经细胞膜受到刺激后,在原有的静息膜电位基础上发生的一次膜两侧电位的快速而可逆的倒转和复原;在神经纤维,它一般在 $0.5 \sim 2.0\,ms$ 的时间内完成,因此使动作电位的曲线呈现一个尖峰状态,故称为"峰电位"(spike potential)。

图 2-18　神经细胞的动作电位

动作电位或峰电位的产生是神经细胞膜兴奋的标志。它只在外加刺激达到一定强度(即阈强度)时才能引起。对于单一神经细胞而言,其动作电位的产生具有以下两个重要的特征:① 只要刺激强度达到了阈值(即阈强度),再继续增加刺激强度则不能使动作电位的幅度有所增加,也就是说,动作电位可因刺激强度过弱而不出现,但当刺激强度达到阈值以后,就不再随刺激的强弱而改变其固有的大小和波形。② 动作电位在神经细胞膜的受刺激部位产生后,可以沿着细胞膜向周围传播,直至整个细胞膜都依次发生兴奋,并产生一次同样大小和波形的动作电位。即动作电位在细胞膜上传播的范围和距离并不因原先刺激的强弱而有所不同。这种在同一细胞上动作电位的大小不随刺激强度和传导距离而改变的现象,称为"全或无"(all or none)现象,这是动作电位区别于后面所讲的局部电位或其他感受器电位的一个显著性标志。

#### 2. 动作电位与 $Na^+$ 平衡电位

在静息状态时,神经细胞的 $Na^+$ 分布是膜外浓度远远大于膜内,$Na^+$ 有向膜内扩散的趋势。此外,在静息状态时,膜内还存在着相当数值的负电位(如前所述,主要是由于 $K^+$ 在细胞内、外的不均衡分布所形成的),这种电场力也吸引 $Na^+$ 向膜内移动。但是,由于在静息状态时细胞膜上的钠通道多数处于关闭状态,此时细胞膜对 $Na^+$ 相对不通透,因此 $Na^+$ 并不能大量内流。

当神经细胞受到一个阈上刺激时,电压门控钠通道快速开放,此时细胞膜对 $Na^+$ 的通透性突然增大,$Na^+$ 迅速大量内流,导致膜内负电位因带正电荷的 $Na^+$ 增加而迅速消失;同时,由于膜外高 $Na^+$ 所形成的浓度势能,使得 $Na^+$ 在膜内负电位减小到零电位时仍然可继续内移,进而出现正电位,直到膜内正电位增大到足以阻止由浓度差所引起的 $Na^+$ 内流为止。这时膜两侧的电位差称为 $Na^+$ 的平衡电位($E_{Na}$),构成了动作电位的上升支。根据能斯特公式计算所得出的 $Na^+$ 平衡电位($E_{Na}$)与实际测得的动作电位的超射值非常接近。

在形成超射以后,膜内电位很快出现由正电位向负电位方向的变化,形成动作电位的复极相。这主要是由产生动作电位的钠通道的特性所决定的。因为这类电压门控钠通道的开放时间很短,它在激活后很快就进入失活状态,从而导致细胞膜对 $Na^+$ 的通透性迅速减小;与此同时,电压门控钾通道开放,于是膜内 $K^+$ 在浓度差和电位差的推动下又向膜外扩散。这样就使膜内电位由正值又向负值发展,直至恢复到静息膜电位的水平。

### 3. 动作电位产生的机制

1939 年 Cole 和 Curtis 在实验中发现,在动作电位爆发的过程中,细胞膜离子电导的变化与动作电位的变化几乎并行发展(图 2-19),表明在动作电位产生的过程中一定伴随有细胞膜离子通道的开放和关闭。之后,Hodgkin 和 Katz(1949)应用离子替换的实验研究发现,随着细胞外 $Na^+$ 浓度的逐渐降低,动作电位的幅度也随之减小,提示 $Na^+$ 内流在动作电位上升支中的作用(图 2-20)。进而,Hodgkin 和 Katz 又在实验中证实了钾电导的延迟增加在动作电位下降支中的作用。通过大量的实验研究,目前已经证实,钠电导和钾电导就是动作电位产生的基础。1952 年 Hodgkin 和 Huxley 应用电压钳技术在枪乌贼巨轴突上的实验发现,当系统地改变膜电位并测量细胞膜上钠电导和钾电导的相应变化时,一个小的去极化并不能激活任何电流;相反,在大的去极化阶梯电流刺

**图 2-19　动作电位与细胞膜离子电导的并行变化**
(Cole K S,Curtis H J, 1939)

激时,首先引起一个内向电流,继之出现一个可以持续整个去极化区间的外向电流。应用离子替换实验研究发现,开始的内向电流为 $Na^+$ 所介导,而延迟的外向电流为 $K^+$ 所介导(图 2-21)。

**图 2-20　动作电位的幅度随细胞外 $Na^+$ 浓度的降低而减小**
其中 50%[Na]$_o$ 和 33%[Na]$_o$ 是指海水 $Na^+$ 浓度为 50% 和 33%。
(仿 Hodgkin A L,Katz B, 1949)

**图 2-21　动作电位与钠电导和钾电导的关系**
(章纪放,2009)

　　随着膜片钳实验技术的建立和发展,人们通过对细胞膜单一离子通道的研究,目前对动作电位的产生机制有了许多更加深入的了解和认识:① 当细胞膜电位在静息电位的基础上向去极化方向改变时,细胞膜上的电压门控钠通道($Na_v$)开放,出现快速、大量的 $Na^+$ 内流;② 通道蛋白质分子的构型变化决定钠通道的激活、失活与恢复;③ 几乎在钠通道失活的同时,电压门控钾通道($K_v$)开放,于是出现 $K^+$ 的外流。因此,电压门控钠通道和钾通道的开放与关闭是神经细胞动作电位产生的基础。

　　综上所述,动作电位去极相的产生主要是由于细胞膜上电压门控钠通道开放,引起大量 $Na^+$ 快速内流所形成;动作电位复极相的产生主要是由于钠通道的快速关闭,以及细胞膜上电压门控钾通道开放,引起 $K^+$ 外流所形成。实验发现,动作电位去极相发展的最高水平,即动作电位的幅度,接近于静息电位的绝对值与 $Na^+$ 平衡电位的绝对值之和。现已知道,尽管神经细胞每兴奋一次或每产生一次动作电位,细胞内 $Na^+$ 浓度的增加以及细胞外 $K^+$ 浓度的增加都十分微小,但这种微小的变化也足以激活细胞膜上的 $Na^+$-$K^+$ 泵,促使它逆着浓度差将细胞内多余的 $Na^+$ 运至细胞外,同时将细胞外多余的 $K^+$ 运到细胞内,从而使细胞膜内外的离子分布恢复到原先的静息水平。

　　4. 动作电位的引起和它在同一细胞上的传导

　　(1)阈电位和动作电位的引起。

　　如前所述,神经细胞动作电位的产生,是当细胞受到一个阈上刺激时,引起细胞膜电压门控钠通道($Na_v$)的开放,导致大量 $Na^+$ 的快速内流所引起的。我们已经知道,决定细胞膜上钠通道开放的条件是膜电位的水平。只有当膜电位由静息电位去极化达到一定的临界值时,才能够激活细胞膜上的电压门控钠通道而导致其开放。这种引起细胞膜上电压门控钠通道开放而爆发动作电位的膜电位临界值,就称为阈电位(threshold potential)。阈电位是神经细胞的内在膜特性。阈电位的大小也可以直接反映出神经细胞兴奋性的高低。阈电位的水平距离静息膜电位的水平愈接近,则细胞就愈容易兴奋,因此也就表明神经细胞的兴奋性愈高。

**图 2-22　阈电位与局部兴奋和动作电位的产生**
　　(A) 测量阈电位及局部兴奋和动作电位的刺激和记录装置;(B)跨膜内向刺激电流引起细胞膜超极化(横轴下方各曲线),外向刺激电流引起局部兴奋(局部电位)及其向峰电位的转化(樊小力,2000)

　　阈电位可以用图 2-22A 的实验装置来测量。实验中,将双极刺激电极中的一极刺入神经细胞内,另一极置于细胞外,两电极分别与电源的正、负极相连。同时将另一个记录微电极也刺入细胞内,用以记录细胞内膜电位的变化。结果发现,如果将膜内的刺激电极与电源的负极相连时(即通电时向细胞内输入负向电流),不同强度的电流刺激只能引起膜内原有的负电位出现不同程度的增大(即超极化)。此时,即便是刺激电流的强度很大也不能引起神经细胞产生动作电位(图 2-22B,横轴下方各曲线所示);反之,如果将膜内的刺激电极与电源的正极相连时(即通电时向细胞内输入正向电流),随着刺激强度的增大,将会引起细胞膜产生不同程度的去极化。当膜的去极化达到某一临界值时,就引起细胞膜上一定数量的钠通道开放,使膜迅速、自动地去极化,从而爆发了动作电位(图 2-22B,横轴上方各曲线所示)。这种能够引起细胞膜上电压门控钠通道快速开放,导致细胞膜对 $Na^+$ 通透性突然增大的最低膜电位的数值,就是前面所提到的阈电位。阈电位是反映神经细胞兴奋性的一个非常重要的指标。根据阈电位的概念,我们对前面提到的阈刺激(或者阈强度)也可以理解为:能够引起静息膜电位降低到阈电位的水平而爆发动作电位的最小刺激强度。因此,低于阈强度的阈下刺激只能引起膜电位产生在阈电位水平以下的去极化,而不能产生动作电位。然而,当刺激强度超过阈强度以后,动作电位的上升速度以及所能达到的最大幅值,就不再依赖于所给刺激强度的大小了。

(2) 局部兴奋及其特点。

局部兴奋的概念:前文已经指出,阈下刺激只能使受刺激局部细胞膜上的钠通道少量开放,引起少量的 $Na^+$ 内流,导致局部膜电位出现一个较小的去极化,但是这种去极化并不能达到阈电位的水平,因此不能爆发动作电位。由于阈下刺激所引起的这种膜电位变化只局限在受刺激的局部范围内而不能向远处传播,所以被称为"局部反应"或"局部兴奋"。虽然局部兴奋不能引起动作电位的爆发,但它可以使膜电位距离阈电位的差值减小。如果此时细胞膜再受到另外适当的刺激,就有可能使膜电位去极化达到阈电位的水平而爆发动作电位,所以局部反应可以提高细胞膜的兴奋性。

局部兴奋的特点:局部兴奋不同于动作电位,它具有以下的特点:① 局部兴奋不是"全或无"的,它可以随刺激强度的增大而增大,持续时间也会随刺激强度的增大而延长。② 呈衰减性扩布:局部兴奋在细胞膜上向周围扩布的过程中,随着扩布距离的增加,其去极化的幅度会迅速减小以致消逝,这种方式被称为电紧张性扩布(或衰减性扩布)。所以,局部兴奋不能在细胞膜上作远距离的传播。③ 总和现象:局部兴奋没有不应期,所以几个阈下刺激所引起的局部兴奋可以叠加起来,这种现象被称为"总和",局部兴奋的总和现象可以有两种方式:一种是"时间性总和",即细胞膜的同一部位可以先后接受两个阈下刺激,在前一个阈下刺激所引起的局部兴奋消失之前,紧接着由后一个阈下刺激所引起的局部兴奋可以叠加在前一个阈下刺激所引起的局部兴奋之上;另一种是"空间性总和",如果在细胞膜的邻近部位同时给予两个阈下刺激,由此所产生的两个局部兴奋可以通过电紧张性扩布而相互叠加起来。对于局部兴奋,无论是发生时间性总和还是空间性总和,如果使细胞膜电位去极化达到阈电位的水平,就可以爆发动作电位(图 2-22B,横轴上方各曲线所示)。

综上所述,兴奋的引起可以有两条途径:① 给予一次阈刺激或阈上刺激,就能使静息膜电位去极化达到阈电位而爆发动作电位;② 给予多个阈下刺激,使局部兴奋发生总和,也可使静息膜电位去极化达到阈电位,从而使局部兴奋转化为可以远距离传播的动作电位。

(3) 兴奋在同一神经细胞上的传导。

对于神经细胞而言,当细胞膜上任何一处受到阈上刺激而产生兴奋时,动作电位都可以沿着细胞膜向邻近传播,使整个细胞膜都经历一次兴奋过程,从而完成兴奋在同一神经细胞上的传导。

兴奋传导的机制:如前所述,在静息状态下,细胞膜电位处于"内负外正"的极化状态。如果给细胞膜施加一个阈刺激或阈上刺激,就可以引起受刺激的局部细胞膜发生去极化达阈电位水平而产生兴奋,由此爆发的动作电位使局部细胞膜发生短暂的电位倒转,导致兴奋部位的膜电位由静息状态时的"内负外正"而转化为"内正外负"。这也就是说,兴奋部位的细胞膜出现膜外带负电荷而膜内带正电荷的现象。而此时与之相邻的未兴奋部位的细胞膜仍然是膜外带正电荷而膜内带负电荷,由此造成兴奋部位和相邻静息部位之间的细胞膜产生电位差。由于膜两侧的细胞外液和细胞内液都是导电的,允许电荷发生移动,因此,膜外的正电荷就可以从静息部位移向兴奋部位;而膜内的正电荷则由兴奋部位移向静息部位,从而产生局部电流。在此局部电流的作用下,使静息部位产生局部兴奋。当这种局部兴奋所引起的细胞膜去极化达到阈电位时,静息部位就可以爆发动作电位,于是动作电位就由兴奋部位传导到相邻的静息部位。这样的过程可以沿着细胞膜连续地进行下去,很快就使全部细胞膜都依次爆发动作电位,表现为兴奋在整个细胞膜上的传导(图 2-23A)。由此看来,兴奋在同一细胞上的传导,是由于兴奋部位和静息部位之间产生的局部电流构成了对静息部位的有效刺激所致。也许有人会担心,当兴奋在同一个细胞上传导时,这种局部电流会不会使已兴奋过的部位再次产生局部兴奋而爆发第二次动作电位?实际上,这种情况是不可能发生的。这是因为已兴奋的膜部位在兴奋后具有不应期,因此,后续的局部电流就不可能再次引起已兴奋的膜部位产生兴奋。所以,在正常情况下,一次有效的刺激仅能使细胞产生一次兴奋,不会由于局部电流的作用而无休止地兴奋下去。这是兴奋在同一细胞上进行传导的共同机制。

与神经细胞的胞体或无髓鞘神经纤维所不同的是,在有髓神经纤维轴突的外面,包有一层相当厚的髓鞘。由于髓鞘的主要成分是脂质,具有高度的绝缘性,不可以使带电离子通过。只有在无髓鞘的郎飞结处,轴突膜才能与细胞外液接触,跨膜离子移动才能够进行。因此,当有髓神经纤维兴奋时,动作电位只能在郎飞结处产生,而且只能在发生兴奋的郎飞结与相邻静息的郎飞结之间形成局部电流(图2-23B)。所以,有髓神经纤维的兴奋传导是从一个郎飞结跳跃到下一个郎飞结进行的,呈现所谓的"跳跃式传导"。跳跃式传导的速度很快,所以,有髓神经纤维兴奋的传导速度通常要比无髓神经纤维快得多。

**图 2-23　兴奋在同一神经细胞上的传导**

（A）动作电位在无髓鞘的轴突上以局部电流介导的连续波的形式进行传播；(B) 动作电位在有髓神经纤维的郎飞结间进行"跳跃式"传播（章纪放,2009）。

　　兴奋传导的特点:概而言之,兴奋在同一个神经细胞上的传导具有以下的特点:① 完整性。兴奋能够在同一个神经细胞上进行传导,必须要依赖于细胞膜本身在结构和功能上的完整性。如果神经细胞的膜结构发生损伤,或者用药物阻断局部电流的产生后,兴奋在神经细胞上的传导将会被阻断。② 安全性。由于神经细胞在受到一个阈刺激或阈上刺激后所爆发的动作电位的幅度和电位变化的速度都很大,而且细胞膜两侧溶液的导电性能也非常好,所以形成局部电流的强度会很大,通常超过引起兴奋所必需的刺激阈值的许多倍。因此,以局部电流为基础的兴奋传导是相当"安全"的,不会因为局部电流太小、不足以使相邻细胞膜兴奋而出现传导阻滞的现象。③ 双向传导。当细胞膜上某一点受到刺激而兴奋时,局部电流可以向所有方向的邻近细胞膜传导,因而动作电位很快就会传遍整个细胞膜,使整个细胞产生一次兴奋。在神经纤维,局部电流可出现于兴奋部位的两侧,使动作电位表现出"双向传导"的特点。④ 不衰减传导。动作电位在同一个细胞上传导的过程中,其幅度和波形不会因为传导距离的增加而减小。这是因为,只要刺激能使静息电位减小到阈电位,细胞膜就能爆发动作电位;而产生的动作电位,其幅度、波形以及在膜上的传导情况,只取决于当时细胞本身的内在膜特性和细胞膜内外离子的分布情况。由于这些因素在一般情况下是非常稳定的,所以动作电位不会随传导距离的增加而衰减。

（邢国刚）

# 练　习　题

1. 神经细胞膜转运物质的形式有几种？它们是怎样转运物质的？
2. 何谓离子通道？研究离子通道结构和功能的常用方法有哪些？
3. 试述膜片钳技术的基本原理、方法及其在神经科学研究中的应用。
4. 试述电压门控钠通道的结构、功能及生理意义。
5. 试述电压门控钾通道的结构、功能及生理意义。
6. 试述电压门控钙通道的结构、功能及生理意义。
7. 简述刺激引起兴奋的条件。
8. 简述阈强度的概念及其生理意义。
9. 试述神经细胞膜的等效电路及神经细胞兴奋的膜电学基础。
10. 简述静息电位及其形成的离子基础。

11. 简述动作电位及其形成的离子基础。

12. 在生理实验中,人为轻度增加细胞外 $K^+$ 浓度时,其静息电位和动作电位有何改变? 为什么?

13. 简述阈电位及其与动作电位爆发的关系。

14. 简述局部兴奋及其特点。

15. 试述兴奋在同一神经细胞上的传导及其机制。

# 参 考 文 献

1. Aberts B, Johnson A, Lewis J, et al.. Molecular Biology of the Cell. 4th. NY and London: Garlang Publishing Inc,2002.

2. Baker M D, Wood J N. Involvement of $Na^+$ channels in pain pathways. Trends Pharmacol Sci, 2001,22: 27-31.

3. Biggin P C, Roosild T, Choe S. Potassium channel structure: domain. Curr Opin Struct Biol, 2000, 10:456-461.

4. Catterall W A, Perez-Reyes E, Snutch T P, Striessnig J. International Union of Pharmacology. XLVIII. Nomenclaure and structure-function relationships of voltage-gated calcium channels. Pharmacol Rev,2005, 57:411-425.

5. Cole K S, Curtis H J. Electric impedance of the squid giant axon during activity. J Gen Physiol, 1939,22: 649-670.

6. Guyton A C, Hall J E, Textbook of Medical Physiology. 10th. Philadelphia: WB Saunders Co, 2000.

7. Hodgkin A L, Katz B. The effect of sodium ions on the electrical activity of giant axon of the squid. J Physiol, 1949,108: 37-77.

8. Koester J. Membrane potential. // Kandel ER, Schwartz JH. Principles of Neural Science, 3rd. NY: Elsevier,1991.

9. Lodish H, Berk A, Matsudaira P Molecular Cell Biology. 5th. NY: W. H. Freeman Company,2004.

10. Molleman A. Patch Clamping: An Introductory Guide to Patch Clamp Electrophysiology. England: John Wiley & Sons,2003.

11. 陈军主编. 膜片钳实验技术. 北京:科学出版社, 2001.

12. 樊小力主编. 人体机能学. 北京:北京医科大学出版社,2000.

13. 章纪放. 膜的电学特征. // 韩济生主编. 神经科学. 3 版. 北京:北京大学医学出版社,2009.

14. 周衍椒,张镜如主编. 生理学. 3 版. 北京:人民卫生出版社,1989.

# 第三章　神经细胞间的信息传递

神经和内分泌组织是体内最重要的信号系统。机体中存在数以万亿的各种细胞,每一个细胞都有接收和处理信息的能力,因此信息在这些细胞中的快速而准确传递是保证机体执行正常生理功能的基础。神经系统以动作电位的形式将信息传到所有相互连接的靶细胞,这些靶细胞可能是神经元,也可能是外分泌腺细胞、肌肉细胞等。神经元之间或神经元与其他类型的细胞间通过一种特殊的结构——突触来传递信息。突触是一个神经元将冲动传递到另一细胞时相互接触的结构。

# 第一节　电突触与化学突触

突触有两种类型:一种是电突触,它允许离子电流从一个细胞直接流入另一个细胞;另一种是化学突触,它是通过突触前神经元释放的化学递质与突触后细胞膜上的特异受体相互作用完成信息的传递的。中枢神经系统中的任何反射活动,都需经过突触的传递才能完成。

## 一、电突触

在所有哺乳动物细胞中,除成体骨骼肌和红细胞外,几乎都有电突触的存在。电突触的结构基础是缝隙连接(gap junction)。例如在肝细胞、心肌纤维、内脏的平滑肌、胰岛的 β 细胞、眼角膜上皮细胞等处,均有电突触存在。缝隙连接为细胞间的化学通讯和电信号偶联提供了通路。超微结构显示,在缝隙连接部位,两相邻细胞膜之间的距离特别小,只有约 3 nm,每侧细胞膜上都规则地排列一些贯穿质膜的蛋白颗粒,称为连接子(connexon),相对分子质量约 26 000～40 000。每个连接子由 6 个结构相同的称为连接蛋白(connexin,Cx)的跨膜蛋白亚单位组成,它们相互对接,形成一个六角形的直径约 1.2～2 nm 的中间有孔的水相通道(图 3-1)。此通道可允许相对分子质量在 1200～1500 间的水溶性分子通透。

通过对一种通道调控的实验模型研究,发现增加[$Ca^{2+}$]$_i$ 能够引起缝隙连接孔道的关闭。这种 $Ca^{2+}$ 依赖性门控通道的启闭可能涉及连接蛋白结构的变化。在缺少 $Ca^{2+}$ 的情况下,每个连接蛋白亚基与细胞膜垂直平面倾斜 7°～8°,使孔道处于开放的构型。如果加入 $Ca^{2+}$,连接蛋白又移动恢复到平行排列状态(图 3-1(B)),孔道则关闭。

电突触在细胞间形成了一个低电阻区,电流可从一个细胞直接传播到另一个细胞。电突触可双向传递,因此无突触前、后膜之分。当突触一侧膜去极化时,突触另一侧膜也同时去极化。图 3-1(C)示应用膜片钳进行的电突触电流实验。两个电极同时安放在一对偶联的细胞上。当两个细胞被钳制在不同的膜电位($V_m$)时,电流将从一个细胞流入另一个细胞。通过观察电流的波动,可分析每个缝隙连接孔道的开放或关闭状态。由于从一个细胞流出的电流与进入另一细胞的电流完全相同,在两个细胞中记录的电流波动成完全镜像关系。实验中加入[$Ca^{2+}$]$_i$ 或降低胞内的 pH 水平,一般会引起孔道的关闭。此外,缝隙连接门控通道也受偶联细胞间的电压差或磷酸化状态的调节。

**图 3-1　缝隙连接通道**

　　（A）示缝隙连接通道；（B）Ca$^{2+}$ 依赖性门控通道的启闭；（C）缝隙连接下两个细胞形成的电偶联。左侧示膜
片钳实验设计，两个偶联细胞分别用玻璃微电极全细胞式记录电流，细胞 1 被钳制在 $-40\,mV$，细胞 2 被钳制在
$-80\,mV$，电流通过缝隙连接从细胞 1 流向细胞 2；右侧示从细胞 1 中记录的电流与 2 中成镜像关系，电流的瞬时波
动代表每个缝隙连接通道的开放和关闭。（Boron W F，Boulpaep E L，2003）

## 二、化学突触

　　有关化学突触的经典研究可追溯至 20 世纪初，研究发现在肾上腺中能提取出一种物质，它激起的生
理反应（如增加心率）类似于刺激交感神经纤维后的效果。1904 年，Elliot 提出交感神经可能释放一种类

似肾上腺素的物质,在神经及其支配的靶细胞间发挥作用。之后,在迷走神经上也开展了类似的实验,推测副交感神经可能产生一种能降低心率的物质。1921 年,Loewi 完成的经典实验首次明确证明了存在化学突触传递。Loewi 通过制备的带有斯氏插管的离体蛙心,反复刺激迷走神经后,蛙心搏的速率开始减慢。经过一段时间停止刺激后,Loewi 将斯氏管中的任氏液取出保存,换入新鲜的任氏液,蛙心仍保持正常的收缩。当 Loewi 用保存的任氏液再次灌流同一蛙心时,蛙的心率开始变慢,蛙心收缩的形式与刺激迷走神经时得到的结果完全相似。这表明刺激迷走神经引起了某种化学物质的释放,而这种物质即是后来被证明的神经递质——乙酰胆碱(ACh)。由于 Otto Loewi 和 Sir Henry Dale 在神经化学传递方面的杰出贡献,两人于 1936 年共获诺贝尔生理学或医学奖。

**(一) 化学突触结构**

在中枢神经系统中,大多数突触传递都是化学性的。与电突触相比,化学突触中两个相对细胞膜之间的距离要大得多,约为 30 nm。在脊椎动物的神经-肌肉突触(神经肌肉接头)中,距离可达 50 nm(图 3-2)。

**图 3-2　化学突触电镜图**

显微照片示来自皮层中两个轴突终末($At_1$ 和 $At_2$)与另一星形细胞树突(Den)形成的两个突触($S_1$ 和 $S_2$)。

轴突终末内充满突触囊泡(Davies R W, Morris B T, 2006)

神经元的轴突末梢分支膨大成小球状,称为突触小体(synaptic knob),与另外一个神经元的胞体或突起平行相对。神经元间的突触由突触前膜(presynaptic membrane)、突触间隙(synaptic cleft)与突触后膜(postsynaptic membrane)三部分(图 3-3)组成。突触前膜和突触后膜较一般神经细胞膜略为增厚,约 7.5 nm,是特化的神经细胞膜。突触前、后膜之间存在的突触间隙宽约 30 nm,在间隙中充满了细胞外液和胞外蛋白基质,这些基质的一个功能是使突触前膜和后膜相互黏附。在突触小体的轴浆内,含有较多的线粒体和大量聚集的突触小泡(synaptic vesicle)。不同类型神经元的突触小泡的形态和大小不完全相同,并且所含递质也不相同:有些递质是兴奋性的,有些是抑制性的。根据所含递质类型和形态,突触小泡可分为三种类型:小而清亮透明的小泡,直径约 40～50 nm,在扫描电镜下观察小泡似为中空的、内含乙酰胆碱或氨基酸类递质;小而具有致密中心的小泡,内含儿茶酚胺类递质;直径约 100～200 nm 的小泡,类似于内分泌细胞分泌的颗粒,这些囊泡被称为大的致密核心囊泡,其内含神经肽类物质。许多肽类物质与传统内分泌细胞分泌的物质是相同的,如肾上腺皮质激素(ACTH),血管活性肠肽(vasoactive intestinal polypeptide, VIP),胆囊收缩素(cholecystokinin, CCK)等,所有这些都存在于中枢和外周的神经终末内的大的致密核心囊泡中。沿突触前膜内侧有一突出的锥形区域,此锥形区及与其结合的膜是神经递质释放的位点,称为活性带(active zone)。一般突触囊泡就聚集在与活性带相邻的胞浆内,从活性带下方的膜被释放到突触间隙中。在中枢神经系统中,大多数突触仅有一个活动带,但偶尔也会发现有多达 10～20 个活动带的突触。聚集在突触后膜下方的蛋白形成突触后致密带（postsynaptic density），在致密带中存在一些重要的特殊的蛋白质结构，称为受体（receptor）。此外，在后膜上还存在能分解递质使其失活的酶（图 3-3）。

**图 3-3　化学突触及信号传递**

(Boron W F, Boulpaep E L, 2003)

### （二）化学突触的信号传递

经典的突触传递是复杂的电-化学-电的传递过程，其主要内容可简要总结成以下步骤（图 3-3）：

① 神经递质分子被包装入突触囊泡内。囊泡膜上的特异蛋白使用 $H^+$ 浓度梯度提供的能量将递质包装进囊泡中。

② 来自突触前细胞的动作电位到达突触前终末。

③ 突触前终末去极化引起电压门控 $Ca^{2+}$ 通道的开放，$Ca^{2+}$ 内流进入突触前终末。

④ 胞内 $Ca^{2+}$ 的浓度迅速增加，导致突触囊泡和突触前膜的融合，囊泡中的递质被释放入突触间隙中。

⑤ 递质分子扩散穿过突触间隙与突触后膜上的特异受体结合。

⑥ 递质与受体的结合激活了突触后细胞。

⑦ 存在于突触后膜附近的乙酰胆碱酯酶（AChE）将递质乙酰胆碱水解成胆碱和乙酸，终止了此传递过程；分解的递质被突触前膜重吸收，或通过 $Na^+$ 依赖转运系统进入其他细胞。有些递质分子扩散至突触的周围区域。

目前的研究表明,至少有 25 种胞浆蛋白和膜蛋白先后参与了突触小泡入坞、激活和与前膜融合的三个过程。在突触传递过程中,神经递质与突触后膜上的特异受体结合后,与受体偶联的通道被打开或伴有第二信使系统的激活,完成了突触传递过程。

### (三) 突触的连接形式

神经元间的化学突触直径仅为 1 μm,因此只有在电镜下才能观察到其细微结构(图 3-4)。一个神经元的轴突末梢可分出许多末梢突触小体,它可以与多个神经元的胞体或树突形成突触。例如,据估计一个脊髓前角运动神经元表面可容纳 100 万个突触,显然,一个神经元可通过突触传递影响多个神经元的活动;同时,一个神经元的胞体或树突也可通过突触接受多个神经元传来的信息。神经元的 3 个主要部分,即轴突、树突和胞体,都可以作为突触形成的部位,其中最常见的有以下几种:

① 轴突-树突型突触:一个神经元的轴突末梢与下一个神经元的树突相接触;

② 轴突-胞体型突触:一个神经元的轴突末梢与下一个神经元的胞体相接触;

③ 轴突-轴突型突触:一个神经元的轴突末梢与下一个神经元的轴丘或轴突末梢相接触。

在大多数情况下,突触都发生在与树突棘相接触的位置,因此这种突触称为轴-棘突触(axospinous synapses)(图 3-5)。在中枢神经系

**图 3-4　CNS 中常见的突触连接类型**

(Boron W F,Boulpaep E L,2003)

统中,有超过 90% 的兴奋性突触产生在棘树突处。由于棘太小,长度通常小于 1 μm,这为研究它们的功能带来了极大的困难。在 CNS 中,至少有 30 多种蛋白高度密集在突触后棘上,这些蛋白质包括神经递质受体、蛋白激酶、大量的结构蛋白以及参与胞吞和糖解的蛋白。树突棘有着许多显著的功能。由于棘的特殊结构,棘能够将一个细胞中的每一个突触单独分离开,这种分离可以是电学性质的,也可以是化学

**图 3-5　树突棘形态和超微结构**

(A) 高尔基染色法示皮层各种树突棘形态。树突上存在的大量突起为"棘"。(B) 电镜照片示皮层轴棘型突触。图中可见一个树突棘从树突干中突出,与一个突触前终末形成突触。D:树突;S:棘(Boron W F,Boulpaep E L,2003)

性质的。棘的窄茎可以减少电流的流动或阻碍化学物质从棘的头部扩散进入棘的杆部,但在有些兴奋性突触中却允许一些 $Ca^{2+}$ 进入突触后细胞中。棘可能区分并允许进入的 $Ca^{2+}$ 升高到一定水平,并使其不影响同一细胞上的其他突触。由于突触后胞内 $Ca^{2+}$ 的增加涉及诱发长时程突触可塑性,推测树突棘在学习机制中可能发挥重要作用。

除上述三种主要突触形式外,电镜下观察无脊椎动物和低等脊椎动物的神经组织时发现,神经元之间的任何一部分都可以彼此形成突触,如树突-树突型突触、树突-胞体型突触和胞体-胞体型突触等。

此外,根据突触对下一个神经元的机能活动影响的不同,也可在功能上将突触分为兴奋性突触和抑制性突触两大类。兴奋性突触的作用是使突触后神经元兴奋;抑制性突触的作用是使突触后神经元抑制。

# 第二节　神经递质的释放和调节

化学突触使用神经递质分子作为神经元之间的信息传递媒介。脊椎动物中的神经肌肉接头为理解化学突触传递的基本过程提供了有价值的模型。突触前神经元通过其树突和胞体质膜表面存在的各种不同性质的神经递质受体,接受来自成千上万个不同神经元的信息输入,引起神经细胞的一系列变化,这些变化包括离子通道的开放、胞内第二信使的激活等。输入神经元的全部信号经整合后,通过轴突以动作电位的形式传至轴突终末与下一个神经元相连接的突触处。在本节将主要介绍动作电位引起突触前囊泡的胞吐、神经递质释放,以及突触后受体及信号转导的基本过程。

## 一、突触前 $Ca^{2+}$ 内流和神经递质释放

突触前神经元产生的动作电位到达轴突终末时,突触前膜发生去极化,引起突触前膜上的电压门控 $Ca^{2+}$ 通道开放,细胞外 $Ca^{2+}$ 进入突触前膜,使前膜内 $Ca^{2+}$ 浓度瞬时显著增高,继而触发了递质的释放。1977 年 Llinas 和 Heuser 采用电压钳技术发现突触前终末 $Ca^{2+}$ 流入量决定了突触后电位的大小。之后的一些研究表明,突触前动作电位的 $Na^+$、$K^+$ 离子流主要是引起突触前膜去极化,这种去极化所导致的电压门控 $Ca^{2+}$ 通道的开放是导致囊泡递质释放的关键步骤。同期的一些实验表明,即使不使突触前膜去极化,只要升高胞外 $Ca^{2+}$ 的浓度,也同样可触发神经递质的释放。这些事实表明,$Ca^{2+}$ 是导致神经递质释放的关键触发因子。

神经递质释放的数量,受 $Ca^{2+}$ 内流量的调节。突触传递的效能,即突触可塑性常和 $Ca^{2+}$ 激发的递质释放过程有关。神经终末 $Ca^{2+}$ 释放量的增加会使递质释放量增大,因此增大突触传递的效能(图 3-6)。如果给突触前神经元一串高频刺激,可在突触后神经元上记录到不断增大的突触反应,这种现象称为突触增强(synaptic potentiation)。增大的突触反应可一直维持到停止强直刺激的数分钟内,产生强直后增强(posttetanic potentiation)效应,产生的这些增强效应来自于突触前神经终末中残留的 $Ca^{2+}$。由于高频刺激引起的突触前膜去极化产生大量内流的 $Ca^{2+}$,这些 $Ca^{2+}$ 不能被突触前膜内的滑面内质网和线粒体等 $Ca^{2+}$ 缓冲系统及时调节,在高频刺激下,内流的 $Ca^{2+}$ 不断在轴突终扣中累积,因此导致每次动作电位产生的递质释放量不断增加。

**图 3-6　递质的释放与 Ca$^{2+}$ 流的关系**

（A）实验布置图。电极分别插入枪乌贼巨突触的突触前和突触后纤维。在细胞外液中分别加入 Na$^+$ 通道和 K$^+$ 通道阻断剂河豚毒素（TTX）和四乙胺（TEA），使突触前细胞在不能产生动作电位前提下，在突触前注入电流使其产生逐渐增大的强制性去极化。（B）TTX 阻断 Na$^+$ 通道动作电位。1. 从底部到顶部的三条记录曲线分别代表突触前终末注入电流（$I$）、注入电流后引起的突触前电位和由于递质释放引起的突触后电位。2～4. 连续强电流刺激在突触前产生相对较大的去极化，即使缺乏 Na$^+$ 的流动也能引起突触后电位。由于电压门控 K$^+$ 通道的延迟活动使突触前去极化的时程缩短。（C）钠通道的动作电位被 TTX 阻断后，TEA 被注入突触前终末去阻断 K$^+$ 通道。此时，较大的突触前电位仍能引起较大的突触后电位，这表明 Na$^+$ 和 K$^+$ 对于有效突触递质的释放都不是必需的。（D）电压敏感 Na$^+$ 和 K$^+$ 通道被 TTX 和 TEA 阻断后，记录得到的曲线。曲线 1 中的突触后电位幅度反映了递质释放的量，它与 Ca$^{2+}$ 内流的梯度相关（曲线 2）。突触前电位被箝制在 6 个不同去极化水平（曲线 3），随着去极化的增加，从曲线 2 中可见，Ca$^{2+}$ 内流也增加。（引自 Kandel E R，Schwartz J H，Jessell T M，2000）

### 二、神经递质的量子释放

1951 年 Fatt 和 Kazt 观察到未受刺激的肌细胞存在一种小的自发的去极化电变化,称为"生物学噪声",电压在 0.1~1 mV 之间变化,他们将这种来自终板区的电位称为微终板电位(miniature end plate potential, MEPP)。微终板电位能够被箭毒阻断,提示它们来自神经末梢乙酰胆碱的释放。这种微终板电位随机发生,平均频率为 1 次/s。

在两栖类运动终板的实验中发现,终板处记录到的散发的小电位在 0.5~1.0 mV 间波动,不能再小。理论上推测:这种电位或是由少数乙酰胆碱分子激活一个乙酰胆碱分子受体,或是可能由释放了一个囊泡所含的全部乙酰胆碱分子所引起的。Katz 和 Sakman 在 1991 年通过创立的膜片钳技术证明,要产生一个数值为 0.5~1.0 mV 的 MEPP,大约要有 1000 个通道被打开,而这将需要 2000 个乙酰胆碱分子到达终板膜与受体结合。如果把在突触间隙被胆碱酯酶分解的乙酰胆碱和扩散的乙酰胆碱计算在内,突触前膜大约要释放 5000~10 000 个乙酰胆碱分子,才能在终板膜上产生一个 MEPP。一个乙酰胆碱分子作用受体大约可引起 0.3 μV 的去极化,远小于 MEPP(约 1 mV)。这表明产生一个数值不能再小的 MEPP 不是由一个或两个乙酰胆碱分子引起,而可能是包含在一个囊泡中的全部乙酰胆碱分子。包含在一个囊泡中的乙酰胆碱的数量,称为量子,以囊泡为单位进行的释放,称为量子释放(quantum release)。应用微电泳方法将乙酰胆碱直接注入终板区的实验表明,引起一个 MEPP 大约需要 1 万个乙酰胆碱分子的同时释放,这正好相当于一个囊泡中的乙酰胆碱分子数。

Kuffler 和 Yoshikami 的实验证实,每个量子大约含 7000 个乙酰胆碱分子,这表明在量子释放中,一次只能有 7000 或 14 000 个分子被释放,即释放的分子数为 7000 的整数倍。在低钙情况下刺激神经时,可发现记录的终板电位都是 MEPP 的整数倍。因突触前内流的 $Ca^{2+}$ 的量不同,每次释放的神经递质的量子数也不同。在蛙的神经肌肉接头发现,递质的释放依赖于 $Ca^{2+}$ 浓度的三次方或四次方。Fatt 和 Katz 发现,当降低胞外钙并添加胞外镁时,突触传递降低,刺激的反应以阶跃式波动。有些刺激不产生反应,导致传递失败。有些刺激则产生约 1 mV 的反应,大小波形与自发 MEPP 相似,还有一些反应的大小为 MEPPs 的 2、3 或 4 倍等(图 3-7)。

在神经肌肉接头的运动终末,除了存在乙酰胆碱以单个量子形式的释放外,还发现在突触前终末乙酰胆碱也能持续地向细胞外渗漏,这是一种持续不断的非量子渗漏,它较随机发生的自发形式的量子释放的量要大 100 倍,但这种渗漏并不能产生突触后反应,这是由于在正常情况下,存在突触间隙中的乙酰胆碱酯酶的量,足以在突触后膜受体被激活前就已将这些渗漏的乙酰胆碱分子水解掉。与此不同的是,一个量子释放最少可释放出 7000 个乙酰胆碱分子,乙酰胆碱酯酶不可能将这些同时释放的大量乙酰胆碱分子在很短的时间内水解,因此多数乙酰胆碱分子能顺利到达突触后膜并与受体结合,引起 MEPP。

### 三、突触囊泡的储存和囊泡再循环

突触囊泡在突触前膜中的分布,与神经递质释放的概率有关。形态学研究表明,所有的神经递质都以囊泡的形式储存在突触前终末的活性区(active zone)附近。依据突触囊泡距活性区的远近,可将囊泡分布的区域分成三个池(图 3-8):离活性区 5~10 μm 的为锚定囊泡池。锚定囊泡池在功能上可分为不能释放的未激活囊泡池和已激活的可释放囊泡池(releasable pool, RP)。可释放囊泡池又根据释放的速率分为缓慢释放囊泡池(slowly releasable pool, SRP)和待释放囊泡池(readily releasable pool, RRP),又称为快速释放囊泡池(rapidly releasable pool)。离活性区最远的为距细胞膜 100 μm 附近的储存囊泡池(reserve pool)(图 3-8)。储存囊泡池中的部分囊泡转运和锚定到细胞膜上时,即成为未激活囊泡池中的囊泡。在蛙的神经肌肉接头,全部囊泡池中的囊泡数约 50 万个,在高频刺激下,RRP 中的囊泡在 0.5 s

**图 3-7　诱发和自发产生的微终板电位**

（A）记录获得的微终板电位（MEPPs）。将蛙骨骼肌纤维放置于 0.5 mmol/L 低 Ca²⁺ 和 5 mmol/L 的 Mg²⁺ 溶液中，这种浓度能最低限度减少递质的释放，获得单个囊泡的量子释放并得到一个最小的 MEPP。给予神经纤维连续 7 次刺激，第一次刺激没有获得反应（0 量子），第二次刺激获得约 0.4 mV（1 个量子）的 MEPP，第三次的峰值达到 0.8 mV（2 个量子）。最后一次为 1.2 mV（3 个量子）。一次自发的 MEPP 也同时被记录到。（B）微终板电位幅位分布。猫神经肌肉接头浸浴在高镁（12.5 mmol/L）溶液中，给神经纤维 198 次刺激获得的 EPPs 幅度分布图。将每次产生的 EPP 电位幅度的发生频数做成直方图。图中的第一个峰为诱导无反应，其余 7 个峰值都是 EPP 的整数倍。0.4 mV 的峰代表单位终板电位。实线表示根据 Poisson 方程算出的终板电位幅值的理论分布。在各整数倍反应的电位峰周围，呈正态分布的非整数倍反应电位反映了单个量子递质释放量沿峰值的随机分布。（Boron W F，Boulpaep E L，2003）

内会被耗竭，这些囊泡约占全部囊泡数量的 2%。在 30 Hz 的高频刺激下，循环囊泡池中的囊泡在 10 s 内被耗竭，它们约占全部囊泡数量的 10%～20%。而储存囊泡池仅在 30 Hz 的高频刺激后 10～15 s 才开始放电。囊泡再循环的速度缓慢，具有几分钟长的时间常数。储存囊泡池中的囊泡释放至少需要 5～10 Hz 的频率刺激，果蝇幼虫的神经肌肉接头需要 30 Hz 频率的刺激。在正常生理条件下，储存囊泡池释放的囊泡极少被重新募集（图 3-9）。在较弱或中等强度的刺激下，产生胞吐的主要是 RRP 和 SRP 中的囊泡（循环囊泡），而强刺激可能会引起所有的囊泡同时释放。一些实验表明，待释放囊泡的量与突触前囊泡释放概率密切相关，一般来说，RRP 越大，搭靠的囊泡也越多，囊泡释放的概率也就越大。

**图 3-8 突触前终扣中的三类囊泡池**

（A）经典三类囊泡池模型。储存囊泡池中的囊泡占全部囊泡的 80％～90％，而循环囊泡池中的囊泡仅占 10％～15％。待释放囊泡池（RRP）占 1％。在生理刺激下，循环囊泡池参与活跃的胞吐和内吞，但储存（或静息）囊泡池仅在强刺激下才会被激活。循环囊泡池分为待释放囊泡池（RRP）和缓慢释放囊泡池（SRP）。RRP 中的囊泡是待释放的成熟囊泡，当受到刺激后在数毫秒内释放，随后缓慢释放池中的囊泡才以较低的速率释放。三类囊泡在突触活动中可相互转化和补充。（B）从金鱼去极化的双极细胞中记录的三类囊泡池释放的三种不同动力学时相。刚开始出现的为快速、瞬时的胞吐，随后出现的是缓慢延时的胞吐，最后是持续长时间的胞吐。应用苯乙烯基荧光染料 FM1-43 标记直接测出胞吐时的荧光变化（Rizzoli S O，Betz W J，2005）

**图 3-9 蛙神经肌肉接头突触前膜中的囊泡池和囊泡释放**

（A）神经终末的 FM1-43 免疫荧光图像。（B）神经终末横切面电镜显微照片。箭头示活性区。（C）长约 2 μm 的神经终末三维重建模式图。箭头示活性区。（D）连续 30 Hz 的高频刺激记录的突触后电位（顶部）；图下方为刺激开始 0 s 和 50 ms 后记录的少量突触后反应。最下方曲线中与横轴垂直的线为记录伪迹。突触反应降到基线水平。首先被迅速耗竭的是 RRP，随后循环囊泡池也被耗竭，储存囊泡池至少维持 1 min 长的时间。（E）池的大小和囊泡交换率。--▶ 代表内吞，⇔ 代表不同池间囊泡的交换（引自 Rizzoli S O，Betz W J，2005）

1979年，Heuser 和 Reese 以及他们的同事们设计了一项意义重大的实验，在给予与蛙肌肉相连的运动神经元一次单电刺激后的几毫秒内，使肌肉快速冷冻，然后作冰冻断裂。这种实验设计有可能获得囊泡正在与突触前膜融合瞬间的冰冻蚀刻扫描电镜图像，并能准确确定这种融合的时间进程（图 3-10）。他们将肌肉固定在一个下落的活塞下表面上，当活塞下落时触发刺激，使肌肉撞到用液氮冷却的铜块。实验获得了重要数据：当刺激发生在冰冻前 3～5 ms 时，囊泡的开口数为最大，囊泡开口的最大数目发生的时间和用生理学方法测定的突触后电导变化的峰值相吻合。

**图 3-10　囊泡胞吐的电镜照片**

(A),(B) 为刺激前(A)静息状态和刺激后状态。(B) 刺激后 5.2 ms 时获得的冰冻蚀刻高倍电镜显微照片，可清晰见到突触活性区囊泡与突触前膜的融合，囊泡形成"Ω"形开口。(C)～(E) 为单刺激不同时程后在活动区获得的冰冻蚀刻高倍电镜显微照片。(C) 刺激前静息状态活性区，清楚显示膜颗粒(钙通道)勾勒出的轻微的脊；(D) 刺激后 3.7 ms；(E) 刺激后 5.2 ms，可清楚见到孔径大小不等的融合孔，融合孔部位的钙通道密度较高。囊泡的最早开口出现在刺激后的 4 ms，5～6 ms 时达到高峰，大约 50 ms 时无融合发生(引自 Heuser J E, Reese T S, 1981)

最近的研究表明，突触前储存囊泡的活动是通过线粒体产生 ATP 供能的。如果使编码与线粒体转运相关的 GTP 酶基因(*dMiro*)突变，将会使突触前终末线粒体数量减少，导致突触传递效能在高频刺激下严重下降。此外，越来越多的证据表明，囊泡循环调控水平可能涉及许多环节，不仅仅受突触前机制的调节。例如，一些重要的细胞黏附分子，如 neurexin/neuroligin，EphB/ephrinB 等，都对囊泡的释放概率起一定的调节作用。突触后 NMDA 受体激活后，通过钙调信号转导系统使突触后合成并释放 NO 分子，NO 扩散进入突触前膜作为反向传递信息分子也会影响突触前膜的活动。

### 四、突触囊泡动力学及调节

囊泡的胞吐是一个涉及许多蛋白质和脂质分子，并有多个细胞器参与的复杂过程。囊泡的前体在高尔基体出芽形成后，通过顺行性轴突转运至神经末梢。到达突触前膜的囊泡还要经历锚定(docking)、激活和预成熟(priming)后，才能与突触前膜融合并释放其内容物。突触囊泡的融合、神经递质释放涉及一系列复杂生物化学过程，这中间涉及兴奋-分泌偶联的电-化学转换机制。下面将重点介绍在此过程中涉及囊泡的动员(mobilization)、摆渡(trafficking)、着位、融合和出胞等一系列活动。

#### (一)囊泡胞吐的动力学特性

囊泡在与细胞膜融合前，需经历多个发育成熟阶段。首先是囊泡的发生，随后转运到突触前膜附近，此过程称为囊泡的募集。到达前膜的囊泡拴系与锚定在膜上，然后通过"激活"后才能与细胞膜融合。

当动作电位到达突触前终末时,突触前膜去极化,大量 $Ca^{2+}$ 通过 N 型、P/Q 型钙通道,快速内流进入轴浆,通道口钙离子浓度由静息状态下的 100nmol/L 快速升高至 $100\,\mu mol/L$。在轴突终末内突触蛋白Ⅰ和Ⅱ(Synapsin-Ⅰ,Ⅱ)通过与突触前微丝和微管骨架结构的相互交联,使大量囊泡处于储存状态。进入前膜的 $Ca^{2+}$ 与钙调蛋白(calmodulin, CaM)结合为 $Ca^{2+}$-CaM 复合物。突触蛋白在 $Ca^{2+}$-CaM 依赖的钙调蛋白激酶(CaMK)Ⅱ的作用下磷酸化而解聚,使处于交联状态的囊泡游离出来进入待释放状态,此过程称为囊泡动员。

根据囊泡胞吐的动力学特性,可分为 $Ca^{2+}$ 依赖的快速调节性胞吐(regulative exocytosis)和基础态胞吐(constitutive exocytosis)。

囊泡的调节性胞吐过程受 $Ca^{2+}$ 的严格调控。囊胞与膜的融合及内容物的释放速度很快,在胞浆内 $Ca^{2+}$ 升高数十到数百毫秒内,囊泡与膜随即融合。许多神经细胞和内分泌细胞存在这种“快速胞吐”时相,其后跟随着缓慢的“持续胞吐”相。快速胞吐相来自于循环囊泡池中的囊泡库,这些囊泡均已是激活态的囊泡,在此过程中可释放的囊泡迅速耗竭,囊泡的释放速率随时间呈指数函数衰减。缓慢分泌相代表那些位于细胞膜约 $10\,\mu m$ 处的锚定囊泡,它们随使用而经历动员、激活和与膜融合的时相。

基础性胞吐不受动作电位和 $Ca^{2+}$ 的调控,囊泡融合速率低。细胞内的各细胞器间的蛋白质与膜的转运(trafficking)一般是通过基础态胞吐活动来完成的,两类胞吐活动的分子机制及过程基本相同。

**(二) 囊泡的生成和循环**

神经轴突终末突触囊泡的生成方式有两种。一种方式的囊泡来源于高尔基体,与大囊泡的生成方式类似,因此产生的囊泡完全是新生成的。来源于高尔基体的囊泡要经长距离运输才能到达轴突末梢。这种方式耗时较长,神经终末兴奋后难以对囊泡进行快速补充。囊泡生成的另一途径是来源于细胞膜内吞形成的囊泡。突触囊泡的内吞存在多种形式。

20 世纪 70 年代早期有两个实验室通过对蛙骨骼肌研究,提出了突触囊泡膜循环的全融合模式(full-fusion)。在这种形式中,突触囊泡(synaptic vesicle,SV)与突触前膜融合并塌陷(collapse),然后在递质释放的活性区外侧通过笼形蛋白(clathrin)介导的内吞作用将囊泡膜回收(图 3-11)。进入胞浆后的囊泡

**图 3-11　突触囊泡循环的 4 种模式**

囊泡膜的回收存在多种形式。a. 囊泡与突触前膜融合、塌陷,通过笼形蛋白介导的内吞由早期内涵体回收和重新利用;b. 笼形蛋白介导的内吞过程也可直接通过酸化过程形成新的囊泡;c. 囊泡膜与突触前膜不完全融合,通过融合孔释放内递质后快速内吞进入胞内酸化和充填递质,这种方式称为“kiss-and-run”模式。d. 囊泡不离开突触前膜,当融合孔关闭后,囊泡立即被新的神经递质充填,这种“kiss-and-stay”模式可能在囊泡快速再利用过程中发生。4 种不同类型的囊泡循环方式有可能存在于不同突触或共存于同一突触内(Gundelfinger E D,Kessels M M, Qualmann B,2003)

融合到早期内涵体,由内涵体出芽形成新的囊泡,或直接经酸化并装填神经递质形成新的囊泡被循环利用。在"kiss-and-run"模式中,神经递质通过 SV 与突触前膜融合形成一个开放的融合孔被释放至突触间隙,而释放递质后的囊泡直接参与下一轮的循环(图 3-11c)。最近有研究表明,有些囊泡可能并不参与囊泡循环,这类囊泡在与膜瞬时融合时释放一部分或全部递质,然后在靠近质膜时重新包装递质成为完整的 SV。由于这类囊泡从不离开突触前膜的活性区,因此保证了这些囊泡在任何需要的时候能再次进行胞吐活动。这种囊泡胞吐的模式要求与质膜的融合速度极快,是类似"kiss-and-run"模式的一种捷径,因此被称为"kiss-and-stay"模式。以上囊泡循环的模式可能共存于单个神经元的递质释放过程。最近通过对海马神经元单个囊泡水平胞吐的研究发现,释放概率高的突触主要采用全融合模式,释放概率低的突触则采用"kiss-and-run"模式,而亦有部分采用"kiss-and-stay"模式。不同囊泡的融合形式在其他模式动物(如果蝇)的神经系统中也广泛存在。

**图 3-12　囊泡递质转运质子泵**

一个囊泡可能只含单一的质子泵,ATP 驱动的质子泵将质子转运进囊泡,特异递质转运蛋白通过质子泵提供的电化学梯度能量驱动神经递质进入囊泡(尼克尔斯 J G,马 T A R,华莱士 B G,等,2003)

神经递质的摄取。相对分子质量较低的神经递质,如乙酰胆碱和去甲肾上腺素等,是在轴突终末中合成和装入囊泡的。递质在突触囊泡中的摄取是由特异的转运蛋白介导完成的(图 3-12)。已有 4 种囊泡转运蛋白被鉴定出来:单胺转运蛋白(VMAT)、GABA 和甘氨酸转运蛋白、乙酰胆碱转运蛋白(VAChT)以及谷氨酸转运蛋白。所有囊泡转运蛋白都是膜整合蛋白,有 12 个跨膜结构域。在突触囊泡膜上存在质子泵是 $H^+$ 依赖的 ATP 水解酶,它们可以将质子泵入囊泡,使囊泡内电位较胞质电位为正且偏酸性。囊泡上的递质转运蛋白利用质子泵提供的电压和 pH 梯度能量,逆浓度梯度将递质分子转运进囊泡。

### (三) 囊泡分泌的主要步骤

处于突触终末的囊泡通过被动扩散和马达分子的转运,定向转位(translocation)至突触前膜激活区附近,此过程称为囊泡的摆渡(trafficking)或搭靠(targeting)。这一过程依赖于轴浆中存在的 Rab3A 和 3C 的一类小分子 G 蛋白、突触小泡蛋白(VAMP,synaptobrevin),以及质膜上的 Munc18-1、突触蛋白和 SNAP25 等蛋白的参与。Rab3 蛋白与 GTP 结合形成 Rab3-GTP 复合物并与突触小泡结合,引渡突触小泡到活性区。在此过程中,Rab3 蛋白可将 GTP 水解为 GDP 而获能,阻止小泡的逆向运动。当小泡与前膜融合和出胞时,Rab3-GDP 与突触小泡分离并释放出 GDP,Rab3 分子可重新参与引渡小泡的循环过程。囊泡的募集涉及许多蛋白与细胞骨架的相互作用。在 $Ca^{2+}$ 激活 CaMK II 作用下,突触蛋白的 C 末端磷酸化,使囊泡从细胞骨架上释放出来并能向突触前膜移动,这一过程称为动员(mobilization);微管、肌动蛋白微丝和多种动力蛋白,如 kinesin,dynein 等,为囊泡的定向转运提供了通路和动力;从高尔基体到突触前膜周边部位的囊泡转运依赖于微管系统;向突触前膜的转运依赖于肌动蛋白-肌球蛋白 V 的相互作用,它们附着在肌动蛋白网上进行转运。蛋白激酶和单体 G 蛋白的 Rho、Rab 家族参与了对囊泡转运的调节。

突触小泡被引渡到前膜活性区附近,松散地附着于靶膜上,这一过程称为拴系或捆绑(tethering)。在拴系状态下,囊泡膜与靶膜的距离约为 75～150 nm。拴系后的囊泡进一步靠近靶膜,两层膜之间的距离缩小为 5～10 nm,使突触小泡在与突触前膜融合之前固定在前膜上,这一过程称为锚定(docking)或着位。锚定是突触小泡与质膜结合的不可逆过程。参与突触小泡拴系和锚定的蛋白包括拴系蛋白(tethering proteins)、Munc18 和小 G 蛋白 Rab 等。突触小泡的拴系和锚定保证了囊泡在正确的时间和空间准确与靶膜特异性结合,使膜的融合和递质释放具有时间和空间特异性。囊泡锚定后,随即启动了 SNARE 复合体的形成,使囊泡进入激活状态。

锚定状态的囊泡必须首先被激活和预成熟后才能与靶膜融合。在大多数类型的突触中,囊泡的激活都依赖于 Munc13 的作用。Munc13-1 是参与囊泡激活的主要因子,它的作用主要是促进突触融合蛋白、突触小泡蛋白和 SNAP-25 复合体的形成,使囊泡具有融合能力。另外有研究表明,突触结合蛋白(synaptotagmin)能促进 SNARE 蛋白的聚合反应,可能参与了囊泡的激活过程。囊泡的激活是限速性步骤,可释放的囊泡库(RP)决定了囊泡激活的总数。正是由于 RP 的存在,神经元和内分泌细胞能够对刺激作出迅速反应并释放足够数量的神经递质,因此 RP 的调控对神经信息传递具有重要意义。

### (四) 囊泡融合的分子机制

囊泡在活性区内容物的释放主要包括 4 个步骤:囊泡的锚定,囊泡的激活,$Ca^{2+}$ 的激发和囊泡融合。囊泡融合的分子机制是高度保守的,对参与其分泌过程的主要蛋白质的鉴定最初源于对酵母细胞非调节性分泌的遗传和生物化学研究。囊泡融合过程涉及多种蛋白,其中 SNARE(soluble N-ethylmaleimide-sensitive fusion protein attachment protein receptors) 蛋白是 SNAP 和 NSE 的受体,为介导囊泡融合的核心分子,突触小泡蛋白是结合钙离子的受体蛋白,其他蛋白质对 SNARE 蛋白的构象和聚合进行调节,完成从囊泡的出芽、转运、募集和锚定等过程。

#### 1. SNARE 蛋白家族

SNARE 蛋白是一类由约 60 个氨基酸残基组成的 SNARE 模体的小分子膜蛋白,它们形成了一个蛋白质超家族,其成员在酵母中有 25 个,人类有 36 个。所有 SNARE 蛋白都有一个由 60~70 个氨基酸组成的进化保守的简单结构域。大多数 SNARE 蛋白的 C 末端都有单一的与 SNARE 模体(motif)连接的单个跨膜域,许多 SNARE 的氨基末端域都有与 SNARE 模体连接的独立的折叠域。

SNARE 蛋白存在紧密结合和松散游离两种不同的物理状态。当 SNAREs 处于单聚体时,SNARE 模体处于非结构的游离状态。在一定条件下,各 SNARE 蛋白能自发聚合形成一种极其稳定的超螺旋束核心结构。SNARE 核心复合体由 4 个平行排列的 α-螺旋束相互缠结形成。螺旋束的中心具有 16 个片层状结构,其中 15 个为疏水层,中间的"0"层由亲水的三个谷氨酰胺和一个精氨酸残基组成(图 3-13)。

经典的 SNAREs 分类是根据"供体"和"受体"的组成来划分的。按这种划分方式,SNAREs 分成相互对立的膜成分,即分布于囊泡膜上的 v-SNARE 和分布于靶膜上的 t-SNARE。然而,这种划分和命名对于同型融合事件或在不同蛋白参与的转运过程中是不适用的。例如,在内质网和高尔基器顺行和逆行转运过程中,S. cerevisiae SNARE Sec22 和另外两个蛋白 Bos1 和 Bet1 共定位在转运的囊泡上,但仅 Bet1 按分类被作为 v-SNARE,而 Bos1 和 Sec22 却被分类为 t-SNARE。在逆行转运中,Sec22 被认为是位于转运囊泡上的唯一功能 SNARE。

(A)

(B)

−7 −6 −5 −4 −3 −2 −1　0　+1 +2 +3 +4 +5 +6 +7 +8

**图 3-13　SNARE 蛋白核心复合体**

(A) 神经性 SNARE 核心复合体的晶体结构模式图。此复合体由已被鉴定的 SNARE 蛋白中的三个家族成员组成:突触融合蛋白 1,具有一个 SNARE 模体;SNAP-25,具有两个 SNARE 模体;突触小泡蛋白,R:蓝色,具有一个 SNARE 模体。螺旋束的 C 末端朝向细胞膜(右侧)。(B) 神经性 SNARE 核心复合体中心片层排列结构示意图。每条螺旋束的中间轴线代表不同的 SNARE 模体(Jahn R, Scheller R H,2006)

　　根据 SNARE 模体的分布特征,可将 SNARE 分类为 Qa-,Qb-,Qc-和 R-SNAREs。驱动膜融合功能的 SNARE 复合体由 4 条平行的异寡聚体 α 螺旋束组成,每一 α 螺旋束都是可变的,为来自 Qa-,Qb-,Qc-和 R-SNAREs 中的任意一条。在有些组织中,SNARE 模体也能形成其他的不像核心复合体那样稳定的结合形式。在神经元 SNARE 形成的一些复合体中,包括 Qaaaa 复合体(反向平行 4 条 α-螺旋束),Qaabc 复合体(带有一些无规则顺序域的 4 条平行 α-螺旋束),或反向平行的 QabcR 复合体,可能并不具准确的膜地形图分布定位,可能也不完全作为驱动膜融合的能量。

　　2. SNARE 蛋白的 N 末端域功能

　　与保守 SNARE 模体不同,存在一些独立折叠 N 末端域的不同类型的 SNARE 模体。如 Qa-SNAREs 和一些 Qb-,Qc-SNAREs,在 N 末端域有着反向平行的三个 α-螺旋束(图 3-14),此结构域称为 Habc。这些螺旋束长度可变,因此能灵活地与 SNARE 模体连接。Habc 可以与其 SNARE 模体的 C 末端 α-螺旋结合,形成一种封闭结构,它能阻碍 SNARE 核心复合体的形成。但有些 SNARE 并不具此功能,这表明 N 末端域驱动的构型改变对 SNARE 功能可能并不是必需的。推测 N 末端域可能作为与其他蛋白(如 SM 蛋白,Sec1/Munc18-related)结合的一个平台。SM 蛋白属于一种小的可溶性蛋白家族,是已知的膜融合所必需的因子。例如,在 Munc18-syntaxin-1 复合体的研究中表明,Sec1(或称 Munc18)能够识别并与突触融合蛋白 1 N 末端的 Habc 结构域结合而使突触融合蛋白-1 维持闭合型,从而阻碍 SNARE 核心复合体的形成。在其他突触蛋白的作用下(Unc13/Munc13 和 Rab 蛋白),Sec1 的构象发生变化,并从突触融合蛋白 1 上解离下来,突触融合蛋白 1 变成开放型构型。开放型突触融合蛋白 1 与另外两个 SNARE 蛋白——SNARE25 和突触小泡蛋白聚合,启动了 SNARE 蛋白的聚合反应,这一过程是 SNARE 核心复合体形成和双层脂膜融合的前提,因此 N 末端 Habc 域对囊泡激活和融合过程的调控具有重要意义。

**图 3-14　SNAREs 结构模式图**

图中断线域部分表示在某些 SNAREs 亚家族中缺乏此结构。此图中 Qa-SNAREs 的 N 末端有反向平行的三个螺旋束。椭圆形结构表示 Qb-,Qc 和 R-SNAREs 的各种 N 末端域。Qbc-代表了 SNAREs 一个亚族 SNARE-25,它含有一个 Qb-SNARE 模体和一个 Qc-SNARE 模体(Jahn R,Scheller R H,2006)

　　3. 膜融合过程中的 SNARE 循环

　　(1) SNARE 拉链模式。

　　SNARE 蛋白是细胞内蛋白质转运和囊泡胞吐过程中参与膜融合的关键蛋白质。在 SNARE 模体的介导下,各 SNARE 蛋白聚合形成核心复合体(图 3-15)。在最初的研究发现 SNAREs 是 NSE 的靶之后,推测 SNAREs 锚定形成复合体装配前,激活的 NSE 是调节膜融活的关键因子,或者说 SNAREs 的装配事件直接导致了膜的融合。但随后的研究表明,NSE 自身并未参与膜融合,SNAREs 突触融合蛋白和突触小泡蛋白在接近它们跨膜域的另一端,相互平行形成直线排列的组装状态,提示这种结构可能会为膜的融合提供动力。据此，Rothman，Scheller 和 Jahn 等科学家提出了著名的 SNARE 模体的"拉链模式"（zippering model）学说。

**图 3-15　SNARE 核心复合体模式图**

突触小泡蛋白和突触融合蛋白通过其疏水的 C 端分别插入囊泡膜和突触前膜中，SNAP25 通过位于肽链中间的几个棕榈酰化的半胱氨酸残基锚定于突触前膜上，它的两股 α—螺旋游离在胞质中，三个蛋白形成四链异三聚体复合体，即 SNARE 核心复合体（Purves D，et al，2004）

SNARE 核心复合体在脂膜融合中的作用已获得公认，对其功能的认识是基于两种神经毒素的应用。研究发现，当肉毒杆菌毒素（botulinum toxin，BoNT）和破伤风毒素（tetanus toxin，TeNT）被神经末梢特异摄取后，会完全抑制突触囊泡的胞吐。单个毒素分子就足以阻遏整个神经终末递质的释放。进一步研究发现在 SNARE 蛋白上存在这些毒素作用的水解位点。TeNT 可特异水解 VAMP，在 SNAP25，突触融合蛋白上也都存在 TeNT 的水解位点。BoNT 是目前已知毒力最强的神经毒素，$0.1\,\mu g$ 就足以使人致死。BoNT 可作用于许多部位的神经肌肉接头处，它能阻断神经递质乙酰胆碱的释放，造成肌肉松弛性麻痹。

（2）膜融合和 SNARE 循环。

在脑中存在大量处于游离状态的 SNAREs 单体。突触融合蛋白-1 和 SNAP-25 占脑中全部蛋白数量的 1%，这个数量超过了所有离子通道和细胞质膜上的蛋白的总和。因此不难发现，几乎在任何一个离子通道和受体都存在特异模式结合的突触融合蛋白-1。有研究表明，单个突触 SNAREs 结合的蛋白可超过 100 个。SNAREs 不均匀分布在脂质中，在极小的纳米级微域中成群分布，分泌囊泡的锚定和膜的融合与 SNAREs 在这种纳米微域中的分布有关。由于 SNAREs 单体的分布极为丰富，为其相互聚合或与其他蛋白进行特异或非特异结合提供了基础。

图 3-16 为 SNAREs 循环模式图。当突触融合蛋白-1 成为开放构型状态后，位于突触囊泡上的突触小泡蛋白和位于突触前膜上的突触融合蛋白与 SNAP-25 三个蛋白形成由 4 条 SNARE 模体组成的聚合复合体。SNARE 蛋白的聚合从远离膜的 N 末端开始，以闭合拉链形式向靠近膜的 C 末端发展，通过突触小泡蛋白和突触融合蛋白的连接区和跨膜域的传递，使囊泡膜和靶膜相互拉近，并最终使两膜融合。多个 SNARE 蛋白复合体或 SNARE 蛋白多聚体一起与磷脂形成融合孔。融合孔形成后，突触小泡蛋白和突触融合蛋白插在同一膜上，成为 cis-SNARE 聚合体。随后神经递质释放，NSF 水解 cis-SNARE 复合体，使三个 SNARE 蛋白解聚成游离状态，参与下一次膜的融合。在此过程中，$Ca^{2+}$ 是囊泡融合过程的触发信号分子，突触结合蛋白是 $Ca^{2+}$ 的感受器分子，我们在下面将分别介绍 $Ca^{2+}$ 和突触结合蛋白在囊泡

融合过程中相互作用的细节。

**图 3-16　囊泡锚定和膜融合过程中 SNARE 构象变化的循环**

　　3 种 Q-SNAREs 位于靶膜上,一个 R-SNARE 位于囊泡膜上。处于松散游离状态的一组 Q-SNAREs(左上方)被组装成受体复合体(acceptor complex),此过程可能需要 SM 蛋白(Sec1/Munc18-related)参与。受体复合体通过 SNARE 模体的 N 末端与囊泡 R-SNARE 相互作用,经成核反应(nucleates)形成了呈平行排列在一起的 4 条 SNARE 模体铰链状复合体,即异位SNARE 复合体(trans-complex),此时 SNARE 模体的 N 末端位于拉链的上方。trans-SNARE 复合体从松散状态变成紧密结合状态,此时"拉链"过程基本完成,随即发生膜融合孔的开放。在胞吐过程中,此转换过程受一些调节蛋白调控,这些蛋白包括配位蛋白(与 SNARE 复合体表面结合的小分子蛋白)和被内流 $Ca^{2+}$ 所激活的突触结合蛋白。在膜融活过程中,trans-SNARE 复合体的张力减弱变得松弛,形成同位 SNAREs 复合体(cis-complex)构型。cis-复合体通过伴随分子 SNAPs(soluble NSE attachment proteins)和 SNARE 核心复合体相互作用,在 NSF(N-ethylmaleimide-sensitive factor)的 ATP 酶解作用下解聚。R-SNARE 和 Q-SNARE然后通过胞吞一类的分选过程相互分离(引自 Jahn R,Scheller R H,2006)

　　(3) 介导囊泡融合的 $Ca^{2+}$ 感受蛋白突触结合蛋白。

　　突触结合蛋白(synaptotagmin,Syt)构象的变化对突触前膜和囊泡膜在极短时间内(数百 $\mu s$)的快速融合起着至关重要的作用。细胞内存在的许多钙结合蛋白都具有 C2 域(conserved region-2 of protein kinase C domains)。这些蛋白的 C2 域能与 $Ca^{2+}$ 特异性结合,参与对各种生理事件的调节。在神经突触中,促使囊泡与突触前膜融合的钙离子感受器为突触结合蛋白。

　　突触结合蛋白是位于囊泡膜和细胞质膜上的跨膜蛋白,其胞浆域的 C 末端含有两个串联的与钙离子结合的 C2 域(C2A 和 C2B)。每个 Syt 分子能结合 5 个钙离子。在突触结合蛋白 I 和 II 中,C2A 域可结合 3 个钙离子,而 C2B 域可结合 2 个钙离子。用胞外 $Sr^{2+}$ 来取代 $Ca^{2+}$ 会极大影响递质的同步释放,由于 $Sr^{2+}$ 仅与 C2B 域结合,因而推测 C2B 域对递质的释放和囊泡的融合可能发挥中枢作用。Syt 对钙的敏感性主要受自身磷酸化和去磷酸化的调节。当 Syt 与 $Ca^{2+}$ 结合后立即使 C2A 和 C2B 结构域的钙离子结合环插入膜脂质层中,并介导 Syt 的 C2 域插入靶膜,其相互作用使相对两脂膜靠拢,促发了膜的融合(图3-17)。

　　尽管目前已经清楚,突触结合蛋白在 SNARE 蛋白调控的膜融合中的关键作用,但突触结合蛋白触发囊泡与靶膜融合的具体细节和内容目前尚不清楚。到目前为止,已有 14 个不同的突触结合蛋白在哺乳动物中被发现,这些突触结合蛋白广泛分布在不同的组织中,这表明突触结合蛋白在调节 SNARE 介导的膜融合过程中可能具有普遍的功能。

**图 3-17　突触结合蛋白结构域模式图**

Sr²⁺：锶，箭头示 C2A 和 C2B 结构域在调节囊泡融合过程中的相互作用。（引自 Hirofumi Tokuoka，Yukiko Goda，2003）

4. 囊泡的内吞

在胞吐过程中融合到突触前膜上的突触囊泡膜会保持其固有的重要蛋白组成，在恰当时刻被重新吸收回突触前膜内，此过程称为内吞（endocytosis）。内吞后的囊泡膜装填神经递质后可被重新使用，进入新的一轮囊泡循环中。突触囊泡的内吞存在两种形式，即 clathrin 依赖型内吞和"kiss-and-run"型内吞。

囊泡的胞吐是涉及许多蛋白质和脂质分子参与的极其复杂的过程。尽管对某些细节还不十分清楚，但此反应过程的总的轮廓已经清楚，下面对囊泡融合的过程作一简要总结：

（1）神经冲动到达突触前膜，引起膜去极化，电压依赖性 Ca²⁺ 通道开放，Ca²⁺ 进入突触前膜内，使膜内 Ca²⁺ 浓度瞬时升高。

（2）囊泡动员。突触蛋白Ⅰ和Ⅱ通过与突触前微丝和微管骨架结构的相互交联，大量囊泡处于储存状态。进入前膜的 Ca²⁺ 与钙调蛋白（calmodulin，CaM）结合为 Ca²⁺-CaM 复合物。突触蛋白在 Ca²⁺-CaM 依赖的钙调蛋白激酶（CaMK）Ⅱ的作用下磷酸化而解聚，动员处于交联状态的囊泡游离出来进入待释放状态。

（3）囊泡的拴系和锚定。这是突触囊泡通过蛋白间的相互作用，特异定位在活性区 Ca²⁺ 通道附近的过程。此过程需要拴系蛋白（tethering protein）、Munc18 和 Rab3A 和 3C 的相互作用，囊泡被牵引接近细胞膜并将其附着和锚定在细胞膜上。

（4）囊泡的预融合或准备（priming）。锚定的囊泡需要激活和预成熟后才能与靶膜融合。囊泡的激活过程是形成 trans-SNARE 蛋白复合体的过程。Munc13-1 是最重要的囊泡激活调控蛋白。Munc13-1 与 RIM 的结合将 Rab3 从 RIM-1 上置换出来，使 syntaxin-Munc18-1 复合物解聚，突触融合蛋白从闭合型转为开放型。

（5）SNARE 复合体形成。处于开放构象的突触融合蛋白与突触小泡蛋白、SNAP-25 结合，形成 4 条 SNARE 模体呈平行排列在一起的铰链状复合体，即 trans-SNARE 复合体（trans-complex），囊泡此时具有了与膜融合的功能；trans-SNAER 复合体从松散状态变成紧密结合状态，SNAER 蛋白以闭合拉链形式促使囊泡膜与靶膜靠拢并融合。

（6）融合孔形成后，突触融合蛋白和突触小泡蛋白插在同一膜上，成为 cis-SNARE 聚合体。之后，递质释放，NSF 水解 cis-SNARE 复合体，使三个 SNARE 蛋白解聚成游离状态，参与下一次膜的融合。在此过程中，Ca²⁺ 作为囊泡融合过程的信号分子，与存在于突触囊泡上的 Ca²⁺ 感受器——突触结合蛋白作用，介导囊泡的融合。

# 第三节　突触后电位及信号的整合

神经元之间的通讯主要是通过化学突触进行的。在化学突触中，突触前膜释放神经递质，作用在突触后膜上的受体，引起突触后神经元产生膜电位的变化，影响突触后神经元状态的改变。在突触后膜上存在两类神经递质受体：一类为配基门控通道受体（ligand-gated channel），又称促离子型受体（iono-tropic receptor）。这类受体与离子通道偶联，存在数量不多，主要为烟碱受体和部分氨基酸类受体，如骨骼肌接头处的 N 型 ACh 门控通道；另一类为促代谢型受体（metabotropic receptor），又称 G 蛋白偶联受体（G-protein coupling receptor）。这部分受体数量较多，大多数递质的受体均属此超家族成员，如毒蕈碱受体、肾上腺素能受体、几乎所有的肽类递质以及部分氨基酸类递质等。促离子型受体激活时，能直接引起离子通道的开放，使突触后膜产生快速的电位变化。促代谢型受体激活时，往往可刺激细胞内第二信使的生成，第二信使再通过不同的信号通路，直接或间接引起离子通道的启、闭，使突触后细胞产生不同的生理反应。

## 一、突触后电位

中枢神经系统一个最基本的功能是反射。英国生理学家谢灵顿（Sherrington）通过脊髓反射活动的大量研究指出，在运动神经元表面存在大量的兴奋性和抑制性突触，两者的作用相互拮抗。我们知道，当机体的一组肌肉收缩时，与它作用相反的拮抗肌则舒张，两者只有相互配合才能完成一定的动作。机体所有的运动都具有这种交互抑制的特点，而交互抑制的结构基础就是存在兴奋性和抑制性突触（图3-18）的特殊神经环路。由于突触前细胞释放的递质不同，作用在突触后膜上的不同受体，会引起突触后神经元产生兴奋或抑制的不同反应。

图 3-18 交互抑制示意图

示外周感觉传入引起支配同一组肌肉收缩反应的神经环路示意图。感觉神经元与脊髓中的两个兴奋性中间神经元形成兴奋性突触联系。一个兴奋性中间神经元与控制屈肌的运动神经元形成了兴奋性突触联系，另一兴奋性中间神经元与控制同侧伸肌的运动神经元形成了抑制性突触，这种神经环路联系同时引起了屈肌的收缩和伸肌的舒张

### （一）兴奋性突触后电位

在中枢神经系统中，存在大量的快反应兴奋性突触，谷氨酸和天冬氨酸是突触前膜释放的兴奋性化学递质。由于这两种氨基酸都能引起突触后兴奋性氨基酸受体的类似反应，而且一般情况下也很难区分两种递质中是哪一种引起的突触后反应，因此为方便起见，将这种类型的突触统称为"谷氨酸能"突触。这些兴奋性氨基酸与突触后膜上的配基门控阳离子通道受体结合后，提高了突触后膜对 $Na^+$、$K^+$、$Cl^-$，特别是对 $Na^+$ 的通透性，在突触后神经元能记录到一个短暂的电位变化，此膜电位是向去极化方向发展，使膜的极化状态减小。由于此去极化能兴奋突触后神经元，使其膜电位接近阈电位值，突触后神经元容易发生兴奋，表现为突触后神经元活动的加强，因此称这种局部电位为兴奋性突触后电位（excitatory postsynaptic potential，EPSP）。如图 3-18 所示，如将微电极插入兴奋性突触后神经元(a)中，当刺激感觉传入神经纤维时，在(a)中就能记录到一个短暂的电位变化，此电位即为 EPSP。EPSP 是一种分级电位，可发生空间的和时间的总和。如果突触前神经元活动增强，或者参与活动的突触数量增多，则兴奋性突触后电位可产生总和，使兴奋性突触后电位的幅度加大。当兴奋性突触后电位加大到一定程度时（例如，由于兴奋的总和使膜电位由静息时的$-70$ mV去极化至$-52$ mV 时），就导致突触后神经元的轴突始段（即轴丘处）首先爆发动作电位，产生扩布性兴奋，沿轴突传导，并传到整个突触后神经元。

EPSP 类似于在神经肌肉接头处记录到的终板电位（EPP），然而其幅值远小于终板电位。据测定，单个谷氨酸突触兴奋所能产生的 EPSP 峰约 $0.01 \sim 1$ mV（此变化范围还依赖于突触后细胞和突触的大小），而 EPP 产生的峰值可达 40 mV，为 EPSP 的 $40 \sim 4000$ 倍。显然，只有同时存在许多 EPSP 发生总和才能使突触后神经元去极化达到阈电位值，进而触发一次动作电位。

### （二）抑制性突触后电位

在脊椎动物中，神经肌肉接头突触都是兴奋性的，而在神经系统中，所有的神经元间形成的突触既有

兴奋性的,又有抑制性的。在上述实验中,如果将微电极插入抑制性突触后神经元(3-18b)中,就能记录到一个短暂的超极化电位,膜电位远离阈电位,突触后膜的膜电位增大(如由−70mV增加到−75mV)出现超极化。突触前神经元轴突末梢兴奋,释放到突触间隙中的是抑制性递质。大多数抑制性突触前末梢释放的神经递质为甘氨酸和γ-氨基丁酸(GABA)。抑制性递质与突触后膜特异性受体结合,使离子通道开放,提高了膜对 K$^+$、Cl$^-$、尤其是 Cl$^-$(不包括 Na$^+$)的通透性,使突触后膜的膜电位增大(如由−70mV增加到−75mV),突触后膜出现超极化。由于这种超极化电位使突触后神经元膜电位远离阈电位值,突触后神经元不易发生兴奋,表现为突触后神经元活动的抑制,因此将这种局部电位称为抑制性突触后电位(inhibitory postsynaptic potential,IPSP)

## 二、反转电位

在突触传递中,许多神经递质的门控通道并不只是通透一种离子。例如,在神经肌肉接头处的乙酰胆碱门控离子通道可同时通透 Na$^+$ 和 K$^+$ 两种离子,这与在神经轴突膜上的电压门控通道是不同的,后者只是对单一离子特异开放。应用 Goldman 方程能够计算出在膜内外某些离子浓度下的膜电位($V_m$)。假设在突触传递中,突触后膜离子通道对 Na$^+$、K$^+$ 的通透性相同,当通道开放时,$V_m$ 的值应介于 Na$^+$ 的平衡电位($E_{Na}$)和 K$^+$ 的平衡电位($E_K$)之间。显然,当膜电位处于不同水平时,离子通道的开放将可能引起 Na$^+$ 和 K$^+$ 跨膜流动方向的改变及流动数量的不同,这与两种离子的平衡电位差有关。

在不同的 $E_m$ 下判断离子电流的类别及改变可通过突触后电位的 $I$-$V$ 曲线来确定(图 3-19)。通过

**图 3-19　选择性离子通道对反转电位的影响**

　　将突触后膜钳制在一定水平,刺激突触前神经元引起递质的释放,在突触后神经元记录到一组突触电流。(A)激活的突触后电压门控通道仅对 K$^+$ 通透,K$^+$ 电流消失时的反转电位大约为−100mV,这个值相当于 K$^+$ 的平衡电位($E_K$)。(B)激活的突触后电压门控通道仅对 Na$^+$ 通透,Na$^+$ 电流消失时的反转电位大约为+70mV,这个值相当于 Na$^+$ 的平衡电位(ENa)。(C)Cl$^-$ 突触后电流的反转电位约−50mV,相当于 Cl$^-$ 的平衡电位。(D)激活的通道对 Na$^+$ 和 K$^+$ 均通透,反转电位接近 0mV(Purves D,et al,2004)

*I-V* 曲线可确定突触电流的反转电位（reverse potential, $V_{res}$）。$V_{res}$ 是指突触电流消失时的膜电位，也就是突触电位极性反转时的临界膜电位。利用膜片钳技术，将突触后神经元的膜电位分别钳制于不同水平，当刺激突触前神经元时，可在突触后神经元中记录到一组变化的突触后电流，据此绘制成的 *I-V* 曲线能观察到 $V_{res}$ 的具体值。如果细胞膜仅对一种递质有通透性，这种递质的作用缩小了 $V_m$ 与产生动作电位的阈值间的距离，它的作用就是兴奋性的；如果这种递质增大了 $V_m$ 与产生动作电位阈值间的距离，它的作用就是抑制性的。显然，能使 $Cl^-$ 和 $K^+$ 门控通道开放的递质应该是抑制性的。如果突触电流是由一种离子携带的，此反转电位则等于该离子的平衡电位；如果突触电流是由两种离子携带的，此反转电位则介于两种离子的平衡电位之间，其数值大小取决于两种离子的电化学梯度。

各种类型神经元的 EPSP 的反转电位均有差异，但基本分布在 $0\sim15\ mV$ 区间。Frinkel 等（1983）测定的 EPSP 的反转电位的理论值为 $4.4\pm2\ mV$，Nelson 等（1986）测得的脊髓培养细胞单突触反转电位的平均值为 $3.8\pm2.5\ mV$，此数值与体液内存在的几种主要离子的平衡电位均不相同，提示 EPSP 不是由其中一种离子而可能是几种离子同时跨膜移动的结果。图 3-20 为电压依赖性 EPSP 和 IPSP 的反转电

**图 3-20　EPSP 和 IPSP 的电压依赖性**

（Boron W F, et al, 2003）

位实验,实验显示了 EPSP 的反转电位在 0 mV 左右,IPSP 的反转电位在 −71 mV 左右。假设在递质与突触后膜上的受体作用之前,$E_m$ 小于 0 mV,离子电流就会迫使膜电位向 0 mV 方向移动;如果递质作用前 $E_m$ 大于 0 mV,则通过门控通道的电流方向将是外向的,导致 $E_m$ 变小。

图 3-20 中,突触前兴奋性神经元 A 和抑制性神经元 B 与神经元 C 分别形成突触联系。实验中首先刺激突触前兴奋性神经元,在突触后记录到一个 EPSP,然后刺激突触前抑制性神经元,在突触后记录到 IPSP。将神经元 C 膜电位钳制在不同水平,获得 6 条 $V_m$ 变化的值。这一系列 EPSP 和 IPSP 反映了多个突触对神经元 C 的激活作用。EPSP 的反转电位在 0 mV,表明此时刺激突触前神经元 A 将是无效的,这是因为此刻 $Na^+$ 的内流和 $K^+$ 的外流基本相等,EPSC 为零。IPSP 的反转电位为 −71 mV,相当于 $Cl^-$ 的平衡电位,说明 IPSP 是由 $Cl^-$ 通道调控的。此时刺激突触前抑制性神经元 B 将产生一个无效反应。

### 三、突触后电位产生的离子机制

氨基酸介导的突触后电位涉及脑中大量快速的直接神经活动,如感觉信息的处理、运动控制、认知活动等。在氨基酸类递质中,谷氨酸介导的兴奋性和 GABA 介导的抑制性反应研究得最为清楚。一般来说,突触后事件的研究难度较突触前小得多,因此许多研究都集中在突触后事件,事实上这也为研究突触前事件提供了研究其功能的窗口。

#### (一) 谷氨酸受体介导的兴奋性突触后电位

大多数谷氨酸介导的突触都能产生两种不同内容的 EPSP,一种为快突触电位,另一种为慢突触电位。在这种两种不同的电位反应中,突触前释放的都是同一种递质,但由于突触后受体不同,由不同类型离子通道调控形成了不同的突触后电位特性。谷氨酸作用于两种主要的受体类型:一种为促代谢型受体(metabotropic receptors)(即 G 蛋白偶联受体);另一种为促离子型受体组成的离子门控通道。每一种受体都能被谷氨酸激活,但其药理性质则不同。目前至少已经发现 8 种促代谢型受体(mGluRs)都具有与 G 蛋白偶联的 7 次跨膜结构。根据受体的序列结构、药理学性质和信号传递系统,促离子型受体组成的离子门控通道可分成三种不同类型,即 AMPA 受体,NMDA 受体和海人藻酸受体。这些受体的命名主要根据与其作用的特异拮抗剂有关。AMPA 代表 α-氨基羟甲基异噁唑丙酸(α-amino-3-hydroxy-5-methyl-4-isoxaxole propionic acid, AMPA),NMDA 代表 N-甲基-$D$-天冬氨酸(N-methyl-$D$-aspartate NMDA),海人藻酸受体的名字来源于其拮抗剂 KA,但它也能被十二烷酸(domoic acid)激活。到目前为止,至少 22 种促离子型谷氨酸受体 cDNA 已经被克隆,而且有可能发现更多的谷氨酸受体亚型。

谷氨酸介导的 EPSP 有两种不同的时相反应,这两种 EPSP 在药理学、动力学、电压依赖性、离子依赖性和膜的通透性方面均有差异。特别重要的是,它们在脑中发挥不同的功能。药理学实验揭示 AMPA 类型的谷氨酸受体介导快反应突触后电位,NMDA 类型的谷氨酸受体介导慢反应突触后电位,尽管两种受体对 $Na^+$ 和 $K^+$ 的膜通透性基本相同,但它们在许多方面存在不同(图 3-21)。

1. AMPA 受体通道介导的快突触电位

AMPA 受体通道介导的 EPSP 快突触后电位,存在于脑中大多数兴奋性突触中。正常情况下此通道几乎不允许 $Ca^{2+}$ 进入细胞。其单通道电导相对较低,大约 15 pS,无电压依赖性。当谷氨酸作用于突触后膜上的 AMPA 受体时,其介导的通道开放,引起 $Na^+$ 的内流和 $K^+$ 的外流。由于 $Na^+$ 的内流大于 $K^+$ 的外流,形成净的内向离子流,引起突触后膜去极化。

2. NMDA 受体通道介导的慢突触电位

NMDA 通道介导的突触后反应有着极为复杂的特性。它们的电导很高,约 50 pS,有着极为缓慢的动力学特征。深入了解 NMDA 受体通道的离子选择性是理解此受体功能的关键。NMDA 受体和非 NMDA 受体激活后均可引起细胞膜对离子通透性的变化,但与非 NMDA 受体不同的是,NMDA 受体激活后除引起 $Na^+$ 和 $K^+$ 通透性增加外,其对 $Ca^{2+}$ 还有高通透性,因此 NMDA 受体激活后产生一种慢时程的 EPSP。非 NMDA 受体激活是由于不增加 $Ca^{2+}$ 的通透性,只使 $Na^+$ 和 $K^+$ 通透性增加,因此产生一种作用快、消失也快的短时程 EPSP。

**图 3-21　谷氨酸门控通道模式图**

（A）大多数谷氨酸介导的 EPSP 都含有两种成分的总和：通过 AMPA 受体通道调节的快反应成分和由 NMDA 受体通道调节的慢反应成分。在此模式图中，突触后 $V_m$ 相对较负，NMDA 受体通道的作用相对较小。（B）当突触后细胞最初的 $V_m$ 在相对较负情况下，与 A 中的情形类似，NMDA 受体通道是关闭的，而 AMPA 受体独立于突触后 $V_m$ 通道，因而是开放的，使膜产生快速去极化。（C）在此模式中，突触后 $V_m$ 相对较正，NMDA 受体通道的作用相对较大。（D）突触后细胞的起始 $V_m$ 相对较正，与 C 中的情形类似，谷氨酸激活 AMPA 和 NMDA 两种受体通道。NMDA 受体通道参与的突触后电位调控是重要的，与大多数 AMPA 受体通道不同，它们允许 $Ca^{2+}$ 的内流，有着缓慢的动力学特性（Boron W F,et al,2003）

在 NMDA 受体上存在内源性配体的结合位点：两个不同的谷氨酸和甘氨酸（Gly）结合位点和 $Mg^{2+}$ 识别位点。NMDA 受体除了结合谷氨酸外，还必须同时结合甘氨酸才能被激活，单独谷氨酸和甘氨酸作用都不能激活 NMDA 受体。甘氨酸虽然是抑制性递质，但它与 NMDA 受体结合引起的变构效应会显著增强谷氨酸的作用，因此，甘氨酸是 NMDA 受体的协同激动剂（co-agonist）。此外，特别重要的是，由于 NMDA 受体通道对 $Ca^{2+}$ 有高通透性，$Ca^{2+}$ 能激活细胞内的许多酶，调节各种通道的开放，影响一些基因特异表达。$Ca^{2+}$ 的超载甚至会导致细胞死亡。因此，$Ca^{2+}$ 的内流可导致广泛而持久的突触后神经元的变化，显著影响细胞内的许多生理事件。

在细胞膜处于静息电位（大约 $-70\ mV$）时，NMDA 通道被 $Mg^{2+}$ 堵塞，这种位阻可以防止其他离子自由通过 NMDA 门控通道。只有当膜去极化约至 $-60\ mV$ 时，$Mg^{2+}$ 才能从通道口释放，因此，NMDA 受体通道是电压依赖性的。NMDA 受体通道的激活开放除需要激动剂与之结合外，还需要突触后膜处于相对较正的膜电位，而这种较正的膜电位往往是通过邻近或同一突触上的 AMPA 受体激活后使膜去极化产生的，因此，NMDA 门控通道既是化学门控的又是电压依赖的，是双重门控离子通道。

脑中许多突触的 AMPA 受体和 NMDA 受体是共存的,因此,大多数谷氨酸介导的兴奋性突触后电位应是两者协同作用的结果。当突触后膜处于相对较负的静息电位水平时,突触前膜释放的谷氨酸与 AMPA 受体作用,使电压依赖性 AMPA 受体门控通道开放,但 NMDA 通道并不开放。然而,伴随其他突触活动的加强(图 3-21C,D),突触后细胞膜去极化达到一定水平后,堵塞在 NMDA 通道中的 $Mg^{2+}$ 被释放出来,引起 NMDA 通道的开放。实际上,在机体自然状态下,只有当快速 AMPA 受体通道被激活使膜充分去极化后,缓慢的 NMDA 通道才能开放。

### (二)γ-氨基丁酸和甘氨酸受体通道介导的抑制性突触后电位

在中枢神经系统中,绝大多数抑制性突触是由 GABA 介导的,其余部分由甘氨酸介导。GABA 可作用两种类型受体:$GABA_A$ 和 $GABA_B$。$GABA_A$ 受体和甘氨酸受体都是促离子型受体,均为门控 $Cl^-$ 选择性通道。$GABA_B$ 为促代谢型受体,通过 G 蛋白偶联激活第二信使引起 $K^+$ 通道开放,或可压抑 $Ca^{2+}$ 通道的开放。脑中的突触抑制受到极为严格的调控。抑制过度将导致意识丧失及昏迷,而抑制不足则可引起半癫痫发作。$GABA_A$ 受体通道的外表面存在苯二氮䓬类、巴比妥类和固醇类的药物特异结合位点。就这些药物本身来说对通道基本不起作用,但当有 GABA 存在时,苯二氮䓬可提高通道开放的频率,巴比妥可提高通道开放的时间。此外,苯二氮䓬还可增加 $GABA_A$ 受体通道的 $Cl^-$ 的电导,产生更强的突触后抑制效应。图 3-22 示巴比妥对单通道电流和 IPSP 的作用。

**图 3-22 GABA$_A$ 受体通道的生理和结构特征**

A. GABA 激起一个小的 IPSP;B. 在存在低剂量戊巴比妥情况下,GABA 激起了一个很大的 IPSP;C. 在单通道水平,GABA 自身激起短暂的通道开放;D. GABA(50 μmol/L)自身并不能激起 $GABA_A$ 受体通道的开放,但却增加了通道的开放时间;E. 异源五聚体受体通道模式图。通道中心有供 $Cl^-$ 流动的孔道,外周存在 GABA 和几类通道调节因子的结合位点。右下插图为五聚体中的一个单体,5 个亚基中的每一个亚基的 $M_2$ 域都排列在中心孔道周围(Boron W F,et al,2003)

由于抑制性突触后电位的形成与 $E_{Cl^-}$ 和 $E_{K^+}$ 有关,当抑制性递质使 $Cl^-$ 通道开放时,$Cl^-$ 将顺其电化学梯度流入细胞内,使细胞电位出现超极化趋势;如抑制性递质使 $K^+$ 通道开放,$K^+$ 将按其电化学梯度从细胞内流出,与 $Cl^-$ 流入的情形相似,二者都会形成外向离子电流使突触后膜超极化,产生 IPSP。实验证明 IPSP 的反转电位与 $E_{Cl^-}$ 和 $E_{K^+}$ 相近,进一步表明 IPSP 是由于 $Cl^-$ 和 $K^+$ 跨膜流动所形成的。

有实验证据表明,将 $Cl^-$ 注入脊髓运动神经元内,IPSP 的反转电位向去极化方向发展,而且与按能斯特方程计算的 $E_{Cl^-}$ 的改变相一致,这表明 $Cl^-$ 在脊髓运动神经元 IPSP 的形成中的确发挥重要作用。

脑内许多神经元的静息电位与 $E_{Cl^-}$ 十分接近。当静息电位等于 $E_{Cl^-}$ 时,是否仍会有抑制作用存在呢?假如静息电位等于 $E_{Cl^-}$,则 $Cl^-$ 的净通量为零,膜电位将保持在静息水平而不出现 IPSP,但这时抑制作用依然会存在。这是因为根据欧姆定律 $V_{EPSP} = I_{EPSP}/G_m$,$Cl^-$ 通道的开放将使总的膜电导($G_m$)增加,从而导致 $V_{EPSP}$ 的幅值减小,使突触后膜去极化的幅度减小,因而对 EPSP 起着一种对抗的作用。这种由于膜电导增加而导致兴奋性突触效率降低的现象,称为分流抑制(shunting inhibition)。以上分析表明,抑制性神经递质开启 $Cl^-$ 通道后,如果是静息电位较 $E_{Cl^-}$ 为正的神经元,产生的 IPSP 将使轴突膜超极化而不易产生兴奋;如果静息电位是与 $E_{Cl^-}$ 或 $E_{K^+}$ 接近的神经元,则可通过分流作用而降低兴奋性突触的效率,从而达到抑制性作用。

对某些神经元产生的 IPSP 来说,并不都是由 $Cl^-$ 的内流引起的,还可能由 $K^+$ 电导增加所产生。在有些神经元膜上同时具有两种受体,分别控制 $K^+$ 和 $Cl^-$,如海马锥体细胞的 $GABA_A$ 和 $GABA_B$,前者被激活时可增加通道对 $Cl^-$ 的通透性而产生快 IPSP,后者被激活时可开放对 $K^+$ 有通透性的通道而产生慢的 IPSP。

## 四、突触电位的整合

脑中大多数突触产生的突触电位都很小,一个单独的 EPSP 通常仅产生 0.5 mV 的去极化,而若使神经元达到兴奋阈值的电位至少需要 15 mV 的去极化,这表明达到一个突触后,神经元产生动作电位的阈值需要多个兴奋性突触的共同作用。据估计,一个脊髓前运动神经元的膜表面可形成约 1 万个突触,而前脑单个神经元的膜表面形成的突触数可达 4 万个。这些突触有些是兴奋性的,有些是抑制性的,由于这些突触存在的位置和大小均有不同,即使是同一类型的突触,产生的突触后效应也可能不同。此外,在神经元表面存在的受体类型也可能不同,一种神经递质可激活多种受体亚型,引发多种突触后效应,这表明突触后神经元产生的最终效应将取决于所有这些因素的总和。

为方便理解,我们可用在一个神经元上产生的 IPSP 和 EPSP 的相互作用,来研究突触电位的整合机制。

图 3-23 示 IPSPs 和 EPSPs 对突触后电位的总和作用。假设轴突 A、B 和 C 与一神经元形成突触联系。在实验 1 中,相继给轴突 A 两个刺激,产生的两个 EPSPs 没有发生总和效应,这是因为 EPSPs 反应的时程极短,仅有几个毫秒,而给轴突 A 的两次刺激间隔时间稍长,因而在给予第二次刺激前,突触后膜已恢复到静息状态。在实验 2 中,连续给 A 两个间隔很短的刺激,第二个突触后电位叠加到第一个之上,产生了一个较任何单一刺激都大的去极化电位。我们将不同时间产生的输入信号到达同一细胞,引起细胞兴奋或兴奋性改变的现象称为时间总和(temporal summation)。在机体生理状态下,推测至少 50 个以上的 EPSP 才能使突触后膜达到引发动作电位的阈值。在实验 3 中,单独给轴突 B 一个刺激,引起一个 EPSP,然后同时给轴突 A 和 B 刺激,产生了一个较前者大的 EPSP,说明后者产生了总和。将来源不同的输入信号在同一时间到达同一细胞,引起细胞兴奋或兴奋性改变的现象称为空间总和(spatial summation)。实验 4 证明了多个 EPSP 的空间和时间总和使突触后神经元达到阈电位并引发了动作电位。实验 5 检测了 EPSP 和 IPSP 的共同作用,两者作用方向相反,因此膜电位没有改变或变化很小。

图 3-23　EPSP 和 IPSP 在突触后神经元的总和效应（Widmair，2004）

# 第四节　突触可塑性及其调节

突触可塑性是指在不同环境刺激下突触水平的结构和功能发生适应性改变的过程，它是神经系统的最重要特性之一。在神经系统的发育、学习和记忆，脑的认知等高级神经活动过程中，均存在突触的可塑性变化。这种变化不但体现形态学上的一些变化，如突触结构的修饰，神经树突分支数量及分布的改变，突触连接数目及空间分布的变化，以及突触活动带结构的变化等，还体现在功能上的变化，即突触传递效能的改变。

突触的传递效率并不固定，而是随着进行模式发生改变。几乎所有的突触都具有这种特性。突触传递的效能既能增强，也可以减弱，这种变化可持续短至几个毫秒，长至几周甚至更长的时间。例如，一短串刺激作用于突触前神经元时，产生的突触后电位的幅度或是增加，或是减小。前者被称为突触易化（facilitation），后者称为突触压抑（depression）。一长串高频刺激可引起持续数十分钟的突触电位幅度的增加，这种作用称为强直后增强（posttetanic potentiation，PTP）。短时间内给突触前神经元快速重复性刺激后，在突触后神经元上可产生持续更长时间的突触传递效率的长时程增加，或长时程降低。前者称为长时程增强（long-term potentiation，LTP），后者称为长时程压抑（long-term depression，LTD）。突触可塑性不但涉及突触前、后神经细胞相互关联的强度，其产生的过程还涉及许多信号蛋白的相互作用及第二信使的调节。

## 一、突触效能的长时程增强（LTP）

突触的易化、压抑和强直后电位是短暂修饰突触传递的方式，其机制主要涉及脑环路的短时间变化，但突触效能的这些变化不能提供个体长达数星期、数月甚至长达数年的记忆和行为可塑性的基础。实际上，在哺乳动物的中枢神经系统中，许多突触能够表达持久的突触可塑性形式，这些突触效能的改变可能是行为持久改变的基础。由于其持续时程较长，其突触可塑性也被广泛认为涉及细胞水平的学习和记忆机制。

LTP 和 LTD 在广义上是指突触效能的直接变化。然而，在不同的突触中，两者产生的机制在细胞和分子水平都有差异，其突触效能的改变与细胞所处的状态、细胞内不同信号传导通路中不同成分的调节有关。

研究最为深入详尽的是哺乳动物海马 CA1 区中 NMDA 受体依赖的 LTP。应用功能脑成像技术对人脑的研究表明，在某些类型的学习期间海马能够被激活，而损伤海马后则某些新记忆将不能形成。对啮齿动物的研究表明，当动物处于某些特定的位置时，可引起海马神经元动作电位的发放。这些特殊的"位置细胞"被认为编码了空间记忆的信息。已有的许多实验表明，海马损伤将严重影响大鼠空间学习能力的正常发育。这些研究结果导致海马中的兴奋性突触环路成为研究 LTP 的重要模型。

对 LTP 的研究始于 20 世纪 60 年代晚期，Terie Lomo 和 Timothy Bliss 发现几秒高频电刺激能够提高兔海马中的突触传递效能长达几天甚至几个星期。近年的许多研究主要应用离体脑片对海马进行分

**图 3-24    小鼠海马结构平面图**

鼠海马横切面示主要神经投射,兴奋性通路和突触连接。在三个突触连接的每一部位都能观察到长时程电位(Purves D,2004)

层研究,由于海马中神经元具有特殊的排列特点,这种脑片能完整保留所研究的海马中相关神经元的环路结构。图 3-24 显示了海马的主要脑区 CA1 和 CA3。海马结构位于颞叶内,CA1 区中的锥体细胞树突与 CA3 区中的 Schaffer 侧支纤维形成突触连接。齿状回的颗粒细胞受前穿质纤维通路的支配,并通过其苔状纤维末梢转而支配 CA3 区细胞(entorhinal,内嗅)。电刺激 Schaffer 侧支能够在 CA1 区细胞中记录到 EPSPs(图 3-25A,B)。如果仅给予 Schaffer 侧支低频刺激(2～3 次/min),在 CA1 神经元中产生的 EPSP 幅度将保持恒定。然而,如给予同一轴突一串短暂的高频刺激,则会产生 EPSP 幅值增大的持续长久的 LTP(图 3-25C)。LTP 不仅存在于海马的兴奋性突触中,在其他许多脑区包括皮层、杏仁核和小脑的各种类型突触中,都存在这种突触可塑性的变化。

**图 3-25    Schaffer 侧支 CA1 突触的长时程电位**

(A)突触传递实验。两个刺激电极中的每一个都能分别激活一束 Schaffer 侧支。(B)左图:单独给予突触通路 1 短串强直脉冲刺激,刺激前数分钟和刺激后 1h 在 CA1 神经元中记录到的突触反应。高频串刺激增加了 EPSP 的幅值。右侧:在通路 2 中使用低频刺激引起的反应,EPSP 的振幅未发生改变。(C)刺激通路 1 和 2 引起 EPSPs 振幅改变的时程。高频刺激通路 1 引起此通路中 EPSPs 幅度(黑点)的长时间增大。通路 1 中的突触传递的增强可持续数小时,而由低频刺激通路 2(灰点)中产生的 EPSPs 的振幅保持恒定不变(Purves D,2004)

### （一）LTP 的特性

LTP 具有状态依赖性(state-depend)特点。突触后细胞膜电位的状态决定了是否能发生 LTP。通常作用 Schaffer 侧支上的一个单刺激是不能激起 LTP 产生的,但如果存在使突触后 CA1 细胞产生较大去极化的一对刺激,则会通过 Scharffer 侧支激活产生 LTP(图 3-26)。这种形式仅仅发生在突触前和突触后细胞的成对激活,它们在时间上是紧密联系的,即强烈的突触后去极化发生在突触前递质释放的 100 ms 之内。

**图 3-26　突触前、后的配对活动激起的 LTP**

给 Schaffer 侧支单刺激后,在突触后 CA1 锥体细胞中记录的 EPSPs。这些刺激都不能激起突触后强度的任何改变。然而,如果通过记录电极施加电流引起 CA1 膜电位的短暂去极化的同时,给予 Schaffer 侧支刺激,则会产生持久的 EPSPs 的增加(Purves D,2004)

LTP 的另一重要特点是输入特异性(input specificity),即 LTP 主要产生于受刺激传入神经纤维相对应的突触,而不是产生于其他的、与其无关联的同一神经元上的其他突触(图 3-25),因此 LTP 只局限在激活的突触,而不是突触后细胞上的其他突触。LTP 所具有的这种特性与其相关记忆的形成(或至少与特殊记忆的存储)有关。如果一组突触的激活引起所有其他的突触,包括那些未激活的突触都产生电位的变化,将无法对输入特殊的信号进行筛选,也不能完成特殊信息的存储。

LTP 的第三个重要特点是协同性(associativity),即一个弱刺激通路本身不能产生 LTP,但当一个强刺激通路在同一突触后神经元的邻近突触引发 LTP 后,弱刺激和强刺激通路都能产生 LTP(图 3-27)。这种共同激活一系列突触输入的选择性增强反应常常被认为类似于联合型或经典型的条件反射。一般来说,协同性被认为与神经元间不同信息网络的连接有关。海马突触的 LTP 和学习、记忆,或其他方面的行为可塑性之间的关系提供了一个研究脑长程变化的神经机制平台,而这种变化可能涉及某些方面记忆的形成和贮存。

**图 3-27　CA1 的协同性特性**

图示 CA1 锥体神经元接受两束独立的 Schaffer 侧支输入。(A) 强刺激引起通路 1 中被激活突触的 LTP,但未在邻近的未激活通路 2 中诱发出 LTP;(B) 单独给通路 2 一个弱刺激不能诱发产生 LTP,但如此时在通路 1 中存在一个强刺激时,两条通路中的突触反应均获得增强(Purves D,2004)

**(二) LTP 产生的分子机制**

尽管 LTP 现象已经发现有三十多年,然而直至目前对其诱导形成的分子机制仍旧缺少深入的理解。20 世纪 80 年代中期,LTP 的研究获得了重大进展。研究发现,谷氨酸 NMDA 型受体的拮抗剂可阻断 LTP,但并不影响由低频刺激 Schaffer 侧支引起的突触反应。NMDA 受体的生物物理特性第一次引起了广泛关注。正如本节前面所介绍的,NMDA 受体通道允许 $Ca^{2+}$ 的通透,但却生理性地被 $Mg^{2+}$ 阻断,这种特性引起了人们对 LTP 产生机制的深入研究。给予 Schaffer 侧支低频刺激时,突触前释放的谷氨酸可同时与突触后膜上的 NMDA 受体和 AMPA 受体结合,然而突触后神经元在静息状态下的 NMDA 通道是被 $Mg^{2+}$ 所阻断的,因此无突触后电流产生。NMDA 通道的阻断具有电压依赖性特征,只有突触后神经元被去极化时,NMDA 通道中的 $Mg^{2+}$ 被移出,突触才恢复了其功能。$Mg^{2+}$ 被移出后,$Ca^{2+}$ 通过 NMDA 通道进入突触后神经元,增加了 $Ca^{2+}$ 在突触后神经元树突棘中的浓度,诱导了 LTP 的产生。在这里 NMDA 受体被认为类似于一种分子"and"门:只有谷氨酸与 NMDA 受体结合并引起突触后神经元去极化,释放出阻断 NMDA 通道的 $Mg^{2+}$,通道才能开放产生 LTP。因此,NMDA 受体能够感受同时发生的两个事件。

$Ca^{2+}$ 通过 NMDA 通道进入突触后神经元,提高了突触后神经元中 $Ca^{2+}$ 的浓度水平,诱导产生 LTP。$Ca^{2+}$ 作为细胞内的信使分子,可激活细胞内一系列复杂的信号传导通路。目前已经清楚至少存在两种类型的 $Ca^{2+}$ 激活蛋白激酶:CaMKⅡ和蛋白激酶 C(PKC)。在突触后致密带中存在高浓度的 CaMKⅡ,CaMKⅡ在 LTP 形成过程中发挥关键作用。应用 CaMKⅡ抑制剂或敲除 CaMKⅡ后能阻断 LTP 的发生。敲除 CaMKⅡ的小鼠脑内仍然可诱导出只有正常小鼠一半的 LTP,提示除了 CaMKⅡ外,还应有其他的激酶在 LTP 形成中发挥作用。LTP 产生后存在 CaMKⅡ的自我磷酸化,导致与突触后致密带相连的 AMPA 受体 GluR1 亚基磷酸化,使 AMPA 受体通道的电导增加。

PKC 也可能起着与 CaMKⅡ类似的作用。PKC 的抑制剂能阻断 LTP 的产生,将 PKC 导入到 CA1 锥体细胞中可增强突触传递。激活后的 PKC 能通过降低蛋白磷酸酶的活性间接增加 CaMKⅡ的作用。LTP 形成过程中也可能存在其他的激酶发挥作用,如 Fyn 和 Src 等细胞内酪氨酸激酶。逆行性信号分子,如 NO 等在 LTP 产生过程中也可能发挥作用,这类分子在突触后神经元产生并被释放到突触间隙,经扩散至突触前神经元,促进突触前递质的释放。

目前普遍认为 LTP 产生的突触后机制主要与 AMPA 受体的增加有关。在 LTP 诱导实验中发现，AMPA 受体介导的兴奋性突触后电流明显大于 NMDA 受体介导的兴奋性突触后电流，此结果强烈提示 AMPA 受体反应性的提高是形成 LTP 的主要机制。近期的研究表明，兴奋性突触能主动调节突触后谷氨酸受体的数量，将一些新的 AMPA 受体补充到"静息"突触中，而在这些突触的突触后膜上原来并不存在 AMPA 受体(图 3-28)。新产生的 AMPA 受体不仅可加入到静息突触中，而且发现在 LTP 诱导过程中非静息突触中也有新的 AMPA 受体补充到突触中。尽管目前还不清楚突触后膜上活动依赖性 AMPA 受体是如何被转运和表达的，但研究显示，直接激活 NMDA 受体后能引起动力学依赖的 AMPA 受体的胞吞活动，使其能快速进、出突触后致密带。显然，新增加的 AMPA 受体能显著提高突触后细胞对谷氨酸释放的反应，增强突触传递的效能以及延长 LTP 的时程。

**图 3-28 LTP 期间 AMPA 受体在突触后膜中的嵌入**

(A) 海马中 LTP 诱导的 AMPA 受体在静息突触中的反应。LTP 诱导产生前，处于 −65 mV 静息膜电位的静息突触无 EPSCs 产生(上图)。LTP 诱导之后，相同的刺激却产生了由 AMPA 受体介导的 EPSCs(下图)。(B) LTP 产生之前和给予高频刺激诱导产生 LTP 后 30 min，免疫荧光标记的 AMPA 受体亚基 GluR1。照片可见，高频刺激前树突棘 1 上的 AMPA 受体并无改变，而高频刺激诱导后，在树突棘 2 中产生了新的 AMPA 受体 (Purves D，et al，2004)

## 二、突触效能的长时程压抑(LTD)

在 LTP 过程中，假设突触只是简单地持续增加反应强度，突触反应的强度最终会达到最大，如此反应形式几乎使它们不可能再编码新的信息。因此，为提高突触工作的效能，必然存在选择性削弱某些特异突触活动的过程，也就是说，如果同时存在突触传递效能增强和减弱的神经网络，将比单一突触反应增加或降低的神经网络具有更大的处理和储存信息的优势。LTD 即是这样一种过程。20 世纪 70 年代晚期，在海马 Schaffer 侧支和 CA1 锥体细胞形成的突触中发现了 LTD 现象。与 LTP 的产生需要短的、高频刺激不同，当给 Schaffer 侧支 10~15 min 低频(1Hz)长串脉冲刺激时能诱导 LTD 的产生。产生的 LTD 能压抑 EPSP 达数小时，而且与 LTP 类似，它们对激活的突触也具有特异性(图 3-29)。LTD 能减少或消除 LTP 引起的 EPSP；反之，LTP 能对抗 LTD 减小 EPSP 的趋势。因此，LTP 和 LTD 通过作用于同一位点实现对突触效能的拮抗调节。实际上，LTD 和 LTP 一般不可能在某个突触的传递过程中独立表达，这是因为二者在诱导机制上存在一定的相似性。如上述介绍的 LTD 和 LTP 的产生都需激活

NMDA 受体后引起胞外 $Ca^{2+}$ 内流,只不过两者需要的 $Ca^{2+}$ 内流在时间和量上有显著的区别:快速、大量的 $Ca^{2+}$ 内流诱导的是 LTP,而缓慢、持久的 $Ca^{2+}$ 内流诱导的是 LTD,两者的表达和维持均需多种蛋白酶的作用。因此,不同系统和不同的刺激形式可能使神经系统采用不同的信号转导及表达机制来改变突触的传递效能。

图 3-29　海马中突触传递的长时程压抑

电生理技术常用来研究 Schaffer 侧支与 CA1 锥体神经元间的突触信号传递。实验设计参见图 3-26 图(A)。(A) 给予 Schaffer 侧支低频刺激(1s)引起突触传递的长时程压抑。(B) LTD 产生的机制。$Ca^{2+}$ 浓度在突触后 CA1 神经元中微量升高,激活了突触后蛋白磷酸化通路,使突触后 AMPA 受体内吞,减少了膜上 AMPA 受体数目,降低了对 Schaffer 侧支终末释放的谷氨酸的敏感性(Purves D,2004)

## 三、LTP 和 LTD 普遍存在的类型

LTP 存在多种不同的形式,有些与突触前机制有关,有些与突触后有关。图 3-30 总结了 LTP 存在的一些普遍形式。

### 1. NMDA 受体(NMDAR)依赖的 LTP

此种类型是迄今为止研究得最为清楚的长时程突触可塑性(图 3-30A)。此种 LTP 产生需要在突触后膜显著去极化时,通过突触前释放谷氨酸来激活 NMDA 受体。NMDARs 具有很强的电压依赖性,当细胞去极化时,$Mg^{2+}$ 从 NMDA 通道内的结合位点解离,$Ca^{2+}$ 通过 NMDAR 内流至突触后神经元的树突棘,$Ca^{2+}$ 的升高激活了一系列细胞内信号通路,诱导了 LTP 的产生。LTP 发生期间,突触强度增加的主

要原因在于不断有 AMPAR 被转运至突触后膜，AMPAR 在后膜中数量的增加对 NMDAR 并无影响。LTP 维持的几小时之内，需要蛋白合成，大量树突棘生成和相关突触后密度增加。这些结构上的变化对于 LTP 启动的巩固信息存贮过程可能是至关重要的。此外，突触处 NMDARs 的转运和数量改变能潜在改变诱导的 LTP(和 LTD)阈值。特殊 NMDARs 亚基上的分子开关还能上调或下调 NMDAR 调节的突触电流，改变受体激活期间进入突触后神经元中 $Ca^{2+}$ 的数量，继而改变突触的可塑性。

2. 突触前 LTP

此类 LTP 最初是在齿回颗粒细胞的苔状纤维和 CA3 海马锥体细胞间形成的突触中发现的，之后在新皮层和小脑中也发现了类似形式的 LTP。这种形式的 LTP 不需要 NMDARs 和突触后因子。相反，突触前 LTP 是通过突触前终末细胞内的 $Ca^{2+}$ 激活依赖性升高启动的(图 3-30B)。$Ca^{2+}$ 的升高激活了腺苷酸环化酶产生 cAMP，后者再激活蛋白激酶 A(PKA)。此系列反应导致在每次动作电位到达神经终末时，都能持续地增加神经递质谷氨酸的释放数量。在突触囊泡进入突触前活动区准备释放，以及不断增加谷氨酸释放数量的过程中，Rab3A 和 RIM1α 蛋白发挥重要的调节作用。

3. NMDAR 依赖的 LTD

当给 NMDAR 一个弱刺激时(如给细胞膜适当的去极化或低频刺激)，能引起 LTD 的产生，其机制被认为是突触后细胞缓慢小量 $Ca^{2+}$ 内流所引起的。$Ca^{2+}$ 的微量升高不会引起 LTP，LTP 的产生需要高频刺激引起突触后快速大量 $Ca^{2+}$ 内流。NMDAR 依赖的 LTD 过程诱导了细胞内不同的 $Ca^{2+}$ 依赖信号通路，这些通路包括丝氨酸/苏氨酸磷酸酶，其去磷酸化一些关键的突触靶蛋白，如 AMPARs 自身(图 3-30C)。在 NMDAR 依赖的 LTD 突触强度发生期间，通过动力蛋白和笼形蛋白(clathrin)依赖的内吞过程，减少了膜上 AMPARs 的数量，因此引起钙离子内流诱导的 LTD。

4. 代谢性谷氨酸受体(mGLuRs)依赖性 LTD

mGLuRs 的激活能够诱导和表达 LTD。此类 LTD 最初是在小脑浦肯野细胞的平行纤维突触中发现的(图 3-30D)，之后在海马和新皮层中也发现存在 mGLuRs 依赖的其他 LTD 类型。在平行纤维突触，LTD 的产生需要协同作用，即突触后 $Ca^{2+}$ 通过电压门控离子通道内流和突触后 mGLuR Ⅰ型的激活。但在其他突触，单独激活 mGLuRs 就能诱导出 LTD。在大多数情况下，此种 LTD 的产生主要是通过笼形蛋白依赖的突触细胞内吞 AMPARs 来调节。特别令人感兴趣的发现是，在发育的某些阶段，mGLuRs 促发的 AMPAR 内吞和 LTD 需要蛋白质的快速合成。

5. 内大麻醇(Endocannabinoid,eCBs)调节的 LTD

在中枢神经系统许多释放谷氨酸和 γ-氨基丁酸的突触中，短暂的突触后 $Ca^{2+}$ 快速大量内流会诱导 eCBs 的合成(在有些情况下也会单独激活 mGluRs 和毒蕈碱受体)。eCBs 是一种亲脂性分子，它们能逆行穿过突触到达突触前膜，并与前膜上的 CB1 受体结合，短暂地抑制递质的释放(图 3-30E)。然而在有些突触中，仅延长了 eCBs 释放的时间并不引起 LTD 产生，这种方式是通过长时程压抑递质的释放来调节的(eCBs-LTD)。为什么在有些突触中 eCB 的释放仅产生瞬时性突触压抑，而在其他一些突触中却能激起持久的 LTD，其机制目前尚不十分清楚。最近的研究表明，瞬时性压抑产生的突触前机制可能与 eCBs 和 eCB-LTD 的差别有关，只有 eCBs-LTD 需要 PKA 和 RIM1α 依赖的信号通路。

突触效能的改变除了与 LTP 和 LTD 有关外，还与突触的某些特异性有关。当突触激活水平经历长时间改变(如几小时到几天)时，突触的强度也能被修饰。在一些特殊情况下，延长突触活动减少的时间能整体增大突触强度，而延长突触活动增加的时间，能降低突触活动的强度。突触强度的这些普遍变化被认为是在限定的范围内单个细胞维持活动的自稳态反应，它使不同突触通过 LTD 或 LTP 引起的反应在强度上体现恒定的差别。大量证据表明，突触强度的可塑性变化许多是通过 AMPAR 成分与递质释放的突触前机制相联系的，这中间涉及局部蛋白质的合成、神经生长因子或类似肿瘤坏死因子(tumour necrosis factor α,TNFα)等可扩散因子的变化。

(A) NMDAR依赖性LTP    (B) 突触前LTP    (C) NMDAR依赖LTD

(D) mGluR依赖性LTD    (E) eCB-LTD

表达：突触后AMPARs内化    表达：突触前神经递质释放减少

**图 3-30  普遍存在的 LTP 和 LTD 类型**

　　在啮齿类动物脑中观察到的突触可塑性产生和表达模式图。（A）在许多不同脑区均观察到 NMDAR 依赖性 LTP 现象,此种类型依赖于 NMDAR 的激活和 CAMKⅡ的启动作用。电压依赖性 $Mg^{2+}$ 对 NMDAR 通道位阻的解除,使突触能对突触前谷氨酸释放和突触后去极化的共同作用作出反应。突触后膜 AMPAR 插入数量的增加是 LTP 表达的主要机制。（B）突触前 LTP 机制的最好模型是通过 CA3 海马突触的苔状纤维和小脑浦肯野细胞突触的平行纤维获得的。重复突触激活导致突触前 $Ca^{2+}$ 进入,$Ca^{2+}$ 再激活 $Ca^{2+}$-敏感环腺苷酸激酶（AC）,引起 cAMP 的升高和 cAMP 依赖蛋白激酶 A（PKA）的激活。这些事件随后调节了 Rab3a 和 RIM1α 的功能,引起了持续长久的谷氨酸释放,此过程涉及许多突触后信号分子（图中未显示）。（C）NMDAR 依赖性 LTD 由突触后 NMDAR 通道进入的 $Ca^{2+}$ 促发,引起突触后蛋白磷酸酶 2B（protein phosphatase 2B,又称为 calcineurin）和蛋白磷酸酶 1（protein phosphatase 1,PP1）活性的增加,此过程的主要表达机制包括突触后 AMPARs 的内化和 NMDARs 的下调,其具体过程尚不清楚。（D）代谢型谷氨酸受体（mGluR）依赖性 LTD 主要在小脑浦肯野细胞突触的平行纤维和海马突触中研究得最为清楚。突触后 mGluR1/5 诱导了突触后 AMPARs 的内化（internalization）,此过程在某些情况下可能需要蛋白的合成。（E）eCB-LTD 是近期发现的 LTD 的一种形式,在许多脑区中都存在其表达。此形式或需要 mGluR1/5 的激活,引起 PLC 的激活;或是通过增加细胞内 $Ca^{2+}$（或两者均需要）,诱导突触后细胞中 eCB 的合成。eCB 主要由突触后神经元释放,逆行转至突触前与 cannabinoid1 受体（CB1R）结合,经过目前尚不清楚的机制抑制递质长时程释放（Kauer J A,Malenka R C,2007）

## 四、静息突触（silent synapses）

　　近期的许多研究表明,突触后谷氨酸受体存在兴奋性突触的动态调节。最初的研究发现,当某些类型的谷氨酸突触后细胞处于静息状态时,刺激这些突触并不能产生突触后电位变化。然而,一旦这些突触后细胞被去极化,就能在这些"静息突触"上记录到明显的电位变化。这表明信息在此类突触上的传递可以对突触后活动作出"开"或"关"的反应。在脑的许多脑区均存在此类突触,这些区域包括海马、大脑皮层和脊髓。

　　静息突触动态性变化产生的原因如前所述。在静息状态下,NMDA 受体受到电压依赖的 $Mg^{2+}$ 的阻断不能被激活。在静息突触向功能性突触的转化过程中,AMPA 受体被不断运至细胞膜,嵌插于突触后致密带中,从而增大了突触传递的强度。AMPA 和 NMDA 受体在发育不同阶段存在动态调节变化。出生后早期阶段,许多突触中仅存在异常富集的 NMDA 受体,发育至成年时逐渐减少。当突触成熟时,一些 AMPA 受体被补充进突触后膜中(图 3-31)。

**图 3-31　大鼠海马 CA1 中静息突触的形态学变化**

　　(A) 大鼠海马 CA1 中兴奋性突触从 10 天至 5 周(成年)变化的电镜照片。成年动物海马 CA1 中存在丰富的 AMPA 受体,但在年轻动物脑中仅存在 NMDA 受体。(B) 谷氨酸受体成熟模式图。出生后早期,许多兴奋性突触仅含有 NMDA 受体。随着突触的发育成熟,AMPA 受体开始补充加入突触中(Purves D, et al,2004)

　　大量实验证据直接证明了 AMPA 受体在 LTP 表达期间被上调。AMPA 受体的 GluR1 亚基用绿色荧光蛋白(GFP)标记后,能够观察到在海马 CA1 区锥体细胞中短暂表达。用激光扫描电镜观察这些细胞的树突时发现,树突中大多数蛋白(GluR1-GFP)位于胞内小室中,仅有半数树突棘显示荧光。但当刺激后,标记的受体被快速运送至树突棘,向树突上聚集,此时在所有的树突棘上几乎都发现有荧光标记,甚至在刺激前未标记的树突也是如此。这些结果表明,许多兴奋性树突棘是寂静的,在重复刺激后,得到了 AMPA 的补充才显示出 AMPA 的反应。

### 五、树突棘的形态变化与突触可塑性

　　突触后的可塑性还包括整个突触后结构的树突棘的动态变化。树突棘体积大约小于 $1\ \mu m^3$,具有各种不同的形态。树突棘球形的棘头通过一个窄茎连接到树突上(图 3-32)。早在 19 世纪晚期,Santiago Romony Cajal 就描述了树突棘的结构,并指出树突棘可能参与了神经元的可塑性及中枢神经系统的长时程记忆。近年的一些研究认为,棘茎能够防止生物化学信号从棘头中扩散进入树突的其余部分。在突触传递过程中,能产生许多可扩散信号,其中最显著是的第二信使 $Ca^{2+}$。此外,一些实验也证明了棘茎的确能够作为分子扩散的屏障。此外,其他的证据表明,树突棘中存在分隔生物化学成分的空间。例如,$IP_3$ 等信号分子能够从棘头中扩散出来进入树突中。$IP_3$ 和 $Ca^{2+}$ 存在一定的扩散差异,$IP_3$ 信号扩散的持续时间较 $Ca^{2+}$ 长,因此能保证 $IP_3$ 有足够的时间克服棘茎的障碍,从

**图 3-32　海马锥体神经元树突微区的**
**高分辨率电镜水平重构图**

(Purves D,2004)

棘头向外扩散。棘可能作为一种"库"来贮存各种信号蛋白,它们可将 $Ca^{2+}$、$IP_3$ 及许多下游靶分子富集在这里。例如,在棘头中存在很高浓度的谷氨酸受体,突触后致密带中存在大约十几种细胞内信号转导蛋白(图 3-33),这表明棘头是突触组装过程中信号分子最终到达的目的地,是第二信使作用的靶。

在发育过程中,树突的丝足状突起在突触前释放的神经递质及其他因子的共同调节下会发生一系列形态上的变化。给 CA1 区中的神经元持续刺激,树突的丝状足结构就可以在几分钟内发育长大成树突棘结构。树突棘密度的变化是受突触活动调节的主动过程。在高频诱导出 LTP 的同时,突触棘的宽度也相应增加,并随即出现树突棘的分叉,形成新树突棘。当阻断 NMDA 受体后,这种变化随即消失,这表示此变化与突触活动相关。行为学的实验表明,行为训练大鼠的被动躲避反应,发现相应脑区的树突棘密度在训练后 3 h 开始增加,6 h 达到高峰。如果在此系统中快速给予谷氨酸或 NMDA,激活突触后膜大量的谷氨酸受体,树突棘在几分钟内就开始迅速回缩,密度很快下降,此过程与 LTD 的表达机制相似,因此推测树突棘的回缩变化可能与 LTD 也有关。

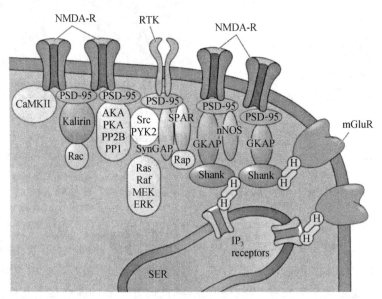

**图 3-33　突触后致密带中存在的各种信号转导分子**

PSD 中的分子包括谷氨酸受体 NMDA,mGlu,酪氨酸激酶受体 RTK(tyrosine kinase receptor)和最为显著的蛋白激酶 CaMK II(Purves D, 2004)

介导树突棘形态变化的蛋白存在于突触后致密带(PSD)中。PSD 95 是从 PSD 中分离出来的主要支架蛋白。在发育神经元中,丝状足结构的生长依赖于 PSD 95 的不断向前延伸。即使在成熟的突触中,支架蛋白仍进行活跃的运动和更新。一些实验证据表明,支架蛋白在调节 mGlu 受体的运动、树突的成熟、AMPA 在受体后的表达等,均具有重要作用。Shank 是存在于 PSD 中的另一重要成员。Shank 可与 PSD 中的 NMDA 受体、mGlu 受体等许多成分相互作用。过量表达 Shank 能使海马神经元树突棘成熟加快,树突棘增大。Shank 通过调节一些下游蛋白,如 Homer,来调节树突棘及突触后致密带的形态结构。

树突棘的结构和形态上的动力变化涉及 LTP 和 LTD 的产生和维持机制。LTP 和 LTD 两者都具有 Donald Hebb 所假设的对联合学习必需的特性,即当突触前和突触后成分协同活动时,突触强度将获得增强,这种类型的突触亦被称为 Hebb 型突触。中枢神经系统的学习和记忆机制包含了突触效能的长时程变化,然而在不同类型的突触中,突触可塑性的表达存在很大的差异,有关这方面的细胞内分子机制目前还存在许多空白需要深入研究。

（左明雪）

# 练　习　题

1. 简述化学突触信号传递的主要过程。
2. 阐述钙离子在囊泡的募集、介导囊泡与突触前膜融合的胞吐过程中是如何发挥调控作用的？
3. 简述神经性 SNARE 蛋白核心复合体的组成和结构特征。
4. 简述 SNARE 循环的主要步骤及内容。
5. 简述 AMPA 受体和 NMDA 受体在神经传递过程中的协调作用机制。
6. 何为突触可塑性？举例说明 LTP 产生的突触前和突触后机制。

# 参 考 文 献

1. Borom W F, Boulpaep E L. Medical physiology. Philadelphia：Saunders Co,2003.
2. Davies R W, Morris B J. Molecular biology of the neuron. 2nd. New York：Oxford University Press,2006.
3. Heuser J E, Reese T S. Structural changes after transmitter release at the frog neuromuscular junction. J Cell Biol,1981,88：564-580.
4. Jahn R, Scheller R h. SNAREs-engines for membrane fusion. Nature Rev Mol Cell Bion,2006,7：631-643.
5. Kauer J A, Malenka R C. Synaptic plasticity and addiction. Nature Rev Neurosci, 2007,8：844-858.
6. Kessels M M, Qualmann B. Nature Rev Mol Cell Biol,2003,4：127-139.
7. Koppen B M,Stanton B A. Physiology. 6th. Philadelphia；Mosby Elsevier,2008.
8. Nicolas X T, Bergles D E. Defining the role of astrocytes in neuromodulation. Neuron,2007；54：497-500.
9. Purves D, Augustion G J,Fitzpatrick D, et al. Neuroscience. 3rd. Sunderland,MA；Sinauer Associates,inc, 2004.
10. Rizzoli S O,Betz W J. Synaptic vesicle pools. Nature Rev Neurosci, 2005,6；57-59.
11. Schwartz J H, Jessell T M. Principles of Neuroscience. 3th. New York；McGraw-Hill,1991.
12. Tokuoka H, Goda Y. Synaptotagmin in $Ca^{2+}$-dependent exocytosis；dynamic action in a flash. Neuron, 2003,38；521-524.
13. Widmaier E P, Raff H, Strang K T. Human Physiology. 9th. New York；McGraw-Hill Co,2004.
14. 韩济生主编. 神经科学. 3 版. 北京：北京大学医学出版社,2009.
15. 尼克尔斯 J G,马丁 A R,华莱士 B G,等. 神经生物学——从神经元到脑. 杨雄里,等译. 北京：北京出版社,2003.

# 第四章　第二信使及跨膜信息传导

多细胞生物为了保持个体的体内平衡,在生物体内的所有细胞之间,遍布着多种多样复杂的信号传递系统。在细胞和细胞间进行传递信号的功能,叫做细胞间的信号传递机制。每个细胞为了发挥它们各自的作用,还必须具有能正确接受信号,使之在细胞内传递并对信号进行精确处理的能力,而这种能力机制即称为细胞内信号传递机制。细胞信号转导(signal transduction)是指外界环境刺激因子或胞间通讯分子等作用于细胞表面或细胞内受体,经过一系列生物化学的瀑布式级联反应,引起细胞发生生理反应或诱导基因表达的过程。细胞间的信息传递和胞内的信号转导是多细胞生物最基本的生命活动,在生物的个体发育、新陈代谢以及其他生命活动中有重要意义。神经系统的基本功能就是信号的接收、整合和传递,包括细胞间的信息传递和由细胞的一部分到另一部分的细胞内信号转导。

在中枢以及外周神经系统中,许多突触传递通过神经递质与代谢型受体结合,进而通过膜关联信使或胞内第二信使间接影响离子通道和离子泵,从而实现了突触间的传递。

# 第一节　跨膜信息传导

细胞膜受体大致分为细胞膜 7 次贯穿型构造的三聚体 G 蛋白偶联型受体、离子通道镶嵌型受体及酪氨酸激酶型受体。在三聚体 G 蛋白偶联型受体和离子通道镶嵌型受体中,主要结合激素、神经递质和神经多肽,但在前者中,与受体结合的 G 蛋白作为转导物,控制腺苷酸环化酶和磷脂酶 C 等的效应器的活性,通过 cAMP、二酰基甘油、三磷酸肌醇等第二信使的产生,控制信息传递系统。后者受体自身是离子通道,当与细胞外信号结合后,$Na^+$、$K^+$、$Cl^-$ 等向细胞内流入,通过细胞膜电位的变化控制信号传递系统。另外,酪氨酸激酶型受体与细胞增殖因子、细胞黏着因子、细胞因子结合后,酪氨酸激酶被活化,受体自身和其他蛋白质被磷酸化。通过下游的激酶级联反应完成上述各类因子的信号传递过程。

## 一、神经递质跨膜信息传导的方式

### (一) G 蛋白偶联受体介导的信号转导

1. G 蛋白偶联受体结构

G 蛋白偶联受体是由一个具有 7 次跨膜结构域的膜蛋白超家族组成的代谢型受体,有一个膜外氨基末端(N 末端)和一个膜内氨基末端(C 末端),中段的 7 次跨膜螺旋结构导致 3 个细胞外环和 3 个细胞内环的存在(图 4-1)。

2. G 蛋白偶联受体的功能(表 4-1)

G 蛋白偶联受体胞浆面第三个环能够与鸟苷酸结合蛋白(guanylate binding protein,简称 G 蛋白)相偶联,从而影响腺苷酸环化酶(AC)或磷脂酶(PLC)等的活性,使细胞内产生第二信使。这类受体的信息传递可归纳为:配体→受体→G 蛋白→酶→第二信使→蛋白激酶→酶或功能蛋白→生物学效应。此类受体分布极广,主要参与细胞物质代谢的调节和基因转录的调控。

3. G 蛋白偶联受体信号转导的主要途径

已知有 100 多种配体可通过 G 蛋白偶联受体实现跨膜信号转导,包括生物胺类激素(如肾上腺素、去

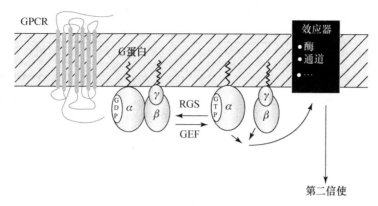

**图 4-1　G 蛋白偶联受体结构图**

(Vries L D,et al,2000)

甲肾上腺素、组胺、5-羟色胺),肽类激素(如缓激肽、黄体生成素、甲状旁腺激素),以及气味分子和光量子等。根据效应器酶以及胞内第二信使信号转导成分的不同,其主要反应途径有以下两条:

(1)受体-G 蛋白-AC 途径:激素为第一信使,带着内外界环境变化的信息,作用于靶细胞膜上的相应受体,经 G 蛋白偶联,激活细胞内的腺苷酸环化酶,在 $Mg^{2+}$ 作用下,腺苷酸环化酶催化 ATP 转变为环磷酸腺苷(cAMP),引起细胞内 cAMP 浓度的升高,cAMP 作为第二信使,激活 cAMP 依赖的蛋白激酶APKA,进而催化细胞内多种底物磷酸化,最后导致细胞发生一系列生理和生物化学的反应,如细胞膜通透性改变、细胞内各种酶促反应、肌细胞的收缩以及细胞的分泌等。

(2)受体-G 蛋白-PLC 途径:胰岛素、缩宫素、催乳素以及下丘脑调节肽等与膜受体结合使其活化后,经 G 蛋白偶联作用,激活膜内效应器酶——磷脂酶 C(PLC),它使磷脂酰二磷酸肌醇($PIP_2$)分解,生成三磷酸肌醇($IP_3$)和二酰甘油(DG)。$IP_3$ 和 DG 作为第二信使,在细胞内发挥信息传递作用。$IP_3$ 首先与内质网外膜上的 $Ca^{2+}$ 通道结合,使内质网释放 $Ca^{2+}$ 入胞浆,导致胞浆内 $Ca^{2+}$ 浓度明显增加,$Ca^{2+}$ 与细胞内钙调蛋白(CAM)结合,激活蛋白激酶,促进蛋白酶磷酸化,从而调节细胞的功能活动。DG 的作用主要是特异性激活蛋白激酶 C(PKC)。PKC 与 PKA 一样可使多种蛋白质或酶发生磷酸化反应,进而调节细胞的生物效应。

**(二)离子通道受体介导的信号转导**

离子通道受体也称促离子型受体(ionotropic receptor)或配体门控离子通道(ligand-gated ion channel),受体蛋白本身就是离子通道,通道的开放既涉及离子神经递质本身的跨膜转运,又可实现化学信号的跨膜转导。直接激活离子通道是介导靶神经元兴奋性变化最简单的方式,这也是配体门控离子通道作用的共同机制。由于配体结合位点和离子通道是细胞膜上同一大分子或大分子复合物的一部分,神经递质与受体的结合直接导致与受体紧密连接的离子通道构象的改变,从而改变通道的性质,使静息状态下关闭的通道在神经递质作用后开放,允许离子顺浓度梯度流过细胞膜。配体门控离子通道通常见于神经细胞和神经-肌接头处,例如,骨骼肌终板膜上 $N_2$ 型乙酰胆碱受体为化学门控通道,当与乙酰胆碱结合后,发生构象变化及通道的开放,不仅引起 $Na^+$ 和 $K^+$ 经通道的跨膜流动,而且它们的跨膜流动造成膜的去极化,并以终板电位的形式将信号传给周围肌膜,引发肌膜的兴奋和肌细胞的收缩,从而实现乙酰胆碱的信号跨膜转导。由于受体结合后所导致的空间构象改变是轻易可逆的,一旦受体不再与递质结合,通道即恢复其静息状态。除了细胞外的信使物质之外,一些细胞内的信使物质,如 cAMP、cGMP、$IP_3$ 等,它们的受体位于细胞内的各种膜结构上,也属于离子通道受体。常见的神经递质门控离子通道受体的种类和功能见表 4-2。

**表 4-1　G 蛋白偶联受体功能**

| 神经递质 | 受体亚型 | 偶联 G 蛋白 α 亚基 | 功能 |
|---|---|---|---|
| 乙酰胆碱（毒蕈碱型） | $m_1$，$m_3$，$m_5$ * | $G_q$ | PLC↑ |
| | $m_2$ | $G_i/G_o$ | AC↓，$K^+$↑，$Ca^{2+}$↓ |
| | $m_4$ | $G_i/G_o$ | AC↓，$K^+$↑，$Ca^{2+}$↓ |
| | | $G_i$ 低浓度激动剂 | AC↓ |
| | | $G_s$ 高浓度激动剂 | AC↑ |
| 去甲肾上腺素 | $\alpha_{1A,B,D}$ | $G_q$ | PLC↑，$Ca^{2+}$（$\alpha_{1A,1B}$）↑ |
| | $\alpha_{2A-2D}$ | $G_i$ | AC↓，$K^+$↑，$Ca^{2+}$↓ |
| | $\beta_{1-3}$ | $G_s$ | AC↑ |
| 多巴胺 | $D_1$，$D_5$ | $G_s$ | AC↑ |
| | $D_2$ | $G_i$ | AC↓，$K^+$↑，$Ca^{2+}$↓ |
| | $D_3$，$D_4$ | ？ | ？ |
| 5-羟色胺 | 5-$HT_{1A-1F}$ | $G_i$ | AC↓ |
| | 5-$HT_{2A-2C}$ | $G_q$ | PLC↑ |
| | 5-$HT_{4,6,7}$ | $G_s$ | AC↑ |
| | 5-$HT_5$ | ？ | ？ |
| 组胺 | $H_1$ | $G_q$（？） | PLC↑ |
| | $H_2$ | $G_s$ | AC↑ |
| | $H_3$ | ？ | $Ca^{2+}$↓，$K^+$↑（？） |
| GABA | $GABA_B$ | $G_i$ | AC↓ |
| 谷氨酸 | MGlu1～7 | $G_q$（？） | PLC↑ |
| 阿片肽（opioid peptide） | $\mu$ | $G_i/G_o$ | AC↓，$K^+$↑ |
| | $\kappa$ | $G_i/G_o$ | AC↓，$K^+$↑，$Ca^{2+}$↓ |
| | $\sigma$ | $G_i/G_o$ | AC↓ |
| | | | AC↓，$K^+$↑，$Ca^{2+}$↓ |
| 嘌呤 | $A_1$ | $G_i/G_o$ | AC↓，$K^+$↑，$Ca^{2+}$↓ |
| | $A_{2A,2B}$ | $G_s$ | AC↓ |
| | $A_3$ | $G_i/G_o$ | AC↓，$K^+$↑，$Ca^{2+}$↓ |
| | $P_{2Y}$ | $G_q$（？） | PLC↑ |
| 速激肽（tachykinin） | $NK_1$ | | PLC↑ |
| | $NK_2$ | | PLC↑ |
| | $NK_3$ | | PLC↑ |
| 胆囊收缩素 | $CCK_1$ | ？百日咳毒素非敏感型 | PLC↑（？） |
| | $CCK_2$ | ？百日咳毒素非敏感型 | $K^+$↓（？） |
| 血管紧张素Ⅱ | $AT_1$ | $G_i$ | AC↓，$Ca^{2+}$↑ |
| | | | （电压依赖性 $Ca^{2+}$ 通道） |
| | $AT_2$ | $G_q$ | PLC↑ |

AC：腺苷酸环化酶，PLC：磷脂酶 C

↑促进或使流入增加，↓抑制或使流入减少

$m_{1-5}$，根据 cDNA 克隆分类，$m_1$，$m_2$，$m_3$ 相当于药理学上的 $M_1$，$M_2$，$M_3$。

表 4-2　神经递质门控离子通道受体及功能

| 神经递质 | 亚基 | 亚基结合体 | 功能 |
|---|---|---|---|
| 乙酰胆碱 | | | |
| （烟碱型：肌肉） | α1,β1,γ,δ,ε | 五聚体 | $Na^+$ ↑,$K^+$ ↑,$Ca^{2+}$ ↑ |
| （烟碱型：神经） | α2-9,β2-4 | 五聚体 | $Na^+$ ↑,$K^+$ ↑,$Ca^{2+}$ ↑ |
| GABA（GABA$_A$） | α1-6,β1-4,γ1-3,δ | 五聚体 | $Cl^-$ ↑ |
| （GABA$_C$） | ρ1,ρ2 | 五聚体 | $Cl^-$ ↑ |
| 谷氨酸 | | | |
| （NMDA） | NMDAR1,2A-D ζ,ε1-4 | 五聚体 | $Na^+$ ↑,$Ca^{2+}$ ↑ |
| （AMPA） | GluR1-4,GluRA-D α1-4 | 五聚体 | $Na^+$ ↑,$K^+$ ↑,$Ca^{2+}$ ↑ |
| （海人藻酸） | GluR5-7,KA1-2 β1-3,γ1-2,δ1-2 | 五聚体 | $Na^+$ ↑,$K^+$ ↑,$Ca^{2+}$ ↑ |
| 甘氨酸 | α1-4,β | 五聚体 | $Cl^-$ ↑ |
| 5-羟色胺 | ? | 五聚体 | $Na^+$ ↑,$K^+$ ↑ |

1. 离子通道型受体的分子构造

多数的离子通道型受体是由相互间具有相似氨基酸序列的 5 个亚基组成的 5 聚体,亚基是由约 500 个氨基酸残基构成的,亚基的相对分子质量约为 40 000～60 000,谷氨酸受体稍大。

图 4-2 是 GABA$_A$ 的构造模式图。在 GABA$_A$ 受体的各亚基的氨基酸序列中,N 末端及 C 末端在细胞外(烟碱型乙酰胆碱受体的亚基等的 C 末端在细胞内),有四个贯穿膜的部位。从 N 末端的第二个膜贯穿部位(MTⅡ)构成离子通道内壁,通过 5 个亚基的 MTⅡ形成离子通道。不同受体对阳离子和阴离子的通透性不同,如 GABA 受体,其 MTⅡ附近存在许多带正电的精氨酸的残基,因此对氯离子的选择性更高。

2. 离子通道镶嵌型受体的功能

(1) 烟碱型乙酰胆碱受体(nACh 受体):因构成受体的亚基的氨基酸序列不同,nACh 受体分为骨骼肌型和神经型 1 nACh 受体,它们对通道离子的选择性都不高,当受体活化后,离子通道打开,引起钙的内流。

构成骨骼肌型 nACh 受体的亚基有 α1、β1、γ 和 δ 4 种,γ 亚基在骨骼肌的未成熟期中被发现,随着成熟被 ε 亚基所取代。另

图 4-2　GABA$_A$ 的构造模式图
(Dawson G R, 2005)

外,神经型 nACh 受体是由 α 及 β 亚基构成的 5 聚体,在 α 亚基中有 8 个亚型(α2～9),在 β 亚基中有 3 个亚型(β2～4)。因此,在神经型中,这些亚型的组合变得复杂,呈现出受体的多样性。

(2) GABA 受体:作为抑制性神经递质的 GABA 的对应受体,从分子构造及功能的角度可分为 3 种亚型。它们都是由 5 个亚基组成的 5 聚体,它的活化伴随着氯离子向细胞内流入增加,之后诱发细胞膜的超极化,抑制神经细胞的功能。

构成 GABA 受体的有 α、β、γ 和 δ 4 种类型,它们各自存在 4、3 和 1 个亚型,在这个受体中,除了 GABA 结合部位以外,还有苯二氮䓬类(benzodiazepines,BZDs),巴比妥酸衍生物(barbiturates)和苦味毒(picrotoxin)等的结合部位,以受体复合物的形式行使功能。BZD 和巴比妥酸衍生物与其各自的结合部位结合后,在 GABA 结合部位对 GABA 的亲和性增高,结果使得在 GABA 结合部位的 GABA 结合增加,导致 GABA$_A$ 受体功能亢进。另一方面,苦味毒(picrotoxin)的结合对 GABA 结合部位的 GABA 的结

合起抑制作用。

$GABA_C$ 受体在小脑和视网膜等处特异性分布,由 ρ1 和 ρ2 构成,虽然与 $GABA_A$ 受体的情况一样通过受体的活化增加向细胞内的 $Cl^-$ 的流入,但在对 GABA 的亲和力上,$GABA_C$ 受体比 $GABA_A$ 受体高出 40 倍,而且,$GABA_C$ 受体的通道开放速度及开放持续时间比 $GABA_A$ 受体明显缓慢,并且相差很大。$GABA_C$ 受体对在药理学中作为 $GABA_A$ 受体的选择性拮抗剂的荷包牡丹碱(bicuculline)和作为 $GABA_B$ 受体激动剂的 baclofen 敏感。

(3) 谷氨酸受体:在作为兴奋性神经递质的谷氨酸的对应受体中,有离子通道镶嵌型受体和代谢调节型受体,前者中有 NMDA、AMPA 和海人藻酸受体三种。NMDA 受体是由 4 个亚基组成的四聚体,这个受体的离子通道对钠和钙有通透性,这种功能使之处于 $-30\ mV$ 以下的膜电位时,会受到由 $Mg^{2+}$ 引起的电依赖性障碍。并且,这个受体具有作为变构部位的谷氨酸结合部位,通过微摩尔每升等级的谷氨酸增强钙离子的细胞内流入。AMPA 受体和海人藻酸可诱发 $Na^+$、$K^+$、$Cs^+$、$Ca^{2+}$ 等阳离子向细胞内流入,但与 NMDA 受体相比,对 $K^+$ 的通透性很低。

(4) 甘氨酸受体:甘氨酸受体是由 5 个亚基组成的五聚体,在亚基中有 α、β 两类。随着甘氨酸受体的活化,产生离子通道介导的 $Cl^-$ 的流入。这种流入可被士的宁阻断。随着动物的成熟,α 亚基发生由 α2 向 α1 的分子变化。仅仅通过 α1 及 α2 各自单一的亚基所发现的通道打开时间分别为 3.75 ms 与 289 ms,差别很大。

(5) 5-羟色胺受体:在 5-羟色胺受体中的亚型种,仅有 5-$HT_3$ 是离子通道镶嵌受体,其分子构造的具体情况还不十分清楚。5-$HT_3$ 受体的活化,带来由离子通道介导的 $Na^+$ 和 $K^+$ 的细胞内流入增加,而引起的细胞膜迅速去极化,导致 $Ca^{2+}$ 从细胞外流入,诱发细胞内各种生化变化。

**(三) 酶偶联受体介导的信号转导**

大多数神经营养因子和细胞因子采用直接激活酪氨酸激酶的信号转导方式,有些神经营养因子(neurotrophic factor,NTF)受体本身就具有酪氨酸激酶的活性,称为受体酪氨酸激酶(RTK),如神经营养因子(nerve growth factor, NGF)受体。

酶偶联受体具有和 G 蛋白偶联受体完全不同的分子结构和特性,其受体分子的胞质侧自身具有酶的活性,或者可直接结合与激活胞质中的酶。较重要的酶偶联受体有酪氨酸激酶受体和鸟苷酸环化酶受体两类。① 酪氨酸激酶受体本身具有酪氨酸蛋白激酶(PTK)活性。当激素与受体结合后,可使位于膜内区段上的 PTK 激活,进而使自身肽链和膜内蛋白底物中的酪氨酸残基磷酸化,激发胞内一系列级联反应,引起细胞核内基因转录过程的改变,最终导致细胞内相应的生物效应。大部分生长因子、胰岛素和一部分肽类激素都是通过该类受体信号转导。② 鸟苷酸环化酶受体与配体(心房钠尿肽)结合,将激活鸟苷酸环化酶(GC),GC 使胞质内的 GTP 环化,生成 cGMP,cGMP 结合并激活蛋白激酶 G(PKG),PKG 对底物蛋白磷酸化,从而实现信号转导。

# 第二节　G 蛋 白

广义的 G 蛋白是指能够与鸟苷酸结合的蛋白质,它在细胞的信号转导中具有重要作用,通常的异三聚体 G 蛋白与细胞膜表面的受体偶联,将细胞外的信号与细胞内特定的效应联系起来,传递信号。在神经系统的跨膜传递中,G 蛋白偶联受体种类最多,传递方式也最复杂,在信息传递中起核心作用。此外,还有一种单体的小 G 蛋白存在于不同的细胞部位,作为分子开关参与细胞内信号转导的调控。

## 一、三聚体 G 蛋白

1. 三聚体 G 蛋白的结构

G 蛋白(G protein),因与鸟苷酸结合而得名,由 α,β,γ 三个不同亚基组成三聚体(图 4-1),其每个亚基有多种形式(20 种 $\alpha$,6 种 $\beta$,12 种 $\gamma$),在细胞内信号传导途径中起着重要作用。

2. 三聚体 G 蛋白的分类

G 蛋白的 $\alpha$ 亚基的相对分子质量为 39 000～46 000 且变化较大,不同 G 蛋白结构上的差别主要表现在 $\alpha$ 亚基上,通过 $\alpha$ 亚基的多样化实现 G 蛋白对多种功能的调节。根据 $\alpha$ 亚基的不同而对 G 蛋白进行分类,见表 4-3,主要有激动型 G(stimulatory G protein,$G_s$),抑制型 G 蛋白(inhibitory G protein,$G_i$),和传导素激活型 G 蛋白(transducin G protein),此外 $G_o$、$G_{olf}$、$G_{gust}$、$G_z$、$G_q$ 和 $G_{11\sim16}$ 等多种类型的 G 蛋白参与了神经系统的细胞内信号传递。

表 4-3　G 蛋白的 $\alpha$ 亚基的分类

| $\alpha$ 亚基 | 细菌毒素敏感性 | 相对分子质量 | 偶联的细胞内的信息传递系统 |
|---|---|---|---|
| $G_s$ | CT | 45 000～52 000 | AC ↑ |
| $G_{olf}$ | CT | 45 000 | AC ↑ |
| $G_i$ | PT | 41 000～40 000 | AC ↓ |
| | | | PLC ↑ |
| | | | $PLA_2$ ↑ |
| | | | $K^+$ 通道 ↑ |
| | | | $Ca^{2+}$ 通道 ↓ |
| $G_o$ | PT | 39 000 | PLC ↑ |
| | | | $Ca^{2+}$ 通道 ↓ |
| $G_t$ | CT, PT | 39 000 | cGMP 磷酸二酯酶 ↑ |
| $G_q$ | — | 40 000 | PLC ↑ |

注:AC,腺苷酸环化酶;PLC,磷脂酶 C;CT,霍乱毒素;PT,百日咳杆菌毒素;↑,活性促进;↓,活性下降

$G_s$ 及 $G_{olf}$ 显示了对霍乱毒素的敏感,两者都能使腺苷酸环化酶活性亢进,随着酶的活化,细胞内 AMP 浓度上升,cAMP 依赖性蛋白激酶 A 的活性发生变化,诱发细胞功能的变化。$G_i$ 及 $G_o$ 是对百日咳杆菌毒素显示敏感性的 G 蛋白的 $\alpha$ 亚基,$G_i$ 抑制腺苷酸环化酶活性的同时,也带来了磷脂酶 $A_2$ 和 C 活性的亢进、钾通道的活化等作用,$G_o$ 诱发磷脂酶 C 的活化和钙通道的活化,$G_t$ 无论对霍乱毒素还是百日咳杆菌毒素都表现敏感,$G_{t-1}$ 和 $G_{t-2}$ 各自存在于视细胞杆体外节及视细胞垂体外节,均能被 cGMP 磷酸二酯酶活化,产生 cGMP 分解亢进。还有,对霍乱毒素及百日咳菌毒素均不显示敏感性的 G 蛋白的亚基 $G_q$,通过活化磷脂酶 C 促进肌醇磷脂循环代谢,使 DG 和 $IP_3$ 的生成增加。在这些产物中,前者因为疏水性高在细胞膜内停留,活化蛋白激酶 C,后者向细胞质内移动,与在内质网中存在的 $IP_3$ 受体结合,使内质网中储存的钙得以向细胞质内释放。

3. 三聚体 G 蛋白的作用机制

在静息状态下,GDP 与 $\alpha$ 亚基结合,且 3 个亚基组成三聚体,为非活化状态。当配体与受体结合后,GTP 取代 GDP 与 $\alpha$ 亚基结合,导致 $\alpha$ 亚基与 $\beta$、$\gamma$ 解离(生理状态下 $\beta$ 和 $\gamma$ 亚基仍然结合在一起)。游离的 $\alpha$ 和 $\beta$、$\gamma$ 亚基与靶蛋白结合,并调控其活性。游离的 $\alpha$ 亚基具有内在的 GTP 酶活性,可将与其结合的 GTP 水解为 GDP,从而促使 $\alpha$ 与 $\beta$、$\gamma$ 重新结合成 G 蛋白复合物而终止其作用。G 蛋白在结构上的共性还表现为都有 1 个 GTP 结合位点,1 个 GTP 酶活性位点,1 个 ADP 核糖基化位点,1 个毒素修饰位点,一个受体效应器结合位点等。

4. 三聚体 G 蛋白的调控机制

经典的 G 蛋白调控机制是指 G 蛋白偶联受体激活后,游离的 G 蛋白复合物的 $\alpha$ 亚基能够激活胞内的 cAMP 和 PLC 等第二信使,从而导致一系列的级联反应,实现信号的传递过程,引起生物学效应和基因表达。此外,近年来的研究表明,G 蛋白的 $\beta$、$\gamma$ 亚基能够直接作用于钾通道和钙通道,导致钾通道的激活和钙通道的失活。

**图 4-3　受体和 G 蛋白的共轭机制**

R 表示受体；α，β，γ 分别表示各个亚基（中村重信，1998）

## 二、小分子 G 蛋白

三聚体 G 蛋白作为受体到效应器之间的转导物的功能基本已经清楚，但在生物体内除三聚体以外，存在着 50 种以上的像 Ras、Rho、Rab 等一样相对分子质量约为 20 000 的小分子 G 蛋白，它们形成巨大的超级家族，越来越多的研究表明，它们对细胞功能的实现有重要作用。

### （一）小分子 G 蛋白的结构

1. 共同氨基酸序列（GDP/GTP 结合部位，GTPase 活性部位和效应器部位）

小分子 G 蛋白是不具有亚基构造的单一多肽，能与 GDP 及 GTP 特异性结合，无论在哪一种小分子 G 蛋白中都存在这种特殊序列：（Ⅰ）Gly-X-X-X-X-Gly-Lys；（Ⅱ）Asp-X-X-Gly；（Ⅲ）Asn-Lys-X-Asp；（Ⅳ）Glu-X-Ser-Ala-X（X 表示任意氨基酸），并且这种共同氨基酸序列跨越种属，有很强的保守性。在这之中，（Ⅰ）、（Ⅱ）的序列位于 GTPase 的活性部位；（Ⅱ）、（Ⅲ）、（Ⅳ）的序列对应于 GDP/GTP 结合部位的序列。例如，在 Ras（Ⅰ）的氨基酸序列中，当用 Val 替换 Gly 后，GTPase 的活性下降。在（Ⅱ）和（Ⅲ）之间有效应器的部位，通过这个部位的介导使 GDP/GTP 与靶蛋白结合。效应器的部位根据小分子 G 蛋白的不同而不同，这是由小分子 G 蛋白与靶蛋白的结合的特异性及小分子 G 蛋白的功能多样性决定的。

2. C 末端部位和翻译后修饰

在小分子 G 蛋白的 C 末端一侧中发现含有半胱氨酸残基的特殊序列，通过翻译后修饰的小分子 G 蛋白能特异性分布于细胞膜、内质网和高尔基体中，而不受到翻译后修饰的小分子 G 蛋白存在于细胞质中。因此，翻译后修饰对小分子 G 蛋白在细胞内的特异性分布很重要。而且，翻译后修饰对小分子 G 蛋白 GDP/GTP 交换反应中的控制蛋白（GEP）也有很重要的作用。即 GEP 对受到翻译后修饰的小分子 G 蛋白有很强的作用，但对未修饰的小分子 G 蛋白很难作用。因此，通过脂质介导，发生蛋白质和蛋白质的相互作用，改变蛋白质的功能，使信息传递成为可能。翻译后修饰对小分子 G 蛋白的功能也很重要，这表明其与靶蛋白结合和活化方面也有关系。

### （二）小分子 G 蛋白的分类

小分子 G 蛋白超级家族按照构造的类似性分为 Ras、Rho、Rab 和其他蛋白等四类。Ras 家族控制细胞分化和增殖，Rho 家族控制着关于细胞骨骼系统的细胞的运动，Rab 家族控制细胞内小泡的运输。其他蛋白的家族中，含有 ARF（ADP-ribosylation factor）和 Ran。ARF 与小泡的运输和磷脂酶 D 有关，Ran 可与染色质结合蛋白 RCC-1（reglator of chromosome condensation）形成复合物，它与其他低分子蛋白的相似性低,是存在于核的核蛋白质运输的必需因子,控制核蛋白质运输的效率。这些小分子 G 蛋白在动物细胞,植物细胞,甚至酵母中广泛的存在,它的结构有很强的保守性。

**(三) 小分子 G 蛋白活性控制机制**

如上所述,在小分子 G 蛋白中有 GDP/GTP 结合部位,存在非活化的 GDP 结合型和活化的 GTP 结合型(图 4-4)。GDP/GTP 交换反应的限速阶段是 GDP 的解离,在 GEP 中发现了促进 GDP/GTP 交换反应的 GDP 解离促进蛋白(GDS)和抑制反应的 GDP 解离抑制蛋白(GDI)。GTP 型的活性形式通过效应器部位的介导与特异的靶蛋白作用,表现固有的功能。GTP 在内源性 GTPase 活性的作用下,转换成 GDP,这个反应受 GTPase 活性促进蛋白的控制。到现在为止,已分离出几个控制小分子 G 蛋白的蛋白,阐明了它的结构和性质。如前所述,GDS 和 GDI 对受到翻译后修饰的小分子 G 蛋白有很强的作用,但通过翻译后修饰的介导,GDI 与小分子 G 蛋白结合后,与 GDI 结合的小分子 G 蛋白不能与膜结合。因此,GDI 具有控制小分子 G 蛋白在细胞内特异性分布的功能。

**图 4-4 小分子 G 蛋白的活性行为结构和作用机制**

(Takai Y, Kaibuchi K, Kikachi A, et al,1992)

**(四) 小分子 G 蛋白的靶蛋白**

GTP 结合型的小分子 G 蛋白是有活性的,通过与其靶蛋白的结合传递信号,表达功能。最近几年,研究发现了多个小分子 G 蛋白中的靶蛋白。这些蛋白中大部分具有如下特点:① 是 GTP 结合型的小分子 G 蛋白的结合蛋白;② 通过小分子 G 蛋白的效应器部位的介导与其结合。

**(五) 小分子 G 蛋白的功能**

1. Ras 与细胞的分化 、增殖

Ras 广泛存在于真核细胞中,作为癌基因被人们所了解。但其还有控制细胞增殖、分化等重要功能。在神经细胞和 PC12 细胞中,神经生长因子(nerve growth factor)等神经营养因子与具有酪氨酸激酶活性的 Trk 家族的受体结合后,使 PLCγ 或 PI3 激酶活化、Shc 酪氨酸磷酸化等将信号向下游传递。在这过程中,Shc 被酪氨酸磷酸化之后,SOS 和 Grb2 形成复合物并识别 Shc 的磷酸化酪氨酸,使其改变在细胞内的位置。SOS 通过改变 Ras 位置,使细胞膜上的 Ras 成为有活性的 GTP 型,活性型的 Ras 作用于靶蛋白行使其功能,蛋白激酶 Raf 就是一种靶蛋白。Raf 使蛋白激酶 MAP 激酶的激酶(MAPKK)活化,MAPKK 使 MAP 激酶活化。活化后的 MAP 激酶向核内移动后,活化转录因子,控制基因表达。这种通过 Ras 介导的从受体直至向核的信号传递机制,不仅存在于哺乳动物的细胞中,还存在于果蝇和线虫中,这在生物学上非常有意义。当 PC12 表达为活性形式 Ras 后,神经突起延长,分化成神经细胞样结构。在这种神经突起的延伸中,Raf、MAPKK、MAP 激酶和 fos 基因的作用已基本清楚,Ras/Raf/MAPKK/

MAPK /fos 的信号传递系统控制神经细胞的分化的可能性很高。另外,鸟嘌呤核苷释放因子(guanine nucleotide-releasing factor)是神经细胞中特异性表达的 Ras 的 GDP 解离促进蛋白。虽然不能被 Trk 家族受体活化,但可通过细胞内 $Ca^{2+}$ 上升被活化。$Ca^{2+}$ 与神经递质的释放、神经突起的伸展、神经细胞的凋亡、突出传递的促进有关,Ras-GRF/Ras 的信号传递系统可能参与调控神经的可塑性。

最近在 Ras 中发现存在多个 Raf 以外的靶蛋白,如 PI3 激酶、MFKK、AF-6、RalGDS 等。在这些靶蛋白中,RalGDS 因为是其他种类的小分子 G 蛋白 Ral 的 GDP 解离促进蛋白,可视作是 GDP 解离促进蛋白介导的由 Ras 到 Ral 的信号传递机制。虽然 Ral 的功能还不清楚,但由于存在于分泌小泡和突触小泡中,可能与分泌反应有关。另外,RalGDS 与 Raf 通过相乘作用促进 fos 基因的表达。RalBP1(Ral-binding protein 1)也是 Ral 的靶蛋白,RalBP1 和 RhoGAP 有相同部位,在体外实验中,由于属于 Rho 家族的 CDC42 和 Rac 有 GAP 活性,因此 Ral 可通过 RalBP1 的介导调控 CDC42/Rac 的功能。

2. Rho 与细胞运动

Rho 可促进细胞的运动,促进肌动蛋白纤维束的形成,Rho 对细胞骨骼系统,特别对肌球蛋白的功能调控有重要作用。Rho 和 Ras 一样,也存在很多靶蛋白,Rho 可通过蛋白激酶或去磷酸化酶介导来实现其功能。CDC42 和 Rac 都属于 Rho 家族,这些小分子 G 蛋白参与了细胞骨骼调控。细胞的运动对神经系统中的神经轴突向靶细胞定向移动和神经细胞的迁移等神经的可塑性有重要作用。Rho 家族作用于 Ras 的下游,对基因表达和细胞增殖有控制作用,Rho 家族有可能与神经细胞分化有关。

3. Rab 和细胞内小泡的运输

小分子 G 蛋白 Rab 家族在细胞内小泡运输中起决定性作用。在哺乳动物中已发现有 30 种以上的 Rab 蛋白,各个小器官中存在固有的 Rab,控制运输小泡向特定的靶向一侧的小器官进行单方向性运输。在神经细胞中,突触前膜去极化后,突触小泡被运送到突触前膜并融合,引起神经递质释放,Rab3A 参与了这一过程。Rab3A 和其他小分子 G 蛋白一样,存在 GTP 结合型和 GDP 结合型,无刺激时,Rab3A 以 GDP 结合型的形式存在,在突触内,与 RabGDI 形成复合物,特异性分布于细胞质中。在某些因素的作用下,Rab3A 与 RabGDP 解离,通过 Rab3AGEP 的作用,Rab3A 转换成 GTP 型,与突触小泡上存在的 Rab3A 的靶蛋白 Rabphilin-3A 结合后,突触小泡突触前膜的活性区移动,因此 Rab3A/Rabphilin-3A 复合物与突触前膜的受体蛋白结合,突触小泡在突触前膜处入坞。Rabphilin-3A 的 C 末端一侧有 2 个膜磷脂依存性地与 $Ca^{2+}$ 结合的部位,在去极化导致 $Ca^{2+}$ 流入之前,抑制突触小泡与突触前膜的融合;当神经递质释放时,又具有作为 $Ca^{2+}$ 敏感部位的功能。突触小泡与突触前膜融合引起神经递质释放后。GTP 型的 Rab3A 在 Rab3AGAP 的作用下转换成 GDP 型,再次与 RabGDI 形成复合物,回到细胞质,为下次神经递质的释放作准备。

# 第三节 第二信使

通常以细胞膜为界,将膜外的信号分子(神经递质、神经调质和激素)称为第一信使,而将膜内的小分子化合物称为第二信使(胞内信使)

## 一、第二信使概述

第二信使(second messenger)是指能把激素或神经递质的信息传到细胞内,并引起相应生理效应的细胞内的一类化学物质。大多数含氮激素及某些神经递质在与细胞膜受体结合时,首先触发细胞内某种化学物质的生成,进而通过该物质对细胞内多种代谢过程的影响而发挥生理作用。在此过程中,激素起第一信使的作用。含氮激素(肽类、蛋白质类、胺类),一般分子都较大,它们从内分泌腺分泌出来,经由血液到达靶组织后,并不直接进入细胞内发挥作用,而是与靶细胞膜上具有立体构型的专一性受体结合。这一结合随即激活膜上的腺苷酸环化酶系统。在镁离子存在的条件下,该酶促进 ATP 转变为 cAMP。

cAMP使无活性的蛋白激酶系统转为有活性的,从而激活磷酸化酶,引起靶细胞的固有的反应,如,腺细胞的分泌、肌肉细胞的收缩、神经细胞动作电位的出现、细胞膜通透性的改变、细胞分裂与分化以及各种酶的反应等等。从含氮激素的作用机制来看,激素仅把信息传递至靶细胞表面,而后是由cAMP接着把这个信息由细胞表面传送到靶细胞内有关酶系,从而发挥激素对靶细胞功能的调节作用。因此,人们把激素叫做"第一信使",而把cAMP称为"第二信使",并把这一类激素作用机制的学说叫做"第二信使学说"(图4-5)。第二信使学说是E.W.萨瑟兰等在1965年研究糖原酵解第一步所需限速酶——磷酸化酶的活性时提出来的。该学说可以说明许多含氮激素的作用机制。

**图4-5　腺苷酸环化酶在激素发挥生物学效应中的作用**

## 二、第二信使的产生

在第二信使的生成过程中,G蛋白起到重要作用。G蛋白是一类存在于细胞膜内侧的调节蛋白,它们都是由三个不同亚单位$\alpha$、$\beta$、$\gamma$组成的三聚体;静息状态时与GDP结合;相应受体激活后,GDP-$\alpha$、$\beta$、$\gamma$复合物在$Mg^{2+}$参与下,结合的GDP与胞浆中GTP交换,GTP-$\alpha$与$\beta$、$\gamma$分离并与相应的效应机制结合,同时配体与受体分离。$\alpha$亚单位内在的GTP酶活性促使GTP水解为GDP,激活效应机制,从而恢复原来静息状态。$G_s$激活腺苷酸环化酶,使cAMP增加。$G_i$抑制腺苷酸环化酶,使cAMP减少,G蛋白还激活磷脂酶C,调节$Ca^{2+}$、$K^+$等离子通道,对鸟苷酸环化酶也有激活作用,作用非常广泛,介导多种效应。近来发现G蛋白还介导激活磷脂酶A2(PLA2)产生花生四烯酸(AA),后者是各种前列腺素及白三烯的前体。

## 三、第二信使的种类

1. cAMP

cAMP是ATP经腺苷酸环化酶作用的产物。$\beta$受体、D1受体、H2受体等激动剂通过GS作用使腺苷酸环化酶活化,ATP水解而使细胞内cAMP增加。$\alpha$受体、D2受体、mAch受体、阿片受体等激动药通过$G_i$作用抑制腺苷酸环化酶,细胞内cAMP减少。cAMP被磷酸二酯酶(PDE)水解为5'-AMP后失活。茶碱抑制磷酸二酯酶而使胞内cAMP增多。cAMP能激活蛋白激酶A(PKA),使胞内许多蛋白酶通过磷酸化(ATP提供磷酸基)而活化,例如,磷酸化酶、酯酶、糖原合成酶等活化。钙离子通道磷酸化后激活,钙离子内流而使神经、心肌、平滑肌等兴奋。

2. 环磷鸟苷(cGMP)

cGMP是GTP经鸟苷酸环化酶作用的产物,也会被磷酸二酯酶水解而灭活。cGMP作用与cAMP相反,使心脏抑制,血管舒张,肠腺分泌等。cGMP可激活蛋白酶G而引起各种效应。

3. 肌醇磷脂

细胞膜肌醇磷脂的水解是另一类重要的受体信息转导系统。$\alpha$、H1、5-$HT_2$、$M_1$、$M_3$等受体激动药与其受体结合后,通过G蛋白介导激活磷脂酶C(PLC)。PLC使4,5-二磷酸肌醇磷脂($PIP_2$)水解为DAG及$IP_3$。DAG在细胞膜上激活蛋白激酶C(PKC),使许多靶蛋白磷酸化而产生效应,如腺体分泌,血小板聚集,中性粒细胞活化及细胞生长、代谢、分化等。$IP_3$能促进细胞内钙池释放$Ca^{2+}$,也有重要的生理意义。

### 4. 钙离子

细胞内 $Ca^{2+}$ 浓度在 $1\mu mol/l$ 以下,不到血浆 $Ca^{2+}$ 的 $0.1\%$,对细胞功能有着重要的调节作用,如肌肉收缩,腺体分泌,白细胞及血小板活化等。细胞内 $Ca^{2+}$ 可从细胞外经细胞膜上的钙离子通道流入,也可从细胞内肌浆网等钙池释放,两种途径互相促进。前者受膜电位、受体、G 蛋白、蛋白激酶 A 等调控,后者受 $IP_3$ 作用而释放。细胞内 $Ca^{2+}$ 激活蛋白激酶 C,与 DAG 有协同作用,共同促进其他信息传递蛋白及效应蛋白活化。很多药物通过对细胞内 $Ca^{2+}$ 影响而发挥其药理效应,故近年来细胞内 $Ca^{2+}$ 调控及其作用机制受到极大的重视。

### 5. 一氧化氮(NO)

NO 由激活的一氧化氮合酶(nitric oxide synthase,NOS)催化精氨酸产生。已知 NOS 有三种亚型,即神经型(nNOS)、内皮型(eNOS)和诱导型(iNOS),这三种 NOS 均广泛分布于大脑及外周组织。在中枢神经系统中,NO 的作用主要是通过激活可溶性鸟苷酸环化酶来实现的。NO 可通过两条途径作用于靶分子而发挥生物效应:皮摩尔级(pmol)或飞摩尔级(fmol)水平的 NO 主要发挥细胞信息传递作用,NO 激活鸟苷酸环化酶,激活的鸟苷酸环化酶使细胞产生大量 cGMP,NO-cGMP 通路在多种组织、细胞中发挥作用;纳摩尔级(nmol)水平的 NO 主要引起细胞毒性,如通过产生超氧阴离子,介导谷氨酸的细胞毒性。

### 6. 前列腺素

这是一类具有独特结构的二十碳羧酸、不饱和羟基脂肪酸。前列腺素,特别是前列腺素 E 与环腺苷酸的关系密切,例如,前列腺素 E 可以增加许多组织细胞内环腺苷酸的含量。进而发现,某些激素在增加细胞内环腺苷酸的同时,常伴有前列腺素的释放。因此有人提出,在某些激素的作用机制中,可能先引起前列腺素释放,进而激活腺苷酸环化酶,生成环腺苷酸,继续传递信息。

## 四、第二信使介导的信息传导途径

一般情况下受体通过 G 蛋白与一种酶偶联,酶的活性由递质与受体的结合来调节。当神经递质与受体结合位点结合后,酶被激活并催化细胞内第二信使的生成,之后第二信使通过一系列的活动最终影响或调控离子通道的性质。但递质从受体上解离后,通道不会立刻恢复到静息状态,因为在第二信使的作用消失之前,它对通道的调节作用一直存在。因此第二信使在信号传递过程中会有延迟,但持续时间往往远长于初始刺激。

### 1. 腺苷酸环化酶/cAMP-依赖性蛋白激酶系统

cAMP/PKA 途径是目前研究最完善的细胞信息传递模型,该途径以靶细胞内 cAMP 浓度改变和激活蛋白激酶 A 为主要特征。蛋白激酶 A 的作用底物不同,产生的效应不同,主要表现为调节细胞的物质代谢和基因表达。

cAMP 信号系统含有三个存在于细胞膜上的组分,即受体、G 蛋白和腺苷酸环化酶。当腺苷酸环化酶被激活后,催化胞质内 ATP 生成 cAMP,cAMP 作为第二信使通过激活蛋白激酶 A 使靶蛋白磷酸化,包括许多类型的离子通道、受体、骨架蛋白及核转录因子。例如,蛋白激酶 A 以磷酸化方式改变膜对离子的通透性,从而影响突触后神经元的电活动。cAMP 最终被磷酸二酯酶分解而终止信号。

蛋白激酶 A 对代谢的调节作用主要通过催化部分参与物质代谢的酶的磷酸化,如可使无活性的磷酸化酶激酶 b 转化为有活性的磷酸化酶激酶 a,后者催化磷酸化酶 b 转变为有活性的磷酸化酶 a。

对基因表达的调节主要是通过基因转录调控区中的一类 cAMP 反应元件(cAMP response element,CRE)实现的。当 cAMP 浓度低时,蛋白激酶 A 主要分布于胞浆,cAMP 浓度增高,诱导蛋白激酶 A 全酶解离出催化亚基并转位到细胞核,可催化 cAMP 反应元件结合蛋白(cAMP response element binding protein,CREB)特定位点的丝氨酸残基(Ser133)磷酸化,磷酸化的 CREB 形成二聚体与 CRE 结合,从而激活受 CRE 调控的基因的转录。

2. 鸟苷酸环化酶/cGMP-依赖性蛋白激酶系统

鸟苷酸环化酶催化 GTP 生成 cGMP,cGMP 与鸟苷酸环化酶一起构成细胞信息传递中另一重要的第二信使系统。虽然在细胞内 cGMP 的水平比 cAMP 低得多,但在某些可兴奋组织中也起某种特异的调节作用。

在少数情况下,膜受体含有鸟苷酸环化酶,如心房利钠肽受体,胞外信号分子激活该类受体引发调节作用;大多数情况下,胞内可溶性鸟苷酸环化酶可被 NO 激活。由于 NO 具有独特的理化性质和生物学活性,分子小且具有脂溶性,能通过生物膜快速扩散,故具备自分泌/旁分泌作用。由于 NO 这种信息分子既是第一信使又有第二信使的特征,故目前认为 NO、GC 和 cGMP 共同构成第二信使系统。NO-cGMP 系统在人类和动物组织、细胞中广泛存在,代表了一种细胞间和细胞内信息传递及细胞功能调节的新的信号传导机制。

3. 膜磷脂代谢产物介导的不同的第二信使系统

神经递质等细胞外信号作用于靶细胞的相应受体,通过 G 蛋白,激活细胞膜上特异的 PLC-β,使磷脂酰肌醇-4,5-二磷酸(phosphatidylinositol-4.5-bisphosphate,$PIP_2$)分解产生溶于胞浆的 $IP_3$ 和保留在膜上的 DAG 两种信使物质,二者分别激活两条独立又相互联系的信号传递途径。$IP_3$ 的主要作用是通过作用于内质网上的 $IP_3$ 受体,释放细胞内库储存的 $Ca^{2+}$,使胞浆游离的 $Ca^{2+}$ 水平增高,通过 $Ca^{2+}$ 浓度升高影响神经元离子通道的活动和许多其他细胞功能。细胞内游离 $Ca^{2+}$ 水平稍有增高就可诱导蛋白激酶 C 从胞质转移到细胞膜而成"待激活态"。质膜上增多的 DAG 在 $Ca^{2+}$ 和磷脂酰丝氨酸(phosphatidylserine,PS)的配合下特异地激活蛋白激酶 C,从而催化细胞内各种底物蛋白(包括一些离子通道)丝氨酸和(或)苏氨酸残基磷酸化,产生多种生物效应。上述两条即为 $IP_3$-$Ca^{2+}$ 信号传递途径和 DG-PKC 信号传递途径。

4. 胞内钙信号途径

神经外液 $Ca^{2+}$ 通过钙通道进入细胞或亚细胞器内储存的 $Ca^{2+}$ 释放到胞浆时,都会使胞浆内 $Ca^{2+}$ 水平急剧升高。中枢神经系统主要有两类钙通道:电压敏感型钙通道(voltage-sensitive $Ca^{2+}$ channel,VSCC)和配体门控型钙通道(ligand-gated calcium channel,LGCC)。前者包括高电压激活的 L-型、N-型、P/Q 型钙通道和低电压激活的 T-型钙通道。在神经元,配体门控型离子通道中以 N-甲基-D-天冬氨酸(NMDA)受体最为重要,该受体在树突棘的突触后膜分布较多,谷氨酸是其激动剂,甘氨酸作为辅助激动剂,去极化至膜电位 −50mV 以上,释放出阻断通道的 $Mg^{2+}$,使通道激活,该通道对 $Ca^{2+}$ 和 $Na^+$ 有较高的通透性。另外还有烟碱型乙酰胆碱受体(nAChR)、5-羟色胺受体第三亚型($5-HTR_3$)、α-氨基羟甲基恶唑丙酸受体(AMPAR)和海人藻酸受体(KAR)等均为配体门控型钙通道。

在大多数神经元,静息细胞内游离 $Ca^{2+}$ 浓度大约为 100 nmol/L,细胞的肌浆网、内质网和线粒体可作为细胞内 $Ca^{2+}$ 的储存库。$Ca^{2+}$ 是细胞内最重要的第二信使之一,进入胞质后有许多蛋白参与介导其生化反应,其中最为重要的是与钙调蛋白(calmodulin,CaM)形成复合物以调节包括 CaMPK、蛋白磷酸酶和腺苷酸环化酶在内的许多酶的活性。通过这些酶来改变神经元已有的突触蛋白活性或激活相应的基因表达,发挥神经生物学作用。

(张威、牛非、陈乃宏)

# 练 习 题

1. 简述细胞膜受体的种类。
2. 简述 G 蛋白偶联受体结构及功能。
3. 简述 G 蛋白偶联受体及离子通道受体的信号传导的主要途径。
4. 简述三聚体 G 蛋白的作用及调控机制。
5. 简述小分子 G 蛋白的功能及其活性控制机制。
6. 简述第二信使的定义、种类及信息传导途径。

# 参 考 文 献

1. Bloom F E. Neurotransmission and the central nervous system. In：The pharmacological Basis of Therapeutics. 9th ed. New York：McGraw-Hill，1955：267-293.

2. Gilman A G. G proteins：transducers of receptor-generated signals. Annu Rev Biochem，1987，56：615-649.

3. Gudermann T，Kalkbrennor F，Schultz G. Diversity and Selectivity of receptor-G protein interaction. Annu Rev Pharmacol Toxicol，1996，36：429-459.

4. Holler C，Freissmuch M，Nanoff C. G protein as drug targets. Cell Mol Lif Sci，1999，55：257-270.

5. Nestler E J，Hyman S E，Malenka R C. Molecular neuropharmacology. A foundation for clinical neuroscience. New York：McGraw-Hill Companies，Inc，2001：453-478.

6. Sivilotti L，Colquhoun D. Too many channels，too few functions. Science，1995，269：1681-1682.

7. Van Rhee A M，Jacobson K A. Molecular architecture of G protein-coupled receptors. Drug Dev Res，1996，37：1-38.

8. 邹冈. 基础神经药理学. 2 版. 北京：科学出版社，1999：104-113.

# 第五章 神 经 递 质

## 第一节 神经递质概述

中枢神经系统神经元之间及外周神经与所支配脏器之间的信号传递,除了很少部分直接靠电传递外,绝大部分靠化学物质来介导。这种化学物质的发现首先要归功于 Loewi。他利用灌流蛙神经-心脏标本发现,刺激迷走神经,所支配的心脏心率会明显变慢,用此蛙心灌流液来灌流第二个蛙心脏标本时,奇迹出现了,未刺激迷走神经,第二个蛙心的心率也明显变慢(图 5-1)。后来证实刺激迷走神经后在蛙心的灌流液中,含有乙酰胆碱(acetylcholine,ACh)。之后,陆续发现了单胺类、氨基酸类、肽类等多种具有信号传递功能的活性物质。由此引出了神经递质(neurotransmitter)的概念。神经递质就是在神经元合成的化学物质,储存于突触前神经末端。当神经冲动以动作电位形式到达突触前膜,引起膜电位去极化,$Ca^{2+}$ 内流,促使神经递质释放到突触间隙中,作用于突触后膜和(或)前膜上的相应受体,发挥效应,然后被快速代谢(如 ACh),或重摄取(如单胺类神经递质)。

确定一种物质为神经递质,有严格的标准:

① 必须是在神经元内合成,贮存在囊泡中,神经元内具备合成这种物质所需要的前体物质和相关的酶。

② 神经冲动到达末梢,依赖 $Ca^{2+}$ 内流释放足够量,引起突触后神经元或效应细胞发生反应。

③ 在突触间隙被快速灭活或转运走。

④ 外部给予同样物质,可引起类似内源性物质或电刺激神经元同样的效应。

⑤ 特异性拮抗药可以阻断刺激神经元和外源性给予此物质的效应。

**图 5-1　Otto Loewi (1921 年)迷走神经蛙心标本灌流实验**

电极刺激供体心脏(左)的迷走神经,引起心率减慢,其灌流液注入受体心脏(右)后,虽然未刺激迷走神经,心率也减慢。(摘自 http://en.wikipedia. the free encyclopedia)

## 一、神经递质的分类

神经递质主要分为以下几类(表 5-1)。

表 5-1　神经递质主要分类

| 小分子神经递质 | 神经肽 | 气体神经递质 |
| --- | --- | --- |
| **胆碱类** | $\beta$-内啡肽($\beta$-endorphin,$\beta$-EP) | 一氧化氮(NO) |
| 　乙酰胆碱(acetylcholine,ACh) | 甲硫脑啡肽(methionine-enkephalin) | 一氧化碳(CO) |
| **单胺类** | 亮脑啡肽(leucine-enkephalin) | |
| 　多巴胺(dopamine,DA) | 内吗啡肽(endomorphins) | |
| 　去甲肾上腺素(norepinephrine,NE) | P 物质 | |
| 　肾上腺素(epinephrine,E) | 痛敏素(nociceptin) | |
| 　5-羟色胺(5-hydroxytryptamine,5-HT) | 强啡肽(dynorphin,DYN) | |
| **氨基酸类** | | |
| 　谷氨酸(glutamate,Glu) | | |
| 　天冬氨酸(aspartate,Asp) | | |
| 　$\gamma$-氨基丁酸($\gamma$-aminobutyric acid,GABA) | | |
| 　甘氨酸(glycine,Gly) | | |
| **咪唑类** | | |
| 　组胺(histamine) | | |
| **嘌呤类** | | |
| 　三磷酸腺苷(ATP) | | |
| 　腺苷(adenosine) | | |

　　除了上述经典的神经递质外,还有许多神经肽类也属于神经递质或调质,如缓激肽(bradykinin)、铃蟾肽或称作蛙皮素(bombesin)、降钙素(calcitonin)、胆囊收缩素(cholecystokinin)、胰岛素(insulin)、胃泌素(gastrin)、胃泌素释放肽(gastrin releasing peptide)、神经降压肽(neurotensin,NT)、胰高血糖素(glucagon)、生长抑素(somatostatin)、胃动素(motilin)、血管加压素或称抗利尿激素(vasopressin)、催产素(oxytocin)、催乳素(prolactin)、促甲状腺素(thyrotropin)、血管紧张素 Ⅱ(angiotensin Ⅱ)、睡眠肽(sleep peptides)、神经肽 Y(neuropeptide Y)、甘丙肽(galanin)、内皮素(endothelin,ET)、血管活性肠肽(vasoactive intestinal peptide)、组异肽(peptide histidine isoleucine)、促甲状腺素释放激素(thyrotropin-releasing hormone)、促性腺激素释放激素(gonadotropin-releasing hormone)、生长激素释放激素(growth hormone-releasing hormone)。

### 二、神经递质的合成与贮存

　　不同种类的神经递质的合成方式也不同。

　　(1) 简单的神经递质,如腺苷、甘氨酸、谷氨酸、酪氨酸等,可以直接从胞浆摄入囊泡贮存。

　　(2) 小分子神经递质如乙酰胆碱、多巴胺、GABA、去甲肾上腺素等,在神经末梢内经过 1 步或几步酶促反应生成,然后贮存在囊泡中(NE 是在囊泡内生成)。

　　(3) 神经肽类等大分子的神经递质,是在神经元胞体或树突的核糖体合成,进入内质网经过加工,进入囊泡贮存。

　　神经递质的合成需要有一系列的酶,现在以肽类神经递质和递质合成酶为例,将关键环节概括如下:

　　① 相应神经递质的基因表达,mRNA 在粗面内质网表达前体肽(precurser peptide)。

　　② 前体肽转运到高尔基体,并在此进行构象变化,如硫酸盐化和糖基化(glycosylation)等,使之活化。

　　③ 可溶性酶,如酪氨酸羟化酶(tyrosine hydroxylase),以慢轴索运输(每天转运距离 $0.5 \sim 5mm$),其他则多是通过快轴索运输(fast axonal transport),直达神经末梢。

　　④ 神经递质合成所需要的前体物质,是通过末梢细胞膜的转运蛋白摄入细胞,在胞浆通过酶促作用

合成神经递质。

⑤ 合成的神经递质进一步通过囊泡膜上的转运体蛋白,进入囊泡。囊泡有大小,致密程度也不同,小突触囊泡(small synaptic vesicle)密度均匀,直径约 50 nm;大致密核心囊泡(large dense-core vesicle)直径可达 100 nm。

为了防止神经递质被代谢失活,合成后需要立即贮存在囊泡内加以保护。神经递质进入囊泡是一个逆浓度梯度转运的过程,需要囊泡膜上的囊泡转运蛋白(vesicular transport protein)的协助。这种转运过程需要消耗能量,能量来自囊泡膜上的 $H^+$/ATP 酶(泵),$H^+$/ATP 酶将 $H^+$ 从胞浆不断泵入囊泡内,形成数万倍浓度梯度和电荷梯度($\Delta pH$ 和 $\Delta\psi$)以提供能量。转运蛋白是使囊泡内神经递质排空的药物(如利血平,reserpine)作用的靶点,利血平阻止神经递质在囊泡贮存,在胞浆中多巴胺、去甲肾上腺素、5-羟色胺等单胺类神经递质被单胺氧化酶(MAO)代谢,造成囊泡空虚,当电冲动到达神经元末梢,没有足够神经递质释放,效应减弱。

### 三、神经递质的释放

神经递质的释放是一很复杂的过程,简言之,当适当强度的电冲动(动作电位)传到神经末梢,突触前膜的膜电位发生去极化,电位依赖性 $Ca^{2+}$ 通道开放,$Ca^{2+}$ 顺浓度梯度流入细胞。进入突触前末梢的 $Ca^{2+}$ 与囊泡膜的突触结合蛋白结合,形成突触囊泡蛋白(synaptobrevin,synaptic vesicle protein)和突触前膜的突触融合蛋白复合体,发生融合,然后胞裂外排(exocytosis)。

### 四、神经递质的受体

神经递质释放到突触间隙后,作用途径有两条:一是与突触后膜受体结合,发挥第一信使作用,启动生理效应;二是作用于突触前膜的受体,通过负反馈或正反馈作用,调节神经递质的释放。

### 五、神经递质的消除

快速、彻底消除释放到突触间隙的神经递质,是生理效应精确调节的一个重要环节。神经递质的消除方式有 3 种:

① 快速被酶代谢,如乙酰胆碱快速被周围的胆碱酯酶代谢为胆碱和乙酸。

② 被突触前、后膜或突触周围胶质细胞摄取,摄取之后或重新贮存于囊泡中,或被酶代谢。单胺类神经递质就是以这种方式消除。在中枢神经系统,胶质细胞的摄取是中枢神经递质消除的一个重要途径。

③ 离开突触间隙,不能快速就地消除的残余神经递质,向突触间隙外区域弥散,在异地代谢。

需要说明的是,膜摄取神经递质的过程需要特殊的转运体并消耗能量。神经递质的转运体分两个家族,一个是神经递质/钠转运家族(neurotransmitter/ sodium symporter family),摄取单胺类神经递质和甘氨酸、牛磺酸、GABA 等;另一个是二羧酸/氨基酸,属于阳离子转运家族(dicarboxylate / amino acid: cation symporter family),依赖于细胞内外 $Na^+$ 和 $K^+$ 离子浓度梯度,转运谷氨酸。

经典神经递质,最常见的有胆碱类的乙酰胆碱,单胺类的去甲肾上腺素、多巴胺、5-羟色胺,氨基酸类的谷氨酸、$\gamma$-氨基丁酸。去甲肾上腺素和多巴胺均有 β-苯乙胺的基本结构,在苯环的 3、4 碳位上有羟基,故又称为儿茶酚胺(catecholamine,CA)。而去甲肾上腺素、多巴胺和 5-羟色胺,因为都带有一个乙氨基,所以统称为单胺(monoamines)类。以下各节就其合成、释放、受体及信号转导、生理功能、清除,相关疾病和常用药物等知识进行简要介绍。

# 第二节　乙酰胆碱

　　乙酰胆碱是最早确定的一种神经递质,以乙酰胆碱为神经递质的神经元称为胆碱能神经元(cholinergic neurons)。通过免疫组织和细胞化学方法,测定胆碱乙酰转移酶(choline acetyltransferase,ChAT)这种乙酰胆碱合成的特异酶,就可以确定胆碱能神经元在中枢神经系统和外周神经的分布。

**图 5-2　脑内胆碱能神经通路**
脑内胆碱能神经细胞集中于基底前脑、中脑、纹状体、脑干和脊髓

　　从图 5-2 可以看到,脑内胆碱能投射神经元的胞体主要分布于基底神经核和脑干,这些神经元的胞体向其他脑区发出纤维投射,分别组成基底前脑胆碱能系统(basal forebrain cholinergic system)和脑干胆碱能系统(brainstem cholinergic system)。

　　特别要记住:① Meynert 基底核向皮质额叶、颞叶、顶叶和视皮层的胆碱能投射,与学习和记忆机能密切相关。② 纹状体内胆碱能神经元,参与黑质-纹状体多巴胺系统对运动的调节,其异常与帕金森病(Parkinson's Disease,PD)的病理过程密切相关。

　　脑神经:延髓发出的副交感神经,动眼神经(Ⅲ)、面神经(Ⅶ)、舌咽神经(Ⅸ)和迷走神经(Ⅹ)这四对脑神经的节前和节后神经纤维都释放乙酰胆碱。

　　除了骶髓发出副交感神经外,脊髓发出的胆碱能神经还包括运动神经元,交感神经的节前神经元,支配汗腺、立毛肌、骨骼肌血管的交感神经的节后神经元。

## 一、乙酰胆碱的生物合成

　　乙酰胆碱由胆碱(choline)和乙酰辅酶 A(acetyl coenzyme A)在胆碱乙酰转移酶(choline acetyltransferase ,ChAT),亦称胆碱乙酰化酶(choline acetylase)的作用下,在神经末梢内合成(图 5-3)。

**图 5-3　乙酰胆碱的生物合成储存和释放**

乙酰胆碱合成材料为胆碱、乙酰辅酶 A,在胆碱乙酰转移酶(ChAT)作用下合成乙酰胆碱,同时生成 CoA。ChAT 是一种相对分子质量约 68 000 的球蛋白,在神经元的胞体内合成,然后转运至胆碱能神经末梢起作用。两种合成原料的来源:① 胆碱,一种来源是从血中摄取卵磷脂,然后水解产生,另一种来源就是释放至突触间隙的乙酰胆碱,经胆碱酯酶水解产生;② 乙酰辅酶 A 主要在线粒体内,通过三羧酸循环和脂肪酸 β-氧化生成。

## 二、乙酰胆碱的储存和释放

乙酰胆碱合成后,经囊泡转运体(vesicular ACh transporter,VACHT)转运进入囊泡。正负电荷间吸引使乙酰胆碱(+)与 ATP(-)结合,并储存在囊泡内蛋白分子上。VACHT 是相对分子质量约 60 000 的蛋白质,有 12 个跨膜区,存在于乙酰胆碱囊泡的膜上。

VACHT 转运乙酰胆碱的功能有赖于囊泡内高浓度 $H^+$(囊泡膜上有质子泵将 $H^+$ 逆浓度梯度泵入囊泡)。VACHT 转运一个分子乙酰胆碱及 ATP,就有同样数量的 $H^+$ 流出囊泡。

乙酰胆碱是以量子方式释放,即按囊泡数量释放。末梢存在不同囊泡类型,一类称为储存囊泡(reserve vesicle),另一类称为回收囊泡(recycling vesicle),两类囊泡可互相转化。回收囊泡靠近突触前膜的活动区,兴奋时释放乙酰胆碱,并迅速从胞质中新合成的乙酰胆碱补充之。

一些毒素可影响乙酰胆碱的储存和释放,如肉毒毒素(botulinum toxin)可与囊泡相关膜蛋白(vesicle associated membrane protein,VAMP)结合,还可与突触前膜的突触融合蛋白结合,阻止囊泡与突触前膜融合。因而,通过面部皮肤注射肉毒毒素,让面部肌肉完全松弛,可达到去皱美容效果。

## 三、乙酰胆碱的受体

20 世纪初,发现乙酰胆碱有两种外周效应:一种可被毒蕈碱(muscarine)模拟而被阿托品阻断,另一种效应可被烟碱(nicotine)模拟而被箭毒碱(curare)阻断。据此,就将外周胆碱能受体分为毒蕈碱(muscarinic,M)型受体和烟碱(nicotinic,N)型受体。后证明中枢神经系统内也有 M 型和 N 型胆碱受体。

M 型和 N 型胆碱受体的分子结构见第七章图 7-3 乙酰胆碱受体。

1. M 型受体

运用神经药理学方法和克隆技术,M 型受体可分为 5 种亚型:$M_1$、$M_2$、$M_3$、$M_4$、$M_5$ 型。这 5 型 M 受体都是 G 蛋白偶联受体,有 7 个跨膜区(图 7-3)。各亚型 M 受体的结构差异,主要取决于第 Ⅴ 和第 Ⅵ 跨膜区的胞质环。

$M_1$、$M_3$、$M_5$ 受体结构类似,兴奋后偶联于 $G_{q/11}$ 蛋白,激活磷脂酰肌醇通路以及鸟苷酸环化酶系统引起效应。$M_2$、$M_4$ 受体结构类似,兴奋后偶联于 $G_{i/o}$ 蛋白,抑制腺苷酸环化酶系统和 $Ca^{2+}$ 内流,促进 $K^+$ 外流,引起细胞膜的超级化和抑制乙酰胆碱的释放。

2. N 型受体

N 型受体由 5 个亚单位,4 类构成,按相对分子质量大小依次命名为 α、β、γ、δ。每个受体包括 2 个 α 亚单位和 β、γ、δ 亚单位,按顺时针排列为五瓣花状,中间为离子通道(参见图 7-3)。骨骼肌的 N 型受体,其 2 个 α 亚单位是乙酰胆碱结合位点。一个受体结合 2 分子乙酰胆碱后,通过变构效应使离子通道开放,$Na^+$、$Ca^{2+}$ 内流产生去极化效应。α-银环蛇毒素(α-bungrotoxin)可特异结合 α 亚单位,结合后离子通道被阻断。

自主神经节的胆碱能受体亦是 N 型受体。从亚单位组成角度看,其受体类型与中枢型 N 受体比较相似。目前在自主神经节已经克隆的受体亚单位有 α3、α5、α7、β2、β4。

由于神经节处和骨骼肌处的 N 型受体,对于阻断药敏感性不同,前者被称为 $N_1$ 型受体,可被神经节阻断药所阻断,后者为 $N_2$ 型受体,可被肌肉松弛药简箭毒碱(tubocurarine)阻断。神经节阻断药,如美加明(mecamylamine),用于重症高血压,在其他药物无效时使用。肌肉松弛药,主要是在外科手术肌肉松弛不好时，或气管镜、喉镜、气管插管时松弛咽喉部肌肉时使用。

### 四、乙酰胆碱的生理功能

从乙酰胆碱作为神经递质的分布广度和神经类型看，就可以判断出其所参与的生理功能是所有神经递质中最为复杂和广泛的，一旦功能失衡就会引起多种疾病。

1. 乙酰胆碱在中枢神经系统的生理功能

（1）参与学习记忆功能：主要是投射到海马的胆碱能神经元。进行学习记忆相关研究，经常用到海马或离体海马脑片。

（2）调节感觉和情绪：主要是投射到前脑皮层、边缘系统和嗅脑的胆碱能神经元。用大鼠进行实验，切断嗅束可以诱发动物躁狂和抑郁。

（3）觉醒：主要是脑干网状结构上行激活系统的胆碱能神经元。此系统受到各种特定感觉通路（触觉、温度觉、听觉、视觉、嗅觉等），在途经此系统时发出侧支兴奋胆碱能神经元，通过上行激活投射到大脑皮层，保持觉醒状态。失掉这些特异系统的兴奋支持，就会进入睡眠状态。

（4）随意运动的调节：主要是纹状体的胆碱能神经元与黑质-纹状体 DA 能神经元，共同调节随意运动。有一种疾病叫做帕金森病，多见于老年人，手发抖、震颤、动作僵硬、迟缓，不能做精细动作，原因就是多巴胺能神经元受损、数目减少，功能降低；而相应纹状体的胆碱能神经元功能增强，二者功能失平衡造成的。帕金森病治疗原则，通过药物增强多巴胺功能，降低乙酰胆碱功能，使二者重新获得功能的平衡。

2. 乙酰胆碱在外周传出神经系统的生理功能

（1）运动功能：运动神经和肌肉接头部，乙酰胆碱作为神经递质作用于运动终板上的 $N_2$ 受体，$Na^+$ 通道开放，引起骨骼肌细胞兴奋-收缩偶联，完成随意运动。有一种疾病叫重症肌无力（myasthenia gravis），是一种自身免疫性疾病，其病因就是 $N_2$ 受体蛋白成了抗原，刺激机体产生抗体前来清除，结果造成 $N_2$ 受体数目明显减少。

（2）自主神经系统功能调节：交感神经和副交感神经节，副交感神经和部分交感神经末梢，交感神经支配肾上腺髓质处，都是以乙酰胆碱作为神经递质的。这就是为什么当有机磷农药中毒时，症状非常广泛和凶险，不及时抢救会有生命危险。

### 五、乙酰胆碱的酶解失活

释放到突触间隙的乙酰胆碱主要由乙酰胆碱酯酶（acetylcholinesterase，AChE）水解失活。AChE 又称真性胆碱酯酶，主要分布在突触后膜，邻近乙酰胆碱受体并与乙酰胆碱的迅速灭活有关。另一种水解乙酰胆碱的酶，主要分布在非神经组织，为丁酰胆碱酯酶（butyrylcholinesterase，BChE），又称假性胆碱酯酶，水解乙酰胆碱的作用较弱。

AChE 水解乙酰胆碱的速率惊人，每秒钟每个 AChE 分子可以水解约 $10^5$ 个乙酰胆碱分子。从突触前膜释放出的乙酰胆碱，在 2 ms 内就被水解而终止效应。这就保障了突触传递的准确性和时间的可控性。

AChE 有两个活性中心：阴离子部位和酯解部位。前者静电吸引乙酰胆碱带正电荷的季铵端，使乙酰胆碱接近 AChE，乙酰胆碱的羰基碳原子接近 AChE 的酯解部位，生成乙酰胆碱-AChE 复合物。然后是乙酰胆碱-AChE 酶复合物的酯键断裂，释放出胆碱，剩下的乙酰化胆碱酯酶快速水解成乙酸和 AChE。乙酰胆碱水解后的胆碱大部分被神经末梢摄取，用于乙酰胆碱合成。

由图 5-4 可见，乙酰胆碱的季铵盐带有（+）离子与 AChE 的（-）部位结合，酯解出胆碱，然后水解生成 AChE 和乙酸。

和乙酰胆碱结构近似的化合物可与 AChE 结合，生成暂时性或永久性复合物，抑制 AChE 对乙酰胆碱的水解，被称为胆碱酯酶抑制剂。某些可逆性胆碱酯酶抑制剂，目前临床治疗阿尔茨海默病（Alzheimer's

**图 5-4　胆碱酯酶(AChE)水解乙酰胆碱的过程**

(www.med126.com/edu/200712/18620.shtml)

disease,AD),目的是增加脑内乙酰胆碱浓度。新斯的明(neostigmine)可用于治疗重症肌无力,目的是增加运动终板处乙酰胆碱浓度。

化学战毒剂如沙林(sarin)等,不可逆性抑制 AChE,磷酰化的胆碱酯酶因"老化"而持久失活,新 AChE 再生需要 15 天左右。早期应用吡啶-2-甲肟碘酯(PAM)可使 AChE 复活,应用抗胆碱药阿托品(atropine)可快速消除大量乙酰胆碱聚集引起的中毒症状。PAM 和阿托品,在医疗和战备机构应该作为常备解毒药。

# 第三节　去甲肾上腺素

去甲肾上腺素(norepinephrine,NE)是中枢神经递质,也是外周交感神经末梢的神经递质。把含有 NE 的神经原来称为肾上腺素能神经,现在多称为去甲肾上腺素能神经。

脑内去甲肾上腺素能神经元胞体主要聚集在脑干的蓝斑核(locus coeruleus)和外侧被盖核(lateral tegmental nuclei)。蓝斑核内的去甲肾上腺素能神经元占其脑内总数的一半以上(图 5-5)。蓝斑核神经元纤维可投射至中枢神经系统的广泛区域,包括脊髓、小脑、丘脑和大脑皮层。蓝斑投射组成了上行网状激活系统的一部分,调节注意、觉醒和昼夜节律。

去甲肾上腺素能神经元来自蓝斑核的上行纤维束,形成了被盖背侧束,经脑桥的腹侧和内侧前脑束由后向前,大部分终止于丘脑前核、腹侧核、外侧核及内外侧膝状体;另有部分进入缰核脚间束,终止于缰外侧核;其余的纤维束则终止于杏仁核、海马或最终广泛投射到新皮层。此外,蓝斑发出的部分纤维也进入小脑,分别终止于中央核群及小脑皮质。去甲肾上腺素能神经的下行纤维又称脊髓系,从延髓、脑桥开始,走行于脊髓。

**图 5-5　中枢 NE 能神经元的胞体和纤维投射**

交感神经从脊髓的胸腰段发出,在交感神经节更换神经元(节前为胆碱能神经,神经递质是 ACh),节后纤维支配到血管、内脏平滑肌和瞳孔的开大肌,其神经递质是去甲肾上腺素。

## 一、去甲肾上腺素的生物合成

儿茶酚胺类神经递质去甲肾上腺素及多巴胺的生物合成过程相似,在此一起介绍。合成的前体物质为酪氨酸(tyrosine,Tyr),在神经元中,酪氨酸经酪氨酸羟化酶(tyrosine hydroxylase,TH)催化,苯环 3 位羟基化成为多巴(dopa),多巴经多巴脱羧酶(dopa decarboxylase,DD)催化,脱羧基形成多巴胺,在多巴胺能神经元至此就完成了神经递质的合成。在去甲肾上腺素能神经元,多巴胺被摄入囊泡,再经多巴胺-$\beta$-羟化酶(dopamine-$\beta$-hydroxylase,D$\beta$H)催化形成去甲肾上腺素(图 5-6,5-7)。

1. 酪氨酸羟化酶

以酪氨酸为底物,具有专一性。但酪氨酸羟化酶催化活性较低,在神经元内含量较少,在儿茶酚胺的生物合成过程中,被称为限速因子(rate limiting factor)。α-甲基对酪氨酸(α-methyl-$p$-tyrosine,α-MT)是底物酪氨酸的结构类似物,对催化酶竞争性抑制,干扰 NE 的合成。即使合成了含 α-甲基的"NE",也是一种无效的"伪递质"。α-MT 可以作为工具药,研究阻止 NE 合成后的结果。

2. 多巴脱羧酶

与酪氨酸羟化酶相比,多巴脱羧酶的浓度和酶活性都很高,且酶底物的专一性低,凡左旋芳香氨基酸如组氨酸、酪氨酸、色氨酸、苯丙氨酸等均可被其脱羧,所以也被称为芳香族氨基酸脱羧酶(aromatic $L$-amino acid decarboxylase,

**图 5-6  多巴胺和去甲肾上腺素的合成过程**

(库宝善,2008)

AADC)。若将此酶完全抑制,不仅儿茶酚胺的合成,5-HT 和组胺的合成也将受阻。补充多巴脱羧酶的底物左旋多巴(L-dopa),可增加多巴胺合成,临床上 L-dopa 用于治疗帕金森病。

**图 5-7  去甲肾上腺素的合成、储存、释放、受体结合和消除全过程**

Tyr:酪氨酸;TH:酪氨酸羟化酶;DD:多巴脱羧酶;

DA:多巴胺;D$\beta$H:多巴胺-$\beta$-羟化酶;NE:去甲肾上腺素

(库宝善,2008)

3. 多巴胺-β-羟化酶

多巴胺-β-羟化酶(dopamine-β-hydroxylase,DβH)以多巴胺为底物,形成去甲肾上腺素。该酶只存在于去甲肾上腺素能、肾上腺素能神经元的囊泡内及肾上腺髓质嗜铬细胞中,因此去甲肾上腺素的合成是在多巴胺进入囊泡后进行的(图5-7)。

## 二、去甲肾上腺素的储存与摄取

1. 去甲肾上腺素的囊泡储存

去甲肾上腺素在囊泡中合成后就地储存。囊泡内的去甲肾上腺素与ATP、嗜铬颗粒蛋白等结合,以较为稳定的形式储存于囊泡内,不易弥散出神经元,这样可避免被胞质内的单胺氧化酶(MAO)所代谢。带正电的去甲肾上腺素与带负电荷的ATP和嗜铬颗粒蛋白形成大分子复合物,去甲肾上腺素的释放伴随ATP的释放,释放到突触间隙的ATP可以作为协同递质起作用。囊泡形状有大小之分,大囊泡多存在于轴突和末梢,而小囊泡主要在末梢。在人类大囊泡的比例较高。

2. 去甲肾上腺素的囊泡摄取

囊泡膜有囊泡单胺转运体(vasicular monoamine transporters,VMATs)。VMATs功能,一方面可阻止单胺类递质溢出囊泡外,另一方面可主动将重摄取回的去甲肾上腺素尽快储存入囊泡,避免被胞浆线粒体膜上的单胺氧化酶所降解。

囊泡膜上有质子泵,将H$^+$转运入囊泡,形成质子跨膜的电梯度和化学梯度,这是个主动转运过程,逆浓度和逆电子梯度转运,是消耗ATP的过程,实际也是一种储存能量方式。VMATs可利用跨膜的H$^+$梯度作为能源,逆浓度梯度转运去甲肾上腺素,每摄取1分子去甲肾上腺素,反向转运2分子H$^+$,第一个H$^+$的结合或者转运可以增加转运体对去甲肾上腺素的亲和力,第二个H$^+$的结合则促进去甲肾上腺素的转运。利血平阻断囊泡对单胺的摄取,另外可使已经储存在囊泡中的去甲肾上腺素逐渐渗透至胞质内,被单胺氧化酶代谢,最终使囊泡耗竭。

利血平不仅使去甲肾上腺素囊泡耗竭,对其他单胺类神经递质也如此。科学研究时可以利用利血平作为耗竭单胺类递质的工具,如给予大鼠皮下注射一定剂量的利血平后,会引起体温降低、眼睑下垂,这是一种抑郁症动物模型(由脑内5-羟色胺和去甲肾上腺素含量降低造成,和抑郁症的发病原因相似),预先给予抗抑郁药可以对抗或减轻这些症状。

## 三、去甲肾上腺素的释放

去甲肾上腺素是以胞裂外排(exocytosis)的形式释放。释放过程是:动作电位到达神经末梢,突触前膜去极化,电压门控Ca$^{2+}$通道开放,Ca$^{2+}$依浓度梯度大量进入胞质内,通过复杂的过程,促进囊泡膜前移与突触前膜融合,继而裂孔,将囊泡内去甲肾上腺素排到突触间隙,囊泡最终通过胞吞过程而被循环利用。

去甲肾上腺素释放程度可以自我调节,当去甲肾上腺素释放过多,突触间隙去甲肾上腺素浓度过高时,去甲肾上腺素可兴奋突触前膜上的α$_2$肾上腺素受体(自主受体,autoreceptor),进行负反馈调节,抑制突触前膜内去甲肾上腺素的释放。后来发现除了负反馈调节外,还存在正反馈调节,这是通过突触前膜上的β-肾上腺素受体实现的,即当突触间隙去甲肾上腺素浓度过低时,β-肾上腺素受体对去甲肾上腺素最敏感,β-肾上腺素受体兴奋后促进去甲肾上腺素释放。β-肾上腺素受体阻断药——普萘洛尔(propranolol)由于阻断了这种正反馈,减少去甲肾上腺素释放,发挥药理作用。

## 四、去甲肾上腺素的受体

根据药理学特征,去甲肾上腺素的受体分为α和β两大类,α受体又进一步分为α$_1$和α$_2$,β受体又分为β$_1$、β$_2$和β$_3$受体。应用分子生物学技术,目前克隆获得9个亚型,即α$_{1A}$、α$_{1B}$、α$_{1D}$、α$_{2A}$、α$_{2B}$、α$_{2C}$、β$_1$、β$_2$和

β₃ 受体,但这种克隆亚型受体,由于缺乏高度选择性激动剂或拮抗剂,仅限于研究应用,尚未用于临床诊断和治疗。α 受体和 β 受体都是 G 蛋白偶联受体(表 5-2)。

1. 中枢神经系统的肾上腺素受体

**表 5-2　中枢肾上腺素受体分型、偶联 G 蛋白和脑内分布**

| 肾上腺素受体 | 偶联蛋白 | 脑内分布 |
|---|---|---|
| $\alpha_{1A}$ 受体 | $G_{q/11}$ | 皮质、海马 |
| $\alpha_{1B}$ 受体 | $G_{q/11}$ | 皮质、脑干 |
| $\alpha_{1D}$ 受体 | $G_{q/11}$ | 嗅球、皮质、海马、运动神经元 |
| $\alpha_{2A}$ 受体 | $G_{i/o}$ | 皮质、脑干、中脑、脊髓 |
| $\alpha_{2B}$ 受体 | $G_{i/o}$ | 间脑 |
| $\alpha_{2C}$ 受体 | $G_{i/o}$ | 皮质、海马、基底神经节、小脑 |
| $\beta_1$ 受体 | $G_s$ | 嗅觉核、皮层、小脑核、脑干核、脊髓 |
| $\beta_2$ 受体 | $G_s$ | 嗅球、梨状叶皮质、小脑皮质、海马 |

$\alpha_1$ 受体通过 $G_{q/11}$ 蛋白激活磷脂酶 C,促进磷酸肌醇水解;$\alpha_2$ 受体通过 $G_{i/o}$ 蛋白抑制腺苷酸环化酶,降低胞浆内 cAMP 的浓度。β 受体主要通过 $G_s$ 蛋白激活腺苷酸环化酶,升高胞浆内 cAMP 的浓度。

2. 外周自主神经系统的肾上腺素受体

α 受体:$\alpha_1$ 受体具有散瞳、血管收缩、糖原分解增加等功能;$\alpha_2$ 受体具有突触前膜负反馈、抑制去甲肾上腺素释放等功能。

β 受体:激活 $\beta_1$ 受体可引起心脏兴奋(包括心率增加、传导加快、收缩力增强)、脂肪分解加速、肾素释放增多。激活 $\beta_2$ 受体可引起血管扩张,支气管扩张,糖原分解加速,脂肪分解加速(肝、肌)。激活 $\beta_3$ 受体可加速脂肪分解。β 受体激动剂和拮抗剂,在临床最常用,如 $\beta_1$ 受体激动剂多巴酚丁胺(慢性心功能不全),$\beta_1$ 受体拮抗剂美托洛尔(降压药)。$\beta_2$ 受体激动剂特布他林(平喘药),$\beta_2$ 受体拮抗剂布他沙明(降血糖药,降血脂药)。

## 五、去甲肾上腺素的清除

1. 突触间隙去甲肾上腺素的去路

神经递质与受体结合发生作用后被迅速清除,主要去路有 4 条:① 突触前膜重摄取;② 突触后膜摄取;③ 在突触间隙内被代谢;④ 进入血液。

除重摄取入突触前膜的一部分去甲肾上腺素可被囊泡摄取、储存外,其余被酶解,代谢产物经肾脏排出体外。

2. 去甲肾上腺素的重摄取

重摄取(reuptake)是突触间隙的单胺类神经递质消除的主要方式,约占突触前膜释放神经递质总量的 75%,主要是在突触前膜。

重摄取的意义在于:① 避免受体持续激活,有利于突触信息传递的精确调节;② 重摄取的神经递质被囊泡摄取,神经冲动到来时可再释放。

突触间隙或血液中的去甲肾上腺素可被突触前膜摄取,也可以被突触后膜和非神经组织摄取。前者称为摄取1(uptake 1,$U_1$),后者称为摄取2(uptake 2,$U_2$)。$U_1$ 是一种高亲和力摄取,由特异性的去甲肾上腺素转运体(norepinephrine transporter,NET)来完成,能逆浓度差摄取去甲肾上腺素,特异性较高,在去甲肾上腺素低浓度时也有摄取能力。$U_2$ 的亲和力较低,必须达去甲肾上腺素高浓度时才摄取,而且对各种儿茶酚胺的选择性较小。一般来说,外周神经末梢释放出的去甲肾上腺素主要被突触前膜所摄取,即以 $U_1$ 为主。脑内胶质细胞也存在 $U_2$。

NET 属于 $Na^+/Cl^-$ 转运体家族,可协同转运 $Cl^-$ 和 $Na^+$。在神经递质转运体超家族中,NET 与多巴胺转运体 DAT 的保守性最高。许多常用的神经精神药物对 NET 有高亲和力,去甲丙咪嗪(desipramine)和去甲氯丙咪嗪(desmethyl chlorimipramine)可选择性抑制去甲肾上腺素重摄取,临床用于抑郁症(depression)的治疗。

3. 去甲肾上腺素的酶解失活

去甲肾上腺素的另一种失活方式是被酶降解。降解儿茶酚胺的酶,有单胺氧化酶(MAO),主要位于突触前神经末梢,单胺氧化酶又分为 A(MAO-A)和 B(MAO-B)两个亚型。另一种降解酶,儿茶酚胺-*O*-甲基转移酶(catechol-*O*-methyl transferase,COMT),主要位于非神经组织(如平滑肌、内皮细胞、胶质细胞)中。

单胺氧化酶广泛存在于神经和非神经组织中,神经元胞质内的单胺氧化酶位于线粒体外膜。在体内,MAO-A 主要降解去甲肾上腺素和 5-HT,MAO-B 主要降解多巴胺。选择性的 MAO-A 抑制剂,如氯吉宁(clorgyline),选择性的 MAO-B 抑制剂,如丙炔苯丙胺(deprenyl)。

COMT 可使甲基移转到儿茶酚苯环 3 位氧上,成为 3-甲氧基-4-羟基衍生物。该酶广泛存在于非神经组织中,在神经组织中主要存在于突触后膜。托卡朋(tolcapone)和恩他卡朋(entacapone)为 COMT 抑制剂,用于治疗帕金森病。

去甲肾上腺素代谢过程和产物如图 5-8 所示。

**图 5-8 去甲肾上腺素经单胺氧化酶和 COMT 代谢**

(来自:www.comprehensivephysiology.com/WileyCDA/CompPhysArticle/refId-cp010115.htm)

由图 5-8 可以看到,摄取进入突触末梢的去甲肾上腺素首先被单胺氧化酶降解,然后在神经元外被 COMT 进一步降解。突触间隙和血液中的去甲肾上腺素,则依次经 COMT 和单胺氧化酶代谢。去甲肾上腺素在脑内最终的主要代谢产物是 3-甲氧基-4-羟苯乙二醇(3-methoxy-4-hydroxyphenylglycol,MHPG)。外周去甲肾上腺素的最终代谢产物是 3-甲氧基-4-羟苯乙醇酸或香草扁桃酸(vanillyl mandelic acid,VMA)。

从尿中排出的主要是 VMA,还有少量的 MHPG。尿中的 MHPG 有 80% 来自外周交感神经末梢,少量来自脑。根据产物推测某些疾病和去甲肾上腺素的关系。

# 第四节　多 巴 胺

多巴胺是神经系统中儿茶酚胺类神经递质,也是合成去甲肾上腺素的前体物质,在整个中枢神经系统,多巴胺约占儿茶酚胺含量的 50%。多巴胺曾被认为仅是去甲肾上腺素生物合成的中间产物。20 世纪 50 年代瑞典药理学家 Carlson 首先报道纹状体内多巴胺含量极高,且和去甲肾上腺素的分布不一致。60 年代 Hornyhiewicz 发现帕金森病与多巴胺有关,给予其前体左旋多巴($L$-dopa)可获得理想疗效。70 年代应用放射配体受体结合法,证实脑内存在多巴胺受体。八九十年代应用分子生物学技术克隆到不同多巴胺受体亚型。

图 5-9　中枢内多巴胺能神经元的胞体和纤维投射

运用免疫细胞和组织化学方法,证明脑中多巴胺能神经元主要位于黑质(substantia nigra)、腹侧被盖区(ventral tegmental area)和弓状核(arcuate nucleus)。多巴胺能神经元的纤维投射的主要通路或系统有:黑质纹状体通路(nigrostriatal pathway),中脑边缘皮质系统(mesolimbocortical system),结节漏斗系统(tuberoinfundibular system)。中脑多巴胺能神经元还可发出纤维下行投射到脑干和脊髓,形成下丘脊髓系统(hypothalamus spinal system)。

脑内多巴胺系统功能复杂,黑质纹状体通路,主要与运动功能的控制有关,多巴胺神经元的退变是发生帕金森病的主要原因。中脑边缘皮层系统,调节情感变化和认知功能,与精神疾病、药物成瘾等有关系。结节漏斗系统可调节下丘脑-脑垂体功能,参与多种内分泌腺功能的调节。

## 一、多巴胺的生物合成、储存与释放

### 1. 多巴胺的合成

多巴胺是去甲肾上腺素合成过程的中间产物,而在多巴胺能神经元中,由于囊泡内无 DβH 存在,不会变成去甲肾上腺素,胞质中合成的多巴胺被囊泡摄取后即被储存。酪氨酸在胞质内被酪氨酸羟化酶催化,形成多巴。酪氨酸羟化酶催化反应也像合成去甲肾上腺素时一样,是多巴胺合成过程中的限速步骤(rate-limiting step)。它可以被 α-甲基对位酪氨酸抑制,耗竭脑内的多巴胺和去甲肾上腺素,对于多巴胺合成的影响尤其重要。

### 2. 多巴胺的储存

多巴胺能末梢中含有储存多巴胺的致密中心囊泡,具有对多巴胺选择性储存的能力,对去甲肾上腺素也有一定摄取并储存的能力。多巴胺囊泡的摄取也依赖于囊泡膜上的囊泡单胺转运体(vesicular monoamine transporters,VMAT),此 VMAT 与去甲肾上腺素能神经元的 VMAT 相同。VMAT 对多巴胺的摄取与去甲肾上腺素的囊泡摄取也相同,为主动转运,依赖于囊泡内外的 $H^+$ 电化学梯度,每摄取 1 个多巴胺的同时逆向转运出 2 个 $H^+$。多巴胺囊泡的储存亦可被利血平所阻止,使得合成的和重摄取的多巴胺在胞质内被单胺氧化酶降解,从而耗竭神经元内的多巴胺。

3. 多巴胺的释放

多巴胺的突触前膜释放也是以胞裂外排方式进行的。一般认为，多巴胺主要是从神经元的树突释放。神经冲动刺激多巴胺的释放，从神经冲动到达末梢，$Ca^{2+}$ 离子通道开放，$Ca^{2+}$ 内流，囊泡前移与突触前膜融合，胞裂外排。全过程与去甲肾上腺素的情况极为相似。

多巴胺能神经元的突触前膜上存在自身受体（$D_2$ 受体），被释放至突触间隙的多巴胺激活，负反馈调节多巴胺的释放。纹状体中，脑啡肽能神经元的末梢与多巴胺能神经末梢构成突触，对多巴胺的释放起到突触前抑制作用；γ-氨基丁酸（GABA）能神经元也能抑制多巴胺的释放。苯丙胺（amphytamine）、利他林（ritalin）可促进多巴胺释放。苯丙胺对中枢神经系统有兴奋作用，对抑郁症有一定治疗效果，由于产生依赖性，已不常用。它可以抑制食欲中枢，起到减肥效果，加之有欣快感，容易造成滥用。苯丙胺属于麻醉品管制药物，甲基苯丙胺俗称冰毒。

## 二、多巴胺受体

1. 多巴胺受体家族

20 世纪 80 年代末，采用分子生物学技术克隆出 5 种多巴胺受体（dopamine receptors），分别是 $D_1$、$D_2$、$D_3$、$D_4$ 和 $D_5$。按照药理学特性归纳为 $D_1$ 和 $D_2$ 受体家族：$D_1$ 受体家族由 $D_1$ 和 $D_5$ 受体组成，$D_2$ 受体家族由 $D_2$、$D_3$ 和 $D_4$ 受体组成。

受体家族是按照偶联的 G 蛋白分类，多巴胺受体均为 G 蛋白偶联受体，为 7 次跨膜的多肽链，N 末端在细胞外，C 末端在细胞内。$D_1$ 受体家族与 $G_s$ 蛋白偶联，激活腺苷酸环化酶。$D_2$ 受体家族与 $G_i$ 蛋白偶联，抑制腺苷酸环化酶。

多巴胺受体每一类型都在 N 末端有一些糖基化位点；在细胞内部分，有一些数目、位置各不相同的磷酸化位点。

$D_1$ 和 $D_2$ 受体在纹状体、伏隔核、嗅结节都有密集的分布。纹状体中 GABA 能神经元、脑啡肽能神经元和胆碱能神经元，都接受黑质多巴胺能神经元的投射（反之，对多巴胺神经元有反馈调节），$D_1$ 受体多数分布在 γ-氨基丁酸能神经元上，而 $D_2$ 受体分布在脑啡肽能神经元和胆碱能神经元上。$D_3$ 受体主要分布在中脑边缘多巴胺能神经元所支配的结构中。$D_4$ 受体主要分布于额叶皮质、杏仁核、中脑和延髓。$D_5$ 受体在脑内的分布主要在海马、丘脑束旁核及外侧乳头体。

2. 多巴胺受体的作用原理

$D_1$ 受体家族兴奋 $G_s$，$G_s$ 激活腺苷酸环化酶，腺苷酸环化酶催化 ATP 形成 cAMP，cAMP 激活 cAMP 依赖性蛋白激酶（PKA），PKA 催化蛋白质磷酸化，后者发挥效应。效应包括：① 改变细胞膜对离子的通透性。② 调节递质合成酶的活力。③ 其他效应。磷酸二酯酶和蛋白磷酸酶 1，可分别使 cAMP 分解和磷酸化的蛋白质去磷酸化，从而终止多巴胺的效应。

由图 5-10 看出，急性给予可卡因可通过阻断突触前膜重摄取多巴胺，激活 $D_1$ 受体，增加 cAMP 水平，导致蛋白激酶 A（PKA）激活。锚定蛋白（AKAP）有助于 PKA 密切接近底物，使之磷酸化。这些底物包括：电位门控 $Na^+$ 和 $Ca^{2+}$ 离子通道，配体门控 GABA-A 离子通道，谷氨酸（GLUT），如 AMPA/kainate 和 NMDA 离子通道。

慢性给予可卡因（cocaine），上调（upregulates）D1/PKA 信号，同时也导致转录因子 FosB 激活，引起细胞周期蛋白（cyclin）依赖性蛋白激酶 Cdk5 磷酸化。Cdk5 磷酸化有两种结果：一种是 DARPP-32 在 Thr75 磷酸化，结果会抑制 PKA；另一种是 DARPP-32 在 Thr34 磷酸化，结果会抑制磷脂酶-1（phosphatase-1，PP-1），激活 PKA。

$D_2$ 受体与 $G_{i/o}$ 偶联，激活后抑制腺苷酸环化酶的活性，减少 cAMP 生成，并可激活 $K^+$ 通道，$K^+$ 电导增加，$K^+$ 外流引起细胞膜超级化，这也限制了电压依赖的 $Ca^{2+}$ 内流。$D_2$ 受体激活还可以直接抑制电压

**图 5-10    可卡因急性和慢性激活 D1 信号通路**

(White F J, Cooper D C, 2001)

门控 $Ca^{2+}$ 通道。$D_2$ 受体还通过 $G_i$ 蛋白介导抑制细胞膜上磷脂酶 C(PLC)对 $PIP_2$ 的水解,减少 $IP_3$ 和 DAG 的生产。

3. 多巴胺受体的功能

突触前多巴胺自身受体主要是 $D_2$ 受体和 $D_3$ 受体,介导神经元电活动、多巴胺合成和释放的负反馈调节。

突触后多巴胺受体主要参与行为、运动和精神活动的调节。$D_1$ 和 $D_2$ 受体参与运动的调节。垂体 $D_2$ 受体激动剂抑制催乳素释放,延髓呕吐中枢化学感受器的 $D_2$ 受体兴奋可以致呕吐。精神分裂症患者 $D_1$ 功能减退而 $D_2$ 功能亢进,所以 $D_2$ 受体拮抗剂如氯丙嗪(chlorpromazine)应用在精神分裂症的治疗中。非典型抗精神病药氯氮平(clozapine)的作用靶点则主要是 $D_3$、$D_4$ 受体。

### 三、多巴胺的消除

多巴胺的消除与去甲肾上腺素清除极为类似,有四条途径:突触前膜重摄取;突触后膜摄取;突触间隙内代谢;进入血流后代谢。这几条途径中,除进入突触前膜的一部分可被多巴胺囊泡摄取,参与再利用外,其余大都在酶的作用下分解代谢,并最终经肾脏排出体外。

1. 多巴胺的重摄取

多巴胺释放入突触间隙后,大部分被突触前膜重摄取,及时终止其作用。多巴胺是由细胞膜上的多巴胺转运体(dopamine transporter,DAT)重摄取回胞质。人的 DAT 由 620 个氨基酸残基组成,有 12 个跨膜区,其 N 末端与 C 末端都在胞质,细胞外部分有 2～4 个糖基化位点,胞内侧有数个丝氨酸、苏氨酸磷酸化位点。DAT 与转运去甲肾上腺素的 NET 结构最为相似,同属 $Na^+/Cl^-$ 依赖性转运体家族。

DAT 对多巴胺的膜摄取作用为主动转运,每转运 1 分子多巴胺,同时协同转运 1 分子 $Cl^-$ 和 2 分子 $Na^+$。DAT 可以识别包括多巴胺在内的多种底物或神经毒剂,结合后发生构象改变,将底物从胞质外侧摄入并在胞膜内侧释放。

6-OHDA 可被多巴胺能神经末梢和去甲肾上腺素能神经末梢选择性摄取,在神经元胞质内,其氧化产物可以攻击线粒体呼吸链膜性结构,使神经末梢在数天内损毁,因此被称为儿茶酚胺类化学毒剂。6-OHDA 必须直接通过侧脑室注射或核团注射才能发挥作用,其对去甲肾上腺素能神经元的毒性作用大于多巴胺能和肾上腺素能神经元,如果想单纯损伤多巴胺能神经元制作帕金森病动物模型,可预先注射去甲肾上腺素重摄取阻断剂去甲丙咪嗪,避免伤害到去甲肾上腺素能神经元。

用 6-OHDA 制作筛选抗帕金森病药物的动物模型的方法在于:首先按照核团定位图,将 6-OHDA 注入一侧黑质-纹状体通路;此过程中,需加入还原剂维生素 C,防止 6-OHDA 在进入神经元之前就被氧化;需加入去甲丙咪嗪,防止伤及去甲肾上腺素能神经元。损伤是单侧性的,被注入 6-OHDA 的一侧称为损伤侧。损伤后要经过相当长一段时间后,动物运动才能恢复平衡,外观如常。此时,两侧黑质-纹状体多巴胺能神经元和突触后膜多巴胺受体的状况是明显不一样的:损伤侧,无多巴胺释放,多巴胺受体上调、敏化;健侧有多巴胺释放,多巴胺受体正常。给予苯丙胺(促黑质-纹状体释放多巴胺),此时只有健侧释放多巴胺,引起小鼠向损伤侧旋转。给予去水吗啡(多巴胺受体激动剂),损伤侧受体反应程度超过健侧,引起小鼠向健侧旋转。这时给予候选化合物,给药后如果引起小鼠旋转,说明具有增强中枢多巴胺功能的作用,强度与所用剂量成反比;向损伤侧旋转说明药物是促进多巴胺释放型,向健侧旋转则说明是受体激动型。

1-甲基-4-苯基-1,2,3,6-四氢吡啶(1-methyl-4-phenyl-1,2,3,6-tetrahydropyridine,MPTP)可以选择性损毁多巴胺能神经元。小鼠腹腔注射 MPTP 可形成帕金森病样症状,用于制作研究抗帕金森病药物的动物模型。MPTP 神经毒性作用的可能机制见图 5-11。MPTP 可以透过血-脑屏障,在脑内被胶质细胞内的 MAO-B 降解形成 $MPP^+$,$MPP^+$ 被 DAT 转运进入多巴胺神经元末梢。进入胞质后的 $MPP^+$ 产生氧自由基直接损伤线粒体和膜性结构,抑制线粒体呼吸链上的氧化还原酶复合体 I,从而选择性损伤多巴胺神经元。用猴进行实验,症状与人类极为相似,因此注射 MPTP 的猴多用于最后阶段的药理学评价。

**图 5-11 MPTP 损伤多巴胺能神经元机制**
(www. nap. edu/openbook. php? record_id＝1801&page＝39)

### 2. 多巴胺的酶解失活

与去甲肾上腺素的失活相似,多巴胺的最终失活也是通过酶的降解代谢。代谢多巴胺的酶同代谢去甲肾上腺素的酶类似,也有单胺氧化酶和 COMT。多巴胺降解代谢的过程主要包括两方面:① 氨基(-NH$_2$)修饰,通过单胺氧化酶氧化氨基变成醛基,醛基进一步经醛脱氢酶的氧化作用变成酸。② 儿茶酚修饰,是通过 COMT 在 3-氧位甲基化。多巴胺的最终产物是高香草酸(homovanillic acid,HVA)(图5-12)。

单胺氧化酶有两种亚型,多巴胺主要被 MAO-B 降解。司来吉兰(selegiline)是选择性 MAO-B 抑制剂,临床用于治疗帕金森病。

多巴胺

单胺氧化酶
醛脱氢酶

儿茶酚-$O$-甲基转移酶

3,4-二羟基苯乙酸

3-甲氧基-4-羟基苯乙胺

儿茶酚-$O$-甲基转移酶

单胺氧化酶
醛脱氢酶

高香草酸

**图 5-12　多巴胺的降解过程和降解酶**

(flipper. diff. org/app/pathways/info/1597)

## 四、多巴胺相关疾病和治疗药物

1. 多巴胺与震颤性麻痹

震颤性麻痹包括原发性黑质-纹状体系统多巴胺能神经元受损的帕金森病,也包括多巴胺受体被阻滞引起的震颤症状。治疗原则为使用增强多巴胺功能药物,如左旋多巴(levodopa),还有降低纹状体 M 胆碱受体功能药物,如苯海索(trihexyphenidyl),使得黑质-纹状体失去平衡的多巴胺和 ACh 功能重新建立平衡,达到治疗的目的。

2. 多巴胺与精神分裂症

精神分裂症(schizophrenia)是一种严重的精神疾病,有思维障碍、幻觉(幻视、幻听、幻嗅)、妄想(被害)、古怪的行为,患者丧失社交能力。代表性治疗药物最经典的是 $D_2$ 受体拮抗剂——氯丙嗪(chlorpromazine),1990 年开发出非典型抗精神病药氯氮平阻断多种受体,如 $D_3$、$D_4$ 受体和 5-$HT_2$ 受体等,但对 $D_2$ 受体作用很弱。

3. 多巴胺与迟发性运动障碍

迟发性运动障碍(tardive dyskinesia)是由于长期使用 $D_2$ 受体拮抗剂类抗精神病药物,引起纹状体多巴胺受体超敏,从而导致多巴胺与 ACh 功能的失平衡。症状表现:舌、唇、口和躯干的异常不自主的不规则运动,或舞蹈样手足徐动,以口周运动障碍最常见,包括转舌及伸舌运动、颌部咀嚼运动及撅嘴等。此病老年人多见。目前对此病还没有很有效的治疗药物,主要是停药让其慢慢恢复,治疗改用非多巴胺受体拮抗剂。

# 第五节　5-羟色胺

5-羟色胺(5-HT)在化学上由吲哚和乙胺两部分组成,与去甲肾上腺素、多巴胺同属于单胺类神经递质。1948 年 Rapport 等从血清中分离出一种收缩血管物质,命名为血清紧张素(serotonin),次年即确定了其化学结构。

在自然界中,如蛇和蜂的毒液、蟾蜍的皮肤、鱼的唾液、菠萝果肉等,都含有 5-羟色胺。人体内约有 90% 的 5-羟色胺存在于消化道黏膜嗜铬细胞(enterochromaffin cells)中,8%～10% 在血小板中,1%～2% 存在于中枢神经系统(CNS)中,一小部分存在于肥大细胞中。由于血-脑屏障的存在,血液中的 5-羟色胺很难进入中枢神经系统。因此中枢神经和外周神经的 5-羟色胺分属两个独立的系统。本章节主要讨论 5-羟色胺在中枢神经系统的分布和作用。

由图 5-13 可以看到 5-羟色胺能神经元主要集中在中缝核吻端(rostral raphe nuclei),由中缝核吻端投向大脑皮层、颞叶、丘脑、边缘皮层、海马、基底节和小脑。中缝核尾侧(caudal raphe nuclei)发出纤维投射到小脑和脊髓。

**图 5-13**　中枢内 5-羟色胺能神经元的胞体和纤维投射

## 一、5-羟色胺合成和代谢

### 1. 5-羟色胺的生物合成

合成 5-羟色胺的前体是色氨酸(tryptophan,Trp),血液中的色氨酸进入 5-羟色胺能神经元,在色氨酸羟化酶(tryptophan hydroxylase,TPH)催化下,其苯环上的 5 位羟基化生成 5-羟色氨酸(5-hydroxytryptophan,5-HTP),在 5-羟色氨酸脱羧酶(5-hydroxytryptophan decarboxylase,5-HTPDC)的作用下,5-HTP 再脱羧形成 5-羟色胺。5-HTPDC 与前面介绍过的 L-芳香氨基酸脱羧酶、多巴脱羧酶是同一种酶。

5-羟色胺经单胺氧化酶作用代谢为 5-羟吲哚乙醛(5-hydroxy indole acetaldehyde),进而在醛脱氢酶(aldehyde dehydrogenase)作用下生成 5-羟吲哚乙酸(5-hydroxy indoleacetic acid,5-HIAA)。5-羟色胺也可在外周组织,经 COMT 代谢为 5-甲氧色胺(5-methoxytryptamine)。在松果体中 5-羟色胺会进一步合成褪黑激素(melatonin)(图 5-14)。

(1) 色氨酸:色氨酸是 5-羟色胺的合成前体,也是合成过程中的限速因子(rate-limiting factor)。TPH 活性状态下对色氨酸的亲和常数 $K_m$ 为 $50\ \mu mol/L$,在脑内为非饱和状态。所以脑内色氨酸的含量会直接影响 5-羟色胺的合成速度。高色氨酸的饮食可增加 5-羟色胺的合成,若长期缺乏色氨酸可致脑内5-羟色胺的含量降低,容易患抑郁症。当然,过度增强脑内 5-羟色胺的功能,也可引起严重的副作用,出现"5-羟色胺综合征"。

色氨酸越过血-脑屏障和神经细胞膜,依赖于特异性载体的主动转运,由于该载体还可转运其他中性氨基酸,如苯丙氨酸、亮氨酸、异亮氨酸、缬氨酸等,因此这些氨基酸与色氨酸竞争载体转运,当血浆中性氨基酸含量增高时,转运入脑的色氨酸量会减少。

(2) 色氨酸羟化酶:TPH 在 5-羟色胺能神经元的胞体合成,经轴索运输至轴突末梢,使色氨酸转化成 5-HTP。由于该酶对色氨酸的 $K_m$ 值远大于脑内色氨酸的浓度,因此正常情况下脑内的 TPH 未被饱

**图 5-14 5-羟色胺的合成与代谢**

(修改自:www.ch.ic.ac.uk/local/projects/s_thipayang/synth.html)

和。大量补充色氨酸,可使大鼠脑内色氨酸浓度增高 3~7 倍,使酶接近饱和。

对氯苯丙氨酸(para-chlorophenylalanine,pCPA),能选择性地抑制 TPH,阻断脑及周围组织中 5-羟色胺的合成,给药 2~3d 后 5-羟色胺达最低点,1 周后开始恢复,2 周后基本恢复。pCPA 用来研究当 5-羟色胺缺乏时,是否会产生影响。由于 pCPA 阻断 5-羟色胺合成的效果确切,选择性高,作用又易被 5-HTP 所逆转,因此是一个理想的工具药。

(3) 5-羟色氨酸脱羧酶:使 5-HTP 脱去羧基,生成 5-羟色胺。该反应需磷酸吡哆醛作为辅因子。由于该酶在脑内含量较多,催化活性很高,因此色氨酸一旦生成 5-HTP 后,迅速脱羧生成 5-羟色胺。

2.5-羟色胺的代谢

5-羟色胺由单胺氧化酶氧化成醛,再经醛脱氢酶进一步氧化为酸(图 5-14),即 5-羟吲哚乙酸(5-hydroxy indoleacetic acid,5-HIAA)。研究过程中,测定脑内 5-羟色胺含量时,也应测定 5-HIAA,以反映其更新率。

## 二、5-羟色胺的储存与释放

### 1. 5-羟色胺的储存

5-羟色胺进入囊泡依赖于囊泡膜上的单胺转运体(vesicular monoamine transporters，VMATs)转运，依赖于囊泡膜内外的 $H^+$ 电化学梯度。利血平可以选择性阻断囊泡膜上的 VMATs 系统，进而影响囊泡对 5-羟色胺的摄取，同时也破坏 5-羟色胺的储存，长期使用利血平可引起 5-羟色胺的耗竭。

### 2. 5-羟色胺的释放

神经冲动引起 5-羟色胺的释放，该释放形式也是胞裂外排。5-羟色胺能神经元胞体上的 $5\text{-}HT_{1A}$ 受体与末梢上的 $5\text{-}HT_{1B/1D}$ 受体是自身受体，与 $G_{i/o}$ 蛋白偶联，激活后可以降低 cAMP 的合成。实验表明，$5\text{-}HT_{1A}$ 和 $5\text{-}HT_{1B/1D}$ 受体激动剂，可抑制 5-羟色胺的释放。

## 三、5-羟色胺受体的亚型与功能

5-羟色胺的作用广泛，对包括情绪、焦虑、睡眠、体温、食欲、性行为、运动、心血管功能和痛觉等，都有调节作用。

### 1. 5-羟色胺受体的亚型

5-羟色胺受体家族庞大，迄今已克隆出 14 种不同的亚型，这些受体有着独特的分子结构与药理学特性。国际受体命名委员会于 1994 年提出应根据受体的功能、结构和信号转导三方面特性来重新进行区分。

目前公认的受体分类分为 7 大家族，分别为 $5\text{-}HT_1$、$5\text{-}HT_2$、$5\text{-}HT_3$、$5\text{-}HT_4$、$5\text{-}HT_5$、$5\text{-}HT_6$ 和 $5\text{-}HT_7$。除了 $5\text{-}HT_3$ 为离子通道型受体外，其余均属于 G 蛋白偶联受体家族，这些 G 蛋白偶联受体来源于不同的基因编码(表 5-3)。

表 5-3　5-HT 受体 7 大家族

| 家族(亚型) | 偶联类型 | 作用机制 | 功能 |
| --- | --- | --- | --- |
| $5\text{-}HT_1$ | $G_i/G_o$-蛋白偶联 | 降低细胞内 cAMP 水平 | 抑制 |
| $5\text{-}HT_2$ | $G_q/G_{11}$-蛋白偶联 | 增加细胞内 $IP_3$ 和 DAG | 兴奋 |
| $5\text{-}HT_3$ | 配体-门控 $Na^+$ 和 $K^+$ 离子通道 | 细胞膜去极化 | 兴奋 |
| $5\text{-}HT_4$ | $G_s$-蛋白偶联 | 增加细胞内 cAMP 水平 | 兴奋 |
| $5\text{-}HT_5$ | $G_i/G_o$-蛋白偶联 | 降低细胞内 cAMP 水平 | 抑制 |
| $5\text{-}HT_6$ | $G_s$-蛋白偶联 | 增加细胞内 cAMP 水平 | 兴奋 |
| $5\text{-}HT_7$ | $G_s$-蛋白偶联 | 增加细胞内 cAMP 水平 | 兴奋 |

(physiol Res,60：15-75,2011)

### 2. 5-羟色胺受体的分布和功能

上述 7 个 5-羟色胺受体亚型，具有临床应用意义的主要是以下三个家族。

(1) $5\text{-}HT_1$ 受体的分布和功能：$5\text{-}HT_1$ 受体在突触前与突触后均有分布，可与 $G_i$ 蛋白结合，抑制腺苷酸环化酶，下调 cAMP 的生成。$5\text{-}HT_1$ 受体家族还可细分为 5 种亚型：$5\text{-}HT_{1A}$ 受体、$5\text{-}HT_{1B}$ 受体、$5\text{-}HT_{1D}$ 受体、$5\text{-}HT_{1E}$ 受体及 $5\text{-}HT_{1F}$ 受体。

比较有意义的是 $5\text{-}HT_{1A}$ 受体，在海马、隔核、杏仁核等脑内有高密度表达，在中缝核 5-羟色胺能神经元的胞体也有高密度表达。激活该受体可缓解焦虑症状，促进摄食。麦角酰二乙胺(lysergic acid diethylamide，LSD)通过激动 $5\text{-}HT_{1A}$ 受体引起幻觉，具有致幻效应(俗称迷魂药)。丁螺环酮(buspirone)也是 $5\text{-}HT_{1A}$ 受体的激动剂，可有效地抗焦虑，是迄今临床比较理想的抗焦虑药物。

（2）5-HT$_2$ 受体的分布和功能：5-HT$_2$ 受体可与 G$_q$ 蛋白结合，激活磷脂酶 C。该类受体家族还可再分为 3 种亚型：5-HT$_{2A}$ 受体、5-HT$_{2B}$ 受体及 5-HT$_{2C}$ 受体。

比较有意义的是 5-HT$_{2A}$ 受体，主要分布于大脑皮质和基底节，激动后可使 K$^+$ 电导降低，神经元兴奋。作为异源受体，可以调节 ACh、多巴胺、兴奋性氨基酸等递质的释放。LSD 也通过激动该受体产生致幻效应。氯氮平（clozapine）、利培酮（risperidone）等为该受体的拮抗剂，用于治疗精神分裂症，因与传统抗精神病药物是通过拮抗 D$_2$ 受体起作用不同，所以这类被称为"非典型抗精神病药"。

（3）5-HT$_3$ 受体的分布和功能：5-HT$_3$ 受体是唯一的 Na$^+$/K$^+$ 通道受体，最初认为只存在于外周神经系统，后发现在脑内的极后区、内嗅区皮质、额叶皮质和海马都有分布。5-HT$_3$ 受体拮抗剂如昂丹司琼（ondansetron），临床上用于缓解肿瘤化疗引起的恶心和呕吐。

### 四、5-羟色胺的清除

释放到突触间隙的 5-羟色胺有两种消除途径：突触膜重摄取和酶降解。

1. 5-羟色胺的重摄取

5-羟色胺的作用可被重摄取终止。通过 5-羟色胺转运体（serotonin transporter，SERT）来实现主动转运，SERT 与去甲肾上腺素的转运体 NET、多巴胺的转运体 DAT 都属于 Na$^+$/Cl$^-$ 依赖型转运体。它们具有相似特征：12 次跨膜结构，N 末端和 C 末端在胞质侧，多个磷酸化丝氨酸/苏氨酸位点，能被 PKA 或 PKC 磷酸化。神经胶质细胞膜上也存在这些转运体，参与单胺类递质的消除。

SERT 对 5-羟色胺有选择性摄取，摄取过程需要 Na$^+$ 和 Cl$^-$ 的同向共转运，同时 K$^+$ 或 H$^+$ 被同时反向转运。维持离子梯度所需的能量来自 Na$^+$/K$^+$-ATP 酶。

突触间隙中的 5-羟色胺经特殊转运体 SERT 重摄取回突触前膜内，选择性 5-羟色胺重摄取抑制剂（selective serotonin reuptake inhibitors，SSRIs），如临床最常用的西酞普兰（citalopram）和氟西汀（fluoxetine）等，可以抑制 5-羟色胺重摄取，增加突触间隙 5-羟色胺浓度，增强其作用。5-羟色胺含量减少是抑郁症发病的重要原因之一，SSRIs 是目前临床上使用最多、最理想的抗抑郁药物。

2. 5-羟色胺的酶解失活

在中枢神经系统，单胺氧化酶是 5-羟色胺的主要降解酶，可使 5-羟色胺氧化脱氨成为 5-羟吲哚乙醛，然后经醛脱氢酶快速氧化成 5-羟吲哚乙酸（5-hydroxyindole acetic acid，5-HIAA）。COMT 也发挥一定代谢作用，生成少量 5-甲氧基色胺（5-methoxytryptamine）（图 5-14）。

5-羟色胺主要被单胺氧化酶 A 亚型降解。MAO-A 基因敲除小鼠，脑内 5-羟色胺浓度增多。应用单胺氧化酶抑制剂可以使脑内 5-羟色胺的含量明显升高，选择性抑制 MAO-A 的药物有氯吉兰（clorgyline）和西莫沙酮（cimoxatone）。

# 第六节　谷　氨　酸

谷氨酸（glutamate，Glu）是 1856 年被发现的。它为无色晶体，有鲜味，微溶于水。谷氨酸大量存在于谷类蛋白质中，动物脑中含量也较多。谷氨酸钠，就是味精。最初认为氨基酸只是与蛋白质的合成或分解有关，后来证明有些氨基酸作为神经递质存在，并发挥着重要的生理功能，其中谷氨酸和 γ-氨基丁酸（gamma-aminobutyric acid，GABA）就是分别具有快速兴奋和抑制的一对氨基酸类神经递质。谷氨酸是脑内重要的兴奋性氨基酸类神经递质，集中分布在大脑皮层、丘脑、海马和小脑，与人的觉醒、学习、记忆、感觉和运动关系密切。脑内绝大部分神经元都有谷氨酸受体分布，参与了兴奋性突触调节。

某些神经精神系统疾病和谷氨酸关系密切，如癫痫（epilepsy）、脑卒中（stroke）、阿尔茨海默病、肌萎缩性脊髓侧索硬化症（amyotrophic lateral sclerosis，ALS）和抑郁症（depression）等。早在 1971 年 Oiney 等率先报道了"兴奋性氨基酸递质的神经毒性"，谷氨酸过量是神经元损伤和凋亡的重要原因之一。

### 一、谷氨酸生物合成、储存与释放

1. 谷氨酸生物合成

谷氨酸合成有两条途径：一是在谷氨酸能神经元内,糖代谢三羧循环的中间产物 α-酮戊二酸(α-keto-glutarate)在转氨酶作用下加氨基生成;另一途径是在临近的胶质细胞,先合成谷氨酰胺(glutamine),再作为前体物质转入谷氨酸能神经元内,脱氨基合成谷氨酸,储存入囊泡(图 5-15)。

**图 5-15　谷氨酸生物合成**

(www.uky.edu/～dhild/biochem/24/lect24.html)

2. 谷氨酸的储存和释放

囊泡膜有谷氨酸转运体,为主动转运过程,能量来源是 $H^+$-ATPase 造成的膜内外电化学梯度,可使囊泡内外谷氨酸浓度相差 9 倍。

谷氨酸释放条件、过程和前面讲过的单胺类神经递质释放类似,简言之,神经冲动到达末梢,电压依赖性 $Ca^{2+}$ 通道开放,$Ca^{2+}$ 内流,囊泡前移与突触前膜融合,胞裂外排(exocytosis),谷氨酸释放到突触间隙。

### 二、谷氨酸受体的分类与功能

1. 谷氨酸受体的分类

谷氨酸受体分为两大类。第一大类谷氨酸受体是离子通道型受体,包括 NMDA 受体(N-methyl-D-aspartic acid receptor)、AMPA 受体、KA 受体(kainic acid receptor)。离子型受体共有 14 种亚型,与通道相连形成受体-通道复合物,介导快速兴奋性突触传递过程。离子型受体与神经系统发育过程中神经网络的形成、学习和记忆过程中的突触传递、可塑性改变等生理过程有密切关系,同时还介导脑缺血、颅脑损伤、神经变性疾病所致的神经元凋亡、死亡的神经毒性作用。第二大类谷氨酸受体为代谢型受体,是与 G 蛋白偶联的受体。

2. NMDA 受体

中枢神经系统广泛分布 NMDA 受体(NMDAR),参与兴奋性突触传递中的慢性成分（AMPA 参与其兴奋性突触传递中的快速成分)和突触的可塑性。NMDAR 是学习、记忆过程突触可塑性标志长时程增强(LTP)和长时程抑制(LDP)的分子机制,也是脑缺血、脑卒中、癫痫的病理学基础。

**图 5-16　NMDA 受体及相关配体**

(来自：www. niaaa. nih. gov/Resources/GraphicsGallery/Neuroscience/Pages/221p51. aspx)

由图 5-16 可见,NMDAR 是离子通道偶联受体,静息电位时离子通道被 $Mg^{2+}$ 所阻断,处于失活状态。细胞膜去极化时,解除 $Mg^{2+}$ 对通道的阻断。NMDA 和谷氨酸激动 NMDAR 使通道开放,$Ca^{2+}$ 和 $Na^+$ 内流,$K^+$ 外流。甘氨酸在复合体有特定结合位点,明显增强 NMDA 诱发的电流反应,起辅助激动剂(coagonist)作用。MK-801 是经典的 NMDAR 离子通道阻断剂,在通道的外段有其结合位点,在研究 NMDAR 时,MK-801 是最常用的工具药。

3. AMPA 受体

AMPA 受体广泛分布于大脑皮层、边缘系统和丘脑,也参与学习记忆形成。此受体在突触并不稳定,在细胞内外膜间变动。有时突触处只有 NMDA 受体,而缺乏 AMPA 受体,此时由于不能形成快时程突触电流,难以完成兴奋性突触传递功能,这种突出叫做沉默突触(silent synapse)。LTP 和 LDP 形成过程,会聚集起大量 AMPA 受体,参与突触可塑性,完成学习过程。

由图 5-17 可以看到冲动传到谷氨酸能神经元末梢,谷氨酸释放到突触间隙,会同时作用于 NMDA 受体和 AMPA 受体,前者需要去极化到一定程度,才使 $Mg^{2+}$ 从离子通道移开,使 $Ca^{2+}$ 和 $Na^+$ 内流。而后者的过程明显简单、快速。$Ca^{2+}$ 与钙调蛋白结合,进一步通过激活腺苷酸环化酶形成的 PKA,使 AMPA 受体磷酸化,通过 $Ca^{2+}$-钙调蛋白(CaM)依赖性激酶 Ⅱ 使新形成的 AMPA 受体磷酸化。于是激发起 AMPA 受体聚集,参与突触的可塑性和学习记忆过程。

4. 海人藻酸受体

海人藻酸(KA)受体广泛分布于中枢和外周神经系统,如背根神经节、大脑下脚、隔核、海马、杏仁核、内嗅皮质和小脑浦肯野细胞等。最初是由于脊髓初级传入 C 类纤维,能被 KA 去极化,而不被使君子酸(QA)去极化而成为其命名依据。KA 受体由 5 种亚基组成,不同区域受体的亚基组成不完全相同。KA 受体功能与 AMPA 受体有许多相似之处,而且有共同的拮抗剂 CNQX。尤其在诱导 LTP 过程中 KA 与 AMPA 起协同作用。KA 受体在突触可塑性中起作用,有资料证明 KA 与癫痫病有关系。

5. 代谢型谷氨酸受体

代谢型谷氨酸受体(mGluR)属于 G 蛋白偶联受体。根据信号转导机制可以分为三组共 8 种克隆受体:第一组 mGluR1、mGluR5,第二组 mGluR2、mGluR3,第三组 mGluR4、mGluR6 、mGluR7、mGluR8。

第一组代谢型谷氨酸受体与 $G_q$ 和 $G_s$ 偶联,$G_q$ 激活产生第二信使 DAG 和 $IP_3$,$IP_3$ 可刺激 $Ca^{2+}$ 释放,激活 PKC(DAG 直接激活 PKC)发挥作用。$G_s$ 激活腺苷酸环化酶,提高 cAMP 浓度,进而通过 PKA 发挥作用。第二组代谢型谷氨酸受体与 $G_{i/o}$ 偶联,抑制腺苷酸环化酶,降低 cAMP 浓度,进而减弱 PKA

**图 5-17　谷氨酸能神经突触和 NMDA 与 AMPA 受体功能之间的关系**

(thebrain. mcgill. ca/flash/a/a_07/a_07_m/a_07_m_tra/a_07_m_tra. html)

作用。第三组代谢型谷氨酸受体的作用机制类似于第二组受体。代谢型谷氨酸受体,分布于离子型谷氨酸受体周围,启动缓慢、作用持久,在调节突触的信息传递和突触可塑性方面发挥重要作用。

### 三、突触间隙谷氨酸的消除

谷氨酸消除比较简单,主要是通过 Na$^+$-ATPase 依赖性重摄取,然后经转运体重新储存在囊泡中。另一途径是被主动摄取(Na$^+$-ATPase 依赖)进入临近的神经胶质细胞(glial cell),先是将谷氨酸脱氨基转化为谷氨酰胺(glutamine),后者转运到谷氨酸能神经末梢,重新合成谷氨酸后进入囊泡储存。

谷氨酸为兴奋性神经递质,分布范围极广,神经元的基本功能是兴奋功能和抑制功能,谷氨酸参与至少一半的功能,有时是作为神经递质引起快速反应,有时是作为神经调质(neuromodulator)起修饰、调节作用。学习与记忆是人类得以生存的基本功能,短时记忆主要是电生理范畴,长时程记忆的标志 LTP 和 LTD,都涉及突触的可塑性变化,谷氨酸受体在其中发挥了重要作用。

谷氨酸受体过度兴奋,引起细胞毒性作用,造成细胞内 Ca$^{2+}$ 超载,自由基形成,导致细胞凋亡和坏死。急性脑缺血、脑外伤和癫痫发作等,都有谷氨酸的参与。

## 第七节　γ-氨基丁酸

1950 年 Awapara 等在哺乳动物脑内发现了 γ-氨基丁酸。后来陆续发现其合成酶,谷氨酸脱羧酶(L-glutamic decarboxylase,GAD)和 GABA 转氨酶(GABA transaminase,GABA-T)。1966 年 Krnjevic 发表

了研究成果,GABA 在猫大脑皮层起抑制作用,是脑内重要抑制性神经递质。1970 年 Curtis 等在《自然》杂志发表了重大研究成果"荷包牡丹碱(bicuculline)是 GABA 特异拮抗剂"。20 世纪 70 年代末,发现 GABA 受体分为 A 和 B 亚型,后来又发现 C 亚型。其中 GABA$_A$ 与镇静、催眠、麻醉、抗惊厥及抗癫痫药物关系密切。

GABA 在中枢神经系统是主要的抑制性神经递质,大约有 50% 的抑制性突触是由 GABA 介导的。

## 一、GABA 的合成和降解

### 1. GABA 的合成

GABA 生成需要谷氨酸脱羧酶,反应是在 GABA 能神经元内进行,谷氨酸来源如前所述。反应需要的辅酶为磷酸吡哆醛(pyridoxal-5′-phosphate,PLP)(图 5-18)。

### 2. GABA 的降解

由图 5-19 可以看到,GABA 的降解,主要在胶质细胞的线粒体中进行。首先 GABA 在转氨酶(GABA-T)和辅酶(维生素 B$_6$)作用下,脱去氨基生成琥珀酸半醛(succinyl semialdehyde,SSA),进一步在琥珀酸半醛脱氢酶作用下生成琥珀酸(succinic acid,SA),琥珀酸进入三羧循环,进一步代谢生成 α-

**图 5-18　谷氨酸(Glu)脱羧生成 GABA**

酮戊二酸(α-KG),α-酮戊二酸氨基化后生成谷氨酸,谷氨酸在谷氨酰胺合成酶作用下生成谷氨酰胺(glutamine),谷氨酰胺可以进入 GABA 能神经元,作为原料再合成 GABA。

**图 5-19　GABA 在线粒体的降解**

(引自:www.nature.com/mp/journal/v8/n8/full/4001395a.html)

## 二、GABA 受体

GABA 受体分为 A、B、C 三亚型,GABA$_A$ 与 Cl$^-$ 通道偶联,GABA$_B$ 通过 G 蛋白与 K$^+$、Ca$^{2+}$ 通道偶联,GABA$_C$ 结构类似于 GABA$_A$ 与 Cl$^-$ 通道偶联。以下重点介绍 GABA$_A$ 和 GABA$_B$ 两类受体。

### 1. GABA$_A$ 受体

图 5-20 显示,GABA$_A$ 受体复合体(GABA$_A$-receptor complex)激活后 Cl$^-$ 通道开放,Cl$^-$ 内流,膜电

位降低,超极化,使兴奋阈值提高,动作电位不易发生。总之,GABA$_A$ 受体复合体功能是抑制性的,GA-BA 是脑内最重要的抑制性神经递质。GABA$_A$ 受体复合物是由 5 个亚基围成的 Cl$^-$ 通道。

**图 5-20 GABA$_A$ 受体-苯二氮䓬受体-Cl$^-$ 通道复合体**

(www. ncbi. nlm. nih. gov/books/NBK28090/)

GABA$_A$ 受体激动剂有蝇蕈醇(muscimol);拮抗剂有荷包牡丹碱(竞争性)和印防己毒素(picrotoxin)(非竞争性)。许多中枢神经系统抑制性药物,在 GABA$_A$ 受体复合体有其结合位点,如图 5-20 所示,有巴比妥类结合位点(苯巴比妥作为抗癫痫药、戊巴比妥作为静脉麻醉药),苯二氮䓬类结合位点(地西泮、氯氮䓬,具有镇静、抗焦虑、肌肉松弛、抗惊厥作用),固醇类麻醉药结合位点(阿法沙龙作为静脉麻醉药)和印防己毒素结合位点(印防己毒素,有中枢兴奋作用,可解救巴比妥类药物中毒,本身过量可兴奋大脑和脊髓而导致惊厥)。

2. GABA$_B$ 受体

GABA$_B$ 受体属于 G 蛋白偶联受体,具有胞外 N 末端和胞内 C 末端,根据其对激动剂和拮抗剂敏感性区别,药理学又进一步将其分为 GABA$_{B1}$(对氯苯胺丁酸和 3-APPA 都敏感)和 GABA$_{B2}$(对 3-APPA 敏感,而对氯苯胺丁酸不敏感)。只有当 GABA$_{B1}$ 和 GABA$_{B2}$ 形成异二聚体时,才能形成有效的功能受体。GABA$_{B1}$ 与配体结合,起受体启动作用,通过 GABA$_{B1}$ 和 GABA$_{B2}$ C 末端螺旋-螺旋联结,进而通过 GAB-A$_{B2}$ 活化 G 蛋白。G 蛋白偶联调节电位依赖性 Ca$^{2+}$ 通道和内向整流 K$^+$ 通道。

(库宝善)

# 练 习 题

1. 什么是神经递质? 作为神经递质必须具备什么条件?

2. 神经递质主要有哪几类? 举出每类中 1 个代表性神经递质。

3. 神经递质为什么要储存在囊泡? 储存的动力是什么?

4. 传出神经中哪些属于胆碱能神经(分泌乙酰胆碱)? 哪些属于去甲肾上腺素能神经(分泌去甲肾上腺素)?

5. 沙林类化学毒剂,不可逆抑制胆碱酯酶后,主要解毒药物是什么? 其起什么作用?

6. 什么是单胺类神经递质? 哪种工具药可以耗竭其囊泡储存? 作用在什么部位?

7. 能否制造一种帕金森病大鼠模型,用来筛选具有增强多巴胺功能的物质?

8. 脑内主要兴奋性和抑制性氨基酸神经递质是什么? 生物合成中两者有无关系?

9. GABA-Cl$^-$ 通道复合物上,都有哪些类药物的结合位点? 结合后起什么作用?

10. 谷氨酸的 NMDA 和 AMPA 受体有何特点,它们之间有什么关系?

11. 能举出一种单胺神经递质,简要说明其合成、储存、释放、受体结合和消除的全过程吗?

12. 有一种说法:"过多食用味精对健康不利",你的意见如何?

# 参 考 文 献

1. Curtis D R，Duggan A W，Felix D，et al. Bicuculline and central GABA receptors. nature，228：676-677.

2. Gerald W，Valentine G S. Targeting glial physiology and glutamate cycling in the treatment of depression. Biochemical Pharmacology,2009,78:431-439.

3. Katzung B G. Basic and clinical pharmacology. 10th. Boston:LANGE, 2007.

4. Krnjevic K，Randić M，Straughan D W. An inhibitory process in the cerebral cortex. J Physiol, 1966,184: 16-48.

5. White F J,Cooper D C. The vicious cyclin of addiction. Nature Medicine，2001，7：416-417.

6. Zhu Z T,Adam C,Munhall,Steven W. Johnson. Tyramine excites rat subthalamic neurons in vitro by a dopamine-dependent mechanism. Neuropharmacology, 2007, 52:1169-1178.

7. 韩济生主编. 神经科学. 3 版. 北京:北京大学医学出版社,2009.

8. 库宝善主编. 药理学. 北京:北京大学医学出版社,2008.

9. 库宝善主编. 神经精神药理学. 北京:北京大学医学出版社,2006.

10. 孙凤艳主编. 医学神经生物学. 上海:上海科技出版社,2008.

11. 张均田,张庆柱,张永祥. 神经药理学. 北京:人民卫生出版社,2008.

# 第六章 神 经 肽

生物活性肽广泛分布在神经组织和其他各种组织中,参与机体内传递信息、代谢调节和各种生理功能。神经肽(neuropeptide)是存在于神经组织的生物活性肽,由神经细胞合成和分泌,因此这类神经细胞也称为肽能神经元。在神经系统内,神经肽主要在信息的传递和调节中发挥作用,进而参与神经系统各种生理功能的维持和调节。神经肽的作用方式极其复杂,在神经组织中发挥神经递质(neuro-transmitter)或神经调质(neuro-modulator)的作用,而有时又能起神经激素(neuro-hormone)的作用。

本章在第一节首先概括介绍神经肽的分子结构及特性,神经肽的生物合成、运输和储存,介绍神经肽的作用方式与功能特点,以及神经肽与经典神经递质的共存和共存的生物学意义。内源性阿片肽与阿片受体在神经肽的研究史中具有重要的地位,在第二节中比较详细地介绍了内源性阿片肽与阿片受体的发现过程,以及阿片肽的合成、贮存、释放与灭活,特别是阿片受体的跨膜信号转导及转运的调节。其中许多知识都是来自国内外研究工作的新进展。在第三节中详细介绍了降钙素基因相关肽(calcitonin-gene related peptide,CGRP)、降钙素基因相关肽受体及降钙素基因相关肽的主要生理功能。在第四节中介绍了一种近年来备受关注的神经肽—甘丙肽,包括甘丙肽的分子结构与甘丙肽受体,甘丙肽在中枢神经系统内的分布与生理功能。

## 第一节 神经肽概论

神经肽的发现虽始于20世纪30年代,但直到60年代以后才被人们注意。1931年von Euler和Gaddum从动物肠组织和脑组织中提取出一种能引起肠平滑肌收缩、血管舒张、血压下降的活性物质,称为P物质(substance P,SP),这是最早发现的神经肽。1936年P物质被确认为肽,但其结构尚未阐明,直到1970年初才提纯并阐明P物质的结构。1954年,Du Vignead从下丘脑神经细胞分离纯化出加压素和催产素,这两个多肽都是由9个氨基酸残基组成的肽类物质。20世纪60年代,Erspamer从两栖类皮肤分泌腺中分离出一类肽,后来发现这些肽或其他类似物质也存在于哺乳动物脑内。

20世纪60年代,Berson与Yalow发明了放射免疫(RIA)方法,这种检测方法极其灵敏,可以测出体内微量神经肽的含量及动态变化。进入70年代,由于多肽化学技术的迅速发展,大大加速了神经肽的研究。内源性阿片肽的发现极大地促进了神经肽的研究。1975年,Hughes等发现了两种脑啡肽,随着内啡肽、强啡肽等一大类内源阿片肽的发现,大大加速了神经肽研究的进程。到80年代,新发现的神经肽的数目越来越多,到目前已发现几十种神经肽及相应的神经肽受体。生物活性肽的研究是当前生物学研究最活跃的领域之一。

### 一、神经肽

肽是由氨基酸残基按一定的顺序由肽键连接起来的生物分子,其基本结构就是氨基酸残基按一定的顺序形成的肽链。通常认为,生物活性肽分子中含有的氨基酸残基数目不超过50个,如果超过50个氨基酸残基,这种大分子通常称为蛋白质。

例如,甲硫脑啡肽分子含有5个氨基酸残基,ACTH分子含有39个氨基酸残基,所以它们都称为生物活性肽。胰岛素分子含有51个氨基酸残基,就被称为蛋白质。

生物活性肽在生物体内具有多种活性。例如,胆囊收缩素是一种脑肠肽,在外周它引起胆囊收缩和胰液分泌增加,在神经系统内它参与神经信息的传递和调节,所以是一种神经肽。

1. 肽的一般性质

肽与蛋白质都是由氨基酸残基通过肽键按一定的顺序连接起来的生物分子,有很多共同之处。因为肽的分子比蛋白质分子小,所以它们既有一些共性又各具有各自的特性。同蛋白质一样,温度的变化、pH 的变化以及有机溶剂等都可引起肽分子结构的变化,从而引起肽的一些生物活性的降低或丧失。

肽分子中含有疏水键、离子键等非共价键。组成生物活性肽的肽链中常常含有一些成对的碱性氨基酸,如赖氨酸、精氨酸等,这是某些内切酶的作用部位。通过内切酶的作用,使生物活性肽的肽链从这些成对碱性氨基酸残基处分开,形成分子较小的肽片段或氨基酸。同时,体内存在多种氨基肽酶和羧基肽酶,它们分别作用于生物活性肽分子的氨基端和羧基端,使肽分子不断降解。肽分子具有水解作用,可以用来测定其氨基酸序列。

2. 肽的分子结构与功能的关系

生物活性肽的性质和功能是由肽的分子结构决定的,即由分子中所含氨基酸的种类、数量和连接顺序决定的。因此,如果肽分子中某一个或几个氨基酸残基的分子发生变化,可能导致肽的生物活性发生明显变化。例如,阿片肽分子 N 末端含有酪氨酸-甘氨酸-甘氨酸-苯丙氨酸(Y-G-G-F)四个氨基酸残基,这是与阿片肽生物活性有关的基本结构。其中第一位的酪氨酸(Y)是活性必需基团,去掉后阿片肽的生物活性丧失。第三位的甘氨酸(G)和第四位的苯丙氨酸(F)也不能缺失。由此可见,肽分子结构的很小变化就可以导致肽的生物活性发生很大的变化。

3. 神经肽分子的降解

生物活性肽还有一个突出的特点,即在细胞内合成的肽前体分子较长,在以后的运输、贮存过程中不断受到某些酶的作用而降解,其生物活性也随着发生一系列变化。现以 β-内啡肽为例加以说明。β-内啡肽分子由 31 个氨基酸残基组成,具有强大的阿片样活性和镇痛作用。β-内啡肽来源于前阿黑皮素原,后者是由 265 个氨基酸残基组成的分子。脑内含有 β-内啡肽的神经元的胞体主要分布在下丘脑弓状核,其长轴突绕行基底前脑,最后到达中脑导水管灰质、蓝斑等。在这长达十几到几十小时的轴突运输过程中,

β-内啡肽的肽原逐渐被酶修饰剪切,生成由 31 个氨基酸残基组成的 β-内啡肽。但是,有一部分 β-内啡肽在羧基肽酶和羧基二肽酶作用下不断从羧基端水解下氨基酸残基生成 β-内啡肽(1-28)或 β-内啡肽(1-27),随着 β-内啡肽分子的氨基酸残基数目不断减少,其生理活性不断减弱。因此,当 β-内啡肽通过轴浆运输到达中脑或脑干的一些核团时,有些 β-内啡肽分子已经降解成较小的片段,其生理活性大大减弱(图 6-1)。上述水解过程常常发生在 β-

图 6-1　β-内啡肽通过轴浆运输从下丘脑到达中脑或脑干的一些核团,在运输过程中 β-内啡肽不断被降解

内啡肽在轴浆内运输时以及它在轴突末梢贮存的过程中,所以在检测脑组织样品中某些肽时,必须注意肽的这种特征。当用放射免疫法测定样品中 β-内啡肽的活性时,测定结果中既包括了 β-内啡肽的免疫活性,也包括它的降解产物 β-内啡肽(1-28)及 β-内啡肽(1-27)等的免疫活性。

以上是神经肽在运输过程中不断降解引起生理活性减弱的例子,体内还有相反的情况,例如,血管紧张素的合成与降解过程中其生物活性的变化即为一例。血管紧张素的前体是血管紧张素原,含有 12 个氨基酸残基。血管紧张素原由肝脏生成,然后释放进入血液循环,在肾素作用下血管紧张素原降解生成血管紧张素 I。血管紧张素 I 含有 10 个氨基酸残基,具有使小血管平滑肌收缩的作用,引起血压上升。血管紧张素 I 经血管紧张素转化酶的作用,切去羧基末端的两个氨基酸残基,形成血管紧张素 II,血管紧

张素Ⅱ具有强大的缩血管作用,引起血压明显升高。这是神经肽在运输过程中不断降解引起生理活性大大提高的一个典型例子。

4. 神经肽的分类

根据神经肽的分子结构、功能及存在部位,可分为若干种类,见表6-1。

表 6-1　神经肽的分类

| 类别 | 名称 |
| --- | --- |
| 速激肽: | P 物质 |
|  | 神经激肽 A(neurokinin A,NKA) |
|  | 神经激肽 B(neurokinin B,NKB) |
|  | 神经肽 K(neuropeptide K,NPK) |
| 阿片肽: | 脑啡肽（enkephalins, EK）:甲硫脑啡肽和亮脑啡肽 |
|  | β-内啡肽 |
|  | 强啡肽 |
|  | 孤啡肽(orphanin FQ,OFQ)或痛敏素(nociceptin) |
|  | 内吗啡肽:内吗啡肽-1 和内吗啡肽-2 |
| 垂体后叶激素: | 加压素(vasopressin,VP) |
|  | 催产素(oxytocin,OT) |
| 胰多肽相关肽(panoreatio polypeptide-related peptides): | 神经肽 Y(neuropeptide Y,NPY) |
|  | 胰多肽(PP) |
|  | 生长激素抑制素(somatostatin,SS) |
| 血管紧张素: | 血管紧张素-Ⅰ(A-Ⅰ) |
|  | 血管紧张素-Ⅱ(A-Ⅱ) |
| 甘丙肽家族: | 甘丙肽 |
|  | 甘丙肽信使相关蛋白(galanin message-associated peptide,GMAP) |
|  | 甘丙肽类似肽(galanin like peptide,GALP) Alarin |
| 血管活性肠肽 |  |
| 生长激素释放激素(GHRH) |  |
| 胆囊收缩素 | 胆囊收缩素 1-8,胆囊收缩素 1-33 |
| 神经降压肽 |  |
| 降钙素基因相关肽家族 | 降钙素（calcitonin, CT）,降钙素基因相关肽(α-CGRP,β-CGRP),胰淀粉样多肽(amylin),肾上腺髓质素(adrenomedulin),降钙素受体刺激肽(calcitonin receptor stimulating peptide,CRSP) |
| 内皮素 | 内皮素-1(ET-1),内皮素-2(ET-2),内皮素-3(ET-3) |
| 促皮质激素释放因子(corticotrophin releasing factor,CRF) |  |
| 心钠素(antrial natriuretic factor,ANF) | α-心钠素(ANF)和脑钠素(BNP)等 |

表 6-2　神经肽与经典神经递质的比较

| | 经典递质 | 神经肽 |
|---|---|---|
| 相对分子质量 | 一般小于数百 | 几百到几千 |
| 中枢含量 | 一般为 $10^{-9} \sim 10^{-10}$ mol/mg（单胺和乙酰胆碱） | |
| 合成 | 在胞体和末梢有小分子的前体,在合成酶的作用下合成 | 只能在胞体合成。由基因转录,形成大分子的前体,再加工生成有活性的神经肽,并通过轴浆运输到末梢 |
| 储存 | 大、小囊泡内 | 大囊泡内 |
| 降解 | 释放后,可被重复吸收,重复利用。也可被酶降解 | 酶促降解是主要的降解方式,无重摄取 |
| 作用 | 典型的作用是在突触完成突触前膜到突触后膜的快速信息传递,迅速引起突触后膜的电位变化和细胞功能快速变化,有时也可扩散到较远的部位 | 大多作用缓慢,影响范围较广,不一定直接触发效应细胞的电变化和功能改变;也有一些神经肽可完成快速的突触信息传递 |

## 二、神经肽的生物合成、运输和储存

### 1. 神经肽的生物合成

神经肽的生物合成过程比较复杂,基本过程就是在神经细胞的胞体内由其基因转录成相应神经肽的 mRNA,然后在核糖体合成无活性的大分子前体蛋白,前体蛋白装入囊泡后经轴浆运输到达神经末梢。在轴浆运输过程中这些无活性的前体蛋白经过酶的修饰和剪切,生成具有生物活性的神经肽。所以神经肽也是储存在囊泡中的。

图 6-2　神经肽的合成过程（Meltzer H Y,1987）

如图 6-2 所示，在神经细胞内首先合成的神经肽前体含有一段由约 20 个氨基酸残基组成的信号肽。这个信号肽片段在引导神经肽前体进入内质网后，随即被从神经肽前体上切除，失去信号肽的神经肽前体称为神经肽原。在高尔基复合体内，神经肽原主要经过内切酶、水解酶等的修饰作用，然后进入囊泡或分泌颗粒，再经多种酶的剪切修饰，最终生成具有活性的神经肽。从时间划分，整个神经肽的生物合成过程分为若干段：从神经肽的 DNA 到 mRNA 的转录过程一般是以小时为单位，从神经肽的 mRNA 翻译成神经肽是以分钟为单位，mRNA 到神经肽前体的生成过程是以分钟为单位，而神经肽的释放是以 ms 为单位，神经肽与受体作用以 $\mu s$ 为单位。由于各种神经肽的分子大小不同，分子的结构有所区别，所以各种神经肽的合成过程有所不同。由此看来，与经典神经递质的合成相比，神经肽的生物合成过程是相当复杂的。

特别需要指出的是，经典神经递质与神经肽在生物合成后的命运也有很大的差异。与经典神经递质囊泡储存的情况不同，包被在囊泡中的神经肽在轴浆运输过程中不断发生降解，甚至失去生物活性。例如前面所述的 β-内啡肽在合成后运输中发生的一系列酶解过程，其分子的氨基酸残基数目不断减少，生理活性不断减弱。也有些神经肽（如血管紧张素），在合成与降解过程中其生物活性出现由弱到强的变化。

### 2. 神经肽的储存与释放

合成后的神经肽储存于囊泡中。神经末梢含有两种囊泡，一种是直径为 $30 \sim 40\,nm$ 的突触囊泡，只含经典递质；另一种是直径约 $70\,nm$ 大囊泡，含神经肽和经典递质。

神经肽的释放与经典递质相似，都是以 $Ca^{2+}$ 依赖形式释放的。电刺激或高钾的去极化都引起经典神经递质和神经肽释放。电生理实验证实，当动作电位到达神经末梢时，引起经典神经递质的释放。一般说来，到达神经末梢的每一个动作电位都可引起经典神经递质的释放，连续多个动作电位可以引起经典神经递质的持续释放。而神经肽的释放与经典神经递质的释放有很大的差异。通常需要多个动作电位连续到达神经末梢才能够引起神经肽的释放，而当神经肽一次大量释放后，需要较长时间才能恢复，这是因为神经肽在胞体合成，然后从胞体运输到神经末梢需要较长的时间所致。

### 3. 神经肽的降解与灭活

在中枢神经系统内，神经肽通过酶解失活，不存在突触前末梢的重摄取机制。

在中枢神经系统内存在氨基肽酶、羧基肽酶和多种内切酶，尽管这些酶的特异性不是很高，但是活性较高，能够迅速降解释放到突触间隙的各种神经肽，使之灭活。所以酶促降解是神经肽的降解灭活的重要方式。

这种通过氨基肽酶、羧基肽酶和内切酶迅速降解释放到突触间隙的各种神经肽的方式具有两个方面的生理作用：一方面是使神经肽灭活，为突触传递后续的信息做好准备；另一方面可以控制体内某一种肽的水平，使其含量处于适当的水平。

### 4. 神经肽的受体

目前所知的神经肽受体都属于膜受体，其分子结构中含有 7 个跨膜的 α 螺旋（$TM_1$-$TM_7$），三个胞外环和三个胞内环，其 N 末端位于细胞膜外侧，C 末端位于细胞膜内侧。神经肽受体的分子在膜内侧与 G 蛋白相偶联，所以都属于 G 蛋白偶联受体（G-protein coupled receptor，GPCR）。神经肽受体被配基激活后，转而激活 G 蛋白，后者可通过第二信使等途径引起细胞功能状态的变化。这些第二信使包括 cAMP、$IP_3$、DG、花生四烯酸等及其代谢产物。

需要指出的是心房肽受体，心房肽也称心钠素或心房钠尿肽。这种受体本身就是细胞膜上的鸟苷酸环化酶，当心房肽激活心房肽受体时亦直接激活鸟苷酸环化酶，直接引起细胞内 cGMP 水平的升高，所以不需 G 蛋白的介导。

现在科研和临床上常用的神经肽受体的配基包括人工合成的神经肽，神经肽的某些片段（也是肽），以及非肽类的小分子化合物。

### 三、神经肽的作用方式与特点

神经肽作用十分复杂,这不仅由于神经肽的数目多,更因为神经肽作用方式多种多样。大量研究工作表明,神经肽能够以神经内分泌或旁分泌、神经递质、神经调质等方式发挥作用。

1. 神经内分泌方式

神经肽发挥作用的第一种方式是神经内分泌方式(图 6-3)。在下丘脑合成的多种神经肽都属于神经激素,包括催产素、加压素、促皮质激素释放激素、促甲状腺激素释放激素等。它们在下丘脑的神经细胞内合成,然后通过神经纤维的轴浆运输到达垂体,在垂体内释放发挥促激素作用,或从垂体释放进入血液循环,作用于远距离的靶细胞,起到神经激素或外周激素的作用。

下丘脑

腺垂体　　　　　　神经垂体

**图 6-3　神经肽发挥作用的神经内分泌方式**

2. 作为神经递质传递信息的方式

神经肽发挥作用的第二种方式就是作为神经递质传递信息。神经肽储存在突触前神经末梢内的囊泡中,当动作电位到达突触前神经末梢时,引起突触前神经末梢去极化,钙离子内流,在钙离子的介导下,神经肽从神经末梢释放到突触间隙。像经典递质一样,神经肽通过突触间隙作用于突触后膜上的相应受体,引起突触后神经细胞或靶细胞出现兴奋或抑制(图 6-4)。所以,以这种方式发挥作用的神经肽就属于神经递质,它们能够将信息从突触前末梢传递到突触后的神经细胞。

实验证据表明很多神经肽都符合上述标准,例如,降钙素基因相关肽(calcitonin gene-related peptide, CGRP)和 P 物质就是初级感觉纤维的传递痛觉信息的神经递质,介导伤害性初级传入信息向脊髓背角的传递。

降钙素基因相关肽(CGRP)由 37 个氨基酸残基组成,属于降钙素基因相关肽家族。CGRP 能神经元及其投射纤维出现在多种感觉传导通路上,包括躯体感觉、嗅觉、听觉、视觉、位置感觉和内脏感觉。这种分布特点提示 CGRP 参与感觉信息的传导或调节。现在大量的研究工作表明,CGRP 和 CGRP 受体在外周和中枢神经系统中参与痛觉信息的传递及调节。

在背根神经节(DRG)的中小型神经细胞内含有丰富的 CGRP,这些神经元发出的神经纤维主要是与痛觉信息传递相关的无髓鞘的 C 类纤维和有髓鞘的 Aδ 类纤维,而这些神经纤维主要是 CGRP 能的。脊髓背角中的 CGRP 来源于 DRG 神经元的投射纤维,而且在脊髓背角中则有大量 CGRP 受体的分布。多种外周伤害性刺激,如伤害性热、机械和电刺激都能特异地兴奋 CGRP 能的神经纤维,这些伤害性信息通过传入纤维到达背根神经节细胞,再由其中枢端纤维投射到脊髓背角,引起 CGRP 在脊髓背角内的释放。这些释放到突触间隙的 CGRP 激活位于脊髓背角内突触后膜上的 CGRP 受体,然后将痛觉信息从外周传递到脊髓背角内(图 6-4)。

P 物质是速激肽家族中的一员,由 11 个氨基酸组成,其受体为 NK1(neurokinin-1)受体。P 物质存在于外周传入的 C 类纤维和部分 Aδ 纤维中,在部分 C 类纤维中,P 物质与谷氨酸共存,储存在直径较大的致密囊泡中。含有 P 物质的传入纤维末梢密集地分布在脊髓背角的 I 和 II 层,而 NK-1 受体密集分布于 I-II 层的脊髓背角神经细胞胞体及突起的膜上。伤害性刺激能够引起初级传入末梢在脊髓背角内释放 P 物质,这些释放到突触间隙的 P 物质激活位于突触后膜上的 NK1 受体,将痛觉信息从外周传递到脊髓背角,进入中枢神经系统(图 6-4)。

3. 作为神经调质调节突触传递的效率

由于神经肽发挥作用的特点一是起效慢,二是持续时间较长,所以在中枢神经系统内,神经肽多是作为神经调质调节突触传递的效率,即神经肽本身不直接参与将信息从突触前末梢传递到突触后的过程,而是通过调节突触传递的效率改变突触的信息传递功能。也就是说作为神经调质的神经肽并不能直接引起靶细胞产生动作电位,但是能够改变突触前神经递质的释放或改变突触后神经细胞对所释放的递质的反应。

现以 CGRP 为例说明神经调质在脊髓背角信息传递中的作用。如图 6-4 所示,在背根神经节的中小型神经细胞内含有丰富的 CGRP,这些神经细胞的外周端接受各种伤害性刺激,然后通过 CGRP 能的传入纤维将信息向脊髓背角传递。脊髓背角中的 CGRP 来源于背根神经节神经元的投射纤维,而且在脊髓背角中有大量 CGRP 受体分布。当各种外周伤害性刺激引起 CGRP 能神经纤维兴奋时,导致 CGRP 在脊髓背角内释放。这些释放到突触间隙的 CGRP 激活位于突触后膜上的 CGRP 受体,然后将痛觉信息从外周传递到脊髓背角内。这就是前面所说的神经肽作为神经递质传递信息的方式(图 6-4)。

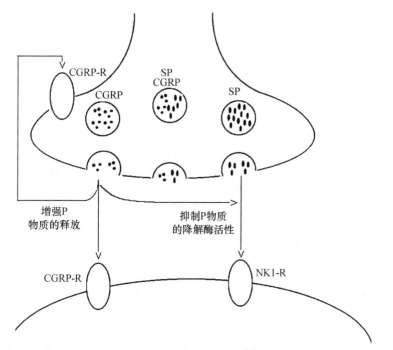

**图 6-4 神经肽的作用方式:作为神经递质传递信息和作为神经调质调节突触的传递效率**

然而,CGRP 还可以通过其他途径,调节脊髓背角内突触传递的效率。如图 6-4 所示,在投射到脊髓背角的神经纤维中,CGRP 常常与 P 物质共存,在动作电位到达神经末梢时二者同时释放。在脊髓水平,P 物质是传递痛觉信息的神经递质。在突触间隙内存在较高浓度的 P 物质降解酶,能够迅速将释放到突触间隙内的 P 物质降解,终止 P 物质对突触后膜上 NK1 受体的激活作用。有研究证实,与 P 物质一同释放到突触间隙内的 CGRP 能够抑制突触间隙内 P 物质降解酶的活性,也就是抑制了 P 物质的降解,使突触间隙内存在较高浓度的 P 物质,可以持续激活位于突触后膜上 NK1 受体,这样加强了 P 物质的突触信息传递效率。这就是神经肽作为神经调质调节突触传递效率的一个例子。另外,释放到突触间隙内的 CGRP 还可以作用于释放它们的神经末梢,与其膜上的 CGRP 受体结合,促进 P 物质的释放,增加 P 物质的突触信息传递效率。这也是神经肽作为神经调质调节突触传递效率的一种方式。

综上所述,同一神经肽可以神经递质信息传递方式作用于效应细胞,引起相应功能效应,完成神经元之间或神经元与其效应器之间的信息传递;神经肽也可作为神经调质,对突触信息传递起调制作用;神经肽还可能以神经内分泌方式对远距离的细胞发挥激素的调节作用。神经肽在突触信息传递中的作用极其复杂,正是这种作用的复杂性,才可以完成中枢神经系统内各种信息复杂而精细的传递和调节,实现机体对复杂环境变化的适应(图 6-5)。在神经系统内,正是因为神经肽所发挥的信息传递和调节作用非常复杂,所以为研究其生理作用和相应的机制带来不少困难。

**图 6-5 神经肽作用的复杂性**

作为中间神经元,在脊髓背角内释放各种阿片肽,即可作用于突触后的相应受体,影响突触后神经细胞的兴奋性,又可作用于突触前的相应受体,调节突触前末梢神经递质的释放。

## 四、神经肽的基本功能与特点

1. 神经肽的基本功能

神经肽是一类内源性神经活性多肽,广泛存在于神经组织中,其含量很低,但是活性较高,作用广泛而又复杂。神经肽参与多种人体代谢和各种生理功能的维持与调节。例如,神经肽在体温调节、痛觉感受与调节、睡眠的维持、各种情绪反应、学习与记忆以及神经系统发育中都具有重要的作用。神经肽可以神经递质传递方式作用于效应细胞,引起相应功能效应,完成神经元之间或神经元与其效应器之间的信息传递;也可作为神经调质,对突触信息传递起调制作用;神经肽还可能以神经内分泌方式对远距离的细胞发挥激素的调节作用。神经肽在突触信息传递中的作用极其复杂,正是这种作用的复杂性,才可以完成复杂精细的各种信息的传递和调节,实现机体对各种复杂环境变化的适应。很多神经系统疾病的发生、治疗和康复都与神经肽有密切关系。神经肽是当前国内外神经科学研究的热点之一,也是药物研发的热点之一。

2. 神经肽功能的多样性

(1) 一种神经肽的前体肽原可以产生多种神经肽,即多种神经肽可能来自同一种前体肽原,它们都属于同一个家族,但功能却不一定相同。这是神经肽功能的第一个突出特点。例如,通过酶的剪切,脑啡肽原可产生 14 种神经肽,它们都属阿片肽,主要是 δ 受体激动剂。强啡肽的前体强啡肽原经过酶的剪切可以产生 6 种神经肽,它们也都属阿片肽,全部都是 κ 受体激动剂。而前阿黑皮素(POMC)通过各种酶的剪切可以产生 β-内啡肽、ACTH、α-MSH、β-趋脂素等多种活性肽,其中仅 β-内啡肽为阿片肽,而ACTH、α-MSH 在脑内具有抗阿片的作用。所以一种前体肽原可以产生多种神经肽,但是这些属于同一个家族的神经肽的功能却不一定相同,有时甚至相反。

(2) 同一类肽神经肽可能有多种功能,这是神经肽功能的第二个突出特点。同一类肽在机体不同的组织器官,以及神经系统的不同部位或脑区,可能具有不同的功能。例如,内源性阿片肽,在外周和中枢神经系统内具有调节痛觉信息传递的作用,在下丘脑参与内分泌和体温的调节,在脑干的不同核团内能够调节心血管系统的活动与呼吸节律等。

内源性阿片肽家族有多种阿片肽,它们对心血管系统的调节作用也不是一样的。例如,亮脑啡肽引起心率减弱,β-内啡肽引起短暂升压,长时间降压。

（3）神经肽既可作用于中枢神经系统也可作用于外周组织,同一神经肽在中枢不同部位可以发挥不同的作用,甚至相反的作用。这是神经肽功能的第三个突出特点。

例如,β-内啡肽在中枢有镇痛和抑制呼吸的作用,在外周具有免疫调节的作用。

大量研究工作表明,在背根神经节(DRG)的中小型神经细胞内含有丰富的 CGRP,这些神经元发出的神经纤维主要是与痛觉信息传递相关的无髓鞘的 C 类纤维和有髓鞘的 Aδ 类纤维。多种外周伤害性刺激,如伤害性热、机械和电刺激都能特异地兴奋 CGRP 能的神经纤维,引起 CGRP 在脊髓背角内的释放,介导脊髓水平痛觉信息的传递。而在脑内多个核团如中央杏仁核、中缝大核、中脑导水管周围灰质和伏核内,发现 CGRP 的作用不是参与痛觉信息的传递,而是抑制痛觉信息的传递,即具有明确的镇痛作用。这与 CGRP 在脊髓水平痛觉信息传递中的作用完全相反。

（4）同一种肽在不同动物种属,或不同剂量,引起的效应很可能也不同。这是神经肽功能的第四个突出特点。

研究工作证实,α-MSH 在两栖类和爬行类主要起调节皮肤颜色的作用,而在哺乳类则可促进胎儿的发育。

20 世纪后期的研究工作发现,在中枢神经系统内注射胆囊收缩素(CCK-8),当胆囊收缩素的剂量很低接近生理水平时,呈现抗阿片的作用;当剂量很大(如药理水平)时,出现促阿片肽释放效应。

因此在研究神经肽的功能时,既要分析其对不同细胞和器官的作用,又要注意到它们的整体效应。

## 五、神经肽与经典神经递质的共存

### 1. 神经递质共存的提出

英国学者 Dale 在 1935 年提出,神经细胞是一个统一的代谢体,它的各末梢所释放出的神经递质应是相同的。这种神经化学传递的重要学说后来被人们理解为每个神经元合成及释放一种递质,并称之为 Dale 原则,即一个神经元在所有的反应过程中都只传递一种神经递质（one neuron one transmitter）。

50 年代就有人发现在外周神经元中,数种经典神经递质可以共存于同一神经元之中。随着蛋白质化学理论与技术的发展,越来越多的肽类递质或调质被发现。20 世纪 70 年代后期,免疫组织化学和免疫细胞化学的发展及其在神经肽研究中的应用,使得各种肽类物质在外周和中枢神经系统及胃肠道内得到精确定位,这为研究它们的生理功能提供了组织学基础。

随着研究工作的不断深入,人们发现在外周神经系统中,神经肽常常与经典神经递质共存。20 世纪 70～80 年代的研究工作发现,愈来愈多的神经肽在中枢神经系统内与经典神经递质或其他神经肽共存,这表明神经肽与神经递质的共存现象具有普遍性。而这些研究成果促使人们对神经系统内信息传递和调节的传统观念重新加以修改和补充。80 年代以瑞典学者 Tomas Hökfelt 为代表的一些学者提出了在神经系统的突触传递中神经递质共存的学说。他们认为,一个神经元能同时含有两种或两种以上的神经递质或神经肽,两个神经元之间存在多种化学传递,这种现象称为神经递质共存(neurotransmitter co-existence)。

**图 6-6  神经肽与经典递质共存**

在初级传入神经纤维末梢内,有多种神经递质和神经肽共存现在认为，神经递质或神经肽的共存现象可分为多种形式，包括不同的经典神经递质之间的共存，如乙酰胆碱和去甲肾上腺素的共存；经典神经递质与神经肽的共存，如乙酰胆碱和降钙素基因相关肽的共存；神经肽与神经肽的共存，如 P 物质和降钙素基因相关肽的共存。很多神经细胞内常常有多种神经递质和（或）神经肽的共存。

神经递质和（或）神经肽的共存方式有三种：它们可以共存于同一个神经细胞内，或共存于一个神经细胞的同一神经末梢内，或共存于神经细胞末梢内的同一个亚细胞区域如囊泡内。

2000 年后又提出了新的神经递质或神经肽共存（coexistence）和共贮存（costorage）的概念。所谓共存是指多种神经递质或神经肽共存于一个神经元中，而共贮存则是指多种神经递质或神经肽共存于一个亚细胞区域内（如同一个囊泡内），如图 6-7 所示。

2. 在突触传递中神经递质和神经肽共存的几种可能作用方式

现在，神经肽与经典神经递质的共存已得到公认，其共存可能是普遍现象。这些共存的神经肽和经典神经递质同时释放，可通过突触前和突触后两种途径发挥神经递质和（或）调质的作用。

一般来说，共存的神经肽与经典神经递质均可被释放到突触间隙中，然后分别作用于突触后膜上相应的受体，通过各自的受体发挥作用。这两种神经肽或（和）经典神经递质可能分别与受体结合后都引起突触后神经细胞的兴奋，也可能一种通过激活其突触后受体发挥兴

**图 6-7　在大鼠脊髓背角细胞内神经肽的共存和共贮存**

采用胶体金标记技术，(A) 生长抑素（10 nm 胶体金标记颗粒）和 CGRP（20 nm 胶体金标记颗粒）的共贮存；(B) P 物质（10 nm 胶体金标记颗粒）和 CGRP（20 nm 胶体金标记颗粒）的共贮存；(C) P 物质/CGRP（10/20 nm 胶体金标记颗粒）和 谷氨酸（5 nm 胶体金标记颗粒）的共存。SV，突触囊泡（Merighi A，2002）。

奋作用，而另一种递质则通过激活其突触后受体发挥抑制作用。这时神经肽与经典神经递质都是作为神经递质发挥信息传递作用的。

此外，当共存的神经肽与经典神经递质被释放到突触间隙中后，其中一种神经递质作用于突触后膜上相应的受体，引起突触后神经细胞的兴奋或抑制，而神经肽则作为神经调质作用于突触前末梢的自身受体，调节突触前末梢内神经肽或（和）经典神经递质的释放，如图 6-4 所示。

3. 经典神经递质与神经肽共存的生物学意义

多种神经递质和调质的共存可以使神经传递和调节的形式更加多样化，但也使神经肽的作用复杂化。突触前末梢释放出的几种经典神经递质与神经肽的作用可以互相补充或互相制约，有的发挥突触信息传递功能，有的发挥调节突触传递效率的功能，它们常常互相配合，使神经系统的调节作用更加精确，更加完善，以适应高等动物复杂的精神与行为的需要。

# 第二节　阿　片　肽

## 一、阿片类物质和内源性阿片肽

### 1. 阿片类物质

鸦片,又称阿片(opium,opiate),是两年生草本植物罂粟(*Papaver somniferum*)未成熟蒴果的白色乳汁的干燥物。阿片中含有 20 余种生物碱,如吗啡(morphine)、可待因(codeine)、蒂巴因(thebaine)、罂粟碱(papaverine)等。吗啡是阿片的主要成分之一,约占阿片总含量的 10%,1803 年由德国药剂师 Sertürner 首次从鸦片中分离出来。现代人工合成了多种分子结构与吗啡类似的具有吗啡样作用的药物,如杜冷丁(meperidine)(1939)、美沙酮(methadone)(1946)、海洛因等,还合成了阿片受体拮抗剂纳洛酮(naloxone)、纳曲酮(naltrexone)等。

现在所谓的阿片样物质是指所有具有阿片样作用的物质。阿片样物质可分为内源性的和外源性的,内源性的阿片样物质是指存在于动物体内的阿片样物质,通常指内源性阿片肽(endogenous opioid peptides)。内源性阿片肽的发现是 20 世纪后期重大的科学事件,经历了二十多年。外源性的阿片样物质多指人工合成的或从植物组织提取的具有阿片样激动作用的物质,包括化合物和多肽。

### 2. 内源性阿片肽与阿片受体的发现

20 世纪 60 年代,中国药理学家张昌绍和他的学生邹刚发现,把吗啡注射到动物的中脑导水管周围灰质中能够产生明显的镇痛作用,而注射吗啡的拮抗剂阿扑吗啡能够阻断这种镇痛作用。上述研究工作强烈提示在哺乳动物脑内可能存在吗啡类物质的特异结合位点,即可能存在阿片受体。之后欧美的一些实验室开始应用各种方法来确认哺乳动物脑内是否存在阿片受体。在 1971 年,美国斯坦福大学的药理学家 Goldstenin 等首先应用放射性同位素标记技术来显示脑组织中可能存在的阿片类物质的结合位点。1973 年有三个实验室同时报道了在哺乳动物脑内存在阿片受体。这是人类第一次证实哺乳动物体内存在从植物中提取的阿片类物质的受体。1975 年,Hughes 等应用豚鼠回肠纵肌模型和小鼠输精管模型检测动物脑组织提取物,从中筛选出两个具有吗啡样活性的小肽,称为脑啡肽(表 6-3)。这是第一次在动物体内发现具有阿片样作用的生物活性物质,即阿片受体的内源性配基脑啡肽。这两种脑啡肽均含有 5 个氨基酸残基,其肽链的区别仅在于分子的最后一位的氨基酸,一个是甲硫氨酸,另一个是亮氨酸,所以分别被命名为甲硫脑啡肽和亮脑啡肽。1976 年通过对 β-趋脂素(β-lipotropin,β-LPH)的研究发现了 β-内啡肽(β-endorphin)。β-内啡肽由 31 个氨基酸残基组成。1979 年发现了强啡肽。这三种内源性阿片肽的氨基酸序列见表 6-3。这些经典的阿片肽在其肽链的氨基末端都含有甲硫脑啡肽和亮氨酸脑啡肽共有的氨基酸序列,即酪氨酸-甘氨酸-甘氨酸-苯丙氨酸序列(Tyr-Gly-Gly-Phe-)。

表 6-3　各种阿片类多肽

| 阿片类多肽 | N | 氨基酸序列 |
|---|---|---|
| 亮脑啡肽 | 5 肽 | Tyr-Gly-Gly-Phe-Leu |
| 甲硫脑啡肽 | 5 肽 | Tyr-Gly-Gly-Phe-Met |
| 强啡肽 A | 17 肽 | Tyr-Gly-Gly-Phe-Leu-Arg-Arg-Ile-Are-Pro-Lys-Leu-Lys-Trp-Asp-Asn-Gln |
| 强啡肽 B | 13 肽 | Tyr-Gly-Gly-Phe-Leu-Arg-Arg-Gln-Phe-Lys-Val-Val-Thr |
| 内啡肽 | 31 肽 | Tyr-Gly-Gly-Phe-Met-Thr-Ser-Glu-Lys-Ser-Gln-Thr-Pro-Leu-Val-Thr-Leu-Phe-Lys-Asn-Ala-Ile-Ile-Lys-Asn-Ala-Tyr-Lys-Lys-Gly-Glu |
| 孤啡肽 FQ | 17 肽 | Phe-Gly-Gly-Phe-Thr-Gly-Ala-Arg-Lys-Ser-Ala-Arg-Lys-Leu-Ala-Asn-Gln |
| 内吗啡肽-1 | 5 肽 | Tyr-Pro-Trp-Phe |
| 内吗啡肽-2 | 5 肽 | Tyr-Pro-Phe-Phe |

上述三种内源性阿片肽分别来自三种前体,即前脑啡肽原(pre-proenkephalin)、前阿黑皮素(per-proopiomelanocortin,POMC)和前强啡肽原(pre-prodynorphin)。现在已知的阿片类多肽大多数来源于这三种前体(图 6-8)。

图 6-8　阿片肽的三种前体和形成的各种阿片肽

1976 年,Martin 等首先提出阿片受体有 3 种类型:μ 受体、κ 受体和 δ 受体。上述内源阿片肽对不同类型的阿片受体具有一定的选择性,甲硫脑啡肽和亮脑啡肽与 δ 受体的亲和力较高,强啡肽与 κ 受体的亲和力高,β-内啡肽与 μ 受体和 δ 受体的亲和力都比较高(表 6-4)。

表 6-4　各种内源性阿片类多肽对阿片受体的选择性

| 内源性阿片肽 | 与各种阿片受体的亲和力 |
| --- | --- |
| 脑啡肽 | δ 受体＞μ 受体 ≫ κ 受体＞＞＞ ORL1 受体 |
| β-内啡肽 | μ 受体,δ 受体 ≫ κ 受体＞＞＞ ORL1 受体 |
| 强啡肽 | κ 受体≫ δ 受体,μ 受体＞＞＞ ORL1 受体 |
| 孤啡肽 | ORL1 受体 ＞＞＞ κ 受体＞＞＞＞ δ 受体,μ 受体 |
| 内吗啡肽 | μ 受体≫ δ 受体 ＞＞＞ κ 受体,ORL1 受体 |

3. 孤儿阿片受体与孤啡肽的发现

1993 年在克隆 κ 受体时发现一个类似 κ 受体的克隆,1994 年通过基因库和 cDNA 筛选发现这是一个与 κ 受体有着高度同源性的新受体。这种受体和 κ 受体存在很高的结构同源性,但它与已知的内源性阿片肽及阿片受体拮抗剂的亲和力都很低。由于当时尚未找到它的内源性配基,所以取名为孤儿阿片受体(opioid receptor-like receptor,ORL1-R)。1995 年瑞士的 Reinscheid 等和法国的 Meunier 等几乎同时发现了孤儿阿片受体的内源性配体,随即命名为孤啡肽或痛敏素。孤啡肽是含有 17 个氨基酸残基的多肽。孤啡肽与三种经典阿片受体的亲和力都非常低。经典阿片肽的氨基末端序列是酪氨酸-甘氨酸-甘氨酸-苯丙氨酸(Tyr-Gly-Gly-Phe-),在孤啡肽的分子中,酪氨酸被苯丙氨酸代替(Phe-Gly-Gly-Phe-),这可能是孤啡肽与阿片受体之间缺少亲和力的原因。现在已经克隆了人、大鼠和小鼠的 ppOFQ/N 基因,在人类基因组中 ppOFQ/N 基因定位于 8 号染色体。

4. 内吗啡肽的发现

在临床上阿片类物质最主要的作用就是镇痛。而 $\mu$ 受体在阿片类物质的镇痛、耐受和成瘾中具有重要的作用。$\beta$ 内啡肽与 $\mu$ 受体的亲和力较高,与 $\delta$ 受体的亲和力也较高,所以很难说 $\beta$ 内啡肽就是 $\mu$ 受体的内源性配基。那么 $\mu$ 受体的内源性配基到底是什么? 在发现脑啡肽以后二十多年——1997 年终于在脑内发现了 $\mu$ 受体的内源性配基——内吗啡肽。内吗啡肽有两种,内吗啡肽-1 和内吗啡肽-2,它们的分子均为四肽。内吗啡肽与 $\mu$ 受体的亲和力比它与 $\delta$ 受体和 $\kappa$ 受体的亲和力高 4000～15000 倍,而且比任何已知的 $\mu$ 受体的激动剂都高得多,所以是名副其实的 $\mu$ 受体的内源性配基。令人想象不到的是,内吗啡肽在结构上与其他内源阿片肽不同,它们不具有其他内源阿片肽特有的氨基酸序列同源性。目前尚未鉴定出内吗啡肽的前体。

## 二、内源性阿片肽的合成、贮存、释放与灭活

阿片肽的合成过程比较复杂,首先是在细胞胞体的核糖体上合成无活性的大分子前体蛋白,然后,阿片肽前体转运到内质网及高尔基复合体,进入囊泡后经轴浆运输到达突触末梢,在转运过程中经酶剪切修饰,产生具有活性的阿片肽。例如,脑内 $\beta$-内啡肽能神经元的胞体主要在下丘脑弓状核,其轴突绕行前脑最后到达中脑导水管灰质、蓝斑等。$\beta$-内啡肽的前体在下丘脑弓状核内合成后,在长时间的运输过程中经过多种酶的修饰和剪切成 $\beta$-内啡肽(1-31),在细胞内酶的作用下,一部分 $\beta$-内啡肽(1-31)进一步水解生成 $\beta$-内啡肽(1-27),其生理活性大大减弱。$\beta$-内啡肽(1-27)还可以进一步降解。所以从阿片肽前体蛋白到具有活性的阿片肽,再到阿片肽降解后的肽片段,是一个动态的过程。

神经细胞合成的阿片肽贮存在囊泡内。这些囊泡直径比较大,阿片肽常与其他神经肽或经典神经递质共贮存在同一个囊泡内。当神经细胞受到刺激时,细胞膜发生去极化,进而爆发动作电位,当动作电位传递到突触前末梢时,引起 $Na^+$ 内流,造成突触前膜去极化。突触前膜去极化激活了位于突触前膜的电压门控性 $Ca^{2+}$ 通道,$Ca^{2+}$ 通道开放,细胞外的 $Ca^{2+}$ 内流。进入突触前末梢内的 $Ca^{2+}$ 触发含有阿片肽的囊泡向突触前膜靠近,融合,胞裂外排,将所含阿片肽释放入突触间隙。所以阿片肽的释放依赖于细胞外 $Ca^{2+}$ 的存在。释放到突触间隙的阿片肽作用于突触后膜的阿片受体,引起突触后神经细胞的功能状态发生变化,从而完成了信息在突触间的传递。当阿片肽一次大量释放后,神经细胞需要较长时间恢复原有的阿片肽贮存。

许多研究工作表明,阿片肽可以神经递质、神经调质、神经内分泌或旁分泌等方式发挥作用。在中枢神经系统内阿片肽可能多是作为神经调质,发挥调节突触传递效率的作用。

阿片肽主要通过酶的降解而失去活性,很少一部分可能扩散到突触间隙外被酶降解。脑啡肽主要通过氨肽酶及脑啡肽酶失活,$\beta$-内啡肽主要通过 N 末端乙酰化失活,强啡肽、孤啡肽等也是通过酶的降解而失去活性。

## 三、内源性阿片肽的分布与功能

在中枢和周围神经系统中均有内源性阿片肽的广泛分布。在中枢神经系统内,脑啡肽、$\beta$-内啡肽和强啡肽均呈现不均匀的分布。脑啡肽在脑内分布广泛,从大脑皮层、纹状体、杏仁核、下丘脑、脑干到脊髓背角均有含脑啡肽的神经细胞胞体和纤维的分布。中枢内含有脑啡肽的神经细胞多为一些中间神经元,在局部脑区内发挥信息传递和调节作用。在外周神经节和肾上腺髓质也有脑啡肽的分布。

在中枢神经系统内,强啡肽呈现散在的分布,在黑质、海马、脊髓以及垂体等内均有含强啡肽的神经细胞胞体与纤维的分布。

在脑内含有 $\beta$-内啡肽的神经细胞的胞体与纤维的分布非常特异。含有 $\beta$-内啡肽的神经细胞的胞体集中分布在下丘脑弓状核以及延髓的孤束核。在下丘脑弓状核内,含有 $\beta$-内啡肽神经元的胞体发出长纤维进入内侧前脑束,向前发出侧支投射到基底前脑等脑区,然后向上从背侧向后投射到海马、中脑导水管

周围灰质、蓝斑核、臂旁核等。下丘脑弓状核内含有 β-内啡肽的神经元胞体还发出纤维分别投射到下丘脑正中隆起、室旁核、杏仁核等。

孤啡肽与 ORL1 受体在中枢神经系统与外周组织中广泛分布。在中枢神经系统中,孤啡肽广泛分布于边缘系统、杏仁核、下丘脑、丘脑腹内侧核、中央灰质、桥脑背盖、网状结构,脊髓背角和侧角等;在外周孤啡肽主要分布于胃肠道、肝脏、脾脏、血管平滑肌、心房、输精管、卵巢等。孤啡肽受体及其 mRNA 在大鼠中枢神经系统中广泛分布。在下丘脑室旁核、杏仁复合体、中缝背核、蓝斑等脑区和核团内,孤啡肽受体的 mRNA 表达水平非常高。在皮层、纹状体、丘脑、海马、导水管周围灰质、脊髓等脑区和核团内,孤啡肽受体的 mRNA 呈中度表达。

从孤啡肽在中枢神经系统内的特异性分布来看,它可能参与感觉的调节、运动调控、学习记忆等功能。

在中枢神经系统中,内吗啡肽与 μ 阿片受体分布类似。在脑内,内吗啡肽-1 的分布比较广泛且密度较大,而在脊髓水平,内吗啡肽-2 的分布比较广泛且密度较大。内吗啡肽-1 主要分布于伏核、杏仁核、隔区、斜角带、终纹床核、丘脑腹内侧核、下丘脑、臂旁核、缰核、导水管周围灰质、蓝斑、孤束核等;内吗啡肽-2 主要分布于脊髓背角、背根神经节中小直径的神经细胞及三叉神经脊束核,在脑内的伏核、隔区、下丘脑、杏仁核、蓝斑和中脑导水管周围灰质等脑区,也有较多的内吗啡肽-2 分布。

## 四、阿片受体与跨膜信号转导

### 1. 阿片受体的分类

1976 年 Martin 等将阿片受体分为 μ 受体、δ 受体和 κ 受体三种主要的类型,后来有人设想存在多种阿片受体。通过药理学和分子生物学多年的研究,支持和发展了上述阿片受体的分类。现在有多种阿片受体的分类和命名方式(表 6-6)。

表 6-6　阿片受体的分类和命名

| 阿片受体 | | | 内源性配基 |
|---|---|---|---|
| 药理学名称 | 分子生物学名称 | 国际药理学会推荐命名 | |
| δ 受体 | DOR | OP1 | 脑啡肽 |
| κ 受体 | KOR | OP2 | 强啡肽 |
| μ 受体 | MOR | OP3 | 内吗啡肽 |
| ORL1 受体 | | | 孤啡肽 |

表 6-7　阿片受体的激动剂和拮抗剂

| 阿片受体 | 受体激动剂 | 受体拮抗剂 |
|---|---|---|
| δ 受体 | DPDPE | naltrindole |
| κ 受体 | U50488 | nor-binaltorphimine |
| μ 受体 | 吗啡,DAMGO | β-funaltrexamine |
| ORL1 受体 | 孤啡肽 | [Nphe$^1$] nociceptin (1-13)-NH$_2$ |

许多研究工作表明,各类阿片受体可能有多种亚型,如 μ 阿片受体可能存在 $\mu_1$ 和 $\mu_2$ 两种亚型,δ 受体可能存在 $\delta_1$ 和 $\delta_2$ 两种亚型,κ 受体可能存在 $\kappa_1$、$\kappa_2$ 和 $\kappa_3$ 三种亚型。

在 1992 年美国的 Evans 等和法国 Kieffer 等同时克隆了 δ 型阿片受体。在 Evans 和 Kieffer 的工作的启发下,1993 年科学家们相继了克隆了 κ 和 μ 受体。这些阿片受体都属于具有七次跨膜的 G 蛋白偶联受体的家族。

### 2. 阿片受体分子的结构

现在已知的阿片受体都是与 G 蛋白偶联的受体。如图 6-9 所示,这类受体的分子是由 350~500 个氨基酸残基组成的膜蛋白。每个受体分子具有 7 个疏水性的 α 螺旋(每一螺旋区由约 20 个氨基酸残基组成），反复 7 次穿越细胞膜，形成了受体分子的三个胞内环和三个胞外环。阿片受体分子的 N 末端位于细胞膜的外侧，C 末端位于细胞膜的内侧；其 N 末端含有糖基化位点，C 末端富含丝氨酸和苏氨酸。阿片受体分子的第三胞内环和 C 末端是与 G 蛋白偶联的区域。

**图 6-9　阿片受体的分子结构**

(Law P Y,Wong Y H,Loh H H,1999)

3. 与阿片受体偶联的 G 蛋白

阿片受体通常和 $G_i$ 蛋白或 $G_o$ 蛋白偶联。$G_i$ 蛋白对百日咳毒素（PTX）敏感，经百日咳毒素作用后便不再能被受体激活。$G_i$ 蛋白被激活后可以抑制腺苷酸环化酶（AC）的活性，引起细胞内 cAMP 的水平下降，通过第二信使等途径引起细胞功能状态的变化。$G_i$ 蛋白还可以直接或间接激活内向整流的钾通道以及抑制某些电压敏感的钙通道，引起细胞的膜电位发生超极化，从而降低神经细胞的兴奋性以及抑制突触信息的传递。阿片肽激活阿片受体后还可通过抑制 MAPK，进而调节某些基因的表达。

各种阿片受体既可以作为独立分子与配基结合而发挥作用，也可以相互之间形成同源或异源多聚体而发挥作用。阿片受体的二聚化作用是导致其不同药理学作用特性的因素之一，例如，当 $\mu$ 受体与 $\delta$ 受体形成异源二聚体时，$\mu$ 受体和 $\delta$ 受体之间发生物理性的相互作用，改变了它们作为单体时的某些药理学特性，引起它们与各自相应配基的亲和力发生变化。

## 五、阿片受体的内化与相关机制

1. 阿片受体的内化

阿片受体在细胞的内质网合成，然后通过一定的折叠、修饰等，被运送到高尔基体。高尔基体中的阿片受体再被运送到细胞膜上。阿片受体属于 G 蛋白偶联受体家族，其内化与插膜的过程与其他 G 蛋白偶联受体的内化与插膜过程类似。当 G 蛋白偶联受体被其配基激活后，转而激活 G 蛋白，后者可通过第二信使等途径引起细胞的功能状态发生变化。由于 G 蛋白偶联受体分子的 C 末端和第三个胞内环有磷酸化位点，配基激活的 G 蛋白偶联受体可被位于细胞膜内侧的 G 蛋白偶联受体激酶（G protein-coupled receptor kinases，GRKs）磷酸化，引起 G 蛋白偶联受体失敏或脱敏（desensitization）。

2. G 蛋白偶联受体激酶和 β-arrestins 在阿片受体的内化中的作用

G 蛋白偶联受体激酶是一类相对分子质量为 63 000～80 000 的单链多肽，能够特异识别被配基激活的 G 蛋白偶联受体并促进其磷酸化。尽管每个 G 蛋白偶联受体分子可能含有 7～9 个磷酸化位点，但是在在体实验中，每个 G 蛋白偶联受体分子只要有一处被磷酸化就足以抑制其信号转导，说明 G 蛋白偶联受体激酶在受体失敏和内化中具有重要的作用。例如，在细胞中过表达 G 蛋白偶联受体激酶 2 能够增强

吗啡诱导的 μ 受体的磷酸化,降低其对腺苷酸环化酶的抑制作用。

G 蛋白偶联受体激酶促进 G 蛋白偶联受体磷酸化后,导致胞内的 β-arrestin 趋向磷酸化的 G 蛋白偶联受体。β-arrestin 分子的 N 末端含有一个磷酸化识别区段,具有识别已被激动剂激活且磷酸化的 G 蛋白偶联受体的能力。β-arrestin 能够与 G 蛋白偶联受体的第三个胞内环相结合,然后引起 G 蛋白偶联受体与 G 蛋白解偶联,从而启动受体的内化过程。例如,μ 阿片受体分子存在两个能够与 β-arrestin 2 相互作用的区域。第一个位于 μ 阿片受体分子的第二个胞内环上(T180),第二个位于 μ 阿片受体分子的 C 末端。将 μ 受体分子第二个胞内环上的 T180 取代为 Ala 后,就会削弱 μ 受体激动剂 DAMGO 引起的依赖 β-arrestin 2 的阿片受体脱敏。μ 受体的第二个区域参与了 β-arrestin 依赖的受体内化过程。

在阿片受体内化过程中,与受体结合的 β-arrestins 能够直接或者间接招募位于细胞膜内侧的与 G 蛋白偶联受体内化相关的因子 AP-2 复合物和网格蛋白等,开始形成内吞小泡。然后在 dynamin 的作用下从细胞膜上分离下来,形成早期的内吞体,从细胞膜内侧表面移动到细胞的胞质中。许多研究工作证实,μ 受体和 δ 受体的内化是一种依赖网格蛋白的快速的受体内化过程。

上述阿片受体的内化过程受到很多分子和激酶的调节,包括 G 蛋白偶联受体激酶和 β-arrestin。这一系列分子在阿片受体的内化过程中的作用有两个:一是阻止阿片受体与 G 蛋白的偶联;二是促进阿片受体的内化。因此,阿片受体的快速脱敏和内化,虽然是不同的调节过程,但却紧密地联系在一起。

在各种 G 蛋白偶联受体内化的途径中,网格蛋白所介导的受体内化途径是研究较多而且是比较清楚的。

各种内源性阿片肽及阿片类药物促进阿片受体内化的能力各不相同。例如,脑啡肽能够在数分钟内引起 μ 阿片受体的内化。与阿片肽和其他一些阿片受体的配基相比,吗啡促进 μ 阿片受体磷酸化和脱敏的能力要弱很多。有研究工作证实,被吗啡激活的 μ 受体招募和激活 β-arrestins 的能力较弱。如果在细胞中过量表达 G 蛋白偶联受体激酶 2 或 β-arrestin-1/2,均可明显增强吗啡引起的 μ 阿片受体的磷酸化和内化。

### 3. 内化后阿片受体的命运

内化后阿片受体的命运或去向是怎样的呢? 许多研究工作证实,内化后的阿片受体可以通过胞内的磷酸酶去磷酸化,恢复其功能重新插回到细胞膜上去,也可以到达溶酶体进入降解途径。

许多因素能够影响阿片受体内化后的趋向。内化的受体是重新插回到细胞膜上去还是进入溶酶体降解途径,与引起该受体内化的受体激动剂的特性有重要关系。δ 受体选择性激动剂 DPDPE 能促进 δ 受体进入溶酶体降解途径,而非选择性的阿片激动剂(如脑啡肽、埃托啡等)则能够促使内化后的 δ 受体重新插回到细胞膜上去。

还有其他多种因素可以影响内化后的阿片受体在胞内的趋向,包括泛素(ubiquitin),β-arrestins 等。因为内化后阿片受体是进入降解途径还是重新插到细胞膜上,与阿片受体的去磷酸化以及其信号传递功能的调节也有关。许多 G 蛋白偶联受体在内化后可能受到泛素的修饰,然后进入溶酶体并在其中降解。然而,目前尚不清楚内化的阿片受体进入溶酶体的过程是否也受到泛素的调节。在转染阿片受体的细胞中发现,阿片受体进入溶酶体的过程并不需要受体的泛素化,可是阿片受体的降解速度在泛素化后却明显加快。如果阿片受体内化后进入溶酶体途径而降解,其介导的信号转导通路就出现长期的抑制。

有研究表明,阿片受体分子的 C 末端可能与其进入溶酶体的过程有关。通过相同的内化机制被内吞的受体,进入细胞质内的不同命运可能主要取决于受体 C 末端的结构。一些受体的 C 末端能够结合一些胞内的分子,如果将其 C 末端突变,就会减少受体的内化。还有研究工作表明,β-arrestins 可能促进内化的阿片受体进入溶酶体的降解途径。

总之,有关阿片受体内化机制的研究正不断深入拓展。

# 第三节 降钙素基因相关肽

降钙素基因相关肽(calcitonin gene-related peptide，CGRP)由 37 个氨基酸残基组成，属于降钙素基因相关肽家族。降钙素基因相关肽家族包括降钙素(calcitonin，CT)、两种降钙素基因相关肽（calcitonin gene related peptide，α-CGRP 和 β-CGRP)、胰淀粉样多肽(amylin)、肾上腺髓质素(adrenomedullin)、降钙素受体刺激肽(calcitonin receptor-stimulating peptide，CRSP)等。这些多肽的氨基酸序列同源性不高，但它们的二级结构极其类似。

CGRP 在体内广泛分布，是目前已知最强的内源性扩张血管肽。CGRP 广泛分布于中枢和外周神经系统中，并通过激活细胞膜上的 CGRP 受体而产生多种生理作用。降钙素主要参与体内钙的代谢。胰淀粉样多肽存在于胰腺的 β 细胞，它参与胃排空及糖代谢；肾上腺髓质素的生物学作用与 CGRP 相似，也具有较强的扩血管作用。2003 年 Katafuchi 等从猪的大脑分离出一种新的生物活性肽，这种新发现的多肽与人和猪的 CGRP 的氨基酸序列有约 60％的同源性，它可以激活降钙素受体，因此命名为降钙素受体刺激肽。

## 一、降钙素基因相关肽

### 1. 降钙素基因相关肽的分类

降钙素基因相关肽有两种——α-CGRP 和 β-CGRP，其来源不同，但其分子都是由 37 个氨基酸残基组成。在不同种属中，α-CGRP 和 β-CGRP 的氨基酸序列有一定的差异。α-CGRP 由降钙素基因特异表达并剪切形成；β-CGRP 则由降钙素基因相关肽特有的基因所编码。在不同种属中 α-CGRP 和 β-CGRP 的氨基酸序列有一定的差异，人的 α-CGRP 与 β-CGRP 之间有三个氨基酸的差异，在大鼠中则为一个氨基酸的差异。在人和大鼠中，编码 CGRP mRNA 的基因含有 6 个外显子。CGRP mRNA 含有 1、2、3、5、6 号外显子及 6 末端的 poly(A)，表达产物为 α-CGRP。β-CGRP 是在脑组织和甲状腺中被发现的，它由独立于降钙素基因的基因编码。编码 β-CGRP 的基因只表达 β-CGRP 一种多肽，而不能通过不同的剪切方式表达其他产物。

α-CGRP 与 β-CGRP 在生理功能上有一定区别。例如，α-CGRP 可以引起豚鼠基底动脉舒张，这种作用能被 CGRP 8-37 阻断，而 β-CGRP 无此作用；β-CGRP 可以抑制胃酸分泌，而 α-CGRP 则无此作用。这些研究结果表明，α-CGRP 和 β-CGRP 可能通过激动不同的 CGRP 受体发挥作用。

CGRP 分子由 37 个氨基酸残基组成，其 N 末端可能作为受体的激活区，其 C 末端可能是 CGRP 与 CGRP 受体高亲和力结合的区域。CGRP 分子 N 末端起始处的 12 个氨基酸残基片段可以激活受体，参与受体激活后的信号传导过程。CGRP 分子 C 末端的 Cys 2 和 Cys 7 之间形成一个二硫键，8～18 残基间形成一个两性 α 螺旋，17～21 和 29～34 残基间形成两个 β 折叠，23～29 残基间形成一无规则卷曲。CGRP 分子 C 末端的二硫键在 CGRP 作为一种高亲和力激动剂方面起着重要的作用。8～18 残基的两性 α 螺旋在 CGRP 与其受体的相互作用中发挥重要作用，若用 Pro 或 Ala 替换破坏 α 螺旋，会大大降低 CGRP 与其受体的亲和力。CGRP 8-37 或是更短的片段则成为 CGRP 受体的拮抗剂。

图 6-10 降钙素基因相关肽分子的氨基酸序列及与受体作用的结合片段和活性片段

### 2. 降钙素基因相关肽的分布

CGRP 是在神经组织中分布最广的神经肽之一。采用原位杂交和免疫组织化学的方法，已经明确了多种动物的神经组织中存在 CGRP mRNA、CGRP 免疫活性神经细胞的胞体及纤维。

原位杂交实验可以用于显示组织和细胞中 CGRP mRNA 的分布，许多实验室通过原位杂交的方法鉴定了大鼠中枢神经系统内含 CGRP mRNA 的神经细胞的分布。在脑内，神经细胞内含有 CGRP mRNA 密度最高的区域是下丘脑外侧区吻部（rostral part of the lateral hypothalamic area）、腹侧及背侧臂旁核的外侧部分（lateral portion of the ventral and dorsal parabrachial nuclei）。此外，在束旁下核（sub-parafascicular nucleus）、后丘脑核（posterior thalamic nuclear group）、脚周核（parabigeminal nucleus）和外侧上橄榄核（lateral superior olive nucleus）等也有大量的 CGRP mRNA 阳性神经细胞。在终纹状床（bed nucleus of the stria terminalis）、外侧嗅束（the nucleus of the lateral olfactory tract）、下丘脑弓状核（the arcuate hypothalamic nucleus）、丘脑腹后核（thalamic ventroposterior nucleus）、束旁核（parafascicular nucleus）、外侧丘系（lateral lemniscus）、旁巨细胞网状核（reticular paragigantocellular nucleus）和外楔束核（external cuneate nucleus）中也含有一定数目的 CGRP mRNA 阳性胞体。在脊髓的颈段和腰段腹角里，几乎所有的大神经细胞都表达 CGRP mRNA。在脊髓腹角运动神经元内均有 CGRP mRNA 的表达，表明 CGRP 参与躯体运动功能的调节。在大鼠的背根神经节内，大量的直径为小到中等大小的神经元表达 CGRP mRNA，三叉神经节中 50% 的大神经元表达 CGRP mRNA。

采用免疫组织化学等方法，已经明确了多种动物的神经组织中含有 CGRP 的神经细胞胞体及纤维的分布。在嗅球（olfactory bulb）和内侧前额叶（medial prefrontal cortex）中存在一定数量的 CGRP 能神经能神经末梢，而在皮层的多数灰质区都不含有 CGRP 能神经纤维。在丘脑、隔区、终纹状床、中央杏仁核内都有中等程度的 CGRP 能神经纤维存在。下丘脑的许多核团中，包括内侧视前区、室旁核等存在高密度的 CGRP 能神经纤维。同时，在三叉神经核的表层和脊髓背角 Ⅰ-Ⅱ 层和 Ⅴ 层有高密度的 CGRP 免疫阳性纤维，多是无髓鞘的 C 类纤维或小直径的 Aδ 有髓纤维，主要来源于背根神经节的投射。

在外周神经系统中，背根神经节（dorsal root ganglion，DRG）和三叉神经节，以及这些神经节细胞投射到脊髓和脑干的纤维中均有较丰富的 CGRP 存在。特别是在背根神经节小型神经细胞中 CGRP 的表达量非常丰富，而在中型和大型背根神经节神经元中 CGRP 的含量较少。背根神经节小神经细胞发出的无髓神经纤维（C 纤维）和细的有髓神经纤维（Aδ 纤维）多含有丰富的 CGRP。在外周神经系统中，这些 CGRP 能神经纤维主要分布在皮肤和黏膜，对皮肤表层的感觉（包括伤害性刺激）作出反应。背根神经节神经细胞发出的 CGRP 能神经纤维中枢端投射到脊髓背角，将外周的各种感觉信息（包括伤害性信息）传递脊髓背角，激活脊髓内的神经元，进而将感觉信息传向高位中枢。

## 二、降钙素基因相关肽受体

### 1. 降钙素基因相关肽受体的分类

降钙素基因相关肽受体属于 G 蛋白偶联受体家族，具有 G 蛋白偶联受体的七次跨膜分子结构和特性。大量研究工作证实，降钙素基因相关肽受体与 $G_s$ 蛋白偶联，CGRP 通过激活 CGRP 受体，进而激活腺苷酸环化酶，提高细胞内 cAMP 的水平。还有报道表明，CGRP 可以激活 PLC 通路，进一步的研究工作提示，CGRP 引起的 PLC 激活是由 $G_q$ 介导。所以，CGRP 受体可能偶联 $G_s$ 和 $G_q$ 两种类型的 G 蛋白。

CGRP 受体现在分为两大类，即 CGRP 1 型受体和 CGRP 2 型受体。这样的划分最初源于它们不同的药理特性。CGRP 1 型受体对 CGRP 8-37 的阻断效应敏感，与 CGRP 8-37 的结合系数大于 7。CGRP 2 型受体对 CGRP 8-37 的阻断效应不敏感，与 CGRP 8-37 的结合系数小于 7，而对人工合成的 CGRP 类似物[Cys(ACM)$^{2,7}$]-和 [Cys(Et)$^{2,7}$]hαCGRP 敏感。由 CGRP 1 型受体和 CGRP 2 型受体介导的生物学效应也不同，例如，CGRP 2 型受体抑制大鼠输精管的收缩，但对豚鼠的心房没有作用，而 CGRP 1 型受体的作用则正好相反。

CGRP 1 型受体对 CGRP 肽链 C 末端片段的拮抗效应高度敏感。CGRP 肽链 C 末端的片段，如 CGRP 8-37、CGRP 9-37 和 CGRP 12-37 都是 CGRP 1 型受体的拮抗剂，而更短的片段，如 CGRP 19-37、CGRP 23-37 和 [Tyr$^0$]CGRP 28-37 也具有一定的拮抗作用，但是这种拮抗作用比 CGRP 8-37 弱很多。

由于 CGRP 在心脏和血管中的作用可被 CGRP 8-37 所拮抗,所以认为 CGRP 在心血管系统中的作用是通过激活 CGRP 1 型受体而发挥作用的。

CGRP 2 型受体的主要特征是对线性激动剂的敏感及对 CGRP 8-37 拮抗作用的不敏感。CGRP 2 型受体的具体构成组分现在尚未确定。一般认为,CGRP 使平滑肌舒张的作用是通过 CGRP 2 型受体介导的。

2008 年国际药理学会宣称,CGRP 1 型受体是由降钙素受体样受体(calcitonin receptor-like receptor,CRLR)、受体活性调节蛋白(receptor activity modifying protein 1,RAMP 1)和受体组成蛋白(receptor component protein,RCP)三部分构成的受体复合物;而药理学的 CGRP 2 型受体则是胰淀粉样多肽(amylin)受体。所以国际药理学会推荐使用 CGRP 受体取代 CGRP 1 型受体,取消 CGRP 2 型受体。

2. 降钙素基因相关肽受体的分布

早期关于 CGRP 受体分布的研究采用的是 $^{125}$I-CGRP 标记的方法。许多研究表明,在包括人和大鼠等不同种属中,CGRP 受体呈现出特异的、不同于其他神经受体的分布。CGRP 受体呈现高分布的脑区有伏核、腹侧纹状体、壳核尾部、中央杏仁核、基底外侧杏仁核、上下丘、小脑分子层和浦肯野细胞层和下橄榄核等。CGRP 受体呈现中等密度分布的脑区有乳头体、松果体、黑质、内侧膝状核、中央灰质、脑桥被盖背侧核、网状结构、蓝斑和前庭核。在脊髓背角,延髓的楔状核及孤束核也有一定的 CGRP 受体分布。

在不同种属中,CGRP 受体的分布也不尽相同。在大鼠的伏核、纹状体和杏仁核中,含有较多的 CGRP 受体,而人的上述脑区中只有较少的 CGRP 受体分布。与大鼠相比,人脑的弓状核、下橄榄核及小脑中存在较高含量的 CGRP 受体。

3. 降钙素基因相关肽受体的复合物

从 20 世纪 80 年代起,人们认为 CGRP 分子序列的氨基酸 1-7 片段是激活 CGRP 受体的部分,而氨基酸 8-37 片段是与 CGRP 受体结合的部分。根据上述 CGRP 分子序列的特点合成了 CGRP 受体的拮抗剂 CGRP 8-37(图 6-10),认为 CGRP 8-37 能够与 CGRP 受体结合但不能激活 CGRP 受体,因为激活 CGRP 受体必须有 CGRP 分子序列中氨基酸 1-7 片段的存在。然而,在 20 个世纪 90 年代,国际上数个实验室相继证实 CGRP 8-37 在脊髓水平具有明确的镇痛作用,提示作为 CGRP 8-37 可能不仅仅是阻断 CGRP 受体。那么,CGRP 8-37 与 CGRP 受体之间是怎样相互作用的呢? 在 1999 年前后的研究工作有了重大的发现。数个实验室的研究工作发现,CGRP 受体不像通常的 G 蛋白偶联受体那样只是由一个蛋白分子组成,CGRP 受体是由降钙素受体样受体、受体活性调节蛋白和受体组成蛋白三部分构成(图 6-11)。单独的 CRLR 不能被配基激活,只有当 CRLR 与 RAMP 1 和 RCP 三部分在一起才能形成具有活性的 CGRP 受体。

降钙素受体样受体(CRLR)的发现引起了人们的重视。CRLR 属于具有七个跨膜片段的 G 蛋白偶联受体。实验表明,CRLR 和内源性配基的亲和力与 CGRP 受体相似。将 CRLR 转染入多种细胞,CGRP 都能导致 cAMP 的积累,这一效应能被 CGRP 8-37 阻断,说明存在有活性的 CGRP 受体。

受体活性调节蛋白(RAMPs)是一个新的跨膜蛋白家族。RAMPs 分布广泛,在各种组织中至少表达一种 RAMPs,这提示 RAMPs 在受体功能方面可能具有广泛的作用。这些蛋白能协助胞内成熟的 CRLR 迁移和插

图 6-11　降钙素基因相关肽受体的复合物

膜。不同的 RAMP 蛋白(RAMP 1, RAMP 2, RAMP 3)能明显改变 CRLR 的药理学活性。RAMP 1 是具有一个跨膜结构、含有 148 个氨基酸的膜蛋白。当 RAMP 1 和 CRLR 同时转染入细胞(HEK 293,COS-7,爪蟾卵母细胞和 Swiss 3T3 细胞)后,RAMP 1 使 CRLR 具有 CGRP 1 型受体的特性,包括与内源性配基 α-CGRP、β-CGRP 和降钙素等具有不同的亲和力,激活后引起细胞内 cAMP 的积累。而

RAMP1 单独转染细胞后则没有类似效应,说明 RAMP1 并不能单独构成受体。现在 RAMP 的作用范围已被拓展,RAMP 也可能影响受体和信号转导,如受体与 G 蛋白的偶联,但现在尚未有直接的实验证据。

RAMP 家族的另两种 RAMP 蛋白,即 RAMP 2 和 RAMP 3,也相继从 SK-N-MC 细胞和人脾细胞中克隆出来。它们与 RAMP 1 有 30% 的同源性。这些不同的 RAMP 蛋白和 CRLR 结合后,出现新的不同的特性。

除了 RAMP 外,CRLR 表达为 CGRP 样受体还需要受体组成蛋白(RCP)的参与。RCP 最早从豚鼠的皮层和小脑中克隆得到,是一个具有 146 个氨基酸残基的蛋白,不属于任何已知的蛋白家族。当 RCP 与 CRLR 及 RAMP 1 结合后,使 CRLR 具有 CGRP 受体的活性。RCP 调节细胞对 CGRP 的应答,但不影响 CRLR 与 CGRP 的结合。同时,RCP 能使 CRLR 和 $G_s$ 更有效地结合。

所以,目前我们所知道的 CGRP 受体是一个复合物,它包括了 CRLR 蛋白、RAMP 蛋白和 RCP 蛋白。其中 RAMP 蛋白可以保证 CRLR 的有效转运和插膜,并决定 CRLR 药理特性;RCP 蛋白能使 CRLR 与 $G_s$ 有效结合并产生 cAMP。

RAMPs 家族的发现已经近 10 年了,这一发现变革了药理学上的 G 蛋白偶联受体的概念。RAMPs 作为 GPCRs 的装配蛋白,不仅参与帮助 GPCRs 的运输与折叠,而且还界定了受体类型。RAMP 的研究成果提供了一种新的受体特性和作用机制的理论,改变了人们对受体的药理学特性和调节方式的认识。自从发现 RAMPs 作为受体运输的调节子以及参与 CRLR 受体的活性以后,许多工作都集中到对 RAMP-GRLR 二聚体的性质、它们结合的过程和作用机制的研究上。

目前尚不清楚 CGRP 受体与 CGRP 和 CGRP 8-37 的具体结合方式和结合位点。CGRP 是直接作用于 CGRP 受体的 CRLR 还是影响 CRLR 与 RAMP 的结合? CGRP 8-37 是直接作用于 CGRP 受体的 CRLR 还是影响 CRLR 与 RAMP 的结合? 抑或 CGRP 8-37 同时作用于 CRLR 和 RAMP? 对这些问题的深入研究,可为研究 CGRP 及其受体的生理功能提供新的资料。

4. 降钙素基因相关肽受体的胞内信号转导通路

目前完整 CGRP 1 型受体的基因已获得,并证实 CGRP 1 型受体与 $G_s$ 或者 $G_q$ 蛋白偶联,所以对 CGRP 1 型受体的胞内信号转导通路已有比较清楚的了解。已有的资料显示,CGRP 1 型受体的胞内过程相当复杂,涉及对 cAMP、cGMP 水平,$K^+$、$Ca^{2+}$ 通道的电导以及 $Na^+$-$Ca^{2+}$ 泵活性的调节。

大量研究工作表明,CGRP 通过激活 CGRP 受体,进而激活腺苷酸环化酶,提高细胞内 cAMP 的水平。在多种细胞和组织,包括大鼠和豚鼠的心肌细胞、大鼠星形胶质细胞、人神经母细胞瘤细胞和神经胶质瘤细胞以及大鼠肝脏组织中,CGRP 均可以引起 cAMP 水平的升高。CGRP 还能够引起多种平滑肌组织(如大鼠胸腹主动脉、脑内小动脉、猪冠状动脉、豚鼠胃壁肌)的舒张,CGRP 的这种作用也是通过激活腺苷酸环化酶,提高细胞内 cAMP 水平的途径实现的。

一氧化氮合酶(NOS)抑制剂能拮抗 CGRP 诱导大鼠动脉血管平滑肌的舒张作用,这表明 NO 以及 cGMP 信号通路可能参与 CGRP 的某些生物学作用。

CGRP 能够调节细胞膜上 $K^+$ 通道的开通。CGRP 通过调节家兔动脉平滑肌细胞膜上的 ATP 敏感 $K^+$ 通道的活性以引起动脉血管平滑肌舒张,ATP 敏感 $K^+$ 通道的阻断剂可以拮抗 CGRP 引起的低血压。因此,CGRP 引起各种平滑肌舒张的作用可能涉及 cAMP、NO-cGMP 和 $K^+$ 通道,其详细机制尚不清楚。

CGRP 还参与 $Ca^{2+}$ 通道开放的调节。在豚鼠心房、大鼠输精管及大鼠节状神经元中,CGRP 可以提高 $Ca^{2+}$ 的电导,促进 $Ca^{2+}$ 内流,并可提高豚鼠心肌细胞胞内的 $Ca^{2+}$ 浓度。

总之,CGRP 受体可以偶联 $G_s$ 和 $G_q$ 两种 G 蛋白,CGRP 与 CGRP 受体结合后可以激活不同的信号转导通路。这些不同的信号转导通路作用比较复杂,尚需深入研究。

### 三、降钙素基因相关肽的主要生理功能

CGRP 广泛存在于机体的各种组织细胞,参与和调节多种生理功能,如感觉、运动、心血管活动、呼

吸、睡眠、体温调节等。

1. CGRP 参与调节多种生理功能

CGRP 具有强大的血管舒张作用,是迄今已知作用最强的舒血管物质之一。CGRP 能神经纤维及 CGRP 受体广泛分布于中枢和外周的心血管系统中。静脉注射 fmol 量级($10^{-15}$ mol)的 CGRP 即可引起显著的、长时间的血管舒张效应。所以 CGRP 在血液循环中具有重要的调节作用。

在哺乳动物脊髓前角的运动神经元中 CGRP 有较高水平的表达。脊髓前角的运动神经细胞合成 CGRP 后,通过轴突运输将 CGRP 运送到神经肌肉接点部位,在此部位 CGRP 与乙酰胆碱共存。有实验表明,CGRP 能促进骨骼肌纤维细胞内乙酰胆碱受体的插膜过程,加强由乙酰胆碱或神经刺激引起的肌肉收缩。

在哺乳动物的胃肠道中,CGRP 有较广泛的分布。施加 CGRP 可引起胃酸分泌的减少,抑制胃的蠕动,其机理比较复杂。另外,CGRP 也直接或间接地参与免疫细胞(如 B 细胞、嗜中性粒细胞等)活动的调节。

2. CGRP 参与学习和记忆过程

许多研究工作表明,CGRP 参与了学习和记忆过程。在尾-壳核里有大量的 CGRP 能神经纤维,这些神经纤维主要来源于丘脑中后部。此外,丘脑中的 CGRP 能神经细胞发出纤维投射到中央杏仁核,而从丘脑向纹状体和杏仁核的投射通路在联合性学习中具有重要的作用。侧脑室注射 CGRP 可使大鼠的回避反应潜伏期减少,提示 CGRP 可以促进动物的被动回避性学习能力。CGRP 受体激动剂还可以缓解由非竞争性 NMDA 受体拮抗剂 MK-801 所造成的大鼠学习记忆障碍。以上研究结果提示,CGRP 和 CGRP 受体可能在学习和记忆中有着重要的作用。

3. CGRP 参与感觉特别是痛觉信息的传导与调节

CGRP 能神经元及其投射纤维出现在多种感觉传导通路上,包括躯体感觉、嗅觉、听觉、视觉、位置感觉和内脏感觉。这些分布特点强烈提示 CGRP 参与感觉信息特别是痛觉信息的传导或调节。现在大量的研究工作表明,CGRP 和 CGRP 受体在外周和中枢神经系统中参与痛觉信息的传递及调节。

在背根神经节(DRG)的中小型神经细胞内有丰富的 CGRP,这些神经元发出的神经纤维主要是与痛觉信息传递相关的无髓鞘的 C 类纤维和有髓鞘的 Aδ 类纤维,而这些神经纤维主要是 CGRP 能的。脊髓背角中的 CGRP 就来源于 DRG 神经元的投射纤维,而且在脊髓背角有大量 CGRP 受体的分布。多种外周伤害性刺激,如伤害性热、机械和电刺激都能特异地兴奋 CGRP 能的神经纤维,引起 CGRP 在脊髓背角内的释放,介导脊髓水平痛觉信息的传递和调节。

90 年代的研究发现,在动物的蛛网膜下腔内注射 CGRP 8-37 引起明确的镇痛作用。广动力范围神经元(WDR)是脊髓背角中负责传递疼痛信息的一类细胞亚群。有研究表明,通过微电泳技术给予 CGRP 能够引起 WDR 神经元放电活动的增加,而单独施加 CGRP 受体拮抗剂 CGRP 8-37 后,WDR 神经元的活性显著降低,表明 CGRP 和 CGRP 8-37 在脊髓痛觉信息的传递和调制过程中具有重要的作用。

阿片类药物是目前临床最常用治疗疼痛的药物。在中枢神经系统有三种不同类型的阿片受体:μ 受体(MOR)、κ 受体(KOR)和 δ 受体(DOR)。许多实验证据表明,CGRP 和阿片受体在脊髓水平常常共存于同一区域,μ 受体和 δ 受体都与 CGRP 共存于 DRG 神经元的胞体及其投射到脊髓背角的神经纤维中。有研究工作证实,μ 受体和 δ 受体参与了 CGRP 8-37 在脊髓水平的镇痛作用。

炎症痛是临床上常见病痛。在 CGRP 基因敲除小鼠的脊髓背角和 DRG 神经元中均缺乏 CGRP 的表达。在这种小鼠的膝关节中注入鹿角菜碱诱发炎症后,这些小鼠丧失了对伤害性热刺激诱发的疼痛反应,提示 CGRP 在炎症痛中具有重要的作用。在慢性炎症痛模型上,DRG 神经元的 CGRP 免疫活性和 CGRP mRNA 的表达都明显增加;在其脊髓蛛网膜下腔内注射 CGRP 8-37 能够明显提高炎症痛大鼠对伤害性热刺激和机械刺激的痛阈。神经损伤引起的神经性痛也是一种常见的临床症状,有报道表明在神经性痛动物的脊髓水平 CGRP 8-37 具有明确的镇痛作用。

在脑内 CGRP 和 CGRP 8-37 参与痛觉的调节。CGRP 和 CGRP 受体在脑内有广泛的分布,但是有关 CGRP 和 CGRP 8-37 对痛觉调节作用的研究却很少。从 2000 年起 Yu 的实验室系统研究了脑内 CGRP 和 CGRP 8-37 对痛觉调节的作用和机制,发现 CGRP 在脑内多个核团内参与痛觉的调节,如在中央杏仁核、中缝大核、中脑导水管周围灰质和伏核中,CGRP 都具有明确的镇痛作用。

中脑导水管周围灰质是脑内痛觉调节的一个重要部位,从中脑导水管周围灰质下行到脊髓背角的镇痛通路在中枢痛觉调节中发挥重要的作用。在中脑导水管周围灰质的细胞胞体中,存在 CGRP mRNA 和 CGRP,同时存在丰富的 CGRP 能神经纤维和 CGRP 受体。有研究工作表明,在中脑导水管周围灰质内注射 CGRP 可以产生明显的镇痛作用,而注射 CGRP 8-37 可有效地阻断注射 CGRP 产生的镇痛作用,表明 CGRP 1 型受体参与了 CGRP 在中脑导水管周围灰质的镇痛作用。在神经性疼痛大鼠模型上也得到了类似的结果。

伏核是基底前脑的一个重要结构,在痛觉调节中具有重要的作用。在伏核中有大量的 CGRP 1 型受体分布,提示 CGRP 和 CGRP 受体可能参与了伏核内的痛觉调节。有研究工作表明,在大鼠伏核内注射 CGRP 可产生明显的镇痛的作用,CGRP 的这种镇痛作用是 CGRP 1 型受体介导的。此外,他们还发现在伏核内注射 CGRP 8-37 能够诱发大鼠出现痛敏。这一结果强烈提示,在正常状态下,伏核内可能就存在内源性 CGRP 的释放,这些释放的 CGRP 激活伏核内的 CGRP 受体,进而维持机体的正常痛阈。所以当在伏核内注射 CGRP 的拮抗剂 CGRP 8-37 后,CGRP 8-37 阻断了内源性 CGRP 与伏核内的 CGRP 1 型受体结合,改变了机体的正常痛阈,从而诱发痛敏。

在中央杏仁核内有密集的 CGRP 能纤维和 CGRP 受体分布。中央杏仁核是参与痛觉调节的一个重要的核团,那么在中央杏仁核内 CGRP 和 CGRP 受体是否也参与了疼痛行为反应的调节? 在大鼠的中央杏仁核内注射 CGRP 产生明显的镇痛作用,CGRP 8-37 可以阻断 CGRP 的镇痛作用,表明 CGRP 在中央杏仁核内具有镇痛作用,是由 CGRP 1 型受体介导的。

中央杏仁核内的 CGRP 是怎样激活下行镇痛通路发挥镇痛作用的呢? 运用逆行追踪与免疫荧光的方法证实,在中央杏仁核内 CGRP 能纤维与中央杏仁核内的甲硫脑啡肽能神经元形成突触联系,而甲硫脑啡肽能神经元发出神经纤维投射到中脑导水管周围灰质内,调节中脑导水管周围灰质内神经细胞的活动,进而调节下行镇痛神经通路的活动。

在中枢神经系统内,CGRP 和 CGRP 8-37 对痛觉的调节作用总结在表 6-8 中。

**表 6-8　CGRP 和 CGRP 8-37 对痛觉的调节作用**

| 中枢神经系统 | | | 痛觉相关行为反应 |
|---|---|---|---|
| 脊髓水平 | | | |
| | 鞘内注射 | CGRP | 机械痛敏反应（Oku et al，1987；Sun et al，2004） |
| | | | 无效（Jolicoeur et al，1992；Yu et al，1994） |
| | | CGRP8-37 | 在正常大鼠具有镇痛效果（Yu et al，1994，1995） |
| | | | 在炎症痛具有镇痛效果（Salmon et al，2001；Yu et al，1996，1998） |
| | | | 在神经痛大鼠具有镇痛效果（Yu et al，1996） |
| | 背角神经元 | CGRP | 对细胞有兴奋作用（Leem et al，2001；Neugebauer et al，1996；Sun et al，2004；Yu et al，2002） |
| | | CGRP8-37 | 对细胞有抑制作用（Neugebauer et al，1996；Yan and Yu，2004；Yu et al，1999） |
| | | | 可以阻断 CGRP 对细胞有兴奋作用（Yu et al，2002） |
| 脑内 | | | |
| | 中脑导水管周围灰质 | CGRP | 在正常大鼠具有镇痛效果（Yu et al，2003） |
| | | | 在炎症痛大鼠具有镇痛效果（Xu et al，2000） |
| | | CGRP8-37 | 单独应用没有作用,但能够阻断 CGRP 在正常大鼠的镇痛作用（Yu et al，2003） |
| | | | 单独应用没有作用,能够阻断 CGRP 在神经痛大鼠的镇痛作用（Xu et al，2000） |
| | 中缝大核 | CGRP | 在正常大鼠具有镇痛效果（Huang et al，2000） |

（续表）

| 中枢神经系统 | | 痛觉相关行为反应 |
| --- | --- | --- |
| | CGRP8-37 | 能够阻断 CGRP 在正常大鼠的镇痛作用（Huang et al, 2000） |
| 伏核壳区 | CGRP | 在正常大鼠具有镇痛效果（Li et al, 2001） |
| | CGRP8-37 | 引起痛敏，阻断 CGRP 对正常大鼠的镇痛作用（Li et al, 2001） |
| 杏仁核 | CGRP | 在正常大鼠具有镇痛效果（Adwanikar et al, 2007；Xu et al, 2003） |
| | CGRP8-37 | 单独应用没有作用，但能够阻断 CGRP 引起的镇痛作用（Xu et al, 2003） |

4. CGRP 及其受体参与阿片类药物的耐受

许多研究工作发现，CGRP 及其受体参与阿片类药物的耐受。长时间的吗啡处理可以提高初级传入纤维和脊髓背角等处的 CGRP 含量以及 CGRP 的释放。CGRP 及 CGRP 受体不仅参与了阿片类药物镇痛耐受的诱导和表达，同时也参与了吗啡耐受后的疼痛行为反应的可塑性变化。与正常大鼠相比，吗啡耐受后大鼠侧脑室注射 CGRP 产生的镇痛效果明显降低，并且其侧隔核和中央杏仁核中的 CGRP 样免疫活性物质均有减少，而下丘脑、弓状核和中脑导水管周围灰质中没有明显的变化。同时，CGRP 受体的两种拮抗剂 CGRP 8-37 或 BIBN4096BS 能阻断吗啡的快速耐受过程。以上几个方面研究工作说明 CGRP 及其受体参与阿片类药物的耐受，但其机理尚不清楚。

# 第四节 甘 丙 肽

甘丙肽（galanin）是在 1983 年从猪的小肠中分离出来的，因其第一个氨基酸残基为甘氨酸（glycine），而末端残基为丙氨酸（alamine），因此命名为 galanin，中文译为甘丙肽。甘丙肽广泛分布于机体的各个系统，包括中枢和外周神经系统、消化系统、循环系统等。甘丙肽参与摄食、胃肠运动和内分泌的调节，参与学习记忆、神经系统的发育和再生以及阿尔茨海默病等多种生理或病理过程。

## 一、甘丙肽的分子结构

甘丙肽是由 29 个（人类 30 个）氨基酸残基组成的神经肽。甘丙肽来自甘丙肽基因表达的一个较大的前体蛋白——甘丙肽前肽原，然后经过蛋白酶水解生成甘丙肽。

甘丙肽是通过 123 或者 124 个氨基酸的甘丙肽前肽原剪切得到的。甘丙肽前肽原含有一个信号肽、甘丙肽和甘丙肽信息相关蛋白。信号肽是甘丙肽前肽原氨基酸序列中的一个疏水区，为激素前体信号肽，能够协助前体蛋白转运到细胞的内质网中。如图 6-12 所示，甘丙肽的分子序列定位在前体蛋白的 33～61 氨基酸，其前后两端是两对剪切位点（Lys-Arg）。

图 6-12 甘丙肽前肽原

甘丙肽分子的氨基端序列是高度保守的，物种间的差异主要表现在羧基端区域，这可能就是不同来源的甘丙肽对内分泌系统作用不同的原因。甘丙肽的活性部位可能主要位于其分子的 N 末端。甘丙肽 1～15 片段可影响 Forskolin 激活 cAMP 的过程，并抑制 RIN-m5F 细胞中胰岛素的释放。有报道称甘丙肽 10～29 羧基端片段不能与甘丙肽受体结合，也没有任何生理作用。但在促进生长激素分泌的实验中发现，甘丙肽 1～19 片段的作用与甘丙肽的作用相近，如果去掉该片段羧基端的 4 个氨基酸就消除了甘丙肽引起的生长激素释放作用。以上几个方面的研究结果表明,在不同的组织细胞中甘丙肽可能具有不同的结构和活性特点。

在前体蛋白中,甘丙肽序列后面含有一个 59 个氨基酸残基的多肽,称为甘丙肽信息相关肽,由64～124 个氨基酸残基组成。在甘丙肽信息相关肽的羧基端,是由 36 个氨基酸残基组成的片段,这个片段非常保守,其中有 24 个氨基酸保持不变。关于甘丙肽信息相关肽的功能研究很少,目前仅知道它参与了脊髓水平痛觉的调节。

另外一个甘丙肽家族的成员是甘丙肽类似肽(galanin like peptide, GALP),它由 60 个氨基酸残基组成,最初是在猪的下丘脑中发现这种内源性的甘丙肽配基。后来在其他种属,包括大鼠、小鼠、猕猴和人也发现了甘丙肽类似肽的基因。甘丙肽类似肽可能参与很多生理功能的调节,例如在调节身体的稳态平衡方面具有重要作用。

2006 年又发现了一个新的甘丙肽家族成员,它被称为 Alarin,含有 25 个氨基酸残基,来自甘丙肽类似肽 mRNA 的可变剪切。

编码大鼠甘丙肽的基因大约为 5 kb,其中包括 6 个外显子和 5 个内含子。甘丙肽前体的编码序列从外显子 2 的第一个碱基延伸到外显子 6 的中部。

雌激素在调节甘丙肽基因表达中具有重要的作用。雌性大鼠卵巢切除后可导致垂体中甘丙肽含量和 mRNA 水平明显降低。在大鼠垂体中施加雌激素,可诱导甘丙肽 mRNA 的表达,并且有时间和剂量依赖关系,然而施加雄激素则没有作用。雌激素不但能够引起甘丙肽基因的表达,还能明显增加甘丙肽的分泌。虽然雌激素对大鼠垂体中甘丙肽基因表达具有重要的调控作用,但是雌二醇对下丘脑中甘丙肽的基因表达的影响相对较弱。

## 二、甘丙肽受体

甘丙肽的受体分为三种,分别是 Gal R1、Gal R2 和 Gal R3。这三种甘丙肽受体分子结构中均含有七个跨膜片段,其 N 末端位于胞外,C 末端位于胞内,具有三个胞内环和三个胞外环(图 6-13,表 6-8)。所以三种甘丙肽受体亚型都属于与 G 蛋白偶联受体家族。甘丙肽受体位于细胞膜外的 N 末端含有多个糖基化位点;其胞外 Ⅰ 区和 Ⅱ 区中含有保守的半胱氨酸,它们之间形成二硫键;甘丙肽受体分子的胞内环和C 末端含有保守的磷酸化位点。

表 6-8　甘丙肽的受体分为三种

| 甘丙肽受体 | Gal R1 | Gal R2 | Gal R3 |
|---|---|---|---|
| 受体基本结构 | 7 次跨膜片段 | 7 次跨膜片段 | 7 次跨膜片段 |
| 人类 | 349 aa | 387 aa | 368 aa |
| 大鼠 | 346 aa | 372 aa | 370 aa |
| 小鼠 | 348 aa | 371 aa | 370 aa |
| 偶联的 G 蛋白 | $G_i$ | $G_{q/11}$, $G_i$, $G_o$ | $G_{i/o}$ |
| 第二信使/效应器 | cAMP/MAPK | $IP_3$/$Ca^{2+}$/PKC/cAMP/MAPK | $K^+$ 通道 |

aa:氨基酸;IP:磷酸肌醇;MAPK:丝裂原激活蛋白激酶

最早克隆的甘丙肽受体是人类的 Gal R1 受体,后来陆续克隆了大鼠和小鼠的 Gal R1 受体以及人类和啮齿类的 Gal R2 和 Gal R3 受体。人类的三种甘丙肽受体之间氨基酸的同源性只有 35%～38%,其保守性高的序列主要存在于甘丙肽受体分子的跨膜区,而其亲水性的胞外端和胞内端同源性很低。三种甘丙肽受体分子在序列上的差异影响到其与配基的亲和力、偶联不同的 G 蛋白以及选择性激活下游信号通路。

现有的研究结果表明,激活甘丙肽受体可以抑制腺苷酸环化酶,激活 ATP 敏感的钾通道,抑制 L 型和 N 型钙通道,激活和(或)抑制肌醇磷脂转化酶,激活磷脂酶 A₂,激活丝裂原激活蛋白激酶(mitogen-activated protein kinase, MAPK)。近年来的研究表明,甘丙肽受体可能在多种病理过程中发挥重要作用。在早老年性痴呆早期患者的杏仁核中,甘丙肽结合位点增多,抑郁症模型大鼠背侧中缝核中的甘丙肽结合位点增加。

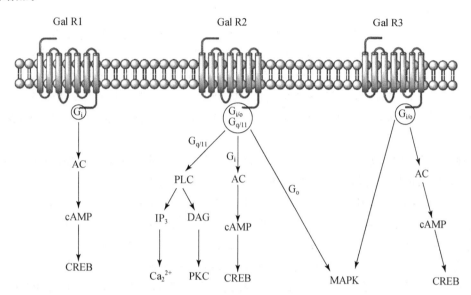

**图 6-13　三种甘丙肽受体偶联的 G 蛋白及胞内信号转导通路**

1. Gal R1 受体

人类的 Gal R1 受体是 1994 年从人 Bowes 黑色素瘤细胞系中克隆出来的,它含有 349 个氨基酸残基,其基因定位于染色体 18q23。该基因至少含有两个内含子。外显子 1 编码从 N 末端到第五跨膜片段末端;外显子 2 编码第三胞内环;外显子 3 编码第六跨膜片段到 C 末端。小鼠的 Gal R1 基因定位于染色体同一位置,即位于与人类该基因同线的位置上。

人类的 Gal R1 受体与 Gal R2 受体约有 42% 的同源性,与 Gal R3 受体约有 38% 的同源性,与生长抑素和阿片受体约有 30%～34% 的同源性。人类和大鼠的 Gal R1 受体同源性很高,约有 92% 的一致性。在第二个和第三个胞内环上有 7 个磷酸激酶 A(PKA)和磷酸激酶 C(PKC)的作用位点,但人类的 Gal R1 受体在其 C 末端结构域上多了两个磷酸化位点。人类 Gal R1 受体与甘丙肽的结合方式为,甘丙肽的 N 末端进入到受体的第三和第六跨膜片段间的袋状结构中,其 Trp2 残基与受体的 His264 结合,而 Try9 与位于受体第三胞外环的 Phe282 作用。

Gal R1 与 Gᵢ 型 G 蛋白偶联,当配基与受体结合后,抑制腺苷酸环化酶的活性,使胞内 cAMP 浓度下降,激活内向整流 K⁺ 通道,抑制神经递质和激素的释放,从而影响诸如摄食、情绪、记忆、痛觉传递、肠道分泌和运动等生理过程。Gal R1 在发育过程中可能也具有一定的作用,例如,患有先天性生长激素不足的儿童,其 18 号染色体长臂上丢失了两个 Mb,而 Gal R1 的基因正好位于此处。

关于 Gal R1 受体蛋白在哺乳动物体内分布的报道很少,免疫组织化学的实验结果表明,胃肠中神经元、下丘脑、脊髓、三叉神经节和背根神经节中都有 Gal R1 的分布。人脑内 Gal R1 mRNA 主要分布于皮层、海马、丘脑以及杏仁核。在哺乳动物的中枢神经系统中 Gal R1 mRNA 广泛分布。在大鼠和小鼠中,嗅球、嗅束、基底前脑、内嗅皮层、杏仁核、丘脑、下丘脑、延脑、桥脑、脊髓背角中都有高表达。Gal R1 mRNA 在外周组织中也有分布,如人的小肠。

在某些生理或病理状态下,组织内 Gal R1 mRNA 的含量会发生可塑性变化。Gal R1 mRNA 的分布与性别和身体状况相关,如雌性动物下丘脑中 Gal R1 mRNA 的含量多于雄性,而且雌性动物下丘脑中 Gal R1 mRNA 含量的变化周期与排卵周期一致。在炎症模型或外周神经损伤后,背根神经节(DRG)中的 Gal R1 mRNA 的表达下调,而在吗啡戒断小鼠的蓝斑中 Gal R1 mRNA 上调。许多研究工作证实,雌激素、NGF 或者 forskolin 均能引起 Gal R1 mRNA 的上调。小鼠 Gal R1 受体的启动子含有雌激素受体结合位点以及即刻早基因 *fos/jun* 异源二聚体（AP-1）结合的部位。Forskolin 对 Gal R1 mRNA 的调节可能是由 cAMP 反应序列结合蛋白（cyclic AMP-responsive element binding protein，CREB）结合到 Gal R1 受体启动子的 CRE 位点所介导的。

2. Gal R2 受体

Gal R2 受体首先是从大鼠中克隆的，它含有 372 个氨基酸残基，其编码基因具有一个内含子，外显子 1 编码从受体 N 末端到第三跨膜片段末端，外显子 2 编码第二胞内环到 C 末端。大鼠 Gal R2 受体的胞外区有三个与氮相联的糖基化位点，而胞内区域有与 Gal R1 受体不同的磷酸化位点。人 Gal R2 受体的 C 末端比大鼠 Gal R2 受体多 15 个氨基酸残基，其编码基因在染色体上定位于 17q25.3。小鼠 Gal R2 定位于第 11 号染色体。人的 Gal R1 和 Gal R2 受体只有约 42% 的同源性，提示这两种受体具有不同的生理功能。

Gal R1 受体主要与 $G_i$ 蛋白偶联，而 Gal R2 受体可以偶联不同的 G 蛋白，然后激活细胞内不同的信号通路。所以甘丙肽可以通过激活不同的受体引起神经元抑制或兴奋。

很多报道表明，Gal R2 受体可能与 $G_{q/11}$ 相偶联。甘丙肽与 Gal R2 受体结合后能够激活磷脂酶 C，进而引起细胞浆内的磷酸肌醇和钙水平升高，以及 $Ca^{2+}$ 依赖的 $Cl^-$ 通道的开通。由于上述甘丙肽与 Gal R2 受体结合后产生的效应对 PTX 不敏感，提示 Gal R2 受体与 $G_{q/11}$ 相偶联。

Gal R2 受体还可以与 $G_i$ 蛋白相偶联。在中国仓鼠卵细胞转染大鼠 Gal R2 受体和 HEK293 细胞转染人 Gal R2 受体后，甘丙肽可以抑制 forskolin 诱导的 cAMP 升高，这种抑制作用是 PTX 敏感的，提示 Gal R2 受体抑制 cAMP 是通过 $G_i$ 蛋白的。此外，激活 Gal R2 受体会抑制 cAMP 反应序列结合蛋白。以上几个方面的研究工作表明 Gal R2 受体与 $G_i$ 蛋白相偶联。

Gal R2 受体还可能与 $G_o$ 蛋白偶联。近年来的研究工作发现，甘丙肽与 Gal R2 受体结合后能够通过 $G_o$ 蛋白激活 MAPK。当甘丙肽与神经细胞膜上 Gal R2 受体结合后能够激活 MAPK 以及 AKT，以保护神经元，免受外界刺激所引起损伤。

Gal R2 mRNA 在神经系统和其他组织中均有非常广泛的分布，特别是在中枢和外周神经系统中分布较多。在中枢内 Gal R2 mRNA 在海马中尤其是齿状回和 CA3 区、下丘脑、弓状核以及乳头体核中都有较密集的分布。人脑中 Gal R2 mRNA 分布于皮层、海马、杏仁核、丘脑、下丘脑以及小脑。另外，在人的小肠中也存在 Gal R2 受体，这可能是一个针对中枢 Gal R2 受体进行药物治疗的障碍。

Gal R2 mRNA 与 Gal R1 mRNA 的分布特征有所不同。例如，Gal R1 和 Gal R2 mRNA 都存在于海马中，Gal R1 mRNA 主要集中在 CA1 区和下托，而 Gal R2 mRNA 局限于齿状回。在垂体前叶发现有 Gal R2 mRNA 分布，而没有 Gal R1 mRNA 的分布，所以可能是 Gal R2 受体介导了甘丙肽对垂体激素释放的调节。此外，Gal R2 mRNA 在大鼠的新皮层和扣带复合体中都有分布，然而这些区域中并没有 Gal R1 mRNA 的存在。在基底前脑、下丘脑、中缝背核和蓝斑中 Gal R1 和 Gal R2 的 mRNA 共存。

关于调节 Gal R2 受体表达的研究不多。在大鼠出生后 1~7 天，脑内 Gal R2 mRNA 的表达量较多，而且分布广泛。成年大鼠神经损伤后引起 Gal R2 受体表达量持续增加，提示 Gal R2 受体在中枢神经系统的发育和修复中发挥一定作用。也有报道认为，Gal R2 过量表达后可以抑制细胞增殖，引起细胞凋亡。从 Gal R2 受体的分布可以推测，它可能参与多种生理过程，如催乳素和生长激素的释放、泌乳、摄食、情绪反应和学习记忆等生理过程。

近年来发现，Gal R1 和 Gal R2 mRNA 存在于成年动物脑内室下区和后迁移层，这是与神经发生的有关脑区，提示了甘丙肽可能参与神经发育，包括细胞的增生和存活、突起的生长以及突触的成熟的调节过程。

3. Gal R3 受体

Gal R3 受体也是首先在大鼠中克隆的，它含有 370 个氨基酸残基。人类的 Gal R3 受体含有 368 个氨基酸残基。人类的 Gal R3 受体与大鼠 Gal R3 受体的同源性高达 90%，含有相同的保守 N 末端糖基化位点和几个磷酸化位点,包括一个在 Gal R1 和 Gal R2 受体中没有的 C 末端 PKC 磷酸化位点。人类和大鼠的 Gal R3 胞内部分含有多个磷酸化位点。在其 C 末端有一个 PKC 的磷酸化位点,但这个位点并不保守,可能与不同的调节机制有关。小鼠的 Gal R3 基因定位于第 15 号染色体。

对于 Gal R3 受体的胞内信号通路目前所知甚少。尽管 Gal R3 和 Gal R1 受体之间的同源性很低,但是药理学的研究结果表明,Gal R3 受体的胞内信号通路与 Gal R1 受体类似。与表达 Gal R1 受体的神经细胞类似,甘丙肽可通过 Gal R3 受体进而激活 K$^+$ 通道。在非洲爪蟾卵母细胞中,所表达的大鼠 Gal R3 受体可能与 G$_{i/o}$ 型 G 蛋白相偶联。另外,有实验结果提示,Gal R3 受体与 G$_i$ 型 G 蛋白相偶联。Gal R3 受体激活后使细胞膜超极化,抑制表达 Gal R3 受体的神经细胞突触传递效率,以及抑制细胞的分泌作用。

Gal R3 受体广泛存在于神经系统和机体的其他组织中。在人的中枢神经系统中,额叶、颞叶、纹状体、下丘脑、延髓、小脑和脊髓中 Gal R3 受体的含量较高,在海马、杏仁核和丘脑中的含量较低。Gal R3 受体 mRNA 分布于下丘脑、垂体、嗅球、小脑皮层、延髓、尾壳核和脊髓。在神经系统以外的组织中如肝、肾、胃、肺、脾、胰、肾上腺和睾丸中均有 Gal R3 受体的分布,特别是在消化道、甲状腺、肾上腺、前列腺和性腺组织中,Gal R3 受体的含量非常丰富。

Gal R3 受体参与摄食、情绪、痛觉传递、垂体激素的释放等生理过程,可能还参与胰岛素释放和糖代谢的调节。

### 三、甘丙肽在中枢神经系统内的分布与神经通路

1. 甘丙肽在中枢神经系统内的分布

甘丙肽能神经细胞胞体和甘丙肽能神经纤维在中枢及外周神经系统内广泛分布。在脑内,甘丙肽能神经细胞分布于扣带回、纹状体、内侧视前区、上丘、下丘、内侧隔核(medial septum,MS)和斜脚带核(diagonal band of Broca,DBB)、下丘脑、基底巨细胞核、蓝斑、中缝核、孤束核、三叉神经核等部位。

在大鼠基底前脑的核团中,包括尾核/壳核及杏仁核,都有较密集的甘丙肽能神经细胞分布。内侧隔核中的甘丙肽能神经细胞比外侧隔核中更密集.在大鼠的嗅脑前嗅核的外侧和尾侧均有甘丙肽能小神经细胞存在。在嗅脑和前嗅核的内侧和外侧丛状层中有甘丙肽能神经纤维分布。在内侧隔核和斜脚带核中,甘丙肽能神经细胞多是中等大小的多极神经元。

皮层接受来自内侧隔核、斜脚带核、Meynert 基底核(basal nucleus of Meynert,BNM)及丘脑的甘丙肽能纤维投射。在皮层的各层中都可以检测出甘丙肽免疫活性纤维。在海马中甘丙肽能纤维的分布密集且有区域特点。在 CA3 区的锥形细胞层和内嗅皮层,甘丙肽能纤维的分布密集;在腹侧海马和下托中的甘丙肽能纤维密度比背侧要高;内嗅皮层有甘丙肽能纤维的分布,但是密度较低;在 Ammon 氏角中的甘丙肽能纤维呈层状分布。在灵长类 CA3 区的锥形细胞层、内嗅皮层、下托和齿状回中,均发现大量的甘丙肽能纤维的分布。在终纹及中央杏仁核和内侧杏仁核中也有密集的甘丙肽能纤维存在。而杏仁核的其他部位,甘丙肽能纤维的分布比较分散。

在大鼠和小鼠的下丘脑内甘丙肽的分布最多,在视前区、视上核、视交叉上核、弓状核、室旁核、背内侧下丘脑核、终纹床核、外侧和中间下丘脑均有密集的甘丙肽能细胞胞体的分布。在灵长类,甘丙肽免疫活能细胞存在于下丘脑腹内侧、视上核、下丘脑外侧区和室旁核。在这些神经细胞中,甘丙肽与许多其他神经肽或神经递质共存。有意思的是,弓状核中一些甘丙肽能的神经元支配另一些甘丙肽能细胞,这为超短反馈神经调节提供了解剖学基础,提示甘丙肽可能调节自身向门脉系统的分泌过程。弓状核中含甘丙肽的神经细胞发出甘丙肽能神经纤维,一部分进入内侧前脑束,投射到基底前脑等广大区域,同时投射到正中隆起的外侧区。

在中脑的中脑导水管周围灰质(the midbrain periaqueductal gray,PAG)、外侧延伸到黑质、背侧到脚周核、腹侧到前腹侧被盖区均有较密集的甘丙肽能神经纤维存在。在中缝背核中有散布的甘丙肽能纤维分布,而中脑导水管周围灰质的甘丙肽能神经纤维主要来自下丘脑的弓状核和室旁核。

在脑干，甘丙肽能神经细胞分布在蓝斑、孤束核、三叉神经核、迷走神经背核以及中缝核群。在蓝斑以及孤束核中，甘丙肽的 mRNA 大量表达。蓝斑中某些甘丙肽能神经元还含有去甲肾上腺素和神经肽Y。蓝斑中的这些神经元发出纤维，投射到皮层、海马、下丘脑和小脑。

甘丙肽在外周神经系统也有广泛的分布。在大鼠背根神经节中，直径较小的感觉神经元中含有甘丙肽，在人的背根神经节中也发现甘丙肽表达。甘丙肽在直径较小的感觉神经元中合成并进入囊泡，然后被运输到外围神经末梢和脊髓背角的浅层，通常这些囊泡中还含有 P 物质和降钙素基因相关肽。脊髓背角中也有甘丙肽能神经细胞，其胞体主要分布于脊髓背角第Ⅱ层，多与 γ-氨基丁酸、脑啡肽和神经肽 Y 共存。在中央管周围（第Ⅶ和Ⅹ层）也有少量甘丙肽能神经细胞，这些神经细胞中同时含有胆囊收缩素。

近年来在脑内一些可以增生的区域，如室下区域和海马的一些区域，也检测到了甘丙肽 mRNA 的表达，在这些地方甘丙肽可能调节了神经干细胞的增生、分化和迁移。

很多研究表明，甘丙肽能与不同的神经递质和神经肽共存于不同类型的神经元中。例如在大鼠蓝斑中，80％的肾上腺素能神经元和中缝核中 60％ 的 5-羟色胺能神经元都含有甘丙肽；脊髓的 γ-氨基丁酸能神经元和隔核的胆碱能神经元中也含有甘丙肽。同时，甘丙肽还与催产素、胆囊收缩素、酪氨酸羟化酶共存于下丘脑室旁核中。

### 2. 甘丙肽能神经通路

已经发现脑内存在多条甘丙肽能神经通路，广泛参与各种生理功能。内侧隔核和斜脚带核中的甘丙肽能神经细胞发出的纤维投射到大脑皮层。该通路的多数神经纤维中既含有甘丙肽又含有乙酰胆碱，有时候还有内皮素。内侧隔核和斜脚带核中的甘丙肽能神经细胞发出的纤维还投射到海马，可能参与学习与记忆。

皮层接受来自丘脑、中缝背核、结节乳头核等核团和脑区的甘丙肽能神经纤维的投射，在这些甘丙肽能投射纤维中，甘丙肽与 5-羟色胺、γ-氨基丁酸等共存。

在杏仁核中，中央杏仁核和基底杏仁核中含有较丰富的甘丙肽能神经细胞，它们发出甘丙肽能纤维投射到海马，以及中脑中央灰质。

下丘脑有较丰富的甘丙肽能神经细胞分布。从室旁核、背内侧核和视前区发出甘丙肽能纤维投射到孤束核。从室旁核发出甘丙肽能纤维还投射到中脑的导水管周围灰质。下丘脑弓状核中的甘丙肽能小神经细胞通过室周通路投射到室旁核。弓状核中的甘丙肽能神经细胞发出甘丙肽能纤维与门脉循环系统联系。下丘脑视上核中的甘丙肽能神经元通过视上－垂体束支配垂体后叶。这些甘丙肽能神经细胞中的大部分都含有催产素。

下丘脑室旁核中含有较多的甘丙肽能神经细胞，这些神经细胞分为大、中和小细胞群。室旁核的大细胞群中甘丙肽能神经细胞通过室旁-垂体束投射到垂体后叶，这些甘丙肽能神经元也含有强啡肽、加压素和胆囊收缩素。室旁核的中小细胞群中的甘丙肽能神经细胞通过室周-漏斗束投射到门脉循环系统。这些神经细胞中甘丙肽与神经紧张素、加压素、胆囊收缩素和脑啡肽共存。

在脑干的孤束核、蓝斑、中缝核中都有甘丙肽能神经细胞存在，它们发出甘丙肽能纤维投射到前脑、海马以及下丘脑等多处脑区。

在脊髓中央管周围区域中存在甘丙肽能神经细胞，主要在第Ⅹ层，它们发出纤维经脊丘束投射到丘脑。在背根神经节中有甘丙肽能神经细胞的存在，其甘丙肽能纤维的中枢端投射到脊髓背角浅层。在背根神经节甘丙肽能神经细胞中，甘丙肽多与 CGRP、SP 及生长抑素等共存。

## 四、甘丙肽的生理功能

甘丙肽在体内参与众多的生理过程，如学习记忆、痛觉传递、摄食活动、神经内分泌的调节以及神经系统的发育和再生等。由于甘丙肽的受体亚型在不同组织中的分布差异，甘丙肽复杂的生理作用在很大程度上是通过其不同的受体亚型激活多种胞内信号转导通路实现的。但要进一步确定是哪一种受体亚型在起作用，还需要选择性更高的受体拮抗剂和激动剂，而且可能还有新的甘丙肽受体亚型有待发现。

在此主要介绍甘丙肽受体在痛觉传递、学习记忆与炎症反应和激素释放调节方面的研究进展。

1. 甘丙肽参与痛觉的调节

甘丙肽及其受体在痛觉调节中具有重要而复杂的作用。在脊髓水平,甘丙肽对痛觉信息传递的抑制作用可能是通过 Gal R1 介导的。甘丙肽基因敲除小鼠的痛阈降低,而甘丙肽过量表达的小鼠则痛域升高,鞘内注射甘丙肽受体拮抗剂 M35 可以阻断这种痛阈升高而使小鼠恢复到野生型的水平。研究表明,甘丙肽受体与吗啡在脊髓水平的镇痛作用有关,吗啡的镇痛作用可能有甘丙肽及其受体的参与。鞘内注射甘丙肽产生镇痛作用,还能够加强吗啡的镇痛作用,而甘丙肽受体拮抗剂则能够抑制这种作用。

在坐骨神经结扎的神经性痛大鼠的背根神经节细胞中,甘丙肽和甘丙肽信息相关肽(GMAP)的水平都有长时程的显著上调,而在脊髓蛛网膜下腔注射甘丙肽可以产生剂量依赖的镇痛作用。

Yu 的实验室系统研究了甘丙肽及其受体在脑内的痛觉调节作用与机制。他们发现,在弓状核内,甘丙肽具有明确的镇痛作用,这种作用是由甘丙肽 I 型受体介导的;在弓状核内甘丙肽的镇痛作用中有阿片受体和 $GABA_A$ 受体的参与。他们进一步的研究工作证实,弓状核内的甘丙肽通过激活弓状核到 PAG 的神经通路,在 PAG 内释放 β-内啡肽,进而激活 μ 受体发挥镇痛作用。

甘丙肽在神经系统中分布广泛,具有多种生理功能。许多研究表明,脑内的甘丙肽与阿片系统之间存在密切的联系。他们的研究工作还发现,在中脑导水管周围灰质、基底前脑的伏核、杏仁核等脑核团内注射甘丙肽可产生明确的镇痛作用,阿片受体参与甘丙肽的镇痛作用。

Yu 的实验室研究了吗啡耐受过程中脑内甘丙肽的可塑性变化。在吗啡耐受时,大鼠弓状核内甘丙肽样免疫活性物质的含量显著增加,而在中脑导水管周围灰质中则没有显著性变化。相同剂量甘丙肽在吗啡耐受大鼠脑内引起的镇痛作用比正常大鼠显著下降。以上结果表明,吗啡耐受后大鼠脑内甘丙肽的镇痛作用和含量发生了可塑性的变化,提示在中枢神经系统内甘丙肽参与吗啡耐受过程。

甘丙肽镇痛作用的机制目前尚不清楚。在突触前和突触后都存在甘丙肽受体,提示甘丙肽的作用方式非常复杂。在感觉初级传入纤维末梢与脊髓背角神经细胞之间形成的突触部位,在突触前和突触后都存在甘丙肽受体。在突触后膜,甘丙肽作用于其受体引起突触后膜超极化。甘丙肽也可能作用于突触前,抑制初级传入纤维末梢内神经递质的释放。

甘丙肽引起镇痛作用的另一个作用方式可能与内源性阿片肽和阿片受体有关。阿片受体拮抗剂纳洛酮可以抑制甘丙肽对摄食活动的影响,提示甘丙肽可能调节内源性阿片肽的释放。Yu 实验室以往的研究工作证实,在脑内和脊髓水平,阿片受体拮抗剂都能阻断甘丙肽的镇痛作用。甘丙肽可以调节弓状核前阿黑皮素原(pro-opiomelanocortin, POMC)能神经元 β-内啡肽的释放,为甘丙肽调节阿片肽的释放提供了直接证据。

甘丙肽受体在突触后与 $GABA_A$ 受体间的相互作用可能是甘丙肽发挥镇痛作用的另外一条途径。在中脑导水管周围灰质内,甘丙肽可能通过突触前抑制的方式调节 GABA 的释放,从而改变突触后神经元的兴奋性,发挥镇痛作用。甘丙肽还可能通过作用于突触前受体调节兴奋性氨基酸的释放,通过胞内信号系统甘丙肽调节 NMDA 受体的功能,提示甘丙肽对兴奋性氨基酸的调节可能是甘丙肽发挥镇痛作用的途径之一。

2. 甘丙肽与学习记忆

很多的学习记忆的实验测试(包括水迷宫、八臂迷宫、被动回避、恐惧记忆)结果表明,在脑内,甘丙肽抑制动物学习记忆的能力。侧脑室内注射甘丙肽抑制大鼠水迷宫测试中寻找平台的时间,但对记忆的提取没有影响,而注射甘丙肽受体拮抗剂 M35 显著改善大鼠学习记忆的能力,提示内源性甘丙肽对学习记忆具有抑制作用。据 Ogren 及其同事报道,在大鼠海马中注射甘丙肽对水迷宫学习任务测试呈现出双向效应,在腹侧海马内注射 1nmol 的甘丙肽改善学习记忆,注射 6nmol 甘丙肽对学习没有明显的影响,但是注射 3nmol 甘丙肽对大鼠学习记忆功能具有抑制作用。

通过调节甘丙肽及其受体的表达,可以深入研究甘丙肽在学习记忆中的作用。有一种甘丙肽基因过表达的小鼠是将甘丙肽基因连在多巴胺-β-羟化酶(dopamine β-hydroxylase,D-β-H)的启动子上,这样甘丙肽就会表达在肾上腺素能神经元内。这种表型的小鼠在一些学习记忆能力测试(如水迷宫)中表现出学习记忆的障碍,但是其视觉和运动能力很正常。另一种甘丙肽转基因小鼠是把甘丙肽接在血小板衍生生长因子(platelet derived growth factor,PDGF)的启动子上,用水迷宫和被动回避反应来测试其学习记忆能力,发现这种转基因的青年小鼠与野生型小鼠没有明显区别。但是,在水迷宫测试中,这种转基因的老年小鼠寻找平台的时间明显比野生型要长。近几年有报道,甘丙肽基因敲除的老年鼠寻找平台的时间比野生型小鼠要长,在空间物体辨别实验中也存在着障碍。

甘丙肽是通过甘丙肽受体来发挥作用的,甘丙肽在学习记忆中的作用,可以通过甘丙肽受体基因敲除的方法进一步研究。但是这方面的研究结果比较复杂。Gal R1 受体基因敲除的小鼠在健康、神经反射活动、视觉和运动功能上与野生型没有明显差别,在水迷宫任务测试中也没有明显差别。这些研究结果提示 Gal R1 受体可能不参与甘丙肽在学习记忆中的作用,推测可能是 Gal R2 受体介导了甘丙肽对学习记忆的抑制作用。可是,最近的研究工作表明,Gal R2 受体基因敲除的小鼠与野生型小鼠在学习记忆能力没有显著差异。所以,甘丙肽调节学习记忆的机制可能比较复杂。

有关甘丙肽调节学习记忆机制的研究工作已经有许多。在豚鼠海马脑片上,甘丙肽可以抑制长时程增强(LTP),并且这种作用可以被甘丙肽受体拮抗剂 M40 所阻断,而对长时程抑制(LTD)没有明显的影响。NMDA 或者代谢型谷氨酸受体可能没有参与甘丙肽对 LTP 的抑制作用。在海马中,甘丙肽受体主要是 Gal R1 和 Gal R2 受体,由于缺乏特异性的 Gal R1 和 Gal R2 激动剂或者拮抗剂,因此很难判断是哪种甘丙肽受体参与甘丙肽抑制 LTP 的作用。最近通过 Gal R1 受体基因敲除小鼠和 Gal R2 受体的激动剂,证实甘丙肽是通过激活 Gal R2 进而抑制 LTP 的。另外,有研究结果表明甘丙肽在抑制大鼠海马 LTP 的同时也抑制了 CREB 的活性。

3. 甘丙肽在神经损伤中的作用

甘丙肽在不同的神经损伤模型中表达都会大量上升。在大鼠坐骨神经横断后,脊髓和背根神经节中的甘丙肽含量都会显著提高,甚至可以提高 120 倍。面神经损伤后甘丙肽以及 Gal R2 受体的 mRNA 在同侧面神经核的含量都会大幅度升高。在坐骨神经切断后,脑内乳头体和隔核神经细胞中的甘丙肽持续高表达。此外,局部脑缺血也会引起脑内甘丙肽的 mRNA 水平上升。

4. 甘丙肽与老年性痴呆

在阿尔茨海默病(AD)病人的基底前脑中有大量胆碱能神经元坏死,从而导致向海马和大脑皮层的乙酰胆碱释放明显减少,这被认为是引起 AD 病人认知障碍的重要原因之一。实验进一步发现在 AD 病人的基底前脑剩余的胆碱能神经元周围有大量甘丙肽能神经纤维增生,将剩余的胆碱能神经元包围。甘丙肽对胆碱能神经细胞的作用可能有两方面,一方面导致乙酰胆碱释放减少使病情恶化;另一方面可能也保护了剩余的胆碱能元不超负荷工作,也就是对胆碱能神经细胞起保护作用。

已发现在 AD 病人的额叶、颞叶、顶叶中甘丙肽的含量显著升高,额叶中甘丙肽的结合位点明显增加。在早期 AD 病人的基底前脑中并没有出现甘丙肽过度支配胆碱能神经元的现象。在晚期 AD 病人的基底前脑中发现胆碱能神经元大量散失,而与此相反的是甘丙肽大量上升并且过度支配剩余的胆碱能神经元。这些结果提示只有在 AD 晚期病人中,基底前脑的甘丙肽及其受体才发生明显变化。放射免疫实验结果表明,在晚期 AD 病人基底前脑中甘丙肽的水平比正常水平约升高了 2 倍,同时发现 AD 晚期病人基底前脑中甘丙肽的的结合位点比 AD 早期病人和正常人的结合位点明显增加。

杏仁核和内嗅皮层在高级学习记忆中起着重要作用,在 AD 的进程中发生可塑性变化。与甘丙肽在 AD 晚期病人基底前脑中发生的变化不同,只有在早期 AD 病人中,杏仁核和内嗅皮层的第二层内甘丙肽的结合位点才显著增加。

AD 病人的老年斑主要由 Aβ 组成,在老年斑中也检测到甘丙肽的存在。所以,甘丙肽和 Aβ 之间可能发生相互作用。甘丙肽和 Aβ 的相互作用最直接的证据来自体外。在原代培养的基底前脑神经元、人胚神经元中,甘丙肽可以抑制 Aβ 产生的细胞毒性。在转基因 AD 模型小鼠上也得到了甘丙肽和 Aβ 之间相互作用的证据。

甘丙肽在老年性痴呆发病中的作用存在较大争议。一方面甘丙肽对神经细胞具有抑制作用,对正常动物的学习记忆有明确的损伤作用,这样可能导致老年性痴呆的发病;另一方面上述甘丙肽对神经细胞的抑制作用可能避免老年性痴呆发病中脑内神经细胞的过度活动,从而对神经细胞发挥保护作用。甘丙肽对学习记忆的抑制作用都是在正常的动物(包括正常动物和甘丙肽转基因的小鼠)上得出的结果;而甘丙肽的保护作用多是在动物的病理模型上得到的,如利用 Aβ 等制造的学习记忆损伤模型等。近年来在体外实验中发现,甘丙肽能够抑制兴奋性氨基酸引起的神经损伤,提示甘丙肽在 AD 病人脑中大量上升很可能是一种神经保护作用。

目前,有越来越多的证据支持甘丙肽在 AD 中发挥保护作用。有报道指出,在神经细胞病变很少的基底核前部,甘丙肽的过度支配程度很高,结合位点最多,而在胆碱能神经元病变最严重的基底核后部没有出现甘丙肽能纤维增生和甘丙肽受体增多的现象。

甘丙肽在 AD 中起保护作用的另一些证据来自甘丙肽基因敲除的小鼠。这种转基因小鼠在基底前脑中 ChAT 免疫阳性的神经元明显减少,并且神经生长因子高亲和力的受体 TrkA 的表达也明显降低。在甘丙肽基因敲除的老年小鼠海马中,乙酰胆碱的释放明显减少,LTP 会受到抑制并且空间学习记忆能力会有障碍,这些结果提示在生理条件下,海马中的甘丙肽是起着兴奋性作用的。

甘丙肽起神经保护作用的直接证据来自体外实验。在海马中,甘丙肽保护谷氨酸、海人藻酸等引起的细胞损伤,敲除 GalR2 受体基因后就失去甘丙肽对谷氨酸引起神经细胞兴奋性毒性的保护作用。在原代培养的基底前脑神经元中,甘丙肽能够抑制 Aβ 导致的细胞毒性,而 GalR2/3 的激动剂能够模拟甘丙肽的这种作用。

近年来 Yu 的实验室应用神经生理学、神经药理学、免疫化学、细胞生物学等方法,深入研究了甘丙肽的细胞保护作用。在培养的海马神经细胞上证实,Aβ 可激活 p53、Bax、Caspase-3 等细胞凋亡通路,引起神经细胞死亡。他们的研究工作发现,甘丙肽可明显抑制 Aβ 对海马神经细胞的毒性作用,这种作用是通过激活 GalR2 受体进而激活 ERK 信号通路以发挥保护作用的。他们的研究工作进一步发现,在海马内注射 Aβ 可导致大鼠空间学习记忆障碍,而注射甘丙肽可阻断 Aβ 对大鼠空间学习记忆的损伤。他们的研究工作证实,较低浓度的甘丙肽能够保护培养的人胚神经细胞内 Aβ 的毒性作用,GalR2 受体介导了甘丙肽的这种作用。

5. 甘丙肽对激素分泌的调节

在下丘脑,甘丙肽能够抑制生长抑素和促进促性腺激素的释放,进而提高生长激素和催乳素的释放。甘丙肽可以直接作用于垂体细胞使其分泌催乳素。

(于龙川、于诚)

# 练 习 题

1. 试述肽的分子结构与功能的关系。
2. 神经肽的作用方式有哪些?各有什么特点?
3. 什么是神经递质共存?说明共存的生物学意义。
4. 内源性阿片肽与阿片受体发现的研究史对你的科研工作有什么启发?
5. 降钙素基因相关肽家庭包括哪些多肽?试述降钙素基因相关肽受体的分子组成。
6. 试述甘丙肽在老年性痴呆发病中的作用。

# 参 考 文 献

1. Branchek T A, et al. Galanin receptor subtypes. Trends Pharmacol Sci,21:109-117.
2. Fichna J, Janecka A, Costentin J, Do Rego J-C. The endomorphin system and its evolving neurophysiological role.

Pharmacol Rev，2007，59：88-123.

3. Goharkhay N，Lu J，Felix J C，Wing D A. Expression of calcitonin gene-related peptide-receptor component protein (CGRP-RCP) in human myometrium in differing physiological states and following misoprostol administration. Am J Perinatol，2007，24，497-500.

4. Law P Y，Wong Y H，Loh H H. Mutational analysis of the structure and function of opioid receptors. Biopoly，1999，51：440-455.

5. Meltzer H Y. Psychopharmacology. Third generation of progress. NY：Raven Press，1987.

6. Merighi A. Costorage and coexistence of neuropeptides in the mammalian CNs. Prog Neurobiol，2002，66：161-190.

7. Morfis M，Christopoulos A，Sexton P M. RAMPs：5 years on，where to now? Trends Pharmacol Sci，2003，24：596-601.

8. Nestler E J，Hyman S E，Malenka R C. Molecular neuropharmacology. NY：McGraw-Hill companies，Inc，2001.

9. Poyner D R，Sexton P M，Marshall I，et al. International Union of Pharmacology. XXXII. The Mammalian Calcitonin Gene-Related Peptides，Adrenomedullin，Amylin，and Calcitonin Receptors. Pharmacol Rev，2002，54：233-246.

10. Snyder S H，Posternak G W. Historical review：opioid receptor. Trends Pharmacol Sci，2003，24：198-205.

11. van Rossum D，Hanisch U K，Quirion R. Neuroanatomical localization，pharmacological characterization and functions of CGRP，related peptides and their receptors. Neurosci Biobehav Rev，1997，21：649-678.

12. Yan Y，Yu L C. Involvement of opioid receptors in CGRP8-37-induced inhibition on the activity of wide dynamic range neurons in the spinal dorsal horn of rats. J Neurosci Res，2004，77，148-152.

13. Yu L C，Hou J F，Fu F H，et al. Roles of calcitonin gene-related peptide and its receptors in pain behavioral responses in the central nervous system，Neurosci Biobehav Rev，2009，33：1185-1191.

14. Zhang Y，Xiong W，Lin X J，Ma X and Yu L C. Receptor trafficking induced by $\mu$-opioid-receptor phosphorylation. Neurosci Behav Rev，2009，33，1192-1197.

15. 许绍芬. 神经生物学. 2 版. 上海：复旦大学出版社，1999.

# 第七章　受　　体

## 第一节　细胞的受体

### 一、受体的概念

受体(receptor)是指生物细胞的一种组分,它能够特异地识别并结合细胞内环境中的某些化学物质,进而引起细胞发生一系列的生理学和生物化学的反应,例如,引起细胞膜上某些离子通道的开放或关闭、细胞内某些酶的激活或修饰、细胞内某些基因的转录与调控等,最后导致细胞的功能状态发生变化。受体能特异识别并与之结合的化学物质,称为配基或配体(ligand)。配基可以是机体内存在的神经递质、神经调质、生长因子和激素,也可以是外源性的药物或毒素等。

### 二、细胞膜受体和细胞内受体

不同的受体在细胞内的分布不同,例如,某些受体位于细胞膜上,而另外一些受体则位于细胞浆或细胞核内。细胞膜上的受体称为细胞膜受体或膜受体,这类受体包括位于细胞膜表面的各种神经递质、调质的受体以及神经肽类和蛋白质类激素的受体。位于细胞内各种细胞器膜上的受体也属于膜受体,如肌质网膜上的 ryanodine 受体(RyR)等。

细胞还有一大类受体,它们位于细胞内,如甾体激素受体、甲状腺激素受体等。这些受体的配基的分子比较小,脂溶性强,它们很容易透过细胞膜进入细胞,与胞内的相应受体结合,形成配基-受体复合物。这类复合物透过细胞核膜进入核内,再与核内受体相结合,形成配基-核受体复合物,进而启动或抑制DNA 的转录过程,促进或抑制 mRNA 的生成,从而调节某些蛋白质的合成。

## 第二节　受体的特性

机体内各种受体具有以下共同的特性。

1. 受体结构的立体特异性

机体内各种组织和细胞含有多种受体,这些不同类型的受体功能各异。但是,不论是哪种受体,都是由一个或多个蛋白质分子组成。有的受体本身就是一个蛋白质分子,有的受体则是由多个蛋白质分子组成。受体与配基的结合部位是由受体蛋白质分子的多个氨基酸残基形成一个特异的三级结构,这个特异的结构不但决定了受体能够与哪种配基相结合,而且决定了受体与配基相结合的亲和力。所以,每种受体与相应的配基都有特异的构型或构象要求。

由于受体与配基的结合部位是受体分子多个氨基酸残基所形成的特异的三级结构,因此,受体与配基结合的立体特异性是相对的,即一种受体可能与一类结构相似的配基相结合,即结构相似的配基都可能与同一种受体相结合。受体与每一种配基结合的强弱,则决定于受体与配基之间的亲和力。各种阿片受体与众多内源性阿片肽都可以结合,例如,δ 受体可以与脑啡肽、强啡肽和 β-内啡肽结合,但是 δ 受体与它们结合的亲和力相差甚大(参见表 6-5)。

2. 受体与配基结合的饱和性

受体的这一特性是指受体具有有限的结合配基的能力。这是因为每一组织或细胞中所含受体的数目是相对稳定的。例如,当吗啡的浓度很低时,神经细胞膜上的少数 μ 受体与吗啡结合,随着吗啡浓度的提高,结合了吗啡的 μ 受体数目不断增加,当吗啡的浓度达到一定程度时,吗啡与神经细胞膜上的 μ 受体全部结合,这时即使再增加吗啡的浓度,神经细胞膜上也无多余的 μ 受体可以与吗啡相结合,因为 μ 受体与吗啡的结合已经达到饱和。

**图 7-1　竞争性抑制示意图**

由于细胞或组织中受体的数目有限,受体能结合的配基数目有限,就会表现出竞争性抑制的现象。例如,化合物 A 和化合物 B 都可以与同一种受体结合,如果增加化合物 A 的浓度,与化合物 A 结合的受体数目就会增加,同时与化合物 B 结合的受体数目就会降低;反之增加化合物 B 的浓度,就会减少受体与化合物 A 的结合。这种现象称为竞争性抑制(图 7-1)。利用受体的这一特性,可对受体进行分离纯化。

3. 亲和力和内在活性

亲和力是指受体和配基之间结合的能力。亲和力越大,受体和配基之间的结合越强,则配基占据受体所需的浓度越低;反之,受体和配基之间的亲和力越小,则占据相同数量的受体所需配基的浓度越高。亲和力的大小通常以配基与受体结合的解离常数 $K_d$ 表示,$K_d$ 是指占据半数受体所需的配基浓度。

当细胞的受体与相应的配基结合后,有时会引起细胞出现功能反应,有时不会发生功能反应。所以,当受体与相应的配基结合后细胞发生功能反应时,这类配基就被称为具有内在活性。

内在活性是药理学上关于受体与配基结合的一个重要概念。内在活性设定为 0 到 1 之间,内在活性为 0 的配基是完全拮抗剂,内在活性为 1 的配基是完全激动剂,内在活性介于 0 和 1 之间的为部分拮抗剂或部分激动剂。亲和力大、内在活性高的配基通常被称为这种受体的激动剂(agonist);亲和力大、内在活性低的配基被称为拮抗剂(antagonist)或受体阻断剂(receptor blocker)。例如,内源性阿片肽是阿片受体的内源性激动剂,吗啡是阿片受体的外源激动剂。人工合成的纳洛酮或纳曲酮是阿片受体的拮抗剂或阻断剂。阿片肽与阿片受体之间具有高亲和力,与阿片受体结合后能激活受体产生相应的效应,所以阿片肽是阿片受体的激动剂。纳洛酮或纳曲酮与阿片受体之间虽然具有高亲和力,但是它们与受体结合后既不能激活阿片受体,也不能产生效应,所以纳洛酮和纳曲酮是阿片受体的拮抗剂(图 7-2)。

**图 7-2　吗啡与各种合成的受体激动剂(--►所指)与拮抗剂(——►所指)**

4. 受体与配基的结合具有可逆性

受体与配基之间的结合多是由氢键、离子键等非共价键维系的。一般说来,受体与配基的结合是可逆的。在体内,受体与内源性配基的结合都是可逆的。而众多的外源性配基,如药物、毒物等,其中一些配基与受体之间的结合非常牢固,结合后很难使之与受体解离。例如,α-银环蛇毒,它与乙酰胆碱 N 型受体之间的亲和力高,结合牢固且结合后很难解离。利用 α-银环蛇毒的这种特性,成功地分离纯化了乙酰胆碱 N 型受体。

5. 体内存在受体的内源性配基

尽管已知的受体种类繁多,而且每种受体又分为若干亚型,但是从理论上讲,每种受体或受体亚型都应有与其相对应的内源性配基。例如,公认的阿片受体有 3 种:δ 受体、κ 受体和 μ 受体。如上所述,各种阿片受体与众多内源性阿片肽都可以结合,例如,δ 受体可以与脑啡肽、强啡肽和 β-内啡肽结合,但是 δ 受体与脑啡肽、强啡肽和 β-内啡肽相结合的亲和力相差甚大,脑啡肽与 δ 受体的亲和力远远高于 κ 受体和 μ 受体,所以脑啡肽是 δ 受体的内源性配基。而强啡肽与 κ 受体的亲和力高,所以它是 κ 受体的内源性配基。μ 受体的内源性配基为内吗啡肽(内源性吗啡肽,由四个氨基酸残基组成)。

目前已知的各种受体,许多已明确其内源性配基,还有一些受体目前尚未发现或确定其内源性配基,被称为孤儿受体。随着新受体的不断发现以及新的受体的亚型的出现,有关这方面的知识也在不断地更新。

# 第三节　受体的分类

受体的研究始于药理学的研究,所以 100 多年来最常用的受体分类方法来自药理学,即按受体的激动剂或拮抗剂将受体分为若干种类。例如,能够被乙酰胆碱激活的受体称为乙酰胆碱受体或胆碱能受体,能够被去甲肾上腺素或肾上腺素激活的受体称为肾上腺素受体或肾上腺素能受体,能够与内源性阿片肽结合并被激活的受体称为阿片受体,等等。由于多数受体的立体特异性是相对的,所以一种受体可能与结构相似的一类配基相结合,但是与其中每一种配基结合的亲和力和(或)内在活性可能有所区别。因此,同一种受体又按其与某些激动剂或拮抗剂亲和力的不同进一步分若干亚型。

以乙酰胆碱受体(图 7-3)为例,这类受体是一种镶嵌在细胞膜内的跨膜蛋白。按照受体激动剂的选择性,药理学上将乙酰胆碱受体分为两大类:可被毒蕈碱激动的乙酰胆碱受体称为毒蕈碱型乙酰胆碱受体(muscatrine acetylcholine receptor, m-ACh R),简称 M 受体;可被烟碱激动的乙酰胆碱受体称为烟碱型乙酰胆碱受体(nicotine acetylcholine receptor, nACh R),简称 N 受体。

根据与选择性拮抗剂亲和力的差别,药理学上进一步将 M 型乙酰胆碱受体分为 $M_1 \sim M_5$ 五种亚型。其中 $M_1$ 受体与拮抗剂哌吡卓酮呈高亲和力结合($K_d$ 约 10 nmol/L), $M_2$ 受体与 AFDX116 呈高亲和力结合($K_d$ 约 100 nmol/L), $M_3$ 受体与 AFDX116 结合的亲和力很低($K_d$ 约 3000 nmol/L),与 PZ 结合的亲和力也低($K_d$ 约 200 nmol/L)。

烟碱型乙酰胆碱受体是一个受体家族,位于自主神经节突触后膜的 N 受体被六烃季铵(C6)所竞争性拮抗,称 $N_1$ 受体;位于神经-肌接点的肌纤维膜上的 N 受体能被十烃季铵所竞争性拮抗,称 $N_2$ 受体。

近年来由于分子生物学理论和技术的迅速发展,人们对跨膜信息传递机制的认识不断深入,许多资料证实,各种膜受体按其分子的跨膜片段及信息传递方式可分为两大类:与 G 蛋白偶联的受体和与离子通道偶联的受体。这种从分子生物学角度的分类方法可能更接近受体分子结构的本质。

现代分子生物学的研究发现,乙酰胆碱 M 型受体和 N 型受体的分子结构不同,它们分别属于不同的受体超家族。M 型受体与 G 蛋白偶联,这类受体的分子是由 350～500 个氨基酸组成的膜蛋白,具有 7

(A) 毒蕈碱3型乙酰胆碱受体（M3-ACh R）

(B) 烟碱型乙酰胆碱受体（nACh R）

**图 7-3　乙酰胆碱受体**

(Zigmond M J, et al,1998)

个疏水性的 α 螺旋区（每一螺旋区由约 20 个氨基酸残基组成）反复 7 次穿越细胞膜,其 N 末端位于细胞膜外侧,C 末端位于细胞膜内侧。M 型受体的 N 末端含有糖基化位点,在第 3 胞内环区(i3)有磷酸化位点;C 末端的 i4 区均富含 Ser 和 Thr。M 型受体被配基激活后,转而激活 G 蛋白,后者可通过第二信使等途径引起细胞功能状态的变化。N 型乙酰胆碱受体是一种神经递质门控离子通道,它由 4～5 个亚基组成, 每个亚基各有 5 个跨膜片段,这些亚基围绕同一中心形成一个离子通道。离子通道位于圆柱体中心,它具有阳离子选择性,允许一、二价阳离子通过。N 型受体常以单体或(和)双体形式存在。N 型乙酰胆碱受体被乙酰胆碱受体激活后,受体所形成的通道打开,一、二价阳离子可以通过。

　　现在还有一种常用的受体分类方法,就是依据受体在细胞上的位置分类,各种神经递质、调质的受体以及肽类和蛋白质类激素的受体位于细胞膜表面,所以这类受体被称为细胞膜受体或膜受体;另一大类受体位于细胞内,如甾体激素等的受体,这类受体称为胞内受体。

# 第四节　细胞膜受体

细胞膜是细胞与外界信息交流的重要部位。各种神经递质、调质的受体以及肽类和蛋白质类激素的受体都位于细胞膜表面，所以这一大类受体被称为细胞膜受体或膜受体。细胞膜上的受体，参与接受细胞环境变化的信息，并将信息传递到细胞内。

膜受体是膜蛋白质，属于结合蛋白。为将细胞外的各种信息传递到细胞内，膜受体形成特异的分子结构，其分子贯穿细胞膜脂质双分子层，而两端分别位于膜的两侧表面。

由于组成细胞膜的脂质的熔点较低，在体温条件下脂质双分子层呈液态，所以作为膜蛋白质的膜受体在一定条件下可以在液态的脂质双分子层内进行横向移动。例如，在突触可塑性的研究中发现，在长时程增强（LTP）形成时，海马脑区神经细胞膜上的 AMPA 受体出现由突触外区域向突触部位移动和集中的现象，而连续刺激后突触后膜的 AMPA 受体则由突触后膜向外侧（非突触后膜）扩散。

膜受体与膜脂质结合得比较紧密，要使受体蛋白质从细胞膜上溶脱下来，往往要采用一类特殊的化学除垢剂，才能改变它们与细胞膜脂质双分子层之间的分子作用力，使它们从细胞膜上溶脱下来。

## 一、膜受体的分类

根据膜受体的结构和功能，可将其分为三大类：

第一大类膜受体是参与细胞信号转导过程的受体。这类受体包括 G 蛋白偶联的受体（G protein-coupled receptor，GPCR），配体门控的离子通道（ligand-gated ion channel），鸟苷酸环化酶受体（guanylate cyclase receptor），各类细胞因子的受体（cytokine receptor），酪氨酸激酶受体（tyrosine kinase receptor），丝氨酸/苏氨酸激酶受体（serine/theronine kinase receptor）和酪氨酸蛋白磷酸酶受体（protein tyrosine phosphatase receptor）等。

第二大类膜受体参与细胞的粘连过程，包括介导细胞与细胞之间特异性黏附的受体，这类受体在卵子受精、凝血、炎症等过程中发挥重要作用。

第三大类膜受体参与细胞与周围环境之间的物质转运，一般称为转运载体或转运子，例如神经递质转运子（neurotransmitter transporter）。这类受体能够与相应的配体（如谷氨酸、去甲肾上腺素或多巴胺）结合，然后将它们从细胞外转运至细胞内。这些转运载体包括转运兴奋性氨基酸谷氨酸的转运子，转运多巴胺、5-羟色胺、胆碱、脯氨酸等的载体。这些转运载体多位于突触部位，参与神经递质的再摄取和循环利用。例如，谷氨酸是中枢神经系统主要的兴奋性递质，在正常情况下，谷氨酸释放到突触间隙，作用于突触后膜上的受体发挥生物学功能。如图 7-4 所示，释放到突触间隙的谷氨酸必须及时清除，因为突触间隙的谷氨酸如果不能及时清除，将干扰突触正常的信号传递。另外，过多的谷氨酸将引起神经毒性，对神经细胞产生损伤作用。清除突触间隙谷氨酸的任务主要由突触周围胶质细胞及神经细胞的谷氨酸转运体（glutamate transporters）完成（图 7-4）。谷氨酸转运体的功能异常将引起多种疾病的发生。

## 二、G 蛋白偶联受体

G 蛋白偶联受体（G-protein coupled receptor，GPCR）是由七个跨膜的 α 螺旋（$TM_1$-$TM_7$）组成的膜受体，它含有三个胞外环和三个胞内环，其 N 末端位于细胞外，C 末端位于细胞内（图 7-5）。G 蛋白偶联受体的分子在膜内侧与 G 蛋白（GTP 结合蛋白）相偶联。G 蛋白偶联受体被配基激活后，转而激活 G 蛋白，后者可通过第二信使等途径引起细胞功能状态的变化。G 蛋白偶联受体参与突触信息的传递与调节、激素合成与释放的控制，涉及机体的多种功能如味觉、嗅觉、视觉、痛觉等一系列的生理过程。

**图 7-4　谷氨酸转运体与谷氨酸在突触释放后的转运过程**

T：谷氨酸转运体；E：谷氨酰胺酶

**图 7-5　G 蛋白偶联受体的分子结构**

　　G 蛋白偶联受体包括 M 型乙酰胆碱受体、肾上腺素受体、多巴胺受体等（表 7-1），神经肽类的受体和许多激素的受体也都属于这一类受体。G 蛋白偶联受体是机体内最大的蛋白质家族，人类基因组中约有 700～800 个基因用于编码 G 蛋白偶联受体，这些受体几乎参与哺乳动物所有的生理活动的调控。目前，临床上使用的很多药物都是直接或间接针对 G 蛋白偶联受体的，多数用来作为 G 蛋白偶联受体的激动剂或拮抗剂。

**表 7-1　一些 G 蛋白偶联受体**

| 神经递质 | 受体 |
| --- | --- |
| 谷氨酸 | 代谢型谷氨酸受体（mGluR1-7） |
| GABA | $GABA_B$ 受体 |
| 乙酰胆碱 | 毒蕈碱型受体（$M_1$，$M_2$，$M_3$，$M_4$，$M_5$） |
| 去甲肾上腺素 | $\alpha_1$，$\alpha_2$，$\beta_1$，$\beta_2$，$\beta_3$ 受体 |
| 5-羟色胺 | $5\text{-}HT_{1(A,B,C,D\alpha,D\beta,E,F)}$，$5\text{-}HT_{1,2F}$，$5\text{-}HT_4$，$5\text{-}HT_{5\alpha,5\beta}$ 受体 |
| 多巴胺 | $D_1$，$D_{2S}$，$D_{21}$，$D_3$，$D_4$，$D_5$ 受体 |
| 阿片肽 | $\mu$，$\delta$，$\kappa$ 受体 |

1. G 蛋白偶联受体的结构特点

（1）受体是一条多肽链，含有 7 个疏水性的 α 螺旋区（每一螺旋区由约 20 个氨基酸残基组成），它们反复 7 次穿越细胞膜,形成三个胞外环和三个胞内环。其 N 末端位于细胞外,有多处糖基化的位点;C 末端位于细胞内,含有多个磷酸化位点。不同 G 蛋白偶联受体的跨膜螺旋区的氨基酸比较保守,而其 C 末端和 N 末端及回环区的变异较大。

（2）受体的分子大小类似。目前已克隆的 G 蛋白偶联的受体及受体亚型已经有上百种,大多数 G 蛋白偶联受体由 350～500 个氨基酸残基组成,其相对分子质量都约为 50 000。

（3）受体分子的氨基酰序列具有较高的同源性,即 G 蛋白偶联受体超家族间享有一定程度的序列同源性。

（4）受体分子在膜内侧与 G 蛋白(GTP 结合蛋白)相偶联。

（5）受体分子中氨基酸残基的保守性。G 蛋白偶联受体多肽链分子中有 20 多个保守性氨基酸残基,某些保守性氨基酸残基种类及位置也表现出一致性。如 N 末端都含有数个糖基化位点,在第 2、第 3 胞外环区存在二硫键,在第 3 胞内环区含有磷酸化位点,C 末端的胞内环区均富含丝氨酸和苏氨酸。

2. G 蛋白偶联受体的分类

根据 G 蛋白偶联受体分子序列的相似性以及与配基的结合特点,G 蛋白偶联受体分为 5 个亚家族:A 族,视紫红质(rhodopsin like)类受体;B 族,分泌素(secretin like)类受体;C 族,代谢型谷氨酸(metabotropic glutamate)受体;D 族,真菌信息素(fungal pheromone)受体;E 族,cAMP 受体(cAMP receptor)。

因为 G 蛋白偶联受体是跨膜蛋白,因此不易结晶,难以用 X 射线等方法测其结构。所以目前对 G 蛋白偶联受体分子的晶体结构解析存在极大的困难。在对 G 蛋白偶联受体分子结构的研究中,A 族受体的研究较为深入,B 类受体也有一些研究,对其他亚家族的结构研究较少。

### 三、G 蛋白偶联受体的内化

1. G 蛋白偶联受体的内化

G 蛋白偶联受体在配基的刺激下,受体构象发生改变,导致与其结合的异源三聚体 G 蛋白的激活,后者转而激活不同的信号通路发挥各种功能。G 蛋白偶联受体也通过激活机制控制它们自己的反应,导致脱敏。在激动剂的作用下,G 蛋白偶联受体会脱离细胞膜进入细胞浆,即发生 G 蛋白偶联受体的内化(internalization)或内吞(图 7-6)。G 蛋白偶联受体内化被认为在受体功能调节中具有重要的作用。近年来大量的研究集中在受体内化的分子机制方面,并取得了重大的进展。

**图 7-6　G 蛋白偶联受体的内吞与插膜**

在研究受体内化的分子机制发现了一些重要的蛋白,例如 G 蛋白偶联受体激酶和 β-arrestin,它们在调节 G 蛋白偶联受体内化过程中具有非常重要的作用。

2. G 蛋偶联受体激酶在 G 蛋白偶联受体内化中的作用

G 蛋白偶联受体激酶(G protein-coupled receptor kinases,GRKs)能够识别并特异地结合被配基激活的 G 蛋白偶联受体,进而引起 G 蛋白偶联受体磷酸化,导致受体脱敏。只有与激动剂结合的受体才能成为 G 蛋白偶联受体激酶的底物,以确保只有被激活的受体才能被磷酸化。G 蛋白偶联受体分子的 C 末端和第三个胞内环有一个或多个磷酸化位点,可以被 G 蛋白偶联受体激酶磷酸化,从而引起 G 蛋白偶联受体失敏(desensitization)和内化。

G 蛋白偶联受体激酶的分子都是单链多肽,相对分子质量在 63 000～80 000。目前已知的 G 蛋白偶联受体激酶有 7 种:GRK1～GRK7。GRK1 被称为视网膜紫质激酶,它可能只在视网膜中表达,主要可以磷酸化视网膜紫质,在视觉的光适应中起重要的作用。GRK2 和 GRK3 也被称为 β-ARK1 和 β-ARK2,是分布最为广泛的 G 蛋白偶联受体激酶,可以使多种受体磷酸化。在经过基因改造的小鼠试验中,敲除了 GRK2 基因的小鼠会导致胚胎死亡;而在杂合体中,心肌收缩能力会发生变化。敲除 GRK3 基因会削弱小鼠的嗅觉相关受体的脱敏作用,而敲除 GRK5 的小鼠会出现与毒蕈碱受体激活类似的过敏反应,包括流涎症以及战栗。关于其他的 G 蛋白偶联受体激酶目前所知甚少。在睾丸中 GRK4 表达量很少,而 GRK6 却有较高的表达。眼睛中 GRK7 的表达量很低,可能特异地调节视锥细胞的视蛋白。

G 蛋白偶联受体激酶的分子中段都含有一个 ATP 结合位点,这是 G 蛋白偶联受体激酶的催化结构区。G 蛋白偶联受体激酶的 C 末端含有与 G 蛋白 βγ 亚基复合体结合的部位,为 G 蛋白偶联受体激酶调节区。离体实验发现,每个 G 蛋白偶联受体分子中可能有 7～9 个磷酸化位点,都可以被 G 蛋白偶联受体激酶磷酸化。而在体实验证实,尽管每个 G 蛋白偶联受体分子可能有多个磷酸化位点,但是只要有一个磷酸化位点被 G 蛋白偶联受体激酶磷酸化,就足以引起 G 蛋白偶联受体的失敏,失敏后的 G 蛋白偶联受体进一步与 β-arrestin 结合,进入 G 蛋白偶联受体的内化过程。这一点说明 G 蛋白偶联受体激酶在 G 蛋白偶联受体内化中具有非常重要的作用。

3. β-arrestin 在 G 蛋白偶联受体内化中的作用

β-arrestin 是参与受体内化的另一个重要的蛋白。β-arrestin 的特点就是可识别并结合被 GRK 磷酸化的 G 蛋白偶联受体,阻断 G 蛋白偶联受体与 G 蛋白的进一步结合,以阻抑细胞内信号转导。β-肾上腺素受体与激动剂结合后,GRK2 向 G 蛋白偶联受体聚集,引起 β-肾上腺素受体分子的第三个胞内环和 C 末端残基磷酸化。β-arrestin 分子的 N 末端含有一个磷酸化识别区段,具有识别已被激动剂激活的并磷酸化的 G 蛋白偶联受体的能力,β-arrestin 趋向磷酸化的 G 蛋白偶联受体,与 G 蛋白偶联受体的第 3 胞内环结合,使 G 蛋白偶联受体与 G 蛋白解偶联。β-arrestin 结合磷酸化的 G 蛋白偶联受体后,启动 G 蛋白偶联受体内化的过程。

现在已知的 β-arrestin 包括 arrestin、β-arrestin、arrestin 3 等。β-arrestin 1 主要在细胞的胞浆中,其磷酸化位点是 Ser412 位,若被 ERK1/2 磷酸化则阻止其与网格蛋白(clathrin)的结合,从而阻断 G 蛋白偶联受体内化,但不影响与受体的亲和力。

## 四、G 蛋白偶联受体的二聚化

一直以来都认为 G 蛋白偶联受体是以单体的形式发挥作用。20 世纪 90 年代后期的研究工作第一次证实 G 蛋白偶联受体同源二聚体的存在。现在,越来越多的实验证据表明,G 蛋白偶联受体可以形成同源二聚体或寡聚体。但是,同源二聚化对 G 蛋白偶联受体家族来说可能并不是一个普遍的现象。另外,不同种类的 G 蛋白偶联受体的二聚化比较复杂,这类异源二聚化的 G 蛋白偶联受体在与配基的结合及其后的信号转导中的作用也是不同的。

1. G 蛋白偶联受体的同源二聚化与异源二聚化

G 蛋白偶联受体二聚化包括同源二聚化(homodimers)与异源二聚化(heterodimers)。同源二聚化为两个相同的 G 蛋白偶联受体之间结合形成二聚体的现象。形成同源二聚体的这两个 G 蛋白偶联受体可以是同一家族的同一受体之间的结合,也可以为同一受体的同一亚型之间的结合。异源二聚化为不同的 G 蛋白偶联受体之间的结合,包括不同家族受体之间的结合,以及同一受体不同亚型之间的结合。

有关 G 蛋白偶联受体形成同源二聚体的研究工作主要包括乙酰胆碱毒蕈碱受体、$\alpha_2$ 肾上腺素受体、$\beta_2$ 肾上腺素受体、多巴胺受体、代谢型谷氨酸受体、阿片类 $\mu$、$\delta$ 和 $\kappa$ 受体等。

对其他类型的受体,如酪氨酸激酶和生长激素受体等,二聚化是信号转导所必需的。$Ca^{2+}$ 感受器受体(CaR)属于 G 蛋白偶联受体中的 C 族,由于两个蛋白的 N 末端结构域之间的共价和非共价作用,它极有可能是以同源二聚体的形式存在的。

对 G 蛋白偶联受体来说,配基可以通过多种方式诱导受体的二聚化,二聚化有利于增强 G 蛋白偶联受体与配基结合的特异性和敏感性。当配基激活一个 G 蛋白偶联受体时,可以对与之二聚化的另一个 G 蛋白偶联受体产生影响,增加了对 G 蛋白偶联受体功能的调节方式,以实现更复杂的信号转导。

有关 G 蛋白偶联受体不同亚型之间以及不同类型受体之间形成二聚化的研究越来越多。异源二聚化对受体与配体的结合以及后续的信号转导过程都有较大的影响,并且可能是 G 蛋白偶联受体亚型形成的分子基础。目前研究较多的异源二聚体是胆囊收缩素 $CCK_A$ 受体与 $CCK_B$ 受体,阿片受体中的 $\mu$ 受体与 $\delta$ 受体、$\mu$ 受体与 $\kappa$ 受体,$GABA_B$ 受体 1 和 $GABA_B$ 受体 2 等。

三种阿片受体($\mu$、$\delta$ 和 $\kappa$ 受体)的分子有较高的同源性。应用免疫共沉淀法证实,当细胞单独表达 $\kappa$ 受体和 $\delta$ 受体时可以分别产生各自的同源二聚体,而当细胞内共表达 $\kappa$ 受体和 $\delta$ 受体时,则可形成异源二聚体。

现在已知有些 G 蛋白偶联受体的异源二聚体在正常人体细胞中存在,有些 G 蛋白偶联受体的异源二聚体在正常人体细胞中不存在,而是在某些疾病发生时出现,这可能为临床治疗提供了新的思路。

2. G 蛋白偶联受体二聚体的作用方式

G 蛋白偶联受体的单体可能通过共价连接(如二硫键)、非共价连接(如 G 蛋白偶联受体分子跨膜螺旋的疏水作用)或者二者兼有的方式形成二聚体。G 蛋白偶联受体的分子结构上都有七个跨膜片段,但不同的 G 蛋白偶联受体分子内部发生二聚化的区域、方式不同。

G 蛋白偶联受体分子二聚化的相互作用区域可以发生在其分子的各个区域,如胞外 N 末端、跨膜区、胞内环区和 C 末端。近来许多研究都表明跨膜区的相互作用在 G 蛋白偶联受体分子二聚化的形成中起着重要作用。也有一些 G 蛋白偶联受体分子的相互作用发生在细胞内的 C 末端,如 $GABA_B$R1 受体和 $GABA_B$R2 受体的 C 末端对 $GABA_B$ 受体二聚化起着重要作用。

3. G 蛋白偶联受体二聚化的功能

受体蛋白分子的二聚化虽然不是 G 蛋白偶联受体家族的共有特点,但是某些类型的 G 蛋白偶联受体的同源或异源二聚化影响了二聚体中的单体 G 蛋白偶联受体与相应配基的结合,以及受体后的细胞内信号转导过程。所以,G 蛋白偶联受体的同源或异源二聚化在受体功能的调节中发挥重要的作用。随着科学研究的不断深入,对 G 蛋白偶联受体二聚化的了解也越来越多。现在认为,G 蛋白偶联受体二聚化的主要作用有以下几个方面。

(1) G 蛋白偶联受体的二聚化影响了二聚体中的单体 G 蛋白偶联受体与相应配基结合的亲和力,在受体功能的调控中具有一定作用。经典的 G 蛋白偶联受体模型认为,一个配体只能激活一个受体。G 蛋白偶联受体二聚化后,可引起二聚体中的单体 G 蛋白偶联受体与相应配基结合的亲和力发生变化。同种受体之间的调节多为负协同性调节,即当某种受体与配基结合后,将促使二聚体中的一个受体结合部位构象发生变化,引起其对配基的亲和力降低。例如,机体内几乎所有细胞膜上都有胰岛素受体。当胰岛素受体形成同源二聚体后,胰岛素与二聚体中的一个胰岛素受体结合后可引起二聚体中另一个胰岛素受体与胰岛素的亲和力降低,受体功能下调。

(2) G 蛋白偶联受体的异源二聚化在受体功能的调节中也发挥重要的作用,不同受体所形成的异源二聚体可能有着比单体更多的药理学特点和作用。例如,阿片受体的 $\kappa$ 和 $\delta$ 两种受体在细胞中共表达所形成的异源二聚体,其中每一个单体受体与相应配基的亲和力明显高于单独表达每一个受体与相应配基的亲和力。所以,G蛋白偶联受体的异源二聚化影响了二聚体中每一种单体G蛋白偶联受体与相应配基结合的亲和力,表现出不同于单体受体的药理学特点和作用。G蛋白偶联受体二聚体作为一种新的药物靶点,将会对以后的生物医药领域产生很重要的影响。

（3）二聚化还可能影响受体的转运、脱敏以及内吞等。

### 五、与离子通道偶联的膜受体

与离子通道偶联的膜受体也称为化学门控离子通道、配体门控离子通道或神经递质门控离子通道(图7-7)。这类受体包括N型乙酰胆碱受体、GABA受体和甘氨酸受体等。与离子通道偶联的受体由数条具有5个跨膜片段的亚单位组成。受体的5个亚基围绕同一中心形成离子通道。

图7-7　配体门控离子通道

图7-8示与离子通道偶联受体的分子由五个亚基围成一个离子通道,每个亚基各有5个跨膜片段：M1～M5。

图7-8　与离子通道偶联膜受体分子亚单位的结构

## 第五节　受体功能的调节

受体作为细胞的一个组分,处于不断合成与降解的动态平衡之中,许多因素可以破坏这种平衡,进而引起细胞功能状态的变化。而且受体又因各种生理和病理因素的影响而不断发生变化,这就是受体功能的调节。

### 一、受体功能的生理性变化

细胞膜上受体的数量、亲和力等随机体和细胞功能的需要而不断发生变化。例如,松果体细胞膜上的β-肾上腺素受体的数目呈现昼夜的节律性变化,进而调节褪黑素(melatonin)的分泌。夜间松果体细胞膜上的β-肾上腺素受体减少,松果体内的神经活动增强,褪黑素分泌增加;白天松果体细胞膜上的β-肾上腺素受体增加,松果体内的神经活动减弱,褪黑素分泌减少。褪黑素这种昼夜分泌的节律性变化可能是生物钟形成的原因。

月经周期中女性体内的雌激素受体数目也发生周期变化。

## 二、受体功能的上调和下调

受体功能的上调（up-regulation）是指各种因素导致受体数量的增多；受体功能的下调（down-regulation）是指各种因素导致受体数量的减少。

例如，细胞外液中递质或神经肽的浓度增高时，细胞膜上相应的受体减少；反之，细胞外液中递质或神经肽的浓度降低时，细胞膜上相应的受体就增多，这就是受体的反向调节。去甲肾上腺素对 α、β_1、β_2-肾上腺素受体都具有反向调节作用。

## 三、受体亲和力的调节

同一种受体在不同条件下具有不同的亲和力。胰岛素由胰岛 B 细胞分泌入血，血中正常浓度为35～145 pmol/L，半衰期为 5 min。胰岛素通过促进葡萄糖的摄取，加速葡萄糖合成糖原和转变为脂肪酸等导致血糖水平下降。几乎体内所有细胞膜上都有胰岛素受体。当胰岛素与胰岛素受体结合后可引起胰岛素受体亲和力的降低。

同种受体之间存在负协同性调节。当某种受体与配基结合后，会促使邻近部位的同类受体的结合部位构象发生变化，使其对配基的亲和力降低。同种受体之间的负协同性调节在大鼠肝细胞膜和人淋巴细胞膜的胰岛素受体中研究较多。

另外，不同种受体之间有时也会发生调节作用。去甲肾上腺素与 β-受体结合后可引起胰岛素与胰岛素受体之间的亲和力降低，其机制不明。同一种受体寡聚化后其亲和力发生变化（多为降低）。

## 四、受体的失敏

激动剂作用于受体引起效应的同时，还能引起细胞膜上的这种受体对激动剂的敏感性减弱，称为受体的失敏（脱敏或失活）。例如，兴奋性氨基酸引起 AMPA 受体、海人藻酸受体脱敏。

受体失敏分为两种：同种失敏和异种失敏。同种失敏又称为激动剂特异性失敏，指当一种受体为其激动剂作用后的数秒至数分钟内其分子的 C 末端磷酸化，从而减弱了对后续激动剂的反应能力和产生第二信使的能力。异种失敏是指当某种受体激活后，其信号转导系统中的某些酶被激活，这些酶作用于另一种受体，使该受体由于分子中的某些氨基酸残基磷酸化而失敏。

受体失敏是细胞对外界长时间刺激的一种保护作用，而在临床上受体失敏则影响药物的长时间使用。

（于龙川、于诚）

## 练　习　题

1. 什么是受体？受体的基本特性有哪些？
2. 以乙酰胆碱受体为例说明两类膜受体的分子结构。
3. 简述 G 蛋白偶联受体内化的过程及各种相关蛋白的作用。
4. 名词解释：受体与配基；受体与配基结合的亲和力和内在活性；激动剂；拮抗剂；受体的失敏；受体的同种失敏和异种失敏。

## 参 考 文 献

1. Angers S, Salahpour A, Bouvier M. Dimerization：an emerging concept for G protein-coupled receptor ontogeny and function. Annu Rev Pharmacol Toxicol, 2002，42 409-435.

2. Max R. Bennett. The concept of transmitter receptors: 100 years on. Neuropharmacology, 2000, 39: 523-546.

3. Milligan G. The role of dimerisation in the cellular trafficking of G-proteincoupled receptors. Curr Opin Pharmacol, 2010, 10:23-29.

4. Milligan G. G protein-coupled receptor hetero-dimerization: contribution to pharmacology and function. Br J Pharmacol, 2009, 158:5-14.

5. Moore C A, Milano S K, Benovic J L. Regulation of receptor trafficking by GRKs and arrestins. Annu Rev Physiol, 2007, 69:451-482.

6. Rosenbaum D M, Rasmussen S G, Kobilka B K. The structure and function of G-protein-coupled receptors. Nature, 2009, 459:356-363.

7. Stephen S, Ferguson G. Evolving Concepts in G Protein-Coupled Receptor Endocytosis: The Role in Receptor Desensitization and Signaling. Pharmacol Rev, 2001, 53:1-24.

8. Shenoy S K, Lefkowitz R J. β-arrestin-mediated receptor trafficking and signal transduction. Trends Pharmacol Sci, 2011,32:521-533.

9. Wolfe B L, Trejo J. Clathrin-dependent mechanisms of G protein-coupled receptor endocytosis. Traffic, 2007, 8:462-470.

10. Zhang Y, Xiong W, Lin X J, Ma X, Yu L C. Receptor trafficking induced by mu-opioid-receptor phosphorylation. Neurosci Biobehav Rev, 2009,33:1192-1197.

# 第二篇

神经系统的结构与发育

# 第八章　周围神经系统的结构

神经系统分为中枢神经系统和周围神经系统两部分。周围神经系统(peripheral nervous system)是指位于中枢神经系统以外的神经组织。根据与中枢连接的部位不同可分为脑神经(cranial nerves)和脊神经(spinal nerves)。另外,根据分布和功能的不同,将分布于体表、骨、关节和骨骼肌的神经称为躯体神经(somatic nerves),把分布于内脏、心血管、平滑肌和腺体的神经称为内脏神经(visceral nerves)。

在周围神经系统中,按照其功能的不同可将神经分为传入神经(afferent nerves)和传出神经(efferent nerves)。传入神经是指将外周感受器产生的神经冲动传向中枢神经系统的神经,因为其传导的是感觉信息,故又称为感觉神经(sensory nerve);传出神经是指将中枢神经系统的有关信息传出到达周围组织效应器的神经,因为其传导的冲动与机体的运动有关,故又称为运动神经(motor nerve)。

内脏神经又称为自主神经系统(autonomic nervous system)或植物神经系统(vegetative nervous system),支配平滑肌、心肌收缩以及腺体分泌。

在周围神经系统内,神经纤维聚集成束而称为神经(nerve),神经细胞聚集而形成神经节(ganglion)。

神经节包括脊神经节、脑神经节和内脏运动神经节。其中脊神经节和脑神经节为感觉性神经节。

脑神经节为连于脑神经的神经节,节内为假单极或双极神经元。神经元成群聚集,胞体呈球形、卵圆形或梭形,大小不一。

脊神经节位于脊神经后根入椎间孔处。节内的神经元为假单极神经元,神经元胞体多呈圆形或卵圆形,直径20~100 µm。神经元胞体周围常常被一层小的卫星细胞(也称被膜细胞)围绕。

**图 8-1　脊神经节的结构示意图**

(柏树令,2004)

内脏运动神经节分为交感神经节和副交感神经节两类,其大小形态各异。节内的神经元胞体为多极状或椭圆形,直径约20~60 µm,胞体多有一个亮的偏位的细胞核,也可见到双核或多核的细胞,胞质内尼氏体细而分散。

神经由神经纤维聚集而成。神经纤维是由神经元的长突起(常为轴突)、髓鞘和神经膜组成。神经纤维根据是否具有髓鞘而分为有髓纤维和无髓纤维两种。周围神经的髓鞘是由施万细胞的胞膜卷绕神经元长的突起所形成。而无髓纤维是神经元的长突起只被神经膜所包裹,没有髓鞘。

在神经束内,有结缔组织细纤维网包绕在每条神经纤维外,称神经内膜。内膜由一多糖网络作为基质,其中埋有细束的由胶原纤维所构成的纤维结缔组织网络。神经内膜内有微血管网络,也有淋巴管。多条神经纤维由疏松结缔组织集合成束,束外包绕的结缔组织,称为神经束膜。多条神经束集中构成了神经。神经外周包绕一层疏松结缔组织,称为神经外膜。神经外膜内有胶原纤维、成纤维细胞和脂肪,也含淋巴管和血管(图8-2)。

神经外膜

神经束膜

神经内膜

**图 8-2　周围神经结构示意图**

(柏树令,2004)

# 第一节　脊　神　经

## 一、脊神经的构成、分部和纤维成分

### 1. 脊神经的构成

脊神经(spinal nerves)共 31 对,每对脊神经由前根和后根在椎间孔处汇合而成。前根由运动性神经纤维组成,后根由感觉性神经纤维组成,所以,脊神经为混合性神经,内含感觉和运动性纤维。脊神经后根在椎间孔附近有椭圆形的膨大,称脊神经节,也称背根神经节(dorsal root ganglion, DRG),其内含假单极神经元。

31 对脊神经包括 8 对颈神经,12 对胸神经,5 对腰神经,5 对骶神经和 1 对尾神经。

### 2. 脊神经中含有四种纤维

(1) 躯体感觉纤维:分布于皮肤、骨骼肌、肌腱和关节。

(2) 内脏感觉纤维:分布于内脏、心血管和腺体。

(3) 躯体运动纤维:支配骨骼肌的随意运动。

(4) 内脏运动纤维:支配心肌、平滑肌的运动和控制腺体的分泌(图 8-3)。

躯体感觉纤维(触觉)
躯体感觉纤维(痛觉)
内脏感觉纤维
内脏运动纤维
躯体运动纤维
躯体感觉纤维(本体感觉)
后根
肌梭
腹腔神经节
前根
脊神经节
后支
灰交通支
白交通支
交感干神经节
前支
皮肤
血管
骨骼肌
内脏

**图 8-3　脊神经的组成、分支、分布示意图**

(钟世镇主编,2003)

### 二、脊神经的分支

脊神经出椎间孔后立即分为 4 支：前支、后支、脊膜支和交通支。

（1）脊膜支，又称脊膜返神经或窦椎神经。经椎间孔返回椎管，含感觉神经纤维和交感神经纤维，在脊髓前后形成脊膜前、后丛，分布于脊髓被膜、血管、骨膜、韧带、颅后窝的硬脑膜。

（2）交通支为连于脊神经与交感干之间的细小分支。其中发自 T1~L3 脊神经前支连于交感干的为白交通支，多由有髓纤维构成。而发自交感干连于脊神经的称为灰交通支，多由无髓纤维构成。

（3）后支为混合性，除第一、第二颈神经后支较粗外，其余各脊神经后支均比前支细小，除骶神经后支穿骶后孔外，脊神经后支绕椎骨上关节突外侧，经相邻横突之间分为内侧支和外侧支，分布于项、背、腰、骶部深层肌和皮肤。

（4）前支粗大，为混合性，分布于躯干前外侧和上下肢。除胸神经前支保持明显的节段性分布外，颈、腰、骶、尾脊神经前支均在起点附近交织成丛，再由丛发出分支，分配到效应器。颈、腰、骶、尾脊神经前支共形成 4 个脊神经丛，即颈丛、臂丛、腰丛和骶丛。

### 三、颈丛

颈丛由第 1~4 颈神经前支组成（图 8-4），位于上 4 个颈椎的外侧。

**图 8-4　颈丛的组成及分支**

（郭光文，王序，2008）

颈丛的分支包括浅深二组，浅支分布于皮肤，也称皮支，深支则多分布于肌肉（图 8-4）。皮支于胸锁乳突肌后缘中点（神经点）附近浅出后散开行向各方，其主要分支有枕小神经、耳大神经、颈横神经、锁骨上神经。颈丛深支主要有肌支和交通支，其中重要的为膈神经。

膈神经是颈丛中最重要的分支，为混合性神经。膈神经中的运动纤维支配膈肌，感觉纤维分布于胸膜、心包及膈下面的部分腹膜。

### 四、臂丛

臂丛由第 5~8 颈神经前支和第 1 胸神经前支大部分纤维组成。臂丛起始部经斜角肌间隙穿出，继而进入腋窝。臂丛的 5 个神经根先组成上、中、下三干，每干又分前后股，6 个股进入腋窝包围腋动脉中段分成内侧束、外侧束和后束。臂丛在锁骨中点上方比较集中，临床上作上肢手术时可在此进行臂丛阻滞麻醉。

臂丛的分支可依据锁骨为界分为锁骨上部分支和锁骨下部分支。臂丛锁骨上部的主要分支有胸长神经、肩胛背神经、肩胛上神经。臂丛的锁骨下部分支有肌皮神经、正中神经、尺神经、桡神经、腋神经，以及肩胛下神经、胸内侧神经、胸外侧神经、臂内侧皮神经、前臂内侧皮神经。

正中神经起自臂丛内、外侧束,因而形成正中神经的内、外侧两根,夹持腋动脉,沿肱二头肌内侧沟与肱动脉一起行至肘窝。从肘窝向下穿旋前圆肌,在指浅、深屈肌之间下行至腕部。继而进入腕管并在掌腱膜深面到达手掌（图 8-5）。正中神经的肌支在前臂分布于除肱桡肌、尺侧腕屈肌和指深屈肌尺侧半以外的所有前臂前群肌。在手部,肌支分布于除拇收肌以外的鱼际肌和第 1、2 蚓状肌;皮支分布于手掌桡侧半、桡侧三个半指掌面及其中节和远节指背面的皮肤(图8-6)。正中神经损伤可引起相应肌肉的瘫痪和皮肤感觉障碍,并出现"猿手"畸形。

**图 8-5 上肢的神经分布**

(A) 左上肢前面的神经分布;(B) 右上肢后面的神经分布

(钟世镇,2003)

**图 8-6 左手掌神经分布**

(A) 左手掌面神经分布;(B) 左手背面的神经分布

(钟世镇,2003)

尺神经起自臂丛内侧束,沿肱二头肌内侧沟下行,经肱骨内上髁后方的尺神经沟,向下转至前臂前内侧,在尺侧腕屈肌和指深屈肌之间伴尺动脉下行,于桡腕关节上方发出手背支,而尺神经主干在豌豆骨桡侧,经屈肌支持带浅面、掌腱膜深面进入手掌。肱骨内上髁后方,尺神经位置表浅,是尺神经容易损伤的部位。尺神经的手背支分布于手背尺侧半和尺侧二个半手指背侧皮肤。尺神经主干在手掌分浅支和深支:浅支分布于小鱼际、小指和环指尺侧半掌面皮肤;深支分布于拇收肌、小鱼际肌、所有的骨间肌及第3、4蚓状肌。尺神经损伤后可引起相应肌肉的瘫痪和皮肤感觉障碍,并出现"爪形手"畸形。

　　桡神经起自臂丛后束。在腋窝内,位于腋动脉后方,伴肱深动脉,沿桡神经沟向下外行走,在肱骨外上髁上方行于肱桡肌与肱肌之间,在肱骨外上髁前方分为浅、深两终支,分别分布于臂后区、前臂后面、臂下外侧部皮肤,以及肱三头肌、肘肌、肱桡肌、前臂后群肌和肘关节。肱骨中段骨折容易损伤桡神经,引起"垂腕"。

　　腋神经起自臂丛后束,与旋肱后血管伴行,穿过腋窝后壁的四边孔,绕肱骨外科颈至三角肌,其肌支分布于三角肌和小圆肌;其皮支称为臂外侧上皮神经,分布于肩部、臂外侧区上部的皮肤。

　　胸神经前支共 12 对,除第 1 胸神经前支有纤维参加臂丛,第 12 对胸神经前支有纤维参加腰丛外,其余的神经各自独立行走于相应肋间隙中,称肋间神经,第 12 对胸神经前支位于第 12 对肋的下方,故名肋下神经。

　　上 6 对肋间神经的肌支分布于肋间肌、上后锯肌和胸横肌。皮支分布于胸侧壁与胸前壁皮肤以及肩胛区皮肤。

　　下 6 对神经的肌支分布于肋间肌及腹壁前外侧肌群,外侧皮支分布于胸腹壁的外侧皮肤,前皮支则分布于腹白线附近的皮肤。皮支除分布至胸腹部皮肤外,还分布到胸膜和腹膜的壁层。

　　胸神经前支在胸、腹壁皮肤的分布具有明显的节段性(图 8-7)。

**图 8-7　胸神经前支的节段性分布**
(钟世镇,2003)

## 五、腰丛

　　腰丛由第 12 胸神经前支一部分、第 1~3 腰神经前支及第 4 腰神经前支的一部分组成(图 8-8)。腰丛位于腰大肌深面腰椎横突前方。

　　腰丛除发出肌支支配髂腰肌和腰方肌之外,还发出许多分支分布于腹股沟区、大腿前部和内侧部。其中髂腹下神经的肌支分布于腹内斜肌和腹横肌,皮支分布于下腹部、腹股沟区及臀外侧区的皮肤。髂腹股沟神经,皮支分布于腹股沟部、阴囊或大阴唇皮肤,肌支分布于腹壁肌。股外侧皮神经分布于大腿前外侧部的皮肤。股神经为腰丛最大的分支,其肌支分布于髂腰肌、耻骨肌、缝匠肌和股四头肌,皮支分布于大腿及膝关节前面的皮肤,以及小腿内侧面及足内侧缘皮肤。闭孔神经的肌支支配闭孔外肌,长收肌、短收肌、大收肌和股薄肌;皮支分布于大腿内侧面皮肤;关节支分布到髋关节和膝关节。生殖股神经的生殖支经腹股沟管分布于提睾肌和阴囊,女性则随子宫圆韧带分布于大阴唇;而肌支分

肋下神经
髂腹下神经
髂腹股沟神经
生殖股神经
骶丛
股外侧皮神经

肋下神经
髂腹下神经
髂腹股沟神经
腰骶干
股神经
闭孔神经

**图 8-8　腰丛、骶丛及其分支**
(郭光文,王序,2008)

布于股三角部上部的皮肤。

**图 8-9　下肢的神经**

（A）下肢的前面神经；（B）下肢的后面神经

（柏树令，2004）

## 六、骶丛

骶丛由第4腰神经前支一小部分和第5腰神经前支合成的腰骶干及全部骶神经和尾神经前支组成。骶丛位于盆腔后壁，骶骨和梨状肌的前面，髂血管后方。骶丛整体呈三角形，尖端指向坐骨大孔下部。

**图 8-10　足底的神经示意图**

（改自钟世镇，2003）

骶丛发出分支分布于盆腔脏器、盆壁、臀部、会阴、股后部、小腿和足部的肌肉及皮肤。骶丛直接发出短支分布于梨状肌、闭孔内肌、股方肌等，还有臀上神经、臀下神经、股后皮神经、阴部神经、坐骨神经等重要分支（图 8-9）。

坐骨神经（sciatic nerve）是全身最长、最粗大的神经，穿梨状肌下孔，于臀大肌深面，在坐骨结节与大转子之间的中点下行，此处在临床上可作为坐骨神经的压痛点。坐骨神经至股后部深面下行至腘窝上角分为胫神经和腓总神经两大终支。坐骨神经干在股后区发出肌支分布于股二头肌、半腱肌和半膜肌，同时发出关节支分布于髋关节。胫神经为坐骨神经干的直接延续，经腘窝中线垂直下降，在小腿后区的比目鱼肌深面伴胫后血管下行，于踝管处分成两终支即足底内侧神经和足底外侧神经分布于足底区。胫神经的肌支支配小腿后群肌；皮支为腓肠内侧皮神经在小腿后面伴小隐静脉上段下行，与来自腓肠外侧皮神经的交通支吻合后称腓肠神经，分布于小腿后面皮肤和足外侧缘、小趾外侧缘皮肤；胫神经的关节支分布于膝关节和踝关节；足底内侧神经和足底外侧神经分布于足底肌和足底的皮肤(图 8-10)。腓总神经由坐骨神经分出后，沿腘窝上外侧界向外下走行，绕过腓骨颈外侧面，分为腓浅神经和腓深神经两大终支。腓浅神经支配小腿外侧群肌，以及小腿外侧、足背和第 2~5 趾背的皮肤。腓深神经分布于小腿前群肌、足背肌及第 1、2 趾相对缘的皮肤。腓肠外侧皮神经在腘窝处起自腓总神经，沿腓肠肌外侧头下行，分布于小腿下部外侧面的皮肤。在腓肠外侧皮神经上端还发出一交通支与腓肠内侧皮神经结合成腓肠神经。

腓总神经绕过腓骨颈处位置表浅，易受损伤。受损伤后，因小腿前群肌、外侧群肌和足背肌瘫痪，造成足下垂且内翻，呈"马蹄"内翻足畸形，同时小腿前外侧及足背感觉障碍。

# 第二节　脑　神　经

脑神经(cranial nerves)指与脑相连的周围神经，共有 12 对，通常用罗马数字表示其顺序，它们是：Ⅰ嗅神经、Ⅱ视神经、Ⅲ动眼神经、Ⅳ滑车神经、Ⅴ三叉神经、Ⅵ展神经、Ⅶ面神经、Ⅷ前庭蜗神经、Ⅸ舌咽神经、Ⅹ迷走神经、Ⅺ副神经、Ⅻ舌下神经(图 8-11)。

**图 8-11　12 对脑神经连脑部位和分布示意图**

(柏树令,2004)

脑神经共含有 7 种纤维成分，包括：躯体感觉纤维，分布于皮肤、肌、肌腱等；躯体运动纤维，分布于眼外肌、舌肌等横纹肌；特殊躯体感觉纤维，分布于视器和前庭蜗器；内脏感觉纤维，分布于头、颈、胸、腹的脏器;内脏运动纤维,分布于平滑肌、心肌和腺体;特殊内脏感觉纤维,分布于味蕾和嗅器;特殊内脏运动纤维,分布于由鳃弓衍变而成的表情肌、咀嚼肌、咽喉肌、胸锁乳突肌和斜方肌。每一对脑神经所包含的纤维成分各不相同,所以又将脑神经分为三类,即感觉性、运动性和混合性脑神经。

1. 嗅神经

嗅神经(olfactory nerve),来自嗅细胞的中枢轴突,为感觉性脑神经。嗅神经穿过筛孔入颅前窝,投射到嗅球,传导嗅觉信息。

2. 视神经

视神经(optic nerve)为视网膜神经节细胞的轴突在视神经盘处汇聚后形成,经视神经管入颅中窝后形成视交叉,来自视网膜鼻侧半的纤维左右交叉,而来自视网膜颞侧半的纤维不交叉,交叉后的纤维与不交叉的纤维汇成视束,投射到间脑的外侧膝状体,由外侧膝状体再发出纤维投射到视皮层。

3. 动眼神经

动眼神经(oculomotor nerve)发自动眼神经核和动眼神经副核,经中脑腹侧的脚间窝出脑,穿行于海绵窦外侧壁上部,再经眶上裂入眶。动眼神经为运动性神经,含有躯体运动和内脏运动两种纤维。动眼神经核发出躯体运动纤维支配除上斜肌和外直肌以外的眼球外肌。动眼神经副核发出内脏运动纤维,到达睫状神经节换神经元,然后发出节后纤维分布于睫状肌和瞳孔括约肌,参与调节视觉反射和瞳孔对光反射。

动眼神经损伤的临床症状为上睑下垂、瞳孔扩大,对光反射消失,以及斜视、复视等。

4. 滑车神经

滑车神经(trochlear nerve)起自脑干对侧的滑车神经核,自中脑背侧下丘下方出脑,经眶上裂入眶,支配上斜肌。滑车神经是 12 对脑神经中最细的一对,仅含躯体运动纤维。

5. 三叉神经

三叉神经(trigeminal nerve),为混合性脑神经,含躯体感觉和特殊内脏运动两种纤维,以躯体感觉神经纤维为主。三叉神经以粗大的神经根从脑桥和小脑中脚交界处连于颞骨岩部前端的三叉神经节,三叉神经节内含有假单极神经元,这些假单极神经元的周围突形成三叉神经三大分支,即眼神经、上颌神经和下颌神经(图 8-12)。三叉神经不断分支后神经末梢分布于面部皮肤、脑膜、眼及眶内、鼻腔、口腔、牙齿等,传导痛、温、触、压等多种感觉。三叉神经节内神经元的中枢突构成了三叉神经感觉根,入脑后投射到三叉神经感觉核,其中传导疼温觉的纤维主要投射到三叉神经脊束核,而传导触觉的纤维主要投射到三叉神经脑桥核。

**图 8-12　三叉神经**

(柏树令,2004)

脑桥的三叉神经运动核发出运动纤维,出颅后穿过三叉神经节,随下颌神经分布于下颌舌骨肌、咀嚼肌和二腹肌前腹等。

眼神经发自三叉神经节,经眶上裂入眶,分布于眼球、泪器、结膜、硬脑膜、鼻和鼻旁窦黏膜,以及额顶部、上睑和鼻背部的皮肤。眼神经只含躯体感觉纤维。

上颌神经发自三叉神经节,经圆孔出颅,经眶下裂入眶,延续为眶下神经。上颌神经主要分布于上颌牙齿和牙龈、口腔顶和鼻腔及上颌窦黏膜、部分硬脑膜及睑裂与口裂之间的皮肤,传递感觉信息。上颌神经的主要分支有眶下神经、上牙槽神经、颧神经、翼腭神经。

下颌神经含感觉和运动纤维,感觉纤维分布于口腔底、舌、下颌骨、下颌牙齿、牙龈以及口裂以下和颞部的皮肤;运动纤维支配咀嚼肌等。主要分支有耳颞神经、颊神经、舌神经、下牙槽神经、咀嚼肌神经。

6. 展神经

展神经(abducent nerve)属运动性脑神经,起于展神经核,发出纤维自延髓脑桥沟出脑,经眶上裂入眶,支配外直肌。

7. 面神经

面神经(facial nerve)为混合性脑神经,含有特殊内脏运动纤维、内脏运动纤维、特殊内脏感觉纤维及躯体感觉纤维,其中的内脏运动纤维为副交感神经纤维,支配泪腺、下颌下腺和舌下腺;特殊内脏运动纤维支配表情肌;特殊内脏感觉纤维主要传导舌前 2/3 的味觉。

面神经的主要分支有在面神经管内的分支(鼓索、岩大神经、镫骨肌神经)以及面神经管外的颅外分支。

面神经损伤后的临床症状表现为面部表情肌瘫痪、听觉过敏、舌前 2/3 味觉障碍、泪腺和唾液腺分泌障碍等。

8. 前庭蜗神经

前庭蜗神经(vestibulocochlear nerve)又称位听神经,是特殊感觉性脑神经。含有传导平衡觉和传导听觉的特殊躯体感觉纤维,由前庭神经和蜗神经两部分组成。

前庭神经(vestibular nerve)纤维来源于内耳道底前庭神经节的双极神经元,其周围突穿内耳道底分布于内耳球囊斑、椭圆囊斑和壶腹嵴中的毛细胞,中枢突组成前庭神经,经内耳门入颅,在延髓脑桥沟外侧部入脑,终于前庭神经核群和小脑等部。前庭神经的功能为传导平衡觉信息。

蜗神经(cochlear nerve)来自耳蜗内的蜗神经节。蜗神经节内的双极神经元的周围突分布于内耳螺旋器的毛细胞上,其中枢突形成蜗神经,经内耳门在延髓脑桥沟外侧部入脑,终止于蜗神经腹侧、背侧核,传导听觉信息。

9. 舌咽神经

舌咽神经(glossopharyngeal nerve)为混合性脑神经,含一般内脏运动纤维,特殊内脏运动纤维、一般内脏感觉纤维、特殊内脏感觉纤维,以及少量的躯体感觉纤维。

舌咽神经出脑后与迷走神经和副神经一起穿过颈静脉孔,先在颈内动、静脉间下降,继而弓形向前,经舌骨舌肌内侧达舌根。其主要分支有舌支、咽支、鼓室神经、颈动脉窦支等。舌咽神经的运动纤维支配腮腺、茎突咽肌,感觉纤维传导咽、颈动脉窦和颈动脉小球及舌后 1/3 的一般内脏感觉、舌后 1/3 的味觉和部分耳后皮肤的感觉。

一侧舌咽神经损伤主要表现为同侧舌后 1/3 味觉消失,舌根及咽峡区痛觉消失。

10. 迷走神经

迷走神经(vagus nerve)是一对行程最长、分布最广的混合性脑神经(图 8-13)。在迷走神经中的特殊内脏运动纤维发自延髓的疑核,支配咽喉肌。迷走神经中的一般内脏运动纤维发自延髓的迷走神经背核,分布于颈、胸、腹部的大部分器官,在器官旁或器官壁内的副交感神经节交换神经元,其节后纤维控制平滑肌、

上神经节
下神经节
咽
迷走神经
喉上神经
右喉返神经
食管
左喉返神经
主动脉弓
肺后丛
食管丛
迷走神经后干

**图 8-13　迷走神经**
(钟世镇，2003)

心肌和腺体的活动。迷走神经中的内脏感觉纤维来自迷走神经下神经节的神经细胞，其外周纤维分布于颈、胸、腹部的脏器，中枢突投射到孤束核，传导内脏感觉。迷走神经中的躯体感觉纤维来自迷走神经上神经节内的神经元，其周围突随迷走神经分支分布于硬脑膜、耳廓及外耳道皮肤，中枢突入脑后投射到三叉神经脊束核，传导躯体感觉。

迷走神经经颈静脉孔出颅，在此处有膨大的迷走神经上、下神经节。迷走神经出颅后在颈部下行于颈动脉鞘内，位于颈内静脉与颈内动脉或颈总动脉之间的后方，至颈根部进入胸腔，至肺根的后方下行，分出许多细小的分支，与交感神经共同构成肺丛和食管前、后丛，行于食管下段又逐渐集中延续为迷走神经前干和后干。迷走神经前、后干伴食管一起穿膈肌食管裂孔进入腹腔，分布于结肠左曲以上的消化道、肝、胆、胰、脾和肾等器官。

迷走神经主干损伤后，内脏活动障碍表现为脉速、心悸、恶心、呕吐、呼吸深慢和窒息等症状。由于咽喉感觉障碍和肌肉瘫痪，可出现声音嘶哑、语言和吞咽困难，腭垂偏向一侧等症状。

11. 副神经

副神经(accessory nerve)含特殊内脏运动纤维。副神经由延髓根和脊髓根两部分组成。延髓根起于延髓的疑核，加入迷走神经支配咽喉部肌肉；脊髓根起于颈髓副神经核(颈1-5)，经颈静脉孔出颅后分支支配胸锁乳突肌和斜方肌。

12. 舌下神经

舌下神经(hypoglosal nerve)起自舌下神经核，含躯体运动纤维，为运动性脑神经。该神经经舌下神经管出颅后在颈内动、静脉之间弓形向前下走行，横过颈外动脉及舌动脉前面，在舌神经和下颌下腺管下方穿颏舌肌入舌内，支配全部舌内肌和大部分舌外肌。

# 第三节　内脏神经

内脏神经系统(visceral nervous system)是指调节和控制内脏器官活动的神经系统，又称为自主神经系统(autonomic nervous system，ANS)，主要是调节机体的物质代谢。因为内脏神经系统不支配骨骼肌的活动，所以也称为植物神经系统(vegetative nervous system，VNS)。

内脏神经系统分为中枢和外周两部分(图 8-14)。

内脏神经按照纤维的性质，可分为感觉和运动两种纤维成分。内脏运动神经调节内脏、心血管的运动和腺体的分泌。内脏感觉神经，其初级感觉神经元位于脑神经节和脊神经节内，外周支则分布于内脏和心血管等处的感受器，把感受到的刺激信息传递到各级中枢，乃至大脑皮质。内脏感觉神经传来的信息经中枢整合后，通过内脏运动神经调节这些器官的活动，以维持机体内、外环境的动态平衡和正常生理活动。

## 一、内脏运动神经

### (一) 内脏运动神经与躯体运动神经的区别

内脏运动神经(visceral motor nerve)与躯体运动神经在形态结构和功能上有以下差别：

**图 8-14　内脏运动神经示意图**

（改自郭光文，王序，2008）

（1）支配的器官不同：内脏运动神经支配平滑肌、心肌和腺体，在一定程度上不受意志的控制。躯体运动神经支配骨骼肌，一般都受意志的控制。

（2）神经元数目不同：内脏运动神经自低级中枢发出到达内脏周围的神经节交换神经元，由节内神经元再发出纤维到达效应器。因此，内脏运动神经从低级中枢到达所支配的器官须经过两个神经元（肾上腺髓质例外）。第一个神经元称节前神经元，胞体位于脑干和脊髓内，其轴突称节前纤维；第二个神经元称节后神经元，胞体位于周围部的内脏神经节内，其轴突称节后纤维。节后神经元的数目较多，一个节前神经元可以和多个节后神经元构成突触。而躯体运动神经由脊髓前角运动神经元发出，直接到达骨骼肌。

（3）纤维成分不同：内脏运动神经有交感和副交感神经两种纤维成分，多数内脏器官同时接受交感和副交感神经的双重支配，而躯体运动神经只有一种纤维成分。

（4）神经纤维的直径不同：内脏运动神经纤维是薄髓（节前纤维）和无髓（节后纤维）的细纤维，而躯体运动神经纤维一般是比较粗的有髓纤维。

（5）神经纤维分布形式不同：内脏运动神经节后纤维常攀附脏器或血管形成神经丛，由丛再分支至效应器，而躯体运动神经以神经干的形式分布。

内脏运动神经的交感神经和副交感神经在机能上互相拮抗，又互相协调，共同完成机体内部复杂的生理活动。

**（二）交感神经**

交感神经系统分为中枢和外周两部分。交感神经的低级中枢位于脊髓胸 1～腰 3 节段灰质的中间外侧核，此核发出的纤维为节前纤维，到达椎旁节和椎前节（图 8-15）。

**图 8-15 交感神经纤维走向示意图**

——：节前纤维；-----：节后纤维(修改自钟世镇，2003)

　　交感神经的周围部包括交感神经节(椎旁节和椎前节)及由交感神经节发出的分支、神经丛等。椎旁节位于脊柱两旁，借节间支相连形成交感干。交感干上自颅底，下至尾骨，左、右交感干下端在尾骨前面合于尾神经节，又称奇神经节。每侧椎旁节共计 22～25 个，其中颈部有颈上、中、下三个节，胸部有 10～12 个节，腰部有 4～5 个节，骶部有 2～3 个节，尾部只有一个节，即奇神经节。

**图 8-16 右交感神经与内脏神经丛的关系**

(钟世镇，2003)

椎前神经节位于脊柱前方，腹主动脉脏支的根部，故称椎前节。椎前节包括腹腔神经节、肠系膜上神经节、肠系膜下神经节及主动脉肾神经节等。

每个交感干神经节与相应的脊神经之间都有交通支相连，其中从颈1至腰3脊神经连于交感干的有髓节前纤维组成的交通支，称白交通支。由交感干神经节细胞发出的无髓节后纤维组成的交通支，因为色泽灰暗，因而称为灰交通支。

交感神经的分布：交感干分颈、胸、腰、骶、尾5部，骶、尾部又合称盆部，各部的分布情况如下：

颈交感干位于颈血管鞘后方，颈椎横突的前方，一般每侧有颈上、中、下三个交感神经节，其中颈上神经节最大，颈中神经节最小。颈部交感干神经节发出的节后神经纤维分布至头颈和上肢的血管、汗腺、竖毛肌等。

胸交感干每侧有10～12个胸神经节，部分节后纤维经灰交通支返回12对胸神经，并随胸神经分布于胸腹壁的血管、汗腺、竖毛肌等。部分节前纤维穿过第5或第6～9胸交感干神经节组成内脏大神经，到达腹腔神经节；而穿过第10～12胸交感干神经节的节前纤维组成内脏小神经，到达主动脉肾神经节。节后纤维组成腹腔丛，分布于肝、脾、肾等实质器官以及结肠左曲以上的消化道。

腰交感干发出灰交通支返回5对腰神经，并随腰神经分布。其中腰神经节前纤维组成的腰内脏神经到达腹主动脉丛和肠系膜下丛内的椎前神经节，经过交换神经元后发出节后纤维分布至结肠左曲以下的消化道及盆腔脏器，也有伴随血管下行的纤维分布到下肢。

盆交感干位于骶前孔内侧，有2～3对骶神经节和一个奇神经节。节后纤维的分支通过灰交通支连接骶尾神经，分布于下肢及会阴部的血管、汗腺和竖毛肌和盆腔器官。

### （三）副交感神经

副交感神经（parasympathetic nerve）的中枢位于脑干的内脏运动核和脊髓骶部第2～4节段灰质的骶副交感核。副交感神经的周围部由上述中枢部核团发出的节前纤维、副交感神经节及副交感神经节发出的节后纤维组成。副交感神经元属于胆碱能神经元。

副交感神经节位于器官周围（器官旁节）或器官壁内（器官内节），节内的神经细胞即为节后神经元。位于颅部的副交感神经节前纤维行于第Ⅲ、Ⅶ、Ⅸ、Ⅹ对脑神经内，节后纤维分布于头颈部、胸部和结肠左曲以上的腹部脏器。脊髓骶部第2～4节段的骶副交感核发出副交感骶部神经节前纤维，随盆丛分布到盆腔脏器，在脏器附近或脏器壁内的副交感神经节内换神经元，发出节后副交感纤维支配结肠左曲以下的消化管和盆腔脏器。

### （四）交感神经与副交感神经的主要区别

交感神经和副交感神经都是内脏运动神经，常共同支配一个器官，形成对内脏器官的双重神经支配。但两种神经在神经的来源、形态结构、分布范围和功能上又有明显的区别。

① 二者的中枢部位不同，交感神经中枢位于脊髓胸1～腰3灰质的中间带外侧核，副交感神经的中枢位于脑干内四对内脏运动核和脊髓骶2～4节段的骶副交感核。② 外周神经节的位置不同，交感神经节位于脊柱两旁和脊柱前方，而副交感神经节位于所支配的器官附近。所以副交感神经的节前纤维比交感神经的长，而其节后纤维则较短。③ 交感神经一个节前神经元的轴突与较多节后神经元形成突触联系，而副交感神经一个节前神经元的轴突与较少的节后神经元形成突触联系。所以交感神经的作用范围比较广泛。④ 交感神经除分布于头颈部、胸腹腔脏器之外，还分布于躯干和四肢的血管、汗腺、竖毛肌等；而副交感神经的分布范围相对局限，例如，躯干和四肢的血管、汗腺、竖毛肌和肾上腺髓质就没有副交感神经的分布。⑤ 交感与副交感神经系统之间是一种既互相拮抗又互相协调的关系。例如，当机体运动时，交感神经兴奋性增强，副交感神经的兴奋性减弱，处于抑制状态，于是出现心跳加快、血压升高、瞳孔开大、消化活动受抑制等。而当机体处于安静或睡眠状态时，副交感神经活动加强，交感神经相对受到抑制，因而出现心跳减慢、血压下降、瞳孔缩小、消化活动增强等现象，这有利于体力的恢复和能量的储存。

### （五）内脏神经丛

交感神经、副交感神经和内脏感觉神经在到达所支配脏器的行程中，常互相交织构成内脏神经丛，由这些神经丛发出分支，分布于胸、腹及盆腔的内脏器官。体内除颈内动脉丛、颈外动脉丛、锁骨下动脉丛和椎动脉丛等没有副交感神经参加外，其余的内脏神经丛均由交感和副交感神经组成。另外，在这些丛内也有内脏感觉纤维。

内脏神经丛包括心丛、肺丛、腹腔丛（最大的内脏神经丛）、腹主动脉丛、腹下丛和盆丛。

## 二、内脏感觉神经

人体内各脏器除接受交感和副交感的神经支配外,也有感觉神经的分布。内脏感觉神经细胞的胞体位于脑神经节和脊神经节内,为假单极神经元。其中脑神经节的周围突是有髓或无髓纤维,随同面、舌咽、迷走神经,经神经节换元后,节后纤维分布于各内脏器官;中枢突随同面、舌咽、迷走神经进入脑干,终止于孤束核。脊神经节内脏感觉细胞的周围突,随同交感神经和骶部副交感神经分布于内脏器官,中枢突随同交感神经和盆内脏神经进入脊髓,止于灰质后角。

在中枢内,内脏感觉纤维一方面直接或间接与内脏运动神经元相联系,以完成内脏内脏反射;或与躯体运动神经元联系,形成内脏躯体反射。

## 三、一些重要器官的神经支配

### (一)眼球

(1)感觉神经:眼球的一般感觉由三叉神经-眼神经传导。

(2)交感神经:分布于血管和瞳孔开大肌。

(3)副交感神经:分布于瞳孔括约肌和睫状肌。

支配眼球的交感神经兴奋,引起瞳孔开大,虹膜血管收缩;切断这些纤维,出现瞳孔缩小,损伤脊髓颈段和延髓及脑桥的外侧部亦可产生同样结果。据认为,这是因为交感神经的中枢下行束经过上述部位。临床上所见病例除有瞳孔缩小外,还可出现上睑下垂及同侧汗腺分泌障碍等症状,称 Horner 综合征。这是因为交感神经除管理瞳孔外,也管理眼睑平滑肌即睑板肌(Müller)和头部汗腺的分泌。

副交感神经兴奋,瞳孔缩小,睫状肌收缩。切断这些纤维,瞳孔散大及调节视力的功能障碍。临床上损伤动眼神经,除有副交感神经损伤症状外,还出现大部分眼球外肌瘫痪症状。

### (二)心脏

(1)心脏感觉神经:传导的心脏痛觉纤维,沿交感神经行走(颈上心神经除外),至脊髓 T1～T4,T5 节段;与心脏反射有关的感觉纤维,沿迷走神经行走,进入脑干。

(2)心脏运动的神经:交感神经与迷走神经的副交感纤维一起构成心丛,心丛再分支分布于心脏。刺激支配心脏的交感神经,引起心动过速,冠状血管舒张。刺激迷走神经,引起心动过缓,冠状血管收缩。

(杨伯宁、黄绍明,绘图:华承鸣)

# 练 习 题

1. 简述颈丛、臂丛、腰丛、骶丛的神经组成。
2. 简述膈神经、桡神经、正中神经、尺神经、股神经和坐骨神经的起始与支配范围。
3. 试述Ⅲ、Ⅶ、Ⅸ、Ⅹ对脑神经的名称、纤维成分、主要分支及损伤后症状。
4. 含一般内脏运动纤维的脑神经有哪几对? 其节后纤维分别支配哪些器官?
5. 分布到舌的神经有哪些? 各有什么功能?
6. 试述交感神经的低级中枢、走行及支配器官。
7. 试述副交感神经的低级中枢、走行、分支、分部和支配器官。
8. 试述交感神经与副交感神经的区别。

# 参 考 文 献

1. Standring S. Gray's Anatomy. The Anatomical Basis of Clinical Practice. 40th ed. Philadephia: Churchill Livingstone,2008.
2. 柏树令主编. 系统解剖学.6 版.北京:人民卫生出版社,2004.
3. 郭光文,王序主编. 人体解剖彩色图谱.2 版.北京:人民卫生出版社,2008.
4. 钟世镇主编. 系统解剖学.2 版.北京:高等教育出版社,2003.

# 第九章　中枢神经系统的结构

中枢神经系统(central nervous system)由位于椎管内的脊髓和颅腔内的脑组成。脊髓通过与之相连的 31 对脊神经联系躯干、四肢和部分内脏器官,以反射活动的方式管理这些器官的活动。脑除了通过与之相连的 12 对脑神经联系头面部和部分内脏器官,以反射方式管理这些器官活动外,还接受来自脊髓和脑神经的传入信息,并对这些信息进行整合,从而形成感觉,产生情绪、情感。同时,脑发出信息到脊髓和脑神经,经这些结构的介导,完成随意运动、本能性行为,以及学习、记忆和创造性思维。

## 第一节　脊　髓

### 一、脊髓的位置与外形

#### (一) 脊髓的位置

脊髓(spinal cord)位于椎管内,其上端在枕骨大孔处与延髓相连,下端变细,呈圆锥状,称为脊髓圆锥(conus medullaris)(图 9-1)。在正常成年人,脊髓圆锥的末端达第一腰椎(棘突)下缘(新生儿达第三腰椎下缘)。成年人脊髓的长度约 42～45 cm,占脊柱全长的 2/3,重约 30～35 g。

脊髓表面由外向内被硬脊膜、蛛网膜和软脊膜三层被膜包裹(图 9-2)。在蛛网膜和软脊膜之间的腔隙较大,称蛛网膜下隙,腔内充满不断循环的脑脊液。软脊膜紧贴脊髓表面,其外表面分布着丰富的血管。在第一腰椎下缘,软脊膜向下延续,变成线状,称为终丝(filum terminale)(图 9-1,9-5)。终丝自脊髓下端向下止于尾骨,有稳固脊髓的作用。

**图 9-1　脊髓的位置**

(Bear，Connors，Paradiso，2004)

**图 9-2　颈部脊柱横切示脊髓与周围结构的关系**

**（二）脊髓的外形**

脊髓呈前后略扁的圆柱形，表面有六条纵形的沟（凹陷窄而浅）或裂（凹陷宽而深）。在脊髓正中的背、腹面分别有前正中裂（anterior median fissure）和后正中沟（posterior median sulcus），将脊髓不完全地分为左、右对称的两部分。每侧脊髓的前、后外侧部均有较浅的前、后外侧沟，分别有脊神经的前、后根丝出入。在脊髓的上部，后正中沟与后外侧沟之间还存在较浅而窄的后中间沟（图 9-3）。

**图 9-3　颈部脊髓横切模式结构图，示脊髓表面沟裂及内部的区分**

在脊髓的前、后外侧沟内有 31 对脊神经的前、后根丝出入。每一对脊神经的前、后根丝直接连接的那一段脊髓，被称为一个脊髓节段（spinal segmentation，见图 9-1，9-4）。脊髓节段和与之相连的脊神经构成脊髓执行调节功能的基本结构单位。按 31 对脊神经的前、后根附着情况，将脊髓分为 31 个脊髓节段，其中颈髓 8 个（C1～C8）、胸髓 12 个（T1～T12）、腰髓 5 个（L1～L5）、骶髓 5 个（S1～S5）、尾髓 1 个（Co1）。

**图 9-4　脊髓节段与脊神经根结构示意图**

（朱长庚，2002）

纵观脊髓全长，粗细不等，有两处膨大，上部的叫颈膨大（cervical enlargement），自颈髓第 4 节到胸髓第 1 节；下部的叫腰骶膨大（lumbosacral enlargement），自腰髓第 2 节至骶髓第 3 节（图 9-1）。脊椎动物比较解剖学发现，无四肢的动物，如蛇，则无这两个膨大。有四肢的动物才有膨大出现，而且膨大的程

**图 9-5　脊髓节段与椎骨序数的对应关系模式图**
（朱长庚，2002）

图中标注：
颈节1～8　颈椎棘突1～7　颈神经
胸节1～12　胸椎棘突1～12　胸神经
腰节1～5
骶节1～5
马尾　腰椎棘突1～5　腰神经
骶椎　骶神经
终丝　尾神经
L1　S1

度与四肢的功能发达程度成正比，如鸟类，其翼（相当于人的上肢）的功能发达，颈膨大较为明显；袋鼠后肢发达，其腰骶膨大特别明显。人类的上肢机能特别发达（操作的精细程度），因而人类的颈膨大比腰骶膨大明显。这表明，四肢的出现，四肢功能的复杂化，需要调控的神经元数量及其突触在此处增多，最终促进了脊髓膨大的形成。

**（三）脊髓节段与椎骨的对应关系**

虽然脊髓节段和椎骨各有 31 个，但是，由于成人脊髓的长度短于椎管，所以脊髓的各个节段与同序数椎骨的高度并不完全相对应。颈上部脊髓节段（C1～C4）大致与同序数椎骨高度相对应。颈下部脊髓节段（C5～C8）和上部胸髓节段（T1～T4）与同序数椎骨的上一个椎骨相对应，如，颈髓第 5 节段大致平对第 4 颈椎棘突。中部胸髓节段（T5～T8）大致与同序数椎骨的上 2 个椎骨的棘突相对应，如，胸髓第 6 节段大约平对第 4 胸椎椎体；下部胸髓节段（T9～T12）大约与同序数椎骨的上 3 个椎骨的棘突相对应，如，胸髓第 9 节段平对第 6 胸椎棘突。全部腰髓节段平对第 10、11 胸椎棘突。全部骶、尾脊髓节段平对第 12 胸椎和第 1 腰椎棘突（图 9-5）。临床检查时，常以椎骨棘突作为确定脊髓节段的骨性标志，了解椎骨棘突与脊髓节段的对应关系，对于定位性诊断具有重要意义。

31 个脊髓节段相连的脊神经前、后根均在相对应的椎间孔处合成脊神经，并穿出椎间孔后分支，分布于躯干、四肢。因脊髓下端仅达第一腰椎下缘，第一腰椎以下的椎管内主要有腰骶部脊神经的前、后根，形似马尾，故将腰骶部脊神经的前、后根在椎管内垂直下降形成的结构称为马尾（cauda equina）（图 9-1，图 9-5）。

## 二、脊髓的内部构造

脊髓的内部由内向外，主要由中央管（central canal）、灰质（gray matter）和白质（white matter）三部分构成（图 9-3）。在新鲜的脊髓横切面上，中央有一约为"H"形的颜色灰暗区域，称脊髓灰质。"H"形灰质的中央有一管，称中央管，它纵贯脊髓全长，向上通第 4 脑室，下端为盲端，中央管内含脑脊液。灰质周围为颜色发白的区域，称白质。在上部颈髓的灰质与白质之间，还存在少量的灰白质混杂区，被称为网状结构。

**（一）灰质**

灰质主要由神经元的胞体、短树突和神经胶质细胞所组成。由于灰质内小血管较多，血流供应丰富，所以呈现较灰暗的颜色。Massaza（1922～1928）用 Nissl 染色法较为系统地研究了脊髓灰质，将脊髓灰质进行分区，对各区内神经元胞体相对集中的区域描述为核团，并对大的核团进行命名。1928 年 Bok 又在 Massaza 研究的基础上，进一步对脊髓灰质的核团做了系统分类、命名。这两位研究者为后人认识脊髓灰质的细胞构筑奠定了基础。下面介绍的脊髓灰质的结构主要以 Massaza 和 Bok 对脊髓灰质的研究分类为依据。近些年随着变性镀银法、电生理技术和神经元束路追踪技术的应用，对脊髓灰质内各核团的功能细化有了更深层次的认识和描述。

每侧灰质的后半部狭长，其尖端接近脊髓的边缘，叫后角或背角（posterior horn 或 dorsal horn）。后角接受后根等纤维的传入信息，构成初级的感觉中枢。每侧灰质前端扩大的部分，叫前角（anterior horn）。前角接受后角、后根以及高位中枢下行的信息，整合后发出信息，经前根支配骨骼肌运动，故前角为躯干、四肢的低级运动中枢。在颈膨大和腰骶膨大处特别发达。前、后角之间的移行部分,叫中间带 (intermediate zone)。从第 8 颈髓节段到第 3 腰髓节段,中间带向外突出,形成侧角(lateral horn)。侧角接受后根、后角以及高位中枢下行的信息,整合后发出信息,经前根支配平滑肌、心肌和腺体活动,故侧角为内脏活动调节的低级中枢。在脊髓内,灰质上下连贯成柱状,故前角、后角和侧角又分别叫前柱、后柱及侧柱。在中央管前、后联通左右两部分的灰质分别称为灰质前连合(anterior gray commissure)和灰质后连合(posterior gray commissure)。

1. 前角

前角内含有大、中、小型神经元(图 9-6)。大型神经元的平均直径为 25 μm 以上,为 α 神经元,其轴突经前外侧沟离开脊髓,组成前根,构成脊神经中的躯体运动纤维,其末梢分布于骨骼肌,支配梭外肌收缩,产生躯体运动。α 神经元的轴突构成的纤维约占前根躯体运动纤维的 2/3。中型神经元的平均直径为 15~25 μm,为 γ 神经元。γ 神经元散在于 α 神经元之间,其轴突构成的纤维约占前根躯体运动纤维的 1/3,其末梢分布到骨骼肌的梭内肌纤维上,支配梭内肌的运动,对维持肌张力起重要作用。还有一种小型神经元,叫闰绍(Renshaw)细胞,接受 α 神经元轴突的侧枝传入,发出轴突终止于 α 神经元或中枢内其他中间神经元,电生理研究证明 Renshaw 细胞起着抑制作用,但形态上不易辨认。

图 9-6 脊髓前角灰质内的神经元类型
(H.E 染色,放大 400 倍)

脊髓前角内功能相同的运动神经元胞体相对集中构成神经核(图 9-7)。依据其位置和功能分为内侧核群和外侧核群。内侧核群包括前内侧核与后内侧核。前内侧核较小,几乎在脊髓的全长都能见到,支

图 9-7 第 4 腰髓横切面示脊髓的内部结构及灰质内神经核的位置。
左侧半为髓鞘染色法脊髓的结构图,右侧半为模式结构示意图(朱长庚,2002)

配躯干部的骨骼肌运动；后内侧核仅在颈、腰骶膨大处见到。外侧核群包括前外侧核、后外侧核、中央核。外侧核群的各个核较大，在颈、腰骶膨大处最为发达，在胸部脊髓见不到，主要支配四肢的骨骼肌运动。支配四肢的伸肌和展肌的神经元沿前角的腹侧外周排列，而支配屈肌和收肌的神经元排在深层（图 9-8）。

**图 9-8　脊髓前角躯体运动神经核的功能定位示意图**

(Siegel A，Sapru H N，2006)

　　脊髓前角运动神经元是躯干和四肢反射活动的初级中枢，是躯体运动中信息由中枢传到效应器的最后一个环节，故又称"最后公路"。当前角运动神经元受损伤时，躯干和四肢的躯体反射活动消失。如脊髓灰质炎（小儿麻痹症）患者，由于前角运动神经元发生病变，其所支配的骨骼肌失去了运动神经元的支配，不能进行随意运动，肌张力低下，引起瘫痪，医学上称为软瘫。临床或动物实验都证明，当前角运动神经元因外伤或疾病而遭到破坏后，其所支配的骨骼肌不仅不能运动，而且不久就出现萎缩，这说明运动神经元不仅支配骨骼肌的运动，同时也有支持其存活和营养的作用。

　　2. 中间带

　　中间带位于前、后角之间。在中间带的内侧部，胸核（背核）的前方，有一小型神经元胞体聚集区，称为中间内侧核（intermediomedial nucleus），该核团纵贯脊髓全长，接受后根的部分内脏传入信息，参与内脏活动的调节（图 9-9）。在颈部脊髓第 8 节段（或胸部脊髓第 1 节段）至腰部脊髓第 3 节段的中间带向外

**图 9-9　成人第 3 胸髓节段横切面结构示意图**

(朱长庚，2002)

侧突出形成侧角。侧角内由中、小型神经元的胞体聚集形成中间外侧核（intermediolateral nucleus，图9-9），是交感神经的节前神经元胞体所在处。这些神经元的轴突构成的纤维经前根、白交通支进入椎旁神经节或椎前神经节。在骶部脊髓第2～4节段中，虽无侧角，但在前角基部相当于侧角位置有散在神经元胞体相对集中，构成骶副交感核（sacral parasympathetic nucleus），是骶部副交感神经节前神经元胞体的所在处（图9-10）。它们的轴突形成的神经纤维经前根、盆神经进入膀胱、直肠等盆腔器官壁的器官内神经节。中间外侧核、骶副交感核都是内脏运动的低级中枢。李继硕、李云庆等利用辣根过氧化物酶（HRP）法，研究证实，结肠左曲以下消化道、盆腔脏器的感觉信息经盆神经及其后根入脊髓，终止于骶髓后连合核（骶髓灰质后连合内）（图9-10）。骶髓中间内侧核、骶髓后连合核、骶副交感核共同构成盆腔脏器的感觉、运动和向高位中枢投射信息的初级处理中枢。

**图 9-10　成人第 3 骶髓节段横切面结构示意图**

（朱长庚，2002）

3. 后角

后角稍扩大的末端称尖部，与中间带相连的部分为底部。尖端朝向脊髓的后外侧沟。后角尖最表层的弧形区称缘层（Waldeyer 层），该层薄而边界不清，内有粗细不等的纤维穿过，呈海绵状，故又名海绵带。内含大、中、小型神经元，此层在腰骶膨大处最明显，在胸髓处最不明显。该层内含后角边缘核（posteromarginal nucleus），它接受后根的传入信息，发出纤维参与组成脊髓丘脑束。在边缘层腹侧有贯穿脊髓全长的胶状质（substantia gelatinosa），呈倒"V"型。由密集的小型神经元组成，此层内几乎不含有髓神经纤维，故在髓鞘染色法制作的切片中不着色，呈胶状质样而得名。此层接受后根外侧部中的细纤维（无髓或薄髓纤维）的侧枝、脑干下行的纤维，发出短的纤维，于胶状质背外方的背外侧束中上升或下降，最后进入同一节段或上、下节段的胶状质。此层对于分析、加工后根的传入信息，特别是痛觉传入信息起重要的调制作用，同时完成节段间联系。在胶状质的腹侧，大、中型神经元胞体聚集，组成后角固有核（nucleus proprius），此核贯穿脊髓全长。与痛觉、温度觉、粗触觉信息的传导有关，是脊髓丘脑束的主要起始核。在后角内侧部，有由大型细胞形成的背核（nucleus dorsalis，又称 Clarke 柱，胸核），此核仅见于第 8 颈髓到第 3 腰髓节段（图9-9）。接受后根的深感觉（本体感觉）传入信息（肌梭、腱梭、关节囊感受器活动产生的信息），发出纤维进入同侧白质，在外侧索内上行，构成脊髓小脑后束。

　　20 世纪 50 年代 Rexed 通过对猫脊髓的细胞构筑特征,提出脊髓全长灰质的细胞构筑呈相似的板层排列,称 Rexed 板层。Schoenen(1973 年)和 Schoenen 与 Faull(1990 年)提供了被普遍接受的人类脊髓灰质细胞的构筑板层模式。人的脊髓细胞构筑模式与猫的类似,故 Rexed 分层模式已被广泛用于对脊髓灰质细胞构筑的描述。Rexed 分层模式是从灰质后角尖开始向前角方向,将灰质分为 10 个板层,用罗马数字(Ⅰ～Ⅹ)表示(图 9-11)。各层结构与核团的对应关系见表 9-1。

图 9-11　脊髓灰质内 Rexed 板层结构示意图

(Siegel A,Sapru H N,2006)

表 9-1　脊髓灰质板层与核团的对应关系

| Rexed 板层 | 对应的核团或部位 |
| --- | --- |
| Ⅰ | 后角边缘核、边缘层 |
| Ⅱ | 胶状质 |
| Ⅲ,Ⅳ | 后角固有核 |
| Ⅴ | 网状核、后角颈 |
| Ⅵ | 后角基底部 |
| Ⅶ | 中间内侧核、中间外侧核、背核、骶副交感核,中间带 |
| Ⅷ | 前角后部,颈、腰膨大处仅占前角的内侧部 |
| Ⅸ | 前角内侧核、前角外侧核 |
| Ⅹ | 中央灰质 |

## (二) 白质

　　白质主要由纵行的有髓神经纤维所组成(图 9-12)。因神经纤维中富含髓磷脂,反光度较强,新鲜时呈白色,故称为白质。每侧白质借脊髓表面的纵沟分为三个索。前正中裂与前外侧沟之间为前索;前、后外侧沟之间为外侧索;后正中沟与后外侧沟之间为后索。在灰质前连合的腹侧,连接两侧白质的横行纤维,叫白质前连合(图 9-3,9-11)。

　　白质中的纵行纤维将脊髓与脑及脊髓各节段之间联系在一起,形成上升、下降的信息通路。那些起止行程和机能都相同或相似的神经纤维集聚在一起,形成一个传导束(又称纤维束)。通常以起止点命名,如皮质脊髓束、脊髓丘脑束等(图 9-7,9-9,9-10)。依据其纤维束传导信息的方向,将其分为上行传导束(将脊髓的信息传入脑)、下行传导束(将脑的信息传入脊髓)和固有束(脊髓内部不同节段间信息的传

**图 9-12　脊髓横切示白质结构图**

(H. E 染色,放大 400 倍)

导)。各纤维束的区分及其功能确定,主要依据应用 Vittario Marchi 变性髓鞘染色法和临床病理、尸检研究的结果。目前有关部分纤维束的起、止和功能正面临着新的束路追踪技术、电生理学技术和医学影像技术研究成果的挑战。

1. 固有束

紧贴灰质的边缘,在白质的前、外侧、后索内均有,分别为前固有束、外侧固有束和后固有束(图 9-3)。固有束主要由后角细胞的轴突构成,它们往往在同侧或对侧灰质边缘集聚,上升、下降一定距离后,又返回灰质内而终止。固有束具有联系脊髓不同节段的作用,脊髓借固有束可参与完成节段内或节段间反射。

2. 上行传导束

躯干和四肢的感受器产生的冲动,通过后根传入脊髓。经上行纤维束,直接或间接(经过中继)向上传导到脑的不同部位。主要介绍下列几个束:

(1) 薄束(fasciculus gracilis)和楔束(fasciculus cuneatus):位于后索,是后根中的部分粗纤维在后索中直接上行构成。组成薄束的神经纤维是第 5 对胸神经及其以下($T_6$～Co1)脊神经节细胞的中枢突在后索中上行构成;组成楔束的神经纤维是脊髓第 4 胸神经及其以上(C1～T3)脊神经节细胞的中枢突在后索中上行构成。这些神经节细胞的周围突分别分布到肌肉(肌梭)、肌腱(腱梭)、关节的本体感受器以及皮肤的精细触觉感受器(触觉小体、环层小体)。薄束的起点较低,在第 5 胸髓节段以下占据全部后索,在第 4 胸髓节段以上只占后索的内侧半,其外侧为楔束。薄束、楔束在后索中上行,分别止于延髓背侧的薄束核和楔束核,其机能是上传机体的意识性本体感觉(肌肉的长度、张力,关节的屈伸等;因感受器位于皮下结构的深层,故又称深部感觉)和皮肤的精细触觉(辨别两点之间的距离和感受物体的实体感,如物体的质地、形状、纹理等)信息(图 9-13)。当脊髓后索病变时,意识性本体感觉和精细触觉的信息不能向上传入对侧大脑皮层,在病人闭目站立时,因不能确定自己肢体所处的位置,故出现身体摇晃倾斜;同时也不能通过触摸来辨别物体的性状、纹理粗细等。

在后索中,骶髓部后正中沟两侧表层、三角形的三角束(又名中隔边缘束);腰髓部后正中沟中部两侧,椭圆形的椭圆束(又名中隔边缘束);胸髓部后正中沟背侧两侧的隔缘束(又名中隔边缘束);颈髓薄束、楔束之间的束间束均为薄束或楔束内纤维的分支构成的下降束(图 9-14)。这些下降纤维可直接或间接终止于前角,参与躯体运动的调节。

图 9-13　意识性本体感觉、精细触觉传导路结构示意图

图 9-14　各脊髓节段横切结构模式图

（2）脊髓小脑束：

① 脊髓小脑后束（posterior spinocerebellar tract）：位于脊髓外侧索边缘后部，其纤维主要起于同侧背核（Clarke 柱，胸核），少部分起于对侧背核的纤维经白质前连合交叉，两者合并上行，经绳状体（又称小脑下脚）止于小脑蚓部（图 9-15）。该束纤维将来自下肢、胸、腰、骶部躯干的肌肉、肌腱、关节的本体感觉信息传导到小脑前叶，与下肢及低位躯干的个别骨骼肌的精确运动和姿势的协调有关。此束在第 2 腰髓节段以上均能见到，脊髓胸段明显。骶部、下腰部脊神经的本体感觉传入粗纤维，经后根入脊髓后索，上行至上腰部后，才进入后角的背核。故出现骶部无此束，却有信号传输；颈部有此束，却无信号传输的现象。一般认为，颈部脊神经中一部分本体感觉传入粗纤维，经后根入脊髓后索，在楔束内上行，终止于延髓的楔束核外侧部（或称为楔外侧核），上肢、颈部的部分本体感觉信息再经此核所发出的纤维经小脑下脚内的楔小脑束到达小脑（图 9-16）。

② 脊髓小脑前束(anterior spinocerebellar tract):位于脊髓外侧索的边缘,脊髓小脑后束的前方,其纤维起于双侧后角基底细胞和中间带外侧部细胞群(位于板层Ⅴ～Ⅶ),上行经结合臂(小脑上脚)进入小脑前叶皮质(图 9-15)。此束几乎贯穿脊髓全长。一般认为此束传导的本体觉信息与整个肢体的运动和姿势协调有关。

**图 9-15 本体感觉传导路结构示意图**

(严振国,1995)

**图 9-16 上肢、颈部反射性本体觉信息传导路结构示意图**

(Siegel A,Sapru H N,2006)

（3）脊髓丘脑束：

① 脊髓丘脑侧束（lateral spinothalamic tract）：位于外侧索的前部，其纤维起于同节段或下1～2个节段的对侧后角固有核（位于板层Ⅲ和板层Ⅳ），经白质前连合交叉，然后上行止于丘脑腹后外侧核（图9-17）。该束将对侧后根中来自皮肤的游离、温觉和冷觉神经末梢产生的信息上传至丘脑腹后外侧核。

② 脊髓丘脑前束（anterior spinothalamic tract）：位于前索，在脊髓丘脑侧束的前内侧，其纤维起于对侧后角固有核，经白质前连合交叉，然后上行止于丘脑腹后外侧核（图9-17）。该束将对侧后根中来自皮肤的环层小体、游离神经末梢等感受器产生的信息上传至丘脑腹后外侧核。

**图9-17　浅感觉传导路结构示意图**

（严振国，1995）

脊髓丘脑前、侧束在脊髓的前外侧相连（图9-7，9-9，9-10），合称脊髓丘脑束。传导不同部位信息的纤维在脊髓排列有序，由外向内依次为骶、腰、胸、颈。当一侧脊髓丘脑束受损时，表现为损伤平面以下1～2节对侧躯体痛、温觉减退或消失。

（4）除上述3类主要上行传导束外，还有一些脊髓与皮层下结构联系的纤维束，主要有：

① 脊髓顶盖束：投射到中脑顶盖的上丘。

② 脊髓网状束：投射到脑桥、延髓网状结构的内侧区部分核团。

③ 脊髓橄榄束：投射到延髓的下橄榄核。

④ 脊颈丘脑通路：脊髓 ⟶ 颈外侧核 ⟶ 丘脑。

⑤ 内脏感觉传导路：内脏器官感受器 ⟶ 脊神经、脊神经节、后根 ⟶ 后角、中间内侧核 ⟶ 脊髓丘脑束或脊髓网状束等。关于内脏感觉在脊髓内的上行传导束，目前电生理学研究已经确定，但尚缺乏公认的直接形态学证据。

3．下行传导束

脊髓内的下行纤维来自脑的不同部位，主要包括皮质脊髓束、红核脊髓束、网状脊髓束等。

（1）皮质脊髓束（corticospinal tract）：是人类脊髓中最大的下行纤维束。此束是由与运动有关区域（主要是中央前回、旁中央小叶前部及其邻近皮层）内的锥体细胞轴突形成的下行纤维组成。经内囊、脑

运动皮质
(中央前回、旁中
央小叶前部)
额状切

下肢 躯干
上
肢

投射到支配下肢肌运动神经元的纤维
投射到支配躯干肌运动神经元的纤维
投射到支配上肢肌运动神经元的纤维

端脑横切

皮质脊髓束

中脑横切

下肢
躯干
上肢

脑桥横切

延髓中部横切

锥体束

延髓下部横切
锥体交叉

皮质脊髓侧束

皮质脊髓前束

颈部脊髓横切

胸部脊髓横切

腰部脊髓横切

骶部脊髓节段

**图 9-18　皮质脊髓束结构示意图**

(Siegel A, Sapru H N, 2006)

干下行到延髓锥体下部,75%～90%的纤维交叉到对侧,在脊髓外侧索中下行,称皮质脊髓侧束(lateral corticospinal tract)。此束下降至各脊髓节段均发出侧支,分别止于下降侧各节段灰质前角的外侧群核团(可达骶髓),主要控制脊髓前角神经元完成四肢肌的随意运动(图 9-18)。皮质脊髓侧束内的纤维有清晰的定位,即由内向外,依次为分布到颈、胸、腰、骶部脊髓节段灰质的纤维。在延髓下部未交叉的纤维,下降入同侧脊髓前索下行,称皮质脊髓前束(anterior corticospinal tract),该束仅达上胸节段,在下降入每一个脊髓节段时,均发出分支,大部分经白质前联合交叉至对侧,终止于前角运动神经元(内侧群核团),小部分不交叉的分支终止于同侧(下降侧)前角运动神经元(内侧群核团),主要控制躯干肌的随意运动(图9-18)。

当一侧脊髓损伤累及皮质脊髓束时,出现同侧损伤平面以下肢体骨骼肌痉挛性瘫痪(表现为随意运动障碍,肌张力升高,腱反射亢进等,也称硬瘫);而躯干肌不瘫痪。该现象提示支配四肢肌随意运动的神经元仅接受同侧皮质脊髓侧束的调控,而支配躯干肌运动的神经元则接受双侧皮质脊髓前束的调控。当一侧脊髓损伤累及到脊髓前角运动神经元时,则出现弛缓性软瘫(表现为反射消失、随意运动消失、肌张力低,又称软瘫)。

(2) 红核脊髓束(rubrospinal tract):此束起于中脑红核的大细胞。中脑红核内神经元的轴突形成的纤维,出红核后立即交叉至对侧,经脑桥、延髓下行进入脊髓外侧索,构成此束(图 9-19)。在外侧索中排在脊髓小脑束的内侧下行,下降到每一个脊髓节段时,均分支进入后角(Ⅴ～Ⅶ层),经中继后再到前角细胞。此束在人类是一个较小的纤维束,在猫、猴等动物,该纤维束很发达。刺激猫的红核,可引起对侧前肢或后肢屈曲,可见红核脊髓束的作用主要与调节屈肌的张力和易化屈肌的运动有关。

(3) 顶盖脊髓束(tectospinal tract)(图 9-19):起自中脑上丘,走向腹侧,在中脑水管周围灰质腹侧与被盖背侧之间交叉,经脑桥、延髓下行,于脊髓前索内侧部下降,终止于颈髓、胸髓上段灰质的Ⅵ,Ⅷ层。通过中间神经元,兴奋对侧 α 运动神经元,使颈部肌肉收缩;抑制同侧的 α 运动神经元,使颈部肌肉舒张。

(4) 前庭脊髓束(vestibulospinal tract):包括前庭脊髓内、外侧两束。内侧束起自脑干的前庭神经内侧核,其纤维在中线两侧下降,止于颈髓灰质,调节颈部、上肢骨骼肌的肌张力,维持姿势和平衡(参见图 9-20 前庭脊髓内侧束);外侧束起自前庭神经外侧核,在同侧下降,进入脊髓前索,一直下行到腰骶髓。

前庭脊髓束的纤维大部分终止于颈髓和腰髓的Ⅶ、Ⅷ层,只有少量纤维终止于胸髓。经中间神经元中继后,再与α,γ运动神经元形成轴体型或轴—树型突触(参见图9-20前庭脊髓外侧束)。此束将前庭、小脑的信息传递至脊髓前角,以调节躯干和四肢骨骼肌的肌张力,维持姿势和平衡。虽然该束的信息对屈、伸肌的张力均有增强作用,但对伸肌的作用更强。因此,当脊髓横断性损伤时,如皮质脊髓束和前庭脊髓束同时受损,损伤面以下,表现为屈曲型截瘫;当仅伤及皮质脊髓束,而前庭脊髓束功能完整时,可出现伸展型截瘫。

**图9-19　红核脊髓束、顶盖脊髓束结构示意图**

(Siegel A,Sapru H N,2006)

**图9-20　前庭脊髓束结构示意图**

(Siegel A,Sapru H N,2006)

　　(5)网状脊髓束(reticulospinal tract):起于脑干网状结构,因其在脊髓内下降的位置不同,分为网状脊髓内侧束和网状脊髓外侧束。网状脊髓内侧束(medullary reticulospinal tract)主要起自脑桥网状核,散在走行于脊髓前索的内侧部,大部分纤维终止于同侧脊髓灰质的Ⅶ、Ⅷ层,少部分交叉至对侧灰质Ⅶ、Ⅷ层,通过这两层内的中间神经元兴奋α,γ运动神经元。网状脊髓外侧束(lateral reticulospinal tract)主要起自延髓网状结构(包括巨细胞网状核和中缝核内的小细胞),大部分纤维交叉,少部分不交叉,下行于脊髓外侧索的深部,终止于脊髓灰质的Ⅶ层,信息经此层中间神经元中继后,再作用于α,γ运动神经元。一般认为该束传导的信息对α,γ运动神经元起抑制作用。

　　(6)其他下行传导束(参见图9-22)。

　　① 橄榄脊髓束:由下橄榄核发出的薄髓纤维组成的小束。

　　② 下丘脑脊髓束:通过HRP法研究证明,主要由下丘脑的室旁核、其他核区发出的纤维,在脊髓的后外侧索内下行,止于中间外侧核和骶副交感核。

　　③ 孤束核脊髓束:孤束核的外侧部发出纤维,在脊髓前索的内侧部下行,直接或间接止于前角。易

**图9-21　网状脊髓束结构示意图**

(Siegel A,Sapru H N,2006)

化呼吸肌。参与内脏器官受刺激时,引起呼吸运动调节活动。

④ 内侧纵束(medial longitudinal fasciculus)是一复合的下行纤维束的总称。起自 Cajal 中介核及其周围区,在脑干内此束中含有升、降纤维,在脊髓仅含有下降纤维。此束见于颈髓上段,止于颈髓前角。该束传导的信息参与眼球与上肢、颈部肌运动的协调。

**图 9-22　脊髓白质传导束位置示意图**

(朱长庚,2002)

### (三) 中央管

中央管是由室管膜上皮细胞借细胞连接形成的一个圆柱形管腔。其上端在枕骨大孔处与延髓的中央管相续,下端在脊髓末端封闭,脊髓圆锥内的中央管扩大为一梭形的终室(terminal ventricle),又称终池。管腔内存有不断循环的脑脊液。

### (四) 脊髓内部结构的比较解剖

从颈部脊髓的横断面看,后索与全部脊髓白质的比例:猫的后索占全部白质的 22％,猴占 26％,人占 33％。由此可见,后索与全部脊髓白质的比例可反映动物进化阶梯,即动物越高等,后索所占比例越大。多数哺乳动物的腹根较背根纤维少,但腹根纤维的直径较粗。鲸由于皮肤的感觉包括痛觉发育较差,其背根纤维的数量相对体型来说较少。与此相关的背角的胶状质区发育较弱。而背角的胶状质在大多数哺乳类动物都较发达,尤其是有蹄类。皮质脊髓束:在有袋类、有蹄类仅下降至颈髓;啮齿类以及食肉类下降至腰髓;人类可下降至骶尾髓,管理脊髓全长的灰质。皮质脊髓前束仅见高等猿类和人类,此束下降的最低点仅抵达中胸段脊髓灰质。皮质脊髓束占脊髓全部白质的比例:狗为 10％,猴为 20％,人为 30％。皮质脊髓束纤维末梢与脊髓前角运动神经元构成的单突触联系与总突触联系之比:猴为 2％,猩猩为 5％,人为 8％。电生理研究证明,皮质脊髓束末梢与脊髓前角运动神经元之间的这种单突触联系,主要是支配肢体远端的肌肉活动。

## 三、脊髓的功能

脊髓的功能主要表现为传导功能和反射功能。

### (一) 传导功能

脊髓中的白质(前、外侧和后索)中有多个上行、下降的纤维束,脊髓后角长距离投射神经元(Golgi Ⅰ型)胞体及其轴突参与构成的纤维所组成的纤维束是完成传导功能的重要结构基础。躯干、四肢的深、浅感觉和大部分内脏感觉,都通过这些结构传到脑;反之,脑的信息也通过下行纤维束传到脊髓灰质,从而调控躯干、四肢和内脏的活动。

### (二) 反射功能

反射功能是指脊髓固有的反射。完成该反射的结构为脊髓固有装置。脊髓固有装置包括躯干、四肢、部分内脏中与脊神经联系的感受器、脊神经及其后根、脊髓灰质、固有束、前根脊神经及其效应器。正常情况下,脊髓固有装置在功能上受控于脑,在脑的支配下完成各种反射活动。在失去脑的调控下,只要脊髓固有装置结构、功能完善,脊髓的固有反射仍可进行。脊髓固有的反射按传入信息与传出信息在脊髓节段内中继(换元)的次数,分为单突触和多突触反射;按传入与传出信息是否在相同脊髓节段,分为节段内反射(传入与传出信息在相同脊髓节段)、节段间反射(传入与传出信息不在相同脊髓节段);脊髓固有的反射还可依据传入与传出信息的外周器官,分为躯体反射、内脏反射和躯体内脏反射。

1. 躯体反射

躯体反射主要是指一些骨骼肌的反射活动,如牵张反射、反牵张反射和屈肌反射。

(1) 牵张反射:是指与神经中枢保持正常联系的骨骼肌受到外力牵拉时,引起被牵拉肌肉的迅速缩短或产生张力,这种反射活动,叫牵张反射(stretch reflex)。根据外力牵拉肌肉的速度以及肌肉发生收缩时的表现形式,将牵张反射分为腱反射和肌紧张两种类型。

① 腱反射:快速敲击肌腱所引起的牵张反射。表现为被牵拉的肌肉出现迅速而明显的缩短,可导致关节的大幅度活动,故又称位相性(phasic)牵张反射。膝跳反射就是一个有代表性的位相性牵张反射(图 9-23)。这类反射的反射时很短,约 0.6 ms,只够一个突触接替的时间,为单突触反射(monosynaptic reflex)。临床上常检查某些腱反射,以判断某些神经系统的疾病。临床常用的腱反射见表 9-2。若腱反射减弱或消退,提示反射弧的某环节损害;而腱反射亢进则提示某高位中枢有病变,因牵张反射受高位中枢的易化和抑制性双重调控,维持正常的肌张力,一旦高位中枢的抑制性下行通路被损伤(易损伤),则出现腱反射亢进。

**图 9-23　膝跳反射**

(Siegel A, Sapru H N, 2006)

表 9-2　常用的腱反射(深反射)反射弧

| 反射名称 | 肱二头肌反射 | 肱三头肌反射 | 膝跳反射 | 跟腱反射 |
|---|---|---|---|---|
| 刺激部位 | 肱二头肌腱 | 肱三头肌腱 | 髌韧带 | 跟腱 |
| 感受器位置 | 肱二头肌内肌梭 | 肱三头肌内肌梭 | 股四头肌内肌梭 | 小腿三头肌内肌梭 |
| 传入、传出神经 | 肌皮神经 | 桡神经 | 股神经 | 胫神经、坐骨神经 |
| 中枢部位 | C5~6 脊髓节段灰质 | C6~8 脊髓节段灰质 | L2~4 脊髓节段灰质 | S1~2 脊髓节段灰质 |
| 效应器 | 肱二头肌 | 肱三头肌 | 股四头肌 | 小腿三头肌 |
| 反应表现 | 屈肘关节 | 伸肘关节 | 伸膝关节 | 足蹠屈 |

② 肌紧张(muscle tonus):是由于地心引力缓慢而持续地轻度牵拉骨骼肌引起的牵张反射。使肌肉处于一种持续的轻度收缩状态,这种状态称肌紧张。肌紧张实际上是在收缩中产生张力,并不引起关节的大幅度动作,故又称紧张性(tonic)牵张反射。肌紧张是维持各种姿势、产生各种运动的基础。例如,人体取坐、立姿势时,由于重力的作用,头部将向前倾,项、背部肌群受到牵拉,反射性地引起项、背部肌群的肌紧张加强,于是头部保持抬头姿势。肌紧张的收缩力量并不大,只是抵抗肌肉被牵拉,表现为同一肌肉的不同运动单位进行交替性的收缩,而不是同步收缩,因此不表现为明显的动作,并且能持久地进行而不易发生疲劳。经研究证明这种紧张性牵张反射是多突触反射。肌紧张是在生理状态,尤其是清醒状态时持续发生着的一个反射活动,这一点不同于腱反射。

（2）反牵张反射（inverse stretch reflex）：当骨骼肌受到牵拉而过度收缩时，引起受牵拉的肌肉舒张，致使牵张反射被抑制，这种反射称为反牵张反射，又称折刀反射（clasp knife reflex）。其反射形成的过程为，当肌肉受到牵拉而过度收缩时（即达到腱梭的兴奋阈值时），兴奋肌腱内的腱梭感受器（又称高尔基腱器官，Golgi tendon organ），冲动经 Ib 类传入纤维进入中枢，通过抑制性中间神经元的作用，抑制 α 神经元的活动，使受牵拉的肌肉舒张，致使牵张反射被抑制（图 9-24）。这一反射的重要意义是防止被牵拉的肌肉过度收缩或被过度牵拉受到损伤。

**图 9-24 反牵张反射**

（Siegel A，Sapru H N，2006）

（3）屈肌反射和对侧伸肌反射：任何伤害性刺激作用于肢体皮肤时，该肢体将立即出现屈曲的反应，该反应称为屈肌反射（flexor reflex）（图 9-25）。如当钉子刺激足底皮肤的游离神经末梢（痛觉感受装置），产生的神经冲动沿胫神经、坐骨神经，传至 L5—S2 脊髓节段灰质进行信息的整合处理，兴奋该脊髓节段的前角神经元，冲动沿坐骨神经、胫神经至股后肌群、小腿三头肌，使其收缩，产生屈膝、提踵反应。机体通过这种反射避开伤害源，以保护机体。

机体在被伤害侧进行屈肌反射调节的同时，启动了对侧肢体的伸肌反射，以保证屈肌反射正常进行（图 9-26）。对侧伸肌反射中，受试者左脚受到了刺激（如踩上了一个钉子），左脚抬起（主要是膝关节的屈肌收缩），在左腿抬起离开地面的同时，身体的重心将倾向右侧，为了站稳身体，在左下肢发生膝关节屈肌反射的同时，还引起对侧肢体（右下肢）的膝关节伸肌收缩加强、屈肌舒张，使对侧肢体伸直，这种反射活动称为对侧伸肌反射（crossed extensor reflex）。其神经通路是：左脚皮肤感受器的传入神经将冲动传入同侧脊髓灰质，其中枢支末梢经兴奋性中间神经元中继，兴奋受伤害侧的控制膝关节屈肌的运动神经元；同时通过侧支与抑制性中间神经元联系去抑制受伤害侧的控制膝关节伸肌的运动神经元。信息处理的结果，使左膝关节弯曲，腿抬起。与此同时，其伤害性刺激传入的中枢支末梢也发出侧支交叉到对侧，与对侧脊髓前角运动神经元发生突触联系，兴奋控制膝关节的伸肌运动神经元，抑制屈肌神经元，致使对侧伸肌收缩，屈肌舒张。其神经信息通路见图 9-26 对侧伸肌反射中右侧脊髓灰质前角神经元的联系方式。这种关系是脊髓反射的一个特征。

**图 9-25 屈肌反射**

（Siegel A，Sapru H N，2006）

**图 9-26 一侧屈肌反射和对侧伸肌反射反射弧**

＋示兴奋性突触，－示抑制性突触（Siegel A，Sapru H N，2006）

当刺激一定区域的皮肤,引起相应肌肉发生收缩,临床上常用此种屈肌反射作为检查诊断神经及其中枢是否损伤的方法。常用的屈肌反射(脊髓浅反射)见表9-3。

表 9-3　临床常用的屈肌反射(脊髓浅反射)反射弧

| 反射名称 | 腹壁反射 | 提睾反射 | 跖反射 | 肛门反射 |
|---|---|---|---|---|
| 刺激部位 | 腹壁皮肤 | 大腿内侧皮肤 | 足底外侧皮肤 | 肛门周围皮肤 |
| 感受器位置 | 皮肤内感受器 | 皮肤内感受器 | 皮肤内感受器 | 皮肤内感受器 |
| 传入、传出神经 | 第7~12肋间神经 | 生殖股神经 | 胫神经、坐骨神经 | 阴神经 |
| 中枢(脊髓节段) | T7~12 | L1~2 | S1~2 | S4~5 |
| 效应器 | 腹肌 | 睾提肌 | 趾屈肌 | 肛门外括约肌 |
| 反应表现 | 腹壁收缩 | 睾丸上提 | 足趾、踝关节跖屈 | 肛门缩紧 |

病理反射为正常情况下不出现的反射。病理跖反射(Babinski 氏症)的阳性反应为,当足底外侧缘自后向前划过时,即出现拇指背伸,其余四趾蹠屈并呈扇形展开。此阳性反应为确定皮质脊髓束受损与否的功能检查证据之一。但在两岁以下的婴幼儿(因皮质脊髓束功能发育尚未完全)、深睡、全身麻醉、深度昏迷(因皮质脊髓束功能暂时受阻)时,也会出现病理跖反射阳性。阳性病理跖反射反应是一种原始的屈肌反射,平时被大脑皮质的下行信息所抑制,只有当大脑的下行信息被阻断时,脊髓灰质调节形成的足部跖反射阳性症状才表现出来。

2. 内脏反射

内脏反射主要包括一些躯体内脏反射、内脏内脏反射、内脏躯体反射。如立毛反射、皮肤血管反射、膀胱排尿反射、直肠排便反射和性反射等。

立毛反射是一种躯体内脏反射。当温度降低,受刺激的皮肤内感受温度刺激的神经末梢兴奋时,神经冲动沿相应的脊神经、脊神经节、后根入脊髓灰质,在后角中继后,到达侧角,由中间外侧核的神经元胞体发出的轴突所形成的神经纤维(交感神经节前纤维)经前根入脊神经,再经白交通支入交感干,在交感神经节内换元,交感神经节内的神经元发出的轴突所形成的神经纤维(交感神经节后纤维),经灰交通支入脊神经,随脊神经分布于立毛肌(竖毛肌),引起立毛反应(图 9-27)。

由于一个交感神经的节前纤维末梢,与多个节后神经元形成突触,因此,在正常情况下,一处局部刺激可引起同侧广泛的多节段立毛反应。如有脊髓横断性损伤时,刺激病灶以下区域皮肤时,立毛反应向上只能到达病灶以下的区域。由此可以确定病灶的下界;而刺激病灶以上区域的皮肤,所产生的立毛反射只能向下延伸到病灶以上的皮肤,从而确定病灶的上界。损伤胸髓节段时,其神经分布区域的皮肤立毛反射消失(因交感神经的节前神经元胞体损伤)。

图 9-27　立毛反射

**膀胱排尿反射**　是一种复杂的反射活动。婴儿的不自主排尿,是脊髓排尿初级中枢调控下的反射活动。其反射弧为:膀胱内尿液达到一定容量时,刺激膀胱壁上的压力感受器,其产生的神经冲动沿盆神经及其后根入骶髓灰质,兴奋骶副交感核,神经冲动沿该核发出纤维经盆神经进入膀胱壁,在壁内换元,随其节后纤维到达逼尿肌、膀胱内括约肌,引起逼尿肌收缩、膀胱内括约肌舒张,产生排尿。L1~3脊髓节段的中间外侧核发出的纤维,经其脊神经、白交通支、交感神经节(腹下节和骶部交感神经节)换元,节后纤维随腹下神经丛进入膀胱壁,分布于三种平滑肌,其一壁内血管平滑肌,调节血管活动,维持壁内血液供应;其二,分布于逼尿肌,使其舒张;其三,分布于膀胱内括约肌,使其收缩。膀胱内括约肌收缩、逼尿肌舒张,以利于储尿(见图 9-28 排尿反射的反射弧)。随着年龄增长,皮质脊髓束和脊髓上行传导束(内脏感觉)功能的逐渐完善,排尿成为皮层控制下的随意运动。当脊髓横断性损伤发生在腰髓以上部位时,膀胱的排尿有三个时相的变化:① 尿潴留,在脊髓休克期,因脊髓的功能处于瘫痪状态,膀胱肌麻痹。② 膀胱不自主排尿,表现为尿液淋漓。在脊髓休克期过后,因逼尿肌的紧张性收缩开始恢复,膀胱内括约肌松弛,尿液持续排除。③ 膀胱自动排尿,表现为膀胱内尿液达到一定量,即反射性地排尿,但很少完全排空。因随脊髓功能的恢复,在反射弧各部分结构与功能健全的情况下,出现膀胱自动排尿反射活动是必然现象。当骶髓损伤,由于膀胱排尿反射低级中枢被破坏,将出现膀胱涨满(逼尿肌舒张)的同时,尿液不断滴出(膀胱内括约肌松弛),即所谓真性尿失禁。

**图 9-28　排尿、排便反射**

(高士濂,于频,1989)

**直肠排便反射**　婴儿的排便反射,平时粪便被储存于乙状结肠,当结肠作集团运动时,粪便被推入直肠。直肠壁内的感受器受到粪便的刺激,产生神经冲动,该信号沿盆神经、腹下神经丛内的内脏传入神经纤维,传入腰骶髓节段的低级排便中枢,排便中枢向三个部位发出信息。① 向上投射到 C3～5、T5～12脊髓节段,引起支配膈肌、腹壁肌收缩的神经元兴奋,以产生腹压。② 使骶副交感核的部分神经元兴奋,其轴突构成的副交感节前纤维,经骶神经、盆神经,进入降结肠、乙状结肠、直肠壁、肛门内括约肌中,在壁内肌间神经丛换元,其节后纤维末梢释放神经递质,经受体介导,使上述肠壁内的平滑肌收缩、肛门内括约肌舒张。③兴奋骶部脊髓前角,神经冲动沿该节段前角运动神经元的轴突所构成的纤维,经脊神经、阴部神经到达肛门外括约肌(骨骼肌),使该肌舒张(见图9-28排便反射的反射弧)。在腹压的作用下,直肠内的粪便,经肛门排出体外。随着年龄增长,皮质脊髓束和脊髓上行传导束(内脏感觉)功能的完善,排便成为皮层控制下的随意运动。当高位中枢受损时,排便的反应与排尿类似。在此不再赘述。

性反射包括阴茎勃起和射精。脊髓的性反射功能将在后面的章节叙述。

附:脊髓休克(spinal shock)

当脊髓与脑的联系完全失去后,脊髓暂时丧失反射活动能力,进入无反应状态,这种现象称为脊髓休克,简称脊休克。脊髓无反应状态的持续时期为脊髓休克期。脊髓休克和脊髓休克期普遍存在于较高等的脊椎动物和人类。

人类脊休克的主要表现是:在损伤横断面以下的躯体感觉和运动功能丧失,骨骼肌肌紧张消失,外周血管扩张,血压下降,发汗反射消失,膀胱内尿潴留,直肠内粪便积聚,表明躯体反射活动与内脏反射活动均减退甚至消失。

脊休克持续一段时间后,脊髓的反射功能可逐渐恢复。恢复的时间与动物的种类有关,动物越高等,脊休克持续的时间越长。如蟾蜍和青蛙的脊休克只有5~15min,猫、狗约几小时,猴子约3周,人类则需数周以至数月。在恢复过程中,一般是比较原始、简单的反射先恢复,如膝跳反射、屈肌反射,此后恢复搔扒反射、对侧伸肌反射等,并可具有一定的排便、排尿反射。但在人类,损伤横断面以下的脊髓所支配的骨骼肌的随意运动和感觉机能将很难恢复。

脊休克现象产生的原因,一般认为:正常生理情况下,脊髓的活动是在高位中枢(脑)的控制下进行的,而这种控制以易化作用(兴奋作用)占优势。一旦发生脊髓横断性损伤,脑的下行(易化作用)冲动不能到达脊髓,脊髓神经元得不到驱动其活动的信息,便处于抑制状态,所以损伤横断面以下脊髓所控制的反射活动消失——脊休克。在此后的时间里,由于脊髓损伤断面以下脊髓的前、后根及其联络装置均完好;后根内有信号不断的传入,刺激脊髓灰质的神经元,脊髓灰质内神经元的兴奋性逐渐恢复,因此,断面以下脊髓所调控的反射活动又逐渐恢复。

# 第二节　脑　　干

脑(brain)位于颅腔内,成年人的脑平均重1400g。依据其结构和功能,一般将脑分成6个部分:即延髓、脑桥、中脑、间脑、小脑和端脑。通常将延髓、脑桥和中脑合称为脑干(brain stem)。脑干是介于脊髓和间脑之间的结构,位于颅后窝的前部,其中延髓和脑桥的腹面与枕骨的斜坡相邻,其背面与小脑相连(图9-29)。

图9-29　颅脑矢状切

(Mader,2002)

### 一、脑干的外形

延髓的下半部与颈髓相似,延髓上半部分、脑桥与小脑之间的中央管膨大,形成菱形的第四脑室(图9-29)。除去小脑后,脑干的背面为第四脑室的底,称菱形窝(rhomboid fossa)。脑干表面有第3～第12对脑神经出入。上行、下降和出入小脑的纤维束集中于脑干腹面形成大脑脚、脑桥基底部、锥体、锥体交叉等;脑干内的大部分神经核团位于背侧,因局部膨大,致使其相应位置的表面隆起呈结节、丘、三角等。

1. 延髓的外形

延髓(medulla oblongata)形如倒置的圆锥体,长约3 cm,上端粗大,下端细小。下端在枕骨大孔处与脊髓相连,第一颈神经的最上根丝附着处上缘,是延髓与脊髓的分界(图9-30)。延髓上端与脑桥的分界,在腹侧面为延髓脑桥沟,在背面为髓纹(图9-30,图9-31)。

**图 9-30    脑干腹侧面**

(Siegel A,Sapru H N,2006)

脊髓表面的沟、裂上延至延髓表面。腹侧面正中线的纵裂叫前正中裂(图9-30),在延髓上半部前正中裂的两侧各有一纵行隆起,称锥体(pyramid)。锥体是由大脑皮质发出的锥体束(主要为皮质脊髓束)纤维构成。锥体下端大多数纤维左右交叉,形成锥体交叉(decussation of pyramid),交叉后的纤维沿着脊髓侧索下行。锥体的外侧为前外侧沟,沟内有舌下神经(C.N.Ⅻ)根丝出脑。前外侧沟的外侧有卵圆形隆起,称橄榄(olive)。在橄榄的后外侧有橄榄后沟,沟内从上向下依次排列着舌咽神经(C. N.Ⅸ)、迷走神经(C. N.Ⅹ)和副神经(C.N.Ⅺ)出入脑的根丝,这三对脑神经的根丝之间的界限不明显。

延髓背面(图9-31)以闩为界,分为上、下两部分。上部构成第4脑室底的下半部分,其表面结构在后面的第四脑室底中表述;下部形似脊髓。脊髓后索中的薄束和楔束向上延续到延髓背侧后,形成两个膨大,分别为内侧的薄束结节(gracile tubercle)和外侧的楔束结节(cuneate tubercle),其深层分别有薄束核和楔束核。楔束结节外上方的隆起为小脑下脚(又称绳状体,restiform body),为一粗大的纤维束,主要来自脊髓和延髓,并自延髓上部的后外侧进入小脑。在副神经出脑神经根与楔束、楔束结节之间有一纵长的低崤,叫灰小结节,深层为三叉神经脊束及三叉神经脊束核。

**图 9-31　脑干背侧面**

(Siegel A，Sapru H N，2006)

2. 脑桥的外形

　　脑桥(pons)腹面(图 9-30)宽阔的隆起称为脑桥基底部(basilar part of pons),其表面正中线上有纵行的浅沟,称基底沟(basilar sulcus),容纳基底动脉。基底部向两侧逐渐缩窄的部分为小脑中脚(middle cerebellar peduncle),又称脑桥臂(brachium pontis),由进入小脑的神经纤维组成。在基底部与脑桥臂交界处有粗大的三叉神经(C. Ⅳ. Ⅴ)根出入。

　　延髓脑桥沟(bulbopontine sulcus)为脑桥和延髓在腹侧面的分界线,沟内自中线向外排列有外展神经(C. Ⅳ. Ⅵ)、面神经(C. Ⅳ. Ⅶ)和位听神经(C. Ⅳ. Ⅷ)的出入根丝。

　　脑桥背面(图 9-31)扩大构成第 4 脑室底的上半部分,其前端狭细与中脑移行。背面左右可见有小脑上脚(又称结合臂,brachium conjunctivum),两结合臂中间挟着上(前)髓帆。上髓帆是一片薄的白质板,构成第 4 脑室顶的前部,小脑小舌紧贴其上。在脑桥与中脑的移行部,有滑车神经(脑神经Ⅳ)根出脑。

　　第 4 脑室底(图 9-31)又名菱形窝(rhomboid fossa)。由延髓上部和脑桥的背面共同构成。窝的下外边界是薄束结节、楔束结节和小脑下脚,上外边界为小脑上脚。左、右两个侧角延展到小脑下脚背、腹面为第 4 脑室外侧隐窝。在窝底上可见有数条白色髓纹(striae medullares),自后正中沟横行向外侧隐窝,延伸入小脑,一般作为延髓和脑桥在背面的分界线。后正中沟纵贯窝全长,其两侧有与之平行的界沟。后正中沟与界沟之间的结构为内侧隆起,靠近髓纹上方的内侧隆起特别膨隆,称面神经丘(facial colliculus),其深面有外展神经核。界沟外侧有一稍微隆起的三角形前庭区,其深面有前庭神经核。在新鲜标本上,界沟上端可见一呈蓝灰色的小区域,称蓝斑(locus ceruleus),内含蓝斑核,该核团内细胞富含黑色素。在髓纹两端,外侧隐窝尖上有听结节,内含耳蜗神经后核。在髓纹内侧端下方,紧靠后正中沟两侧,可见 3 个小的三角形区域,内上方者为舌下神经三角,内含舌下神经核;外下方者为迷走神经三角,内含迷走神经背核;最外侧的三角带为最后区(area postrema),属于室周器官,富含血管、神经胶质细胞和小型神经元,一般认为与孤束核有联系,具有化学感受功能,有人认为是呕吐中枢。菱形窝下角处,两侧外下界之间的圆弧形移行部称闩(obex)。

3. 中脑的外形

　　中脑(midbrain)腹侧面上界为视束,下界为脑桥上缘。两侧是粗大的主要由纵行纤维构成的隆起,称为大脑脚(cerebral peduncle)。两脚之间的凹陷为脚间窝(interpeduncular fossa),脚间窝的底称后穿质(posterior perforated substance),有许多小血管在此出入。脚间窝的下部、大脑脚的内侧、有动眼神经(脑神经Ⅲ)根出脑(图 9-30)。

中脑的背面由上下两对小丘组成,名为四叠体。上方的一对叫上丘(superior colliculus),是视觉反射(如光探究反射)的中枢。下方的一对叫下丘(inferior colliculus),是听觉反射(如声探究反射)的中枢。在上、下丘的外侧各向前外方伸出一条隆起纤维束,称上丘臂和下丘臂,分别与丘脑后部的外侧膝状体(lateral geniculate body)、内侧膝状体(medial geniculate body)相连(图 9-31)。

## 二、脑干的内部构造

脑干的内部构造与脊髓相比,结构更为复杂。主要可分为四部分,即灰质、白质、灰白质混杂区和中央管室结构。脑干内的灰质不像脊髓内呈连续的柱状,而主要以散在的神经核形式存在,位于脑干背侧;白质主要是上行、下降和出入小脑的纤维束,集中在脑干腹面和外侧面;灰白质混杂区主要位于脑干的中央,称为网状结构;中央管室结构包括延髓下部的中央管,延髓上部、脑桥与小脑之间的第四脑室,中脑内的中脑水管。

### (一) 脑干的灰质

脑干的灰质主要以神经核的状态存在,其位置多位于脑干的背侧面。脑干中的神经核主要分为 3 类:其一,是直接与第 3~12 对脑神经相连的,称脑神经核(图 9-32,图 9-33);其二,是脊髓、小脑、间脑和大脑之间传递信息的中继核,如薄束核、楔束核、红核等;其三,是存在于网状结构中的核团。后两者与脑神经无直接联系,故将这两类核团称非脑神经核。

**图 9-32 脑神经核机能柱在脑干中的排列模式**

GSS:一般躯体感觉,SSS:特殊躯体感觉,GVS:一般内脏感觉,SVS:特殊内脏
感觉,GVM:一般内脏运动,SVM:特殊内脏运动,GSM:一般躯体运动

(Siegel A, Sapru H N, 2006)

1. 脑神经核

按脑神经核的结构和功能可分为感觉核和运动核。感觉核,主要接受脑神经中传入纤维的信息,发出纤维投射到高位中枢或其他运动神经核,引起感觉或反射活动。运动核则接受感觉核、高位中枢的信息,发出轴突构成脑神经中的运动神经纤维。脑神经核的感觉核和运动核的功能分别与脊髓中的后柱和前柱、侧柱灰质相当。由于头部机能的复杂化,脑神经分布于多种胚性组织发育形成的器官,导致脑神经核从功能上分化为 7 种机能柱(核)。这 7 种机能核分别是① 一般躯体运动核(general somatic motor nucleus,GSM)包括动眼神经核、滑车神经核、外展神经核和舌下神经核(图 9-33);这些核团发出一般躯体运动神经纤维,支配由生肌节衍化的骨骼肌,即眼外肌和舌肌运动。② 特殊内脏运动核(special visceral motor nucleus,SVM)包括三叉神经运动核、面神经核、疑核、副神经核(图 9-33),发出特殊内脏运动神经纤维,支配由腮弓间充质衍化来的骨骼肌,即咀嚼肌、表情肌、咽喉肌、胸锁乳头肌、斜方肌运动。

③ 一般内脏运动核（general visceral motor nucleus，GVM），包括动眼神经副核、上泌涎核、下泌涎核、迷走神经背核（图 9-33），发出一般内脏运动神经纤维（副交感节前纤维），支配心肌、平滑肌和腺体的活动。

④ 一般躯体感觉核（general somatic sensory nucleus，GSS），即三叉神经感觉核（图 9-33），接受脑神经中躯体传入纤维传导的来自头面部皮肤、黏膜感受器（外胚层发生的）的信息，对这些信息进行分检处理。⑤ 特殊躯体感觉核（special somatic sensory nucleus，SSS）、包括前庭神经核群，蜗神经背、腹核（图 9-33），接受脑神经中特殊躯体传入纤维传导的，视器，位、听器（外胚层发生的感觉器官）产生的信息，对这些信息进行分检处理。⑥ 一般内脏感觉核（general visceral sensory nucleus，GVS），即孤束核（图 9-33），接受脑神经中一般内脏传入纤维传导，头颈部、胸腹部脏器（降结肠、盆腔内脏器除外）上的感受器产生的信息。

⑦ 特殊内脏感觉核（special visceral sensory nucleus，SVS），即孤束核，接受脑神经中特殊内脏传入纤维传

**图 9-33 脑神经核在脑干背面的投影**
（段相林，郭炳冉，辜清，2006）

导，即来自味蕾产生的信息。孤束核对这些信息进行分检处理。这些机能柱及其核团在脑干中的位置，见图 9-32。以下以一侧脑干中神经核的数量、结构为例叙述。

（1）一般躯体运动核：

① 舌下神经核（hypoglossal nucleus）位于延髓背侧，舌下三角的深层，其上端达髓纹，下端达下橄榄核尾侧以下（图 9-33），此核接受孤束核、三叉神经脊束核发出的纤维和对侧皮质核束纤维；发出纤维形成舌下神经根，行向腹侧，在延髓锥体外侧出延髓，组成舌下神经，终止于同侧舌内、外肌，支配该肌的随意运动。

② 外展神经核（nucleus of abducent nerve）位于脑桥中下部，面丘的深层（图 9-33）。此核接受双侧皮质核束纤维；发出纤维形成展神经根，行向腹侧，在正中线两侧延髓脑桥沟穿出，构成展神经。展神经终止于同侧眼外肌中的外直肌，支配该肌的随意运动。

③ 滑车神经核（nucleus of trochlear nerve）位于中脑下丘高度（图 9-33）。此核接受双侧皮质核束纤维；发出纤维形成滑车神经根，行向背侧，在背侧正中线两侧、下丘的下方出脑，构成滑车神经。滑车神经终止于同侧眼外肌中的上斜肌，支配该肌的随意运动。

④ 动眼神经核（nucleus of oculomotor nerve）位于中脑水管周围灰质的腹侧部（图 9-33），此核接受双侧皮质核束纤维；发出纤维形成动眼神经根，行向腹侧，在脚间窝内穿出，构成动眼神经中的一般躯体运动神经纤维。该纤维终止于同侧眼外肌中的上、下、内直肌和下斜肌，支配这些肌的随意运动。

（2）特殊内脏运动核：

① 副神经核（accessory nucleus）位于延髓的下部，由锥体交叉高度向下延伸至第 5-6 颈髓节段的前角（图 9-33）。依据该核的位置可分为延髓部和脊髓部。延髓部较小，该部接受双侧皮质核束纤维，发出的纤维构成副神经的延髓根（脑根），加入迷走神经，支配喉肌运动；脊髓部较大，该部接受双侧皮质核束纤维，发出的纤维在颈髓的前外侧沟中穿出，上行，经枕骨大孔入颅腔，构成副神经的脊髓根（图 9-30），支配同侧的胸锁乳突肌、斜方肌的随意运动。

② 疑核（nucleus ambiguus）位于延髓副神经核的上方，核的上端达橄榄体中部、下端平丘系交叉高度（图 9-33），处于下橄榄核背侧的网状结构中。疑核接受双侧皮质核束的纤维，发出纤维行先向背内侧，然后折返向腹外侧，加入舌咽神经、迷走神经和副神经（脑根，这部分神经纤维随副神经出颅后，又

离开副神经加入迷走神经），最后经舌咽神经、迷走神经终止于咽喉肌、食道壁的肌层，支配这些肌肉的随意运动。

③ 面神经核（nucleus of facial nerve）位于脑桥下部（图 9-33），脑桥被盖腹外侧的网状结构内，三叉神经脊束核与上橄榄核之间。面神经核的一部分神经元（面神经核的上部）接受双侧皮质核束的纤维；发出纤维支配同侧眼裂以上的表情肌。面神经核的另一部分神经元（面神经核的下部）接受对侧皮质核束的纤维；发出纤维支配同侧眼裂以下的表情肌、颈阔肌、二腹肌后腹、茎突舌骨肌和镫骨肌。由面神经核发出的纤维行先向背内侧达第四脑室底，然后绕过展神经核向腹外侧，并稍下降，构成面神经膝；纤维自面神经核、经展神经的外侧、延髓脑桥沟中穿出脑，构成面神经的运动根，组成面神经中的特殊内脏运动神经纤维，支配表情肌等，完成该肌的随意运动。

④ 三叉神经运动核（motor nucleus of trigeminal nerve）呈椭圆形，位于脑桥中部的网状结构中（图 9-33），被盖的背外侧与三叉神经脑桥核的腹内侧之间。此核接受双侧皮质核束的纤维，发出纤维行向腹外侧，组成三叉神经运动根，加入三叉神经，在脑桥臂与基底部之间出脑，经三叉神经分布于同侧咀嚼肌、二腹肌前腹、下颌舌骨肌、腭帆张肌、鼓膜张肌，支配这些肌的随意运动。

（3）一般内脏运动核：

① 迷走神经背核（dorsal nucleus of vagus nerve）位于迷走三角的深层，舌下神经核的背外侧（图 9-33），介于橄榄中部至丘系交叉高度呈柱状。该核接受孤束核、网状结构和大脑皮质调节内脏活动的纤维；发出纤维走向腹外侧，经下橄榄核的背外侧出脑，加入迷走神经，随迷走神经分支（副交感神经的节前纤维）分布于胸腹腔脏器；在各器官内神经节换元，其节后纤维支配各器官的平滑肌、腺体活动。

② 下泌涎核（inferior salivatory nucleus）位于延髓上部（图 9-33），迷走神经背核和疑核上方的网状结构中，核的边界不清。该核接受孤束核、网状结构和大脑皮质调节内脏活动的纤维；发出纤维走向腹外侧，经下橄榄核的背外侧出脑，加入舌咽神经，经其分支——岩浅小神经（副交感神经的节前纤维）至耳节换元，其节后纤维支配腮腺体活动。

③ 上泌涎核（superior salivatory nucleus）位于脑桥下部（图 9-33），该核散在于面神经核尾部周围的网状结构中。核的边界不清。该核接受孤束核、网状结构和大脑皮质调节内脏活动的纤维；发出纤维加入面神经，经其分支——岩浅大神经、鼓索（副交感神经的节前纤维）分别至翼腭神经节、下颌下神经节换元，其节后纤维支配泪腺、口鼻腔黏膜腺、舌下腺、颌下腺活动。

④ 动眼神经副核（accessory nucleus of oculomotor nerve）又称 Edinger-Westphal nucleus（简称 E-W 核），较小，呈椭圆形。位于中脑上丘高度（图 9-33），动眼神经核的背内侧。此核接受视束、上丘来的纤维；发出纤维行向腹侧，加入动眼神经，在脚间窝出脑，随动眼神经分支（副交感神经的节前纤维）至睫状神经节换元，其节后纤维支配瞳孔括约肌、睫状肌活动。

（4）一般躯体感觉核：即三叉神经感觉核，贯穿脑干全长，以其位置与功能自上而下可分为三叉神经中脑核、脑桥核和脊束核（图 9-34）。

三叉神经中脑核（mesencephalic nucleus of trigeminal nerve）呈圆柱形，位于第四脑室上部的外侧缘及中脑水管周围灰质的外侧，由三叉神经脑桥核的上端延伸至中脑上界（图 9-34），是一个主要有假单极神经元组成的一个狭长细胞柱。该核假单极神经元的外周突与三叉神经的运动根一起出脑，随三叉神经分支分布于咀嚼肌、牙，传导本体感觉；其中枢突终止于三叉神经运动核；构成下颌反射信息通路的一部分。

三叉神经脑桥核（pontine nucleus of trigeminal nerve）又称感觉主核，呈短圆柱形（图 9-33）。位于脑桥中部被盖的背外侧，介于中脑核与脊束核之间三叉神经运动核的外侧，是三叉神经感觉核中最粗的部分。此核接受三叉神经中脑核、三叉神经中传导头面部黏膜、牙齿和口腔、鼻腔黏膜的触、压觉纤维的信息；发出的纤维一部分交叉到对侧、或在同侧上升，参与组成三叉丘系，另一部分纤维终止于脑干运动神经核，引起头面部反射。

**图 9-34　三叉神经核团及其纤维束**

三叉神经脊束核(spinal nucleus of trigeminal nerve)为一细长的柱状结构(图9-33,图9-34),其上端与感觉主核相续,下端与第1、2颈髓节段的后角相连。由头端至尾端可分为颅侧亚核、极间亚核和尾侧亚核三部分,不同部分整合不同的感觉信息。脊束核的外侧始终有三叉神经脊束(三叉神经入脑后,终止于脊束核的传导头面部黏膜、牙齿和口腔、鼻腔黏膜的痛、温觉、部分触、压觉纤维集结构成)伴随。该核接受三叉神经脊束的传入纤维(图9-34),发出纤维交叉到对侧上行,一部分参与构成三叉丘系;另一部分终止于脑干运动神经核,参与头面部的反射。

(5)特殊躯体感觉核:

① 蜗神经核(cochlear nucleus)包括蜗背侧核(dorsal cochlear nucleus)和蜗腹侧核(ventral cochlear nucleus)。两核近似圆形,位于菱形窝外侧角听结节深面,分别居于小脑下脚的背、腹侧(图9-33,图9-38)。蜗背侧核接受来自耳蜗底部的纤维(传导高频声波信号产生的冲动);蜗腹侧核接受来自耳蜗顶部的纤维(传导低频声波信号产生的冲动)。蜗神经核发出纤维大部分在脑桥背、腹之间横过中线,在上橄榄核的外侧与对侧蜗神经核、上橄榄核发出的纤维一起上行,构成外侧丘系。这些横过中线的纤维穿行内侧丘系,形成斜方体(trapezoid body)。斜方体是脑桥背侧的被盖部与腹侧的基底部的分界标志。

② 前庭神经核(vestibular nucleus)位于菱形窝外侧角前庭区深面(图9-33,图9-38)。按各结构的排列位置可分为前庭上、下、内侧、外侧4个核。每个核形如圆柱,参差排列,组合在一起,背面观时呈菱形。前庭神经核接受前庭神经纤维、小脑、脊髓和大脑皮质的纤维传入信息。前庭神经核发出的纤维如下:a. 前庭神经核的上核、下核、内侧核发出纤维与同侧的一部分前庭神经传入纤维一起构成前庭小脑束,经小脑下脚入小脑,止于小脑的绒球小结叶皮质,参与小脑对平衡的调节。b. 前庭神经外侧核发出的纤维在同侧下降,构成前庭脊髓束,止于脊髓前角,参与脊髓对平衡的调节。c. 前庭神经核的上核、外侧核、内侧核发出纤维上行,构成前庭丘脑束,终止于双侧丘脑腹后核,经其中继投射到大脑,参与平衡觉的形成。d. 所有的前庭神经核均发出纤维走向中线,在同侧或对侧上升和下降,构成内侧纵束。内侧纵束的纤维向上可终止于双侧的动眼神经核、滑车神经核、展神经核,向下可止于颈髓前角,使眼球外肌、颈部肌肉随体位变化发生变化。

（6）特殊、一般内脏感觉核：

孤束核（nucleus of solitary tract）呈圆柱形（图 9-33，图 9-38），位于延髓界沟的外侧，上端达脑桥下部，其下端至丘系交叉处。可分为上、下两部分。孤束核的上部较小，为特殊内脏感觉核。该部接受面神经、舌咽神经、迷走神经中的味觉传入纤维。发出纤维的一部分交叉到对侧，上行构成被盖中央束，止于丘脑腹后内侧核，经其中继，投射到额叶、脑岛皮质形成味觉；发出纤维的另一部分，终止于脑干运动神经核，参与头面部或内脏器官的反射。孤束核的下部较大，为一般内脏感觉核。该部接受舌咽神经、迷走神经中的内脏觉传入纤维。发出纤维的一部分交叉到对侧或在同侧上行，止于下丘脑、杏仁核，经其中继，投射到边缘叶皮质形成内脏感觉；发出纤维的另一部分，终止于脑干网状结构、一般内脏运动核，引起内脏器官的反射性调节。

2. 非脑神经核

网状结构中的核团请参见后续网状结构内容，在此仅介绍脑干中继核团。

（1）延髓内的中继核团：

**图 9-35　延髓横切（平锥体交叉）**

示锥体交叉（火棉胶切片髓鞘染色法）

(Siegel A，Sapru H N，2006)

薄束核（gracile nucleus）和楔束核（cuneate nucleus）位于延髓下部，近背侧，分别在薄束结节和楔束结节的深面（图 9-35，图 9-36）。均为圆柱形的核团。它们是传导深感觉（本体感觉）的中继核团。脊髓后索的薄束和楔束终止于这两个核。由核发出的纤维行向腹侧，绕过中央灰质，交叉到对侧后上行，上行的纤维组成内侧丘系，该纤维束投射到丘脑的腹后外侧核（图 9-15）。薄束核和楔束核是向高位中枢传递躯干、四肢意识性本体感觉和精细触觉的中继核团。两侧核团发出的纤维左、右交叉的部位称为内侧丘系交叉（decussation of medial lemniscus）（图 9-15，图 9-36）。绕行中央灰质外侧的纤维被称为内弓状纤维（internal arcuate fibers）（图 9-36）。

**图 9-36　延髓横切（平内侧丘系交叉）**

示丘系交叉（火棉胶切片髓鞘染色法）

(Siegel A，Sapru H N，2006)

下橄榄核（inferior olivary nucleus）位于延髓中上部，橄榄的深层。此核在人类特别发达，由下橄榄主核、内侧副橄榄核和背侧副橄榄核组成。下橄榄主核位于锥体束的背外侧，横切面上呈多皱褶的囊袋状,袋口为核的门,朝向背内侧(图 9-37,图 9-38)。内侧副橄榄核在延髓闭合部位已经出现,位于内侧丘系的外侧,在第四脑室敞开部高度正对主核门。背侧副橄榄核紧靠在主核的背侧。下橄榄主核内细胞密集,主要由中、小型的圆形和梨形细胞构成,细胞的轴突形成的纤维充满囊袋内,自门涌出交叉到对侧,向背外侧集聚,形成橄榄小脑束,经小脑下脚入小脑皮质。下橄榄主核的外周包绕着厚层来自不同部位将要终止于下橄榄核的纤维束。起自大脑皮质的纤维束终止于主核的腹侧部;起自苍白球、红核、小脑中央核群的纤维,终止于主核的背侧部;起自中脑水管周围灰质的纤维,终止于主核的吻部、内侧副橄榄核;起自脊髓

**图 9-37　延髓横切(平下橄榄核中部)**
示延髓神经核与主要纤维束的位置(火棉胶切片髓鞘染色法)
(Siegel A,Sapru H N,2006)

灰质的纤维,终止于内侧副橄榄核和背侧副橄榄核。下橄榄核群是大脑皮质、皮层下结构、脊髓与小脑之间信息联系的中继核团。该核团主要参与小脑对躯体运动的协调调制。

**图 9-38　延髓横切(平橄榄上部)**
(A)模式结构图示下橄榄核、孤束核、内侧丘系等;(B)延髓横切(火棉胶切片髓鞘染色法)

(Siegel A,Sapru H N,2006)

楔束副核（accessory cuneate nucleus）又名楔外侧核（lateral cuneate nucleus），位于延髓楔束核的背外侧，埋于楔束内（图 9-35，图 9-36）。此核接受来自同侧颈髓、上部胸髓节段（T1～6）中上行的楔外侧束（脊神经后根中粗传入纤维），发出纤维组成楔小脑束，行于延髓背外侧的边缘，经小脑下脚进入小脑，终止于古（原）小脑、旧小脑皮质（图 9-16）。楔束副核是同侧颈部、上肢的反射性本体感觉中继核团，将同侧颈部、上肢的本体感觉、精细触觉信息分检处理，并输入小脑，引起小脑的反射性协调活动。

弓状核（arcuate nucleus）位于延髓锥体束的腹侧（图 9-36，图 9-37），向上与脑桥核相续。此核接受来自对侧大脑皮质的下行纤维传入，发出纤维主要有两种走向。其一，在同侧走向外侧，经小脑下脚入小脑；其二，行向背内侧并交叉到对侧，于第四脑室底构成髓纹（图 9-31），行向外侧，经小脑下脚入小脑。弓状核是大脑皮质与小脑皮质之间进行信息传递，设在延髓的中继站。

（2）脑桥内的中继核团：

脑桥核（pontine nucleus）位于脑桥基底部，散在于纵横交错的纤维束之间，是许多核团的总称（图 9-39，图 9-40）。接受同侧大脑皮质的下行纤维，发出的纤维交叉到对侧，向后外方集中形成小脑中脚，终止于新小脑皮质。脑桥核是大脑皮质与小脑皮质之间进行信息传递的设在脑桥的中继站。

**图 9-39　脑桥下部横切**

（A）模式结构图示面丘、面神经根、展神经核的关系；（B）脑桥横切（火棉胶切片髓鞘染色法）

（Siegel A，Sapru H N，2006）

上橄榄核（superior olivary nucleus）位于脑桥的中下部，内侧丘系的背外侧（图 9-39 B）。此核包括内、外侧上橄榄核和斜方体核，后者散在于中缝两侧的斜方体纤维中。上橄榄核接受来自双侧的蜗腹核的纤维，发出纤维加入双侧的外侧丘系。此核是听觉信息传导通路上的重要中继核团。此核团除中继听觉信息外,还参与声音的空间定位。

外侧丘系核(nucleus of lateral lemniscus)在脑桥中上部,上橄榄核的上方,散在于外侧丘系的背内侧(图9-40)。该核接受来自外侧丘系纤维的侧支传入,发出纤维交叉到对侧,加入对侧的外侧丘系。此核也是听觉信息传导通路上的重要中继核团。

蓝斑核(nucleus ceruleus)位于脑桥的上部,菱形窝界沟上端蓝斑的深层(图9-41)。由含黑色素的去甲肾上腺素能神经元组成。蓝斑核发出的纤维几乎遍布中枢神经系统各部,目前已知除参与躯体、内脏伤害性感觉的调节外,还参与睡眠、觉醒、学习、记忆、呼吸、心血管活动的调节。

**图9-40 脑桥中部横切**

(火棉胶切片髓鞘染色法)(Siegel A,Sapru H N,2006)

**图9-41 脑桥上部横切**

(火棉胶切片髓鞘染色法)(Siegel A,Sapru H N,2006)

(3)中脑内的中继核团:

下丘(inferior colliculus)是中脑背侧下部,中线两侧的一对隆起(图9-31,9-42)。其深层主要有下丘中央核(central nucleus of inferior colliculus)及其周边的下丘周灰质(peripheral gray matter of inferior colliculus)构成(图9-42)。下丘中央核主要接受外侧丘系的纤维传入,发出纤维经下丘臂到达内侧膝状体;下丘周灰质接受下丘中央核、内侧膝状体、大脑皮质、小脑的纤维传入,参与听觉的负反馈调节和声源定位。下丘除了中继听觉信息外,还是听觉反射的重要中枢。下丘发出的纤维到达脑干运动神经核,或经顶盖脊髓束到达脊髓,完成头、眼转向声源的反射活动。

上丘(superior colliculus)是中脑背侧上部中线两侧的一对隆起(图9-31)。其深层灰、白质分层相间

**图 9-42 平下丘横切**

（火棉胶切片髓鞘染色法）(Siegel A，Sapru H N，2006)

排列（图 9-43）。由浅入深共分 7 层，分别为带状层（Ⅰ）、浅灰质层（Ⅱ）、视层（Ⅲ）、中灰质层（Ⅳ）、中白质层（Ⅴ）、深灰质层（Ⅵ）、深白质层（Ⅶ）。第Ⅰ、Ⅱ层接受视束、上丘臂、大脑皮质的纤维传入，发出纤维进入第Ⅵ层；第Ⅵ层还接受皮层下相关结构的纤维传入；第Ⅵ层发出纤维进入第Ⅳ层，第Ⅳ层还接受脊髓顶盖束的纤维传入。第Ⅵ层和第Ⅳ层细胞发出纤维离开上丘，形成顶盖脊髓束、顶盖网状束、顶盖丘脑束、顶盖脑桥小脑束。通过与相应结构联系，完成躯体、眼球追踪移动物体的运动。

顶盖前区（pretectal area）位于中脑水管周围灰质的背侧，后连合与上丘上端之间（图 9-43）。顶盖前区内有若干个小的神经核团，这些核团接受视束和上丘臂的纤维传入，发出纤维经后连合、中脑水管腹侧交叉或不交叉至双侧动眼神经副

核，从而使双眼同时完成瞳孔的直接和间接对光反射。

红核（red nucleus）是中脑的一对椭圆形神经核团，稍红色，位置靠近中脑背侧部（图 9-43），自上丘高度一直延至间脑尾端。红核发出的纤维，大部分交叉后下行至脊髓灰质前角，称红核脊髓束（图 9-19），调节脊髓灰质前角运动神经元的活动。一部分纤维终于桥延网状结构。这些束均属于锥体外系的组成部分。

**图 9-43 平上丘横切**

（火棉胶切片髓鞘染色法）(Siegel A，Sapru H N，2006)

黑质（substantia nigra）仅见于哺乳动物，在人类特别发达，纵贯中脑全长，并延入间脑的尾侧部（图 9-43）。依据细胞构筑和位置，可将黑质分为腹侧的网状部和背侧的致密部两部分（图 9-44）。网状部的细胞构筑与苍白球相似，致密部的细胞主要分两类，即大部分为含有黑色素颗粒的多巴胺能神经元和小部分不含黑色素颗粒的 γ-氨基丁酸能神经元。黑质与纹状体之间有往返的纤维联系。黑质神经元的末梢投射到纹状体，协调躯体运动。若黑质内的多巴胺神经元功能减退或死亡达到一定程度（约 50% 以上），即出现震颤麻痹的症状（Parkinson 病）。

**图 9-44　大鼠黑质的细胞构筑**

（向大鼠尾壳核内注射 HRP，在黑质中被标记的 HRP 阳性神经元、纤维）

　　腹侧被盖区（ventral tegmental area）是中脑红核与黑质之间的区域（图 9-43）。该区富含多巴胺能神经元。此区广泛接受上行传导束的侧支传入，发出纤维投射到下丘脑、海马和杏仁核等结构，参与边缘系统的构成。该区神经元的活动与本能性、获得性行为的奖赏机制有关。

### （二）脑干的白质

　　脑干的白质包括长距离投射的上行、下行纤维束，脑干内神经核之间近距离的联系纤维和出入小脑的纤维束。上行、下行的长距离投射纤维束大部分集中于脑干的腹侧，是间脑、大脑和脑干、脊髓之间相互联系的重要通路。上行纤维束主要有脊丘系（脊髓丘脑束）、三叉丘系、内侧丘系、外侧丘系和内侧纵束。下行纤维束主要有锥体束（皮质核束、皮质脊髓束）、红核脊髓束、顶盖脊髓束、网状脊髓束等（图 9-45）。出入小脑的纤维束位于脑干的背外侧，包括小脑的上、中、下三对脚（图 9-45）。小脑脚是脊髓、脑干、间脑、大脑和小脑之间信息传导的通路。

**图 9-45　脑干白质纤维束**

脊丘系（spinal lemniscus）又名脊髓丘脑束（spinothalamic tract），是脊髓白质中脊髓丘脑前束和脊髓丘脑侧束进入脑干后合并而成。在脑干中上行（图9-17，图9-45），止于丘脑的腹后外侧核，上传对侧躯干、四肢的痛、温和粗触、压觉信息。

内侧丘系（medial lemniscus）由对侧薄束核、楔束核中神经元的轴突构成的神经纤维出核团，行向腹侧，交叉（内侧丘系交叉）后上行构成（图9-13，图9-45），止于丘脑的腹后外侧核，上传对侧躯干、四肢的意识性本体感觉和精细触觉。

三叉丘系（trigeminal lemniscus）又名三叉丘脑束（trigeminothalamic tract），双侧三叉神经脊束核、感觉主核（脑桥核）中神经元的轴突构成的神经纤维出核团，大部分行向腹内侧，交叉后上行构成腹侧三叉丘脑束（图9-45）；小部分不交叉的神经纤维行向背侧，在被盖背侧上行，构成背侧三叉丘脑束，两者合称为三叉丘系，止于丘脑的腹后内侧核，上传双侧头面部痛、温、粗触、压觉。

外侧丘系（lateral lemniscus）由对侧蜗神经核、上橄榄核中神经元的轴突构成的神经纤维出核团，行向上，达脑桥下、中部交叉构成斜方体（图9-39，图9-45）后，上行与同侧蜗神经核、上橄榄核发出的上行纤维合并行向上构成（图9-45）。外侧丘系在上行过程中，部分神经纤维在外侧丘系核中换元。在外侧丘系核中换元或不换元的大部分纤维止于中脑的下丘，小部分纤维穿下丘止于间脑的内侧膝状体，上传双侧听觉信息。

内侧纵束（medial longitudinal fasciculus）是脑干内上下走行较为粗大的纤维束（图9-36，图9-45），起源广泛，止点主要为支配眼外肌、颈部肌肉运动的核团。其功能主要为协调双眼的运动和头部姿势。

锥体束（pyramidal tract）是起源于大脑皮质的锥体细胞，经内囊、脑干、脊髓下行，终止于脑干、脊髓运动神经核，调节骨骼肌完成随意运动的神经纤维束。依据其纤维终止的部位可分为皮质核束和皮质脊髓束（图9-45，图9-18）。皮质核束（corticonuclear tract）又名皮质脑干束，主要由大脑中央前回下部皮质第3、5层的锥体细胞的轴突构成神经纤维束下降构成。该束经内囊降至脑干腹侧，经中脑的大脑脚、脑桥基底部、延髓下降时，不断分支终止于双侧脑干运动神经核（面神经核下份、舌下神经核仅受对侧皮质核束的支配）（图9-46），调节头、颈部骨骼肌的随意运动。皮质脊髓束（corticospinal tract）主要由大脑皮质中央前回上部及旁中央小叶前部内第3、5层的锥体细胞的轴突构成神经纤维束下降构成。该束经内囊降至脑干腹侧，经中脑的大脑脚、脑桥基底部、延髓锥体下降至延髓下部时，大部分纤维交叉到对侧，进入脊髓侧索内下行，为皮质脊髓侧束；没有交叉的纤维在延髓腹侧降入脊髓前索，称为皮质脊髓前束（图9-45）。延髓下部该纤维交叉的部位称锥体交叉。皮质脊髓侧束在下降到每个脊髓节段时，分支终止于下降侧的脊髓前角；皮质脊髓前束在下降到每个脊髓节段时分支，终止于同侧和对侧的脊髓前角（图9-18）。锥体束调节躯干、四肢的随意运动。

动眼神经核
滑车神经核
三叉神经运动核
展神经核
面神经运动核
疑核
副神经核
舌下神经核

图9-46　皮质脑干束
（段相林，2006）

小脑脚（cerebellar peduncle）位于脑干的背外侧（小脑的腹面），由出入小脑的纤维束构成，是脑干与小脑联系的桥梁。依据小脑脚中纤维的位置分为上、中、下三对脚（图9-47）。小脑上脚（superior cerebellar peduncle）又称结合臂，位于上髓帆的外侧、构成第四脑室的上外侧壁，主要由小脑齿状核发出的纤维,出小脑投射到中脑红核、丘脑之前的神经纤维束构成。脊髓小脑前束(脊髓后角的神经元轴突构成的纤维投射到小脑皮质)的纤维也经小脑上脚入小脑。小脑中脚(middle cerebellar peduncle)又名脑桥臂,位于脑桥基底部的后外方,由对侧脑桥核神经元轴突构成的纤维向后外方集结成束,该束入小脑终止于新小脑皮质,是脑桥与小脑相连的纤维束。小脑下脚(inferior cerebellar peduncle)又名绳状体,位于延髓上部的后外侧,是延髓与小脑相连的纤维束,其内有出入小脑的多个纤维束,入小脑的纤维束有前庭小脑束、橄榄小脑束、网状小脑束、脊髓小脑后束、楔小脑束等,出小脑的纤维束有小脑前庭束、顶核延髓束。

　　脑干内的其他传导束包括红核脊髓束、顶盖脊髓束(图 9-19)、前庭脊髓束(图 9-20)、网状脊髓束(图 9-21)、脊髓网状束(图 9-22),在脊髓一节已涉及,此处不再赘述。

**图 9-47　小脑脚的位置结构示意图**

(柏树令,2005)

### (三) 脑干网状结构

　　在脑干内除了边界明确的脑神经核、中继核团(如薄束核)和传导束以外,在脑干中央区域,神经纤维纵横交叉交织成网,其网眼内散布着大量大小不等的神经核,这一区域称为脑干网状结构(reticular formation)。

　　脑干网状结构内的核团大多数边界不分明,核团内的神经细胞排列也不如脑神经核紧密,但其排列还是疏密有别,通常网状结构中神经元相对集中的区域称为核团。依据其所在位置、细胞构筑、纤维投射将脑干网状结构中的核团分为中缝核群、内侧(中央)核群和外侧核群(图 9-48)。

　　中缝核群(raphe nuclear group)位于脑干中缝两侧,由若干个相互延续的核团组成,核团内的神经元主要为 5-羟色胺能神经元。晚近的研究表明,中缝核团内也有脑啡肽、γ-氨基丁酸、谷氨酸、一氧化氮、神经加压素、P 物质能神经元。这些不同类型神经元形成的核团由延髓至中脑依次为中缝隐核(nucleus raphes obscurus)、中缝苍白核(nuclus raphes pallidus)、中缝大核(nuclus raphes magnus)、脑桥中缝核(raphe nucleus of pons)、中央上核(superior central nucleus)、中缝背核(nucleus raphes dorsalis)和中间线形核(nucleus linearis intermedius)(图 9-48)。中缝核群接受大脑、小脑、中脑和脊髓来的信息,发出纤维投射到脊髓、小脑、间脑(丘脑、下丘脑)、大脑(纹状体、杏仁体、海马、隔区和皮质)。

　　内侧核群(medial nuclear group)位于中缝核群的外侧(图 9-48),包括巨细胞网状核(gigantocellular reticular nucleus)、脑桥背盖网状核(tegmentoreticularnucleus of pons)、脑桥尾侧、嘴侧网状核(caudal,rostral pontine reticular nuclei)、中脑楔形核(cuneiform nucleus)和楔形下核(subcuneiform nucleus)。构成网状结构内侧核群的神经元多为大、中型,大型神经元的树突少且长,其轴突长而多分支。内侧核群主要接受网状结构中外侧核群传来的信息,发出纤维广泛的投射到脊髓和脑的各级中枢,构成脑干结构的"效应区"。

外侧核群(lateral nuclear group)位于内侧核群的外侧,约占脑干网状结构的外侧1/3,包括腹侧网状核(ventral reticular nucleus)、背侧网状核(dorsal reticular nucleus)、小细胞网状核(parvocellular reticular nucleus)、中脑的臂旁内、外侧核(media/lateral parabrachial nucleus)、脚桥背盖网状核(pedunculopontine tegmental nucleus)(图9-48)。该核群广泛接受脑干感觉神经核、上行感觉传导束的侧传入信息,发出纤维主要终止于内侧核群,是脑干网状结构的"感受区"。

**图 9-48 脑干网状结构核团在脑干的投影示意图**

(朱长庚,2002)

网状结构通过其外侧核群广泛接受上行传导束的侧支信息,进行整合后投射到其内侧核群,内侧核群进行信息分检、整合处理。向上弥散投射到间脑、大脑,调节睡眠与觉醒、意识状态、躯体感觉;向下投射到脊髓,调节躯干、四肢的肌张力;同时是呼吸、心血管活动的中枢所在,故又称为活命中枢(vital centre)。

**(四)室管结构**

脑干内的中央管室结构包括延髓下部的中央管,延髓上部、脑桥与小脑之间的第四脑室,中脑内的中脑水管(图9-49)。中央管、中脑水管都是室管膜围成的圆形管道。第四脑室是室管膜围成的菱形腔隙。第四脑室的底为菱形窝,顶部为上髓帆、小脑、下髓帆,周围部为小脑脚。第四脑室顶部的室管膜上皮、软脑膜及其表面的血管突入第四脑室形成第四脑室脉络丛(图9-50)。脉络丛具有分泌脑脊液的功能。脉络丛的组织结构显示,脉络丛是由脉络丛上皮(室管膜上皮)、结缔组织(软脑膜)和血管构成(图9-51)。血管内的物质若要进入脑脊液,需经过血管内皮及其基膜、结缔组织和脉络丛上皮细胞的选择通透作用。在下髓帆上有一正中孔,左、右两侧各有一个侧孔(图9-50),第四脑室中的脑脊液可通过这三个孔进入蛛网膜下腔。

**图 9-49 脑矢状切面示意图**

(Siegel A,Sapru H N, 2006)

图 9-50　第四脑室背面观
（柏树令，2005）

图 9-51　脉络丛组织结构示意图
（成令忠，1992）

### 三、脑干的功能

脑干的功能与脊髓类似，也具有传导和反射功能。脑干传导功能表现为，借助其白质纤维束，将大脑、小脑、间脑的信息传导到脊髓，同时将脊髓、脑干的信息传导到大脑、间脑和小脑。脑干的反射功能表现为，通过与之相连的脑神经及其器官，可进行头、面部、内脏器官的反射活动及调节。尽管脑干不如脊髓的节段性调节明显，但是，脑干的不同部位与反射活动实现的范围，也存在一定的区分，如中脑主要与眼睛的反射活动有关；脑桥主要与头面部器官的活动有关；延髓主要与咽喉部、内脏器官的反射活动有关。以下介绍几个临床常用的反射及其反射弧。

（1）瞳孔对光反射：当用强光照射眼球时，引起瞳孔缩小的反应为瞳孔对光反射。被照射眼球的瞳孔缩小反应为直接对光反射，未被照射眼球的瞳孔缩小反应为间接对光反射（如照左眼时，右眼的反应）。其反射弧为：感受器是视网膜，传入神经为视神经，中枢为中脑的动眼神经副核，传出神经是动眼神经，效应器为眼球壁内虹膜中的瞳孔括约肌。瞳孔对光反射是一种防御性反射，以避免较多的强光进入眼内，损伤视网膜。临床上常用其检测中脑、视网膜、视神经的结构、功能状态。

（2）角膜反射：用毛笔或棉絮轻触角膜时，引起的双侧眨眼反应为角膜反射。其反射弧为：感受器是角膜上的触觉感受器；传入神经为三叉神经眼支、三叉神经根；中枢为脑桥的三叉神经感觉核、面神经核；传出神经为面神经；效应器为眼轮匝肌。角膜反射是一种防御性反射，以避免角膜受损伤。临床上常用其检测脑桥、三叉神经、面神经的结构、功能状态。

（3）泌涎反射：口腔内的机械或化学性刺激均可引起唾液分泌。其反射弧为：感受器位于口腔黏膜内；传入神经为三叉神经、面神经、舌咽神经；中枢为三叉神经感觉核、孤束核和上、下泌涎核；传出神经为面神经、舌咽神经；效应器为唾液腺。当食物进入口腔，泌涎以利进食。泌涎是爬行、鸟类、哺乳类动物适应陆地生活的反射活动。在高等动物除能进行非条件泌涎反射，还可形成条件反射。

（4）喷嚏反射：刺激鼻黏膜，引起的深吸气，肋间肌、膈肌、腹肌收缩产生强大气流，沿呼吸道、口腔排出的反应称为喷嚏反射。其反射弧为：感受器是鼻黏膜上的触觉感受器；传入神经为三叉神经；中枢为延髓内的三叉神经脊束核、疑核、网状结构中的呼吸中枢、颈胸部脊髓灰质（支配膈肌、肋间肌运动的神经元）；传出神经为舌咽神经、迷走神经、颈胸部脊神经；效应器为咽喉肌、膈肌、肋间肌。喷嚏反射是一种防御性反射，以排除鼻腔内的异物。临床上常用其来检测延髓的结构、功能状态。

（5）呕吐反射：是一种复杂的反射活动。机械或化学性刺激口腔、舌根、咽壁、胃肠、胆总管、视器、前庭器官中的任何一个部位均可引起腹肌收缩，胃贲门括约肌、食道、咽喉部肌肉舒张，致使胃内容物返流入口腔、体外的反应称为呕吐反射。如机械刺激舌根,可引起呕吐,其反射弧为:感受器为舌根黏膜上的触觉感受器;传入神经为舌咽神经;中枢为延髓中的三叉神经感觉核、孤束核、迷走神经背核、网状结构、最后区、疑核、胸腰部脊髓灰质(支配膈肌,腹肌运动的神经元);传出神经为舌咽神经、迷走神经、胸腰部脊神经;效应器为膈肌,腹肌,胃、食道、咽喉部肌肉。呕吐能排除胃内的有害物质,故呕吐是一种防御性反射。临床上常用其来检测延髓的结构、功能状态。

(6)咳嗽反射:是一种防御性反射。喉、气管黏膜受到刺激时,引起膈肌、肋间肌、腹肌收缩,声门开大,以强大的气流自呼吸道冲出,咳出呼吸道中的异物。其反射弧为:感受器是喉、气管黏膜中的感受器;传入神经为迷走神经;中枢为孤束核、疑核、颈、胸、腹部脊髓灰质(支配膈肌、肋间肌、腹肌收缩的神经元);传出神经为迷走神经、颈胸腹部脊神经;效应器为环杓后肌、膈肌、肋间肌、腹肌。临床上常用其检测延髓的结构、功能状态。

(7)降压反射:是一种内脏反射。当血压升高时,反射性地引起血压下降,这种血压下降反应称为降压反射或减压反射。其反射弧为:感受器是位于颈动脉窦和主动脉弓上的压力感受器;传入神经为舌咽神经、迷走神经;中枢为延髓内的孤束核、网状结构、迷走背核;传出神经为迷走神经;效应器为心肌和血管平滑肌(图9-52)。

图 9-52　降压反射的反射弧示意图

(Mader,2002)

### 四、脊椎动物脑干的比较解剖

#### (一) 外形的比较

各纲脊椎动物均有脑干。各纲动物的延髓都较发达,是控制维持生命活动的重要中枢。低等动物的脑桥不发达、大脑皮质发达的高等动物,脑桥基底部膨突明显。鱼类、两栖类、爬行类、鸟类动物的中脑甚发达,粗大的视束终止于中脑顶盖,顶盖高度发达,膨大为视叶(optic lobe)。哺乳类动物的视束大部分终止于外侧膝状体,视叶缩小为上丘。在真骨鱼类的视室(optic ventricle)相当于哺乳类动物的中脑水管,其内有一对隆起的中脑丘(colliculus),中脑丘的深层有一核团,为瓣侧核(nucleus lateralis valva),此核与前庭侧线系统有关,一般认为此核与下丘(后丘)同源。依靠发射声波并回收声波来回避障碍和捕食的动物,下丘特别发达,由于视觉退化,上丘变小,如蝙蝠的中脑(图 9-53)。

图 9-53　几种脊椎动物脑的背面观

(A)鳕　(B)蛙　(C)鳄　(D)家鸽　(E)树鼩

### (二) 内部结构的比较

1. 脑神经核的比较

① 三叉神经核：在鱼类已经具备三叉神经脊束核、中脑核；爬行类、鸟类和哺乳类衍生出三叉神经脑桥核（主核）。② 前庭神经核：自鱼类开始至哺乳类均较发达。③ 蜗核：自两栖类开始出现，两栖、爬行、鸟类的蜗核位于延髓的背侧，哺乳类的蜗核增大，并扩展到延髓腹侧。④ 面神经核：硬骨鱼类的面神经核分为两部分，一部分位于背侧，另一部分位于腹侧；哺乳类的面神经核位于脑桥下部腹侧。⑤ 疑核：鱼类、两栖类的疑核位置偏向延髓背侧，爬行、鸟、哺乳类动物的疑核位于延髓腹侧部。⑥ 迷走神经背核：在各类动物的位置比较恒定，界于内脏感觉核（孤束核）附近。⑦ 副神经核：在低等动物，副神经是迷走神经的一个分支，副神经核为疑核的延续。从羊膜动物开始，副神经独立为第Ⅺ对脑神经，副神经核（疑核尾侧部分）移至腹外侧。⑧ 动眼神经核、滑车神经核、展神经核和舌下神经核分别位于中脑、脑桥和延髓，是躯体运动功能细胞柱断裂而成。

2. 中继核团的比较

鱼、两栖、爬行、鸟类动物的红核相对较大，是躯体运动调节的高级中枢。哺乳类动物对躯体运动调节的功能集中到了大脑，中脑的红核在结构和功能上相对退化。

附：代表性脑干损伤及其临床表现（以一侧血管阻塞，血管阻塞侧的结构损伤为例）

(1) 延髓内侧损伤综合征（medial medullary syndrome）又名 Dejerine 综合征，通常是由于椎动脉的延髓支或脊髓前动脉阻塞所致。主要受损结构为锥体束、内侧丘系和舌下神经根。临床表现症状分别为对侧上、下肢随意运动障碍（锥体束受损）；对侧上、下肢及躯干的意识性本体觉和精细触觉消失（内侧丘系受损）；伤侧舌肌瘫痪，伸舌时，舌尖偏向患侧（舌下神经根受损）。

(2) 延髓外侧损伤综合征（lateral medullary syndrome）又称 Wallenberg 综合征，由椎动脉的延髓支或小脑的下后动脉阻塞所致。主要受损结构为三叉神经脊束、脊丘系、疑核、下丘脑至脊髓中间外侧核的交感下行传导束、小脑下脚和前庭神经核。临床表现症状分别为同侧头、面部痛、温觉消失（三叉神经脊束受损）；对侧上、下肢及躯干的痛、温、触、压觉消失（脊丘系受损）；同侧软腭及咽喉肌麻痹，吞咽困难，声音嘶哑（疑核受损）；瞳孔缩小，上眼睑轻度下垂、面部皮肤干燥、潮红及汗腺分泌障碍（下丘脑至脊髓中间外侧核的交感下行传导束受损）；同侧上下肢共济失调（小脑下脚受损）；眩晕、眼球震颤（前庭神经核受损）（图9-54）。

(3) 脑桥基底部综合征（basal pontine syndrome）由基底动脉的脑桥支阻塞所致。主要损伤结构为锥体束、展神经根。临床表现症状为对侧上、下肢随意运动障碍（锥体束受损）；伤侧眼球外直肌瘫痪，眼球不能水平向外移动（展神经根受损）。

(4) 脑桥背侧损伤综合征（dorsal pontine syndrome）通常因小脑下前动脉或小脑上动脉的背侧支阻塞所致。受损的部位在脑桥的尾端，受损的结构包括展神经核、面神经运动核、前庭神经核、三叉神经脊

**图 9-54　延髓损伤综合征**

（柏树令，2005）

束及其核、内侧纵束、脊丘系、内侧丘系、下丘脑至脊髓中间外侧核的交感下行传导束和小脑下脚。临床表现症状分别为伤侧眼球外直肌瘫痪，眼球不能水平向外移动（展神经核受损）；伤侧面部表情肌麻痹（面神经核受损）；眩晕、眼球震颤（前庭神经核受损）；同侧头、面部痛温觉消失（三叉神经脊束及其脊束核受损）；眼球的协调运动消失（内侧纵束受损）；对侧上、下肢及躯干的痛、温、触、压觉消失（脊丘系受损）；对侧上、下肢及躯干的意识性本体觉和精细触觉消失（内侧丘系受损）；瞳孔缩小，上眼睑轻度下垂、面部皮肤干燥、潮红及汗腺分泌障碍（下丘脑至脊髓中间外侧核的交感下行传导束受损）；同侧上下肢共济失调（小脑下脚受损）。

（5）大脑脚底综合征（peduncular syndrome）又名 Weber 综合征，由大脑后动脉阻塞所致。受损的主要结构为锥体束和动眼神经根。临床表现症状为对侧上、下肢随意运动障碍（皮质脊髓束受损）；对侧眼裂以下表情肌、舌肌随意运动障碍（皮质核束受损）；瞳孔散大，除上斜肌和外直肌外、其余眼外肌均麻痹、表现为双眼不能辐辏（动眼神经根受损）。

# 第三节　小　　脑

## 一、小脑的位置、外形与分叶

小脑（cerebellum）位于颅后窝，延髓和脑桥的背面，大脑枕叶的下方（图 9-29，图 9-55A）。小脑的上面平坦，借小脑幕与大脑枕叶下部相邻，其下面中间部凹陷，容纳延髓。中间缩窄的部分叫小脑蚓（vermis），卷曲如环。两侧膨隆，为小脑半球（cerebellar hemisphere）（图 9-55B，C）。小脑半球的下外侧与乙状窦、乳突小房和鼓室邻近，因而小脑脓肿可由中耳炎、乳突炎侵蚀骨质蔓延而成。

小脑皮质（属于灰质）位于小脑表面。表面的灰质向深层凹陷形成许多平行的浅沟，两沟之间为小脑叶片。灰质凹陷较深的沟被称为裂。山顶前裂位于小脑上面的前部。原裂（首裂）位于小脑上面，前后 1/3 交界处。后外侧裂位于小脑下面的中上部（图 9-55B，C）。依据小脑皮质发生的先后、功能和小脑表面较深的沟裂，将小脑分成三个叶。

**图 9-55　小脑的位置与外形**

（A）小脑的位置　（B）小脑的上面观　（C）小脑的下面观（Siegel A，Sapru H N，2006）

在小脑的下面,山顶前裂与后外侧裂之间的小脑为绒球小结叶（flocculonodular lobe）。绒球小结叶内包括位于小脑蚓部的小结（nodule）、小舌和中央小叶,半球上的绒球（flocculus）。绒球和小结间以绒球脚相连（图9-55B,C）。绒球小结叶是小脑中发生最早、最古老的部分,又称古小脑（或前庭小脑）。它接受前庭神经节、前庭神经核来的纤维,最初是动物调节躯体运动的整合中枢。在高等哺乳动物和人类仍然保留下来,主要参与调节身体的平衡。

在小脑上面,山顶前裂与原裂之间的小脑为前叶（anterior lobe）（图9-55B）。在种系发生上,前叶属于旧小脑。此叶主要接受脊髓小脑束传来的深感觉冲动,因此,前叶与肌张力的调节密切相关。

在小脑的上面、下面,原裂与后外侧裂之间的小脑为后叶（posterior lobe）（图9-55C）。它是随大脑皮质的发展而发育起来的,发生最晚,故又称为新小脑。大脑皮质的下行信号通过脑桥核中继,经小脑中脚入小脑,终止于小脑后叶的皮质。小脑后叶皮质主要参与调节由大脑皮质发起的精巧的随意运动,是锥体外系的重要组成部分。

另外,小脑皮质表面的多条裂将各个叶又分成许多象形叶,如在小脑后叶中,水平裂上、下的上、下半月叶。小脑半球下面前内侧部突出部分,称小脑扁桃体（图9-55C）,位置靠近枕骨大孔,当颅内肿瘤体积增大或外伤导致颅内压升高时,小脑扁桃体易嵌入枕骨大孔,产生小脑扁桃体疝,可压迫延髓,危及生命。

## 二、小脑的内部结构

小脑主要由灰质和白质构成。绝大部分灰质集中于表面形成小脑皮质,少量的灰质沉积于小脑的中央,形成小脑核（又名小脑中央核群）。小脑中的白质主要存在于皮质深层,称为小脑髓质。

### 1. 小脑皮质的细胞构筑

小脑皮质的神经元主要有星形细胞、篮状细胞、浦肯野（Purkinje）细胞（梨状细胞）、高尔基细胞和颗粒细胞5种。其组织学结构由外向内可分为3层：即分子层、梨状细胞层（或称浦肯野细胞层）与颗粒层（图9-56）。分子层中主要由星形细胞的胞体及其突起、篮状细胞的胞体、颗粒细胞的轴突和梨状细胞的树突构成;梨状细胞层主要为梨状细胞的胞体和篮状细胞的轴突构成;颗粒层主要为高尔基细胞和颗粒细胞的胞体组成（图9-56,图9-57）。

**图 9-56　小脑皮质的组织结构（光镜）**

（A）小脑叶片（银染，4×）；（B）小脑皮质（H.E.染色，40×）；（C）小脑皮质（高尔基染色，10×）a. 星形细胞，
b. 梨状细胞，c. 颗粒细胞，d. 高尔基细胞。

小脑皮质中的 5 种细胞结构与功能如下：

（1）篮状细胞：胞体体积较大，位于分子层。树突分支较多，轴突较长与小脑表面平行走向。由轴突发出侧支呈篮状包绕梨状细胞的胞体，与梨状细胞形成突触联系，其末梢释放 γ-氨基丁酸（GABA），对梨状细胞起抑制作用（图 9-57）。

**图 9-57　小脑皮质细胞构筑模式图**

（郭光文，王序，1986）

（2）星形细胞：胞体较小，胞体和突起都在分子层中。该神经元仅在分子层中起作用，其末梢也释放 γ-氨基丁酸（GABA），对梨状细胞起抑制作用（图 9-57）。

（3）梨状细胞：胞体大，呈梨形，排成一层，为梨状细胞层。其树突有一主干伸向分子层，并反复分成无数小枝，呈柏树枝状。从梨状细胞的基部发出一长的轴突穿经颗粒层，进入小脑髓质，止于小脑核。梨状细胞的轴突构成的纤维是小脑皮质唯一的传出纤维（图 9-57）。

（4）颗粒细胞：胞体较小，位于颗粒层，密集排列。其轴突上行进入分子层，呈

T 字形分支，与小脑叶片长轴平行，故称平行纤维。平行纤维与梨状细胞的树突形成突触联系。其末梢释放谷氨酸，对梨状细胞起兴奋作用（图 9-57）。

（5）高尔基细胞（Golgi Ⅱ）：胞体较颗粒细胞稍大，位于颗粒层。其树突突入分子层，轴突在颗粒层中与颗粒细胞的树突一起包围苔藓纤维终末，形成小脑小球（图 9-57）。其末梢释放 GABA，对苔状纤维起抑制作用。

（6）小脑皮质中的传入纤维：小脑下脚中来自脊髓、延髓的大部分纤维进入小脑前叶皮质；来自前庭神经节、前庭神经核的纤维进入绒球小结叶皮质。小脑中脚内来自脑桥基底核的纤维进入小脑后叶皮质。进入小脑皮质的纤维依据其终止部位可分为两种（图 9-57）。其一，终止于分子层的被称为攀登纤维（climbing fibers）；其二，终止于颗粒层的被称为苔状纤维。攀登纤维，由小脑髓质穿经颗粒层、梨状细胞层，进入分子层，沿梨状细胞树突反复分支，与梨状细胞的树突形成突触联系。一根攀登纤维可联系 2～3 个梨状细胞树突，攀登纤维主要来自延髓的下橄榄核，传导的神经冲动可促进梨状细胞树突兴奋。苔状纤维终止于颗粒细胞层，与颗粒细胞的树突形成突触联系，颗粒细胞的轴突进入分子层，与梨状细胞树突发生联系，据文献报道，该种纤维对梨状细胞树突也是起兴奋作用。来自脊髓小脑束、脑桥核、网状结

构和前庭神经核的纤维属于此类。

2. 小脑核

小脑核（cerebellar nuclei）位于髓质内,有 4 对神经核（图 9-58,图 9-37）。顶核（fastigial nucleus）一对,位于正中第 4 脑室顶的上方。顶核的外侧有两对球状核（globose nucleus）,球状核的外下方是一对栓状核（emboliform nucleus）,一对齿状核（dentate nucleus）位于最外下方,形如有皱褶的口袋,形体大。

顶核属于古小脑,接受古小脑皮质的纤维,它发出纤维经小脑下脚止于前庭神经核和网状结构。球状核与栓状核属于旧小脑,这两对核均接受旧小脑皮质的纤维;齿状核属于新小脑,接受新小脑皮质来的纤维;齿状核、栓状核、球状核发出纤维组成小脑上脚的主要成分走向中脑。小脑核

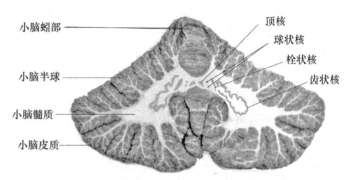

图 9-58　小脑水平切示小脑核(柏林蓝染色)

发出的纤维除分别经小脑上、下脚出小脑外,其侧支进入小脑皮质,使小脑皮质与小脑核之间形成反馈回路。

3. 小脑髓质（白质）

小脑髓质位于小脑皮质的深层,主要是神经纤维构成。按神经纤维的起止和功能,可将其分为三类:其一,在不同小脑叶片之间、不同叶之间（如前叶与后叶之间）的联络纤维;其二,各叶与小脑核之间的投射纤维;其三,为出入小脑的纤维束。出入小脑的纤维束构成了小脑与脑干联系的桥梁,称为小脑脚。依照这些纤维束与脑干相连的位置分为上、中、下三对脚（图 9-47,图 9-59）。

小脑脚的纤维联系（图 9-59）起自小脑核的纤维,经小脑上脚出小脑止于同侧红核和丘脑;同侧脊髓小脑前束的纤维经小脑上脚入小脑,止于小脑前叶皮质。起自左侧脑桥基底核的纤维经右侧小脑中脚止于的小脑半球后叶皮质,反之亦然。起自同侧前庭神经核或前庭神经的纤维束经小脑下脚入小脑,止于绒球小结叶皮质;同侧脊髓小脑后束的纤维经小脑下脚入小脑,止于小脑前叶皮质;起自下橄榄核的纤维经小脑下脚入小脑,止于后叶小脑皮质。由此可见,小脑上脚主要由出小脑的纤维构成,小脑下、中脚主要为入小脑的纤维构成。但是,在部分纤维中均有反向行走的纤维小束。

图 9-59　出入小脑的纤维投射

### 三、脊椎动物小脑的比较

圆口类动物的小脑与延髓还未分离,实际上仅有听区向上延伸。在鱼类,特别是硬骨鱼类(能迅速游泳的种类)小脑发达。两栖类小脑不发达,其小脑仅有相当于蚓部的部分(小结)结构。爬行类动物的小脑也不甚发达,较两栖类多出了绒球(小脑卷)部分的结构。鸟类有发达的小脑,其小脑是以蚓状体、绒球、侧叶的形式存在,并没有形成小脑半球。高等哺乳类的小脑高度发达,不但具有蚓部、绒球,还特化形成了新的小脑皮质,并膨突形成小脑半球。小脑半球的膨突与大脑的发达程度高度呈正相关,如人类。低等哺乳类(单孔类)的大脑不发达,其小脑半球也不明显。

附:小脑损伤与临床症状

一侧小脑半球损伤,临床症状为同侧肢体运动共济失调(运动时,完成该动作的原动肌、拮抗肌、固定肌与协同肌之间的收缩和舒张不协调,不能精确地完成该动作;主要表现在控制速度、力量和距离上的障碍),眼球震颤,意向性震颤(当接近目标时,非随意摆动加剧)和肌张力低下。

症状发生在损伤的同侧,这是因为小脑上脚(如左侧)中出小脑纤维交叉投射到对侧红核或丘脑(右侧),对侧红核(右侧)发出纤维又交叉回同侧下降(左侧),调控同侧脊髓前角(左侧)协调随意运动。对侧丘脑(右侧)将信号中继并投射到相应的大脑皮质(右侧),大脑皮质发出的下行传导束调节对侧脊髓前角(左侧)启动随意运动。另外,小脑与前庭神经核、前庭器官之间的神经纤维均为同侧投射。

绒球小结叶及其相连的纤维束受损时,临床症状为病人站立不稳和摇摆,步态蹒跚、犹如醉汉,行走时总是两腿叉开,并举起上肢以维持平衡。

前叶损伤时,临床症状为姿势反射增强,如去大脑僵直。

后叶损伤时,临床症状为肌张力低下,肢体运动共济失调(指鼻试验或跟膝胫反射阳性)。

# 第四节 间 脑

## 一、间脑的外貌与分部

间脑(diencephalon)位于中脑和两大脑半球之间。主要由神经核团(灰质)和中间狭窄的第三脑室构成。前起自室间孔,后至后连合;外侧壁与大脑半球愈合,借此与内囊枕部、尾状核、终纹相毗邻;腹侧壁以视交叉、漏斗、灰结节和乳头体为界。第三脑室为一垂直扁腔,将间脑分为左右两半。第三脑室顶有脉络膜及其突向第三脑室的"U"形脉络丛。由于大脑半球的高度发展,间脑除腹面的视束、视交叉、漏斗、灰结节和乳头体暴露于脑的底面外(图9-60),其他部分皆被两侧大脑半球所覆盖。间脑的外侧部与大脑半球髓质愈合。因此,间脑和两半球之间的界限不如其他脑部之间的界限明显。

**图9-60 间脑的矢状切示其分部**

(曾小鲁,1994)

　　左右两侧间脑构成第三脑室的侧壁。两侧间脑之间的第三脑室,下接中脑水管,上借两个室间孔通两侧大脑半球的侧脑室。每侧间脑,依照位置和功能区分为丘脑(背侧丘脑)、丘脑上部(上丘脑)、丘脑底部(底丘脑)、丘脑前下部(下丘脑)4个部分(图9-60)。在丘脑的后部有两个核团,分别为内、外侧膝状体。通常将此部位称为丘脑后部(后丘脑),归属于丘脑(图9-61)。

## 二、间脑的内部结构

### (一) 丘脑

#### 1. 丘脑的外形

　　丘脑(thalamus)呈椭圆形,位于间脑的背侧部,故又名背侧丘脑,是间脑中最大的神经核团。每侧丘脑长约4cm(首尾向)。丘脑的前部窄小,向前膨大为丘脑前结节;丘脑后端为丘脑枕;丘脑的背面与内侧面游离,衬贴着一层室管膜上皮,其上面露于侧脑室之底;背面的外侧缘与大脑的尾状核之间隔有丘脑髓纹;内侧面构成第三脑室壁的一部分(即第三脑室外侧壁),其中央部有一灰质块(约20%的人缺如)将两侧丘脑连接起来。该灰质块被称为中间块(丘脑间黏合)。中间块的下方有一不明显的钝沟,名丘脑下沟(hypothalamic sulcus),此沟为丘脑和下丘脑的分界线(图9-60)。

　　每侧丘脑后部有两个小隆丘(图9-61),一个叫内侧膝状体(medial geniculate body),为听觉传导路的中继站。内侧膝状体接受中脑下丘经下丘臂来的纤维,发出纤维构成听辐射,投射到大脑颞叶的听觉中枢。另一个叫外侧膝状体(lateral geniculate body),为视觉传导路的中继站。外侧膝状体接受视束来的纤维,发出纤维构成视辐射,投射到大脑枕叶的视觉中枢。外侧膝状体的神经元排列成6层,与不同空间位置的视网膜间有精确的对应投射关系。视束中来自对侧视网膜鼻侧半的神经纤维终止于第1、4、6层,而来自同侧视网膜颞侧半的神经纤维终止于第2、3、5层。

#### 2. 丘脑的内部结构与功能

　　在丘脑内有一自外上斜向内下的"Y"形内髓板(主要由神经纤维集结形成),它将丘脑分为三个部分,即前核、内侧核和外侧核群(图9-61)。外侧核群又分为背外侧核群(背侧核)和腹外侧核群(腹侧核)。背外侧核群由前向后依次为背外侧核、后外侧核和枕核。腹外侧核群由前向后依次为腹前核、腹外侧核和腹后核。腹后核包括腹后外侧核和腹后内侧核(图9-61)。

　　丘脑前核的机能与内脏活动、近期记忆的形成有关。内侧核的内侧份与网状结构联系密切,参与情绪反应和意识活动。外侧核群的背侧份,特别是枕核,与痛觉的感知、视觉、听觉语言的形成有关。外侧核群的腹侧份,特别是腹后核,其中的腹后外侧核是躯干和四肢的浅、深感觉传导通路中的中继站;腹后内侧核是头面部的浅、深感觉传导通路中的中继站,并对感觉信息作初步的分析与综合。因此,丘脑在感觉的形成中起很重要的作用。

**图9-61　丘脑的位置、形态结构示意图**

(Siegel A, Sapru H N, 2006)

### (二) 下丘脑

　　下丘脑(hypothalamus)又称丘脑下部,该部脑组织的重量仅为全脑重的1/300,却是本能性行为调节的枢纽。通过神经、体液和免疫功能的调节,保持内环境的相对恒定。

　　(1) 下丘脑的外形:下丘脑位于丘脑下沟的下方,组成第三脑室侧壁的下半和底壁。其吻端以前连合及终板为界,后端续于中脑。其构成第三脑室底的部分,暴露于两侧大脑半球前部底面的中央,从脑底面看,自前向后可看到视交叉、漏斗、灰结节和乳头体等结构(图9-60,图9-68)。视交叉(optic chiasma)为两侧视神经入颅后在此处形成的交叉,交叉之后又分别形成两侧的视束,行向间脑后外侧部,两侧的视束即相当于暴露于脑表面的下丘脑的外界；漏斗（infundibulum）通过垂体柄与脑垂体相连（脑垂体是一重要的内分泌腺，详见"神经内分泌"一章）；漏斗后方的小隆起称灰结节（tuber cinereum）；在灰结节的后方有一对圆形隆起，名乳头体（mammillary body）（图 9-60）。在漏斗的上端、漏斗隐窝周围的隆起部称正中隆起（median eminence）。从第三脑室腔内观察时，下丘脑底部的脑室壁在视交叉部形成视隐窝（optic recess），在漏斗部形成漏斗隐窝（infundibular recess）（图 9-60）。

　　（2）下丘脑的分区：在脑的正中矢状切面上，下丘脑自前向后分为 4 个区：即视前区、视上区、结节区和乳头体区。视前区是位于视交叉前缘与前连合之间的部分（图 9-62 A1 线以前的区域），其内的主要核团为视前核；视前核内有许多温度敏感型神经元，是体温调节中枢；视上区位于视交叉上方（图 9-62 A1 与 A2 线之间的区域），其内部重要的核团有视上核、视交叉上核、下丘脑前核和室旁核；结节区，位于灰结节上方（图 9-62 A2 与 A3 线之间的区域），其内部重要的核团有漏斗核（在动物又称弓状核）、下丘脑腹内侧核和背内侧核；乳头体区位于乳头体的上方，乳头体区内有乳头体核和下丘脑后核（图 9-62）。

**图 9-62　下丘脑的核团在正中矢状切面上的投影及分区**

（Siegel A，Sapru H N，2006）

　　为便于对下丘脑内的核团加以定位，一般将每侧下丘脑在左右方向上由第三脑室侧壁向外分为 3 个区（带）：即室周区（带）、内侧区（带）和外侧区（带）（图 9-63）。室周区是紧靠第三脑室壁的部分；在视上区、结节区和乳头体区的内侧区和外侧区的划分以穹隆柱为界，穹隆柱外侧结构划分为下丘脑的外侧区。下丘脑的三带、四区内的核团见表 9-4。

**图 9-63　下丘脑额状切示下丘脑左右方向分区**

（Bear，Connors，Paradiso，2002）

表 9-4　下丘脑的主要核团在三带四区中的分布

| | 视前区 | 视上区 | 结节区 | 乳头体区 |
|---|---|---|---|---|
| 室周带 | 室周核 | 室周核 | | |
| | | 视交叉上核 | 漏斗核 | |
| 内侧带 | | 下丘脑前核 | 下丘脑背侧核 | 乳头体核 |
| | 视前内侧核 | 室旁核 | 背内侧核 | 下丘脑后核 |
| | | 视上核 | 腹内侧核 | |
| 外侧带 | 视前外侧核 | 下丘脑外侧核 | 下丘脑外侧核 | 下丘脑外侧核 |
| | | | 结节核 | |

　　视上核、室旁核发出纤维组成下丘脑垂体束到达垂体后叶,此二核的神经元胞体合成抗利尿激素和催产素,这些激素经轴突内的轴浆运输到垂体后叶,在那里贮存并释放(详见"神经内分泌"一章)。近年来的研究成果认为视交叉上核接受视网膜的传入信息,起着协调明暗交替和昼夜节律的作用。腹内侧核是"饱食中枢",在下丘脑外侧区还有"摄食中枢",两者共同调节摄食行为。下丘脑是调节内脏活动的皮层下较高级中枢,调节交感神经和副交感神经的活动,以维持机体内环境的相对恒定。

### (三) 上丘脑

　　上丘脑(epithalamus)位于第三脑室顶部周围,是丘脑与中脑顶盖前区相移行的部分。包括松果体、缰三角、缰连合、丘脑髓纹和后连合(图 9-60)。

　　松果体是内分泌腺,分泌褪黑素,该激素具有抑制性腺发育、调节昼夜节律的功能。

　　缰三角(habenular trigone)是松果体柄附着处的前外侧部的三角形区域(图 9-60)。缰三角深层有缰核(habenular nucleus),缰核接受嗅结节、梨状皮质、隔核、下丘脑和苍白球来的纤维,发出纤维至中脑的脚间核、中脑中缝核、黑质、顶盖前区、上丘和下丘脑,是嗅脑、边缘系统对内脏活动调节的重要中继站。缰核发出的纤维左右交叉参与缰连合(habenular commissure)的构成。经交叉后的纤维向前与穹隆、终纹的侧支等许多过路纤维(终止于缰核)一起构成丘脑髓纹(thalamic medullary stria)。丘脑髓纹位于丘脑的背面和内侧面交界处,向前后延伸,半围绕丘脑。髓纹是丘脑下部、隔区、丘脑前核和缰核之间的信息通路。

　　后连合(posterior commisure)又名上丘脑连合,位于松果体与中脑上丘之间,是一束稍粗的左右交叉纤维束(图 9-60)。其功能目前还不了解。

### (四) 底丘脑

　　底丘脑(subthalamus)是间脑与中脑之间的移行区。底丘脑内的灰质有底丘脑核、未定带(图 9-64)、红核前区核和脚内核。

图 9-64　苍白球与丘脑底部的投射纤维束构成示意图

(Siegel A, Sapru H N, 2006)

底丘脑核(subthalamus nucleus)在灵长类动物较大,人类的此核呈椭圆形,斜卧于脚底的背内侧,其内侧为丘脑下部。底丘脑核接受大脑皮质、苍白球外侧部来的纤维;发出纤维返回同侧和对侧苍白球内侧部。底丘脑核具有调节肢体运动的功能。一侧丘脑底核损伤,出现对侧肢体舞蹈样运动,以上肢尤为明显。

未定带是一窄条灰质,位于豆核束与丘脑束(H1)之间。接受大脑皮质来的纤维,传出纤维的投射点及其功能不详。红核前区核位于未定带的尾侧偏内的部位。脚内核分散于豆状祥纤维束内。以上三个核团构成苍白球至中脑、延髓的下行调节的中继站。

# 第五节　端　脑

端脑(telencephalon)俗称大脑(cerebrum)。位于间脑和小脑的上部,是脑的最高级部位,也是占全脑比重最大的部分。由于该部脑组织是由胚胎期神经管的前端部分发育而成,故得名端脑。其构筑与小脑类似,主要由灰质、白质和其内的侧脑室构成。端脑的大部分灰质集中于表面形成大脑皮质;少部分灰质聚集于深层的髓质中,构成大脑基底神经核。白质位于皮质深层,称为髓质。端脑由左右两个半球组成。左右半球内部的腔隙是侧脑室。

从种系发生上看,大脑最早的分化与嗅觉有关。鱼类、两栖类动物只有和嗅觉密切相关的嗅叶,属旧皮质。自爬行类开始出现了新皮质萌芽。真正的新皮质见于哺乳动物。动物进化的等级越高,新皮质越发达。到了人类,新皮质约占全部皮质的96%,大脑半球的表面绝大部分被新皮质所占据,旧皮质只占据大脑皮质腹内侧部。

## 一、大脑的外形

大脑左右半球间有一深裂称为大脑纵裂(cerebral longitudinal fissure),又名半球间裂,将大脑分为左右两个半球,半球间裂的底是连接两半球的宽厚的纤维板,称胼胝体(corpus callosum)。半球的下面和小脑之间有大脑横裂(cerebral transverse fissure),又名大脑小脑裂(图 9-65)。在大脑横裂的裂隙中有硬脑膜形成的小脑幕和静脉窦将大脑和小脑分隔。

**图 9-65　大脑背外侧面的分叶**

(Bear,Connors,Paradiso,2004)

人类的大脑皮质的表面积约 2200 cm²,而颅腔的容积有限。为了能容下皮质,大脑皮质出现了凸凹折叠,因此在大脑半球表面呈现许多深浅不等的凹陷,为大脑沟(cerebral sulci);沟与沟之间的隆起为大脑回(cerebral gyri)。胚胎的早期,大脑半球的表面是平滑的,此后由于皮质各部发展不平衡,自胚胎第5个月开始,发育慢的部分陷在深部,发育快的部分露在表面,形成了沟、回。沟回的产生扩大了大脑半球的表面积。

每个半球分为背外侧面、内侧面和底面三个部分。背外侧面凸出,内侧面较平坦,两面以上缘为界。底面凹凸不平,它和背外侧面之间以下缘为界。

**(一) 大脑的背外侧面**

1. 大脑背外侧面的分叶

大脑背外侧面的分叶见图 9-65。每侧半球的背外侧面以 3 条沟为标记,分成 5 个叶。这 3 条沟分别是:① 中央沟(central sulcus),起自半球上缘中点稍后方,向前下斜行于半球背外侧面,几达外侧沟。② 大脑外侧沟,是一条深沟,起自半球底面,转到背外侧面,由前下方行向后上方。③ 顶枕沟,位于半球内侧面的后部,从前下方走向后上方,并略转至背外侧面。5 个叶分别是:中央沟之前、大脑外侧沟以上的部分为额叶(frontal lobe);中央沟之后、顶枕沟之前的部分为顶叶(parietal lobe);顶枕沟之后较小的部分是枕叶(occipital lobe);大脑外侧沟以下的部分为颞叶(temporal lobe)。顶、枕、颞三叶之间的分界线是假设的。在大脑下缘,自枕叶后极向前约 4 cm 处,有一枕前切迹,由此切迹至顶枕沟的连线为枕叶前界,自此线的中点至外侧沟后端为顶颞二叶的分界(图 9-65)。外侧沟的深部隐藏着岛叶(insula,也叫脑岛),岛叶的四周以环状沟与额叶、顶叶、颞叶分界。

2. 大脑背外侧面主要的沟、回及功能

(1) 额叶:额叶上有与中央沟平行的中央前沟(图 9-66)。中央沟与中央前沟之间的回为中央前回(precentral gyrus),是全身意识性躯体运动的最高级中枢。此处皮质发出纤维下行,构成锥体束,支配脊髓、脑干的运动神经核,从而发起随意运动。自中央前沟水平向前有两个沟,上部的一个为额上沟,下部的一个为额下沟。额上沟以上的回为额上回(superior frontal gyrus),沿半球上缘并转至内侧面。为躯体运动程序编制、联络中枢。额上沟与额下沟之间的回为额中回(middle frontal gyrus)。额中回后半部分为书写中枢。此处受损,可引起失写症。额下沟与大脑外侧沟之间的回为额下回(inferior frontal gyrus)。额下回后部为运动性语言中枢(说话中枢)。此处受损,可引起运动性失语症。由此可见额叶皮质主要与控制骨骼肌运动有关。

**图 9-66　大脑半球背外侧面**

(郭光文,王序,1986)

(2) 顶叶:顶叶中有与中央沟平行的中央后沟。中央后沟的后部有一条前后方向走行的顶内沟(顶间沟)。在中央沟和中央后沟之间的回为中央后回(postcentral gyrus)。中央后回是全身躯体感觉(深、浅感觉)的最高级中枢。接受丘脑腹后核(丘脑腹后内、外侧核)经丘脑辐射传来的信息,经整合形成深、浅感觉。顶内沟以上的部分为顶上小叶,以下的部分为顶下小叶。顶下小叶内有围绕大脑外侧沟末端的缘上回(supramarginal gyrus,环曲回)和围绕颞上沟后端的角回(angular gyrus)。缘上回和颞上回的后部皮质是听觉性语言中枢(听话中枢),此处受损,可引起感觉性失语症。角回是视觉性语言中枢(阅读中枢)。

(3)颞叶:颞叶上有两条与大脑外侧沟大体平行的沟,即颞上沟和颞下沟。颞上沟从近颞极处开始,略斜向后上与大脑外侧沟后支平行,弯向上止于顶叶。颞上沟以上的回为颞上回。颞上回内的2~3条近水平短回,称为颞横回(transverse temporal gyrus),是听觉中枢。接受内侧膝状体经听辐射传来的信息,经整合形成听觉。颞下沟位于颞上沟下方并与之平行,常断裂为2~3个短沟。颞下沟以上的回为颞中回;颞下沟以下的回为颞下回(图9-66)。

(4)枕叶:位居下后部,较小,背外侧面的沟、回个体差异较大,多不规则。

(5)岛叶:又称脑岛,位于大脑外侧沟的深部(图9-65),被部分额叶、顶叶所掩盖。岛叶略呈三角形,周围有环状的沟环绕,上面有几个沟把它分成几个长短不等的回。

2. 大脑内侧面的重要结构

额、顶、枕、颞四叶都有一部分扩展至半球内侧面(图9-67)。中央前回和中央后回自大脑的背外侧面延伸到内侧面的部分为旁中央小叶(paracentral lobule)。旁中央小叶的前部(中央前回的延伸部分)是脚和小腿部的运动中枢;旁中央小叶的后部(中央后回的延伸部分)是脚和小腿部的感觉中枢。在内侧面的中部,有一略呈拱形的神经纤维束断面结构,即胼胝体。胼胝体后下方的纤维束为穹隆。两者之间的薄层结构为透明隔。胼胝体后下方有一条弯向枕极的深沟,为距状沟。距状沟上、下两侧的回为距状沟上、下回,是视觉中枢,接受外侧膝状体经视辐射传来的信息,经整合形成视觉。距状沟与大脑上缘之间有一条较深的沟为顶枕沟,此沟是顶叶与枕叶的分界。顶枕沟与距状沟之间的部分通常称为楔叶,属于枕叶的一部分。

**图 9-67 大脑半球内侧面**
(郭光文,王序,1986)

环行于胼胝体的背面前后方向走行的沟,为胼胝体沟(图9-67)。在胼胝体沟上方并与其平行的沟为扣带沟。扣带沟与胼胝体沟之间的回为扣带回(cingulate gyrus),它环抱胼胝体。自胼胝体尾端折转向前,一直延续到大脑底面的一条回,称海马旁回(parahippocampal gyrus)。海马旁回向前续于一钩形的回,称海马旁回钩(简称钩,uncus)(图9-67,图9-68)。海马旁回和钩从两侧夹持着中脑。扣带回、海马旁回和钩三者连成一环,围绕在脑干的边缘,故称边缘叶(limbic lobe)。边缘叶可以认为是大脑皮质向周围推展的始端。边缘叶主要与嗅觉、内脏活动、情绪活动有关。

3. 大脑底面的沟、回

额、颞、枕三叶的一部分构成脑的底面(图9-68)。额叶底面有短小不规则的沟,总称为眶沟,它们分割出若干小回,总称为眶回。另外,还有一对与半球间裂平行的纤维束,称嗅束。其前端膨大者为嗅球,嗅神经纤维终止于此部位。嗅束向后扩大为嗅三角,入脑后,连于海马旁回前部和钩等嗅觉中枢。

**图 9-68　脑的底面观**

(Bear, Connors, Paradiso, 2004)

## 二、大脑的内部构造

大脑是由灰质、白质和侧脑室构成。集中在大脑沟、回表面的灰质,形成大脑皮质;皮质深层的白质构成大脑髓质;髓质内的灰质团为基底神经核;胚胎时期的中央管在大脑内膨大形成侧脑室(图9-69)。

**图 9-69　大脑水平切**

(Siegel A, Sapru H N, 2006)

### (一) 灰质

1. 大脑皮质

人类大脑皮质的 1/3 露在表面,2/3 在沟裂的底和壁上,厚度介于 1.5~4.5 mm 之间,平均约为 2.5 mm。大脑皮质是由多种神经元及神经胶质细胞构成的,神经元数量极多,估计约有 1000 亿左右,占整个神经系统神经元总数的 70% 左右。

（1）大脑皮质神经元：构成大脑皮质的神经元都是多极神经元，按其胞体的形态，分为三大类：锥体细胞、颗粒细胞、梭形细胞（图 9-70）。

表面

A. 传入纤维　B. 篮状细胞　F. 梭形细胞　H. 水平细胞　N. 星形细胞轴突　P. 锥体细胞　S. 星形细胞

**图 9-70　大脑皮质内的神经元形态与分布模式图**

（朱长庚，2002）

锥体细胞（pyramidal cell）因其胞体呈锥体形而得名。锥体的顶朝向表面，在顶端伸有树突，锥体的底部有长的轴突，伸入白质深部，属投射神经元。这类细胞数量较多，按胞体的大小分大、中、小三种。小型锥体细胞的直径约 $10\sim12\,\mu m$，中型的约 $50\,\mu m$，这两种细胞的轴突出皮质后，构成联络纤维、连合纤维进入其他部位大脑皮质，或者构成投射纤维止于低位中枢；大型锥体细胞的直径可达 $100\sim120\,\mu m$（如中央前回的锥体细胞）。大、中型锥体细胞的轴突下行构成锥体束，终止于脊髓、脑干躯体运动神经核。

颗粒细胞（granule cell）胞体呈多角形或三角形。胞体小，数量多，呈颗粒状，故得名。其实颗粒细胞是星形细胞、水平细胞、篮状细胞等多种小细胞的合称。颗粒细胞是一类局部神经元，参与皮质内微回路的构成。

梭形细胞（fusiform cell）胞体梭形，数量较少，主要位于皮质深层，是一类投射神经元。该细胞的树突向上可达皮质表面的分子层，其轴突可自树突的主干发出，进入髓质，组成投射纤维和联合纤维。

（2）大脑皮质的组织构筑：大脑皮质中的神经细胞都是以分层方式排列。形态上基本相似的神经细胞聚集成一定的层次。绝大部分皮质（新皮质）由浅到深分为 6 层结构（图 9-71），小部分皮质（古皮质和旧皮质）分 3 层。海马、齿状回、灰被处的皮质为古、旧皮质。边缘叶的皮质为旧皮质与真正的新皮质之间的过渡类型（皮质也分 6 层，但细胞构筑与其他部位的新皮质有差异）。

第 I 层，分子层（molecular layer），含少量水平细胞，主要由平行于脑表面的神经纤维密集而成（投射神经元的树突和传入神经纤维的分支）。

第 II 层，外颗粒层（external granular layer），含有数量较多的星形细胞和少量的小型锥体细胞。

第 III 层，外锥体细胞层（external pyramidal layer），由大量的中、小型锥体细胞和少量的星形细胞组成。由浅到深，锥体细胞形体逐渐加大。此层较厚。

第 IV 层，内颗粒层（internal granular layer），含有密集排列的星形细胞与少量锥体细胞。感觉中枢此层较厚。

第 V 层，内锥体细胞层（internal pyramidal layer），含有大、中型锥体细胞。在中央前回和旁中央小叶前部的大锥体细胞，又称贝茨（Betz）细胞，此处的大锥体细胞数量多，胞体直径大。它们顶部的树突可伸到第 I 层，底部发出的轴突构成锥体束的一部分，下降到脑干和脊髓。运动中枢此层较厚

第 VI 层，多形细胞层（multiform layer），所含的细胞形态不一，其中梭形细胞最多，其轴突一部分与

第Ⅴ层锥体细胞的轴突组成下行纤维,终止到脑干和脊髓,另一部分到半球髓质内参与组成联合纤维
(图9-71)。

**图 9-71 大脑皮层的组织结构**

(朱长庚,2002)

　　大脑皮质分成 6 层,是新皮质构造的基本形式,但部位不同,各层的厚薄、各种细胞成分分布的情况
以及纤维的疏密也不相同,各有其特点。根据这些关系,学者们曾把大脑皮质分成许多区,现在广为人们
所采用的是 Brodmann(1909)分区。Brodmann 根据皮质各部位细胞构筑(即细胞的形态、密度和排列方
式)的不同,把大脑皮质分成 52 个区(图 9-72),如把中央后回自前向后分为 3 区、1 区、2 区;中央前回为
4、6 区;颞横回分为 41 区、42 区等。各区的细胞构筑不同,功能也不同。大脑皮质的各个区,分别与身体
一定的感觉或运动有关。

**图 9-72 Brodmann 的人大脑皮层分区**

(Bear,Connors,Paradiso,2004)

　　(3) 大脑皮质细胞功能柱 (cortical column) 大脑皮质除有明显的水平分层外,神经元还构成许多与
表面垂直的纵向柱状排列结构——皮质细胞功能柱。这一现象是 Mountcastle(1957)在研究视觉皮层时

首先发现的,后来大量的研究证实,皮质细胞功能柱是大脑皮质的一种普遍规律。

皮质细胞功能柱又名皮质柱(cortical column),贯穿皮质的 6 层,是大脑皮质中传入—传出的信息整合处理单位,其结构为上、下纵贯的细胞群及其传入、传出纤维。多数皮质柱的直径为 $200\sim500~\mu m$,每个柱约由 2500 个神经元组成。传入纤维多终止于柱内结构的第 1、2、3、4 层,引起 2～4 层中细胞在本柱内上、下联系,最后进入第 5、6 层,由第 5、6 层中的锥体细胞、梭形细胞传出。故 2～4 层为传入层和联络层,第 5、6 层为传出层。一个皮质柱内的神经元互相连接。在大脑皮质感觉区每一个皮质柱与某一部位的某种感觉有关;例如某一皮质柱与某一关节的痛感觉相关;在大脑皮质运动区某一皮质柱与脊髓或脑干某一定部位的运动神经元群的活动相关等(详见神经系统的感觉、运动机能章节)。

然而,各皮质柱之间并无明显的神经胶质细胞或纤维分隔。因此,皮质柱是机能单位,而非结构单位。当某感觉或运动机能强化时,大脑皮质上相对应的皮质柱将出现区域扩大和细化,以适应强化机能的需求,形成超柱(hypercolumn)。超柱是多个信息元素处理皮质柱的组合体。例如,视觉超柱内包括颜色柱、方位柱、形状柱等。

就目前的研究可见,哺乳类的大脑皮质是以皮质柱的形式作为处理信息的基本单位。换言之,大脑皮质是以纵向排列的皮质柱组成超柱;以不同超柱组成功能区;以不同功能区组成大脑沟、回表面的皮质。

2. 基底神经核

基底神经核(basal nuclei)为大脑半球髓质内靠近基底部的灰质核团,包括尾状核、豆状核、杏仁体(图 9-73)和屏状核。

**图 9-73 基底神经核形态及其投影位置**
(Siegel A, Sapru H N, 2006)

尾状核(caudate nucleus)呈弯羊角形,全长与侧脑室相伴随,前端膨大,为头部,其背面突向侧脑室上角;中部稍细,沿着丘脑的背侧缘延伸,为体部;到丘脑后端,尾状核变得更细,由此曲折向腹侧延续为尾部,其终端连接杏仁体。

豆状核(lentiform nucleus)位于内囊的外侧,外囊的内侧。核的前下方与尾状核头相连,其余部分借内囊与尾状核、丘脑相邻。豆状核在切面上呈三角形,核内被两个白质的板层结构分隔成三部分:外侧部最大,叫壳核(putamen,简称壳);其余两部分合称苍白球(globus pallidus),分别为苍白球的内侧部和外侧部(图 9-78)。

在种系发生上,尾状核和壳核是较新的结构,合称新纹状体,苍白球是较古老的部分,称旧纹状体,尾状核和豆状核二者合称纹状体(corpus striatum)。哺乳类以下动物,纹状体是控制躯体运动的最高级中枢,在哺乳类动物,由于大脑皮质的高度发展,纹状体对控制躯体运动的调控作用已经处于从属地位,但是,纹状体在躯体运动的调节中仍扮演重要角色(详见"神经系统的运动功能"章节)。

杏仁体(amygdaloid body)见"后边缘系统"一节。

屏状核(claustrum)是位于岛叶与豆状核之间的一薄层灰质(图 9-78)。功能不详。

**(二) 白质**

白质位于大脑皮质的深面称为大脑髓质,大脑髓质主要由大量神经纤维组成,包括联系大脑一侧半球内回与回之间、叶与叶之间的联络纤维,两半球之间的连合纤维,大脑皮质与脑干、脊髓之间的投射纤维(图 9-74)。

图 9-74　大脑半球纤维的类型

图 9-75　联络纤维示意图

　　(1) 联络纤维(association fibers)是联系同侧半球内各部分皮质的纤维,其中相邻沟回之间短距离联系的纤维称为弓状纤维。在同侧半球内,叶与叶之间进行长距离联系的纤维束主要有① 上纵束,在豆状核、脑岛的上方,连接额、顶、枕、颞叶;② 下纵束,沿侧脑室的下脚和后角的外侧壁行走,连接枕叶和颞叶;③ 钩束,呈钩状,绕过外侧沟,连接额、颞两叶的前部;④ 扣带,位于扣带回和海马旁回的深部,连接边缘叶的各部(图 9-75)。

　　(2) 连合纤维(commissural fibers)是左右半球之间相互联系的纤维束。包括胼胝体、前连合(图 9-76)、穹隆连合(图 9-77)等。

图 9-76　大脑冠状切过前连合

(Siegel A, Sapru H N, 2006)

　　胼胝体(corpus callosum) 位于两半球之间的大脑纵裂底部(图 9-76),是由联系左右半球新皮质的纤维构成。在正中矢状切面上,胼胝体是一很厚的首端呈钩形(称胼胝体嘴)的板状结构,分为嘴部、体部(包括膝、干)和压部(图 9-67,图 9-77)。在经胼胝体上方做的水平切面上,可见它的纤维向两半球内部前、后、左、右辐射,联系额、顶、枕叶。胼胝体的下面即为侧脑室的顶,胼胝体后端一部分纤维弯曲向下进入颞叶,联系两侧颞叶。

图 9-77　穹隆连合及穹隆

(段相林,郭炳冉,辜清,2006)

有人曾做过这样的实验：把猫的视交叉切断，令一眼学习识别图形，然后测验猫的另一眼，结果也能识别。接着把猫的视交叉和胼胝体一起切断，再进行同样的学习识别图形实验，结果未经学习的另一眼就不能识别了。这说明一侧大脑学习所得是通过胼胝体传送到另一侧大脑半球去的。

前连合（anterior commissure）是在终板上方横过中线的一束连合纤维，主要连接两侧的颞叶，有一小部分纤维联系两侧嗅球（图9-76，图9-77）。

穹隆（fornix）是由海马至下丘脑乳头体的弓形纤维束所组成，两侧穹隆经胼胝体的下方前行并相互靠近，其中一部分纤维越至对侧，构成穹隆连合（fornical commissure）（图9-77）。

（3）投射纤维（projection fibers）是大脑皮质与皮层下各级中枢之间的上下行纤维束。这些纤维大部分在尾状核、丘脑与豆状核之间走行，构成内囊（internal capsule）（图9-78）。在两侧半球水平切面上，双侧内囊呈尖端向内的屈膝形（即呈"＞＜"形）（图9-79）。其前部较短，为内囊前肢（额部），位于尾状核与豆状核之间，内含额叶至脑桥的下行纤维束（额桥束）以及丘脑至额叶皮质的纤维；中间弯曲的部分叫膝部，大脑皮质至脑干的纤维（皮质脑干束，又称皮质核束）由此通过；后部较长，叫内囊后肢（枕部），位于丘脑与豆状核之间，内囊后肢的前份有皮质脊髓束，支配上肢运动的纤维靠近膝部，向后依次是支配躯干和下肢的纤维；中份有丘脑皮质束，后份有视辐射和听辐射（图9-79）。

**图9-78　大脑、间脑额状切面，示内囊的位置**

（Siegel A，Sapru H N，2006）

**图9-79　右侧内囊水平切面，示主要纤维束的分布**

（朱长庚，2002）

因此，如果内囊有病变（如内囊出血，内囊是脑溢血的多发部位），可同时损伤几种传导束，出现多种症状。范围较小的病变，可引起对侧偏瘫和对侧偏身感觉障碍；范围较大的病变，则除了偏瘫和偏身感觉障碍外，还可有双眼视野对侧同向性偏盲。

# 第六节　边缘系统

## 一、边缘系统的概念

边缘系统（limbic system）是边缘叶、边缘叶附近皮质以及与其有广泛联系的皮层下结构的总称。边缘系统主要与内脏活动、情绪、学习、记忆等有关。边缘叶（limbic lobe）是位于大脑内侧面的扣带回、海马旁回和钩的合称。边缘叶附近的皮质包括扣带回与胼胝体之间的灰被（胼胝体上回）、隔区、额叶的眶回后部；岛叶前部；颞叶内钩和海马旁回附近的颞极、海马、齿状回、下托等。通常将海马、齿状回及其相关结构合称为海马结构（hippocampal formation）。皮层下结构包括杏仁体、丘脑下部、隔核、上丘脑、丘脑前核、基底前脑、中脑被盖和中脑水管周围灰质等。

1878 年，法国解剖学家 Broca 在比较解剖学的研究中首先提出，在哺乳类动物脑干吻端周围的脑回组成一个边缘叶的概念，他还观察到，两栖类和爬行类动物的边缘叶结构与嗅觉功能密切相关。Papez（1937）对边缘叶进行研究，发现海马、乳头体、丘脑前核、扣带回、海马旁回、海马之间存在着神经回路，该回路中的大部分结构与嗅觉无关，但与情感行为有密切关系。因此，后人将 Papez 发现的神经回路称为情感回路或 Papez 回路。后人的陆续研究表明，边缘叶与丘脑、下丘脑等结构在功能上密不可分。Maclean（1952）根据许多生理学、心理学研究结果，并结合种系发生和细胞构筑等方面的研究，将边缘叶及其密切相关的一些结构归纳在一起，首次提出了边缘系统的概念。

## 二、隔区和隔核

隔区（septal area）是位于大脑半球内侧面，终板和前连合前方的一个小皮质区。包括胼胝体下区和终板旁回（图 9-67）。隔区皮质下层有隔核（septal nucleus）（图 9-80），各种哺乳动物的隔核发育程度不同，在高等哺乳类隔核十分发达，特别是灵长类。隔核接受海马、下丘脑、扣带回、脑干网状结构、中脑水管周围灰质、中脑被盖区来的纤维；发出纤维止于海马、下丘脑、丘脑前核、乳头体、杏仁体、扣带回和缰核。当刺激或损伤隔核时，可见性行为、进食、饮水和情绪行为发生改变。

**图 9-80　大脑内侧面部分边缘系统结构示意图**

（Siegel A，Sapru H N，2006）

### 三、海马结构

海马结构包括海马、齿状回、灰被和下托。海马(hippocampus)位于侧脑室下角底部,在冠状切面上很像动物海马的形状,故得名(图 9-80,图 9-81)。海马表面被覆一层室管膜,室管膜深层是一层白质。这些白质纤维向后内方聚集纵行形成海马伞,向后续于穹隆脚。

海马的内侧为齿状回(图 9-81),海马与齿状回之间以海马沟为界。齿状回(dentate gyrus)是一条狭长的带状皮质,其内侧缘游离面上有数个横沟,形如齿列,故得名齿状回(图 9-80)。

**图 9-81　大脑额状切示海马、齿状回的位置**

(Siegel A, Sapru H N, 2006)

下托(subiculum)是指位于海马旁回皮质与海马之间的过渡灰质区域。灰被(indusium griseum)又名胼胝体上回,位于胼胝体背面的正中线两侧,是一层菲薄的灰质(图 9-80)。

**图 9-82　齿状回、海马、下托的皮质分层分区**

海马、齿状回、灰被属于古皮质。皮质结构为三层,即分子层、锥体细胞层和多形细胞层。齿状回内的细胞除在齿状回内联络外,传出纤维进入海马。海马与齿状回构成一个功能的整体。Rose(1927)将海马和齿状回分为 h1~h5 五个区。Lorente de No'(1934)依据细胞形态、发育及纤维排列的不同,将海马、齿状回分为 CA1~CA4 四个区(图 9-82)。下托的组织结构显示,皮质分为 4~5 层,是三层结构的古皮质(海马)向过渡类型皮质(海马旁回)移行区。依据下托的细胞构筑情况将下托分为旁下托、前下托、下托和副下托四部分(图 9-82)。

海马主要接受内嗅皮质区(海马旁回前部的大部分皮质,相当于 Brodmann 28 区)、前梨状区(外侧嗅纹表面—薄层灰质)和杏仁体的纤维传入,其次还接受隔核、下丘脑、丘脑前核、中缝核、蓝斑及扣带回来的纤维。海马锥体细胞的轴突形成的纤维,出海马集结成束,主要构成海马伞、穹隆,经穹隆连合交叉、穹隆体、穹隆柱至下丘脑的乳头体(图 9-80)。还有些纤维终止于扣带回、隔核、视前区、下丘脑外侧区、丘脑前核和对侧海马等。近年来的研究证明,海马与学习记忆、情绪反应密切相关。

### 四、杏仁体

杏仁体(amygdaloid body)又名杏仁复合体(amygdaloid complex corpus),是一对灰质团,因形如杏仁而得名。杏仁体位于颞叶前端,海马旁回钩的深层 (图 9-73,图9-78),其后部与尾状核的尾部相接。杏仁体是由许多个核团组成,人的杏仁体通常被分为皮质内侧核群和基底外侧核群两部分。在两部分之间有边界不太明显的中央核,也有人将其列为独立的核团。每一部分又分为若干个核。

1. 皮质内侧核群

在人类,皮质内侧核群(corticomedial nuclear group)位于杏仁体的背外侧部,属于较古老的部分,相对较小,此核还可以分为内侧杏仁核(中央内侧核)、皮质杏仁核(皮质外侧核)、外侧嗅束核和中央核。

2. 基底外侧核群

基底外侧核群(basolateral nuclear group)位于杏仁体的腹部,在人类该核特别发达。该核还可以分为外侧杏仁核、基底杏仁核和副基底杏仁核(图 9-83)。

**图 9-83　大脑、间脑额状切示杏仁体分部及位置**
( Siegel A, Sapru H N, 2006)

3. 杏仁核的纤维联系

(1) 传入纤维(终止于杏仁体的纤维):

① 嗅球和前嗅核发出的纤维终止于皮质内侧核群。

② 丘脑背内侧核发出纤维终止于基底外侧核。

③ 脑干网状结构(中缝核、蓝斑核等)的纤维终止于中央核。

④ 下丘脑腹内侧核的纤维终止于皮质内侧核群。

⑤ 大脑新皮质(额前皮质区、顶、枕叶的一部分、颞下回、扣带回)的纤维终止于基底外侧核群。

(2) 传出纤维:杏仁体的传出纤维止点广泛,在很大程度上其传出纤维与传入纤维呈往返联系。传出纤维集中成较大的两条纤维束,其一,为背侧传出纤维束——终纹;其二,为腹侧传出纤维,这条途径的纤维较分散。

终纹(terminal stria) 主要发自杏仁体的皮质内侧核,呈弓状,行走于侧脑室底部,尾状核与丘脑之间。其纤维止于下丘脑视前区、下丘脑腹内侧区及隔核(图 9-80)。杏仁体的腹侧传出纤维主要起自基底外侧核,在豆状核的下方向前散开,终止于视前区的视前外侧核、隔核(图 9-80)、丘脑背侧核及边缘叶、额叶新皮质。中央杏仁核发出纤维至黑质、中脑水管周围灰质及脑干网状结构。

杏仁体与嗅觉、内脏活动、情绪反应、躯体运动和内分泌功能的调节有关。

### 五、基底前脑

基底前脑(basal forebrain)是位于大脑半球前内侧面和底面,间脑的腹侧,前连合的下方,包括下丘脑视前区、隔核、斜角带核、Meynert 基底核、伏隔核、嗅结节和杏仁体等(图 9-84,图 9-76)。

斜角带核位于前穿质后部,邻近视束处,呈斜带状,由前上向后下,依据细胞的排列方向分为垂直支

**图 9-84 大脑、间脑冠状切示基底前脑结构**
(Siegel A, Sapru H N, 2006)

和水平支两部分(图 9-84,图 9-76)。

Meynert 基底核位于豆状核下方,前穿质与大脑脚间窝之间的一大群细胞(图 9-84)。Meynert 基底核、伏隔核和斜角带核内含有大中型胆碱能神经元,广泛投射到大脑新皮质、海马等处,与学习记忆有关。

伏隔核是位于隔区下外方,壳核的内下方(图 9-84),腹侧为苍白球和嗅结节。是基底前脑区中较大的核团。新近的研究表明,该核与边缘系统的其他结构、大脑新皮质有广泛的联系。伏隔核与躯体运动、内脏活动整合、成瘾和痛觉调节有关。

下丘脑视前区、隔核、杏仁核、嗅结节前已述及。

许多临床病例追踪研究和动物实验研究表明,基底前脑病变与精神分裂症、帕金森综合征、阿尔茨海默氏病的发病有关。

(崔希云、祝建平、何峰)

# 练 习 题

1. 名词解释:

脊髓节段,马尾,神经核,灰质,白质,纤维束,牵张反射,肌张力,膝跳反射,反牵张反射,屈肌反射,内侧丘系,脊丘系,外侧丘系,三叉丘系,锥束,锥体交叉,丘系交叉,斜方体,网状结构,小脑脚,脑神经核,中脑被盖,基底前脑,隔区,海马,伏隔核。

2. 辨析下列名词的异同:

灰质与神经核;神经元轴突与神经纤维;神经纤维、神经纤维束与神经;膝跳反射与屈肌反射;边缘系统与边缘叶;海马结构与海马;小脑皮质与小脑髓质;中央前回与中央后回;锥体与锥体交叉。

3. 简述题:

1) 简述脊髓的位置与外形。

2) 简述脊髓的内部构造。

3) 简述脊髓的功能。

4) 简述第 3 至第 12 对脑神经出入脑的部位。

5) 简述从外形上如何将脑干分为延髓、脑桥和中脑。

6) 简述脑干内部结构有何特点。

7) 简述瞳孔对光反射、角膜反射和泌涎反射的反射弧。

8) 简述小脑的构成、小脑皮质的分叶及各叶的功能。

9) 小脑皮质分几层? 信息是如何在小脑皮质内传递并传出的?

10) 小脑髓质内的纤维束分几类? 分别起何作用?

11) 简述间脑的位置与构成。

12) 简述间脑的分部及各部分的功能。

13) 简述丘脑的位置、结构和功能。

14) 简述下丘脑的位置、分区及其功能。

4. 问答题:

1) 腰部第 2 脊髓节段左侧半横断性损伤,断面以下会出现何症状? 为什么?

2) 脑神经运动核损伤与脑神经运动根损伤引起的结果相同吗?

3）脑神经核以什么规律排列在脑干正中沟的两侧？

4）大脑背外侧面分为几叶，各叶上有哪些重要沟回，这些脑回有何功能？

5）大脑是怎样构成的？大脑新皮质是怎样构成的？

6）何为大脑皮质功能柱？

7）大脑基底神经核位于何处？有何功能？

# 参 考 文 献

1. Mader S S. Understanding Human Anatomy and Physiology (Fourth Edition). 影印版. 北京：高等教育出版社，2002.

2. Siegel A，Sapru H N. Essential Neuroscience. Lippincott：Williams and Wilkins，2006.

3. 艾洪滨. 人体解剖生理学. 北京：科学出版社，2009.

4. 柏树令. 系统解剖学. 北京：人民卫生出版社，2005.

5. 高士濂，于频. 人体解剖图谱. 上海：上海科学技术出版社，1989.

6. 郭光文，王序. 人体解剖彩色图谱. 北京：人民卫生出版社，1986.

7. 李继硕. 神经科学基础. 北京：高等教育出版社，2002.

8. 唐竹吾. 中枢神经系统解剖. 上海：上海科学出版社，1996.

9. 曾小鲁. 神经解剖学基础. 北京：高等教育出版社，1994.

10. 朱长庚. 神经解剖学. 北京：人民卫生出版社，2002.

# 第十章　中枢神经系统的血液循环与血脑屏障

## 第一节　中枢神经系统的血液循环

### 一、概述

中枢神经系统代谢非常旺盛,耗氧量较大,约占全身总耗氧量的 20％,因此,其血液供应非常丰富。脑的代谢每 24 h 约需氧 72 L,糖 150 g,而脑组织中几乎无葡萄糖和氧的储备,脑的能量代谢几乎全部依靠血液供给。成人每分钟的脑血流量为 750～1000 mL,约占心脏搏出量的 15％～20％。同时,脑组织对缺血缺氧非常敏感,缺血缺氧超过 4 min 时即可使脑神经细胞发生不可逆性坏死,造成严重的神经功能障碍。

#### (一) 脑血管的特点

脑血管与其他部位的血管不同,有其自身的特点:

(1) 脑的动脉来自颈内动脉和椎-基底动脉,两者在脑底部相互吻合并形成 Willis 环。

(2) 脑动脉管壁较薄,与颅外相同管径的静脉类似。

(3) 大脑半球的动脉可分为皮质支(分布于皮质及皮质下髓质)和中央支(分布于基底核、内囊和间脑)。皮质支在软脑膜内可形成丰富的吻合,但中央支互不吻合,故又称为终动脉,栓塞时可致所供应的脑区缺血性坏死。

(4) 脑的静脉多不与同名动脉伴行,静脉内无完整的静脉瓣,浅层的静脉在脑底部也相互吻合形成静脉环;颅内的硬脑膜窦可视为特殊类型的静脉,其内也无完整的瓣膜。

(5) 脑内的毛细血管分布极不均匀,其分布的疏密程度与脑区内的神经元和神经突触的数量呈紧密的相关关系。

(6) 脑内毛细血管与神经元间可形成血脑屏障,但在某些区域缺乏血脑屏障,如松果体、下丘脑的正中隆起、垂体后叶、延髓最后区、后连合、终板和脉络丛等处。

#### (二) 脑动脉无搏动的原因

脑内动脉与外周动脉不同,一般都不表现有明显的搏动,在透明颅骨标本上已经得到了证实,其原因可能与下列因素有关:

(1) 颈内动脉和椎动脉进入颅腔时均有一段极度弯曲的行程,降低了血液对管壁的压力。

(2) 密闭的颅腔环境,使颅内保持着一定的压力,可在一定程度上限制血管壁向外扩张。

(3) 脑动脉在软脑膜下的广泛吻合分散和减弱了血管的搏动。

(4) 脑血管壁薄,其外膜和中膜均较薄,平滑肌少,缺乏外弹性膜,血管的舒张和收缩能力较小。

### 二、脑的动脉系统

脑的动脉血供来自颈内动脉系统和椎-基底动脉系统。颈内动脉系统供应大脑半球和间脑的前2/3;椎-基底动脉系统供应大脑半球和间脑的后 1/3、小脑和脑干。两个动脉系统通过后交通动脉在脑底面互相交通,它们的分支在软脑膜内相互吻合。脑动脉的分支,按分布的范围可分为皮质支和中央支,皮质支分布于大脑表面的皮质及皮质下的浅层髓质,而中央支则分布于基底核、内囊及间脑。

### （一）颈内动脉系统

颈内动脉(internal carotid artery)在甲状软骨上缘平面起于颈总动脉,和迷走神经、颈内静脉一起在颈动脉鞘内沿颈部两侧上升至颅底,经颞骨岩部的颈动脉管外口进入颈动脉管,自颈动脉管内口穿出后在破裂孔上方,沿海绵窦内侧壁的颈动脉沟上行,至前床突下方,向后上急转穿过鞍隔处的硬脑膜进入蛛网膜下隙。在交叉前沟的两侧分为大脑前动脉和大脑中动脉（图 10-1、图 10-2）。

**图 10-1　椎动脉和颈内动脉的行程**
（顾晓松,2011）

**图 10-2　脑底的动脉**
（顾晓松,2011）

颈内动脉的行程和分段如下:

1. 颅外段（颈段）

自颈总动脉发出后,沿咽侧壁至颅底,此段在颈动脉鞘内与颈内静脉和迷走神经伴行,走行较直且无分支,年龄较大且伴有动脉硬化者,颈段可弯曲或呈波浪状,甚至扭曲而致脑供血不足。颈内动脉的起始部明显膨大称颈动脉窦,窦壁内有压力感受器分布,当颈内动脉内的压力明显改变时可反射性地引起心血管系统的活动。

2. 颅内段

影像学上行颈动脉造影时一般将颅内段分为五段（图 10-3）:

（A）侧位　　　　　　　（B）前后位

**图 10-3　脑血管造影**
（段菊如等,2002）

（1）C5 段:岩内段,又称颈动脉管段,是颈内动脉经颈动脉管内行走的一段。此段可发出颈鼓动脉和翼管动脉等。此段与中耳和内耳间仅以薄骨片分隔,故中耳和内耳的感染可能引起颈内动脉周围炎。若此薄骨片不完整或过于菲薄,在觉醒时,可能听到一种持续性的杂音,属正常的生理现象。

（2）C4 段：海绵窦段，颈内动脉自颈动脉管内口穿出后，向前内进入海绵窦，紧贴海绵窦内侧壁，沿颈内动脉沟向前上行走。此段起始部位于三叉神经节下方，两者之间仅隔以薄骨片和硬脑膜。若该骨片缺如，颈内动脉与三叉神经节之间仅以硬脑膜分隔，当颈内动脉扩张或有颈内动脉瘤时，可刺激三叉神经，引起三叉神经痛（图 10-4）。

此段位于海绵窦的最内侧，与垂体非常邻近，临床上行垂体摘除术时应小心，以免损伤颈内动脉。此段动脉与海绵窦壁借纤维组织紧密相连，当颅中窝骨折时可致其破裂，其内的动脉血流入海绵窦内，形成海绵窦动静脉瘘。

（3）C3 段：前膝段，此段为颈内动脉沿颈动脉沟上行至前床突高度，向上后弯曲并穿过硬脑膜的一段，由此段可发出眼动脉、垂体上动脉等分支。

**图 10-4  眼动脉**
（郭光文等，2010）

泪腺
上斜肌
外直肌
泪腺动脉
眼神经
眼动脉
视神经
颈内动脉
三叉神经节

眼动脉（ophthalmic artery）：自颈内动脉发出后，于视神经内下方伴视神经经视神经管入眼眶。其在眼内的分支分布于眼球、眼球外肌、泪腺和视网膜等处。视网膜中央动脉（centralretinal artery）为眼动脉最重要的分支（图 10-4）。

视网膜中央动脉：眼动脉穿出视神经管后即发出视网膜中央动脉，此动脉位于硬脑膜鞘内，经视神经下方向上依次穿过脑蛛网膜和软脑膜至视神经中央，水平向前经视神经盘进入视网膜，在视神经盘处分为鼻侧上小动脉、鼻侧下小动脉和颞侧上小动脉、颞侧下小动脉 4 支血管（图 10-5）。视网膜中央动脉变异较多，有时在视神经盘处可见 2 支、4 支或 8 支网膜支。鼻侧小动脉管径较小，颞侧小动脉管径较大，还可又发出黄斑上、下小动脉，分布至黄斑。

视网膜中央动脉有视网膜中央静脉与之伴行，其发出的 4 条小动脉的直径约 0.1 mm，而伴行的小静脉直径约为 0.2 mm。在眼底镜下观察，视神经盘处的静脉与动脉管径之比约为 3：2（图 10-5）。

角膜
晶状体
视网膜
巩膜
脉络膜
视神经
中央凹
视网膜中央静脉
视网膜中央动脉

颞侧上小动脉
颞侧上小静脉
黄斑上小静脉
鼻侧上小动脉
鼻侧上小静脉
视神经盘
黄斑
鼻侧下小动脉
黄斑下小静脉
鼻侧下小静脉
颞侧下小动脉
颞侧下小静脉

**图 10-5  视网膜中央动脉**
（郭光文等，2010）

（4）C2 段：视交叉池段，位于视交叉池内，走行较水平。

（5）C1 段：后膝段，颈内动脉于交叉池内向前上弯行，至前床突上方向前分为大脑前动脉（A1 段）和大脑中动脉（M1 段）两个终支。通常把颈内动脉的末端（C1 段）、大脑前动脉的起始部（A1 段）和大脑中动脉的起始部（M1 段）合称为颈内动脉分叉部。

在脑血管造影的前后位片上，颈内动脉分叉部大致呈 T 字形。C2 段与 C3 段的上端重叠，C4 与 C3 段的下端重叠，重叠区呈圆点状。当颈内动脉分叉部血管发生变异时，其形态亦发生改变，因此观测此部的形态,有助临床诊断。在侧位片上 C2、C3 和 C4 三段相互连接成 C 形曲线,称为虹吸部。C1 段还向后发出后交通动脉和脉络丛前动脉(图 10-3)。

① 后交通动脉(posterior communicating artery):由颈内动脉后内侧壁发出,在乳头体外侧,经视束和动眼神经之间向后内与大脑后动脉相连(图 10-2,图 10-3)。因后交通动脉和与之相连接的颈内动脉部分紧邻动眼神经,故此处发生的动脉瘤,均可压迫动眼神经,引起相应的临床症状。

② 脉络丛前动脉(anterior choroidal artery):在视束外侧由颈内动脉发出,有的发自后交通动脉远侧端。在视束的下方向后内行至外侧膝状体的前方,又斜向后外行至海马钩附近,经脉络裂入侧脑室下角,与脉络丛后动脉吻合,形成侧脑室脉络丛。在进入侧脑室下角以前,脉络丛前动脉发出的中央支主要分布于内囊膝部和后肢、杏仁体、尾状核、苍白球、背侧丘脑等结构,发出的皮质支主要分布至海马旁回及海马钩等部。由于脉络丛前动脉行程较长,管径较细,外径约 1 mm,容易发生栓塞,栓塞后可致苍白球、海马缺血性病变。

3. 大脑前动脉(anterior cerebral artery)

在视交叉外侧由颈内动脉前壁发出大脑前动脉。大脑前动脉是颈内动脉较小的终支。此动脉经视交叉上方向上进入大脑纵裂,绕胼胝体膝部,沿胼胝体沟向后行至胼胝体压部。主要分支分布于大脑半球内侧面顶枕沟以前的大脑皮质。两侧大脑前动脉借前交通动脉相连,在顶枕叶交界处大脑前动脉与大脑后动脉的分支可以相互吻合(图 10-2,图 10-3,图 10-6)。

**图 10-6　脑内侧面的动脉**
(徐达传,2007)

大脑前动脉以前交通动脉为界可分为交通前部和交通后部两部分。在 X 线造影时,通常把大脑前动脉的交通前部称为 A1 段,此段水平向前行走,故又称为水平段,长约 10～15 mm,直径约 2.6 mm;交通后部按行程可分为 A2 段(上行段)、A3 段(胼胝体膝段)、A4 段(胼周段)和 A5 段(终段)四段(图 10-2,图 10-3,图 10-6)。

大脑前动脉的皮质支供应顶枕沟以前的半球内侧面及额叶底面的一部分,额、顶二叶上外侧面的上部。主要有:额底内侧动脉;额前内侧动脉;额中间内侧动脉;额后内侧动脉;胼周动脉;中央旁动脉;楔前动脉。

大脑前动脉的中央支,即内侧豆纹动脉,分布于壳、尾状核头、内囊前下部、视交叉和下丘脑等处。由于大脑前动脉近侧段外侧部分发出的中央支是分布于前穿质和丘脑下部的主要来源,故外科手术处理此处动脉瘤时,应谨慎操作。

前交通动脉:连接两侧大脑前动脉,长约为 2.7 mm。其发出的中央支(穿支),平均 5 支,多数较细,外径 0.1～0.2 mm。分布于视交叉、视交叉上部、终板、胼胝体下回、旁嗅区、胼胝体膝、扣带回前部、丘脑下部和穹隆柱。

4. 大脑中动脉(medial cerebrial artery)

自颈内动脉发出后,水平向外经前穿质进入大脑外侧沟,沿岛叶外侧面向后上行走。大脑中动脉在岛叶附近可分为两支,上支主要分布于额叶和顶叶皮质;下支主要分布于颞叶、枕叶和顶叶皮质(图 10-2,

图 10-3,图 10-7)。

X 线造影时,也可把大脑中动脉分为 5 段(图 10-3)。

M1 段:即水平段,此段自颈内动脉分出后,在眼眶后方水平向外行走,故又称眶后段。

M2 段:即岛叶段,该段经岛叶的表面进入外侧裂,也称侧裂段。在脑血管造影正位像上,可见此段紧邻颅腔外侧壁,走行方向与颅骨内板的弧度大致相同。此段发出颞前动脉,分布至颞叶前部皮质。

M3 段:外侧沟段,此段在外侧沟内向后上行走,发出沿中央沟上升的升动脉。

M4 段:此段为大脑中动脉发出的一个分支,即顶后动脉,分布至顶叶后部皮质。

M5 段:此段为大脑中动脉的两个终支,即角回动脉和颞后动脉。

临床上,通常将 M4 和 M5 段合称终末段。

大脑中动脉的皮质支主要有:(图 10-7):额底外侧动脉;中央前沟动脉;中央沟动脉;中央后沟动脉;顶后动脉;角回动脉;颞后动脉;颞中动脉;颞前动脉;颞极动脉。

**图 10-7 大脑中动脉的皮质支**

(徐达传,2007)

大脑中动脉皮质支主要分布于大脑半球上外侧面,其主干闭塞时,可致额中、额下回后部和中央前、后回皮质液化性坏死,可出现对侧面肌、舌肌和肢体骨骼肌瘫痪,对侧浅、深感觉减退或消失,若坏死发生在优势半球,还会出现语言功能障碍(如出现运动性失语症、失写症及失读症等症状)。

大脑中动脉发出的中央支管径细小,大多呈直角自大脑中动脉发出,中央支之间不相互吻合,栓塞时可导致相应脑区缺血性病变。根据其部位又可分为内侧支和外侧支两组(图 10-8)。

**图 10-8 大脑中动脉的中央支**

(郭光文等,2010)

① 内侧支：又称内侧豆纹动脉，自大脑中动脉发出后，经蛛网膜下隙穿入前穿质，分布于豆状核、尾状核和内囊。

② 外侧支：又称外侧豆纹动脉，分布于豆状核、尾状核、内囊膝部和后肢。该动脉最易在壳核部和外囊破裂出血，向内压迫内囊，出现"三偏"征，故此支又称脑出血动脉或 Charcot 脑出血动脉。

### （二）椎-基底动脉系统

#### 1. 椎动脉

椎动脉（vertebral artery）起自锁骨下动脉。椎动脉在前斜角肌内侧，自锁骨下动脉的后上壁发出后向上穿第 6 颈椎至第 1 颈椎横突孔上行，穿出寰椎横突孔后，向后弯绕至寰椎侧块后方，经椎动脉沟向内穿寰枕后膜、硬脊膜及蛛网膜，进入蛛网膜下隙，沿延髓腹外侧经枕骨大孔入颅腔后继续上行，至延髓脑桥沟处左右椎动脉汇合成一条基底动脉，经脑桥腹侧的基底动脉沟上行至脑桥上缘，分为左右大脑后动脉两终支。

椎动脉全程可分为 4 段（图 10-1，图 10-2，图 10-9）。

**图 10-9　椎-基底动脉系造影**

（段菊如等，2002）

第 1 段：颈段 V1，自锁骨下动脉发出至穿入第 6 颈椎横突孔以前的一段；

第 2 段：椎骨段 V2，此段向上依次穿过第 6 至第 1 颈椎横突孔；

第 3 段：枕段 V3，此段穿出第 1 颈椎横突孔，向后弯绕至寰椎侧块后方，经椎动脉沟向内行至枕骨大孔；

第 4 段：颅内段 V4，穿出枕骨大孔后沿延髓腹外侧上行至延髓脑桥沟处合成基底动脉。

椎动脉在入颅前发出一些肌支分布至附近肌；发出脊膜支经椎间孔入椎管，分布于脊髓及其被膜、颈椎椎体及其骨膜。

椎动脉在颅内分支较多，主要有：

（1）脊髓前动脉（anterior spinal artery）：多于橄榄体上部自椎动脉发出（约占 69%），斜向下内至中线汇合成一单干沿脊髓前正中裂下行。在汇合前每侧脊髓前动脉发出数支延髓支，经前正中裂入延髓（图 10-2）。

（2）脊髓后动脉（posterior spinal artery）：多起自椎动脉，两侧不汇合，沿脊髓的后外侧面下降，常可分为上、下两支。上支向上内分布至薄束结节、楔束结节及延髓侧面。下支分布至脊髓后外侧面。

（3）延髓动脉（medulla oblongata artery）：由椎动脉外侧壁发出，分布于橄榄和延髓外侧部结构（图 10-2）。

（4）小脑下后动脉（posterior inferior cerebellar artery）：变异较大，大多于橄榄体下端平面起于椎动脉，偶见一侧或双侧缺如或两侧管径大小不等（图 10-2）。

小脑下后动脉自椎动脉发出后经橄榄下端绕向背侧，至脑桥下缘沿小脑下脚向下外至蚓垂。通常可分为内、外两支。内支主要分布于小脑下蚓和小脑半球中间部；外支主要分布于小脑半球下面的后部皮质。在小脑半球的外侧，小脑下后动脉可与小脑下前动脉和小脑上动脉相互吻合。小脑下后动脉还发小支分布至延髓的橄榄后区，还可发出小支至第四脑室，参与第四脑室脉络丛的组成。

小脑下后动脉与延髓外侧的舌咽神经、迷走神经、副神经的神经根邻接紧密（图 10-2），动脉病变时可压迫神经根。松解或牵拉神经手术时应小心操作，以免损伤血管而造成严重出血，也应避免误扎小脑下后动脉。小脑下后动脉走行多较弯曲，易栓塞而引起延髓背外侧综合征。

2. 基底动脉

基底动脉（basilar artery）由两侧椎动脉在延髓脑桥沟处汇合而成。由于两侧椎动脉管径粗细不等，在血流动力学的作用下，可致基底动脉弯曲，随着年龄的增长基底动脉弯曲逐渐增多。所以，儿童的基底动脉多大为平直型，而成人的基底动脉多为弯曲型，以凸向右者居多。

基底动脉自下而上依次发出以下分支（图 10-2）：

（1）小脑下前动脉（anterior inferior cerebellar artery）：绝大多数发自基底动脉的起始部，管径约 1.2 mm。小脑下前动脉沿小脑中脚的表面向外下经脑桥小脑三角主要分布于小脑绒球及相邻区域。该动脉在脑桥小脑三角内还可发出小支分布至脑桥、延髓及展神经、面神经、前庭蜗神经的神经根。

小脑下前动脉在小脑中脚的表面可分支吻合形成动脉襻，此襻与三叉神经根相距仅 6 mm，在动脉造影时，可以此动脉襻作为三叉神经根的定位标志。小脑下前动脉与展神经根的关系比较密切，若此动脉位于展神经根背侧时，可向前压迫展神经，出现眼内斜视等展神经麻痹症状。

（2）迷路动脉（labyrinthine artery）：细长，外径 0.2 mm。大多由小脑下前动脉发出，少数可发自于基底动脉。迷路动脉发出后经脑桥小脑三角与面神经和前庭蜗神经一起经内耳门入内耳道，穿过内耳道底至内耳，主要分布于耳蜗及前庭。此动脉管径细小，易栓塞而引起耳蜗和前庭的缺血性病变，临床上可出现头晕、耳鸣、听力下降等症状。

（3）脑桥动脉（pontine arteries）：有十余支，由基底动脉发出后水平向外，主要分布于脑桥的腹侧。

（4）小脑上动脉（superior cerebellar artery）：靠近基底动脉分叉部发出，外径约 1.5 mm。此动脉常与大脑后动脉伴行，沿大脑脚向后外分布至小脑齿状核、小脑半球前部、小脑上蚓部及小脑上脚。小脑上动脉与三叉神经根紧贴，由于三叉神经根起始部无髓鞘，受动脉搏动的刺激，常可引起三叉神经痛的症状，是临床上三叉神经痛的常见解剖原因。

（5）大脑后动脉（posterior cerebral artery）：大脑后动脉为基底动脉的终支。与小脑上动脉伴行，两者之间有动眼神经和滑车神经穿过。若此二动脉有动脉瘤时，均可压迫动眼神经和滑车神经，引起相应的临床症状。大脑后动脉与后交通动脉相连接，可以连接点将大脑后动脉分为近侧段和远侧段两段。远侧段绕过大脑脚，进入大脑半球内侧面，沿海马沟后行，最后进入距状沟内分为顶枕动脉和距状沟动脉。（图 10-2，图 10-6）。

大脑后动脉血管造影时可分为 5 段（图 10-9）。

P1 段：大脑后动脉的近侧段；

P2 段：大脑后动脉自连接点开始绕大脑脚后行至海马旁回之间，位于环池内，故又称环池段；

P3 段：此段沿海马沟后行，位于四叠体池的外侧面，又称四叠体段；

P4 段：为大脑后动脉的终末部，分出距状沟动脉和顶枕动脉，分布至枕叶内侧面和顶叶内侧面的后部皮质；

P5 段：为大脑后动脉在海马沟内的分支的合称，包括颞下前动脉、颞下中动脉和颞下后动脉，分布至颞叶皮质。

大脑后动脉的皮质支主要有：① 颞下前动脉；② 颞下中动脉；③ 颞下后动脉；④ 距状沟动脉；⑤ 顶

枕动脉。其中①②③分支合称外侧支,即 P5 段;④⑤分支合称内侧支,即 P4 段。除上述皮质支外,大脑后动脉还发出细小的分支分布于海马、齿状回及胼胝体压部。

大脑后动脉近侧段发出的中央支分布于背侧丘脑、下丘脑、后丘脑和中脑、大脑脚、动眼神经、乳头体等处。大脑后动脉远侧段发出中央支分布于大脑脚、丘脑枕、上丘臂、外侧膝状体、背侧丘脑的后内侧部、内侧膝状体、下丘臂、四叠体、丘脑枕、松果体、缰三角等处。

### (三) 脑底动脉环(circle of Willis)

在脑底部,由两侧大脑前动脉近侧段、前交通动脉、两侧颈内动脉末端、两侧后交通动脉和两侧大脑后动脉近侧段互相连接而成一不规则的动脉环,称为脑底动脉环(Willis 环),围绕在视交叉、灰结节、乳头体周围(图 10-2,图 10-10),为颅内动脉瘤多发部位。

组成脑底动脉环的各血管的管径变异较大,依此可分为近代型、原始型、过渡型等五种类型,还可见由于部分血管缺如而形成的不完整型动脉环,出现率约为 4%,大多是后交通动脉缺如,也可见前交通动脉和大脑前动脉近侧段缺如。

脑底动脉环是调节脑血液循环的潜在代偿装置。在正常情况下,组成脑底动脉环的各血管内的血流都按自身的流向流动,当某一血管受阻、狭窄或缺如时,动脉环就起着非常重要的代偿作用。由于脑底动脉环的各血管的管径变异较大,故其代偿潜能差异也较大。脑底动脉环的各血管都发出皮质支和中央支两组分

图 10-10　大脑动脉环
(顾晓松,2011)

支,皮质支分布于大脑皮质(前已详述);中央支分布于内囊、外囊、基底核及间脑 (图 10-2,图 10-10)。

### 三、脑的静脉系统

在解剖结构上,脑的静脉系统比动脉系统复杂,且不与脑的动脉伴行。脑的静脉管壁较薄,主要由纤维组织组成,含少量的弹力纤维,几乎没有平滑肌,管腔内没有静脉瓣。脑的静脉包括脑表面的浅静脉和脑深部的深静脉,深静脉和浅静脉之间有丰富的吻合。脑的静脉内的血液流入硬脑膜窦,经颈内静脉进入上腔静脉系,最后回流至右心房。

脑的静脉系统主要由 3 组静脉组成。

#### (一) 硬脑膜窦

硬脑膜窦(sinuses of dura mater)为颅内特殊类型的静脉管道,位于硬脑膜内外层之间,窦壁外层致密,坚韧而无弹性;内层薄而疏松,壁内无平滑肌,无收缩和舒张功能,破损后不能自行塌陷,血栓不易形成,很难自行止血。窦腔内无静脉瓣。硬脑膜窦主要收集脑、脑膜、颅骨(板障静脉)和眼等处的静脉血,此外还有引流脑脊液的功能。硬脑膜窦可通过导血管与颅盖骨内的板障静脉相通,板障静脉又可通过小血管与颅骨外的静脉相通,此途径是颅内外静脉吻合交通的主要通路(图 10-11,图 10-12)。

1. 上矢状窦

上矢状窦(superior sagittal sinus)走行于颅顶内面的上矢状窦沟内,位于大脑镰上缘,向后经窦汇向两侧注入左右横窦。上矢状窦的横断面略呈三角形,管腔自前向后逐渐增大,管腔向外侧可局部膨大,形成外侧陷窝,窝内有许多蛛网膜粒突其中,脑脊液经此菜花样颗粒进入上矢状窦。外侧陷窝的外侧缘距正中线约 1.5 cm,因此,自颅盖开颅时,应在正中线 2 cm 以外剪开硬脑膜,以免损伤外侧陷窝和蛛网膜粒。上矢状窦接受脑膜中静脉、大脑上静脉的静脉血,并与鼻、顶、枕区头皮静脉相交通(图 10-11)。

**图 10-11 硬脑膜及硬脑膜窦**

（郭光文等，2010）

**2. 下矢状窦**

下矢状窦（inferior sagittal sinus）的管径较上矢状窦小，位于大脑镰下缘的后 2/3 部，收集大脑半球内侧面额叶下部的静脉血，向后注入直窦（图 10-11）。

**3. 直窦**

直窦（straight sinus）由下矢状窦和大脑大静脉汇合而成，行于大脑镰和小脑幕交界处，向后下汇入枕内隆凸内表面的窦汇。直窦还接受小脑幕和小脑半球上面的静脉血（图 10-11，图 10-12）。

**图 10-12 颅底的硬脑膜窦**

（郭光文等，2010）

**4. 窦汇**

窦汇（confluence sinuum）较膨大，位于枕内隆凸内面，在正中线稍偏右，由上矢状窦、直窦和枕窦汇合而成，向两侧延续为横窦。借枕导静脉与头皮静脉交通（图 10-11，图 10-12）。

**5. 横窦**

横窦（transverse sinus）位于小脑幕的附着缘内，走行于横窦沟。自窦汇向前外横行至颞骨岩部的基底部急转向下移行于乙状窦。横窦除接受上矢状窦和直窦的血流外,还接受大脑下静脉、大脑中静脉、小脑上静脉、脑干的静脉、岩上窦和脑膜的静脉血(图 10-11,图 10-12)。

6. 乙状窦

乙状窦(sigmoid sinus)位于颞骨乳突部内侧面的乙状窦沟内,呈"乙"形弯曲,经颈静脉孔注入颈内静脉。乙状窦可借乳突导静脉与颅外静脉交通(图 10-11,图 10-12)。

7. 海绵窦

海绵窦(cavernous sinus)位于蝶鞍两侧、破裂孔的上方,呈蜂窝状。海绵窦向前可达眶上裂的内侧部,向后可达颞骨的岩尖部,长约 20 mm,宽约 10 mm,两侧海绵窦间距约为 13 mm。海绵窦内有颈内动脉及展神经通过,海绵窦外侧壁内由上向下依次有动眼神经、滑车神经、眼神经和上颌神经通过(图 10-11,图 10-12)。

海绵窦主要接受来自大脑中线区、额叶眶面和眼的静脉血,向后一部分血液经岩上窦汇入横窦,另一部分经岩下窦汇入颈内静脉。

海绵窦与颅外静脉有广泛的交通(图 10-13):

① 海绵窦 ⟶ 眼上静脉 ⟶ 内眦静脉 ⟶ 面静脉;

② 海绵窦 ⟶ 眼下静脉 ⟶ 翼丛 ⟶ 面深静脉;

③ 海绵窦 ⟶ 卵圆孔、破裂孔导静脉 ⟶ 翼丛 ⟶ 面深静脉;

④ 海绵窦 ⟶ 基底静脉丛 ⟶ 椎内静脉丛 ⟶ 体壁静脉;

⑤ 海绵窦 ⟶ 岩上窦 ⟶ 横窦 ⟶ 乙状窦 ⟶ 颈内静脉;

⑥ 海绵窦 ⟶ 岩下窦 ⟶ 颈内静脉。

**图 10-13　海绵窦的交通**

(柏树令,2010)

8. 岩上窦

岩上窦(superior petrosal sinus)走行于岩上沟内,其前内端起于海绵窦向后汇入横窦(图 10-12)。

9. 岩下窦

岩下窦(inferior petrosal sinus)走行于岩枕裂内,其前端起于海绵窦,行向后下,注入颈内静脉,迷路、脑桥、延髓和小脑下面的静脉可汇入此窦。

**(二) 大脑半球上外侧面的浅静脉**

大脑半球上外侧面的浅静脉主要收集大脑上外侧面表面的皮质和浅层髓质的静脉血,可分为上、中、下三组,其内的静脉血大多就近回流至硬脑膜窦。

1．大脑上静脉

大脑上静脉(superior cerebral veins)一般有 8～12 条,分布于额叶、顶叶和枕叶的外侧面上部和内侧面上部。其内部的静脉血与上矢状窦血流方向相反,向前上注入上矢状窦(图 10-14)。

2．大脑中浅静脉

大脑中浅静脉(superficial middle cerebral veins) 又称 Sylvius 浅静脉,行于大脑外侧沟内,收集外侧沟附近和岛叶表面皮质的静脉血,其内的静脉血大多注入基底静脉,也可通过大脑中浅静脉与大脑上静脉吻合支注入上矢状窦或者通过大脑中浅静脉与大脑下静脉之间的吻合支注入横窦(图 10-14)。

3．大脑下静脉

大脑下静脉(inferior cerebral vein) 位于大脑半球上外侧面的下部,一般有 2～3 条,主要收集颞叶和枕叶外侧面及下面的静脉血,注入横窦或岩上窦(图 10-14)。

**图 10-14　大脑的浅静脉**

(徐达传,2007)

### (三) 大脑半球的深静脉

1．大脑内静脉

透明隔静脉、丘纹上静脉及脉络丛静脉在室间孔后方汇合成大脑内静脉(internal cerebral veins)。大脑内静脉主要通过其属支收集侧脑室周围的大脑半球髓质、基底核、侧脑室脉络丛及背侧丘脑等部位的静脉血。两侧大脑内静脉向后汇合成一条大脑大静脉。大脑内静脉属支有(图 10-15):

**图 10-15　大脑的深静脉**

(郭光文等,2010)

（1）透明隔静脉（vena septi pellucidi）：主要收集透明隔、胼胝体嘴及额叶深部的静脉血，向后下注入大脑内静脉。

（2）丘纹上静脉（superior thalamostriate vein）：又称终静脉（vena terminalis），在背侧丘脑与尾状核之间，由后外行向前内，于室间孔稍后方转向后内注入大脑内静脉，主要收集背侧丘脑、尾状核等处的静脉血。

（3）脉络丛静脉（choroid vein）：起于侧脑室下角的脉络丛，在丘脑背面注入大脑内静脉。此静脉主要收集侧脑室脉络丛和海马区的静脉血。

（4）侧脑室静脉（lateral ventricular vein）：主要收集侧脑室后角及中央部后部的静脉血，在背侧丘脑上面后部注入大脑内静脉后端。

（5）丘脑上静脉（epithalamic vein）：在丘脑髓纹下缘穿出，主要收集间脑背侧部的静脉血，水平向后注入大脑内静脉后部。

2. 大脑大静脉

大脑大静脉（great cerebral vein）：又称 Galen 大静脉，由左、右大脑内静脉汇合而成。除引流大脑内静脉的静脉血外，还收集四叠体、松果体、海马旁回后部以及扣带回后部的静脉血，向后注入直窦（图10-15）。

# 第二节　脑室与脑脊液

## 一、脑室系统

脑室系统是位于脑内的不规则腔隙的总称，其内充满着脑脊液，对颅内压的维持和调节有非常重要的意义。脑室系统主要由侧脑室、第三脑室、第四脑室、中脑水管组成。侧脑室与第三脑室借室间孔相通，第三脑室和第四脑室借中脑水管相通（图 10-16）。此外有时可见到发育异常的第五、六脑室。

**图 10-16　脑室系统**

（柏树令，2010）

## （一）侧脑室

侧脑室（lateral ventricle）位于大脑半球内，形状不规则，左右各一，并借室间孔与第三脑室相通。从外形上，可将侧脑室分为前角、中央部、后角和下角四部分（图 10-16）。

（1）侧脑室前角：为侧脑室室间孔以前的部分，位于额叶内部，介于髓质、透明隔和尾状核头之间。冠状切面呈三角形。

（2）侧脑室中央部：位于顶叶内部，介于室间孔与胼胝体压部之间，呈斜行裂隙状，横断面呈三角形。

上外侧壁由胼胝体构成,下外侧壁从前向后依次由穹隆、背侧丘脑、侧脑室脉络丛和尾状核等构成,内侧壁由透明隔构成。

（3）侧脑室后角:伸入枕叶内,切面多呈短三棱锥体形（图 10-16）。

（4）侧脑室下角:自背侧丘脑后下方向前进入颞叶内部,其尖端距颞极约 2.5 cm。为侧脑室最膨大的部分,冠状切面上呈半月形。其底壁上有两个隆起,内侧部的隆起称海马,其前端宽大为海马脚,被 2～3 条纵行浅沟分成数个趾状隆起的海马趾;外侧部的隆起称侧副隆起（collateral eminence）,其后端膨大呈三角形称侧副三角。

侧脑室中央部、下角和后角汇合处呈三角形,称为侧脑室三角区（图 10-16）。侧脑室脉络丛位于中央部、三角区和下角,是产生脑脊液的主要部位。

**（二）第三脑室**

第三脑室（third ventricle）位于背侧丘脑和下丘脑之间,有六壁,即上壁、下壁、前壁、后壁及左右侧壁。上壁为脉络组织,与脉络组织血管一起突入室腔形成第三脑室脉络丛;下壁为下丘脑,自前向后依次为视交叉、漏斗、灰结节和乳头体,室腔向下伸入漏斗的部分称漏斗隐窝;前壁为前连合和终板;后壁为缰连合、松果体和后连合;左右侧壁由背侧丘脑和下丘脑构成。第三脑室向前上借室间孔通侧脑室,向后下借中脑水管通第四脑室（图 10-16）。

**（三）第四脑室**

第四脑室（fourth ventricle）位于脑桥、延髓与小脑之间,呈四棱锥体形。其底为菱形窝,顶的前部由小脑上脚和上髓帆构成,后部由下髓帆和第四脑室脉络组织构成。前后部交界处突向小脑与脑干之间形成小脑外侧隐窝,其末端的开口为第四脑室外侧孔。第四脑室下髓帆的下部有一小孔为第四脑室正中孔。第四脑室向上经中脑水管与第三脑室相通,向下与脊髓中央管相延续,第四脑室经外侧孔和正中孔通向蛛网膜下隙（图 10-16）。

**（四）第五脑室**

第五脑室（pseudoventricle）又称透明隔腔,位于两侧透明隔之间。其前壁由胼胝体膝构成,后壁由穹隆柱构成,上壁由胼胝体干构成,下壁由胼胝体嘴和前连合构成。此脑室一般不与其他脑室相通,但可因某些原因与第三脑室相通。该脑室有时局部膨大形成囊肿,若阻塞室间孔可致使脑脊液循环障碍,引起颅内高压症状。

**（五）第六脑室**

第六脑室（sixth ventricle）又称 Verga 室或穹隆室,位于穹隆连合与胼胝体间,借穹隆柱与第五脑室分隔。此脑室可扩大阻塞室间孔,从而使脑脊液循环受阻,引起颅内压增高。第五、六脑室常为盲囊,共同存在,且相互交通,其内一般不含脑脊液,如由于某些原因与第三脑室相通,则其内也充满着脑脊液。

**（六）中脑水管**

中脑水管（cerebral aqueduct）位于中脑背部,纵贯中脑全长,向上与第三脑室相通,向下与第四脑室相连,略呈长梭形,中部较宽,两端细窄（图 10-16）。

## 二、脑脊液

脑脊液（cerebral spinal fluid,CSF）是由脑室脉络丛产生的无色透明液体,由于血-脑脊液屏障的存在,其成分与脉络丛血管内的血液成分不同,含有的血细胞和蛋白较少,无红细胞。脑脊液充填于脑和脊髓的周围及其内部的腔隙内,对脑和脊髓起缓冲和保护作用,脑和脊髓所需的营养从脑脊液获得,其代谢过程中产生的废物也经脑脊液运输至静脉系统。正常成人的脑脊液约为 150 mL,脑脊液可使颅内保持一定的压力,对颅内内环境的稳定有非常重要的作用。

脑脊液主要由侧脑室脉络丛产生,侧脑室脉络丛产生的脑脊液,经室间孔流至第三脑室,第三脑室脉络丛可产生部分脑脊液,第三脑室内的脑脊液循中脑水管流至第四脑室,第四脑室脉络丛也可产生少量脑脊液,第四脑室内的脑脊液经第四脑室正中孔和外侧孔流出,进入蛛网膜下隙,充填于脑和脊髓的周围。蛛网膜下隙内的脑脊液可经蛛网膜颗粒渗透到上矢状窦内,再经窦汇、横窦、乙状窦流入颈内静脉中

（图 10-16）。如脑脊液循环途径受阻，可导致脑室系统扩大，使周围脑组织受压而向外移位，同时颅内压升高，严重时可形成脑疝。

# 第三节　脑膜与血脑屏障

## 一、脑的被膜

脑的表面包被有三层被膜，从外向内依次为硬脑膜、脑蛛网膜和软脑膜，对脑起保护、支持和固定作用（图 10-17）。

蛛网膜粒　上矢状窦　头皮

颅骨
硬脑膜
脑蛛网膜
软脑膜
大脑皮质
大脑髓质
大脑镰

蛛网膜下隙

**图 10-17　脑的被膜**
（柏树令，2010）

### （一）硬脑膜

硬脑膜（cerebral dura mater）坚韧而有光泽。它由两层构成：外层由颅骨的内骨膜演化而来，内层较外层坚厚。硬脑膜与颅盖骨结合疏松，但在颅缝处结合较紧密。当外伤时，常因硬脑膜血管损伤而在硬脑膜与颅骨之间形成硬膜外血肿，血肿常局限在一块颅盖骨范围内，多不对称分布。临床上，可借此特点鉴别皮下血肿与腱膜下血肿。硬脑膜与颅底骨结合紧密。由于颅底多孔裂，受外力作用时易发生骨折，骨折时易将硬脑膜与脑蛛网膜同时撕裂，此时，充填于蛛网膜下隙内的脑脊液可经裂口处流出。如颅前窝骨折时，脑脊液可经筛孔或骨折缝流入鼻腔，形成鼻漏。在某些部位，硬脑膜两层之间分离形成管状结构，称为硬脑膜窦（详见第二节）。

硬脑膜除了呈套状包被脑组织外，还形成若干特殊板状结构，伸入各脑部之间，对脑起固定和保护作用（图 10-11），主要有：

（1）大脑镰（cerebral falx）：呈镰刀形，为硬脑膜伸入大脑纵裂折叠而成的双层硬脑膜结构，分隔左、右大脑半球。其前端起于鸡冠，后端连于两侧小脑幕的结合处，大脑镰的上缘和下缘两层之间可局部分离呈管状，内含静脉血，分别称为上矢状窦和下矢状窦，大脑镰的上缘与颅盖内面的上矢状窦沟连结紧密，下缘游离，与胼胝体相邻。

（2）小脑幕（tentorium of cerebellum）：有左右两块，位于大脑横裂内，呈八字形排开，形似幕帐，分隔大脑枕叶与小脑，并构成颅后窝的顶。左右小脑幕的上缘在正中线处相互结合，构成小脑幕顶，并与大脑镰相连。其下缘附于横窦沟和颞骨岩部上缘，两侧幕的前内侧缘合成"U"形切迹，并与鞍背形成一环形孔，内有中脑通过。海马旁回和钩恰位于小脑幕切迹的上方，当小脑幕上方发生颅脑占位性病变引起颅内压增高时，可将海马旁回和钩挤入小脑幕切迹中，形成小脑幕切迹疝。此时可出现动眼神经和大脑脚的压迫症状。

（3）小脑镰（cerebellar falx）：较窄小，位于两侧小脑半球之间，其上端连于小脑幕顶的后部，下端游离，前缘游离，与小脑蚓相邻，后缘连于枕内嵴。

（4）鞍隔（diaphragma sellae）：横行于下丘脑和垂体之间，分隔下丘脑和垂体，自鞍背上缘向前连于鞍结节，中部有一小孔，容漏斗通过。

### （二）脑蛛网膜

脑蛛网膜（cerebral arachnoid mater）（图10-17，图10-18）薄而透明，无血管和神经，与硬脑膜连接紧密，并向内发出很多结缔组织丝，相互交织成蛛网状，故称脑蛛网膜。脑蛛网膜与硬脑膜间的潜在间隙称硬膜下隙。脑蛛网膜深部有较宽大的间隙，称为蛛网膜下隙（subarachnoid space），此隙与脑组织不直接接触，隔以软膜。脉络丛产生的脑脊液经第四脑室的正中孔和外侧孔流入此隙内。隙内还有分布至脑的血管通过。蛛网膜下隙的较扩大处称蛛网膜下池（subarachnoid cisterns）。在小脑与延髓间有小脑延髓池（cerebellomedullary cistern），临床上可在此进行蛛网膜下隙穿刺术，抽取脑脊液。此外，还有位于两大脑脚之间的脚间池、视交叉前方的交叉池、中脑周围的环池、脑桥腹侧的桥池等。脑蛛网膜可形成许多"菜花状"结构，突入上矢状窦内，称蛛网膜粒（arachnoid granulations），脑脊液通过这些颗粒渗入上矢状窦内，经硬脑膜窦回流入静脉。

### （三）软脑膜

软脑膜（cerebral pia mater）（图10-17）为三层被膜中最薄的一层，紧贴脑的表面，可深入脑沟和脑裂内，其内血管丰富，脑表面结构的营养物质大多由此获得。在脑室的某些部

蛛网膜

蛛网膜粒

**图 10-18  脑蛛网膜**
（欧阳钧等，2010）

位，室壁的室管膜上皮可与软脑膜及其血管相互交织形成脉络组织。脉络组织内的血管可反复分支盘曲，并与其表面的软脑膜和室管膜上皮一起突入脑室内形成脉络丛，具有分泌脑脊液的功能。

## 二、血脑屏障

狭义上的血脑屏障（blood brain barrier）是仅指存在于脑毛细血管与脑组织之间的通透性屏障。广义上的血脑屏障还包括：脑毛细血管壁以及其他组织（如胶质细胞）与细胞外隙的物质交换屏障；细胞外隙与其周围的神经元、胶质细胞以及其他间质细胞的物质交换屏障；脉络丛毛细血管和脑脊液之间的物质交换屏障；脑脊液和脑组织之间的物质交换屏障；硬脑膜毛细血管和硬脑膜组织间的物质交换屏障；软脑膜和其邻近神经组织的物质交换屏障等（图10-19）。

脉络丛上皮细胞

脉络丛毛细血管内皮细胞

结缔组织

脑室

血液

紧密连接

蛛网膜下隙

软脑膜

胶质膜

胶质膜

基膜

脑毛细血管内皮细胞

**图 10-19  血脑屏障模式图**
1. 血-脑屏障  2. 血-脑脊液屏障  3. 脑-脑脊液屏障（顾晓松，2011）

### （一）血-脑屏障

血-脑屏障(blood brain barrier,BBB)是一种介于脑部毛细血管内血液与脑组织液之间的、有选择性的、通透性较低的动态屏障,由毛细血管内皮细胞及其细胞间的紧密连接(tight junction)、基膜、周细胞、星形胶质细胞终足形成的胶质膜等结构组成(图 10-20)。

除松果体、神经垂体、脉络丛和最后区(area postrema)外,整个脑组织均被这种通透性屏障所覆盖。它们不仅有机械的阻挡作用,而且其极性分布的电荷、特殊的酶系统和免疫反应等也参与屏障机制,共同调节血液与细胞外液以及脑脊液之间的物质交换,维持脑内环境的稳定。

血-脑屏障主要包括以下组织结构:

1. 毛细血管内皮细胞及其间的连接

血-脑屏障的毛细血管内皮细胞为无孔内皮细胞,内皮细胞之间的连接为紧密连接。内皮细胞之间呈叠瓦状排列,相邻内皮细胞膜之间有 10～20 nm 宽的间隙。紧密连接和狭窄的间隙,在很大程度上限制了蛋白质分子和离子的通过,构成了血-脑屏障第一道屏障。

**图 10-20 血-脑屏障**
(邹仲之,2006)

血-脑屏障的毛细血管内皮细胞不含吞饮小泡,主动转运大分子物质能力较弱;内皮细胞无收缩蛋白,因而此处的毛细血管不受组胺、5-羟色胺及去甲肾上腺素等血管活性物质的影响,其通透性相对恒定。内皮细胞内线粒体含量丰富,可为维持毛细血管内、外离子梯度提供能量。

血-脑屏障的毛细血管内皮细胞含有的酶有助于血脑屏障的形成。物质转运调节酶可使特定物质的转运具有严格的方向性。如钾只能从脑细胞转运至毛细血管内,而从毛细血管转运至脑细胞则有严格的限制;分解酶使许多特定物质在到达脑细胞外液前分解失效,使其不能到达脑细胞外液;合成酶能使内皮细胞合成许多神经递质,允许或阻止某些特定物质通过血-脑屏障。

血-脑屏障处的毛细血管内皮细胞所带的负电荷也有助于血-脑屏障的形成。负电荷可限制带有负电荷的物质从脑毛细血管进入脑组织,而带正电荷的物质则容易透过。在病理条件下,内皮细胞表面的阴离子可被中性或阳性离子替代,通透性增强。

血-脑屏障处毛细血管内皮细胞的免疫反应也是构成通透性屏障的主要因素。在病理条件下,淋巴细胞可释放破坏血-脑屏障的淋巴因子,导致其通透性增加,血中的病原体可侵入脑实质。

2. 基膜和周细胞

基膜(basement membrane)在内皮细胞与星形胶质细胞终足之间,血管基膜和神经上皮细胞基膜融合在一起形成血-脑屏障基膜层,此层含有大量的具有胶原特性的氨基酸,厚约 20～60 nm,电子密度中等、均一。此膜带负电荷,构成血-脑屏障的第二道隔膜。在病理状态下,基膜可被溶解,血管外间隙增大。

周细胞(perithelial cell)位于基膜内,细胞质内含有各种细胞器和空泡,有人指出它参与了血-脑屏障的组成。基膜破裂后,周细胞可进入神经组织内变为巨噬细胞,具有转化为小胶质细胞的潜能。

3. 星形胶质细胞

星形胶质细胞(astrocyte)的终足(脚板),包绕脑毛细血管外周形成胶质膜。终足与内皮细胞间有20 nm 的间隙。相邻终足之间连接并不紧密,一般终足只包绕毛细血管 85% 的表面。近年来的研究发现,星形胶质细胞、周细胞和血管内皮细胞在血脑屏障的发生、分化和再生中互相依赖。此外还发现星形胶质细胞和内皮细胞具有相同的免疫原性。因此,尽管胶质膜只包绕毛细血管 85% 的表面积,但也是血脑屏障不可少的组成部分。

### （二）血-脑脊液屏障

血-脑脊液屏障(blood cerebrospinal fluid barrier)是脉络丛毛细血管与脑室系统之间,选择性阻止某些物质从毛细血管进入脑室的结构或界面(图 10-19)。它的通透性较低,功能也是动态的。其屏障机制主要有机械阻挡、异生性溶解和主动运输。脉络丛毛细血管内皮细胞、基膜和脉络丛上皮细胞是血脑脊液屏障的结构基础。脉络丛毛细血管内皮细胞为有孔内皮细胞,其基膜是断续的,具有一定的通透性,但脉络丛上皮细胞间的紧密连接的机械阻挡对某些物质的通过起障碍作用,这些是构成血脑脊液屏障的主要结构基础。此外,脉络丛上皮细胞的酶系及其离子泵也参与了血脑脊液屏障的构成。如将细胞色素 C 注入静脉内,它虽可进入脉络丛上皮细胞,但由于异生性溶解作用而被水解酶所水解,因而无法到达脑室进入脑脊液内,有人认为这是血脑脊液屏障的主要机制。此外,脉络丛上皮细胞的主动分泌和吸收,在血和脑脊液的物质交换中,也有一定的调节作用,如脉络丛上皮细胞可把葡萄糖从血液中主动转运至脑脊液,使其在脑脊液中的浓度等于血中浓度的 1/2。

### (三) 脑脊液-脑屏障

脑脊液-脑屏障(cerebrospinal fluid brain barrier)是脑脊液和脑组织之间的选择性阻止某些物质通过的屏障。脑脊液脑屏障是不完整的,具有较大的通透性,故脑脊液和脑细胞外液的成分十分接近,二者之间的物质交换非常广泛。此屏障在维持和改变中枢神经系统的膜电位中起重要作用。

脑脊液-脑屏障包括:

(1) 脑室内的脑脊液与脑组织之间的通透性屏障:由室管膜上皮、基膜和胶质膜构成(图 10-19)。室管膜上皮之间,除少数特殊区域外,一般没有紧密连接,大分子物质可以通过。室管膜上皮的通透性、分泌功能和物质运输的选择性是构成此屏障的主要因素。

(2) 脑蛛网膜下隙内的脑脊液与脑组织之间的通透性屏障:由软膜及其下的胶质膜构成。此处的物质交换及其屏障机制,目前仍不清楚。

### (四) 血脑屏障的生理意义

血脑屏障能延缓和调节血液与脑脊液、脑细胞外液之间的物质交换,维持脑内环境恒定,是中枢神经系统发挥其正常生理功能的前提和保障。血脑屏障对物质交换的调节作用,主要是通过机械阻挡(即扩散性屏障作用)、主动转运、易化扩散和酶的降解作用等途径来完成的。

(李立新)

# 练　习　题

1. 试述脑血管的特点及其意义。
2. 试述颈内动脉系的分支及分布范围。
3. 试述椎-基底动脉系的构成、分支及分布范围。
4. 试述脑的被膜组成、结构特点及其意义。
5. 阐述脑室系统组成及其交通。
6. 试述海绵窦的结构特征及临床意义。
7. 大脑中动脉栓塞后可致哪些脑区供血不足?并出现哪些机能障碍?
8. 试述颅内、外静脉的交通途径及临床意义。

# 参　考　文　献

1. 柏树令,王海杰主编. 系统解剖学. 7 版. 北京:人民卫生出版社,2008.
2. 粟秀初,孔繁元,范学文主编. 现代脑血管病学. 北京:人民军医出版社,2003.
3. 付升旗主编. 人体断层解剖学. 北京:世界图书出版公司,2007.
4. 邹仲之主编. 组织学与胚胎学. 6 版. 北京:人民卫生出版社,2006.

# 第十一章　神经系统的发生与发育

## 第一节　中枢神经系统的发生

神经系统的早期发育包括胚胎期原始神经系统的建立,神经前体细胞的产生、分化,神经元的迁移,轴突生长及数量庞大的突触的发育过程等。这些事件的每一步骤均涉及各种信号间相互作用、信号与受体的作用和基因的转录调节。当生长的轴突最终到达靶区后,开始形成正确的连接,基本的神经环路初步形成。出生后,在各种经验和活动依赖性分子机制的作用下,神经元的生长和基因表达发生相应的变化,导致神经环路不断被修饰和改造,相关的行为特性因此被塑造而定形。在个体成熟之后,突触连接仍然不断获得修饰和更新,这种结构重建对新技能的学习和记忆是必需的。此外,成年动物的某些特异脑区中还能终生产生新神经元,显示了中枢神经系统所具有的强大的可塑性和修复机能。

### 一、神经系统的形态发生

#### (一) 神经胚的形成

哺乳动物中枢神经系统的发育始于原肠胚,此时的胚胎呈圆盘状,具有三层结构:内胚层(endoderm)、中胚层(mesoderm)和外胚层(ectoderm)。内胚层最终发育为内脏器官,中胚层发育为骨骼和肌肉,神经系统和皮肤则全部来源于外胚层。原肠胚发育的关键是脊索(notochord)的形成。脊索是一个由中胚层细胞组成的圆柱体。脊索沿胚胎的中线由前向后伸展,成为身体左右对称的主要中轴。脊索产生诱导信号促使其上方,即背中线的神经外胚层(neuroectoderm)增厚为柱状上皮,即神经上皮(neuroepithelium),形成神经板(neural plate)(图 11-1)。神经板的外侧边缘向上隆起,形成神经褶(neural fold)。神经板中央出现凹陷,形成沿胚胎纵轴走向的神经沟(neural groove)。神经褶继续向背中线隆起,两侧神经褶靠拢并愈合,同时与相连的表皮外胚层分离,形成位于外胚层下方的中空的神经管(neural tube),神经管不断向头尾两个方向扩展延伸,仅于头、尾两端各暂时保留一个小开口,分别称为前、后神经孔(neuropore)。人类前神经孔于胚胎第 25～26 天愈合关闭;后神经孔约在胚胎第 28～30 天愈合关闭。如前神经孔不能完全愈合,则产生无脑畸形;后神经孔不能完全愈合,则产生脊髓二裂。与此同时,神经褶边缘与表皮外胚层相延续的一部分神经外胚层细胞游离出来,在表皮外胚层下方,神经管的背外侧,形成左右两条与神经管平行的细胞索,称为神经嵴(neural crest)。神经管和神经嵴是整个神经系统发生的原基。神经管的前端发育为脑,后段发育为脊髓,形成中枢神经系统;而神经嵴则衍化出外周神经系统。经历上述变化的胚胎即为神经胚。

#### (二) 神经管上皮的发育

神经管形成后,神经管壁发生剧烈变化。管壁由原来的单层柱状上皮,变为假复层柱状上皮,其中,多潜能性、可维持自我更新的神经祖细胞(neural precursor cells, NPCs),或称为神经干细胞,发生快速分裂增殖,细胞数量得以迅速扩增。经历早期扩增阶段后,其中一部分 NPCs 在区域性神经诱导信号的作用下起始原神经基因(proneural gene)的表达,从而诱导神经元特异性基因的表达,随即分化为未成熟的神经元,迁移至神经上皮外周。神经发生晚期,维持未分化状态的 NPCs 在特定信号诱导下分化出未成熟胶质细胞,也迁至神经上皮外周。因此,在神经上皮的外周形成了由未成熟神经细胞和胶质细胞构

**图 11-1 哺乳类神经胚的形成**

（A）原肠胚晚期和神经胚发生早期,脊索上方的外胚层形成神经板。（B）随着神经胚的发育,神经板在靠近脊索的中线处开始卷曲,形成神经沟,并最终发育成神经管。脊索上方的神经板随即分化为底板,神经嵴出现在神经板的外侧边缘,位于离脊索最远的地方。（C）一旦神经褶在背中线愈合,神经管即形成。神经管周围的中胚层随即变厚并开始形成体节。（D）随着发育的进行,神经管产生脊髓的雏形,神经嵴形成外周神经系统的感觉神经节和自主神经节。最后,神经管前端在中线处愈合并膨大,形成脑。图（A）~（D）中,左图显示人胚胎背面观,右图显示与左图同一发育阶段的人胚胎的中线横切面。（改自 Perves D, et al,2008）

成的套层（mantle layer）。神经上皮停止分化,细胞变为立方形或矮柱状,形成室管膜层（ventricular layer）。套层的未成熟神经元随后伸出突起至套层之外形成边缘层（marginal layer）。

### （三）神经嵴的发育

神经嵴细胞具有很强的可塑性,在信号诱导下,脱离神经上皮,穿过神经管和体节间的间质细胞群,经特定通路,向外迁移,其最后的分化状态受到严格调控（图 11-2）。神经嵴细胞在胚胎内的位置不同,可分化为不同类型的细胞,包括脑神经节(Ⅴ,Ⅶ,Ⅸ和Ⅹ)和背根神经节感觉神经元,自主神经节细胞(交感神经系统椎旁节和椎前节的节后神经元,以及位于内脏器官的副交感神经系统节后神经元),肾上腺髓质嗜铬细胞,施万氏胶质细胞(形成外周神经髓鞘),黑色素细胞等。

**图 11-2 神经嵴**

(A) 哺乳类胚胎横切面示意图,该发育阶段接近于图 11-1(B),箭头指示未分化神经嵴细胞的初始迁移路线。
(B) 神经嵴细胞遵循 4 条明确的路线迁移,分化为特定类型的细胞和结构。沿路径 1 和 2 迁移的细胞分别形成感觉神经节和自主神经节。肾上腺髓质细胞前体沿路径 3 迁移,最终聚集于肾脏背侧。沿路径 4 迁移的细胞形成非神经组织,如黑色素细胞。(引自 Purves, et al, 2008)

## (四) 脊髓的发生和发育

神经管的后段发育为脊髓。神经管壁的三层结构发生了相应的变化:边缘层发育为脊髓白质;套层发育为为脊髓灰质;室管膜层形成脊髓的室管膜(图 11-3),而管腔成为脊髓中央管。

**图 11-3 脊髓的发育**

(A) 发育早期;(B) 发育中期;(C) 发育晚期。注意(A)中翼板、基板、顶板和底板所对应的
(B)和(C)中的结构。(引自 Siegel A,Sapru H N,2006)

随着神经管侧壁套层的增厚,神经管的内表面出现左右两条纵行的浅沟,即界沟(sulcus limitans),作为中枢神经系统功能分区的重要解剖标志(图11-3)。聚集在界沟背侧的神经细胞形成左右两个翼板(alar plate),发育为脊髓灰质后角(或后柱),参与构成感觉通路;而聚集在界沟腹侧的神经细胞形成左右两个基板(basal plate),发育为脊髓灰质前角,参与构成躯体运动通路;在两者之间,邻近界沟处聚集的细胞分化为自主神经元(或内脏传出神经元),形成脊髓灰质侧角。沿神经管背中线分布的细胞构成顶板(roof plate),而沿腹中线分布的细胞构成底板(floor plate)。

套层中神经元的轴突的生长方向依赖于其所在位置,如套层腹侧(基板)的轴突一般进入邻近的体节,与体节相连的这些神经纤维,即形成脊髓的腹根(ventral root),如此的发育模式决定了这些神经元最终分化为运动神经元。轴突首先出现在神经管的边缘层,并不断朝向脊髓的头、尾生长,或朝向脑部生长。发育过程中,轴突的快速加入,导致脊髓外层出现了特征性的白质结构。一些轴突发自脊髓灰质的神经元胞体;另一些则来自背根神经节细胞,其轴突形成了脊髓的背根(dorsal root);稍后,一些发自脑的轴突也下行到脊髓。发育中的脊神经包括以下功能组分:一般躯体传入神经(general somatic afferent,GSA),一般躯体传出神经(general somatic efferent,GSE),一般内脏传出神经(general visceral efferent,GVE)和一般内脏传入神经(general visceral afferent,GVA)。GSA也包括由外周上传脑的感觉神经,传递的感觉信息包括温度的变化,痛觉刺激,触、压觉及本体感觉信息(如肌肉、肌腱的牵拉,身体位置等);GSE支配骨骼肌;GVE支配平滑肌和腺体等。GVA则起源于内脏结构,为中枢提供内脏感觉信息。

人胚胎发育头3个月,脊髓几乎与脊柱等长,但之后,脊柱的增长比脊髓快得多,到出生时,脊髓下端只达到脊柱第三腰椎的水平,而成年时,仅到第二腰椎位置。因此,随脊髓位置的相对上移,颈段以下的脊神经根在椎管内须下行后再从所对应的椎间孔穿出。

### (五)脑的发生和发育

人胚胎发育第4周时,神经管的前部发生急剧变化,其头端膨大形成三个初级脑泡(brain visicle),从前向后依次为前脑泡(prosencephalon)、中脑泡(mesencephalon)和菱脑泡(rhombencephalon),成为脑的基础。由于神经管的背侧壁的发育较腹侧壁快,其头端弯向腹侧,出现第一个弯曲,即头曲(cephalic flexure)。头曲之前的脑部,即前脑泡,继续膨大,成为前脑的基础;而头曲部分的中脑泡发育为中脑;头曲之后的菱脑泡发育为菱脑。随后,在菱脑和脊髓的交界处出现朝向腹侧的第二个弯曲,称为颈曲(cervical flexure)(图11-4)。此时,早期胚胎的神经管已演化为中枢神经系统的雏形。以这种方式划分的脑区一旦建立,胚胎开始了进一步的多轮分割,产生出新的脑区(图11-4)。前脑泡的头端发育形成两个对称的端脑泡(telencephalon),最终发育为两侧大脑半球。前脑泡的末端部分发育成间脑(diencephalon),包括丘脑、下丘脑,以及位于外侧的一对视杯(optic cups),视杯将来发育为视网膜神经组织。中脑泡的背侧部分形成上丘和下丘四个隆起,而腹侧部分形成集中在中脑被盖区的核团。菱脑泡演变为头端的后脑(metencephalon)和尾端的末脑(myelencephalon)。后脑最终形成小脑和脑桥,末脑发育为延髓。

脑泡部位的神经管管腔演变为各级脑室。前脑泡腔形成左右大脑半球内的侧脑室,及间脑的第三脑室;中脑泡腔形成狭窄的中脑导水管;菱脑泡腔则形成位于脑桥和延髓背侧的第四脑室,与脊髓的中央管相延续(图11-4)。

**图 11-4　脑的发育**

（A）妊娠早期，神经管分化出前脑、中脑和菱脑。神经管前端弯曲，形成柄状结构。右图为相同发育阶段神经管的纵切图，显示主要脑区所在位置。（B）随发育的进行，前脑进一步分化为端脑和间脑，菱脑分化为后脑和末脑。其所包围的空腔形成脑室。右图为相同发育阶段神经管的纵切图。（C）妊娠 6 个月末，胎儿脑和脊髓已清晰可辨，右图为前脑横切面，显示初步形成的大脑皮层的沟回以及基底神经节和丘脑核团的分化。（引自 Purves, et al, 2008）

### 1. 末脑

宽大的第四脑室的存在导致这部分脑干的发育与脊髓不尽相同，神经管壁的翼板变得比基板偏向外侧，因此，运动功能区的定位较感觉区偏向内侧（图 11-5）。更确切地讲，运动和感觉神经元分别组成纵形的灰质柱，规律地由内向外分布。如属于躯体运动核（GSE，支配自肌节衍化的骨骼肌）的舌下神经核团位于中线附近；属于特殊内脏运动核（special visceral efferent, SVE，支配自腮弓衍化的骨骼肌）的疑核虽位于相对外侧，但仍在感觉核团的内侧，其轴突加入舌咽神经（Ⅸ）和迷走神经（Ⅹ）。与发育中的脊髓类似，支配内脏器官和腺体的自主神经核（一般内脏运动核，GVE）位于界沟附近，即感觉和躯体运动区之间，包括下泌涎核与迷走神经背核，其轴突分别加入Ⅸ和Ⅹ脑神经。界沟外侧分布一般内脏感觉核

（GVA）及特殊内脏感觉核团（special visceral afferent，SVA）。如动脉压力感受器传入的血压信息经Ⅸ和Ⅹ脑神经到达孤束核下部（GVA）；味觉信息沿Ⅶ，Ⅸ脑神经上传入孤束核上部（SVA）。主要由感觉神经组成的三叉神经位于更外侧，属于一般躯体感觉核（GSA）。位于脑干最外侧的感觉柱包括听觉和前庭神经核团，属于特殊感觉传入（special sensory afferent，SSA）。（图 11-5）

**图 11-5　脑干的发育**

（A）～（C）示低位脑干发育，核团由脊髓的背腹分布转变为（B）和（C）所示的内外分布。（D）和（E）示小脑的发育。（引自 Siegel A，Sapru H N，2006）

由于神经管腔扩大为第四脑室，神经管的顶板也相应扩展，与翼板外侧相连。而底板仍在起源的位置保持相对固定。

末脑（myelencephalon）的边缘层，与脊髓类似，包含大量白质，尤其是在腹侧，具有大量发自大脑皮层锥体细胞的轴突，它们贯穿于脑干和脊髓，在延髓水平被称为锥体（pyramids）。延髓外侧的边缘层包含来自脊髓的上行纤维，构成脊髓小脑通路（spinocerebellar pathway）和脊髓丘脑通路（spinothalamic pathway）。

2. 后脑

后脑（metencephalon）包括两部分：脑桥（pons）和小脑（cerebellum）。脑桥主要分为背部的被盖（tegmentum）和腹侧的脑桥基底部（basilar）。

（1）脑桥：脑桥被盖是末脑的延伸，具有和末脑相同的发育模式。基板形成被盖的内侧部分，而翼板的部分神经元或多或少都分布于被盖的更外侧方位。如展神经核（Ⅵ；GSE）和面神经核，三叉神经运动核（Ⅶ，Ⅴ；SVE）等运动核团，相对位于前庭核等感觉核团的内侧。脑桥自主神经核团，如上泌涎核（Ⅶ；GVE），倾向于分布在感觉区和运动区之间（图 11-5）。

脑桥基底部起源于由翼板迁移而来的神经元。这些神经细胞发出轴突横向生长，最终伸出脑桥，形成小脑中脚,成为联系脑桥和小脑的主要神经通路。脑桥基底部还包含来自大脑皮层的下行纤维束,到达低位脑干和脊髓。

（2）小脑：小脑起源于后脑翼板的背侧面。翼板细胞向外侧和背侧迁移,定位于第四脑室侧壁的背外侧和脑室顶部的外侧面。当脑室顶部随发育进一步向内弯曲,致使左右两侧逐渐靠近,形成了菱唇（rhombic lips）。胚胎 3 个月后,两侧菱唇在中线处融合,形成了小脑（图 11-5）。

小脑皮质的表层细胞,随发育向皮质内部迁移,分化为颗粒细胞,形成颗粒细胞层（granule cells）。而其轴突,称为平行纤维,则保留在皮质表面,与皮质表面平行走行,构成了小脑皮质的外层结构,由于缺乏胞体,而富含纤维,此层结构称为分子层（molecular layer）。早期出现的浦肯野细胞形成小脑皮质特殊的浦肯野细胞层。小脑内部细胞形成深埋于白质（髓质）中的核团,即深小脑核（deep cerebellar nuclei）。小脑皮质神经元并不投射至小脑外,深小脑核则发出轴突到达脑干和前脑。

3. 中脑

中脑（mesencephalon）分为三部分：背侧的顶盖区,腹侧的大脑脚,以及位于两者之间的被盖区域,为延髓和脑桥被盖的延续。

中脑的基板分化出动眼神经核（Ⅲ）与滑车神经核（Ⅳ）,以及部分被盖区的运动神经元。另外,基板还分化出动眼神经副核,控制瞳孔的收缩和晶状体调节。部分翼板细胞分化为顶盖神经元,组成上、下丘,与感觉处理相关。翼板还分化出三叉神经中脑核（Ⅴ）,以及可能形成黑质和红核神经元（图 11-5）。中脑的大脑脚起源于基板的边缘层,包含发自大脑皮层的神经纤维,下行到达中脑、脑桥、延髓和脊髓。

4. 前脑

胚胎发育第 4 或 5 周,神经管最前端形成前脑泡（prosencephalon）。随着发育的进行,前脑泡将演化出端脑和间脑。端脑最终形成大脑半球。

（1）间脑：间脑被认为主要起源于翼板,因为该区域缺乏基板结构。同样,间脑不具有底板,但存在顶板。顶板分化为脉络丛。此区域的神经管腔原本较大,但随着管壁的膨大,即丘脑和下丘脑的发育,管腔逐渐缩小,形成第三脑室。

位于背侧的丘脑发育为间脑最大的部分,其细胞分化为多种类群,构成丘脑的不同核团。由于丘脑的快速发育,左右两侧之间形成了相连接的中间块（massa intermedia）结构（图 11-6）。

位于腹侧的下丘脑则包含相对少量的神经核团,其解剖界限明确。但下丘脑关联着一些其他结构,包括位于下丘脑头端的视交叉和腹侧面的乳头体（mammillary body）、灰结节（tuber cinereum）、漏斗（infundibulum）。漏斗产生出垂体柄和神经垂体（hypophysis）,即垂体后叶。垂体前叶则起源于外胚层上皮下陷形成的囊状突起,称为拉特克囊（Rathke's pouch）。下丘脑和垂体之间具有紧密的结构和功能上的联系。

（2）端脑：端脑原基一旦被确立,将进一步分化为四个不同的增殖区域。其中,背部端脑分为两个主要区域：大脑皮质部分,包括前外侧区（形成新皮质）和后内侧区（形成海马）；背中线部分,形成皮质卷边（cortex hem,海马的组织者）和脉络丛。腹部端脑也出现两个主要分区：内侧节隆起（medial ganglionic eminence, MGE）以及位于后外侧区域的外侧节隆起（lateral ganglionic eminence, LGE）和尾侧节隆起（caudal ganglionic eminence, CGE）（图 11-7）。这些隆起区域发展为大脑半球底部的基底神经节和边缘系统的相关结构。其中,LGE 形成纹状体（包括尾核和壳核）及部分杏仁核与隔区；MGE 是苍白球的前身,CGE 形成伏隔核、终纹床核与杏仁核等。

大脑新皮质（neocortex）是哺乳类背部端脑的主要组成部分,是大脑皮质中出现最晚的结构,含有大量兴奋性谷氨酸能锥体神经元和 γ-氨基丁酸（GABA）能抑制性中间神经元。锥体神经元前体细胞产生于本地的皮质室管增殖区,辐射状向外迁出（radial migration）；而 GABA 能抑制性中间神经元前体细胞则起源于端脑腹部特定的隆起区,如 MGE、CGE,经背向切线迁移（tangential migration）到达发育中的

**图 11-6 前脑的发育**

(A)~(D)示发育不同阶段的前脑内面观。(E)和(F)分别为(A)和(D)所示发育阶段的前脑冠状切面图。(引自 Siegel A，Sapru H N，2006)

皮质(图 11-7)。新皮质具有特征性的六层组织结构。这种层状排列方式是由于未成熟神经元分批分期地产生和迁移而形成的。较早产生和迁移的细胞，位于皮质较深部，而较晚产生和迁移的细胞，位于皮质较表浅的位置，形成神经元分布的"内外梯度"(inside-out gradient)。

**图 11-7 小鼠胚胎 12.5 天前脑冠状切面**

显示外侧节隆起(LGE)和内侧节隆起(MGE)。GABA 能中间神经元由节隆起切向迁移至皮质原基(左侧)。谷氨酸能神经元产生于皮质本地的室管膜区，放射迁移到外层(右侧)。(改自 Wikipedia http://en.wikipedia.org/wiki/Ganglionic_eminence)

海马(hippocampus)是最早出现的大脑皮质结构,相当于种系发生中的原皮质(archipallium),产生于端脑泡的背内侧面。内嗅区(entorhinal cortex)和梨状皮质(pyriform cortex)是随后出现的皮质结构,相当于种系发生中的旧皮质(paleopallium)。胚胎第 7 周时,在端脑腹侧,纹状体的外侧,大量未成熟神经元聚集并分化,形成了梨状皮质,并进一步向腹内侧发展,定位于颞叶的腹内侧面,邻近海马。随着颞叶新皮质的发育,海马伴随侧脑室下角,被拉向后端。海马轴突形成的神经通路,即穹窿,朝背内侧方向发展,到达前联合水平,再向下、向后,与下丘脑核团形成联接。另外,前脑的前部膨大形成直接与嗅觉功能相关的结构,包括嗅球及位于前腹侧面的嗅束和旁嗅区(图 11-6)。

## 二、神经分化的诱导机制

胚胎学家经过大量实验证明,在神经发生过程中,局部产生的成型素(morphogen),作为细胞外信号分子,对于神经分化的诱导发挥了重要作用。它们在组织中可形成弥散的浓度梯度,以浓度依赖的方式,诱导细胞内特定的转录因子的表达,再通过调控相关靶基因的转录,最终决定细胞的命运。不同的信号分子可能会形成独立的浓度梯度,所在区域内的细胞对这些浓度梯度在不同的时间和空间上存在最适反应阈值,因此引起不同基因的梯度表达,这对于中枢神经系统发育格局的形成至关重要。

### (一) 成型素及其功能

第一个被确认的成型素分子是视黄酸(RA, retinoic acid),为维生素 A 代谢前体物质,属类固醇和甲状腺激素超家族成员。视黄酸能激活一系列特异的转录因子,即视黄酸受体,从而调节靶基因的表达(图 11-8A)。

**图 11-8 脊椎动物中诱导胚胎神经发育的主要信号通路**

(引自 Purves, et al, 2008)

分泌蛋白 SHH(sonic hedgehog)是参与神经诱导的另一类重要的成型素分子,由美国科学家 Thomas Jessell 等在 20 世纪 90 年代发现。SHH 信号的转导依赖于膜表面两个受体的协同作用以及受体的内化(internalization)。内化复合体影响 GLI 等转录因子向核内的转运,从而调节基因表达(图 11-8B)。SHH 被认为对神经元的分化具有特殊重要作用。例如,神经管发育过程中,脊索分泌的 SHH 在神经管的腹侧浓度较高,诱导腹侧细胞分化为运动神经元。

WNT 蛋白家族在调节神经诱导和分化中发挥重要作用,如调节神经嵴的分化等。WNT 的命名来自果蝇 wingless 基因和脊椎动物中与之同源的 integrated 基因名称的组合。WNT 家族至少包括 15 个成员,皆为富含半胱氨酸的糖蛋白,产生于胚胎的不同组织,包括脊索、底板、神经外胚层本身或邻近发育中的神经系统的其他组织,如体节等。其通过与邻近细胞的膜表面受体结合而发挥作用。在一些情况下,依据与靶细胞的距离,信号具有梯度效应,可能是信号的扩散梯度,或由于受体等的分布而产生的活性梯度。WNT 通过与"Frizzled"蛋白家族受体结合,引起细胞质内结合 β-catenin 的蛋白复合体的降解,从而解除对 β-catenin 由细胞质向核内转移的抑制,使其能够进入核内,进而影响下游基因的表达(图11-8E)。

noggin 也是一类重要的神经诱导分子,主要由迁移中的中胚层细胞分泌。noggin 蛋白能在缺少背部中胚层的情况下诱导背部外胚层细胞产生神经组织。实验表明,外胚层细胞具有潜在形成神经板的能力,而这种能力被外胚层所存在的骨形态发生蛋白(bone morphogenetic proteins,BMP)所抑制。如果将 BMPs 与外胚层细胞接触,外胚层细胞将向表皮细胞的方向分化,而不形成神经上皮。在正常情况下,noggin 和另一种称为 chordin 的蛋白扩散到外胚层,通过与 BMP 蛋白结合,降低其在外胚层的浓度,从而有效减少 BMP 蛋白与受体结合的数量,导致外胚层向神经方向的发展(图 11-8D)。

还有一类重要的蛋白类信号分子属于生长因子,如成纤维生长因子(fibroblast growth factor,FGF)和转化生长因子(transforming growth factor,TGF-β)家族的成员。TGF-β 的成员很多,包括激活素(activin)和骨形态发生蛋白(BMPs)。激活素具有很强的诱导中胚层形成的能力,它是抑制神经诱导的一个负性分子。BMP 受体为丝氨酸/苏氨酸激酶,可磷酸化细胞质蛋白 SMADs,随后 SMAD 多聚体进入细胞核内,与其他 DNA 结合蛋白相互作用,从而调节基因表达(图 11-8D)。

FGF 受体(FGFR)为酪氨酸激酶。FGF 作为极其关键的调节因子参与神经发育过程。FGF 借助某些细胞外基质,如硫酸软骨素(HSPG,heparan sulfate proteoglycan),激活 FGFR,从而导致包括 RAS/MAP 激酶通路在内的多条信号通路的激活(图 11-8C)。HSPGs 是 FGFs 激活 FGF 受体的协同因子。已确认,在信号转导过程中,FGF-FGFR-HSPG 以 2:2:1 的比率形成三重复合体。HSPGs 在调节配基-受体特异性以及影响 FGFs 在细胞外弥散距离方面发挥重要作用。FGFR 激活后,通过一系列衔接蛋白(adaptor)而引起下游多条信号通路的激活。这些蛋白锚靠于激活的受体旁,促进募集和激活下游蛋白酶(图 11-9)。衔接蛋白 FRS 和/或 Grb2 与受体的锚靠导致 Ras 通路的激活,并最终激活有丝分裂原蛋白激酶(mitogen activated protein kinase,MAPK)。Grb2 还可募集 Gab1 和泛素连接酶 Cbl。Grb2 募集 Gab1 是 FGFs 激活 Akt/蛋白激酶 B(PKB)通路所必需的,Akt 通路的激活可能介导了 FGFs 在神经系统发育过程的抗凋亡作用。Grb2 募集 Cbl 可直接降解受体复合体。磷脂酶 C 也能被激活,它水解磷脂酰肌醇,产生 DAG 和 $IP_3$。DAG 激活蛋白激酶 C,而 $IP_3$ 刺激钙的释放。

**(二)早期端脑区域分化的诱导机制**

这里以小鼠早期端脑发育为例,初步解析脑区分化诱导的复杂机制。发育之初,端脑背腹分区的界定,被认为是多种外源性和内源性因子相互协调作用的结果,这包括 SHH 和 GLI3,GLI3 和 FOXG1(forkhead box G1),FOXG1 和 FGFs,FGFs 和 SHH 等(图 11-10)。小鼠胚胎发育接近 8.5 天(E8.5)时,叉头转录因子 FOXG1 在早期神经板头端细胞中表达的启始,确定了端脑原基的范围。随后,E9.0时,端脑有了背腹的分化。这与 GLI3 和 SHH 的表达相关。GLI3 编码一个锌指结构的转录因子,最初在整个端脑原基中广泛表达,但随发育的进行,其在端脑腹部的表达逐渐下调。GLI3 具有使端脑背侧化(dorsalizing)的效应,如果缺乏 GLI3,端脑背侧发育遭到破坏,脉络丛、皮质卷边和海马等结构不能形成,新皮质发育受损。如前所述,SHH 编码分泌蛋白,是目前研究最为深入的胞外成型素信号分子,其沿新生神经板的中线表达,并在整个发育期间,持续沿中枢神经系统的腹中线表达。SHH 促使端脑的腹侧化(ventralizing)(图 11-10),SHH-/-突变鼠胚中,端脑体积缩小,腹侧细胞类型缺失。但研究表明,SHH

**图 11-9　FGF 受体介导的信号通路**

　　FGFR 激活多条下游信号通路。其中，Erk-MAPK 通路普遍参与了 FGF 对发育的调节，由 FRS2-SOS-Grb2 复合体下游的 Ras 激活。Grb2 还能不依赖于 FRS2 而与 FGF 受体锚靠，并激活 Erk 和 PI3K/Akt 信号通路。Akt 在某些情况下可拮抗 Erk 通路。Grb2 可募集泛素连接酶 Cbl 而促进 FGF 受体的循环使用。在 FGF 信号转导中被激活的第三条主要通路是钙/蛋白激酶 C 通路，被直接锚定在受体上的磷酯酶 Cγ 激活。在一些细胞中，Crk-Shc-SOS 复合体介导 p38 和 Jun MAP 激酶的激活，以及 Rho 调节的细胞骨架重构。Src 和 STAT1 通路也可被激活，但尚不清楚其机理。CAM，细胞黏附因子（cell adhesion molecule）；CREB，环腺苷酸应答元件结合蛋白（cyclic AMP response element binding protein）；FLRT，纤维粘连蛋白富含 leu 跨膜蛋白（fibronectin leucine-rich transmembrane proteins）；FRS, FGF 受体底物（FGF receptor substrate）；HSPG，硫酸肝素糖蛋白（heparin sulphate proteoglycan）；Ig，免疫球蛋白（immunoglobulin）；MAPK，丝裂原激活蛋白激酶（mitogen-activated protein kinase）；MAPK phosphatase；PI3K，磷酸肌醇-3-激酶（phosphatidylinositol-3-kinase）；$IP_3$, inositol trisphosphate；PIP4，4-磷酸磷酯酰肌醇（phosphatidylinositol-4-phosphate）；PKB，蛋白激酶 B；PLCγ，磷脂酶 Cγ；SOS, son of sevenless；TK，酪氨酸激酶（tyrosine kinase）。（引自 Mason I，2007）

**图 11-10　外源性和内源性细胞因子诱导端脑的背腹分化**

　　图示小鼠胚胎神经管前部。背面观，5 体节发育阶段，图上方为前部。（A）未来发育成端脑的区域被 forkhead boxG1（*FOXG1*）基因的表达所限定（图中灰色部分）。（B）*FOXG1* 和 *SHH*（浅灰色）促进 FGF（黑色）在前部神经边缘表达，因而成就了端脑的雏形（弯曲的箭头表示）。（引自 Hébert J M，Fishell G，2008）

并非直接促进端脑腹侧的特化发育,而是通过限制 GLI3 的背侧化效应来间接实现的。例如,在 *GLI3* 和 *SHH* 双突变鼠中,端脑腹侧发育获得了极大的恢复。这也表明,还存在其他因子来促进腹侧特征的形成。研究显示,FOXG1 通过诱导胞外信号分子 FGF8 的表达,可能在其中发挥了主要作用。例如,*FOXG1* 表达受损将导致腹侧细胞类型缺失;并且,与 *GLI3* 和 *SHH* 双突变鼠不同,*FOXG1* 和 *GLI3* 双突变鼠中,腹侧发育并不会恢复。FGF 信号对于端脑腹侧的发育是至关重要的,其以浓度依赖的方式发挥作用。实际上,FGF 信号对于几乎所有端脑区域的形成都是必需的,但不包括背中线的脉络丛和皮质卷边,因此它是端脑的组织者。研究表明,FGF 信号位于 GLI3 和 SHH 信号的下游,GLI3 抑制 *FGF* 的表达,而 SHH 通过对 *GLI3* 表达的抑制性作用,间接促进了 *FGF* 的表达,因此促进腹侧化发育(图 11-10)。

端脑背腹分化过程中,背腹之间明确界线的建立还需要转录因子 PAX6,NKX2.1 和 GSH2 的参与。PAX6 对于背部皮质区的建立至关重要。神经板阶段,*PAX6* 在整个端脑原基中表达;到神经管阶段时,即将发育为腹部端脑的区域内,*PAX6* 的表达下调,与之相伴随,*NKX2.1* 在该区域的表达却上调,因此,表达 PAX6 和 NKX2.1 的两区域之间的界线初步标定了背腹边界。随后,E9.5 期,上述两区域间出现了 *GSH2* 的表达,*PAX6* 和 *GSH2* 的表达呈梯度镜像模式,前者呈背(低表达)腹(高表达)梯度,而后者呈腹(低表达)背(高表达)梯度(图 11-11),因此,在皮质原基的腹侧和皮质下区的最背侧(即 LGE 背侧)之间建立起明确的边界,皮质有序的层状结构在此边界处转变成皮质下的无序的核团结构。

端脑背腹的分化是一个非常复杂的过程,例如,SHH 和 FGF 虽然是诱导端脑腹侧化的关键信号,但研究证明还有其他多个因子参与其中;GLI3 和 PAX6 对于端脑的背侧化和背侧皮质的发育极为重要,但同样需要其他多种因子的共同参与。

E10.0 期,端脑进一步细分为四个区域。背部区域分化为内侧中线区和相对外侧的皮质区。前者表达 BMP 和 WNT 分泌蛋白,后者表达转录因子 Emx2(empty spiracles homeobox 2)和 Pax6(paired box 6)。腹侧区域也分化为两部分,表达转录因子 Gsh2 的外侧区和表达转录因子 Nkx2.1 的内侧区(图 11-11)。由中线细胞分泌的 BMP,对于脉络丛和皮质卷边结构的形成是必需的,例如,BMP 受体 1a、1b 缺失的小鼠将不能形成该背中线结构。皮质卷边作为海马的组织者,又促进了海马的形成,WNT 可能在其中起了重要作用,如果皮质卷边不分泌 WNT3a,海马则不能发育。WNT3a 与 BMP 信号的胞内效应子可结合到 Emx2 的上游增强子元件,因此,WNT3a 与 BMP 协同作用,通过直接调控 EMX 基因的表达,而促进海马的发育。并且,研究证明 EMX 基因在皮质原基中的表达还依赖于 GLI3,例如,GLI3 突变体中,Emx2 的表达缺失。因此,GLI3 缺失所导致的背中线结构发育和海马发育的失败,很可能是由于引起了 BMP 基因表达缺失而间接引起 EMX 基因表达的缺失所导致的(图 11-11)。新皮质的形成则需要 EMX 基因和 Pax6 两者的共同作用。另外,皮层原基表达的转录因子 LHX2(LIM homeobox protein 2)是限定细胞皮质命运的关键分子,促使细胞自主向新皮质或海马分化,而非向背中线结构分化。图 11-11 总结了参与早期端脑发育格局形成的关键基因调控通路。

**图 11-11　端脑背腹区域的细分**

(A) E9.0 期胚鼠端脑背腹分区的形成;(B) E10.0 期端脑进一步细分为背腹 4 个区域。图的上方为端脑背侧,下方为腹侧。为了简化,B 图中未显示 Nkx2.1 与 Gsh2 表达区域的重叠,以及 SHH,FGF 和 FOXG1 的表达。(引自 Hébert J M, Fishell G,2008)

在过去的十几年中,对早期端脑发育调控通路的研究获得了极大的进展。参与端脑格局形成的一些关键因子已得到确认(图 11-12)。但为充分理解端脑的发育机制,仍需进一步深入阐明这些因子是如何进行相互作用,还有哪些其他因子参与其中等重要科学问题。

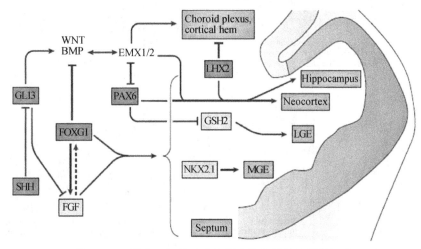

**图 11-12　影响早期端脑发育模式的关键基因调控通路**

　　蓝色框表示作用于建立端脑原基的早期因子。SHH 通过拮抗 GLI3 的背侧化作用,发挥端脑腹侧化作用。通过抑制 GLI3,SHH 与 FOXG1 激活 FGF 的表达。FGF 可能通过反馈作用促进 FOXG1 的表达(虚线箭头)。除背中线外,所有端脑区的形成都需 FOXG1 和 FGF 信号的参与。GSH2 和 NKX2.1 等下游转录因子将对腹侧端脑作进一步细分。在背侧端脑,GLI3 通过促进 WNTs 和 BMPs 蛋白的表达,而间接促进 EMX 基因的表达。EMX 的基因产物和 PAX6、LHX2 一起进一步细分背侧端脑。LGE,lateral ganglion eminence;MGE,medial ganglion eminence.(引自 Hébert,Fishell,2008)

# 第二节　胚胎期的神经发生

　　在胚胎早期发育阶段,当脑和脊髓初步形成后,构成中枢神经系统的持久性细胞成分——神经元和胶质细胞——即开始产生和分化。成人脑所包含的一千亿个神经元及更多的胶质细胞,几乎皆产生于仅仅数月之内,且起源于一小群祖细胞(precursor cell)。这些神经祖细胞(neural precursor cells,NPCs),或称为神经干细胞,位于神经管壁最内层的室管膜区(ventricular zone,VZ)。该区域的有丝分裂活动异常活跃。人类胚胎期的细胞增殖高峰期,估计每分钟可产生 250 000 个新神经元。出生后,大部分脑区中该类细胞消失,而只留下极少部分,可持续产生新神经元。

　　NPCs 的两端分别附着于神经管的腔面和外表面(图 11-13),细胞核在柱状狭窄的胞质内往返移动(即 interkinetic nuclear movement),或接近腔面,或接近外表面,伴随着特定的细胞周期时相。当细胞核接近神经管的外表面(基底面)时,细胞进入 DNA 的合成期(即 S 期);当核返回腔面(顶面)后,即经历 G2 期后,细胞脱离与外表面的连接,进入有丝分裂期(M 期)。如果分裂产生两个命运完全相同的子代细胞,则为对称性分裂(symmetric division)。NPC 通过几轮对称性分裂产生更多的 NPCs,以扩充细胞数量。分裂产生的两个 NPCs 重新伸出突起与神经管的外表面接触,从 G1 期进入下一轮细胞周期。而在某些时候,有丝分裂将产生两个不同命运的子代细胞,即非对称性分裂(asymmetric division)。NPCs 通过非对称分裂,可同时产生另一个保持分裂能力的 NPC,和一个不再分裂的子代细胞,如未成熟的神经元。

　　早期神经发生经历三个时相。首先,NPCs 通过多轮对称性分裂扩充细胞数量,称扩增期;随后进入神经元发生(neurogenesis)相,大部分 NPCs 通过非对称性分裂方式,产生神经元;最后为胶质细胞发生(gliogenesis)相,NPCs 经历非对称分裂,主要产生星形胶质细胞和少突胶质细胞(图 11-14)。

**图 11-13　脊椎动物神经上皮(神经板和神经管阶段)前体细胞的分裂**

(引自 Purves，et al，2008)

## (一) 神经元发生

扩增期的 NPCs 通常指神经上皮细胞(neuroepithelial cell，NE)。NEs 经对称性分裂，横向扩增，可引起新皮层向外侧的扩展，增大了表面积。当神经元发生相启动时，NPCs 即指放射胶质细胞(radial glia，RG)。RGs 通过非对称性分裂，在实现自我更新同时，产生出更多的分化细胞，可引起新皮层的辐射状扩展，增厚。(图 11-14)

**图 11-14　新皮质的神经发生进程**

(引自 Miyata，et al，2010)

RGs 具有典型的双极形态,其突起贯穿神经管壁,自 VZ 延伸很长距离到达外表面的软膜,且随神经管壁的增厚而延长,作为未成熟神经元迁移的脚手架。RGs 进行着活跃的有丝分裂。伴随细胞周期进程,其细胞核在顶面和基底面之间移动(即 interkinetic nuclear movement),类似于 NEs,使 VZ 区具有明显的分层现象,但其突起始终与顶、底面相连。长期以来,RGs 被认为是星形胶质前体,其表达星形细胞典型的蛋白,如 GFAP。最近的研究表明,RGs 并非是均一的细胞群,在不同部位和发育阶段及不同物种中,RGs 表达的标记蛋白不同;其不仅表达胶质标记分子,还表达 vimentin,nestin 和 RC2 抗原等 NPCs 特征分子。目前认为,RGs 是产生神经元、星形胶质和少突胶质细胞的前体。

神经元发生相启动的早晚,决定着 NPCs 的总量,因此将极大影响所产生的神经元的数量。研究表明,人类神经元发生相的启动较猴延迟几天,额外增加了 3 至 4 轮的 NPC 分裂,而使皮层表面积增大了 8 至 16 倍。

神经元发生相的启动受到严格调控。原神经碱性螺旋-环-螺旋(proneural basic helix-loop-helix,bHLH)转录因子在神经元命运决定和神经元分化中发挥着核心作用。Notch 信号虽然具有抑制原神经 bHLH 蛋白和神经元分化的作用,但可能促进了神经元发生相的启动,例如,Notch 配体 Dll1(Delta-like 1)的出现与神经元发生相的起始基本吻合。如果强制激活或失活 Notch 通路,可增加或减少 RC2 和 BLBP 等 RG 标志蛋白的表达。另外,ErbB2 作为 Notch 信号通路下游的转录靶,可能部分介导了 Notch 信号的这种功能。例如,ErbB 配体 Nrg1 蛋白(neuregulin1)的缺失,将减少 RG 标志物的表达。FGF 信号也参与了 NE 向 RG 的转换。例如,FGF10 对于头端新皮质内的这种转换发挥重要作用。NE 向 RG 转换时,*FGF10* 瞬时表达;*FGF10* 的敲除会推迟 RG 的出现,减少头端新皮质中的不对称分裂,而导致头端新皮质的扩展。这些研究证实 NE 到 RG 转换的时间对于决定脑的体积发挥了关键性作用。但目前仍不清楚神经元发生的启动是否或怎样与 NE 向 RG 的转换相关。近期的一些研究发现,全反式视黄酸(all-trans retinoic acid,RA)对于神经元发生的启动是必不可少的。例如,下调前脑背侧脑膜细胞合成 RA 的 *FOXC1* 基因的突变,将推迟神经元发生以及 RG 的不对称分裂。并且,这种脑膜细胞的出现基本与神经元发生的启示相关,因此,RA 可能是决定神经元发生启动的关键因子。

神经元发生阶段,NPCs(RGs)细胞主要进行非对称性分裂。每一轮分裂都能维持新 NPC 的出现,这对于扩增细胞数量和获得发育后期的细胞命运(如星形胶质命运)是至关重要的。最近的研究揭示,脑中大部分 NPCs 的分裂发生在脑室腔面的 VZ 区(图 11-15),即顶分裂,产生两个不同类型的子细胞,一个 NPC 和一个分裂后未成熟神经元或注定了神经元命运的神经元前体(neuronal progenitor,NP),后者也被称为中间前体(intermediate progenitor)。一个 NP 经对称分裂可产生两个神经元。NP 细胞核不具有伴随细胞周期时相而发生移动的现象。NP 产生神经元的部位主要是在神经管壁的深部,而非腔面,如室管膜下区(subventricular zone,SVZ),因此,NPs 也被称为基底前体(basal progenitor),而 NPCs 可称为顶前体(apical progenitor)(图 11-15)。NPCs 和 NPs 分别形成两个神经元发生区,即 VZ 和 SVZ。前者在整个神经发生过程中持续存在,而后者则稍晚出现。

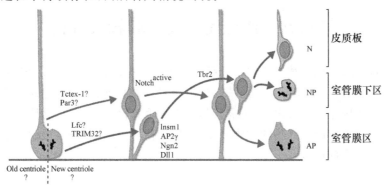

**图 11-15　胚胎中期(神经元发生期)NPC 经顶分裂所产生的两个不同子细胞的命运的选择**

(改自 Miyata,et al,2010)

目前对于神经元发生过程中非对称分裂的机制,即双细胞命运的选择机制还很不清楚,尽管最近的研究发现,有多种因子参与其中,但其详细过程还有待于进一步阐明。

其中一个子细胞没有继承亲代 NPC 所具有的基底突起,而注定了分化的命运,更多地表达 Ngn2、Dll1 和 Tbr2。它起初借顶突起与脑室腔面相连,而后,大部分移入管壁深部,成为神经元或 NP。Insm1、AP2γ 被认为与 NP 的产生相关联。尽管最近的研究显示,Par3,TRIM32,Lfc 和 Tctex-1 以及中心粒的非对称性遗传,参与了顶分裂所产生子细胞的双命运的选择,但目前仍不清楚,它们在何时以及如何注定成为强 Notch 活性的 NPC 或选择神经元/NP 命运。并且也不清楚神经元和 NP 命运的选择机制。

**(二) 神经胶质细胞发生**

在神经发生的晚期阶段,NPC 主要产生星形胶质和少突胶质细胞,而不再是神经元(图 11-14)。这首先涉及神经元发生相向胶质发生相的切换。

这里以星形胶质发生为例,介绍神经元发生向胶质发生转换的调节机制。新产生的神经元可发出信号返回 NPCs 并促使其转向星形胶质发生。最近的研究表明,敲除分裂后神经元的 *Sip1* 基因,可较早结束神经发生过程,而促进胶质发生,表明 *Sip1* 能抑制神经元来源的外源因子对 NPCs 由神经元发生向胶质发生转换的促进作用。推测这类因子可能包括 *Fgf9* 和 *Ntf3*,由于其在突变 *Sip1* 的神经元中的表达发生上调。初生神经元中表达的 CT-1(cardiotrophin 1)和 Dll1 也具有促进 NPCs 向星形胶质分化的作用。

与神经元发生的启动一样,神经元发生的终结,同样受外源性因子和内源性程序的协同调控。原神经 bHLH 转录因子 Ngn1 和 Ngn2(neurogenin)在决定新皮质神经元命运中发挥主要作用,而 STAT 家族转录因子是控制胶质细胞命运的关键因素。这些转录因子按时序表达,决定了神经发生和胶质发生的次序。在神经发生期间,WNT 等信号通过诱导 Ngn1 和 Ngn2,促进神经发生,同时抑制星形胶质基因。许多胶质基因含有 STAT 结合位点,但即使 NPC 暴露于可激活 JAK-STAT 通路的信号,如 LIF 时,但因其受到 ErbB4-NCoR 信号的抑制和 DNA 甲基化作用而仍保持沉默状态。并且,Ngn1 通过螯合其共激活子 CBP/p300 和 Smad,也抑制了 STAT 的激活。这些机制确保了神经元发生相不表达胶质基因。

星形胶质发生的启动,涉及 STAT 活性的去抑制以及其下游靶基因或胶质基因的诱导。NPCs 中,Notch 被激活,可诱导 *Nfia* 的表达,转而将 Dnmt1(DNA 甲基转移酶)从胶质基因位点排除,因此使胶质基因位点逐步去甲基化。CoupTF1 和 2 也被证实可促进神经元发生向星形胶质命运的转换,以及去甲基化星形胶质基因位点。在星形胶质发生相,原神经 bHLH 蛋白 Ngn1 和 2 被抑制,这种抑制不仅关闭了神经元发生,而且解放了 STAT 蛋白而启动星形胶质发生。例如,如果胶质相异常表达 Ngn1,足以引起 NPCs 从星形胶质发生返回神经元发生。研究发现,在星形胶质发生启动时,通过 PcG 蛋白复合体(polycomb group protein)介导的组胺 H3K27 三甲基化作用,使 *Ngn1* 和 *Ngn2* 基因位点锁定在"关闭"状态。PcG 的失活能延长 *Ngn1* 的表达,而推迟神经元发生——星形胶质发生的转换,引起新皮质神经元过量产生。这表明,染色质的表观遗传学状态控制着 NPCs 对外源信号的反应,而限定了 NPCs 的命运。

# 第三节　神经元的迁移和轴突导向

神经系统发育过程中,未成熟神经元在室管膜区产生后,发生向外的迁移,大部分需要迁移相当的距离,才能最终到达目的地。例如,起源于神经嵴的外周神经系统的神经元就经历了很长的迁移路径。中枢神经系统中,迁移虽仅限于神经管内,但仍需穿越显著的距离,尤其是在如灵长类的大型动物中。如大脑皮质的形成,神经元自室管膜区到脑的软膜表面,需要迁移几个毫米。通过迁移,不同类型的神经元可聚集在一起,形成恰当的空间联接。

## 一、神经元的迁移

目前对于神经元迁移的机制已有较多的了解。神经系统不同区域的神经元采取不同的迁移策略。

如,神经嵴细胞沿特定路径的迁移是受到大量特异的细胞外基质黏附分子或胚胎外周组织细胞表面分子的引导而实现的。在发育的不同阶段,相似的分子机制也可能用于轴突生长的引导(见本节后段)。与之相对,包括大脑皮层、小脑、海马在内的以层状组构的脑区的神经元却是沿放射胶质细胞的突起而到达目的地的,即通过细胞引导的方式迁移。RGs 的突起具有极其独特的作用,其一端附着于脑室,另一端固定于软脑膜细胞的基底膜,为神经元的迁移提供了"脚手架"。神经元沿 RGs 长突起的迁移类似一种阿米巴样的运动,它们紧紧附着在 RGs 的长轴突上,向特定区域进行定向迁移。多种细胞表面黏附分子,细胞外基质黏附分子以及相关的信号转导分子参与介导了此过程。其中很多分子对于神经发育的后续步骤,如轴突的生长和导向,同样至关重要。但脑内其他很多区域(尤其是演化为核团结构的区域)的神经元的迁移并不依赖于放射胶质细胞的引导。

## 二、轴突生长的引导

神经元产生、迁移,到达目的地后,开始建立神经环路。首先,不同脑区的神经元必须通过轴突连接在一起,其次,有序的突触连接必须形成于恰当的突触前和突触后神经元之间。因此,轴突生长和突触形成的细胞学机制是建立神经环路的主要决定因素,而神经环路将最终控制行为。轴突的定向生长和突触靶位的识别是由每个生长轴突顶端的特殊结构,即生长锥(axonal grouth cone)来介导的。生长锥不断探测外界信号,并对其作出反应,辨认正确的伸长途径,而抑制不正确的生长方向,并最终促进功能突触伙伴的形成。这些信号包括细胞表面黏附分子以及可扩散的信号分子,能够吸引或排斥生长锥。此外,分泌的生长因子也影响轴突的生长、突触的形成并调节轴突与靶连接的数量。与其他细胞间通讯类似,各种受体和第二信使分子将转导的这些信号,启动细胞内事件,促使轴突的定向生长,生长锥向突触前成分的特化,以及特定的突触后位点的形成。

### (一)轴突生长锥

早在 1910 年,美国耶鲁大学的 Harrison 首先应用体细胞培养方法,观察到生长锥的动态行为。生长锥是具有高度能动性的结构,它探索细胞外环境,决定生长的方向,引导轴突沿正确的方向生长(图11-16)。生长锥最基本的形态特征是具有薄层片状的尖端,尖端分布大量的精细的突起称为"伪足"(filopodia),恰如伸出的手指可触摸和感受周围环境。这些伪足可从扩展终端迅速形成和消失。生长锥的这种动态表现,被认为反映了其细胞骨架成分,尤其是肌动蛋白骨架(actin)相关分子,所发生的快速而受控的重排过程。通过生长锥表面的受体和通道转导环境信号,引发肌动蛋白骨架的重排,最终驱动伪足的不断伸长或回缩,去进一步探索周围的环境。

**图 11-16　生长锥内细胞骨架成分的分布及动态特性**

吸引信号引起球状肌动蛋白(G-肌动蛋白)在丝状伪足前端组装成纤维状肌动蛋白(F-肌动蛋白);而排斥信号则支持 G-肌动蛋白解聚和向片状伪足逆流。组装有序的微管构成了轴突的细胞骨架核心,但在轴突杆和片状伪足间的过渡区,常见更多散在的微管亚单位。(引自 Purves et al,2008)

Harrison 同时代的 Cajal 进一步发现，当生长锥沿其他轴突已建立好的通路移动的时候，它们呈现非常简单的形态；但当生长锥第一次扩展到一个新的方向，或到达必须作出方向性选择的地方，其形态会发生剧烈的改变：生长锥变得扁平，伸出大量的伪足，表明生长锥在主动探索周围信号，以寻找正确的生长方向。在中枢神经系统和外周神经系统中都能观察到生长锥在"决定"点形态改变的现象。

### (二) 轴突导向分子

生长锥在轴突扩展时的复杂表现，意味着存在特殊的信号，引导其向特定的方向运动。并且，生长锥本身必须具备特异的受体和信号转导机制来应答于这些信号。现已发现多种信号分子，涉及细胞黏附、细胞－细胞间相互识别，以及发育神经系统中轴突或生长锥的定向运动。影响轴突生长和导向信号可分为四类：短距离的接触介导的吸引和排斥，长距离的化学吸引和排斥。这些信号分子组成不同的配体及其受体家族(图 11-17)。

**图 11-17　几种主要轴突导向分子的配体和受体家族**

（A）细胞外基质(ECM)分子作为整合素受体的配体；(B) 具同种亲和性的 $Ca^{2+}$-非依赖性细胞黏附分子(CAMs)同时可作为受体和配体；(C) $Ca^{2+}$-依赖性黏附分子(钙黏蛋白，Cadherins)，能进行同种亲和结合；(D) Netrin/slit 家族分泌信号通过两条不同受体通路发挥吸引或排斥作用；netrin 与受体 DCC 结合，slit 与受体 robo 结合；(E) Semaphorins 是主要的排斥信号，它们或是结合到细胞表面，或是被分泌，其受体(plexins 和 neuropilin)位于生长锥上；(F) Ephrins 可作为跨膜或膜结合蛋白通过酶氨酸激酶受体 Eph 发挥作用。(引自 Purves et al, 2008)

#### 1. 非扩散性轴突导向信号

细胞外基质分子及其 integrin 受体，$Ca^{2+}$-非依赖性细胞黏附分子($Ca^{2+}$-independent cell adhesion molecules，CAMs)，$Ca^{2+}$-依赖性细胞黏附分子($Ca^{2+}$-dependent cell adhesion molecules，cadherins，又称钙黏蛋白)，以及 ephrins 和 Eph 受体是主要的非扩散性(non-diffusible)轴突导向分子。轴突的生长首先涉及细胞外基质中的细胞黏附分子，其中最突出的成员当属层黏附蛋白(laminis)、胶原蛋白(collagens)和纤连蛋白(fibronectin)。这三种蛋白都是以大分子复合体或基质形式存在于细胞外。这些基质成分由细胞分泌，但分泌后，并不向远处扩散，而是在细胞附近形成多聚体，在局部建立起持久的胞外组分。与这类分子特异结合的一大类受体，被统称为整合素(integrins)。整合素本身并无激酶活性或其他的直接信号转导能力。但它们与层粘连蛋白、胶原蛋白或纤连蛋白结合后，可启动一连串细胞内事件，涉及与胞质激酶和其他可溶性信号分子的作用，引起细胞内钙离子和 $IP_3$ 等信使分子水平的改变，激活其他的细胞内激酶通路,从而刺激轴突的生长和伸长。细胞外基质分子对于胚胎外周系统的轴突导向作用已非常清楚。轴突通过排列松散的胚胎间充质细胞向外周组织生长,这些间充质细胞之间即存在丰富的细胞外基质。轴突也能沿间充质细胞和上皮细胞的界面生长,细胞外基质分子组成的基底层(basal lamina)为轴突生长提供了支持基础。并且,外周神经中,施万氏胶质细胞所分泌的基质分子也与轴突的生长相关。不同的细胞外基质有着不同的刺激轴突生长的能力,因此不同分子的利用能够影响轴突生长的速度和方向。在中枢神经系统中,基质分子的作用还不太清楚,虽然在细胞外存在一些与外周相同的分子,但其排列并非如外周基底层那样规则有序。

CAMs 和 cadherins 存在于生长的轴突和生长锥,以及周围细胞或靶位。两者皆具有配体和受体双重功能,一般进行同种结合(homophilic binding)。一些 CAMs,尤其是 L1 CAM,与轴突的集束(fasiculation)有关。轴突不仅可以和细胞外基质中的分子作用,也可以和其他细胞或轴突上的黏接分子发生作用。先生长的轴突与细胞外基质黏接,后续到达的轴突可黏接到前面生长的轴突上,通过这种方式实现生长轴突的集束作用。Cadherins 对于轴突生长的最终靶点的选择具有决定性作用,使生长的轴突形成突触。CAMs 和 cadherins 所具有的既是配体又是受体的独特能力,对于轴突和靶点间特异位点的识别具有重要作用。

### 2. 扩散性轴突导向信号

扩散性(diffusible)导向信号(或化学导向信号)可对轴突的生长作长距离导向,保证轴突到达恰当的靶点。其形成的浓度梯度可达数百微米至几厘米的距离。Cajal 在 20 世纪初期就提出,靶源性信号能选择性影响轴突生长锥,吸引它们到达最终的合适位置。除化学吸引信号外,化学排斥信号对阻碍轴突向特定区域的生长也具有重要作用。现已确认存在多种化学吸引和排斥因子,它们在特征和功能上是高度保守的。确定导向分子的反应是吸引还是排斥,由许多因素决定。不同的轴突会产生不同的反应,同一轴突在不同的时间,也可能产生不同的反应。

Netrins 是首先在线虫中被确认的一类影响轴突生长和导向的分泌蛋白(Unc-6,指"uncoordinated",描述突变线虫的行为表型,Netrin 缺失引起轴突错误导向)。在线虫、果蝇、蛙和小鼠等不同物种间,具遗传保守性。Netrins 在结构上与细胞外基质分子 laminin 具有高度同源性,在某些情况下,可能通过与胞外基质分子的相互作用,影响轴突的定向生长。Netrin 具有化学导向性,生长的轴突可朝向或远离较高浓度的 Netrin。Netrin 的吸引作用是由其细胞表面受体 UNC-40/DCC 介导,而排斥作用由其 UNC-5 受体介导。与许多其他的细胞表面黏附分子类似,Netrin 受体具有含重复氨基酸序列的胞外域,一个跨膜域和具有未知酶活性的胞内域。因此,当 Netrin 与受体结合后,必须通过间接信号通路进行信号转导。在发育过程中,Netrin 定位于神经管腹中线的底板(floorplate)。实验发现,Netrin 吸引脊髓丘脑轴突由脊髓背角朝向腹中线生长。并且,Netrin-1 的突变将破坏脊髓前联合的发育,和横跨前脑中线的联合轴突通路的发育,包括胼胝体、前联合和海马联合。可见,Netrin 参与了横穿中线的联合通路的形成。

Slit 蛋白首先在果蝇中被鉴定出来,是由神经管中线的胶质细胞分泌的。其受体为生长锥表面的跨膜蛋白 Robo。如前所述,轴突受 Netrin 吸引,朝向神经管中线生长,而一旦穿过中线到达另一侧,在 Slit-Robo 信号作用下,轴突受到排斥而远离中线,从而防止其再错误地返回中线。在 Netrin 和 Slit 分子及其他分子的协同作用下,轴突单向穿越中线至对侧。这对于哺乳动物脑内所有主要感觉、运动和联合通路的构建是至关重要的。

Semaphorins 是另外一大类轴突导向分子,包括分泌蛋白和膜蛋白,含有 Sema 结构域,长约 550 个氨基酸,为细胞外基质结构域。Semaphorins 可与细胞表面或细胞外基质结合,其受体类似于细胞表面黏附分子,为跨膜蛋白,如 plexins(Plx)和 neuropilin(NP)。通常作为排斥信号,使轴突离开不恰当的区域。

## 三、选择性突触的形成

当轴突生长到达正确的靶点时,它们必须在局部大量潜在的突触伙伴间作出进一步选择:决定哪一个是自己特殊支配的细胞。到达靶区的轴突末梢开始形成多个细微的终末,并启动发育的下一过程:突触的形成。突触的形成至少包括三个主要阶段:① 细胞作用因子或黏附分子定位于突触前轴突和突触后胞体或树突间；② 突触前分化，建立突触传递结构；③ 突触后特异性分化以便能接收神经递质信号。在中枢和外周神经系统中存在极为庞大的突触数量，每个突触在形态、功能、位置和连接方式等方面几乎均有差异，因此突触特异性的形成可能需要多种信号的诱导和综合作用。如 Netrin、Ephrin、Semophor-ins、Slit 信号通路及 BMP 和 WNT 信号都参与其中。

# 第四节　成体的神经发生

经典理论认为，成体高等脊椎动物的脑中不再有神经发生现象。1983 年，美国科学院院士 Notebo-hm 与他的合作者 Goldman 在成体鸣禽金丝雀脑中发现了大量新生神经元后，在科学界引起了极大的关注。随后的研究表明，在成年鸟类、啮齿类、灵长类，甚至是人类脑中均有神经发生现象。神经发生的存在，提示成年脑具有强大的可塑性。可塑性变化不仅可发生在分子或突触水平，并且可发生在更宏观的细胞、网络和系统水平。可以想象，新神经元产生并加入到已存在的神经环路中，需要与其他神经元建立起新的连接，必将使原有的神经网络或系统发生较大的改变。

## 一、成年哺乳类的神经发生

成体神经元发生（neurogenesis）的能力随脑的复杂程度的增加而减少。较低等的脊椎动物，如蜥蜴，其新生神经元能够在所有脑区中产生。而成年哺乳类脑中的神经发生仅局限于两个区域：侧脑室（lateral ventricle）室管膜下区（subventricular zone，SVZ）和海马齿回的颗粒下区（subgranular zone，SGZ）。

目前普遍认为，成体 SVZ 和 SGZ 中的 GFAP（glial fibrilary acidic protein）阳性细胞充当了神经干细胞，其属于放射胶质细胞系（radial glia lineage），具有缓慢分裂的干细胞特征。这些神经干细胞被其后代和多种其他细胞（如内皮细胞）所包围，处在一个高度特异性的神经发生微环境（neurogenic niche）中（图 11-18）。在正常情况下，CNS 其他区域产生神经元的可能性很小，这表明新神经元的发生地受到特殊机制的调节。

**图 11-18　成体 CNS 神经发生微环境中细胞外信号分子的协同作用**
（A）海马齿回和侧脑室中的神经发生微环境。在室管膜下区（SVZ）中产生的神经元通过喙侧迁移途径（RMS）到达嗅球（OB）。（B）在齿回，神经元产生于颗粒细胞层（GCL）的内部的颗粒下区。（C）SVZ 的神经发生。前体细胞通过 RMS 向嗅回的迁移可能是细胞外多种信号通路共同协同作用的结果，这些信号包括生长因子、神经递质、导向分子、金属蛋白酶和激素。齿回中的神经发生与之极为类似。LV，lateral ventricle，G，glomeruli of the olfactory bulb。（引自 Hagg，2005）

成体侧脑室 SVZ 产生的未成熟神经元沿一条复杂的迁移通路,即喙侧迁移路径(rostral migratory stream,RMS)到达嗅球。在啮齿类脑中,每天大约有 30000 个以上的成神经细胞,组成由特定星形胶质细胞形成的链条,不需要放射胶质细胞的引导,以切向方式,从 SVZ 沿 RMS 迁移至嗅球,然后分化成两种类型的抑制性中间神经元:颗粒细胞(granule cells)和球旁细胞(periglomerular cells),在嗅球中形成局部突触联系,直接或间接调节由投射神经元传入的感觉信息的处理(图 11-19)。

**图 11-19　控制成体室管膜区神经发生的内源性程序和外源性因子**

　　室管膜下区的神经增殖发生在侧脑室内侧壁,干细胞在此分裂产生过渡型扩增细胞,再形成成神经细胞。成神经细胞迁移进入喙侧迁移路径(RMS),并最终到达嗅球(OB)。干细胞和前体细胞表达的几种内源性因子控制新生细胞的增殖速率和命运。此外,神经递质、激素和生长因子等外源性因子可能与内源性程序协同调节神经发生过程。沿 RMS 的切向迁移受成神经细胞和 RMS 局部微环境相互作用的调节,这种调节包括各种受体和蛋白间的相互排斥和吸引作用。到达嗅球的核心区后,迁移链拆散,在 reelin, tenascin-R 和 prokineticin2(PK2)作用下,成神经细胞脱离迁移链转为放射状迁移,进入嗅球的不同细胞层,分化成两种不同类型的中间神经元:位于嗅球深层的颗粒细胞和位于表层的球旁细胞(periglomerular)。新生细胞的存活进而依赖于感觉信号的输入。5-HT, 5-hydroxytryptamine (serotonin);APP, amyloid precursor protein;BDNF, brain-derived neurotrophic factor;BL, basal lamina;BMI1, polycomb family transcriptional repressor;BMP, bone morphogenetic protein;CNTF, ciliary neurotrophic factor;DA, dopamine;DG, dentate gyrus;E, epidermal cell;E2F1,E2F transcription factor 1;EGF, epidermal growth factor;EPL, external plexiform layer;FGF, fibroblast growth factor;GABA, γ-aminobutyric acid;GCL, granular cell layer;GL, glomerular layer;HB-EGF, heparin-binding EGF;Hipp, hippocampus;MASH1, mammalian achaete-scute homologue 1;MCD24, lycosylphosphatidyl-inositol-anchored highly glycosylated molecule;NO, nitric oxide;OLIG2, oligodendrocyte transcription factor 2;PACAP, pituitary adenylate cyclase-activating polypeptide;PAX6, paired box 6;PSA-NCAM, polysialic acid-neuronal cell adhesion molecule;SHH, sonic hedgehog;TGFα, transforming growth factor-α;TXL, thioredoxin-like 1;VEGF, vascular endothelial growth factor. (引自 Lledo P M, et al, 2006)

　　SGZ 位于海马实质深部,在齿回颗粒细胞内层与齿回门(hilus of dentate gyrus)的交界面上,其中的 GFAP 阳性细胞产生出中间前体细胞。在年轻成年大鼠脑中每天可产生约 9000 个新细胞,进入齿回本地,成熟为颗粒神经元,发出轴突进入 CA3 区,树突则伸入海马的分子细胞层。

## 二、成体神经发生的调控

成体神经发生受到严格的调控,成年脑能够恰当地产生与需要相匹配的新神经元。神经干细胞处于一个特殊的神经发生微环境中。但并非仅作为微环境的被动成分,而可根据自身所需特性来改造微环境。因此,神经干细胞与环境之间存在着复杂的双向作用。干细胞或前体细胞内控制神经发生不同时相的内源性程序,与周围组织产生的外源性因子之间,通过交互作用影响成体神经发生。

### (一)内源性程序

转录因子 E2F 家族是调节增殖活动的重要细胞周期因子。例如,缺乏 E2F1 的成年小鼠,表现为细胞增殖水平降低,神经发生区中的细胞增殖数量下降。Ephrins 与其 Eph 受体是重要的轴突导向分子,可能控制着细胞增殖。SVZ 中表达受体酪氨酸激酶 EphB1-3 和 EphA4,如将 Eph-B2 或 ephrin-B2 注入侧脑室,可阻断成神经细胞的迁移,而促进细胞增殖。与 Eph-ephrin 信号类似,SHH 信号(sonic hedge-hog)通路不仅在神经发育的多方面发挥作用,还参与成体神经前体细胞的维持。在成熟脑中刺激该信号通路可促进前体细胞的增殖。发育期间的另一重要信号系统,WNT 信号系统,同样能够提高成体齿回的细胞增殖水平。

两种细胞黏附分子,NCAM(neural cell adhesion molecule)和 mCD24(glycolsylphosphatidylinositol-anchored, highly glycosylated molecule)被证明参与了控制神经增殖的速率。NCAM 可抑制海马前体细胞的增殖,而促进神经元表型的分化。SVZ 和 DG 皆存在 mCD24,于增殖细胞上表达。缺失 mCD24 的小鼠,增殖细胞的数量增加。此外,一些大分子蛋白信号可调节细胞增殖。如可溶性分泌形式的淀粉样蛋白前体 sAPP(amyloid precursor protein)。SVZ 是 sAPP 的主要结合地点,结合发生在其中表达 EGF 受体的前体细胞上,可促进其增殖而增加此类 EGF 应答前体细胞的数量。APP 的不正常加工可能通过影响成体神经发生而与老年痴呆疾病的一些认知损伤相关联。

增殖细胞特异命运的选择也涉及不同的因子和多种信号通路的调节。成体 SVZ 神经干细胞表达骨形态蛋白(BMP)家族成员及其受体。BMP 信号指导成体神经干细胞走向胶质命运。而室管膜细胞(胶质细胞的一种)分泌 BMP 拮抗剂(noggin)将干细胞从胶质命运转向神经元命运。尽管 noggin 可阻断胶质发生信号,但其自身并不足以诱导前体细胞向神经元分化。WNT 信号也可能指导干细胞走向神经元命运。在成体齿回,WNT 信号抑制剂 sFRP2 和 3(secreted frizzled-related proteins 2 and 3)能部分阻断星形胶质细胞诱导的成体干细胞的神经发生,而 WNT3 能促进成体神经干细胞的神经发生,因此,星形胶质细胞来源的 WNT 信号通路是促进成体神经干细胞神经发生的关键通路。

Notch 信号通路是 SVZ 微环境中维持神经干细胞未分化状态和自我更新的关键调节因素,并参与了胶质命运的决定。另外,最近的研究显示,SVZ 干细胞的自我更新还需要转录抑制因子 BMI1(poly-comb family transcriptional repressor)的参与。转录抑制可能对于干细胞的维持是至关重要的。

最近的研究开始致力于阐明 SVZ 嗅球通路中新生细胞命运决定的分子机制。成体 SVZ 表达两种转录因子,PAX6 和 OLIG2(oligodendrocyte transcription factor2)。OLIG2 专门在 SVZ 短暂扩增前体细胞(transit-amplifying precursor cells)中表达。OLIG2 在 SVZ 的过表达将促进少突胶质细胞的成熟,而抑制神经元的发育。相反,PAX6 更多地表达于沿 RMS 迁移的未成熟神经元中。SVZ 中,PAX6 表达的缺失或抑制将导致神经元前体细胞的比例大大降低。有证据显示,PAX6 对于海马神经发生具有相同的作用。

### (二)外源性因素

新神经元的产生、迁移、成熟和存活都必须服从环境变化的调控。有研究表明,神经递质(transmitter)、激素(homone)、生长因子(growth factor)以及损伤都能影响增殖活动。神经递质谷氨酸对增殖有着复杂的效应,它们通过 NMDA 受体或代谢型受体抑制细胞分裂,而通过 AMPA 受体作用却会促进增殖。GABA 可能通过 GABAA 受体降低 SVZ 和海马齿回中的细胞增殖水平。研究显示,多巴胺信号也能影响增殖,但具体如何影响,还不完全清楚。此外,5-HT 能通过其在 SVZ 和齿回中的特定受体,上调细胞增殖;海马中的胆碱能和肾上腺素能活动可促进齿回的神经发生;NO信号能降低SVZ中的细胞增殖。另外,阿片肽信号系统也影响到神经发生过程,如慢性给予成年大鼠吗啡和海洛因等,它们可通过作用于此系统,降低海马的神经发生。目前,对于成瘾药物影响神经发生的研究,开始关注内大麻醇和酒精的作用,但其作用机制还很不清楚。

生长因子可调控成年神经增殖。刺激脑源性神经生长因子(brain derived neurotrophic factor, BDNF)的产生,可提高海马的细胞增殖。例如,将BDNF慢性注入侧脑室,能增加SVZ和嗅回中的由BrdU标记的增殖细胞的数量。其他一些生长因子,如CNTF(ciliary neurotrophic factor),HB-EGF (heparin-binding epidermal growth factor),FGF2(basic fibroblast growth factor2),IGF1胰岛素生长因子1(insulin growth factor 1),TGF(transforming growth factor),VEGF血管内皮生长因子(vascular endothelial growth factor)等,都被证明可增加SVZ或齿回的细胞增殖(图11-19)。

神经发生的调控过程也涉及一些激素的参与。皮质酮是首先被确认与海马神经发生相关的激素。另外,卵巢激素水平也可影响海马细胞增殖。研究发现女性海马齿回新生细胞数量多于男性,但SVZ并非如此,切除卵巢将减少Brdu标记细胞数,而雌激素将逆转这种变化。但成年女性的妊娠只刺激SVZ的神经发生,催乳素被认为介导了此过程。服用孕酮或脑室注入垂体腺苷酸环化酶激活肽(pituitary adenylate cyclase activating polypeptide,PACAP)将促进SVZ和齿回两者的细胞增殖。最近还发现,甲状腺激素对于SVZ的神经发生是至关重要的。

神经发生还受到个体所处的周围环境的影响。在啮齿类的研究表明,运动等可促进海马齿回的细胞增殖;处于丰富环境中的动物,其齿回新生神经元的数量增加。海马神经发生的上调可能与空间记忆的提高有关。反之,隔离饲养,以及早期的不利经历,如与母鼠分离,将导致成年大鼠齿回的细胞增殖水平下降。另外,应激行为可降低齿回神经发生,这主要是通过糖皮质激素的作用实现。社会等级也影响神经发生,处于统治地位的雄性动物的齿回产生更多的新神经元。睡眠的剥夺将降低成体齿回的神经发生。

### 三、成体神经发生的功能和意义

许多研究表明,成体脑中的新生神经元有可能在细胞、局部网络和整体水平发挥作用。在细胞水平,新产生的神经元可能不同于旧的神经元,至少短时期显示了一定的差别。例如,齿回中新产生的颗粒细胞与老的细胞相比,显示了较大的突触可塑性。嗅回中产生的新细胞与其周围的细胞相比,在膜的激活特性方面有显著不同,它们对感觉剥夺表现出了较大的可塑性。此外,这些细胞还显示了对气味的不同的早基因反应。

在局部神经网络水平,新产生的神经元可能与一些细胞群的活动特性有关。在嗅回和海马,神经元的韵律和同步活动是两种明显和重要的网络现象,而神经发生可能会影响这些活动。每一个神经网络都具有在较大范围内编码信息和存贮操作程序的能力,而神经发生的模式对这些功能的实现可能是至关重要的。

神经替换和恢复是解决许多神经退行性疾病的重要方向。许多基础细胞的损失大都发生在疾病症状发现之前,到目前为止,还没有任何神经保护性治疗技术能防止神经细胞的损失。由于各种干细胞能产生新神经细胞和寡突胶质细胞,神经前体细胞的应用为神经退行性疾病的治疗提供了极为诱人的前景,神经细胞替换的潜在可能性为弥补脑细胞损失开辟了一个全新的研究领域和完全不同的研究思路。

(孙颖郁、左明雪)

# 练 习 题

1. 请简述脑的形态发生过程。

2. 请举例说明成型素在神经系统发育过程中的作用。

3. 请简述放射胶质细胞在神经发生过程中的作用。

4. 请举例说明轴突导向分子的作用及作用机制。

5. 成年高等哺乳内脑中是否存在神经发生现象？举例说明成体的神经发生现象,并思考其生理意义。

# 参 考 文 献

1. Chen S Y, Cheng H J. Functions of axon guidance molecules in synapse formation. Current Opinion in Neurobiology, 2009, 19:471-478.

2. Hagg Theo. Molecular regulation of adult CNS neurogenesis: an integrated view. TRENDS in Neuroscience. 2005, 28:589-595.

3. Hébert J M, Fishell G. The genetics of early telencephalon patterning: some assembly required. Nature Reviews Neuroscience, 2008, 9:678-685.

4. Herna'ndez-Miranda L R, Rarnavelas J G, Chiara F. Molecules and mechanisms involved in the generation and migration of cortical interneuroans. ASN NEURON, 2010, 2:75-86.

5. Lledo P M, Alonso M, Grubb M S. Adult neurogenesis and functional plasticity in neuronal circuits. Nature Reviews Neuroscience, 2006, 7:179-193.

6. Mason I. Initiation to end point: the multiple roles of fibroblast growth factors in neural development. Nature Reviews neuroscience, 2007, 8:583-596.

7. Miyata T, Kawaguchi D, Kawaguchi A, Gotoh Y. Mechanisms that regulate the number of neurons during mouse neocortical development. Current Opinion in Neurobiology, 2010, 20:22-28.

8. Purves D, Augustine G J, Fitzpatrick D, Hall W C, Lamantia A-S, Mcnamara J O, White L E. Neuroscience. 4th. Sunderland, M A: Sinaauer Associates, Inc, 2008.

9. Siegel A, Sapru H N. Essential Neuroscience. Lippincott williams & wilkins, 2006.

10. 韩济生主编. 神经科学. 3 版. 北京：北京大学医学出版社, 2009.

# 第三篇

神经系统的生理功能

# 第十二章　神经系统的感觉功能

## 第一节　感觉系统概述

感觉(sensation)是动物和人类赖以生存的神经系统的两大基本功能之一,通过不同感觉信号和感觉通路的相互作用,使机体能够迅速、准确地对瞬时或持续、有害或有利的环境做出反应,以适应环境的变化。

感觉系统是神经系统的一部分,包括感受内外环境刺激的感受器(sensory receptor)、将信息从感受器传向脊髓和脑的感觉通路以及对信息进行处理的大脑特定区域。感觉信息处理的起始步骤是在传入神经元中将能量刺激转换为分级电位,即感受器电位(receptor potential),之后再变成动作电位。感觉系统处理的信息不一定都能引起意识活动。无论信息是否引起意识活动,均称为"感觉信息"。而如果感觉信息引起了意识活动,则称为感觉(sensation),如果人能理解感觉的含义,则称为知觉(perception)。感觉和知觉的产生需要中枢神经系统对感觉信息的修饰和处理。因此,感觉是客观物质世界在人主观意识上的反映,是人和动物为适应内、外环境的变化,保持内环境相对稳定所必需的一种功能。

### 一、感受器、感觉器官的定义和分类

感觉系统由组织器官(特化和非特化的感受器)和多种感觉模式组成,包括躯体(触、压、振动、温度、痛和痒)、内脏和特殊感觉(视觉、听觉、嗅觉、味觉和平衡觉)。感受器是指分布在体表或组织内部的一些专门感受机体内、外环境改变的结构或装置。本质上讲,感受器是一种换能装置,能将各种形式的刺激能量(机械能、热能、光能和化学能等)转换为电信号,并以神经冲动的形式经传入神经纤维到达神经系统各个部位。感受器一般可按以下几种方式进行分类。

(1) 按结构进行分类,可分为三大类:① 游离神经末梢:如痛觉感受器;② 有结缔组织包被的神经末梢:如环层小体、触觉小体和肌梭等;③ 功能高度分化的特殊感受器:如视杆和视锥细胞、内耳毛细胞、嗅细胞和味觉细胞等。

(2) 按分布的部位分类:① 外感受器(感受机体外环境的变化),包括远距离感受器(视觉、听觉、嗅觉)和接触感受器(触觉、压觉、味觉、温度觉);② 内感受器(感受机体内环境的变化),包括本体感受器和内脏感受器。

(3) 按接受刺激的性质分类:包括光感受器、机械感受器、化学感受器、温度感受器、伤害感受器。

### 二、感受器的一般生理特性

#### (一) 感受器的适宜刺激及感觉阈值

一种感受器只对某种特定形式的刺激最敏感,这一刺激就是该感受器的适宜刺激(adequate stimulus)(如一定波长的电磁波是视网膜感光细胞的适宜刺激等)。然而,适宜刺激对感受器来说并不是唯一刺激,某些非适宜刺激也可引起感受器一定的反应,但所需的刺激强度通常要比适宜刺激大得多。对大多数感受器来说,电刺激一般都能成为有效刺激。

感受器的感觉阈值(sensory threshold)指的是适宜刺激作用于感受器,能引起某种相应的感觉所必

须达到的刺激强度、作用时间或作用面积等。其中包括：① 强度阈值，即引起感受器兴奋所需的最小刺激强度。② 时间阈值，即引起感受器兴奋所需的最短作用时间。③ 面积阈值，即对于某些感受器来说（如皮肤的触觉感受器），当刺激作用的强度和时间一定时，引起感受器的兴奋，刺激作用还要达到的。④ 感觉辨别阈值。对于某些同一种性质的两个刺激（如皮肤触压刺激），它们的强度差异必须达到一定程度才能被分辨，这种刚能引起感觉分辨的两个刺激强度的最小差异，称为感觉辨别阈。

**（二）感受器的换能作用**

感受器能把作用于它们的特定形式的刺激能量转换为传入神经的动作电位，这种能量的转换称为感受器的换能作用（transducer function）。因此，感受器本质上是一种生物换能器。在这种换能过程中，往往不是直接把刺激能量转变为神经冲动，而是先在感受器细胞或传入神经末梢产生过渡性的局部膜电位变化。这种膜电位变化对特化的感受器细胞而言称为感受器电位（receptor potential），而对于传入神经末梢型感受器则称为发生器电位（generator potential），可以直接触发动作电位的产生。感受器电位的形式绝大多数是去极化的，但也有超极化的（如光感受器细胞的感受器电位）。感受器电位或发生器电位是过渡性的等级电位，因此具有局部兴奋的基本特性（非"全或无"、可以总和及电紧张性扩布），但它们可以通过幅度、持续时间和波动方向的变化，如实地反映和转换外界刺激信号所携带的信息（如听觉毛细胞的感受器电位）。

（1）感受器的换能部位：某些化学感受器（如对血中氧分压敏感的感受器），整个细胞是感受器。多数情况下，换能发生在感受器的某一特化部位，如微绒毛（味觉感受器细胞），纤毛（嗅觉感受器细胞），神经纤维的终端（皮肤触压觉感受器），游离、裸露的神经末梢（温度觉和痛觉感受器），特殊细胞内膜或细胞器（光感受器），有的还埋在特殊的结构中（肌梭本体感受器）。

（2）感受器换能的分子机制：主要通过两种基本方式进行。① 直接引起离子通道开放状态的改变，如声波振动的感受与毛细胞顶端与受力有关的机械门控 $K^+$ 通道的开放和关闭有关，这使毛细胞出现与声波振动相一致的感受器电位（即微音器电位）；② 通过 G 蛋白介导的信号转导影响离子的运动，如视杆和视锥细胞，由于它们的外段结构中视膜盘上存在有受体蛋白（如视紫红质），在吸收光子后，可通过特殊的 G 蛋白和作为效应器酶的磷酸二酯酶的作用，引起光感受器细胞外段胞浆中 cGMP 的分解，最后使外段膜出现感受器电位。在其他一些研究过的感受器中，也发现了类似的两种信号转换机制。由此可见，所有感受性神经末梢和感受器细胞出现电位变化，就是通过跨膜信号转换，把不同能量形式的外界刺激都转换成跨膜电位变化的结果。

感受器电位或发生器电位的产生并非是感受器功能的完成，只有它们触发了传入神经纤维的动作电位（有些是降低传入神经动作电位的频率），才标志着感受器或感觉器官作用的完成。

**（三）感受器的适应现象**

当某一恒定强度的刺激作用于一个感受器时，虽然刺激依然维持，但感觉神经纤维上动作电位的频率却逐渐降低，这一现象称为感受器的适应（adaptation）。适应通常可分为快适应和慢适应两类。感受器的快适应发生很快，不能用于传递持续性信号，但对于刺激的变化十分灵敏，适于传递快速变化的信息，有利于机体探索新异的物体质地，使感受器和中枢再接受新的刺激，如触觉小体、温度感受器等。感受器的慢适应发生很慢且不完全，经长时间刺激后感受器电位和冲动频率仍能维持在相当高的水平。慢适应过程有利于机体对某些功能状态进行长时间的持续性监测，并根据其变化引起反射活动以随时调整机体的活动。

感受器产生适应的机制比较复杂，与感受器的换能、离子通道的功能状态，以及感受器细胞与感觉神经纤维之间的突触传递特性等因素有关。适应也与感受器的附属结构有关。如环层小体的快适应与其环层结缔组织包囊有关。环层结构具有弹性，当突然施加压力刺激时，包囊内的黏液将压力传递至轴心纤维，引起感受器电位；但在几毫秒至几十毫秒之内，小体内的液体重新分布，使整个小体内的压力又变得均匀,感受器电位立即消失,不再触发传入纤维的动作电位(适应)。剔除环层小体的环层结构,感受器电位不易消失(不易适应)。

### 三、感觉信号在感觉通路中的编码

感受器在将外界刺激转换为传入神经动作电位时,不仅发生了能量的转换,也将刺激所包含的环境变化信息转移到了动作电位的频率和序列中,起到了信息的转移作用,此即为感受器的编码(coding)功能。神经中枢根据这些经过编码的信号获得对刺激的性质和强度的主观感觉。

那么外界刺激的质和量以及其他属性,是如何编码在特有的电信号序列中的呢? 实际上,不同感受器进行能量转换所产生的电脉冲在形式上没有太大的差别,不论来自何种感受器的传入神经纤维上的传入冲动,都是一些在波形和产生原理上基本相同的动作电位,例如,由视神经、听神经或皮肤感觉神经的单一纤维上记录到的动作电位,并无本质上的差别。因此,不同性质的外界刺激不可能是通过某些特异的动作电位波形或强度特性来编码的,感觉的性质决定于传入冲动所到达的高级中枢的部位,而不是由于动作电位的波形或序列特性的不同,也就是说,不同性质的感觉的引起,首先是由传输某些电信号所使用的通路来决定的,即通过"专用线路(labeled line)"来实现,具体来说,是通过接受刺激的感受器类型,通过感受器连接的传入神经通路以及传入冲动到达的大脑皮层特定部位进行编码。因此,不论刺激发生在一个特定感觉通路上的哪个部位,也不论刺激是如何引起的,它所引起的感觉都与感受器受到刺激时引起的感觉相同(例如,用电刺激病人的视神经,或者直接刺激枕叶皮层,都会引起光亮的感觉)。此即Müller 提出的所谓特殊能量定律(doctrine of specific nerve energies)。事实上,即使是在同一性质的刺激范围内,它们的一些次级属性(如视觉刺激中不同波长的光线和听觉刺激中不同频率的振动等)也都有特殊分化了的感受器和专用传入途径。在自然状态下,由于感受器细胞在进化过程中的高度分化,使得某一感受器细胞变得对某种性质的刺激或其属性十分敏感,而由此产生的传入信号又只能循特定的途径到达特定的皮层结构,引起特定性质的感觉。

对每一种感觉形式来说,信息传向中枢的感觉通路是由一系列以突触相连接的神经元组成。感觉过程的编码并不只是在感受器部位进行一次,事实上信息每通过一次神经元间的突触传递,都要进行一次重新编码,这使它有可能接受来自其他信息源的影响,使信息得到不断的处理和整合。来自上行神经元中的交互抑制(如侧向抑制)将减弱甚至取消传入信息,同样来自高级中枢的下行通路也可以发挥同样的效应。中脑网状结构及大脑皮质也都是通过下行通路来调控传入信息的。这些抑制性的调控可以直接通过突触作用于初级传入神经元的轴突末梢(如突触前抑制),也可以间接地通过中间神经元影响感觉通路上的其他神经元。

### 四、感觉系统的神经通路

体内外各种刺激由感受器感受并被转换成传入神经上的神经冲动,然后通过特定的神经通路传向特定的大脑皮层感觉区,被加以分析而形成某种感觉(图 9-13,图 9-15,图 9-17)。

初级感觉神经元的中枢端进入脊髓和脑,并与其中的中间神经元形成突触联系。这种突触联系包括两种方式,一种是辐散(diverge),即一个初级感觉神经元的中枢突可与几个或很多的中间神经元形成突触联系,其意义在于一个神经元的兴奋可引起许多神经元同时兴奋或抑制。另一种是聚合(converge),即许多初级感觉神经元终止于一个中间神经元。这种突触联系既可以是一级,也可以是多级,直到传入信息(编码的动作电位)到达大脑皮质。其意义在于使中枢神经系统内神经元活动能够集中,并使兴奋或抑制能在后一个神经元上发生总和而及时加强或减弱。

多数感觉通路传递的是同一类型的感觉信息,如触觉传导通路仅受到机械感受器的传入信息的影响,而温度觉的传导通路则仅受到热感受器的传入信息影响。因此,即使是感受器传来的信息均为波形基本相同的动作电位,大脑也能区分不同的刺激形式。这种主要传递一种感受器的输入的中枢通路,称为特异感觉通路。另一些通路,在感觉信息传递过程中,因其纤维的辐散及与其他输入的聚合,其特异性变得越来越低,成为多感觉类型通路,也称为非特异感觉通路。一般来说,特异的感觉通路实现感觉信息的精细传递,而非特异通路用于感觉的整合及整个机体行为的调节。对于机体的分析和综合功能来说,两者都是必不可少的。

### 五、皮层对感觉信息的处理和感知

感觉信号由传入神经向中枢传递,在中枢内经过信息的整合,形成感知觉。首先,来自不同传导通路的感觉将投射到相应的脑区。来自特异传导通路的信息投射到大脑皮层的特定区域,如体表感受器的信息至体表感觉区,光感受器的信息至视皮层,听觉感受器的信息至听觉皮层即颞横回和颞上回,味觉感受器的信息至中央后回头面部感觉投射区下侧,嗅觉感受器的信息至边缘叶的前底部。而来自非特异感觉传导通路及特异性感觉传导通路(包括视觉和听觉)第二级神经元的侧支在经过脑干网状结构时,与其中的神经元发生突触联系并反复换元后,再经丘脑非特异性核团弥散地投射到大脑皮层广泛区域。这种传导与皮层没有点对点的投射关系,经多次换元后失去了特异性,故没有专一的感觉传导功能,不能引起特定的感觉。投射纤维进入皮层后分布于各层内,以游离末梢形式与皮层神经元树突构成突触联系,起维持和改变大脑皮层兴奋状态的作用。

此外,在临近初级皮层感觉区及运动区部位的联合皮质(association cortex)虽然不属于感觉皮层通路部分,但却可以对传入的信息进行更为复杂的分析和处理。一般而言,临近初级感觉区的联合皮质只对信息进行简单的处理,主要行使基础的感觉相关功能;而远离初级感觉区的联合皮质则对信息进行更为复杂的处理,包括如惊醒、警觉、注意、记忆和语言等区域。这些区域也往往整合两种以上的感觉信息。如联合皮质接受来自视皮层和来自调控颈部区域体表感觉区的信息,进行整合后将产生关于视觉及头部位置的信息;而如果接受来自顶叶和颞叶等边缘系统的信息,则会赋予感觉信息以情感和动机的意义。

综上所述,感觉的产生包括以下几个部分:① 感受器或感觉器官对内外环境刺激的感受;② 感受器对感觉刺激信号的转导和编码;③ 感觉信号沿感觉传入神经通路到达大脑皮层的特定部位;④ 中枢神经系统对感觉信号的分析、处理,最终形成感觉。因此,感觉是通过感受器或感觉器官、传入通路和大脑皮层的共同活动而产生的。下面各节中我们将分别叙述不同类型感觉的产生及其特点。

# 第二节　触压觉、温度觉及痛觉

躯体感觉可分为三大类,即机械刺激引起的感觉、温度刺激引起的温度觉和伤害性刺激引起的痛觉。

### 一、机械刺激引起的感觉——触压觉

#### (一) 触压觉感受器

对皮肤施以机械性触、压刺激所引起的感觉,分别称为触觉(touch sense)和压觉(pressure sense),由于两者在性质上类似,故统称为触压觉。无毛皮肤区的触压觉感受器有四种,包括环层小体(pacinian corpuscle)、Meissner 触觉小体(Meissner's corpuscle)、Ruffini 小体(Ruffini's corpuscle)和 Merkel 盘(Merkel's disk),有毛皮肤区的感受器也有四种,除毛囊感受器(hair follicle receptor)代替 Meissner 触觉小体发挥功能外,其余三种感受器与无毛皮肤区大致相同(图 12-1)。其中,环层小体和 Meissner 触觉小体属于快适应感受器,而 Ruffini 小体和 Merkel 盘属于慢适应感受器。感受器的附属结构可能是决定它们适应快慢的原因。

机械刺激是触压觉感受器的适宜刺激。机械刺激引起感受器变形,导致机械门控 $Na^+$ 通道开放和 $Na^+$ 内流,产生感受器电位,并触发神经纤维产生动作电位,完成换能。但不同感受器对机械刺激的反应

形式及换能过程存在一定的差异。

**图 12-1　皮肤机械感受器**

（Bear M F，et al，2002）

环层小体是一个直径约 1 mm 的洋葱样多层囊样的结构，位于真皮深处，插入囊内的 Aβ 纤维是真正的感受器结构，主要对触动和吹动，尤其是振动皮肤的刺激进行编码。当机械刺激引起囊的外层变形时，将信息传到其中的神经末梢，使之也变形，并产生去极化的发生器电位，进而引起神经纤维产生动作电位。如果一个刺激缓慢作用于或离开环层小体，小体的内层将发生适应变化，其中的神经末梢也不再继续变形，因而无论多么强的刺激，也只是在刺激开始时产生少数动作电位。如果刺激是波动性的，每一波动将引起环层小体快速变形并传递到小体中心，使神经末梢出现与刺激频率一致的动作电位。波动性刺激的频率在 50～500 Hz 范围均有效，最佳频率为 250 Hz。环层小体主要编码的是波动性刺激的频率，而不是强度。但刺激强度不同时，每一次波动变形产生的动作电位数量可以不同。此外，兴奋的环层小体数目不同，也可体现出不同的编码。

Meissner 触觉小体位于皮肤的表皮下，也是一个小囊，伸入其中的 Aβ 纤维末梢是真正的感受器结构，当小体上方皮肤的小区域变形时，就可受到刺激，故其感受野小而且边界清楚。当刺激持续作用时，其动作电位的频率明显变慢，故属于快适应感受。Meissner 触觉小体主要对刺激强度的变化速度（刺激强度的变化率）进行编码。当两个最终强度相同但强度增加速度不同的刺激作用于这一感受器时，速度增加快的引起的动作电位频率高，增加慢的引起的动作电位频率低（图 12-2）。因而，这一感受器是对刺激强度的变化速度进行编码的。当手被物体戳到时，或用手指抚摸粗糙物体时，皮肤发生变形很快，这时感受器可很好地发挥作用，这种感受皮肤变形速度的意义尤其是在识别盲文时可充分显现出来。Meissner 触觉小体也可感受波动性刺激（最佳范围为 30～40 Hz），引起颤动感觉。

**图 12-2　Meissner 触觉小体对两个最终强度相同但强度增加速度不同的刺激的反应**

（A）当刺激强度缓慢增加时，感受器电位幅度低，产生的动作电位频率低；（B）当刺激强度增加较快时，感受器电位幅度高，产生的动作电位频率高。

Merkel 盘位于表皮内,是皮肤中唯一的、不以神经末梢为感受器的机械感受器。是由一群含有囊泡的感受器细胞组成的,它们与一根感觉神经纤维(Aβ)的末梢分支构成突触联系。Merkel 盘主要对刺激的部位进行编码。一个 Merkel 盘的直径约为 0.25 mm,只有当刺激作用到其上面的皮肤表面时才能被觉察到,因而感受野很小,可对刺激的皮肤位置进行编码。

Ruffini 小体位于真皮底部,是一个充满胶质丝状物的小囊,伸入其中并与胶质丝状物相接触的 Aβ 纤维末梢是真正的感受器结构,主要对刺激强度进行编码。皮肤受到的任何变形或牵拉均可引起神经末梢去极化,从而产生动作电位。

外周感受器所产生的触压觉信息主要通过背柱内侧丘系以及脊颈束,途经内侧丘系,最终到达皮层感觉区。在皮层信息处理的早期阶段,皮层神经元的反应与外周感受器类似,即触压信息由外周传入到皮层是完全忠实于皮肤感受器所接受的刺激特征的。但皮层必须将各感受器接受的触压信息进行整合才能识别物体的大小、形状和运动,这种整合是在皮层处理信息的后期阶段实现的。

**(二)触压觉敏感性的指标——触觉阈和两点辨别阈**

用点状触压刺激皮肤,只有某些点被触及时才引起触觉,这些点称为触点(touch spot)。在触点上引起触觉的最小压陷深度,称为触觉阈(touch threshold)。触觉阈可随身体部位的不同而不同,手指和舌的触觉阈最低,背部的触觉阈最高。触觉阈的高低与皮肤中触觉感受器的密度和感受器的神经支配密度有关。两点辨别阈(threshold of two-point discrimination)是指如果将两个点状刺激同时或相继触及皮肤时,人体能分辨出这两个刺激点的最小距离。该阈值也可随身体部位的不同而不同,其中,手指、脚趾和头面部的阈值最低,躯干部(背部和腹部)的阈值最高。导致这一现象的机制也是与皮肤中触觉感受器的密度和感受器的神经支配密度有关。

## 二、温度觉

在人类的皮肤上有专门的"热点"和"冷点",其中冷点密度高于热点。在人手,冷点为 $1\sim5$ 个/cm²,热点仅 0.4 个/cm²。用冷和热刺激这些点能分别引起热觉和冷觉。这两种感觉合称为温度觉。在热点和冷点中存在热感受器(warm receptor)和冷感受器(cold receptor)。

**(一)温度感受器的结构、分布和神经支配**

热和冷感受器均是游离神经末梢,前者分布于皮肤表面下 $0.3\sim0.6$ mm 处,由无髓鞘的 C 类纤维支配;后者分布于皮肤表面下 $0.15\sim0.17$ mm 处,由有髓鞘的 Aδ 纤维支配。

**(二)温度感受器的适宜刺激及反应特点**

热感受器选择性地对 $32\sim45$℃的热刺激发生反应。在这个范围内,感受器的放电频率随皮肤温度的升高而逐渐增加,所引起的热感觉也随之增强。冷感受器选择性地对 $10\sim40$℃的冷刺激发生反应。如果皮肤温度逐步降低到 30℃以下,感受器的放电频率逐渐增加,冷感觉也逐渐增强。皮肤中还存在一些对温度敏感的伤害性感受器(nociceptor)。当皮肤温度超过 45℃,由热感受器感受的热感觉会突然消失,代之出现热痛觉。这是因为温度超过 45℃时温度伤害性感受器被激活,从而产生了该感受器介导的热痛觉。冷感觉是由冷感受器介导的,但某些化学物质(如薄荷)作用于皮肤也能激活冷感受器,从而引起冷感觉。

**(三)参与温度感受的可能分子机制**

目前发现一类瞬时电位阳离子通道(transient receptor potential, TPR)28 个成员中有 7 个可以感受热和温觉刺激——TRPV1-TRPV4,TRPM2,TRPM4 和 TRPM5,两个可以感受冷觉刺激——TRPA1 和 TRPM8,所以统称为温度敏

**图 12-3 TRP 通道的温度感受范围**

感的 TRP（thermoTPRs）。它们可以感受从 10℃ 至 53℃ 的温度觉刺激，这些通道所感受的温度范围如图 12-3 所示。由此可见，thermoTPRs 的激活温度很好地覆盖了整个生理学的温度范围。

### 三、痛觉

痛觉（pain）是由体内、外的伤害性刺激所引起的一种主观感觉，通常不是单一的感觉，而是一种与其他感觉混杂在一起的复合感觉。痛觉常伴有机体的防卫反应和情绪活动。因此，痛的主观体验既有生理成分也有心理成分。

#### （一）伤害性感受器的特征和分类

1. 伤害性感受器的适宜刺激和适应特征

痛觉感受器即伤害性感受器，没有一定的适宜刺激，任何形式的刺激只要达到伤害程度均可使感受器兴奋。伤害性感受器属于慢适应感受器，不易出现适应。其意义在于为伤害性刺激的存在起报警作用，引起机体对刺激的防卫反应以避免造成损害。

2. 伤害性感受器的分类及结构

根据发生反应的刺激性质的不同，伤害性感受器可分为三类：① 机械伤害性感受器（mechanical nociceptor），又称高阈值机械感受器，它们只对强的机械刺激起反应，对针尖刺激特别敏感，这类感受器属 Aδ 和 C 传入纤维；② 机械温度伤害性感受器（mechanothermal nociceptor）对机械刺激产生中等程度的反应，同时也对 40～51℃ 的温热刺激（45℃ 为热刺激引起痛反应的阈值）发生反应，且反应的幅度随温度的升高而逐渐增强，此类感受器属 Aδ 传入纤维；③ 多觉型伤害性感受器（polymodal nociceptor）对多种不同的伤害性刺激均发生反应（包括机械、热和化学的伤害性刺激），数量较多，遍布于皮肤、骨骼肌、关节和内脏器官，此类感受器多为 C 传入纤维。这三类感受器本质上均为脱去髓鞘的 Aδ 游离神经末梢，或无髓 C 纤维的游离神经末梢，可以直接接受伤害性刺激或致痛化学物质的刺激。

根据传入纤维的不同，伤害性感受器分为由纤细的薄髓 Aδ 纤维形成的"Aδ 伤害性感受器"和由无髓 C 纤维形成的"C 伤害性感受器"。Aδ 纤维传导速度较快，约为 3～30 m/s，介导第一痛（first pain）或快痛（fast pain），这种疼痛的性质是锐痛（sharp pain）或刺痛（stabbing pain），其特点是感觉敏锐，定位明确，痛感觉发生和消失都快，一般不伴有明显的情绪反应；C 纤维传导速度较慢，约为 0.5～2 m/s，介导第二痛（second pain）或慢痛（slow pain），这种疼痛的性质是钝痛（dull pain）或灼痛（burning pain），其特点是感觉模糊，定位模糊，痛感觉发生和消退均比较缓慢，往往伴有明显的情绪反应（图 12-4）。因此，人体首先感受到的是 Aδ 纤维兴奋介导的快痛，随后到来的是 C 纤维兴奋介导的慢痛。

**图 12-4　伤害性感受器的分类及其介导疼痛的特点**

#### （二）伤害性感受器的激活

1. 致痛物质的来源及其效应

能引起疼痛的外源性和内源性化学物质，统称为致痛物质，而机体组织损伤或发生炎症时，由受损组织或细胞释放的引起痛觉的物质称为内源性致痛物质，包括：① 直接从损伤组织或细胞中溢出，如 K⁺、H⁺、三磷酸腺苷(adenosine-triphosphate，ATP)、乙酰胆碱(acetylcholine，ACh)、组胺和 5-羟色胺(serotonin，5-HT)等；② 在损伤区酶促合成，如细胞膜降解产物花生四烯酸在环氧化酶的作用下合成前列腺素(prostaglandin，PG)，血浆蛋白降解形成的缓激肽(bradykinin，BK)等；③ 由伤害性感受器本身释放，如 P 物质(substance P，SP)；④ 神经细胞及免疫细胞释放，如神经营养因子(nerve growth factor，NGF)、IL-1β、IL-6、TNF-α 等细胞因子。以上致痛物质或直接激活伤害性感受器，引起神经末梢去极化，促发动作电位的产生，如 K⁺、H⁺、ATP 等，我们将其称为伤害性感受器激活剂(nociceptor activator)；或使伤害性感受器的激活阈值下降，使神经末梢更容易去极化，如 BK、NGF、脑源性神经营养因子(brain-derived neurotrophic factor，BDNF)、PGE₂ 等，称为伤害性感受器敏化剂(nociceptor sensitizer)。这些致痛物质除直接作用于伤害性感受器末梢外，还可发挥间接和协同作用，如 SP 可引起血管舒张和组织水肿，增加其他致痛物质的积累，还可促使肥大细胞释放组胺和血小板释放 5-羟色胺。

（1）BK。BK 是一种损伤组织局部产生的最强的内源性致痛物质，由血浆中的激肽原在激肽释放酶的作用下生成。BK 受体有两种亚型：$B_1$ 和 $B_2$。$B_2$ 受体分布广泛，介导了 BK 致敏的多数效应。$B_2$ 基因敲除小鼠，BK 对其伤害性感受器的激活和致敏作用显著削弱。相对而言，$B_1$ 受体的表达丰度要低，对 BK 的代谢产物[Des-Arg⁹]亲和力更高，但在炎症或损伤情况下，其表达也有所上调，参与炎症痛敏。在动物实验中，选择性高亲和力的 $B_2$ 受体拮抗剂 bradyzide 能阻断炎症痛敏，而 $B_1$ 受体激动剂仅在炎性状态产生疼痛。

$B_2$ 受体属于 G 蛋白偶联受体(G-protein coupled receptor，GPCR)，BK 与 $B_2$ 结合之后，通过 $G_{q/11}$ 激活磷脂酶 PLCβ(phospholipase C-β)和 PLA₂(phospholipase A₂)，PLCβ 可降解磷脂酰肌醇-4,5-二磷酸(phosphatidylinositol(4,5)-bisphosphate，PIP₂)，生成三磷酸肌醇(inositol triphosphate，IP₃)和甘油二酯(diacylglycerol，DAG)，IP₃ 促进内质网中 $Ca^{2+}$ 释放，在 DAG 和 $Ca^{2+}$ 的共同作用下，蛋白激酶 C(protein kinase C，PKC)激活，而 PLA₂ 可降解磷脂生成花生四烯酸(arachidonic acid，AA)，AA 在环氧化酶(cyclooxygenase，COX)作用下，生成 PGE₂，PGE₂ 通过被动扩散或主动运输从细胞中释放，与其胞膜受体结合，激活胞内 cAMP-PKA 通路，AA 亦可在脂氧化酶(lipoxygenase，LOX)的作用下，生成 12-HPETE(12-hydroperoxyeicosatetraenoic acid)。激活的 PKC 和 PKA 磷酸化伤害性感受器上的通道或受体，尤其是对 TRPV1 的磷酸化，可使其激活阈值下降，发生敏化。对 TRPV1 的作用还可以通过另外两条途径发生，PIP₂ 可抑制 TRPV1 通道，而 PLCβ 对 PIP₂ 的降解作用，解除了 PIP₂ 对 TRPV1 的抑制，此外，12-HPETE 对 TRPV1 具有直接的激活作用。因此，TRPV1 构成 BK 致痛敏的重要靶点，介导了 BK 致伤害性热痛敏的形成。此外，BK 也可通过 PI3K(phosphoinositide-3 kinase)/Akt 和 IKK2(I-kappa-B kinase 2)，引起 NF-κB 活化，激活疼痛相关基因的表达，参与痛敏的形成。

（2）PGE₂。损伤细胞的细胞膜在 PLA₂ 的作用下生成 AA，继而在 COX-1 和 COX-2 的作用下生成 PGG₂ 和 PGH₂，二者在 PGES/PGES2(prostaglandin E synthase)的作用下最终生成 PGE₂。其中，COX-1 基础表达较高，而炎症可诱导 PLA₂、COX-2 和 PGES/PGES2 等的表达。PGE₂ 要发挥生物学效应，必须从合成的细胞中释放出来，可以是被动扩散或通过 SLCO2A1(solute carrier organic anion transporter family member 2A1)主动运输至胞外。

PGE₂ 受体属于 GPCR，包括 PGE₂R1～R4(又称为 EP1～4)四种。初级感觉神经元主要表达有 PGE₂R3 和 R4。PGE₂ 受体被 PGE₂ 激活后，可通过 $G_s$ 激活腺苷酸环化酶(adenylate cyclase，AC)，降解 ATP 生成 cAMP，激活 PKA 通路。激活的 PKA 可磷酸化外周伤害性感受器上的 TRPV1 或河豚毒素不敏感的钠通道 Nav1.8，增强通道活性，或者磷酸化脊髓背角神经元甘氨酸受体 α3 亚基，抑制通道活性。因此，PGE₂ 不仅可引起外周伤害性感受器敏化，还参与中枢敏化的形成。

（3）NGF。NGF 是第一个被发现的神经营养因子，是外周感觉神经元生长发育所必需的。NGF 广泛存在于各类细胞中,如纤维母细胞、角质细胞、施万细胞及免疫细胞。细胞因子如 IL-1β、TNF-α 可使 NGF 生成增加。

TrKA(tyrosine kinase receptor A)为 NGF 的高亲和力受体,在 50% 的伤害性感受器上都有表达。NGF 与 TrKA 的结合,可诱发 TrKA 的二聚化和自身磷酸化,从而激活下游的蛋白激酶,如 PI3K 激酶,Src 激酶作为 PI3K 下游的信号分子,磷酸化 TRPV1 Tyr200,引起 TRPV1 的敏化。NGF 还可从外周逆轴突运输至胞体,通过 PI3K/Akt 激酶,激活痛觉相关基因如 TRPV1、SP 和 BDNF 等的表达。除以上磷酸化作用和转录水平的调控外,NGF 还可促进 TRPV1 从内质网向胞膜的转运(trafficking),增加 TR-PV1 的膜表达。因此,TRPV1 构成 NGF 致痛的重要靶点。此外,外源性 NGF 与炎症可使 BDNF 合成增加,NGF 抗体能抑制与炎症相关的 BDNF 的增量。抗 NGF 的抗血清和 TrKA-IgG 融合蛋白可减轻炎性疼痛。由于酪氨酸激酶抑制剂能阻断 NGF 激活 TrKA 的效应,提示其可能发展成为新的镇痛药。

(4)P 物质。P 物质由背根神经节(dorsal root ganglion,DRG)肽能神经元合成。由于 DRG 神经元为假单极神经元,轴突分叉形成外周突和中枢突,许多胞体合成的蛋白质可同时向外周突和中枢突运输,因此其外周突和中枢突均可释放神经肽 P 物质和 CGRP(calcitonin gene-related peptide)。外周伤害性感受器释放 P 物质,可引起血管扩张、血浆蛋白外渗和组织水肿,进而增加致痛物质的积累。P 物质还可作用于肥大细胞,使其脱粒并释放组胺,同时还可刺激血小板释放 5-羟色胺。此外,一处伤害性感受器的激活可引起邻近的与该感受器来自同一轴突的其他分支释放 P 物质,引起损伤区周围的伤害性感受器发生敏化,因此 P 物质参与继发性痛觉过敏的产生。而 DRG 神经元中枢端释放的 P 物质,与兴奋性神经递质——谷氨酸一起作为伤害性信息传递信使,介导伤害性信息向脊髓背角的传递。

(5)细胞因子。细胞因子 TNF-α、IL-1β、IL-6 及趋化因子 IL-8 等参与痛敏,皮内注射这些细胞因子会产生机械或热痛觉过敏。神经元和胶质细胞均可分泌 IL-1β,它通过诱导初级传入神经产生 COX-2、iNOS(inducible nitric oxide synthase)以及 P 物质等疼痛介质,引起中枢敏化,从而产生持续性疼痛。TNF-α 或 IL-6 基因敲除小鼠的痛行为明显减轻。TNF-α 抗体可以缓解炎症痛动物模型中的痛敏,抗 TNF 和 IL-1 疗法可明显减轻类风湿性关节炎的疼痛评分。同以上细胞因子的作用相反,IL-2 具有镇痛作用。向疼痛大鼠蛛网膜下腔注射腺病毒介导的 IL-2 基因,可以明显提高热照射痛阈,IL-10 也具有抗伤害作用。

总之,在损伤局部会有大量的炎症介质、神经肽和细胞因子等聚集,受损或未受损的神经纤维及其末梢就浸润在这样一个所谓的"炎症汤(inflammatory soup)"内(图 12-5),通过激活相应的受体和受体后信号转导途径,引起伤害性感受器的激活与敏化。

图 12-5　致痛物质的来源及其作用

2．伤害性感受器的换能作用及其机制

伤害性感受器最主要的功能是换能，即将多种不同能量形式的刺激转变为电信号，并引起其胞体——初级感觉神经元的兴奋，产生动作电位。在作为初级感觉神经元的 DRG 神经元上，分布有多种可以接受这些不同形式刺激以及多种致痛物质刺激的受体，这些受体是完成换能的生理学基础。DRG 神经元上的受体大体上分为三类：① 配体门控的离子型受体。受体本身为离子通道，传递神经的兴奋和抑制，作用时间毫秒级，如离子型谷氨酸受体 AMPA（α-amino-3-hydroxy-5-methyl-4-isoxazolepropionic acid receptor）、NMDA（N-methyl-$D$-aspartate）以及 GABA$_A$、5-HT$_3$、P2X、ASIC（acid sensing ion channels）、TRPV1 等。② G 蛋白偶联受体。主要参与信号调制，作用时间从秒到分，包括产生突触前抑制的 GABA$_B$、阿片受体、5-HT$_{1/2}$、腺苷、肾上腺素、神经肽 Y（neuropeptide Y，NPY）受体以及一些致痛物质的受体如 BK$_2$、PGE$_2$ 受体、NK-1（SP 受体）等；③ 酪氨酸激酶受体和细胞内甾体型受体。影响基因复制，作用时间从小时到数日，如 NGF 受体和 BDNF 受体 TrkB 等。

**（三）脊髓背角对痛觉信号的初级整合**

1．伤害性感受器传入末梢向脊髓背角浅层的传入

根据瑞典解剖学家 Rexed（1952）的研究，全部脊髓灰质可以分成 10 个板层，这些板层从后向前分别用罗马数字 Ⅰ 到 Ⅹ 命名（图 9-11），其中 Ⅰ～Ⅶ 层和 Ⅹ 层与感觉传入有关。Aδ 和 C 伤害性感受器的传入纤维由背根经李骚氏束（Lissauer's tract）进入背角，皮肤的 Aδ 传入纤维终止在 Ⅰ、Ⅴ、Ⅹ 层；传导伤害性感受的肽能 C 类传入纤维终止在 Ⅰ 和 Ⅱ。（lamina Ⅱ outer layer）层，非肽能 C 类传入纤维终止在 Ⅱ$_i$（lamina Ⅱ inner layer）层；传递非伤害性信息的 Aβ 传入纤维终止在 Ⅲ、Ⅳ 和 Ⅴ 层；内脏传入纤维主要投射到 Ⅰ、Ⅱ。、Ⅴ 和 Ⅹ 层；肌肉传入主要在 Ⅰ 和 Ⅴ 层的外侧部。

2．P 物质和兴奋性氨基酸介导伤害性初级传入向背角传递

谷氨酸是中枢神经系统非常重要的兴奋性神经递质，在 Aβ、Aα 和 C 类纤维末梢中均存在，P 物质存在于 C 类纤维和部分 Aδ 纤维中，在部分 C 类纤维中 P 物质与谷氨酸共存。谷氨酸储存在小清亮囊泡中，P 物质储存在大的致密囊泡中。

（1）P 物质及其受体：P 物质是速激肽家族中的一员，由 11 肽组成，其受体为 NK-1（neurokinin-1）。P 物质阳性纤维和终末密集分布于脊髓背角 Ⅰ 和 Ⅱ 层，尤其是 Ⅱ。层。NK-1 密集分布于 Ⅰ～Ⅱ 层的神经元胞体及其突起膜上，在 Ⅲ～Ⅵ 层中也有中等密度的 NK-1 阳性胞体及突起分布。P 物质阳性产物定位于轴突末梢的大颗粒囊泡，这些囊泡常常位于轴突终末的非活性部位的轴突膜内面，并在此释放，因此 P 物质与其他神经肽类物质一样，主要以一种非突触"容积传递（volume transmission）"方式，随细胞间液扩散到远离的靶细胞，发挥效应。

伤害性刺激引起初级传入末梢在脊髓背角释放 P 物质，P 物质与 NK-1 受体结合，受体从细胞膜表面内吞（internalization）至胞浆，伴随痛觉过敏的消失，NK-1 受体又重现在胞膜上。强电流刺激背根或施加 P 物质均引起背角神经元长时程去极化和持续发放，P 物质拮抗剂或抗体可消除或减少伤害性刺激诱发的反应。在动物蛛网膜下腔微量注入 P 物质，引起疼痛样反应。无论是去除神经系统的 P 物质还是其受体，对痛阈似乎没有明显影响，但显著地减弱慢性痛和强刺激引起的急性痛，表明 P 物质及其受体可能作为一种"鉴别窗口"行使衡量疼痛刺激强度的作用，当强度刺激达到一定强度，P 物质及其受体参与介导痛觉信息的传递。

（2）谷氨酸及其受体：伤害性刺激可明显增加谷氨酸在脊髓背角的释放。谷氨酸受体分为两大类，代谢型受体和离子型受体。其中，代谢型受体存在 8 种亚型（mGluR1～8），离子型受体又进一步分为 NMDA 受体和非 NMDA 受体（包括 AMPA 受体和 KA 受体）。谷氨酸受体激动剂及拮抗剂均可影响伤害性信息的传递，谷氨酸的不同受体亚型（NMDA 和非 NMDA 受体），在脊髓痛觉信息传递中均发挥重要作用。

（3）在脊髓痛觉信息传递过程中，P 物质可加强谷氨酸的作用，P 物质和谷氨酸受体间可发挥协同作用：非伤害性刺激引起 A 类传入纤维兴奋，释放谷氨酸递质，作用于背角神经元上的 AMPA 受体，产生

瞬时去极化,而绝大多数 NMDA 受体由于 $Mg^{2+}$ 的阻滞作用,处于失活状态,因此 A 纤维传入冲动不能诱导背角神经元敏化。伤害性刺激引起 C 纤维兴奋时,可触发谷氨酸和 P 物质的同时释放,NMDA 受体激活,使背角神经元处于高度敏感状态。在病理性疼痛时,外周炎症介质不断激活 C 伤害性感受器,引起谷氨酸和 P 物质的持续释放,NMDA 受体大量激活,诱导背角神经元的敏化。P 物质引起 NMDA 受体激活的机制之一可能是 P 物质作用于背角神经元的 NK-1 受体,通过 $G_q$ 活化 $PLC\beta$,$PLC\beta$ 降解 $PIP_2$ 生成 $IP_3$ 和 DAG,$IP_3$ 促进内质网中 $Ca^{2+}$ 释放,胞内 $Ca^{2+}$ 水平升高,神经元产生缓慢去极化,从而解除 $Mg^{2+}$ 离子对 NMDA 受体的阻滞作用,同时在 DAG 和 $Ca^{2+}$ 的共同作用下,PKC 激活,磷酸化 NMDA 受体,增强受体活性,从而提高神经元的兴奋性。

**（四）脊髓伤害性信息上行传导通路**

伤害性感受器的传入冲动,在经过中枢第一站——脊髓背角神经元的初步整合后,经下述的不同上行通路将信息传递到丘脑进行加工,最终到大脑皮层产生痛觉。

1. 脊髓丘脑束（spinothalamic tract，STT）

STT 是一条重要的痛觉上行传导通路。脊髓背角非伤害性感受、特异伤害性感受和非特异伤害性感受等三类投射神经元的轴突,在脊髓同一节段交叉至对侧,上行终止于丘脑,其中至丘脑特异核团（腹后外侧核 VPL、腹后内侧核 VPM、丘脑腹后核群 PO）的传导通路主要传递痛感觉成分,至丘脑髓板内核群（如 CL、pf）的传导通路主要传递痛情感成分。

2. 脊髓网状束（spinoreticular tract，SRT）

SRT 主要由脊髓背角的 V、Ⅶ、Ⅷ、Ⅹ 和少量 Ⅰ 层的神经元轴突组成,投射到延髓和脑桥网状结构（延髓中央核、延髓巨细胞核、网状大细胞核、外侧网状核、脑桥核的头端和尾部、旁巨细胞核和蓝斑下核等）。SRT 神经元接受广泛的外周传入会聚,包括皮肤、肌肉、关节、骨膜和内脏传入。

3. 脊髓中脑束（spinomesencephalic tract，SMT）

SMT 神经元的分布动物种系差异较大,在大鼠其胞体位于 Ⅰ、Ⅴ、Ⅶ、Ⅹ 层,在猫位于 Ⅰ、Ⅳ 和 Ⅴ 层,猴的在 Ⅰ 和 Ⅳ～Ⅷ 层,这些投射神经元的轴突上行至中脑网状结构换元后,再传至丘脑特异和非特异性核团。以往也将 SMT 归在 SRT 中。

4. 脊髓颈核束（spinocervicalis tract，SCT）

SCT 是指背角神经元——颈髓外侧颈核——丘脑（VPL 和 PO）的传导束,少量投射到中脑。SCT 神经元主要源于 Ⅳ 层（60%）,其次也位于 Ⅲ 层（25%）和 Ⅴ 层（10%）,在皮肤感觉快速传导中起主要作用。所有 SCT 神经元接受 Aβ 和 Aδ 传入,50%～70% 接受 C 传入。双侧切断猫的 SCT,导致动物痛觉的严重丧失。

5. 背柱突触后纤维束（dorsal column postsynaptic tract，PSDC）

PSDC 是指脊髓伤害性神经元轴突经背柱传至延髓薄束和楔束核转换神经元后,再上传到丘脑特异核团。PSDC 的胞体主要集中在 Ⅲ 和 Ⅵ 层,也见于 Ⅰ 和 Ⅶ 层。由于第 Ⅲ、Ⅵ 层神经元的轴突延伸到第 Ⅱ 层,因此 C 传入末梢可能与其形成单突触联系。

6. 脊髓下丘脑束（spinohypothalamic tract，SHT）

SHT 的神经元主要起源于背角 Ⅰ 层、背角的外侧网状区（Ⅳ，Ⅴ 层）和 Ⅹ 层,这些投射神经元的轴突直接投射至同侧下丘脑,并交叉至对侧下丘脑。基于下丘脑在神经内分泌中的特殊作用,以及其为边缘系统的一个重要组成部分,因此,SHT 可能参与介导伤害性刺激引起的自主、神经内分泌和情绪反应。

7. 脊髓臂旁杏仁束（spinoparabrachialamygdaloid tract，SPAT）和脊髓臂旁下丘脑束（spinoparabrachial hypothalamic tract，SPHT）

SPAT 是 20 世纪 90 年代才被逐渐了解的新传导束,其神经元主要起源于背角 Ⅰ 层,少量在 Ⅱ 层,这些神经元的轴突传递至臂旁核,换神经元后再投射到杏仁核。SPAT 神经元接受来自皮肤、内脏、肌肉和关节的伤害性传入,是介导痛情绪的一条重要通路。SPHT 神经元与 SPAT 同源,功能也相似,主要区别是由臂旁核的神经元发出纤维投射至下丘脑腹内侧核(VMH)。

### (五) 丘脑是最重要的痛觉整合中枢

一般认为,痛觉可分为感觉分辨成分和情绪反应成分两部分。丘脑外侧核群神经元的反应具有躯体定位投射关系,神经元放电的频率和时程与刺激强度变化成正比,所以能定量反映外界刺激。这些神经元将外周刺激的部位、范围、强度和时间等属性进行编码,再传递到皮层,行使痛觉分辨的功能。而丘脑髓板内核群神经元对外周刺激缺乏明确的躯体投射关系,感受野大,反应阈值也高。这些神经元的轴突广泛投射到大脑皮层,包括与情感有关的额皮层,它也接受与边缘系统、下丘脑有密切联系的网状结构的传入。因此,它们可能主要行使痛觉情绪反应功能。

### (六) 大脑皮层对痛觉的整合

大脑皮层是人类感觉整合的最高级中枢,接受各种感觉传入信息并进行加工,最终上升到意识或知觉。一般认为,快痛主要经特异投射系统到达大脑皮层第一和第二感觉区,而慢痛则主要投射到扣带回。而许多痛觉纤维经非特异投射系统投射到大脑皮层的广泛区域。近年来,随着正电子发射断层扫描(PET)、单光子发射断层扫描(SPET)和功能性核磁共振技术(fMRI)的发展及应用,以区域脑血流图(regional cerebral blood flow, rCBF)变化作为脑区激活的指标,显示脑活动的人体脑成像图,可直观地观察疼痛发展过程中不同脑区活动的变化,推动了皮层在痛觉知觉中的作用研究。急性痛激活对侧前扣带回(anterior cingulated cortex, acc)、岛叶、躯体感觉区(SⅠ、SⅡ)、前额叶皮层、丘脑和小脑,提示这些脑区参与急性痛的中枢信息加工。神经病理痛与急性痛有明显的差异,不仅激活的脑区不同,而且常常呈双侧性,如下肢神经损伤患者的持续性神经病理痛引起双侧的前额叶外侧下部、岛叶、后顶叶、后扣带皮层的 rCBF 增强。但是,脑成像所显示的是功能整合的总体结果,如疼痛引起感觉中枢激活时,小脑的rCBF 也有变化,这未必表明小脑在痛觉信息传递中起重要作用,而可能是疼痛继发性引起的小脑运动功能的表现。综上所述,脑成像研究表明不同的皮层区域参与不同性质痛觉信息加工,生理性痛觉信息主要在丘脑的特异性核团和皮层躯体感觉区加工整合,而与边缘系统有密切联系的皮层区整合病理性痛传入。

### (七) 痛觉调制

作为感觉系统的重要组成部分,神经传导通路并不是简单地完成感觉信息的传递任务,其更为重要的功能是进行信息的整合和调制,将强度高、特异性强、有意义的信息上传,而把那些强度低、特异性差的背景或噪音信息压抑下去。痛觉信息的传递也是如此。神经系统存在一个完善的痛觉调制神经网络,包括脊髓水平的节段性调制和来自高级中枢的下行调制。痛觉调制是痛觉研究中的重要内容。近年来,随着对慢性痛机制和治疗的研究进展以及对阿片镇痛、针刺镇痛等机制的深入认识,痛觉调制的研究备受关注,其进展比对痛觉本身的研究进展还快。

1. 脊髓对伤害性信息传递的节段性调制

(1) 闸门控制学说。

脊髓背角胶质区(substantia gelatinosa, SG) 即Ⅱ层是痛觉调制的关键部位。SG 有丰富的神经递质、神经肽及其受体,是脊髓中神经结构和化学组成最复杂的区域,而伤害性传入纤维主要终止在 SG,它与 SG 中间神经元和脑干下行纤维形成局部神经网络,构成 SG 发挥痛觉调制功能的解剖学基础。由于SG 是伤害性信息传入的中枢第一站,因此,在这一关键部位压抑痛觉信息显然是最经济有效的。

1965 年 Melzack 和 Wall 根据刺激低阈值有髓初级传入纤维减弱脊髓背角痛敏神经元的反应,相反地,阻断有髓纤维的传导增强背角痛敏神经元的反应的实验结果,提出解释痛觉传递和调制机制的"闸门控制学说(gate control theory)"。该学说的核心是脊髓的节段性调制,SG 作为脊髓"闸门"调制伤害性信息向中枢的传递,而密集分布在 SG 区的 $\gamma$-氨基丁酸($\gamma$-aminobutyric acid, GABA)能和甘氨酸能抑制性神经元是构成闸门的核心元素。如模式图所示(图 12-6),节段性调制的神经网络由初级传入 A 和 C

纤维、背角投射神经元(T 细胞)和胶质区抑制性中间神经元(SG 细胞)组成。A 和 C 传入均激活 T 细胞活动,而对 SG 细胞的作用相反,A 传入兴奋 SG 细胞,C 传入抑制 SG 细胞的活动,最后是否产生疼痛,取决于 T 细胞的传出能力,即 A 类初级传入冲动与 C 类传入冲动在 T 细胞相互作用的最终平衡状态,因此,伤害性刺激引起 C 纤维紧张性活动,压抑制性 SG 细胞的活动,使闸门打开,C 传入冲动大量上传。当诸如轻揉皮肤等刺激兴奋 A 传入时,SG 细胞兴奋,从而关闭闸门,抑制 T 细胞活动,减少或阻遏伤害性信息向中枢传递,使疼痛缓解。

**图 12-6　闸门控制学说示意图**

(2) GABA 能和阿片肽能神经元在脊髓节段性调制中起主要作用。

脊髓背角Ⅰ～Ⅲ层分布有大量 GABA 能中间神经元,特别是Ⅱ层有密集分布,它们的轴突和树突与 C 传入末梢形成轴突-轴突型和树突-轴突型突触,这种突触前抑制结构的存在,提示 GABA 递质可能参与对伤害性信息传递的突触前调制过程。GABA 受体有 GABA$_A$ 和 GABA$_B$ 两种亚型,前者属于配体门控通道,分布在整个脊髓,后者属于 GPCR,主要集中在背角Ⅰ和Ⅱ层。由于属于不同的受体类型,两者对初级传入末梢发挥突触前抑制作用的机制也不同:GABA$_A$ 受体的激活增加 DRG 神经元 Cl$^-$ 电导而产生超极化,GABA$_B$ 受体激活使 C 传入纤维电压依赖的 Ca$^{2+}$ 通道关闭,Ca$^{2+}$ 电导降低,K$^+$ 通透性增加,缩短动作电位时程,从而减少递质的释放。此外,GABA 递质还可发挥突触后抑制作用,调节脊髓伤害性信息传递。

此外,在背角胶质区有大量脑啡肽能和强啡肽能中间神经元及阿片受体存在,并与伤害性传入 C 纤维的分布有重叠。阿片肽既可作用于 C 传入纤维的突触前膜阿片受体,通过减少 Ca$^{2+}$ 内流,使 DRG 神经元动作电位时程缩短,递质释放减少,产生突触前抑制;也可作用于背角神经元突触后膜的阿片受体,增加 K$^+$ 电导,使膜超极化,降低神经元的兴奋性,产生突触后抑制。因此,阿片肽能神经元在脊髓节段性调制中发挥重要作用,亦构成阿片镇痛的生理学基础。

2. 高级中枢对背角伤害性信息传递的下行调制

痛觉的下行调制系统以脑干中线结构为中心,主要由中脑导水管周围灰质(periaqueductal grey,PAG)、延脑头端腹内侧核群(rostroventral medulla,RVM)包括中缝大核(nucleus raphe magnus,NRM)及邻近的网状结构以及一部分脑桥背侧部网状结构(蓝斑核群)的神经元组成,它们的轴突主要经背外侧束(dorsolateral funiculus,DLF)下行,对脊髓背角痛觉信息传递产生调制。这种调制作用是双向的,包括下行抑制和下行易化。

PAG 是内源性痛觉调制系统中起核心作用的重要结构,由两条通路对脊髓背角神经元产生下行调制,一条是 PAG—RVM—脊髓背角,另一条是 PAG—外侧网状核(nucleus reticularis lateralis)—脊髓背角。它在痛觉调制中的重要性不仅在于电刺激或微量注射吗啡于 PAG 本身可以引起强大的镇痛效应,更重要的是由激活更高级中枢所产生的镇痛效应也大都被证明是通过 PAG 实现的。吗啡、针刺镇痛,以及刺激间脑、前脑和边缘系统中的一些核团所产生的镇痛效应,都可被 PAG 内微量注射阿片受体拮抗剂纳洛酮所部分阻断,说明它们的镇痛作用至少部分是通过 PAG 实现的,并与内源性阿片肽的参与有关。电刺激 PAG 或 PAG 内注射吗啡的镇痛效应,是由于激活了 DLF 介导的下行抑制系统的结果。在切断 DLF 后,刺激 PAG 或注入微量吗啡引起的镇痛消失。

　　起源于 PAG 的脑干下行冲动大多经其他核团的中继到达脊髓,其中证据最为确凿的就是 RVM。损毁 RVM 或在 RVM 局部给予麻醉剂可阻断电刺激或微量注射兴奋性氨基酸于 PAG 所诱发的下行抑制作用,表明 RVM 是 PAG 下行抑制作用的重要驿站。RVM 包括 NRM、网状巨细胞核(nucleus reticularis gigantocellularis,NRGC)、外侧网状旁巨细胞核(nucleus reticularis paragigantocellularis lateralis,RPGL)和网状巨细胞核 α 部四个核团。

　　除上述痛觉调制的下行抑制系统外,还有与之并存的下行易化系统。下行易化系统与下行抑制系统可能源于相同的中枢核团,主要源于 NRGC 和网状巨细胞核 α 部,通过 5-羟色胺递质介导。在一般情况下,由于下行抑制系统激活所产生的效应可能大于易化系统,因此后者的效应往往被掩盖。与下行抑制系统相比,对下行易化系统的解剖结构、传导途径和神经递质等的研究还是初步的。有关下行易化系统的生理意义目前尚不十分清楚。脑干下行易化系统对脊髓伤害性输入的兴奋性影响,可能在于通过激活负反馈环路以增强其下行抑制作用。此外,下行易化系统还可能通过降低痛阈来提高机体对伤害性刺激的辨别、定位并作出恰当的反应,从而有助于个体的生存。

# 第三节　视　　觉

　　视觉(vision)是人和动物最重要的感觉。引起视觉的外周感觉器官是眼,通过眼、视觉传导通路和视皮层共同构成的视觉系统,我们得以感知外界物体的大小、形状、明暗、颜色、动静、远近等。人脑所获得的外界信息中,至少有 70% 以上来自于视觉。因此,视觉系统是感觉信息的重要来源,双目失明会使患者失去绝大部分的感觉信息。

　　与结构相对简单的一般感受器相比,眼是一个具有若干附属结构的特殊感觉器官。眼内与视觉产生直接有关的结构是眼的折光系统和感光系统(视网膜)。人眼的适宜刺激为波长 380～760 nm 的电磁波。在这个可见光谱内的外界物体光线,透过折光系统成像在视网膜上,由视杆和视锥细胞将光刺激所包含的视觉信息转变成电信号,并在视网膜内进行加工和编码,由视神经传向视觉中枢进一步分析,形成视觉。

## 一、光感受及视网膜视觉信号处理

　　来自外界物体的光线,通过眼的折光系统在视网膜上所形成的物像仅仅是一种物理范畴的像,该物像还要通过视觉系统(视网膜、视觉传导通路和大脑皮层)的作用才能转换成意识或心理范畴的主观映象,视网膜在这一过程中的作用是感光换能和视觉信息的编码。

### (一)视网膜的结构特点

　　视网膜(retina)是位于眼球最内层的神经组织,仅有 0.1～0.5 mm 的厚度,但其结构却非常复杂。在组织学上,视网膜从外向内依次为:色素上皮层、光感受器外段层、外核层、外网状层、内核层、内网状层和神经节细胞层(图 12-7)。按细胞层次划分,视网膜主要分成 4 层,从外向内依次为:色素细胞层、光感受器细胞层、双极细胞层和神经节细胞层。

**图 12-7　视网膜分层组构模式图**

(Kandel E R, et al, 2000)

1. 色素上皮层的结构和功能

色素上皮层不属于神经组织,其血液供应来自脉络膜一侧。色素上皮细胞含有能吸收光线的黑色素颗粒,具有防止强光对视觉影响和保护光感受器细胞的功能,表现在:防止光线的反射和消除来自巩膜的散射光线;当强光照射视网膜时,细胞能伸出伪足样突起,包被光感受器细胞外段,避免后者受到过度的光刺激。色素上皮细胞为光感受器细胞提供来自脉络膜的营养,吞噬光感受器细胞外段脱落的膜盘和代谢产物,还含有丰富的维生素 A,对于维持光感受器细胞视色素的正常代谢有重要意义。因此,许多视网膜疾病都与色素上皮功能失调有关。此外,由于色素上皮层与相邻视细胞层的组织学发生不同,临床上常见的视网膜剥离就是发生在此层与神经上皮层之间。

2. 光感受器细胞的结构和功能

光感受器细胞(photoreceptor)包括视杆细胞(rod cell)和视锥细胞(cone cell),两者均为特殊分化的神经上皮细胞。在形态上,视杆和视锥细胞都可分为三部分,由外向内依次为外段、内段和终足(突触终末)。其中,外段是视色素集中的部位,在感光换能中起重要作用。视杆细胞的外段呈圆柱状,有一些重叠、排列整齐的圆盘状结构,称为膜盘(membranous disk);视锥细胞的外段呈圆锥状,胞内也有类似的膜盘结构。膜盘是一些脂质双分子层构成的膜性扁平囊状物,在膜盘的膜上镶嵌着一些蛋白质,其中绝大多数的蛋白质是一些能够被光作用后产生光化学反应的视色素(photopigment),这些视色素是产生视觉的物质基础。视杆细胞只有一种视色素,称为视紫红质(rhodopsin)。人的每个视杆细胞外段中重叠有近千个膜盘,而每个膜盘中约含 100 万个视紫红质分子。由于这两方面的结构特点,使得进入视网膜的光量子有很多机会碰到视紫红质分子。视杆细胞的外段比视锥细胞的外段长,所含的视色素较多,因而使得单个视杆细胞就可能对入射的光线起反应,而且视杆细胞对光的敏感性极高,使视网膜能够察觉出单个光量子的刺激强度。与视杆细胞只含一种视色素不同,人和绝大多数哺乳类动物的视锥细胞含有三种不同的视色素,统称为视锥色素,分别存在于三种不同的视锥细胞中,它们不仅是产生视觉,也是产生色觉的物质基础,但是,不论是视杆细胞还是视锥细胞,单个光感受器细胞中只含一种视色素。

两种光感受器细胞在视网膜中的分布很不均匀。黄斑中央凹是视敏度最高(对物体细节的分辨能力高)的部位,其中心只有视锥细胞,且密度最高,向周边视锥细胞的分布逐渐减少,代之以视杆细胞分布的逐渐增多,视网膜周边部主要是视杆细胞。由黄斑向鼻侧约 3 mm 处有一直径约 1.5 mm 的淡红色圆盘结构,为视神经乳头。这里是视神经纤维汇集穿出眼球的部位,与中央凹处相反,该处没有光感受器细胞分布,故无光感受作用,成为视野中的盲点(blind spot)。正常时,由于用双眼视物,一侧眼视野中的盲点可被对侧眼的视野所补偿,因而人们并不会感觉到视野中有盲点的存在。

3. 视网膜神经回路

视网膜各细胞层次间形成纵向连接,是视觉信息流的直接传递通路,其路径为光感受器细胞→双极细胞(bipolar cell)→神经节细胞。在两种光感受器细胞与双极细胞和神经节细胞间的联系中,普遍存在会聚现象,但视锥细胞与双级细胞之间的会聚程度比视杆细胞要小得多。在中央凹处常见到一个视锥细胞仅连接一个双极细胞,而该双极细胞也只连接一个神经节细胞,三者形成一对一的"单线联系",这是视网膜中央凹具有高视敏度的结构基础。

除纵向层次的连接外,水平细胞(horizontal cell)和无长突细胞(amacrine cell)构成横向连接。水平细胞接受光感受器细胞的输入,并通过侧向轴突影响双极细胞和光感受器细胞的活动;无长突细胞接受双极细胞的输入,并通过侧向投射影响神经节细胞、双极细胞和其他无长突细胞的活动。需要注意的是,在视网膜神经环路中,光感受器细胞是唯一的光敏感细胞,神经节细胞是视网膜唯一的传出途径。神经节细胞能够对光刺激产生动作电位,这些神经脉冲通过视神经传向大脑视皮层而引起视觉。

### (二) 光感受器细胞的感光换能

在人和大多数脊椎动物的视网膜中存在两种感光换能系统,即视杆系统(晚光觉系统)和视锥系统(昼光觉系统)。前者由视杆细胞及其连接的双极细胞和神经节细胞等组成,此系统光敏度高(能在暗环境中感受弱光刺激而引起暗视觉)、视敏感度低(对物体细节的分辨能力差)、无色觉;后者由视锥细胞及其相连接的双极细胞和神经节细胞等组成,此系统光敏感度低、视敏感度高、有色觉。视杆和视锥系统功能上的这种差异有其结构基础。首先,视杆和视锥细胞所含视色素有差异:视杆细胞中只有一种视色素(视紫红质),视锥细胞含有三种吸收光谱特性不同的视色素,导致两个感光系统在色觉上存在巨大差异;其次,如前所述,两种光感受器细胞在视网膜中的分布有差异:视网膜中央凹处只有视锥细胞,而中央凹以外的视网膜周边部主要是视杆细胞,造成中央视觉和周边视觉在视敏度、光敏度和色觉上的巨大差异;最后,两种光感受器细胞与下一级细胞的连接有差异:视杆系统普遍存在会聚现象(在视网膜周边部可见多达250个视杆细胞经少数几个双极细胞会聚于一个神经节细胞),这有助于视杆系统对光刺激的反应发生总和,提高系统的光敏度,而视锥系统会聚少得多(在中央凹处可见一个视锥细胞通过一个双极细胞连接一个神经节细胞),这有助于提高系统的视敏度。不同动物所含光感受器细胞不同,因此造成昼夜视觉活动的差异,如白昼活动的动物(如鸡、松鼠等),视网膜中的光感受器细胞以视锥细胞为主;而夜间活动的动物(如猫头鹰等),视网膜中只有视杆细胞。

1. 视杆细胞的感光换能机制

(1) 视紫红质的光化学反应。

视紫红质是一种结合蛋白质,由1分子视蛋白(opsin)和1分子视黄醛(retinene)组成。其中,视蛋白属G蛋白偶联受体,是由348个疏水性氨基酸残基组成的单链,有7个螺旋区(类似于α-螺旋)穿过视杆细胞内膜盘的膜结构;视黄醛由维生素A转变而来(维生素A是一种不饱和醇,在体内可氧化成视黄醛),视黄醛在暗处为顺式结构(11-顺视黄醛)。当视网膜受到光照后,视黄醛发生构象变化,转变为全反型视黄醛,并与视蛋白分离,同时视蛋白激活,通过与其偶联的G蛋白,激活下游效应酶,诱发视杆细胞产生感受器电位。视色素(视紫红质)在这一过程中会失去颜色,称为视网膜漂白(图12-8)。

图 12-8　视紫红质光化学反应

视紫红质光化学反应的效率非常高,一个光量子被其吸收后即可使11-顺视黄醛变为全反型视黄醛。而且,这种光化学反应是可逆的,在暗处可重新合成,其反应的平衡点取决于光照强度。因此,在暗处视物时,视紫红质既有分解,也有合成,这是在暗处能不断视物的基础。具体来讲,在暗处,视紫红质的合成超过分解,视网膜中处于合成状态的视紫红质数量较多,使视网膜对弱光敏感。在亮处,视紫红质的分解大于合成,使视杆细胞几乎失去感受光刺激的能力,由视锥系统取代视杆系统感受光刺激。在视紫红质分解和再合成的过程中,有一部分视黄醛被消耗,需要食物进入血液循环中的维生素 A(相当部分储存于肝脏)来补充,如果长期维生素 A 摄入不足,会影响人的暗视觉,引起夜盲症。

（2）视杆细胞的静息电位和感受器电位。

一般情况下,细胞具有超极化静息电位,受到刺激兴奋时产生去极化电位,但视杆细胞与此相反,静息电位为 $-30\sim-40\,mV$,处于低极化或部分去极化状态,光照时产生的感受器电位为超极化。在视杆细胞外段膜上特异性分布有 cGMP 门控 $Na^+$ 通道,暗处时,有相当数量的 $Na^+$ 通道在胞内 cGMP 的作用下处于开放状态,发生持续的 $Na^+$ 内流,称之为暗电流(dark current);而进入细胞的 $Na^+$ 由内段膜上的 $Na^+$-$K^+$ 泵不断移出胞外,维持了细胞膜内外的 $[Na^+]$ 平衡(图 12-9)。因此,视杆细胞在静息时处于去极化状态,其轴突末梢持续释放兴奋性递质——谷氨酸。光照时,外段膜膜盘的视紫红质发生光化学反应,引起膜盘上的转导蛋白(transducin, Gt)活化,激活磷酸二酯酶(phosphodiesterase, PDE),PDE 将细胞外段胞浆中的 cGMP 分解成 5′-GMP,cGMP 浓度降低,致使外段膜上 cGMP 门控 $Na^+$ 通道关闭,$Na^+$ 内流减少,胞膜超极化(图 12-10),因此视杆细胞具有超极化感受器电位。感受器电位电紧张性地扩散到细胞终足,引起谷氨酸释放量发生改变,其下游的双极细胞产生超极化或去极化电位改变,进一步引起神经节细胞放电频率发生变化,逐级传递至视皮层产生视觉。

**图 12-9　视杆细胞部分去极化静息电位的形成机制**

**图 12-10　视杆细胞超极化感受器电位的形成机制**

在这种光-电转导过程中,具有显著的信号放大作用。据统计,1 个视紫红质分子激活后,至少能激活 500 个转导蛋白,而 1 个被激活的磷酸二酯酶每秒钟可分解 2000 个 cGMP,这种生物放大作用是 1 个光量子便足以引起大量的 $Na^+$ 通道关闭和产生超极化感受器电位的原因。

此外,$Ca^{2+}$ 在保持光感受细胞对光敏感性中发挥重要作用。由于光照能使 cGMP 分解(随之引起 $Na^+$ 通道关闭),故持续光照可导致视杆细胞丧失对光产生反应的能力(即光感受器的"适应"现象)。但是,由于 cGMP 门控 $Na^+$ 通道也允许 $Ca^{2+}$ 通过,而进入细胞的 $Ca^{2+}$ 能降低鸟苷酸环化酶(guanylate cyclase, GC)的活性和增高 PDE 的活性,故光照在引起 $Na^+$ 通道关闭和减小 $Na^+$ 内流的同时,也可减小 $Ca^{2+}$ 内流和降低细胞内的 $Ca^{2+}$ 浓度,从而使鸟苷酸环化酶活性增强和 PDE 活性降低,结果使细胞内 cGMP 合成增加,恢复至原有水平,从而保持了视杆细胞对持续光照的敏感性。

2. 视锥细胞的感光换能和颜色视觉

视锥细胞的视色素(视锥色素)也是由视蛋白和视黄醛结合而成,只是视蛋白的分子结构略有不同,但正是由于视蛋白分子结构的微小差异决定了视黄醛分子对某种波长的色光最为敏感。视黄醛分子分为三种,分别对红、绿、蓝光敏感。不同视锥细胞含有不同的视锥色素。当光线作用于视锥细胞时,其外段膜也发生与视杆细胞类似的超极化型感受器电位。感受器电位可引起细胞终足递质释放的变化,通过双极细胞的转接引起神经节细胞放电频率的变化和视觉激发。

(1) 色觉和色觉学说。

颜色视觉即色觉(color vision),是一种复杂的物理心理现象,其产生有赖于视网膜、视觉传导通路和视皮层的共同作用。在视网膜,视锥细胞是色光感受器细胞,它使得视网膜可以分辨波长为 380～760 nm 之间约 150 种不同的颜色,通过视觉系统的作用最后在脑中形成不同的主观色觉映象。每种颜色都与一定波长的光线相对应,在可见光谱的范围内,波长只要有 3～5 nm 的增减,就可被视觉系统分辨为不同的颜色。但是,视网膜中并不可能存在上百种对不同波长的光线起反应的视锥细胞或视色素。因此,视杆细胞的光感受机制不适用于解释视锥细胞的色光感受机制,也不能解释颜色视觉现象。关于颜色视觉的形成,有三原色学说(trichromatic theory)和对立色学说(opponent color theory)两种理论解释。

三原色学说由英国物理学家 Young(1802)和德国生理学家 Helmholtz(1851)提出。该学说认为:在视网膜上存在三种视锥细胞,分别含有对红、绿、蓝三种波长色光敏感的视色素,因此,当某一种色光作用于视网膜时,可兴奋对此色光敏感的视锥细胞,引起相应的颜色感受。当三种视锥细胞都被同等程度地激活时,引起白色的颜色感受。当三种色光以不同的比例混合作用于视网膜时,会使三种视锥细胞产生不同程度的兴奋,引起任何一种颜色的感受。

该学说已被许多实验所证实。最直接的证据是用小于单个视锥细胞直径的细小单色光束,逐个检查视锥细胞的光谱吸收曲线,发现视网膜上存在三类吸收光谱,峰值分别在 564、534 和 420 nm 处,相当于红、绿、蓝三种色光的波长。而且,用微电极记录单个视锥细胞的感受器电位,观察到不同单色光引起的超极化型感受器电位幅度在不同视锥细胞是不同的。

三原色学说虽能较圆满地解释许多色觉现象和色盲产生的原因,但不能解释颜色对比现象,也未考虑视觉传导通路和视皮层在色觉产生中的作用,故德国心理物理学家 Hering(1878)提出了与三原色学说不同的对立色学说(opponent color theory),又称四色学说。这种学说认为视网膜上存在三对视色素即白-黑、红-绿、黄-蓝,这些拮抗的颜色对在感知上是不相容的,既不存在带绿的红色,也不存在带蓝的黄色,故称为拮抗色。视色素的代谢作用包括建设和破坏两种对立的过程。光刺激破坏白-黑视色素,引起神经冲动产生白色感觉。无光刺激时,白-黑视色素便重新建设起来,所引起的神经冲动产生黑色感觉。对红-绿视色素,红光起破坏作用,绿光起建设作用。对黄-蓝视色素,黄光起破坏作用,蓝光起建设作用。因为每种颜色都有一定的明度,即含有白色成分,所以每一颜色不仅影响其本身视色素的活动,而且也影响白-黑视色素的活动。

当补色混合时,某一对视色素的两种对立过程形成平衡,因而不产生与该视色素有关的颜色感觉,但所有颜色都有白色成分,所以引起白-黑视色素的破坏作用而产生白色或灰色感觉。同样情形,当所有颜色都同时作用到各种视色素时,红-绿、黄-蓝视色素的对立过程都达到平衡,而只有白-黑视色素活动,就引起白色或灰色感觉。当视网膜的一部分正在发生某一对视色素的破坏作用,其相邻部分便发生建设作用,而引起对比。该学说也可解释负后像现象,当外在颜色刺激停止时,与此颜色有关的视色素的对立过程开始活动,因而产生原来颜色的补色。

三原色学说和四色学说自19世纪以来一直处于对立的地位。事实上,这两种学说都只是对问题的一个方面获得了正确的认识,只有通过二者的相互补充才能对颜色视觉获得较为全面的认识。颜色视觉的机制很可能在视网膜感受器水平是三色的,符合三原色学说,而在视网膜感受器以上的视觉传导通路水平则是四色的,符合对立色学说。

(2) 色觉障碍。

色盲(color blindness)是对全部颜色或某些颜色缺乏分辨能力的色觉障碍,可分为全色盲和部分色盲,前者极为少见,表现为只能分辨光线的明暗,呈单色视觉,后者可分为红色盲、绿色盲及蓝色盲,其中以红色盲和绿色盲最为多见。

色盲属遗传性疾病,男性居多,女性少见。这是因为编码红敏色素和绿敏色素的基因位于X染色体(性染色体)上,而编码蓝敏色素的基因位于第7对常染色体上,因此,当男性后代从母亲那里得到的一条X染色体有缺陷时,就会导致不正常的红绿色觉,而女性后代只有在双亲的X染色体均有缺陷时才发生红绿色觉异常。大多数绿色盲者是由于绿敏色素基因丢失,或该基因被一杂合基因取代,即其起始区是绿敏色素基因,而其余部分则来自红敏色素基因;大多数红色盲者,其红敏色素基因被相应的杂合基因所取代。

色弱(color amblyopia)是另一种常见的色觉障碍,与色盲不同,通常由后天因素引起。患者并不缺乏某种视锥细胞,而是某种视锥细胞的反应能力较弱,使患者对某种颜色的识别能力较正常人稍差,即辨色能力不足。

**(三) 视网膜的信息处理**

在视网膜中,除了色素细胞之外的其他5种细胞都是神经细胞。其中,光感受器细胞→双极细胞→神经节细胞构成视觉信息传递的直接通路,而水平细胞和无足细胞分别对视感受器细胞→双极细胞和双极细胞→神经节细胞之间的突触传递发挥调制作用。因此,视网膜实际上具有对视觉信息的初步处理功能。

1. 视网膜神经细胞的对光反应特征及其感受野

神经节细胞是视网膜唯一的输出细胞,只有视神经节细胞和少数无长突细胞可产生动作电位,而光感受器细胞、双极细胞和水平细胞只产生超极化或去极化反应,不产生动作电位。因此,视觉信息在到达神经节细胞之前,都是以等级电位的形式表达或编码的。光感受器电位产生后,通过影响光感受器细胞的递质释放,引起下游的双极细胞发生超极化或去极化等级电位,水平细胞发生超极化的等级电位。无长突细胞发生的是去极化等级电位,并且是一种瞬变型反应,即在给光或撤光时出现去极化反应,在持续光照时,膜电位恢复至静息水平。这些细胞产生的等级电位随光强增加而反应幅度增大,但不出现"全或无"的动作电位。这种电位变化传递至神经节细胞,使其电位去极化至阈电位水平时,即可产生动作电位,这些动作电位作为视网膜的输出信号进一步向中枢传递。

双极细胞的感受野呈现中心-周围相拮抗的同心圆构型。按照中心区对光反应的形式,可分为给光-中心细胞(ON-center cell)和撤光-中心细胞(OFF-center cell)或称为给光型和撤光型。对给光-中心细胞,光照中心区引起细胞去极化,光照周边区引起细胞超极化(图12-11),用弥散光同时照射中心和周围,它们的反应基本彼此抵消,以给光反应为主。撤光-中心细胞的对光反应与给光-中心细胞恰好相反,在弥散光照射时,以撤光反应为主。双极细胞同心圆状感受野的形成与其和光感受器细胞的连接方式有关,中心区的光感受器细胞直接与双极细胞形成连接,而周边区的光感受器细胞需通过水平细胞的中继,与双极细胞形成间接联系。水平细胞发挥抑制性中间神经元的作用,通过释放抑制性GABA神经递质,抑制光感受器细胞的活动,构成侧向抑制,是视网膜对比增强(contrast enhancement)的一个重要机制。

(A) 光照感受野中心区　(B) 光环照射感受野周边区　(C)

光感受器细胞超极化

双极细胞去极化

光感受器细胞超极化

水平细胞超极化

双极细胞超极化

抑制区　兴奋区

**图 12-11　给光中心双极细胞的感受野及其对光反应**

（A）光感受器细胞与双极细胞形成直接联系；（B）通过水平细胞的中继，光感受器细胞与双极细胞形
成间接联系；（C）中心-周围拮抗同心圆状感受野

　　神经节细胞也具有中心-周围拮抗同心圆状感受野，其对光反应形式与其接受输入的双极细胞一致，分为给光-中心细胞和撤光-中心细胞。以撤光-中心神经节细胞为例，其放电频率最高是发生在其感受野中心区撤光时，而对其整个感受野撤光时，细胞的放电由于感受野周边区对中心区的拮抗作用而受到抑制，并且这种撤光型神经节细胞，以撤光反应为主，当用弥散光同时照射中心区和周边区，细胞的放电并不显著（图 12-12）。当整个感受野都落在暗带或亮带时，细胞放电的变化并不显著，而当亮暗边界处于其感受野中心区和周边区的分界线上时，细胞的反应最大或最小（图 12-13），因此节细胞这种中心-周围拮抗型的感受野，在一定程度上改变了均匀背景的信息，而把有明暗对比部分的信息抽提出来。这是视觉系统处理图像信息时采用的基本方式之一，通过不同形式的感受野逐级进行信息的抽提，即在每一中枢水平提取有意义的信息，而抛弃某些不太重要的信息，逐级进行信息的加工和处理。

感受野
视网膜　中心区　周边区　暗带

神经节细胞的
放电频率

**图 12-12　撤光型神经节细胞的对光反应**

（改编自 Bear M F, et al, 2002）

感受野
视网膜　中心区　周边区　暗带边缘

神经节细胞的
放电频率

**图 12-13　撤光型神经节细胞的对光反应**

（改编自 Bear M F, et al, 2002）

2．视网膜神经递质

虽然视网膜神经元包含的可能神经递质总数已达到数十种，但其中谷氨酸兴奋性递质和 GABA 抑制性递质最为重要。光感受器和双极细胞以谷氨酸为递质，而水平细胞和许多无长突细胞可能通过 GABA 来实施其侧向的相互作用。

视杆和视锥细胞使用的神经递质主要是谷氨酸，作用于其下游的双极细胞会出现两种不同的反应。由于光照时，光感受器细胞发生超极化反应，递质释放减少，因此对于给光型双极细胞，对中心区给光呈去极化反应，谷氨酸使之超极化，而对于撤光型双极细胞，对中心区给光呈超极化反应，谷氨酸使之去极化。双极细胞表达谷氨酸受体类型的不同是引起上述差异的原因，其中给光型双极细胞表达代谢型谷氨酸受体(mGluR)，而撤光型双极细胞表达离子型谷氨酸受体，主要是 AMPA 和 KA 亚型。水平细胞表达 AMPA 受体，因此谷氨酸使水平细胞去极化。

GABA 是视网膜中主要的抑制性递质。多种动物的水平细胞是 GABA 能，其释放的 GABA 可作用于光感受器、双极细胞和水平细胞。GABA 是水平细胞向视锥细胞实施负反馈作用的介导者。

3．神经节细胞的分类及特征

神经节细胞(以下简称节细胞)的轴突在视神经盘处汇聚成束，穿出眼球壁，构成视神经。节细胞主要分为三种类型，小细胞(parvo，P)型、大细胞(magno，M)型和非 M-非 P 型，P 型是节细胞的主要类型，占 90%，后两种各占到 5%。与 P 型节细胞相比，M 型节的感受野更大，动作电位的传导更快，对低对比度的刺激更加敏感，而且，M 型节细胞对刺激的反应是瞬时的簇发式放电，而 P 型节细胞只要有刺激存在，就有持续放电。M 型节细胞的低对比视觉敏感性显示了它们在暗视中的重要性，它们的快速瞬间反应使之适合于运动的监测。P 型节细胞的小感受野和持续性的反应适合于对细小结构的辨别。P 型节细胞和 M 型节细胞的不同功能特性，是视觉系统平行信息处理过程的基本点。此外，P 型和非 M-非 P 型节细胞具有颜色拮抗的特性，前者是红绿拮抗，后者是黄蓝拮抗，因此，这两种节细胞参与色觉，而 M 型节细胞则不参与色觉。

## 二、中枢对视觉的分析

视神经在进入大脑前以一种特殊的方式形成交叉，即从两眼鼻侧视网膜发出的纤维交叉到对侧大脑半球，从颞侧视网膜发出的纤维不交叉，因此左右眼颞侧视网膜分别经同侧视束至同侧外侧膝状体(lateral geniculate nucleus，LGN)，经膝状体距状束(视放射)最后投射至同侧初级视皮层，而来自两眼鼻侧视网膜则经视交叉分别进入对侧膝状体上行，经膝状体距状束最后投射至对侧初级视皮层。

### (一)外侧膝状体

LGN 由 6 层细胞构成，靠近腹侧的 2 层是大细胞层(magnocellular layers)，接受 M 型节细胞的传入，背侧的 4 层是小细胞层(parvocellular layers)，接受 P 型节细胞的传入，夹在这些细胞层之间的细胞是粒状细胞层(koniocellular layers)，含有非常小的细胞，接受非 M-非 P 型节细胞的传入，并且 LGN 每一层仅接受来自一侧眼的纤维，其中 2、3、5 层接受同侧投射，1、4、6 层接受对侧投射(图 12-14)。LGN 细胞的反应大体上与其接受输入的节细胞的反应相一致，包括对刺激的敏感性、动作电位的发放和感受野特征，这样就使 LGN 小细胞也显示颜色拮抗特性，粒状细胞层中只有 3、4 层显示黄蓝拮抗特性。

LGN 神经元有两种类型，一种是投射到视皮层的主细胞，称膝纹体神经元；另一种是小的中间神经元，其轴突并不离开 LGN。LGN 神经元所接受的纤维投射仅约 20% 来自视网膜节细胞，大部分是来自视皮层的下行投射和网状结构的投射纤维，它们可能在引起视注意及调节主细胞的反应中起作用，以便有选择性地让视网膜信息传向视皮层。

(A)

大细胞层:1、2层
小细胞层:3、4、5、6层
粒细胞层:各层腹侧的薄层细胞

(B)

| 神经节细胞 | | LGN细胞 | |
|---|---|---|---|
| 对侧 | P型 | → 小细胞层 | 6 |
| | 非M非P型 | → 粒细胞层 | |
| 同侧 | P型 | → 小细胞层 | 5 |
| | 非M非P型 | → 粒细胞层 | |
| 对侧 | P型 | → 小细胞层 | 4 |
| | 非M非P型 | → 粒细胞层 | |
| 同侧 | P型 | → 小细胞层 | 3 |
| | 非M非P型 | → 粒细胞层 | |
| 同侧 | M型 | → 大细胞层 | 2 |
| | 非M非P型 | → 粒细胞层 | |
| 对侧 | M型 | → 大细胞层 | 1 |
| | 非M非P型 | → 粒细胞层 | |

**图 12-14　外侧膝状体的结构与传入纤维联系**

### (二) 初级视皮层

视束的纤维终止于大脑枕叶顶部内侧表面的纹状皮层(striate cortex),因该区具有由有髓传入纤维形成的、与表面平行的稠密的条纹而得名,该区为 Brodmann 17 区,因其接受 LGN 的直接传入,因此也被称为初级视皮层(primary visual cortex)或第一视区($V_1$)。电刺激人脑的 17 区,可以使受试者产生简单的主观光感觉,但不能引起完善的视觉形象。对视皮层单个神经元电生理研究指出,极少数神经元只对单眼视觉刺激发生反应,这些神经元集中在Ⅳ层内,它们接受 LGN 投射纤维的传入冲动。绝大多数视皮层神经元能对双侧眼球视觉刺激发生反应,这些神经元主要分布在Ⅳ层之外的层次中,它们与双眼视觉和立体视觉功能有关。

纹状皮层属新皮质,从表层向内分为 6 层,用罗马数字Ⅰ、Ⅱ、Ⅲ、Ⅳ、Ⅴ和Ⅵ表示,其中Ⅳ层最厚,可分为ⅣA、ⅣB和ⅣC层,ⅣC层进一步又分为ⅣCα和ⅣCβ层(图 12-15)。Ⅰ层为分子层,几乎不含细胞,Ⅲ、ⅣB、Ⅴ和Ⅵ层含有大量锥体细胞,其轴突构成下行投射纤维,其中Ⅵ层细胞投射至 LGN,Ⅴ层细胞投射至脑桥和上丘,Ⅲ层和ⅣB层细胞发出纤维投射至其他脑区,而ⅣC层含有大量小的星状突起细胞,构成皮层内的局部联络神经元,发出纤维投射至Ⅲ层和ⅣB层。

**图 12-15　纹状皮层的分层及细胞构筑**

(Bear M F, et al, 2002)

视网膜与 LGN 以及 LGN 与视皮层之间存在点对点的投射,因此神经节细胞兴奋的空间模式相应地被绘制在 LGN 和视皮层,只是这种投射是非线性的。其中,运动敏感的 M-LGN 细胞传入到初级视皮层的ⅣCα层,波长敏感的 P-LGN 细胞传入到ⅣCβ层,而 LGN 的粒状细胞层细胞投向视皮层的Ⅱ和Ⅲ

层。这些信息通道在整个视觉系统仍保持半独立性,分别用于处理视觉信息的不同方面。

1. 初级视皮层神经元的感受野及对光反应特性

初级视皮层第Ⅳ层细胞(接受最大部分 LGN 输入)的感受野的构型与节细胞和 LGN 细胞同心圆状感受野不同,大多数细胞的最佳刺激条件,是具有特定朝向的光带或暗带。根据其感受野的特征可将这些细胞划分为简单细胞、复杂细胞,两种细胞都有朝向选择性。

(1)简单细胞(simple cell):是位于视皮层第Ⅳ和第Ⅵ层的锥体细胞,尤其是接受 LGN 大细胞传入的ⅣCα 和ⅣB 细胞。与 LGN 细胞一样,其感受野也分为相互拮抗的给光区和撤光区,所不同的是给光区和撤光区是平行带状,而不是同心圆式的。这是由于简单细胞接收来自感受野排成一列的 LGN 几个细胞的输入。具体来讲,其感受野通常有一条或为给光型或为撤光型的中央带,两侧是平行但大小不等的拮抗区,或者给光区和撤光区分居两侧。对于这种细胞,一条与给(撤)光区朝向相同的光带(暗带)落在感受野的特定位置时能诱发最强的反应,这一朝向称为最佳朝向。这种最佳朝向的条件通常限定得很严格,如果将光带的朝向顺时针或逆时针变化 10°或 20°,就可使反应显著减小或消失。一条与最佳朝向成 90°的光带几乎不引起任何反应(图 12-16)。

**图 12-16　简单细胞的对光反应**

(改编自 Bear M F, et al, 2002)

一条有合适朝向的运动的光带或暗带对简单细胞常常是一种有效刺激,有时甚至比静止的光带或暗带刺激更有效,但运动的方向非常重要。如具有垂直最佳朝向的细胞对垂直带自左向右横越其感受野的运动有强反应,但是对于同一垂直带自右向左的运动反应反而很弱或完全没有反应。其次,运动的速度有时也很关键,不同的细胞可以对不同的运动速度有最佳反应。此外,虽然感受野中兴奋区和抑制区的相对比例可能有所不同,但两者在形成的反应中的贡献的总和却十分接近,彼此抵消,因而在用弥散光照射整个感受野时就会几乎记录不到反应,这是简单细胞的另一特征。

(2)复杂细胞(complex cell):大多位于初级视皮层的第Ⅱ、Ⅲ和Ⅴ层。若干个感受野在视网膜上排成一行的简单细胞汇聚到一个复杂细胞,就可形成复杂细胞的感受野。以上简单细胞所具有的特性如对特定朝向的光带或暗带有最佳反应,对运动的刺激敏感,而且特定朝向刺激的运动方向性对细胞反应的强弱有显著影响等性质,也是复杂细胞所具有的。所不同的是复杂细胞感受野比简单细胞要大,并且没有清晰的给光区和撤光区,因而对于落在感受野中任何位置的线段刺激都有相似的反应(图 12-17)。因此,复杂细胞的信号意义是关于朝向的抽象概念,而不具体所在位置关系。此外,复杂细胞接受双眼输入的信号,具有双眼感受野。

**图 12-17　复杂细胞的对光反应**

(改编自 Bear M F, et al, 2002)

**2. 朝向柱**

当实验电极以垂直于皮质表面的方向插入时,电极尖端经过路径上的所有细胞都有相同的或几乎相同的最佳朝向,但在位移相距1mm左右的垂直电极下插时所经路径观察到的两个最佳朝向却又是不同的。因此,与其他感觉皮质一样,初级视皮层可以分为30~100μm宽的细胞柱,在每一个柱内包含有相似朝向特异性细胞的组织片,并垂直于皮质表面,所有的柱内细胞优先对具有特定朝向的线性光起反应,Hubel和Wiesel将此细胞柱称为朝向柱(orientation columns)。如果电极沿切线方向(平行于表面)穿过皮层一个细胞层的时候,最佳方位按一定角度规律性旋转。一个完整的180°变化,在初级视皮层Ⅲ层内约占1mm(图12-18)。

**图 12-18　纹状皮层细胞最佳朝向的规律性变化**

(Bear M F, et al, 2002)

**3. 双眼细胞与眼优势**

视皮层的ⅣB和Ⅱ、Ⅲ层的细胞能为双眼所驱动,显示出双眼反应,称为双眼细胞(binocular cells)。猫视皮层内有80%的神经元为双眼细胞。双眼细胞两眼感受野通常处于严格对应的位置,它们的最佳朝向是相同的,两眼的信号互相叠加。双眼细胞对于融合影像的感知是必需的。由于传入到这些细胞的程度(量)不同,使这些细胞能测量视网膜的视差和物体在三维空间的深度。对视差起反应的细胞发现于灵长类的视皮层,它们主要是负责实体视觉。但是,一个刺激在两眼所引起的反应通常在量上是不等的,很多情况下,往往是一只眼(左眼或右眼)占优势,占优势的眼产生的放电频率比另一只眼高,称为眼优势(ocular dominance)。皮质各层次邻近的细胞几乎总是显示相同的眼优势。如果在电极下插时遇到的第一个细胞是右眼优势,那么到第Ⅳ层底部的所有细胞均有右眼优势。这些具有相同眼优势的细胞占据眼优势柱(ocular dominance column)。眼优势柱是视皮层中垂直排列的独立于朝向柱的另一视域,每个柱的宽度大约为500μm。代表同侧传入及对侧传入的眼优势柱在初级视皮层有恒定的间隔交替出现,这在视皮层ⅣC层最清楚,看上去像斑马身上的条纹(图12-19)。

**图 12-19　纹状皮层ⅣC层的眼优势柱**

(Bear M F, et al, 2002)

此外,纵穿Ⅱ、Ⅲ、Ⅳ和Ⅴ层富含细胞色素氧化酶的神经元柱,称为斑块(blob)。这些斑块成行排列,每个斑块的中心恰好位于Ⅳ层的一个眼优势柱上。斑块之间的区域称为斑块间区(interblob)(图12-20)。

**图 12-20　细胞色素氧化酶斑块**

(Bear M F, et al, 2002)

4. 超柱

由于初级视皮层细胞组构的特点,既有朝向柱又有眼优势柱和斑块,据此可以把视皮层分割为约2 mm×2 mm的小块,每个小块包含2个完整的眼优势柱,16个斑块和斑块细胞间的一个完整的180°的朝向柱,称为一个皮层模块(cortical module)或称为超柱(hypercolumn)(图12-21),构成纹状皮层的基本功能单元。在一个亚层中通过横向连接可以使这些具有相似功能的柱形结构之间进行信息的交换,从而完成对较大范围信息的整合,使得细胞可以被其感受野以外的刺激所影响。

皮层组织为柱形结构的方式已被发现不限于初级视皮层,在其他感觉皮层(如躯体感觉区、听区和运动区)也有发现。这种精细的周期性分区可能是大脑皮质的一个很普遍的特性。

**图 12-21　超柱构筑模式图**

(Bear M F, et al, 2002)

5. 初级视皮层的平行信息处理

初级视觉皮层有3条相对独立的视觉信息处理通路,即源于M节细胞的M通道,源于P型节细胞的P通道和源于非M-非P型节细胞的粒细胞通路(图12-22)。

**图 12-22　视觉信息处理通路**

(A)大细胞通路(M通道);(B)小细胞通路(P-IB通道和Blob通道);(C)粒状细胞通路(Blob通道)(Bear M F, 2002)

大细胞通路（M 通道），起自 M 神经节细胞，投射至 LGN 大细胞，进一步输入到初级视皮层 ⅣCα 层的棘状星形细胞。这些兴奋性中间神经元再与ⅣB 层的锥体细胞形成突触，这些锥体细胞显示出朝向和方位的选择性，并发出轴突侧支到第 Ⅴ 层和Ⅵ层的锥体细胞，第 Ⅴ 层的细胞再向皮质下区投射，包括丘脑后结节、上丘及脑桥。第Ⅵ层的锥体细胞投射到纹状外皮质（extrastriate cortex）。它们经由第 Ⅴ 层的输出在注视和凝视反射中是重要的。M 通道中的某些细胞是双眼细胞，有助于立体视觉。对刺激运动方向的选择性是 M 通道神经元的标志之一，M 通道专门负责对物体的运动进行分析。

小细胞通路有两种，即 Blob 通道和 P-IB 通道（parvocellular-interblob channel），起自 P 神经节细胞，经过 LGN 小细胞与视皮层第ⅣCβ 层内的棘状星形细胞形成突触。这些中间神经元同Ⅱ、Ⅲ层内的锥体细胞连接。由于Ⅱ、Ⅲ层内有富含细胞色素氧化酶的斑块和斑块间区，因此两种小细胞通道在此发生分离。一部分与斑块区的细胞连接，称为 Blob 通道，一部分与斑块间区的细胞相连，称为 P-IB 通道。斑块间区内的细胞是有朝向选择性的，是双眼驱动的复杂细胞。由于对刺激方向的分析是对物体的形状进行辨别所必需的，因此 P-IB 通道负责对物体的形状进行分析。斑块区内的细胞不具方位选择性，但对波长（颜色）敏感，具有红-绿或黄-蓝拮抗的圆形感受野，且为单眼视觉。Blob 通道负责对物体的颜色进行分析。

粒细胞通路起自非 M-非 P 型神经节细胞，通过 LGN 1～4 层腹侧的粒状细胞与视皮层Ⅱ、Ⅲ层内斑块区的细胞相连，因此也参与 Blob 通道的构成。

从上述可见，视网膜成像经过视网膜和视觉中枢处理后，已被分解为不同的"像素"，视觉系统形成不同的通路对这些信息进行平行分析和处理。这些平行的神经通路所传递的关于颜色、运动、形状、亮度的不同信息需要经过组织，也就是说，脑需要通过某种机制把在皮层不同区域独立完成的信息进行综合，最终才能形成综合的视知觉。

### （三）纹状外视皮层

除初级视皮层以外的视皮层称为纹状外皮层（extrastriate cortex）。目前已知，猴视皮层约有 30 个区，占据皮层总面积的一半以上。这些纹状外皮层区域彼此发生交互投射，使视觉通路变得异常复杂。对于这些复杂的投射网络，我们可以大体将其区分为两条通路：一条是背侧通路，经由 V1→V2→V3→V5 即中央颞叶（middle temporal lobe，MT）→内上颞区（medial superior temporal，MST）→顶叶等背侧脑区，负责对"运动"信息的处理，关心的目标在于"where"；另一条是腹侧通路，经由 V1→V2→V3→V4→下颞叶（inferior temporal，IT）皮质→其他腹侧脑区，负责对"形状、颜色"信息的处理，关心的目标在于"what"（图 12-23）。对这些纹状外视觉通路的研究最初是在恒河猴上获得的，随着 fMRI 等影像学技术的发展，这些通路在人脑的功能也得到了进一步的证实。

**图 12-23 纹状外皮层腹侧和背侧通路**

（改编自 Bear M F, et al, 2002）

V2 紧邻 V1 区，是目前研究最为清楚的纹状外皮层。应用细胞色素氧化酶染色发现，V2 区存在规则的亮暗相间条纹，其中暗带又分为宽和窄两类。V2 区细胞也分为简单细胞和复杂细胞，感受野与 V1

区细胞没有本质的区别,但 V2 区细胞均为双眼细胞,感受野一般较大。其中,宽带层细胞多有方向选择性,窄带层细胞具有颜色选择性,而且这些细胞多数参与立体视觉信息的处理,称为双眼视差(物体在两眼视网膜成像的差异)细胞。亮带层细胞具有方位选择性而无颜色敏感性。前面提到的三条平行视觉信息处理通路即 M 通道、P-IB 通道和 Blot 通道,在向纹状外皮层投射时,仍然保持相对的独立性,其中 M 通道由神经节大细胞→LGN 大细胞层→IVCα 层→IVB 层→V2 宽带层→V5 或 MT,形成背侧通路,负责处理"运动"相关信息;P-IB 通道由神经节小细胞→LGN 小细胞层→IVCβ 层→Ⅱ,Ⅲ 层斑块间区→V2 亮带层→V4,负责处理"形状"相关信息;Blob 通道由神经节小细胞→LGN 小细胞层→IVCβ 层→Ⅱ,Ⅲ 层斑块区→V2 窄带层→V4,负责处理"颜色"相关信息。P-IB 和 Blob 通道共同形成腹侧通路。但这些信息处理通路并非是完全的分离,在某些皮层区域存在着交互联系。

背侧通路的 V1 区细胞反映物理空间的运动方向,而处于更高级别的 MT 区细胞与个体对运动的感知有密切关系,但二者均表现为对线性运动的敏感。相比较而言,MST 区细胞对辐射状和环形运动等更为复杂的运动信息更为敏感。这些不同类型的运动敏感细胞,协同发挥着空间导引、指挥眼动和运动感知的功能。

腹侧通路的 V4 区细胞较 V1 区细胞感受野更大,多数具有方位选择性和颜色敏感性,参与对颜色和形状的感知。V4 区的投射纤维很大部分到达 IT 区,该区对于视觉感知和视觉记忆发挥重要作用。有趣的是,该区部分细胞表现出对面孔的特殊选择性,一些面孔可以引起细胞非常强烈的反应。一种称为面容失认症(prosopagnosia)的病症,表现出对面孔认知的选择性缺失,可能与 IT 区或其他纹状外视皮层的损伤有关。

这些关于运动、形状和颜色的信息如何有机结合,形成视觉呢?目前主要有两种理论,一种理论认为这些编码视觉目标不同特征的视觉信息,通过选择性注意,可以有机地结合起来,从而形成视觉;另一种理论认为视皮层神经元之间存在同步化活动,在同一功能柱内或不同功能柱但功能类型相同的细胞、不同信息处理通路的细胞以及两侧大脑半球相对应的视皮层神经元,可以被同一个视觉目标激活,产生同步放电,在解剖学上可以观察到初级视皮层Ⅲ层神经元之间的水平连接,两侧大脑半球的视皮层区域通过胼胝体的交互连接以及更高级视皮层向 V1 和 V2 区的反馈性投射纤维,这些连接纤维为同步化放电提供了基础。

# 第四节 听 觉

听觉对动物适应环境和人类认识自然有着重要的意义。在人类,有声语言更是交流思想、互通往来的重要工具。耳是听觉(hearing)的外周感受器官,由外耳、中耳和内耳(耳蜗)组成。其中,外耳和中耳构成传音系统,内耳是感音换能系统。由声源振动引起空气产生的疏密波,通过传音系统传递到内耳,经内耳的换能作用将声波的机械能转变为听神经纤维上的神经冲动,被传送到大脑听觉皮层而引起听觉。

人耳适宜的听觉刺激频率在 20~20 000 Hz,但随着年龄的增加,人耳对不同频率声波的敏感性缓慢下降,尤其是高频声音。在 50 岁之后,高频值大约为 12 000 Hz。每一种频率的声波都有一个刚能引起听觉的最小强度,称为听阈(hearing threshold)。当声音强度持续加大时,听觉感受也相应增强,但当强度增加到一定程度时,引起的将不只是听觉,还会有鼓膜的疼痛感,此限度为最大可听阈。

## 一、耳解剖与生理

听觉系统由听觉器官、听神经和各级听觉中枢所组成。耳又可分为外耳、中耳和内耳。内耳负责听觉的部分称耳蜗。

### (一)外耳

外耳包括耳廓(pinna)和外耳道(auditory canal)。耳廓主要起集音作用,还可用于声源的定位。有些动物的耳廓可以转动,以探测声源方向。外耳道为一末端止于鼓膜的半封闭管道,是声波传导的通道。根据物理学原理,一端封闭的管道对波长为其 4 倍的声波能产生共振作用。人的外耳道长 20～30 mm,共振频率是 3800 Hz,到达鼓膜处的声压比耳道口处明显增强。

### (二) 中耳

中耳包括鼓膜(tympanic membrane)和听小骨(ossicles)(图 12-24),其功能是将空气中的压强波转换成内耳外淋巴(perilymph)的振动。人的鼓膜呈椭圆形,面积约为 50～90 mm², 厚度约为 0.1 mm。一

**图 12-24  中耳解剖**

(Bear M F, et al, 2002)

种刚能听得到的声音可引起鼓膜振动,其振幅约 0.01 nm。听小骨由锤骨、砧骨和镫骨依次连接而成。锤骨通过锤骨柄附着于鼓膜,因此,锤骨可随鼓膜而振动。砧骨接在锤骨和镫骨之间,镫骨底板盖在内耳的卵圆窗上。镫骨、砧骨和锤骨之间形成一种杠杆样的稳定结构,锤骨柄可视作长臂,砧骨长突可视作短臂,支点恰好在听骨链的重心上。当鼓膜振动使锤骨柄内移时,砧骨长突和镫骨脚板也发生相应的内移,引起卵圆窗内外淋巴液的振动。压力波进一步经外淋巴液传播,引起蜗窗补偿性膨出。鼓膜的外移运动可使这些结构回转。可以看出,声波并非直接引起外淋巴的振动,原因有二:其一,鼓膜接受的是气播声,而传至耳蜗的淋巴液后,变为液播声,声波在气、液两种不同的介质中传播时所遇的阻抗不同,若直接从气相介质传递到液相介质,能量

损失很多(99.9%),因此,声波先作用于鼓膜,再经听骨链传至耳蜗,可使因阻抗不匹配导致的能量损失减少;其二,耳蜗淋巴液不能压缩,因此要驱动淋巴液的运动,需要比声波在空气中传递所需的压力大得多,由于卵圆窗的面积约为鼓膜面积的 1/20,而且通过听骨链的杠杆作用,进一步起到了压力放大的作用,因此到达卵圆窗的单位面积压力大约是鼓膜的 25 倍。

### (三) 内耳

卵圆窗以内的部分为内耳,又称为迷路(labyrinth),由耳蜗(cochlea)和前庭器官(vestibular appara-tus)组成。耳蜗为一个骨性管道,内衬有膜迷路,附着于蜗轴和耳蜗的外壁。人的耳蜗由长约 3.5 cm,直径大约 2 mm,卷曲 2.5～2.75 圈的蜗牛壳状骨质官腔所构成。耳蜗的横断面显示有两分界膜,斜行的称为前庭膜,横行的称为基底膜,从而将蜗管分为三个腔室,上方为前庭阶(scale vestibuli),中间为中阶(scale media),下方为鼓阶(scale tympani)(图 12-25)。

前庭阶和鼓阶含外淋巴,在蜗顶处借蜗孔彼此相通,中阶含内淋巴。外淋巴与脑脊液成分类似,低钾高钠(K⁺ 7 mmol/L, Na⁺ 14 0 mmol/L),而内淋巴与细胞内液类似,低钠高钾(K⁺ 150 mmol/L, Na⁺ 1 mmol/L),这是由血管纹处内皮细胞形成的主动转运所造成。血管纹对 Na⁺ 有重吸收,并逆浓度梯度释放 K⁺,这样使得内淋巴的电位比外淋巴高 80 mV,称为耳蜗内电位(endoco-chlear potential, EP)。在中阶底部的基底膜上有听感受细胞、听神经末梢等组成的声音感受器,称为 Corti 螺

**图 12-25  耳蜗解剖**

(Bear M F, et al, 2002)

旋器(spiral organ of Corti)(图 12-26),根据发现该结构的意大利解剖学家而命名。

Corti 螺旋器由柱状的支持细胞和毛细胞组成,每个毛细胞顶端约有 100 个静纤毛(stereocilium),声波振动能够转变为神经电信号的关键就在于这些纤毛的弯曲。毛细胞被夹在基底膜和称为网状板(reticular lamina)的薄层组织之间,Corti 杆为这两层结构提供了支撑。位于 Corti 杆和蜗轴之间的毛细胞称为内毛细胞(inner hair cell),约有 3500 个,呈单行排列,同耳蜗螺旋神经节(spiral ganglion)内的大双极细胞(Ⅰ型)发出的外周有髓纤维形成带状突触(ribbon synapses)。每个内毛细胞可与 10~20 个这样的神经纤维联系,形成高度的分散性传导。位于 Corti 杆外侧的细胞称为外毛细胞(outer hair cell),约有 12 000 个,排列成三行,与螺旋神经节内小双极细胞(Ⅱ型)发出的外周无髓轴突形成突触,而且大约 10 个外毛细胞可与一根轴突形成突触,形成高度的汇聚性传导。

**图 12-26　Corti 螺旋器结构**

(Bear M F, et al, 2002)

听神经含有 24 000~50 000 根轴突,其中约 90% 分布到内毛细胞底部,只有 10% 分布到数量众多的外毛细胞,因此一个内毛细胞可接受多条传入纤维的支配,反过来,多个外毛细胞只接受一条传入纤维的支配。

外毛细胞顶端的静纤毛埋植于凝胶状的盖膜(tectorial membrane)中,盖膜为黏多糖和蛋白质类物质。当声波振动传来引起基底膜振动时,可引起盖膜的运动,从而使静纤毛发生向左或右的弯曲,改变机械敏感离子通道的开放状态,结果是使毛细胞发生周期性去极化或超极化反应,谷氨酸递质的分泌也产生相应的周期性变化。

外毛细胞对声音刺激的反应除产生感受器电位之外,还包括长度的改变。外毛细胞中含有动力蛋白(motor protein),可随电压变化被压缩或拉长,其结果是使基底膜产生相对于网状板和盖膜的运动,因此基底膜的运动相应被放大。外毛细胞可增大基底膜的振动,发挥耳蜗放大器(cochlear amplifier)的作用。若不存在外毛细胞的放大作用,基底膜的运动峰值将减小约 100 倍。当外毛细胞被链霉素等抗生素选择性损毁后,耳蜗放大器的作用就消失,由此可以解释一些抗生素的致聋作用。

基底膜有一定的柔性,对声波的振动可以产生弯曲。耳蜗底部基底膜窄(50 μm),但富于韧性,约为顶部的 100 倍;顶部基底膜宽,但韧性差。因此,进入内耳的声波以行波(traveling wave)的方式自基底膜底部向顶部传播时,振幅逐渐加大,而速度变慢,波长变短,到达某一位置,声波频率与共振频率达到一致时,振幅达最大,而后迅速变小直至消失。高频声波引起底部基底膜较大程度的振动,大部分能量被耗散,因此传播距离较短,而低频振动可传向基底膜顶部。声音频率和基底膜最大振幅的位置具有一一对应的关系。

耳蜗外淋巴液的振动反向传导至卵圆窗,跨过中耳再传向鼓膜,像扬声器一样产生耳声发射(otoacoustic emissions,OAE)。耳声发射是耳蜗内耗能的主动性机械活动,被认为是正常耳蜗的一种重要功能,也是临床检查耳功能的一个依据。

### 二、耳蜗的感音换能作用

耳蜗的作用是把传到耳蜗的机械振动转变成听神经纤维的神经冲动。在这一转变过程中,耳蜗基底膜的振动是一个关键因素。它的振动使位于它上面的毛细胞受到刺激,引起耳蜗内发生各种过渡性的电变化,最后引起位于毛细胞底部的传入神经纤维产生动作电位。

**（一）耳蜗毛细胞感受器电位发生和信号转导机制**

毛细胞顶部纤毛随基底膜的振动而发生弯曲,是毛细胞将机械振动转变为生物电的原因。由于基底膜与盖膜的附着点不在同一个轴上,当基底膜振动时,基底膜与盖膜便沿不同的轴而上、下移动,使外毛细胞的纤毛受到剪切力作用而发生弯曲。内毛细胞纤毛短,不与盖膜接触,它的弯曲是由内淋巴的运动所引起。

毛细胞的静息电位为$-70\sim-80\,mV$。毛细胞顶部有机械门控性$K^+$通道,当纤毛向一侧弯曲时,弹性细丝被拉长而张力增加,$K^+$通道进一步开放,$K^+$内流增大,细胞出现去极化的感受器电位(图12-27)。当纤毛向相反的方向弯曲时,弹性细丝张力释放,$K^+$通道关闭,内向$K^+$电流停止,出现外向离子流,膜超极化。当毛细胞处于静止状态时,有少部分通道因纤毛之间弹性细丝(顶端交联)的张力作用而开放,导致少量的$K^+$内流。由于毛细胞顶端膜的一部分机械门控性$K^+$通道在静息时处于开放状态,使得细胞可以去极化和超极化交替的方式对刺激产生双相反应,故感受器电位如实地复制了声波的波形。

(A)

机械门控K⁺通道←

(B)

内淋巴

网状板

电压门控Ca⁺通道

去极化

$Ca^{2+}$

毛细胞

充满神经递质的囊泡

外淋巴

螺旋神经节突起

**图12-27　毛细胞去极化感受器电位的产生**

(Bear M F, et al, 2002)

有趣的是,大多数可兴奋细胞兴奋时是$Na^+$内流而非$K^+$内流,但在毛细胞恰好相反。驱使$K^+$内流的原因是内淋巴异乎寻常的高$K^+$浓度,使得毛细胞的$K^+$平衡电位为$0\,mV$(一般情况下,神经细胞的$K^+$平衡电位为$-80\,mV$),此平衡电位在$K^+$通道开放时可驱使$K^+$内流。内淋巴$80\,mV$的正电位使毛细胞与内淋巴之间有$150\sim180\,mV$的跨膜电位梯度,有利于通道开放时$K^+$内流。毛细胞胞体的侧膜上有电压依赖性$Ca^{2+}$通道,去极化/超极化使通道开放/关闭,$Ca^{2+}$内流量发生变化,毛细胞底部向突触间隙递质释放发生改变,听神经纤维放电频率增高/降低,进一步神经冲动经听觉传导通路到达听皮层,引起听觉。

近年来在豚鼠的实验中发现,与外淋巴接触的毛细胞胞体侧膜上有去极化激活的背景 $K^+$ 通道和 $Ca^{2+}$ 激活 $K^+$ 通道,两者的开放均与细胞内 $Ca^{2+}$ 浓度的升高有关,因此,纤毛弯曲使细胞顶端膜上机械门控 $K^+$ 通道开放, $K^+$ 内流,细胞去极化;胞体侧膜上电压依赖性 $Ca^{2+}$ 通道开放, $Ca^{2+}$ 内流,细胞内 $Ca^{2+}$ 浓度升高(去极化),毛细胞底部递质释放增多,激活细胞侧膜上的去极化激活背景 $K^+$ 通道和 $Ca^{2+}$ 激活 $K^+$ 通道,(两种)通道开放, $K^+$ 外流增多,毛细胞电位恢复到 $K^+$ 平衡电位,细胞底部递质释放减少,细胞顶部机械门控通道两侧的电化学驱动力恢复,使细胞的机械到电信号转导可继续进行。

### (二) 微音器电位和听神经动作电位

#### 1. 耳蜗微音器电位

耳蜗微音器电位(cochlear microphonic potential,CM)是多个毛细胞对声音刺激的复合感受器电位,可在耳蜗附近的结构(如圆窗膜上)记录到,其特点为:① 在听域范围内,能如实地复制声波的波形和频率;② 呈等级式反应,电位随刺激强度的增大而增大;③ 不表现出阈值、没有潜伏期和不应期、不易疲劳、不发生适应;④ 在低频范围内,电位的振幅与声压呈线性关系,当声压超过一定范围时则产生非线性失真。

#### 2. 听神经动作电位

根据引导方法的不同,听神经的动作电位可分为单纤维动作电位和复合动作电位。其中,前者是从分离的单根听神经纤维上记录到动作电位,其特点为:① 为"全或无"的反应,安静时听神经自发放电,受到声音刺激时放电频率增加;② 由于不同听神经纤维连接的毛细胞在基底膜上的位置不同,故某一特定的频率只需很小的刺激强度便可使某一听神经纤维兴奋,这一频率即为该听神经纤维的特征频率。

听神经干的复合动作电位是从听神经干上记录到多根单纤维动作电位的总和,其特点为:① 与微音器电位不同,动作电位的波形固定,也不随声波位相的倒转而倒转;② 在微音器电位之后的特定时间点上出现,两者之间的时间差包含了毛细胞感受器电位的产生,以及毛细胞与听神经间的突触传递延搁;③ 在卵圆窗膜记录的短声刺激引起的听神经复合动作电位,波形包括 N1、N2 和 N3 三个成分,它们的幅度取决于不同强度声音兴奋的听神经纤维数和不同纤维放电的同步化程度。

### 三、声音强度和频率的编码

#### (一) 强度的编码

听觉神经系统以听神经元的放电频率和被兴奋的听神经元数量两种方式对声音强度编码,引起声强的感觉。声音加大,毛细胞的去极化感受器电位也加大,导致听神经纤维以更高的频率发放动作电位,同时,基底膜的振动范围也加大,从而激活更多的毛细胞。

#### (二) 频率的编码

听觉神经系统以音调拓扑和听神经元发放的锁相两种方式对声音频率编码,引起声调的感觉。音调拓扑(tonotopy)是指不同频率的行波到达基底膜的不同部分,由这些部位的毛细胞编码不同的频率声音的现象。在耳蜗核、听觉传导通路的中继核团和听皮层中都有相应的频率对应性拓扑分布特征。

锁相(phase locking)指听神经元在对应于声波的一定相位处放电的现象。不同频率的声音引起听神经元发放冲动的频率不同,而冲动的频率是听觉中枢对声音频率进行分析的依据。实验证明声音频率低于 400 Hz 时,听神经大体能按声音的频率发放冲动,而当声音频率在 400~5000 Hz 范围时,听神经中的纤维会分成若干个组发放,这一现象称为排放(volley)。

#### (三) 音色感受

由于复杂的声波包含一个基音和谐音,我们能够感受声音的基调(音调)和音色。复杂声波中的各种谐音(泛音)引起基底膜相应部位的振动和毛细胞的反应,听觉中枢对这些信息的分析和处理使我们产生音色感觉,因此我们能够在交响乐曲中区分小提琴和黑管发出的声音。

#### 四、声源定位和声源位置辨别

声源定位和声源位置辨别在日常生活中有重要意义,是听觉系统的复杂功能。声源在垂直方向和水平方向的定位具有不同的机制。

对于高度的定位,耳廓起着关键性的作用。声波进入耳内有两种途径,一种是直接进入,另一种是通过耳廓反射后才进入,造成声波到达鼓膜的时间延后。在垂直方向上,由于耳廓表面的皱褶,来自不同高度的声音将有不同的反射,因此会有不同的时间延迟(图 12-28)。听觉系统利用这一时间差来进行垂直方向的声音定位。尽管人的耳朵较听觉灵敏的一些哺乳动物小很多,也不能转动,但仍然保持这种垂直方向的定位作用。

**图 12-28 耳廓对声源在垂直方向上的定位作用**
(Bear M F, et al, 2002)

上橄榄核利用两种方法来进行声音的水平方向定位。两耳间的时间差和强度差可构成双耳声音定位(binaural sound localization),其精确度可达一个弧度。如果声音来自右侧,声波先到达右耳,在声波传播至左耳时,有一个显著的时间延迟;如果声音从正面传来,将没有两耳间的时间延迟;而声音从右前方或右面传来,将有 0.3 ms 或 0.6 ms 的时间延迟。频率在 20~2000 Hz 的声音主要通过双耳延迟判断声源位置。对于 2000~20 000 Hz 的声音,主要通过双耳强度差判断声源位置。如果声音来自右侧,头部对左耳形成一个声音屏蔽,因此到达左耳的声音强度较低,说明声音来自右方;如果声音来自正前方,虽然头对位于脑后部的声音形成屏蔽,但声音到达两耳的强度是相同的。如果声音从右前方传来,头对左耳形成部分屏蔽,因此左耳的声音强度较低。

#### 五、听觉传导通路

听神经进入脑后,终止于耳蜗前腹核和后腹核,该两核细胞轴突部分终止于同侧的上橄榄核团,另一部分交叉止于对侧的上橄榄核。从上橄榄核细胞发出的纤维主要到达同侧与对侧的外侧丘系核和下丘,还有侧支直达内侧膝状体。从外侧丘系核发出的纤维大部分终止于同侧及对侧下丘,小部分到内侧膝状体。下丘是听觉系统重要的中继站,从下丘发出纤维大部分到同侧内侧膝状体。内侧膝状体发出的轴突经内囊到达同侧颞叶听皮层(Brodmann 41 区)。

听觉传导通路中的一个重要特点就是在延髓耳蜗神经核以上各级中枢都接受双侧耳传来的信息。因此,一侧皮层听区损伤不会引起严重耳聋。

除上行通路外,还有下行通路,分两部分:① 皮层-丘脑系统:起源于听皮层终止于内侧膝状体腹核;② 皮层-耳蜗系统:亦起源于听皮层,下行达下丘,换神经元后抵上橄榄复合体,发出纤维组成橄榄耳蜗束支配毛细胞。下行通路的主要功能是起抑制作用。

### 六、听觉中枢细胞的音频区域定位

在听觉系统各级中枢的结构中,特征频率不同的神经元在解剖上是按一定顺序排列的。每一个特定部位感受一种频率的声音,称为音频(区域)定位:① 耳蜗神经核团:在背核、腹核中特征频率不同的细胞排列基本相似,背侧细胞感受高频音,腹侧感受低频音。② 上橄榄核团:其中外侧上橄榄核(lateral superior olivary,LSO)呈 S 形,其腹内侧支细胞感受高频音,背外侧支感受低频音。在外侧丘系核、下丘、内侧膝状体及皮层听区(图 12-29),特征频率不同的细胞也都是按一定顺序排列。总之,中枢细胞的音频区域定位原则在中枢对声音频率的分析中起了重要作用。

初级听皮层

次级听皮层

**图 12-29　人类听皮层音频图**
(Bear M F,et al,2002)

### 七、听觉中枢细胞功能活动

根据对声音反应的形式,听觉各级中枢的细胞大致可以归纳为下列几种类别。

第一类神经元是以传递声音信息为主要功能的接替(中继)神经元,如耳蜗前腹核、斜方体中的内侧核(属上橄榄核团)、下丘的中央核、内侧膝状体的腹核等,这些神经元在放电模式、谐振曲线、锁相关系等方面,具有与初级听皮层神经元类似的特征,具有明确的特征频率。

第二类神经元包括耳蜗背核(dorsal cochlear nucleus,DCN)、下丘的周围中央核以及内侧膝状体的背核等,其功能可能涉及声音信息的鉴别、整合过程。此类神经元对声音反应的放电形式呈现多样化,有如下形式:① 暂停型(pause type):给声开始出现短暂放电,暂停片刻后继续放电;② 给声型(on type):给声开始出现短暂放电而后不再放电;③ 带有切迹的类听神经元反应型;④ 梳齿形反应型(chopper type):放电与放电暂停交替进行;⑤ 类听神经元反应型。在上橄榄核、下丘及内侧膝状体中,有些细胞对给声或撤声有反应,有些对给声和撤声均有反应而在声音持续刺激无反应,还有一些是在短纯音作用过程中,给声开始出现成串放电,接着停止放电,以后又放电。由此可以看出,不同类别中枢细胞对声音信息传递的方式具有多样性。

第三类神经元专门感受某种特殊形式的声音信息,只对某种特殊声音或声音中某种参量反应敏感。从上橄榄核以上的听觉中枢细胞接受双耳传入信息。在上橄榄核、下丘和外侧丘系核中,有些细胞对两耳输入信号的强度差或时间差特别敏感,时间差值太小或太大,都不会引起明显的反应,只有达到适当的时间差值时,这些细胞的反应才最大。这些细胞在声源定位中具有重要作用。

此外,还有一些细胞不仅对声音强度反应阈值不同,而且有其特定的强度敏感范围,在一定的范围内,放电频率随声音强度增加,超过一定的强度后放电频率又减少,这些细胞对声音强度的感受具有专一性。

　　自然界各种信息是多种多样和千变万化的,而且大量的信息是包含在声音参量(强度、频率)的动态变化中,听觉中枢细胞放电模式的多样化和易变性,正是适应感受这些复杂多变的音响信息的结果。

　　综上所述,声音振动经过鼓膜、听骨链传到内耳外淋巴及基底膜,振动以行波的方式在基底膜上扩布,引起网状板与盖膜之间的剪切运动,使毛细胞的静纤毛弯曲。毛细胞顶部有机械门控离子通道,静纤毛朝向不同方向的弯曲引起通道的开放或关闭,并伴随膜电流和膜电位的变化,形成感受器电位。当感受器电位达到阈强度时,听神经发放冲动。听神经冲动以空间构型和时间构型的编码形式传输到各级听觉中枢以及大脑皮层高级部位,经过加工、整合、分析和处理,从而让个体感受到客观世界中瞬息万变、丰富多彩的音响信息。

# 第五节　嗅味觉

　　嗅和味觉系统是感觉神经系统的重要组成部分。嗅觉(olfaction)及味觉(gestation)的产生是由于特化的感觉细胞(嗅感受器或味感受器细胞)选择性对某些小分子或化合物分子高度敏感并产生反应,然后将这些反应所提供的信息传递至大脑皮层的相关中枢进行处理,最后产生对这些小分子或化合物分子的感觉功能,二者统称为化学感觉。

　　嗅味觉对动物生存非常重要,嗅觉不仅让人的感受更加细致入微,而且对感知周围环境、以至于更好地生存起着重要作用。诸如在火灾发生时呛人的浓烟,煤气泄漏时刺鼻的味道,良好的嗅觉能使人们及时脱险。饮食行为是人最重要的生理行为,它的重要性不言而喻,而味觉对于饮食行为中的辨味和促进食欲起着十分重要的作用。因此,揭开嗅觉和味觉生理与嗅觉味觉行为的奥秘,对于更好地规避危险,认识与研究饮食、营养与疾病的关系,对于疾病的预防,都能够提供有益的启发和帮助。

## 一、嗅觉

　　自然界有上万种气味,那么嗅觉系统是如何识别这些气味的呢? 与其他感觉信号类似,嗅觉信号也是逐级传递的,外周感受器接受嗅觉刺激后,经过多级神经元的传递将信号传给嗅觉中枢,在中枢形成对气味的识别和认知。

### (一) 嗅觉感受器

　　嗅觉感受器(olfactory receptor)在鼻腔的上部,即位于上鼻甲及其相对的鼻中隔后上部的嗅黏膜(嗅上皮)(图 12-30)。嗅黏膜微具黄色,人的两侧嗅黏膜总面积约为 5 cm$^2$。嗅上皮含有 3 种细胞,即嗅感觉神经元(olfactory sensory neuron)、支持细胞(support cell)和基底细胞(basal cell)。嗅感觉神经元为双极细胞,细胞的远端有纤毛,其中枢突汇聚成嗅丝(约 20 条),穿过筛板的筛孔进入嗅球。嗅感觉神经元的纤毛受到存在于空气中的物质分子刺激时,产生神经冲动传向嗅球,继而传向更高级的嗅觉中枢,引起嗅觉。

**图 12-30　嗅上皮的位置及其结构**

(Kandel E R, et al, 2000)

### （二）嗅觉感受器的适宜刺激

自然界能够引起嗅觉的气味物质可达两万余种，而人类能够明确辨别的气味约 2000～4000 种。目前认为，各种不同嗅觉的感受可能是由至少 7 种基本气味组合而形成的，这 7 种基本气味是樟脑味、麝香味、花草味、乙醚味、薄荷味、辛辣味和腐腥味。实验发现，每一个嗅感觉神经元只对一种或两种特殊的气味起反应，而且嗅球中不同部位的细胞也只对某种特殊的气味发生反应。

### （三）嗅觉感受器对刺激的感觉换能机制

气体分子被黏液吸收后扩散至纤毛，与膜上的受体蛋白相结合，从而激活第二信使系统。嗅受体为 GPCR，G 蛋白为 $G_s$ 蛋白（有时也称 $G_{olf}$ 蛋白），可激活腺苷酸环化酶，降解 ATP 生成 cAMP。绝大多数嗅受体与 cAMP 第二信息系统相关。结合一个气体分子可在 50 ms 内引起 cAMP 升高。cAMP 激活环核苷酸门控通道（cyclic-nucleotide-gate channel，CNG），这是一类非选择性阳离子通道，允许 $Na^+$、$K^+$ 和 $Ca^{2+}$ 通过，$Ca^{2+}$ 内流进一步打开 $Ca^{2+}$ 门控 $Cl^-$ 通道（$Ca^{2+}$-gated $Cl^-$ channel），引起 $Cl^-$ 外流，从而产生去极化感受器电位（图 12-31）。

目前，科学家们已经从嗅上皮中克隆到一种嗅特异性 GTP 结合蛋白（G 蛋白家族）和嗅特异性腺嘌呤环化酶。嗅受体在 1991 年由美国科学家 Linda Buck 和 Richard Axel 首次从小鼠中成功克隆，两位科学家因此共同获得 2004 年诺贝尔生理学或医学奖。嗅受体是一种七次跨膜的 GPCR，N 端位于胞外，C 端位于胞内。每一跨膜区的氨基酸数目在 19～26 个。在这 7 个跨膜区域中，第 3、4 和 5 是与气体分子结合的部位，也是氨基酸序列变化最多的部位。啮齿类动物，嗅受体有 1000 多种，人类嗅受体的基因比较少，大约有 350 种。嗅受体基因家族是目前已知的最大基因家族，约占到基因总数的 1%。如此大量的遗传信息用于嗅觉可能反映了这一感觉系统对哺乳动物生存和繁殖的重要性。但是，每个嗅感觉神经元只表达一种嗅受体，这一特性成为嗅觉信息编码的重要结构基础。

**图 12-31　嗅感觉神经元去极化感受器电位的产生机制**

（Bear M F, et al, 2002）

感受器电位以电紧张形式从纤毛经树突扩布至胞体，在胞体中去极化触发动作电位，沿其轴突传导至第一个中继站——嗅球。

一个嗅感觉神经元对多至 10～12 种不同的气味分子有反应，但敏感度不同，显示特有的反应谱。它可以对气味 A 有强烈反应，对气味 B 只有微弱反应，对气味 C 则完全没有反应。显然，一种气味刺激将使许多嗅感觉神经元发生不同程度的兴奋，这种特殊的兴奋模式反映气味刺激的质，而兴奋的总体水平将反映刺激的量。嗅感觉神经元对持续性刺激或重复刺激显示持续的放电，适应得很慢，这和嗅知觉快速适应现象形成鲜明的对比。显然后者并非是由于感受器反应的减退，而是中枢嗅通路中神经回路抑制性相互作用的结果。

嗅觉不完全由嗅感觉神经元的活动所产生，呼吸区所包含的三叉神经游离末梢也对气味分子有反应。因此,即使嗅感觉神经元的轴突因事故而损伤,仍能在一定程度上保留嗅觉。

### (四) 嗅觉信息向中枢的传递

嗅感觉神经元是双极细胞,其纤毛伸向嗅黏膜表面,接受气味分子的刺激,中枢端形成嗅神经纤维,汇聚成嗅丝,向上穿过筛孔,终止于嗅球。嗅球位于颅腔内脑底面靠近鼻腔顶处。嗅球内的神经细胞再发出纤维组成嗅束,嗅束连于大脑底中部深处,经过脑内多次神经元的接替,最后将气味信息传导至位于大脑中部深处的嗅皮质,在此完成嗅觉的主观识别(图 12-32)。同其他感觉系统类似,不同性质的气味刺激引起的嗅觉反应有其专用的感觉位点和传输线路,非基本气味则由于它们在不同线路上引起不同数量的神经冲动的组合,可在中枢引起特定的主观嗅觉感受。

**图 12-32    嗅觉中枢通路**

(Bear M F, et al, 2002)

1. 嗅觉信号处理的第一级中枢:嗅球

嗅球是嗅觉信息向中枢传递的第一级中转站,具有层状结构,由外到内可分为六层:嗅神经层(olfactory nerve layer, ONL)、突触球层(glomerular layer, GL)、外丛状层(external plexiform layer, EPL)、僧帽细胞层(mitral cell layer, MCL)、内丛状层(internal plexiform layer, IPL) 和颗粒细胞层(granule cell layer, GCL)(图 12-33)。这些神经元可分为投射神经元和中间神经元两大类,其中前者包

**图 12-33    嗅球解剖结构:不同的嗅小球接受表达不同嗅受体的嗅感觉神经元的传入**

(引自谭洁,罗敏敏,生物物理学报,2010,26:194-208)

括僧帽细胞和丛状细胞(tufted cell),后者包括球周细胞(periglomerular cell)、颗粒细胞(granule cell)和短轴突细胞(short axon cell)。僧帽细胞是嗅通路中的第二级神经元,伸出一支主树突,远端的树突分支与嗅纤维末梢形成嗅小球。在嗅小球中,约有1000根嗅纤维终止在一个僧帽细胞的主树突上。它们也和小球周围细胞形成突触,为小球间的横向联系提供通路。僧帽细胞的轴突形成嗅束,将嗅觉信号传递至嗅皮层。

嗅小球构成嗅球的结构和功能单元。小鼠的每个嗅球大约包含1800个嗅小球,大鼠约为2400～4200个,每个嗅小球与10～20个僧帽细胞和50～70个丛状细胞形成突触联系。但目前的研究显示,一个嗅小球只接受表达一种嗅受体的嗅感觉神经元的投射,因此一个嗅小球的气味感受域(molecular receptive range,MRR)代表了一种嗅受体的感受域。一种气味分子能够固定地激活一些嗅小球,但不同的气味分子激活的嗅小球组合不同。一种气味引起的嗅小球的激活模式在同一种属上具有保守性。不同的嗅小球有其特异的气味激活模式。嗅小球对气味的反应呈现浓度依赖性,且一个嗅小球倾向于对具有同一官能团的气味分子反应。部分嗅小球甚至能够区分同分异构体。

2. 高级中枢对嗅觉信息处理

嗅束投射至嗅皮层。嗅皮层属于旧皮层,仅有三层结构。随物种的进化,嗅皮层体积日益缩小,在高等动物只保留一小部分结构用于嗅觉信息处理。在人脑的刺激研究中发现,刺激这些相应的结构可以引起特殊的主观嗅觉,如焦橡胶气味等。

嗅皮层可分为五部分:前嗅核(经前连合连接两侧嗅球)、嗅结节(投射至丘脑背内侧核,再投射至眶额皮层)、梨状皮层(主要的嗅觉分辨区)、杏仁体和内嗅皮层(投射至海马),其中后两部分属边缘系统,因此,嗅球的活动受到边缘系统的调制。随着机体处于不同的行为状态,同一种气味分子所引起的反应会有所不同。如在饱食或饥饿状态,人对食物芳香的感受会完全不同。

## 二、味觉

味觉是指食物在口腔内对味觉化学感受系统进行刺激所产生的一种感觉。动物能识别五种基本的味觉即酸、甜、苦、咸和鲜,他们是食物直接刺激味蕾产生的。在五种基本味觉中,人对咸味的感觉最快,对苦味的感觉最慢,但就人对味觉的敏感性来讲,苦味比其他味觉都敏感,更容易被察觉。味觉经面神经,舌神经和迷走神经的轴突进入脑干后终于孤束核,更换神经元,再经丘脑到达大脑皮质颞顶叶前岛(anterior insula)和额叶的盖区(speculum)。

### (一)味觉感受器

味觉的感受器是味蕾(taste bud),主要分布于舌表面前三分之二的真菌状乳头(fungiform papilla)、后三分之一的轮廓状乳头(circumvallate papilla)和舌后缘的叶状乳头(foliate papilla),少数散在于软腭、会厌及咽等部上皮内。儿童味蕾较成人为多,老年时因萎缩而逐渐减少。分布在人的舌部的味蕾平均为5235个。每一个味蕾都由味觉细胞、支持细胞和基底细胞组成。味觉细胞顶端有纤毛,称为味毛,由味蕾表面的味孔伸出,是味觉感受的关键部位。基底细胞属未分化细胞,它将分化为新的味觉细胞。味觉细胞的更新率很高,平均每10天更新一次。

### (二)味觉感受器的适宜刺激

人类的味觉系统能够感受和区分多种味道。很久以前人们就知道,众多的味道都是由四种基本的味觉组合而成的,即酸甜苦咸。最近还发现,除以上四种基本味觉以外,还有一种"鲜味(umami)"也被列为基本味觉,尽管目前对鲜味的认识远不如对其它四种基本味觉清楚,但它确实是一种独特的、能够清楚区分的味觉。不同物质的味道与它们的分子结构有关,但也有例外。通常氯化钠能引起典型的咸味,$H^+$是引起酸味的关键因素,有机酸的味道也与它们带负电的酸根有关;甜味的引起与葡萄糖的主体结构有关;而奎宁和一些有毒植物的生物碱能引起典型的苦味。另外,即使是同一种味质,由于其浓度不同,所产生的味觉也不相同,如0.01～0.03mol/L的食盐溶液呈微弱的甜味,只有当其浓度大于0.04mol/L时才引起纯粹的咸味。

人舌不同部位的味蕾对味道的感受性不同。舌尖对甜味比较敏感,舌两侧的前部对咸味比较敏感,舌两侧对酸味比较敏感,舌根部和软腭对苦味比较敏感。味觉的敏感度往往受食物或刺激物温度的影响,在20~30℃之间,味觉的敏感度最高。另外,味觉的分辨力和对某些食物的选择也受血液中化学成分的影响,例如,肾上腺皮质功能低下的病人,血液中 $Na^+$ 减少,这种病人喜食咸味食物。动物实验证实,摘除肾上腺的大鼠对辨别氯化钠溶液的敏感性显著提高。

### (三) 味觉感受器的感觉换能机制

不同的基本味质为不同的味觉感受器所察觉。在味觉细胞顶端的细胞膜上有识别五类味觉物质的受体。目前,已经成功克隆甜、苦和鲜味觉的受体基因。味觉物质与味觉受体结合后,导致味觉细胞膜的去极化和神经递质的释放,从而将味觉细胞感受到的化学信息转化为电信号并在神经系统中传递和加工,但不同味质引起味感受器反应的换能机制各不相同。按其作用特点可以分成两类:一类是味觉受体本身就是离子通道,味觉物质与受体结合后直接打开离子通道,引起阳离子内流。如咸味质即能与特异的离子通道结合,使 $Na^+$ 经这些通道流入,直接改变味感受器的膜电位;另一类通过第二信使,导致细胞膜上的代谢型离子通道开放和阳离子内流。不通透细胞膜的苦味质通常与味觉细胞膜上的 GPCR 结合,激活三磷酸肌醇($IP_3$),也可能激活 cAMP 和 cGMP,从而触发胞内 $Ca^{2+}$ 增加,导致递质释放。能通透细胞膜的苦味物质则不需要激活 G 蛋白,而是直接进入细胞内,阻断味觉细胞顶端的 $K^+$ 通道。甜味质的换能可能有两种机制,或是通过位于味觉细胞顶端膜上的非电压依赖性 $Na^+$ 通道,或是通过使 cAMP 增高,关闭位于侧基膜上的电压依赖性泄漏 $K^+$ 通道。酸味质似直接贯穿味感受器膜,作用于电压依赖性 $Na^+$、$K^+$、$Ca^{2+}$ 通道,使它们关闭。鲜味主要是指谷氨酸单钠引起的味觉,其信号转导也是通过 G 蛋白途径。鲜味物质与 GPCR 结合后,激活下游信号途径,引起细胞膜去极化。但也存在另外一种可能性,作为神经递质的谷氨酸直接与离子型谷氨酸受体 AMPA 或 NMDA 受体结合,激活神经元。

味感受器电位的特点是广谱性,即通常对咸、甜、苦、酸和鲜味均有反应,只是幅度不同。目前已成功地用微电极在动物的单一味觉细胞上记录到感受器电位。实验证明,一个味感受器并不只对一种味质起反应,而是对酸甜苦咸鲜均有反应,只是反应的程度不同而已。中枢可能通过来自传导五种基本味觉的专用线路上不同组合的神经信号来认知基本味觉以外的各种味觉。

### (四) 味觉信息向中枢的传递及整合

味觉细胞没有轴突,其产生的感受器电位通过突触传递引起感觉神经末梢产生动作电位,传向味觉中枢。舌黏膜不同部位的味觉是由不同的脑神经支配的。其中,舌背面前 2/3 的味觉刺激产生的神经冲动经面神经(即第 VII 对脑神经)的鼓索支传入脑干。从舌背面的轮廓乳头及口腔后部其他区域(大约占据舌背面后 1/3)产生的味觉信息经舌咽神经(即第 IX 对脑神经)传入脑干。从软腭和咽部其他部位产生的一小部分味觉信息由迷走神经(即第 X 对脑神经)传入脑干。这些传入纤维到达脑干孤束核和臂旁内侧核后换元,发出纤维投射至丘脑的腹后内侧核、下丘脑和杏仁核,再进一步投射至大脑皮质的颞顶叶前岛和额叶的盖区。味觉信息经过大脑皮质的深度加工,并与视觉和嗅觉信息进行整合,因此人们对味觉的感受不只是一种本能的化学感受,而是具有更高层次的一种复杂的大脑意识行为,一种知觉。

# 第六节　平衡感觉

平衡感觉(static sense)是指测定头在空间的位置和运动的感觉,其感受器是位于内耳迷路的前庭器官,由三个半规管(semicircular canal)、椭圆囊(utricle)和球囊(saccule)组成(图 12-34)。前庭器官、视觉器官和本体感受器的协同活动,维持着人体的正常姿势。

## 一、前庭迷路

前庭迷路包含两种具有不同功能的结构,即检测直线加速度的耳石器官(otolith organ)和感觉角加速度的半规管。耳石器官由椭圆囊和球囊组成,囊斑(macula)是其感觉结构。

当头部直立向上时,椭圆囊斑的位置为水平,球囊斑呈垂直位,因此椭圆囊斑对水平方向(前后或左右)的直线加速度敏感,而球囊斑对垂直方向的加速度(如重力加速度)敏感。囊斑内有位于支持细胞之上的毛细胞,其顶端覆盖有胶状帽。耳石器官的特性在于胶状帽表面分布有直径约 $1\sim5\ \mu m$ 的微小碳酸钙结晶,称为耳石。耳石密度大于前庭内淋巴,具有较大的惯性。因此,当头部位置改变,或有加速度发生时,耳石发生相对于胶状帽的运动,引起胶状帽变形,纤毛弯曲,通过类似于听觉系统毛细胞的信号

图 12-34　前庭迷路
(Bear M F, et al, 2002)

转导机制,引起去极化或超极化感受器电位的产生(图 12-35)。囊斑上几乎每个毛细胞的排列方向都不完全相同,并呈规则性改变,这样每个囊斑中的毛细胞整体可以覆盖所有的方向。通过对这些毛细胞编码信息的分析,中枢神经系统就可以感受到任何方向的直线运动。

图 12-35　囊斑毛细胞对头部位置的反应
(Bear M F, et al, 2002)

人的三个半规管在上、外、后三个方向上相互垂直,当头前倾 30 度时,外半规管与地面平行,又被称为水平半规管,其余两个半规管与其垂直,因此人体可以感受空间任何方向的角加速度。半规管内的膨大部分,称为壶腹(ampulla),壶腹内隆起的结构称为壶腹嵴(crista ampullaris),其内有一排顶端伸向官腔的毛细胞,毛细胞顶部的纤毛埋植在凝胶状的壶腹帽(cupula)之中。半规管内充满了内淋巴,当头部发生旋转运动时,内淋巴由于惯性而产生滞后。滞后的内淋巴使壶腹帽发生弯曲,进而使纤毛弯曲,引起去极化或超极化感受器电位。

图 12-36　半规管壶腹结构及其功能
(Bear M F, et al, 2002)

前庭迷路内充满了高钾低钠的内淋巴,具有+80 mV电位,而毛细胞的静息电位在-60 mV,因此跨过毛细胞顶端的电位差达140 mV。这种电位差促进K⁺向毛细胞内的流动,使毛细胞具有极大的敏感性。

### 二、耳石器官的传导

囊斑内的感受细胞是毛细胞,其中有一条最长,位于细胞的一侧边缘处,称为动纤毛(kinocilium),其他的纤毛较短,但数量较多,约40～100根,呈阶梯状排列,称为静纤毛。静止状态时,毛细胞顶端仅有约10%的机械门控K⁺通道开放,产生小的去极化,以维持基本的初级传入活动。当外力使静纤毛朝向动纤毛一侧弯曲时,毛细胞发生去极化感受器电位,相反,当外力使静纤毛向背离动纤毛的一侧弯曲时,毛细胞的膜电位发生超极化。毛细胞对受力方向具有相当的敏感性,当外力与其偏好方向相垂直时,几乎不引起任何反应。毛细胞底部与前庭传入神经纤维形成突触样结构,电位的变化可直接影响到递质释放量的改变,从而改变传入神经冲动频率。需要注意的是,头部两侧椭圆囊和球囊互为镜像,这就意味着当头部运动使一侧的毛细胞兴奋时,同时会导致另一侧相应部位毛细胞的抑制。因此,中枢需要对两侧毛细胞的传入信息进行同步分析,以准确地判断运动的方向性,同时协调相应躯干和四肢肌肉的紧张度,维持各种姿势和运动情况下身体的平衡。

### 三、半规管的传导

当人体直立并沿矢状轴旋转时,水平半规管受到的刺激最大,当以冠状轴为轴心进行旋转时,上和后半规管受到的刺激最大。内淋巴的惯性,使得它的运动启动晚于半规管,因此当人体开始向左旋转时,左侧水平半规管中的内淋巴流向壶腹方向,使该侧毛细胞兴奋,传入冲动频率增大,同时右侧水平半规管中的内淋巴向离开壶腹的方向流动,该侧毛细胞发生抑制,传入冲动频率降低。当达到匀速转动时,内淋巴与半规管的角速度一致,两侧壶腹的毛细胞不再受到刺激,处于基础活动水平。当转动终止时,两侧壶腹部毛细胞受到与之前相反的刺激,产生相反的电位变化。由于前庭传入纤维在静息时维持基础的冲动发放频率,因此可随旋转方向发生升高或降低的改变,并且两侧半规管的反向运动,使中枢对何时开始转动和转动方向的判断达到最佳。

### 四、前庭的中枢连接

前庭传入纤维的胞体位于前庭神经节内,其轴突沿前庭蜗神经(第Ⅷ对脑神经)进入延髓和脑桥的前庭神经核(vestibular nucleus)。此核同时接受来自小脑、视觉系统和躯体运动系统的传入纤维,因此前庭核可整合来自前庭、视觉和运动多个系统的信息,从而使多个系统协同做出反应,引起各种躯体和内脏功能的反射性改变。具体来讲,来自耳石器官的前庭传入纤维投向前庭外侧核,再通过前庭脊髓束,控制躯干和四肢肌肉,参与姿势维持的脊髓运动神经元兴奋;来自半规管的前庭传入纤维投向前庭内侧核,经内侧纵束支配头颈部肌肉,引起头部旋转的运动神经元兴奋。

与其他感觉系统类似,前庭核也发出纤维投射至丘脑腹后核,进而投向大脑皮层与初级躯体感觉和躯体运动面部代表区相邻的区域(如外侧顶皮质),还可以投射至与听觉皮层相邻的上颞叶皮质。皮层对前庭、视觉和运动等多系统传入信息的整合,对于人体维持平衡和执行复杂运动非常重要。

### 五、前庭反射

来自前庭器官的传入冲动,除引起位置觉和运动觉之外,还可以引起各种姿势调节反射,其意义在于维持机体一定的姿势和身体的平衡。前庭系统通过前庭神经核与网状结构相连,因此当半规管感受器受到长时或过强刺激时,可引起自主神经功能失调,出现心率加快、血压下降、呼吸增快、皮肤苍白、出汗、恶心和呕吐等现象,称为前庭自主神经反应(vestibular autonomic reaction)。

前庭系统还有一个重要的功能是保持眼睛对某一特定方向的注视,通过前庭-眼反射(vestibularocular reflex,VOR)完成。由于VOR的持续调节,我们才能将视觉固定在所关心的目标上。比如,当头部水平向左旋转时,VOR使两眼均转向右侧。左侧的水平半规管将信息传入左侧的前庭核,后者再将兴奋性轴突投射至对侧(右侧)第Ⅵ对脑神经核团(即外展神经核),使右眼的外直肌兴奋,还有一部分兴奋性投射自外展神经核越过中线返回至左侧上升,通过内侧纵束,使左侧第Ⅲ对脑神经核(动眼神经核)兴奋,使左眼右侧的内直肌兴奋。此外,左侧前庭核还可以直接兴奋左侧的动眼神经核,同时抑制引起肌肉相反运动的神经通路,通过多种途径使眼睛向右转。头部向其他方向运动引起的VOR与此类似。伴随VOR发生的眼球运动,称为眼震颤(nystagmus)。临床可用眼震颤检测前庭功能。

# 第七节　内　脏　感　觉

内脏感觉(visceral sense)是由内脏感受器的传入冲动,经内脏神经传至各级中枢神经系统所产生的感觉。内脏感受器的传入冲动一般不产生意识感觉,但传入冲动比较强烈时也可引起意识感觉。例如,胃发生强烈收缩时可伴有饥饿感觉,直肠、膀胱一定程度的充盈可引起便意、尿意。但是,内脏传入冲动引起的意识感觉是比较模糊的、弥散而不易精确定位的。

## 一、内脏感受器

按形态结构,内脏感受器有三种类型:游离感觉神经末梢、神经末梢形成的缠绕和环层小体;按其功能方面可分为:化学感受器(颈动脉体、主动脉体、丘脑下部、胃及小肠黏膜)、机械感受器(颈动脉窦、主动脉弓、肠系膜、胃壁等)、伤害感受器和温热感受器。内脏黏膜、肌肉、浆膜的游离神经末梢被认为是伤害感受器。此感受器可接受机械、化学和热刺激而出现反应。某些感受器是一种多模态(polymodal),可对一种类型以上刺激产生反应。例如,食道向中纤维可对酸、机械或两种刺激都出现反应。肌肉中有机械感受器,可对扩张及收缩都反应,从而表现一种张力感受器形式。

## 二、内脏感受器的适宜刺激

内脏感受器的适宜刺激是体内的自然刺激(如肺的牵张、血压的升降、血液的酸度等)。由心血管、肺、消化道等组织器官来的内脏感受器传入冲动,能引起多种反射活动,对内脏功能的调节起重要作用。

## 三、内脏感觉的传入通路及其在大脑皮层的代表区

各种性质的感受器广泛分布于内脏器官,接受不同刺激产生冲动,再由传入纤维进入脊髓或脑干形成反射性联系,以控制和调节机体各种机能,特别是内脏器官活动。同时也可沿脊髓丘脑束、旁中央上行系统、脊颈束和背索-内侧丘系等上行通路到达大脑皮层,产生内脏感觉。内脏活动反射弧的传入纤维多在副交感神经内,内脏痛觉传入主要在交感神经中,但脊髓后角中没有专门负责接转内脏痛觉信号的神经元,这些纤维与其中的脊髓丘脑束神经元(躯体感觉通路的第二级神经元)发生突触联系,故内脏感觉信号是沿躯体感觉通路传导,并经丘脑投射系统到达大脑皮层的。

由于副交感神经的胞体位于脊髓骶2~4节段灰质相当于侧角的部位以及脑桥和延髓的第Ⅶ、Ⅸ和Ⅹ对脑神经节中,而交感神经的胞体位于脊髓胸7~腰2节段的灰质侧角,故胸痛觉线和骨盆痛觉线之间器官的痛觉通过交感神经纤维传入,胸痛觉线以上和骨盆痛觉线以下器官的痛觉通过副交感神经纤维传入。

内脏感觉在大脑皮层的代表区混杂在体表第一感觉区中,第二感觉区和辅助运动区也与内脏感觉有关。此外,边缘系统皮层也接受内脏感觉的投射。

### 四、内脏痛

内脏中有伤害感受器,但无本体感受器,所含温度觉和触-压觉感受器也很少,故内脏感觉主要是痛觉。

#### (一) 内脏痛的特点

内脏痛(visceral pain)常由机械性牵拉、痉挛、缺血和炎症等刺激所引起,特点包括① 定位不准确:这是内脏痛最主要的特点,原因是伤害感受器在内脏的分布密度比躯体的分布稀疏得多;② 主要表现为慢痛:发生缓慢,持续时间较长,且常呈渐进性增强(有时也可迅速转为剧烈疼痛);③ 中空内脏器官的致痛适宜刺激:胃、肠、胆囊和胆管等对扩张性和牵拉性刺激敏感,而对切割、烧灼等皮肤致痛刺激不敏感;④ 常伴有情绪和自主活动的改变:内脏痛特别能引起不愉快的情绪活动,并伴有恶心、呕吐、心血管和呼吸等自主性活动的改变,这可能与内脏痛觉信号可到达引起情绪和自主性反应的中枢部位有关。

#### (二) 内脏痛的分类

(1) 真脏器痛(true visceral pain):这是脏器本身的活动状态或病理变化引起的疼痛。此类痛为慢痛、钝痛,定位不清,比较弥散,如性质剧烈,持续时间长则伴有植物神经反应(出汗及血压、心率变化)及情绪变化。痛经、分娩痛、肠绞痛、膀胱过胀痛和冠状动脉梗塞的胸骨后痛等皆属此类。

(2) 壁层痛(parietal pain)或准内脏痛(quasi visceral pain):脏器炎症扩散、渗出、压力摩擦或病理改变浸及胸腹壁内面,使浆膜受到刺激时产生。此类痛信号的传入与躯体痛相似,由躯体神经(如膈神经、肋间神经和腰上部脊神经)传入,多呈现锐痛、快痛,部位局限,定位清楚。例如,胸膜或腹膜炎症时可发生体腔壁痛。

(3) 牵涉痛(referred pain):某些内脏疾病往往引起远隔的体表部位发生疼痛或痛觉过敏,这种现象称为牵涉痛。产生脏器痛和壁层痛的病变可引起牵涉痛。牵涉痛的部位和病变的脏器往往不在同一部位,但两者受相同脊髓节段的神经支配。阑尾的痛觉传入纤维通过交感链于胸10或胸11节段水平进入脊髓。与此相对应的皮肤节段区约在脐水平。因此,阑尾炎早期于脐周围出现牵涉性脏器痛。心绞痛时除在胸骨后产生牵涉痛外,又因心脏的痛觉纤维在第1～5胸节进入脊髓,其相应的皮肤节段位于胸前壁,第一胸神经沿上臂内侧分布,所以同时出现胸前壁和左臂内侧皮肤的牵涉性脏器痛。各脏器牵涉痛的体表区对临床诊断有一定意义。下表中列出了内脏病变部位及其体表牵涉痛的发生部位。

表 12-1　内脏病变与体表牵涉痛的发生部位

| 内脏病变 | 体表牵涉痛的发生部位 |
| --- | --- |
| 心肌缺血 | 心前区、左肩和左上臂 |
| 膈中央部受刺激 | 肩上部 |
| 胃溃疡、胰腺炎 | 左上腹和肩胛间 |
| 胆囊炎、胆石症 | 右肩区 |
| 阑尾炎 | 上腹部或脐周 |
| 肾结石 | 腹股沟区 |
| 输尿管结石 | 睾丸 |

由于牵涉痛往往发生在与疼痛原发脏器具有相同胚胎来源节段和皮节的体表部位,目前通常用会聚学说(convergence theory)和易化学说(facilitation theory)对牵涉痛的产生机制加以解释。会聚学说认为,来自内脏痛和躯体痛的传入纤维在感觉传导通路的某处(脊髓、丘脑或皮层)相会聚,终止于共同的神经元,即两者通过一共同的通路上传,这些神经元平时只感受来自皮肤的痛觉冲动,当内脏痛觉纤维受到强烈刺激,冲动经此通路上传时,大脑依据往常经验将其"理解"为来自皮肤的痛觉。易化学说认为,来自内脏和躯体的传入纤维到达脊髓后角同一区域内彼此非常接近的不同神经元,由患病内脏传来的冲动可提高邻近的躯体感觉神经元的兴奋性,从而对体表传入冲动产生易化作用,使平常不至于引起疼痛的刺

激信号变为致痛信号,从而产生牵涉痛。研究表明,局部麻醉有关躯体部位通常不能抑制严重的牵涉痛,但可完全取消轻微的牵涉痛。会聚学说可解释前一现象,但不能解释后一现象;而易化学说能解释后一现象,却不能解释前一现象。可见,会聚学说或易化学说都不能独自圆满解释牵涉痛。因此,目前倾向于认为上述两种机制可能都起作用。

(张瑛、王韵)

# 练　习　题

1. 简述感受器的生理特性有哪些?
2. 感觉的产生包括哪几个部分?
3. 简述局部组织受到伤害时产生疼痛的外周机制。
4. 何为闸门控制学说? 简述其主要内容及该学说提出的意义?
5. 试述脊髓背角在痛觉形成和痛觉调制中的作用。
6. 简述视网膜两种感光细胞的分布及功能特点。
7. 简述视紫红质的光化学反应。
8. 何谓视觉的三原色学说? 简述视锥细胞的色觉功能。
9. 前庭器官的感受装置是什么? 其适宜刺激有哪些?
10. 声波经中耳传导后,如何发生增压减幅效应?
11. 牵涉痛有何实例? 其可能的产生机制是什么? 有何临床意义?

# 参　考　文　献

1. Bear M F, Connors B W, Paradiso M A. Neuroscience-Exploring the Brain. 2nd ed. 北京:高等教育出版社,2002.
2. Kandel E R, Schwartz J H, Jessell T M. Principles of Neural Science. 4th. New York:McGraw-Hill Companies,2000.
3. Tominaga M, Caterina MJ. Thermosensation and pain. J Neurobiol, 2004, 61:3-12.
4. 关新民主编. 医学神经生物学. 北京:人民卫生出版社,2002.
5. 韩济生,蒲慕明,饶毅主编. 神经科学. 3 版. 北京:北京大学医学出版社,2009.
6. 茹立强,王才源,殷光甫. 神经科学基础. 北京:清华大学出版社,2004.
7. 谭洁,罗敏敏. 嗅球对嗅觉信息的处理. 生物物理学报,2010,26:194-208.
8. 王建军主译. 神经科学——探索脑. 2 版. 北京:高等教育出版社,2005.
9. 朱大年主编. 生理学. 7 版. 北京:人民卫生出版社,2010.

# 第十三章　神经系统对运动的调节

## 第一节　运动系统总论

运动是动物进行生存和繁衍后代的基本功能之一。低等原生动物就有运动能力,如单细胞变形虫的变形运动,眼虫的鞭毛运动,草履虫的纤毛运动。随着动物的进化,运动功能不断发展和完善,运动形式更加复杂多样,比如多细胞鱼的游泳,蛇的蜿蜒爬行,鸟的飞翔,体操运动员各种高难度的表演动作,钢琴家对手指的精确灵活控制等。

### 一、运动系统的组成、构造与功能

#### (一) 运动系统的组成

运动系统由骨、骨连结和骨骼肌组成。成人全身有 206 块骨(图 13-1),约占体重的 20%。有颅骨 29 块、躯干骨 51 块、上肢骨 64 块、下肢骨 62 块。根据骨的形状,一般分为长骨(四肢骨)、短骨(指骨)、扁骨(脑颅骨)、不规则骨(脊柱骨)4 类。骨与骨之间通过骨连结联系起来。根据骨连结的构造和功能将其分为纤维、软骨组成的直接连结和滑膜关节组成的间接连结两种形式。人体全身的骨骼肌(图 13-2)共有

顶骨　　额骨
鼻骨　　颧骨
颞骨　　下颌骨
上颌骨　　颈椎
锁骨　　胸骨
肩胛骨　　肋骨
肱骨　　胸椎
肋软骨
　　　　腰骨
尺骨　　骶骨
桡骨　　腕骨
髋骨　　掌骨
尾骨　　指骨
股骨
髌骨
腓骨
胫骨　　跗骨
　　　　距骨
　　　　趾骨

**图 13-1　人体的全身骨骼**

(周美娟,段相林,2004)

600多块,约占男人体重的40%,女人体重的20%。根据肌的形状可分为三角肌、斜方肌、长肌、短肌、扁肌、阔肌、梭形肌、羽状肌和轮匝肌等;根据肌的作用可分为屈肌、伸肌、展肌、收肌、旋前肌、旋后肌、括约肌、开大肌和提肌等;根据肌束的方向可分为斜肌、横肌和直肌等;根据肌的起止点命名:如胸锁乳突肌和肱桡肌;根据肌肉跨过的关节分类:单关节肌、双关节肌和多关节肌;按肌头的数量(肌肉起点腱的数量)分为二头肌、三头肌和四头肌。

全身的骨通过骨连结构成整个人体支架,称之为骨骼。骨骼肌借肌腱附着于相邻的两块骨的骨面上,收缩时以骨连结为支点,牵引骨改变位置,产生各种活动。

**图 13-2　人体骨骼肌**
(周美娟,段相林,2004)

### (二) 运动系统的构造

1. 骨的结构

骨主要由骨膜、骨质、骨髓及分布在其内的血管和神经组成。除关节面外,骨的内外表面都覆有骨膜,骨膜是一层坚韧的结缔组织膜,覆在骨内表面的称骨内膜,覆在骨外表面的称骨外膜。骨膜内含有丰富的血管、神经和成骨细胞,对骨营养、再生、感觉都有重要作用。

骨质由骨组织构成,骨组织含大量钙化的细胞间质和多种细胞——即骨细胞、骨原细胞、成骨细胞和破骨细胞。骨细胞数量最多,位于骨质内,其余的则位于骨质靠近骨膜的边缘部。根据骨质结构特点的不同,将骨质分为骨密质和骨松质两类。骨密质致密坚硬,骨松质结构疏松,呈蜂窝状。不同种类的骨,骨密质和骨松质的分布状况有所不同。长骨的骨干主要由较厚的骨密质构成。

骨髓分布在骨髓腔和骨松质的网眼中,约占骨重的4%～6%,是人体最大的造血器官。骨髓分为红骨髓和黄骨髓。胎儿及婴幼儿时期的骨髓都是红骨髓,大约从5岁开始,长骨干的骨髓腔内的红骨髓逐渐被脂肪组织所代替,并随年龄增长而增多,即为黄骨髓。成人的红骨髓和黄骨髓约各占一半。

骨与骨之间的连接装置称骨连结。骨连结有直接连结和间接连结两种形式,直接连结有韧带连结、软骨连结和骨连结,这三种连结方式有时也统称纤维连结。间接连结是滑膜连结,也就是关节连结。

纤维连结是指两骨之间借纤维结缔组织、软骨或骨相连结,其间无缝隙,活动范围很小或不活动的连结方式。两骨之间靠结缔组织直接连结的叫韧带连结,相邻两骨之间以软骨相连叫软骨连结。骨连结完全不能活动,如五块骶椎以骨连结成一块骶骨。

关节由关节面、关节囊和关节腔组成。关节的辅助结构有韧带、关节盘、关节唇。关节面是相邻两骨的接触面,多数是一凸一凹,凸面称关节头,凹面称关节窝,关节面的表面有一层软骨,软骨表面光滑有弹性,可以减少两关节面之间的摩擦并能缓冲两骨之间的撞击作用。关节软骨内没有血管和神经,营养由关节腔内的滑液和关节囊周围的血管供应。关节囊是一种包在关节周围的膜性囊,附着于关节面周缘的骨面上。关节腔是由关节软骨和关节囊滑膜层所围成的密闭腔隙,内有少量滑液,有润滑和营养关节软骨的作用。腔内为负压,对于维持关节的稳固有一定的作用。当关节滑膜发炎时,腔内大量积液,伴有关节的肿胀和疼痛,影响关节的活动。

关节的辅助结构是指那些适应关节运动灵活性和稳固性的特化结构。韧带为扁带状或索条状,连接相邻两骨,对稳固关节和限制关节超额运动有重要作用。关节盘位于关节腔内两关节面间的纤维软骨板,将关节腔分成两部分。关节唇是附着于关节窝周缘的纤维软骨环,有加深关节窝并增大关节面的作用。所以,关节的结构包含两个统一的对立面,互相制约和依存,实现了关节的运动功能。

2. 骨骼肌

骨骼肌由大量成束的骨骼肌细胞组成,骨骼肌细胞为细长圆柱状的多核细胞,一个肌细胞的核可多达几十甚至上百个,位于肌细胞的周缘,靠近肌细胞膜分布。肌细胞直径 $10\sim100~\mu m$ 不等,长度一般为 $1\sim40~mm$,有的可达几十厘米。骨骼肌细胞由于其特化又称肌纤维,一条肌纤维胞质中由许多肌原纤维组成,每条肌原纤维由许多平行排列的粗肌丝和细肌丝组成,并被膜状的微管结构所环绕。骨骼肌的两端与由结缔组织构成的肌腱融合,借肌腱附着在骨骼上,牵引骨骼产生运动。骨骼肌在光镜下可见明暗相间的横纹,属于横纹肌。

(1) 肌原纤维在光镜下的结构(图 13-3)。

光镜下观察碱性染料染色后的肌纤维的纵切面,可见每条肌原纤维都呈现相间的明暗交替,分别称明带和暗带,这就是称其为横纹肌的原因。暗带处对碱性染料具有很强的亲和力,并具有双折光性,因此颜色较暗,我们又称其为 A 带。A 带的中央部分着色又较淡,称为 H 带。H 带的正中(亦即 A 带的正中)又有一条着色较深的线,称 M 线。相邻两 A 带之间的部分由于对碱性染料没有亲和力,并呈现单折光性,所以着色浅,较为透亮,称为明带,又称 I 带。I 带正中有一条着色较深的线,称 Z 线,它将 I 带分成两半。以 Z 线为界,肌原纤维被划分成许多个肌节,肌节由 A 带和其两侧各 1/2 I 带组成,是肌细胞的基本功能单位,其长度依肌肉收缩和舒张状态而变动于 $1.5\sim3.5~\mu m$ 之间。

图 13-3 骨骼肌肌原纤维结构

(Gordon A M, et al, 1966)

（2）肌原纤维的超微结构(图 13-4)。

应用电镜和 X 射线衍射法进一步发现,A 带和 I 带由更细的肌丝构成,肌丝分粗肌丝和细肌丝。粗肌丝长约 1.5 μm,直径约 10 nm,位于肌节的 A 带,中部借 M 线固定,两端游离,表面有许多小的突起,称横桥。粗肌丝由许多豆芽状的肌球蛋白分子集合成束组成,一条粗肌丝含有 200～300 个肌球蛋白分子,相当于豆芽的豆瓣部分是肌球蛋白分子的头,头从粗肌丝主干的表面伸出,即横桥,相当于豆芽的杆状部分是肌球蛋白分子的尾,聚合成束,朝向 M 线,形成粗肌丝的主干。肌球蛋白分子头部(横桥)具有 ATP 酶的活性,当肌球蛋白分子头部与肌动蛋白作用位点接触时,ATP 酶被激活,分解所结合的 ATP 并释放能量,使横桥发生屈伸运动。

**图 13-4　肌原纤维超微结构模式图**

(Bloom W,Fawcett D W,1975)

细肌丝长约 1.95 μm,直径约 5 nm,由 Z 线伸出,纵贯 I 带全长,并伸长至 A 带内部,与粗肌丝交错对插。细肌丝由肌动蛋白、原肌球蛋白、肌钙蛋白三种蛋白组成(图 13-5)。椭圆球状的单体肌动蛋白聚合并扭缠成双螺旋链,每经过 7 个肌动蛋白分子的长度,双螺旋链就旋转半圈。原肌球蛋白形成两个多肽链相互扭缠在一起,镶嵌在肌动蛋白双螺旋链的沟内。一个原肌球蛋白分子的长度,相当于 7 个球形肌动蛋白单体的长度。因此肌动蛋白分子形成的双螺旋链旋转一圈,就会有 2 个原肌球蛋白分子嵌于其内。肌钙蛋白复合体由三个亚基组成:肌钙蛋白 C(TnC),是与 $Ca^{2+}$ 结合的亚单位;肌钙蛋白 I(TnI),是调控肌动蛋白和原肌球蛋白相互结合的亚单位;肌钙蛋白 T(TnT),是将整个肌钙蛋白结合于原肌球蛋白上的亚单位。

**图 13-5　肌原纤维亚显微结构模式图**

(Huxley H E,1969)

（3）骨骼肌的肌膜系统由外膜系统和内膜系统组成。

骨骼肌纤维外层被膜包绕，膜内含有极细的纤维物质形成的网状结构，组成外膜系统，具有传导兴奋的功能。

在肌细胞内部，存在于每一条肌原纤维周围的膜状微管结构，统称内膜系统（internal membrane system）（图 13-6）。内膜系统由结构和功能上相互独立的横管和纵管两部分组成，二者构成了肌管系统。横管又称 T 管，系由肌细胞膜在 Z 线水平向细胞内凹入并反复分支，围绕着肌原纤维形成的具分支的环形管，其走向与肌原纤维的长轴垂直，同一水平的横管之间靠分支相互沟通，横管与肌细胞的表面也相互沟通，细胞外液可通过肌细胞膜上的内凹开口与横管内物质相通，实际上，横管是肌细胞间隙在细胞内的扩展。纵管又称 L 管，是围绕肌原纤维的另一套微管结构，大致与肌原纤维的长轴平行，是由肌细胞的光面内质网特化而成，又称肌质网。构成肌质网的蛋白质有 80% 是钙泵（一种 ATP 酶），它可将肌浆中的 $Ca^{2+}$ 泵入肌质网中，以便调节和控制肌浆中 $Ca^{2+}$ 的浓度。纵管在 Z 线附近管腔变宽并相互吻合，形成终末池（终池）或称侧囊。在 Z 线两侧，分属两个肌节相邻的两个终池和 Z 线处围绕肌原纤维并将两个终池间隔开的横管形成三联体（三联管）。肌管系统对 $Ca^{2+}$ 的吸收、贮存、释放及细胞内外的信息传递发挥重要作用。

**图 13-6  肌纤维内膜系统结构模式图**

（Bloom W, Fawcett D W, 1975）

### （三）运动系统的功能

运动系统对人体具有支持、保护和运动的功能。人体骨骼有维持体形、支撑体重和保护内脏器官的功能。骨骼肌借肌腱附着在相邻骨的骨面上，运动神经元引起肌纤维兴奋，通过兴奋-收缩偶联机制引起肌纤维的收缩，收缩时以骨连结为支点，牵引骨改变位置，产生各种运动。

## 二、躯体运动的分类

躯体运动一般分为三类：反射性运动、随意（意向）运动和节律性（型式化）运动。

1. 反射性运动

反射性运动是最简单最基本的运动，不受意识的控制，反应快捷，通常由特异的感觉刺激引起，产生的运动有定型的轨迹。当给予特异性刺激时，反射就会自动发生，反射强弱因刺激强度大小而异。如各种肌腱反射，伤害性刺激引起的肢体回缩反射，新生儿的拥抱反射（摩罗反射）、吮吸反射（哺乳反射）、握持反射、自动步行运动和短缩反射等等。

反射是指在中枢神经系统的参与下机体对内外刺激所发生的规律性反应，其结构基础是反射弧，根据刺激条件不同，反射一般分为两类：条件反射和非条件反射。非条件反射是人生来就有的先天性反射，是一种比较低级的神经活动，由大脑皮层以下的神经中枢（如脑干、脊髓）参与即可完成。膝跳反射、眨眼反射、缩手反射、婴儿的吮吸和排尿反射等都属于非条件反射。条件反射是人出生以后在生活过程中形成的后天性反射，条件反射的建立是利用一个与非条件反射无关的刺激条件和非条件反射多次结合，这个无关的刺激条件就变成了条件反射的刺激信号。例如，狗吃食物时分泌唾液是一种先天的非条件反射，铃声与这个非条件反射没有关系，但在每次给狗食物时同时给予铃声，经过多次结合后，即使只给铃声而不给食物，狗也会分泌唾液，这样就形成了以铃声为条件刺激的分泌唾液的条件反射。条件反射可以建立，也可以消退。条件反射是在大脑皮层参与下完成的，是一种高级的神经活动。

2. 随意（意向）运动

随意运动是指意识支配下受大脑皮层运动区直接控制的躯体运动。具有一定目的性和方向性，可以是对感觉刺激的反应或因主观意愿而产生，运动形式更为复杂，一般为后天形成。较复杂的随意运动都需要经过反复练习才能逐渐完善和熟练掌握。例如，枪手瞄准枪靶，歌唱家的歌唱技巧，画家的绘画等等。随意运动和反射性运动相比，随意运动一般在较长的时间里完成，而且运动的方向、轨迹、速度和时间等都可以随意选择。在执行复杂的随意运动时，也涉及多种反射性运动。因此，随意运动与反射性运动并不是完全孤立发生的，随意运动的完成涉及中枢神经系统更加广泛的网络活动，参与随意运动的控制或对它有影响的神经结构广泛分布于神经系统的各个部位。

3. 节律性（型式化）运动

节律性运动（rhythmic movement）可以随意开始或中止，在开始和中止时都受高级神经中枢大脑的控制，但在运动过程中与大脑的意识无关，而是低级中枢的自激行为，它是由位于脊髓（脊椎动物）或腹神经节（无脊椎动物）中的中枢模式发生器（central pattern generator，缩写为 CPG）所产生和控制的时空运动模式。节律运动具有规则的表现形式，有高度的稳定性和自适应性。如，行走、跑步、跳跃、游泳、飞翔、呼吸和咀嚼等等。

## 三、躯体运动的机理

在中枢神经系统的控制和调节下，骨骼肌接受运动神经元传来的冲动，进行收缩或舒张，作用于身体的相关部位，从而产生各种运动。大多数运动是在关节处发生，使一个关节向同一个方向活动的肌肉群称为协同肌，向相反方向活动的称前者的对抗肌。即使是简单的运动，也需要许多肌肉协同收缩或舒张才能完成。如做屈肘运动时，肱二头肌收缩，肱三头肌舒张，与此同时，肩关节周围的肌肉只有同时收缩才能固定肩关节，为防止由于身体重心改变而引起的姿势不稳，相关肌肉的张力也需调整。为了保证运动的各项参数（位移、速度、力度和加速度等）都十分精确，中枢神经系统必须对许多肌肉发出十分精确的指令，让它们按运动的需要准确及时地保持收缩或舒张的强度和时间。为了对运动进行正确的控制，中枢神经系统还需不断地接受与运动有关的感觉信息的反馈，以便准确及时地调整运动状态。

### （一）神经肌肉接头的结构与信息传递机制

1. 神经肌肉接头的结构

神经肌肉接头是指运动神经元轴突末梢与骨骼肌肌纤维的接触部位，又形象地将这一接触部位称为突触。突触这一术语，可以广泛地表示两个可兴奋细胞之间的机能联系部位，根据这一联系部位的结构特征和信息传递机制，可将突触分为化学性突触和电突触两类，神经肌肉接头属于化学性突触。在光学显微镜下观察，运动神经元轴突末梢反复分支，形成大量的终末前细支，终末前细支脱去髓鞘形成纤细裸露的无髓鞘终末，其末端形成大小不等的梅花状膨大终止于肌纤维上。每一根无髓鞘终末支配一根肌纤维。同一根轴突末梢的全部分支及其所支配的所有肌纤维称为一个运动单位。运动单位是肌肉收缩的基本功能单位，因为一根轴突兴奋时，可导致它所支配的全部肌纤维同步收缩。运动单位大小不一，有的肌纤维数可达上百条，有的则只有几条，如躯体背部肌肉的运动单位可多达 200 多条肌纤维，支配眼肌的运动单位只有几条。一般一个运动单位中的肌纤维数量少则运动比较精细、灵活；多则产生的力量大，有利于对躯体姿势的维持。

电镜下观察，神经肌肉接头的结构可分为三部分：突触前膜、突触间隙和突触后膜。突触前膜就是突触前轴突末梢的无髓鞘的终末膜,突触后膜是与突触前膜相对的肌细胞膜,两膜之间的间隙称为突触间隙(图 13-7)。突触后膜又称终板膜,突触前膜与突触后膜统称突触膜,突触间隙约 50 nm。突触处,肌纤维表面凹陷,临近肌纤维的轴突终末几乎都嵌入肌纤维的凹陷处,突触前膜与突触后膜各自仍是连续的,并且二者界限清晰,但突触膜与非突触膜(非突触处的轴突膜和肌膜)相比,呈明显增厚,其中有一些特化结构。突触前膜的胞质面,有致密物质堆积形成的具有一定几何排列的栅栏状结构,称活动带,是递质释放的特异位点。终板膜增厚更显著,它向肌质侧凹陷,形成许多褶皱,凹陷处形成了次级突触间隙,并与初级突触间隙相通,这实际上大大扩大了突触后膜的面积。许多乙酰胆碱受体分子分布在这些褶皱中,在突触后膜的外表面存在乙酰胆碱酯酶(acetylcholinesterase,AChE),它可将乙酰胆碱水解为胆碱和乙酸。突触间隙与一般的细胞间隙相通,但具有一层致密的间隙基质沿着终板膜褶皱的外表面分布,其中含有糖蛋白和唾液酸,据称唾液酸起着辨认化学信号并与其相结合的作用。由以上结构特征可见,在神经肌肉接头处,神经和肌肉是分离的,二者并没有原生质的沟通。

**图 13-7　神经肌肉接头模式图**

(Brooks G A,et al,1996)

在突触前轴突终末内含有大量的囊泡状结构,称突触囊泡(突触小泡)。囊泡直径约 50 nm,数量、形状和饱满度变化都很大。其中有的散在于神经轴突突触的胞浆内,有的置于前膜内致密物质所形成的栅栏状结构的网格中。囊泡内含有神经递质乙酰胆碱(acetylcholine,ACh),它是在神经轴突突触的胞浆内合成并由囊泡摄取贮存。大量的证据表明,神经肌肉传递是由囊泡释放乙酰胆碱为中介而完成的。

2. 神经肌肉接头的信息传递机制

神经肌肉的信息传递是电信号—化学信号—电信号的复杂转换过程。运动神经元的神经冲动(电信号)传到轴突终末时,轴突末梢膜去极化,去极化作用导致膜上的钙通道开放,$Ca^{2+}$ 沿其电化学梯度由突触前膜外流入轴突终末内,$Ca^{2+}$ 激活了钙依赖蛋白激酶($Ca^{2+}$/钙调蛋白依赖蛋白激酶Ⅱ)或可能由于囊泡含有负电荷,膜内为负,膜外为正,而 $Ca^{2+}$ 进入是异性相吸的结果;还可能 $Ca^{2+}$ 进入激活囊泡的细丝导致的等等,促使突触囊泡向突触前膜移动并与神经细胞质膜融合,囊泡中的神经递质 ACh 被释放到突触间隙中。间隙中 ACh 浓度增加,通过扩散与终板膜上的 ACh 受体结合,进而引起 ACh 受体的通道开放,$K^+$ 和 $Na^+$ 沿着电化学梯度进行易化扩散,由于 $Na^+$ 的电化学梯度远远大于 $K^+$ 的电化学梯度,因此进入终板膜内的 $Na^+$ 的数量远远大于流出终板膜 $K^+$ 的数量,使终板膜瞬间去极化产生终板电位(EPP)(在终板膜上产生的这种瞬时去极化的电位称为终板电位),EPP 的产生使邻近的肌膜去极化至阈电位水平,产生动作电位并沿肌膜扩布。EPP 发生速度快,持续时间短,仅有 2 ms 左右。这是由于乙酰胆碱被乙酰胆碱酯酶迅速水解为胆碱和乙酸,由于乙酰胆碱被分解则失去与受体结合的活性,乙酰胆碱受体的通道也就随之关闭。水解后形成的胆碱被摄入突触前轴突终末内,重新成为合成乙酰胆碱的原料。EPP 的产生使邻近的肌膜去极化至阈电位水平,产生动作电位并沿肌膜扩布。乙酰胆碱的迅速失活使一次神经冲动只能引起一次肌肉冲动,保证了神经肌肉传递的秩序性和准确性。

### （二）骨骼肌收缩的机制

骨骼肌受脊髓前角运动神经元的支配,运动神经元的轴突终末与骨骼肌形成神经肌肉接头,当神经冲动到达运动神经元的轴突终末时,经过一系列电化学转化过程,肌细胞膜上产生了动作电位,并沿肌细胞的横管膜传导到肌细胞深处,直至三联体附近,引起纵管终池释放大量 $Ca^{2+}$ 进入肌浆, $Ca^{2+}$ 到达细丝所在部位并与细丝上的肌钙蛋白(TnC)相结合,导致细丝上肌钙蛋白构象的改变,进而引起原肌球蛋白构象的变化,从而使细肌丝上肌动蛋白分子与粗肌丝上横桥的结合位点暴露,粗肌丝球头部位组成的横桥与细肌丝上肌动蛋白分子暴露的位点结合,同时分解 ATP 释放能量,并向 M 线方向摆动,牵引细肌丝向粗肌丝之间滑行,引起肌细胞的收缩。肌肉收缩时,在形态上表现为整个肌肉和肌纤维的缩短,但在肌细胞内并无肌丝或它们所含分子结构的缩短,而只是在每一个肌节内发生了细肌丝向粗肌丝之间的滑行。即由 Z 线发出的细肌丝向暗带中央移动,结果两 Z 线之间缩短,I 带、H 带变短,肌节长度变短,所以整个肌原纤维、肌细胞和肌肉变短。

### （三）控制运动需要感觉信息反馈

为了对运动进行精确控制,中枢神经系统需要不断接受相关感觉信息。在运动前,中枢神经系统根据感觉信息为运动编程;运动中,接受这些感觉信息的反馈,神经中枢随时更正和调节发出的指令,纠正运动中出现的偏差,从而使运动准确进行。

1. 感觉信息的分类

和控制运动有关的感觉信息可分两类。① 视觉、听觉和皮肤感觉信息：主要是提供目标位置及目标和自身相互位置关系的信息;② 肌肉、关节和前庭器官的感觉信息：主要提供肌肉长度、张力、关节位置和身体空间位置等信息。

Jeannerod 的实验证明了视觉信息对运动精确控制的重要性。令受试者去取放在约 50 cm 之外的桌上的一只球,这一动作过程需要两个动作协同完成,即手从原来位置沿一条曲线移动到球所在的位置和手指张开准备握球,这两个动作是同时开始的。如果在运动执行过程中,设法使受试者只看见球而看不见手,则运动过程虽无明显变化,但手总是不能准确地达到目标。显然,在这一简单运动中,视觉信息是精确地完成动作所必需的。

2. 前馈控制作用和反馈控制作用

根据运动形式特点,这些感觉信息对运动的作用可分为前馈控制作用和反馈控制作用两种。前馈控制作用是指在运动发起之前,神经系统就已经根据所获得的感觉信息尽可能精确地计算出下行的运动指令,当运动开始后,不再依靠反馈信息,前馈控制运动适宜于快速运动,如乒乓球运动员接对方打来的球,足球守门员阻止球被射进球门的动作等,这些动作一旦执行,就再也无法接受反馈信息而调整动作,因此,前馈控制性运动很容易失误。反馈控制作用是指运动进行过程中,可以接受相关的感觉信息的反馈,这些反馈信息主要是把运动的状态结果汇报给控制中枢,使控制中枢参照实际情况不断地纠正和调整发出的信息,以达到对运动的精确控制。反馈控制作用适宜于缓慢的或维持姿势的动作。因为这样,神经中枢有时间对反馈信息进行加工。

### （四）控制运动的主要神经

躯体各种运动都是在神经系统的控制下,相关肌肉协同作用而完成的。控制运动的神经结构发生在三个水平,从高级到低级分别是大脑皮质运动区、脑干下行系统和脊髓,这三个水平之间既有分级的控制关系,也有平行的控制关系。另外,小脑和基底节对调节运动具有十分重要的作用。分级控制如低级中枢发出复杂的传出冲动,使肌肉兴奋收缩,而高级中枢主要发出一级运动指令,不需处理肌肉协调活动的细节问题。平行控制,如大脑皮层运动区,可通过脑干兴奋脊髓神经元,还可以通过皮层脊髓束直接兴奋脊髓的运动神经元和中间神经元。这种分级控制与平行控制的重叠,不但使运动控制具有灵活多样性,而且对神经代偿及受损后的恢复都具有重要意义。

# 第二节　脊髓对运动的调节

## 一、脊髓躯体运动的调节作用

脊髓具有传导功能、反射功能和营养功能。脊髓是感觉和运动神经冲动传导的重要通路,脑、躯干和四肢之间的联系必须通过脊髓内的上、下行传导束来实现,脊髓在两者之间起着中转或传导信息的功能。除头、面部外,全身的深、浅部感觉和大部分内脏感觉冲动,都经脊髓白质的上行纤维束才能传到脑,由脑发出的冲动,也要通过脊髓白质的下行纤维束才能调节躯干、四肢骨骼肌和部分内脏的活动。

另外,脊髓内也存在一些低级反射中枢,本身也可执行一些简单的反射活动。脊髓能够执行的反射活动有躯体反射和内脏反射两类。其中躯体反射包括牵张反射(腱反射和肌紧张)、屈肌反射、对侧伸肌反射和浅反射;内脏反射包括血管张力反射、发汗反射、排尿反射、排便反射、勃起反射和瞳孔反射。

脊髓反射最简单的反射弧仅由一个传入神经元和一个传出神经元组成,称单突触反射,多数反射由两个以上的神经元组成。反射弧若局限在一个脊髓节段内,则称节内反射;也可借感觉传入纤维在固有束内上、下行数个节段,把一个脊髓节感受的冲动扩散到相邻的脊髓节段,构成节间反射。反射弧既可位于脊髓同侧,也可以位于脊髓的两侧,形成交叉反射。

脊髓前角细胞对它所支配的骨骼和骨骼肌都有营养的功能,表现为前角细胞损伤,其支配的肌肉发生萎缩,骨骼出现骨质疏松。

## 二、脊髓控制的反射活动

### (一) 牵张反射

当骨骼肌受到外力牵拉而伸长时,能反射性地引起受牵拉的同一块肌肉发生收缩,称为牵张反射。由于牵拉的形式不同,肌肉收缩的反射效应也不同,因此牵张反射又可分为腱反射和肌紧张两种类型。

1. 初级传入纤维的分类

初级传入纤维分为 I(I_a、I_b)、II、III和IV四类。

与外周感受器相连的躯体感觉纤维统称为初级传入纤维。根据肌神经中传入纤维的粗细分为 I(I_a、I_b)、II、III和IV四类。I类是最粗的、有髓的初级传入纤维,占传入纤维总数的25%,I类可进一步分为 I_a 和 I_b 两类,主要是传导肌肉长度、张力及其变化的信息。I_a 比 I_b 粗。肌梭内的初级感觉末梢就是 I_a 类,高尔基腱器官的感觉末梢就是 I_b 类。II类有髓但比I类细,传导肌肉长度、肢体位置和肌肉触压觉等。肌梭的次级感觉末梢属II类。III类更细,也有髓,传导深部痛觉和肌肉中血管舒张等变化的信息。游离神经末梢和肌肉中血管内的感觉末梢就是此类纤维。IV类无髓,占传入纤维总数的50%,对深部的痛和非痛刺激产生反应。

2. 肌肉中的牵张感受器

骨骼肌中有两种牵张感受器:肌梭和腱器官(图13-8)。

**图 13-8　肌梭结构示意图**

(Hulliger M,1984)

（1）肌梭：是分布在骨骼肌纤维之间的梭形小体。由多条细的梭内肌纤维组成，为了与梭内肌纤维相区别，骨骼肌纤维可以称为梭外肌纤维。典型的肌梭直径约 1 mm，长 0.05～13 mm，肌梭长轴与骨骼肌纤维的纵轴平行排列。肌梭内有两类梭内肌纤维：核袋纤维和核链纤维。核袋纤维中部膨大呈袋状，较粗长，有许多细胞核集合在纤维的中央部；核链纤维较细短，许多细胞核按纤维纵轴走向呈链状排列。一个典型的肌梭内有 2 根核袋纤维和 4～5 根核链纤维。肌梭的表面有结缔组织的被囊包裹，核袋纤维和核链纤维在被囊内呈平行排列，肌核链纤维较短，一般不伸出囊外，对静止持续的牵拉刺激较敏感，核袋纤维中部膨大，没有横纹，也不收缩，肌纤维也较长，以致有小部分伸出被囊外，对快速牵拉刺激较敏感。

进入肌梭内的感觉神经纤维也有两种（图 13-9）：一种是较粗的有髓神经纤维 $I_a$ 类，在进入肌梭前脱去髓鞘，进入后分支末端呈螺旋状分别缠绕在核袋纤维和核链纤维中部，被称为环状螺旋末梢或初级感受末梢；另一种是较细的有髓神经纤维 II 类，进入肌梭前也脱去髓鞘，进入被囊后反复分支，末梢终端略膨大呈花枝状，主要分布在核链纤维上，被称为花枝状末梢或次级感受末梢，次级感受末梢位于初级感受末梢的外端。梭内肌纤维接受脊髓前角 γ 运动神经元的支配，γ 运动神经元发出的运动纤维末梢终止于核袋纤维和核链纤维的两端。

**图 13-9　肌梭内的梭内肌纤维及其支配**

(Critchlow V, von Euler C, 1963)

（2）腱器官：大多腱器官位于肌肉与肌腱的交接部，是一包囊状结构，在包囊中，来自肌腱的胶原纤维分成许多细丝组成发辫状结构，在发辫状的细丝上有感觉神经末梢缠绕，当牵拉肌腱使胶原纤维变直时，感觉神经末梢受到压迫，引起末梢放电。腱器官是感受骨骼肌张力变化的一种本体感受器。最早由 Golgi 发现，故又名高尔基腱器官（Golgi tendon organ）。腱器官的功能是将肌肉主动收缩的信息编码为神经冲动，传入到中枢，产生相应的本体感觉。

一般认为，当肌肉受到牵拉时，首先是肌梭兴奋而引起牵张反射，受牵拉的肌肉收缩；当牵拉进一步加大时，刺激腱器官使其兴奋，从而使牵张反射受到抑制，这样可避免牵拉的肌肉受到损伤。

3. 肌梭内初级感受末梢与次级感受末梢反应特征的区别

肌肉的动态相与静态相：肌肉被拉长并维持在新的长度时，肌肉长度的变化可分两个时期，即动态相和静态相。肌肉长度处于变化的过程称动态相，肌肉维持在新的长度时称静态相。

初级感受末梢与次级感受末梢对肌肉动态相与静态相反应的机制：核袋纤维中间弹性大而黏性小，当肌肉受牵拉时，中央部被迅速拉长，两极被慢慢拉长，当两极被拉长时，中央部开始回弹，因此，核袋纤维上的初级感受末梢在核袋纤维中部被拉长时产生一阵高频放电，中央部分回弹过程放电减弱，当回弹到原状时放电停止。这说明核袋纤维上的初级感受末梢既能检测肌肉的长度，又能检测肌肉长度变化的速率。核链纤维各个部分机械特性基本一致，因此核链纤维上次级感受末梢的放电情况是根据核链纤维的长度决定的,在牵拉的动态相下,次级感受末梢放电增加不明显,而在牵拉的静态相下,放电却维持在较高的水平。当肌肉恢复到原来的长度时,放电也停止。这说明次级核链纤维上的次级感受末梢主要检测肌肉的长度。

4. 肌梭与腱器官反应特性的区别

只要很小的被动牵拉,肌梭放电就明显增多,只有较大的被动牵拉,腱器官才会放电。当肌肉主动收缩时,腱器官放电增多,而肌梭放电减少或停止。反应的不同是由于这两种感受器和梭外肌纤维的位置关系不同所致。肌梭与梭外肌纤维"并联",腱器官与梭外肌纤维"串联"。梭外肌纤维稍一被牵拉,肌梭就被牵拉,所以放电明显增多,腱器官内胶原纤维的弹性比梭外肌纤维的差很多,所以只有在梭外肌纤维受到较大牵拉时,腱器官才会被牵拉而产生放电。当肌肉收缩时,肌梭也收缩,所以放电很微弱。而位于梭外肌两头的腱器官却受到牵拉,所以放电明显增多。肌梭与腱器官对肌肉收缩和被动牵拉所表现的放电情况,说明肌梭是肌肉长度的检测器,而腱器官则是肌肉张力的检测器。

5. 牵张反射的表现形式

牵张反射的表现形式有位相性牵张反射和紧张性牵张反射两种。

位相性牵张反射的特点:时程较短并能够产生较大的肌力。例如,叩击股四头肌肌腱引起的膝反射就是一种典型的位相性牵张反射。

紧张性牵张反射的特点:在肌肉受到持续性的轻度牵拉时,受牵拉的肌肉产生持续而较平稳的收缩。紧张性牵张反射是肌紧张发生的基础,在姿势的维持中起作用。

6. 牵张反射的神经回路

牵张反射属于节内反射,由两个神经元组成,感受器是肌梭和腱器官,牵张刺激通过肌梭或腱器官上的感觉传入纤维经脊神经后根直接传到脊髓前角的 α 和 γ 运动神经元,引起梭内肌和梭外肌的收缩。膝反射和跟腱反射都属于牵张反射,"肌紧张"也是牵张反射,由于重力作用而使肌梭和腱器官轻度拉长,则属于同一块肌肉的梭外肌就产生持续的紧张性收缩。可使肌肉保持一定的紧张度,抵抗地心的引力作用,从而保持身体直立。

γ 环路:α 运动神经元与 γ 运动神经元具有共同激活性,当 γ 运动神经元兴奋引起梭内肌两端收缩时,梭内肌中部被拉长,位于中部的感觉神经末梢兴奋增加,这样又可以刺激 α 运动神经元兴奋,使梭外肌收缩,这一过程称 γ 环路。

7. 牵张反射的举例

如腱反射和肌紧张,详见第九章。

**(二) 浅反射**

通常指刺激皮肤后引起的相应肌肉反射性收缩,常见的有腹壁反射、提睾反射等,有人认为,浅反射可能有两个反射弧。短反射弧的中枢位于脊髓内,长反射弧的中枢可达大脑皮质。当脊髓以上运动神经元受损伤时,腹壁反射或提睾反射等浅反射减弱或消失。

**(三) 屈肌反射**

脊髓动物肢体的皮肤受到伤害性刺激时,同侧肢体的屈肌收缩,而伸肌舒张,肢体屈曲,称为屈肌反射。

当刺激增大到一定强度时,在同侧肢体屈曲反射的同时,还出现对侧肢体伸直的反射活动,称为对侧伸肌反射。

对侧伸肌反射属于姿势反射,可在一侧肢体屈曲时起到支持体重及维持姿势的重要作用。

**(四) 病理性反射**

脊休克:在人体内,脊髓的活动经常受到高位中枢的调控。当脊髓与高位脑中枢突然离断后,断面以下的脊髓会暂时丧失反射活动能力而进入无反应的状态,这种现象称为脊休克。脊休克的主要表现为:躯体运动和内脏反射消失、骨骼肌紧张性下降、外周血管扩张、发汗反射消失和尿粪潴留等。脊休克是暂时现象,其持续时间长短与动物进化水平和个体发育有关,如蛙仅持续数分钟,犬持续数日,人类则需数周至数月。脊休克的产生不是因脊髓损伤引起的,而是由于离断面以下的脊髓突然失去高位中枢的调控,使脊髓神经元的兴奋性极度降低而呈现无反应的休克状态。

# 第三节 脑干的运动控制功能

脑干位于脊髓之上,与枕骨大孔平齐,间脑及视束之下,自下而上由延髓、脑桥和中脑三部分组成。脑干外形呈前后略扁的扁圆柱状。但中脑部缩窄,而脑桥的两侧及腹面又隆起明显向外扩展。在脑干中央部分的广泛区域,包括与低位中枢脊髓相连的延髓、脑桥及中脑内侧全长以及到间脑,这些部位许多散在的神经元以短突起相互形成突触交织成网,称为脑干网状结构。其功能主要是维持机体生命,包括呼吸节律的形成、体温恒定的调节和睡眠-觉醒的交替形成等。脑干对运动控制功能主要体现在对肌紧张和姿势的调节等,这在躯体运动的协调中有重要的作用。

## 一、脑干网状结构对肌紧张的调节

1. 脑干网状结构的易化区与抑制区

(1)易化区:范围广,包括延髓网状结构背外侧部、脑桥背盖和中脑中央灰质等。其主要作用为加强伸肌的紧张性和肌运动(兴奋伸肌而抑制屈肌),易化神经元的自发活动。脑干网状结构的易化区受高位中枢的影响。作用途径:通过脊髓中间神经元,可作用于α与γ运动神经元发挥作用。

(2)抑制区:位于延髓网状结构腹内侧部,抑制腱反射和肌肉运动(兴奋屈肌而抑制伸肌)。正常情况下,脊髓的牵张反射受到脑干网状结构的调控,有易化和抑制两种作用,但易化区活动较强,在肌紧张调节中相对占优势。

2. 其他高位中枢的易化与抑制系统

(1)易化系统:研究发现,调节肌紧张的易化系统除脑干网状结构外,还有前庭神经核、小脑前叶两侧部和后叶中间带以及大脑皮层等区域(图 13-10A),这些区域也与脑干内部结构有功能上的联系。如内耳前庭器官传入冲动到达前庭神经核,转而能够提高网状结构易化区的活动;小脑前叶两侧部的肌紧张易化作用加强,也可能是通过网状结构易化区来实现的。如果电刺激除脑干网状结构以外这些区域,均可引起肌紧张加强;而破坏此区域则出现肌紧张减弱。大脑皮层的易化作用是通过锥体束实现的。

(2)抑制系统:除脑干网状结构外,抑制肌紧张的中枢部位还有大脑皮层运动区、纹状体和小脑前叶正中带等。这些区域在脑干外,但与脑干有密切的功能联系。例如,刺激小脑前叶正中带,动物肌紧张就会降低,这种作用可能是通过网状结构抑制区来完成的;大脑皮层运动区和纹状体对肌紧张的抑制作用可能也是通过网状结构抑制区来实现的。这些脑干外的抑制肌紧张的区域,不但通过加强网状结构抑制区的活动使肌紧张受到抑制,而且能够抑制网状结构易化区的活动,转而使肌紧张减退。大脑皮层对肌紧张的抑制作用是通过锥体外束实现的。

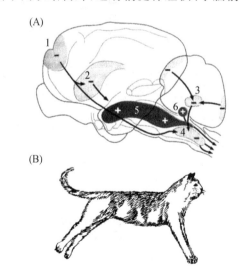

图 13-10 猫脑易化和抑制系统及去大脑僵直示意图

(A)猫脑易化和抑制系统示意图。1. 大脑皮层抑制区;2. 纹状体抑制区;3. 小脑抑制区;4. 网状结构抑制区;5. 网状结构易化区;6. 前庭核易化区。(B)猫去大脑僵直现象(Ganong W F,2005)

　　3. 去大脑僵直

　　（1）去大脑僵直：正常机体内骨骼肌肌紧张的维持是易化与抑制系统达到动态平衡的结果，如果脑内一定区域受到损伤，动态平衡就会被破坏，从而影响到肌紧张的维持。用去大脑僵直实验就可以验证。如果在麻醉的猫或家兔等动物的中脑四叠体上、下丘之间横断脑干，使脊髓仅与延髓和脑桥相连，则脑干网状结构易化区功能由于失去抑制区的对抗而增强，产生伸肌紧张性亢进的状态，表现为四肢伸直、头尾昂起、脊柱坚挺的全身肌紧张增强的现象，称为去大脑僵直（图 13-10B）。

　　（2）去大脑僵直产生的原因：在去大脑动物中，由于切断了网状结构与大脑皮层运动区和纹状体等部位的抑制区功能联系，造成抑制区活动减弱而相对易化区活动增强，易化区活动占有明显的优势，导致肌紧张过度增强而出现去大脑僵直。正常时高位中枢通过脑干网状结构对脊髓前角运动神经元施加影响，屈、伸肌肌紧张平衡。损伤后易化区的活动超过抑制区，所以牵张反射增强；在多数动物中伸肌是抗重力肌，伸肌肌紧张在去大脑僵直时明显加强，伸肌正常情况下反射活动强于屈肌，故伸肌反射大于屈肌反射（图 13-11）。但是也有少数动物如栖息于南美洲森林中的树懒（Sloth）例外，由于经常挂在树上，屈肌为抗重力肌，发生去大脑僵直时，屈肌反射大于伸肌反射。

**图 13-11　去大脑僵直原理示意图**

（王玢，1981）

　　人类有些疾病，如蝶鞍上囊肿也可引起皮层与皮层下失去功能联系，出现下肢明显的伸肌僵直和上肢的半屈状态，称为去皮层僵直（decorticate rigidity）；再如人的中脑患病时也可表现出与动物去大脑僵直相似的现象，如，头后低仰、手指屈曲和上下肢僵硬伸直等（图 13-12）。如果人表现出去大脑僵直现象，临床上表明脑干已发生了严重病变。

(A),(B),(C),去皮层僵直。患者仰卧位,(A)为头部姿势正常时,
上肢半屈;(B),(C)为转动头部时的上肢姿势。(D),去大脑僵直,
上下肢均僵直

**图13-12　人的去皮层僵直和去大脑僵直**

（Ganong W F,2005）

## 二、脑干对姿势反射的调节

1. 姿势反射

（1）姿势反射：在脑与脊髓构成的中枢神经系统参与下,调节骨骼肌的肌紧张或产生相应的运动,以保持或改正身体空间的姿势,从而达到与环境的统一,这种反射活动通称为姿势反射。姿势反射包括最简单的反射(如牵张反射与对侧伸肌反射等)和比较复杂的反射(如由脑干参与的状态反射、直线或旋转加速运动反射和翻正反射等)。

（2）牵张反射与对侧伸肌反射：在脊髓对躯体运动调节中已述,这里略。

2. 脑干对姿势反射的调节

脑干参与整合完成的姿势反射有状态反射、翻正反射和直线或旋转加速运动反射等。

（1）状态反射(attitudinal reflex)：头部与躯干的相对位置改变以及头部在空间的位置改变时,躯体肌肉的紧张性也会发生反射性地改变,这种反射称为状态反射。状态反射包括颈紧张反射与迷路紧张反射两部分。颈紧张反射是指颈部扭曲时,颈上关节韧带和肌肉本体感受器的传入冲动对四肢肌肉紧张性的调节所发生的反射。而迷路紧张反射是指内耳迷路中的位置感觉器官椭圆囊和球囊的传入冲动对躯体伸肌紧张性调节所发生的反射。在观察去大脑僵直实验中,当动物俯卧时伸肌紧张性最低,而当动物仰卧时伸肌紧张性最高。这是由于不同头部位置可能会引起导致内耳迷路不同刺激的结果而形成的。但在我们正常人体中,由于高位中枢的存在,所以状态反射常被抑制不易表现出来。

（2）翻正反射(righting reflex)：对于正常动物经常可以保持站立姿势,如果将其推倒则其立即翻正过来,这种反射称为翻正反射。例如,将猫腹部朝上从空中扔下,则可清楚地观察到,在猫下落过程中,刚开始是头颈扭转,随着前肢和躯干也扭转过来,到最后后肢也扭转过来,当下落到地面时立刻由四足着地。这是

**图13-13　猫的翻正反射图**

（王玢,1981）

典型的翻正反射,它包括的反射活动有,头部位置不正常,刺激了视觉与内耳迷路,从而引起头部的位置翻正。而后,头与躯干的位置关系不正常使得颈部关节韧带或肌肉受到刺激,导致躯干的位置也翻正(图13-13)。

# 第四节　大脑皮质的运动功能

　　脊髓和脑干的运动反射为大脑控制随意运动提供了多种基本模式,大脑皮质根据随意运动的目的和外界环境的特征对这些模式加以协调修饰,完成对随意运动的控制。大脑皮质对随意运动的调控是一个复杂、高层次的过程。感觉信息传入到大脑皮质,进而被处理上升为认知,客观环境的信息与大脑其他区域产生的主观意愿信息汇总后投射到大脑皮质的运动区,由这些皮质区域按照机体对环境反应的需要和意愿设计与发动随意运动。

## 一、大脑皮质运动功能的结构基础

### (一) 大脑皮质运动区

　　按输入-输出的特点,并结合其功能,大脑皮质可大致分为运动皮质(motor cortex)、感觉皮质(sensory cortex)和联络皮质(association cortex)。灵长类动物的大脑皮质运动区得到高度发展,包括初级运动皮质、次级运动区、后顶叶皮质和背侧前额叶(图 13-14)。

**图 13-14　初级运动皮质、辅助运动区和前运动皮质在大脑皮质相对位置示意图**

(A) 人；(B) 猕猴(引自 Dum, Strick, 1996)

　　1. 初级运动皮质

　　初级运动皮质位于中央前回,约位于 Brodmann 第 4 区(图 13-15),主要执行被选定的随意运动。电刺激实验表明,与其他运动区相比,初级运动皮质与肌肉之间有更直接的联系。刺激初级运动皮质引起简单、特异性的运动,所需刺激的阈值最低。损伤灵长类的初级运动皮质引起肌肉轻瘫或瘫痪。

　　2. 次级运动区

　　次级运动区位于中央前回,约位于 Brodmann 第 6 区,主要选择和准备合适的随意运动。包括辅助运动区(supplementary motor area)和前运动皮质(premotor cortex)。前者位于 6 区内侧部分,后者位于 6 区外侧部分。次级运动区与肌肉间相隔更多的突触,在功能上比较复杂,只在运动的一些特殊时相或场合下放电。刺激次级运动区也可引起运动,但所需刺激较强,引起种类少、但较复杂的运动。损伤灵长类的次级运动区只引起较不明显和较特殊的运动障碍。

　　3. 后顶叶皮质

　　后顶叶皮质位于 Brodmann 第 5 和 7 区,主要汇总视觉和躯体感觉等客观信息,参与随意运动空间控制的编程。

**图 13-15　大脑皮质 Brodmann 分区图**

（A）外侧面；（B）内侧面（Parent A，1996）

**4. 背侧前额叶**

背侧前额叶位于 Brodmann 第 45 和 46 区，主要决定选择正确随意运动的种类。

大脑皮质运动中枢要顺利完成一项随意运动，包括以下几个过程：确定是否需要运动，运动的目标是什么，选择如何完成运动，发出运动指令执行运动，以及随时对运动的执行进行修正。运动信息的流向是从感觉输入汇总上升到认知，到作出决定和选用适当的运动，最终执行运动。大脑皮质各运动区就是通过这种信息流向联系起来的，即后顶叶皮质→背侧前额叶→次级运动区→初级运动区。在此过程中，广泛的皮质区域中的神经元同时活动，放电形式也十分相似。

**（二）控制运动的基本单位——运动柱**

运动柱（motor column）是皮质运动区细胞纵向排列形成的结构，是大脑皮质控制运动的基本单位。Hiroshi Asanuma 等利用钨丝微电极插入麻醉猫的运动皮质深部，以微弱的瞬间电流进行刺激，观察到引起一块肌肉收缩的有效皮质刺激点集中在一个纵向柱状排列的区域内，与躯体感觉皮质及视觉皮质中的皮质柱相似。一个运动柱可控制同一关节附着的几块肌肉的活动，而一块肌肉也可接受若干个不同的运动柱的控制。

**（三）大脑皮质运动区组织结构**

运动皮质的结构不同于感觉皮质，它缺乏颗粒细胞层（即第Ⅳ层），因此运动皮质也称无颗粒细胞皮质（agranular cortex），但位于扣带回的运动区例外。

运动皮质含两类神经元：锥体细胞和非锥体细胞。锥体细胞是主要的传出神经元，具有向皮质表面伸展的顶树突,其轴突离开运动皮质到其他皮质或皮质下结构。皮质各层中的锥体细胞有不同的轴突投射。第Ⅱ、Ⅲ层中的锥体细胞投射至其他皮质区,位置较浅的细胞投射至同侧皮质(如辅助运动区、前运动皮质、中央沟后的感觉皮质),较深的则经胼胝体投射至对侧皮质。大多数向皮质下结构的投射起源于第Ⅴ层的锥体细胞。投射至脊髓的皮质脊髓神经元分布在第Ⅴ层的深部,其中包括最大的锥体细胞即Betz细胞。位于较浅的第Ⅴ层锥体细胞则投射至延髓、脑桥和红核,最浅的第Ⅴ层锥体细胞投射至纹状体。第Ⅵ层的锥体细胞投射至丘脑,它们也有上行突触侧支至皮质各层。

非锥体细胞包括篮状细胞、颗粒细胞和星形细胞,其中大部分属于抑制性神经元。

### (四) 大脑皮质运动区的传出通路

皮质运动区发出运动指令通过皮质脊髓系统传出来实现对随意运动的控制。皮质脊髓系统包括皮质脊髓束和皮质核束。皮质脊髓束的大部分纤维穿过延髓锥体,故也称为锥体束。皮质脊髓束(corticospinal tract)与皮质核束合称为锥体系统(图13-16)。

**图13-16 皮质脊髓系统**

1. 皮质脊髓束;2. 皮质核束(皮质脑干束);3. 锥体交叉;4. 皮质脊髓侧束;
5. 皮质脊髓前束(Siegel A, et al, 2006)

1. 皮质脊髓束

(1) 发端:所有的皮质脊髓神经元均位于大脑皮质的第Ⅴ层,其中约60%起源于中央沟之前的皮质(约30%来自4区,30%来自6区),其余40%则来自中央沟之后的皮质。起源于中央沟之后皮质区的皮质脊髓神经元较多终止在脊髓的背侧部,可能主要与传入信息的调制有关。人类的皮质脊髓束约有100万根纤维,大多数皮质脊髓纤维直径小、传导速度慢,约90%的纤维的直径在$4\mu m$以下,约有一半纤维是无髓鞘纤维。起源于Betz细胞的粗纤维只占3%左右。

(2) 投射路径:皮质脊髓束经内囊下行到中脑腹侧,分散地穿过脑桥核,在延髓集合成锥体继续下行至延髓和脊髓交界处。约3/4的纤维交叉至对侧而在脊髓的背外侧束下行,终止于脊髓腹角外侧的运动神经元核和中间区内的中间神经元,称为皮质脊髓侧束;另1/4纤维不交叉而在脊髓腹侧下行,最终投射至脊髓双侧腹角腹内侧的运动神经元核和中间区内侧的中间神经元,称为皮质脊髓前束。

由于相当一部分皮质脊髓束终止于脊髓腹角外侧的运动神经元,其主要功能便是控制肢体远端肌肉的活动,特别是手指精巧的活动。切断猴一侧皮质脊髓束,刺激初级运动皮质时发现,与健侧相比,切断侧的皮质刺激虽然仍能引起运动,但引起的运动种类大为减少,且多为近端肌肉的运动。因此,皮质脊髓束对传递运动皮质至肢体远端肌肉的信号十分重要。损毁主运动皮质后,原来刺激辅助运动区和前运动皮质可引起的对肢体远端肌肉的影响也消失,说明这两个次级运动区对远端肌肉的影响主要是通过它们至主运动区的投射而实现的。

2. 皮质核束

皮质核束(corticonuclear tract)又称皮质脑干束。皮质核束与皮质脊髓束一同经内囊下行到中脑腹侧,分散地穿过脑桥核,投射于脑干的颅神经感觉核与运动核,控制面部肌肉的活动。

3. 皮质脊髓束对脊髓运动神经元的控制

(1) 直接影响。

Charles Phillips 等早期利用电刺激法研究皮质脊髓束对脊髓运动神经元的直接影响。他们在电刺激猴初级运动皮质的同时,记录脊髓运动神经元细胞内由刺激诱发的突触后电位。结果表明,皮质脊髓神经元对脊髓的 α 运动神经元有直接强烈的兴奋性影响。在支配肢体远端肌肉的运动神经元上所产生的 EPSP 要比在支配肢体近侧肌肉的运动神经元上产生的 EPSP 大得多。

单个脊髓运动神经元可由多个皮质脊髓神经元直接控制,这些神经元集中在 $2\sim10\,mm^3$ 大小的皮质区域内。此外,单个脊髓运动神经元还可与更多皮质脊髓神经元有联系,这些皮质脊髓神经元可以分布于互相分开的皮质区域中,但其下行轴突汇聚一起。

单个皮质脊髓神经元下行的轴突在脊髓中可产生分支,终止于支配不同肌肉的运动神经元核中。Eberhard Fetz 等发现,单个皮质脊髓神经元常同时单突触地影响很多支配不同肌肉的运动神经元,但这种"分散"在支配手指肌肉的运动神经元中比较少见,这种较专一的直接突触联系可能对手指精细运动的控制有利。

(2) 间接影响。

除与脊髓运动神经元有直接联系外,皮质脊髓神经元还可以间接影响脊髓运动神经元。如通过上颈段脊髓本体神经元(spinal proprioceptive neurons)间接地影响位于颈膨大中的支配前臂肌肉的运动神经元,以及经过 Ia 抑制性中间神经元施加对运动神经元的抑制性间接影响等。

皮质运动区也可以通过位于脑干的神经核团间接地控制脊髓运动神经元。在主运动皮质、前运动皮质和辅助运动区,均有神经元投射至脑干的网状脊髓神经元及其他下行神经元而间接影响脊髓运动神经元。

(3) 在种系发生上,皮质脊髓束在哺乳动物开始出现,并直到灵长类才开始与控制肢体远端肌肉的运动神经元有直接联系。因此,只有在人和灵长类动物,该系统的损伤才会引发明显的运动缺陷。如失去对四肢远端肌肉精细的、技巧性的运动控制。此外,损伤皮质脊髓前束,会使近端肌肉失去控制,导致躯体平衡的维持、行走和攀登均发生困难。

**(五) 大脑皮质运动区的传入网络**

大脑皮质运动区接受多方面的传入,其中主要包括从皮质下结构的传入以及其他皮质部位的传入(图 13-17)。

**图 13-17　皮质运动区的投射网络**

VLo:腹外侧核吻部;VApc:腹前核小细胞部;CM:内髓板核;X:丘脑 X 区;VLc:腹外侧核尾部;

VPLo:腹后外侧核吻部;LGN:外膝体(韩济生,2009)

1. 皮质下结构传入系统

(1) 外周传入：外周感受器→脊髓→丘脑 VPLo、VLc→初级运动皮质。

(2) 小脑传入：① 齿状核嘴端→丘脑 VPLo、VLc→初级运动皮质；② 齿状核尾端→丘脑 X 核区→外侧前运动皮质→初级运动皮质。

(3) 苍白球传入：苍白球→丘脑 VLo、VApc 和 CM→辅助运动区→初级运动皮质。

由此可见，初级运动皮质、前运动皮质和辅助运动区通过不同的丘脑核接受信息传入，这些通路互不重叠。此外，5 区(后顶叶皮质)接受来自脑干前庭核团的传入。

2. 其他皮质部位联系网络

(1) 同侧皮质联系。

初级运动皮质与躯体感觉皮质有双向联系。初级运动皮质接受躯体感觉皮质的投射，获得皮肤和本体感觉的信息。这种投射方式是按躯体定位方式进行的。初级运动皮质投射至躯体感觉皮质，提供相关的运动指令的信息。初级运动皮质还与辅助运动区及前运动皮质有双向的联系，这两个次级运动区又受后顶叶皮质和前额叶联络皮质的影响。

后顶叶皮质 5 区接受前庭系统和躯体感觉皮质的投射，得到躯体空间感知信息，如肢体位置、头部空间位置和躯体与外界物体的相互关系等。后顶叶皮质 7 区接受视觉皮层和 5 区的投射，将视觉信息与躯体空间感知信息加以整合，进而投射到小脑和前运动皮质。

(2) 对侧皮质联系。

初级运动皮质还经过胼胝体与对侧初级运动皮质有纤维联系。这主要是在双侧控制躯干中线肌肉和肢体近侧肌肉的皮质区之间的联系，有助于两侧肌肉群的协调。而两侧运动皮质的手区和足区之间没有经过胼胝体的纤维联系。两侧的其他各运动区之间也有相互的联系。

### (六) 大脑皮质运动区的反馈环路

运动皮层神经元的传入和传出有密切的关系。运动皮层神经元接受它所控制的肌肉内的感受器的传入信息，和脊髓运动神经元接受同名肌的肌梭的传入情况相似，这表明可能存在一个经过运动皮层控制肌肉收缩的长反馈环。这一反馈路径将帮助运动中的肢体克服运动过程中发生的障碍。例如，当运动由于负载增加而滞后时，肌梭的初级末梢的传入放电增加。这不仅通过脊髓引起牵张反射，而且将使运动皮层神经元的放电增加，从而经运动神经元增强肌肉收缩，以克服增加的负载。

## 二、初级运动皮质的运动功能

### (一) 初级运动皮质的躯体定位

1. 初级运动皮质的躯体定位

初级运动皮质是按躯体定位而组织的(图 13-18)，各部位肌肉代表区主要有以下功能特征。

(1) 交叉性支配躯体运动：一侧皮质支配对侧躯体的肌肉。但头面部，除舌肌和下部面肌主要受对侧支配外，其余多数为双侧性支配，如咀嚼肌、喉肌及上部面肌。因此，损伤一侧内囊会产生对侧舌肌和下侧面肌麻痹，而头面部多数肌肉基本正常。

(2) 精细的功能定位：一定区域的运动皮层支配一定部位的肌肉。与感觉皮质相似，运动区定位从上到下是倒置的，即在 4 区内侧近中线部位是下肢代表区，向外侧依次为躯干、前臂、手指，最外侧靠近外侧沟处为面部和舌代表区。而头面部代表区在皮质的安排仍是正立的。

(3) 运动代表区大小与运动复杂、精细程度有关：运动越复杂、越精细，皮质相应运动区的面积越大，如手指和面部的代表区比其他部位的代表区要大得多。

早期关于初级运动皮质躯体定位的结论是通过电刺激的方法得到的。电刺激清醒病人中央前回区域时，病人进行不自主地简单而定型的运动，并且不能引起运动的意念。这说明，初级运动皮质比较接近运动系统执行的输出端。

**图 13-18　人初级运动皮质中躯体各部位肌肉代表区分布示意图**

(引自 Dum，Strick，1996)

2．皮质神经元协同活动是运动控制的基础

电刺激技术存在一定的缺陷，即无法在随意运动同时观察大脑皮质运动区的整体活动状况，只能将逐个刺激各皮质点产生的反应汇总后加以分析。近十年发展起来的正电子发射断层扫描、功能性核磁共振成像等脑功能成像技术弥补了电刺激技术的缺陷，使得人们对初级运动皮质的认识有了一些新的发现。

（1）拇指、食指运动和上臂肌肉收缩时在初级运动皮层各有 2 个激活区，分别位于 4 区皮层的前部和后部。

（2）面部、手、手臂和腿运动时，在初级运动皮层上的激活区中心位置，虽然和传统躯体定位组织的排列相符，但相邻身体部分运动时的激活区却有高度的重叠，如拇指、食指、中指、环指和腕部的代表区相互有 40%～70% 的重叠，当一个手指运动时出现好几个激活区。

（3）身体部位的代表区还不是固定不变的，它们的位置和大小常随运动学习而改变，或者因损伤而发生可塑性变化。

可见，运动皮层各代表区在很大程度上是相互重叠的，弥散在广泛区域内的诸多皮质神经元群的协同活动是运动控制的基础。

**（二）初级运动皮质的运动功能**

早期刺激和毁损的研究表明，初级运动皮质在运动的控制中起重要作用。但这些实验结果并不能解释初级运动皮质是如何参与运动的发起和控制的，如各种运动参数。Edward Evarts 创新性地使用了操作式条件反射训练的实验方法，为解答这些问题提供了新的手段。通过操作式条件反射的训练，猴子能学会根据一定的"条件"信号，"反射性"地做一定的"操作"动作。与此同时，观察所记录到的猴运动皮质单个神经元的放电活动和肌电活动，实验者便能分析皮质神经元的活动与运动的功能关系。

1．初级运动皮质参与运动指令的发起

训练猴做重复的屈、伸腕动作，记录到在屈腕和伸腕时初级运动皮质中活动的神经细胞放电。这些运动皮质神经元一般在有肌肉出现肌电前 10～100 ms 即开始活动。说明初级运动皮质参与发起运动。

2．初级运动皮质参与运动参数的编码

（1）初级运动皮质参与肌力参数的编码。

大多数初级运动皮质神经元的放电频率和肌力的大小有关。Eberhard Fetz 和 Paul Cheney 利用"锋电位触发平均方法"检测出一些与脊髓运动神经元可能有直接突触联系的运动皮质神经元。他们发现，这些皮质神经元可以易化肢体肌肉的肌电活动，并且其放电频率与所需产生或维持的肌力相关。

皮质神经元的放电与需要精细控制运动有密切关系。在猴被要求用拇指和食指捏一根棒并维持在一定压力时，有的皮质神经元会有较高频率的放电；但当猴用五根手指用力握住一根棒时，这些神经元却不放电。可见，初级运动皮质神经元对手指的精细运动特别重要。此外，有少数初级运动皮质神经元的放电活动还与肌力的改变速率相关。

（2）初级运动皮质参与运动方向参数的编码。

初级运动皮质神经元的放电频率和运动方向有关。Apostolos Georgopoulos 等对此提供了重要的实验依据。他们训练猴通过手臂的伸屈运动将胸前的操作杆从一中心点向位于同一平面的外围八个目标移动（目标间间隔 45°），同时记录各神经元的放电活动。结果表明，当一个神经元在动物手握操作杆做移动运动时，只要移动所向的目标在最佳角度两侧的一个较大弧度的范围内，都会有程度不同的放电活动。这样，从单个神经元的放电活动不能准确地判定运动的方向。但通过计算一群神经元的放电强度在八个目标运动方向的每一个方向上的矢量贡献，再求出每一方向上的矢量和，可以发现，神经元群体放电活动矢量总和所得到的运动方向，与实际运动的方向基本吻合。这说明运动的方向由一群神经元的活动决定（图 13-19）。

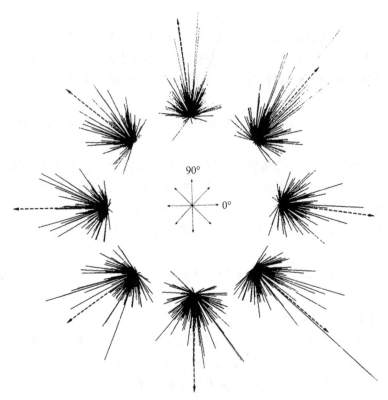

**图 13-19　神经元集体放电矢量方向与实际运动方向比较图**

神经元在八个方向上的群体活动。由每一方向各神经元放电活动矢量计算所得的群体总和矢量所
代表的方向（断续线箭头）基本接近于实际运动的方向（点线箭头）。（Georgopoulos A P,1988）

其实，更早的实验已表明，很多运动参数可由运动皮质内神经元群体的活动所决定。例如，当记录数个在运动时同时放电的神经元活动时，如将每个神经元的放电值进行适当的加权处理后再相加，这数个神经元的放电的平均值变量往往比其中任何一个神经元的放电更接近肌力变化的时程、速度和肢体位置变化的轨迹和位置。所记录的神经元数越多，与实际运动参数的符合度也越高。

皮质神经元群体活动对运动方向和其他参数编码的实验证据，是近年来皮质损伤修复和脑机接口

（神经假肢，neural prosthesis）领域研究进展的主要神经生理学理论基础。但这一领域的进展在相当程度上仍依赖于寻找最佳的计算法，以便能将所收集到的脑信号数据转换还原成那些简单的方向性动作。如何恒定地从脑组织中记录与行为有关的电信号，以及如何深化对大脑控制机制的认识，提高对所记录到的皮质神经元放电特征的功能上解释的能力，是今后脑机接口领域进一步发展的瓶颈，也为未来的神经生理学家提出了挑战。

### 三、其他运动皮质的运动功能

#### （一）辅助运动区的运动功能

辅助运动区在运动的编程和控制运动的顺序方面有重要作用。其中前辅助运动区（pre-supplementary motor area）参与较高层次的运动控制，而新辅助运动区（supplementary eye field）参与较为简单的运动。实验证明，令受试者完成用四个手指按照不同的组合顺序按一对键的任务时，在学习过程中只有受试者的前辅助运动区被激活，而在学会后的执行过程中则只有新辅助运动区被激活。

辅助运动区也参与对躯体双侧运动的协调和控制。在缺乏感觉线索提示的条件下，辅助运动区受损的猴会失去选择适宜的运动的能力，其双手协调动作的能力也受到影响。

辅助运动区与多种操作运动的准备有关。在人进行随意运动前 800～1000 ms，在颅顶（vertex）处出现一负向的持续电位，称为准备电位（readiness potential）。准备电位反映了运动的准备过程。准备时间的长短与即将动作的复杂性及精确程度有关。在受试者需要根据事先确定的刺激做出事先确定的反应的实验中，准备时间较短。如果受试者需根据不同的刺激做出不同的反应，则准备时间较长。选择的可能性越多，准备时间就越长，即中枢需要更多的时间从各种可能性中做出正确的选择。

#### （二）前运动皮质的运动功能

在有轴突纤维投射至主运动皮质的各皮质区中，前运动皮质的功能被了解得相对较少。前运动皮质接受后顶叶皮质的投射，获得大量视觉和躯体感觉信息。其中很多神经元既有躯体感觉的感受野，又对视觉输入有反应，且在按视觉提示进行运动时有较强的放电现象。因此，前运动区可能参与选择和控制肢体的合适运动方式。

前运动皮质发出大量纤维投射至内侧下行系统的脑干部位，也有一部分纤维投射至控制躯干中轴及近侧肌肉活动的脊髓前角运动神经元。因此，前运动皮质可能主要参与控制躯体中轴肌肉及肢体近侧肌肉的活动，如控制将躯干和手臂伸向目标的运动。

前运动皮质在运动的准备中也起一定作用。不少前运动皮质神经元会在猴准备做一特定动作时放电。这种放电往往有方向特异性，只有猴准备向某一方向运动时才出现放电，即它代表特定感觉信号与特定运动的联系（一种"联系学习"）。这种特殊的神经元虽然在所有运动皮质区中都被观察到，但在前运动皮质中的数量相对更多，在运动准备阶段的放电所具有的意义也各有不同。

#### （三）后顶叶皮质的运动功能

任何运动的顺利执行都需要对感觉传入的信息进行整合。后顶叶皮质接受大量来自视觉皮质和躯体感觉皮质的纤维投射，汇总整合这些关于运动目标（空间位置等）和动物本身状态（肢体位置、对目标有无兴趣等）的信息后，为引导运动而产生一个参考的框架。

猴的后顶叶皮质包括 5 区和 7 区，人还包括 39 区和 40 区。5 区中有两类神经元，一类神经元当猴将前臂伸向一个其感兴趣的物体时才放电；另一类神经元则只在猴用手探摸感兴趣的物体时才放电。7 区内有的神经元只在猴眼移向感兴趣的物体时有放电活动，在无目的眼球移动时不放电。

左右两侧的后顶叶皮质分别倾向于加工不同的信息。通常左侧与语言文字信息的加工有关，而右侧则与空间位置信息的加工有关。后顶叶皮质受损的病人无法获知关于自身一侧躯体的触觉或视觉信息，这种现象被称为忽略（neglect）。病人否认一侧的肢体是自己的，并对这侧肢体完全不加理会。由于不能利用对侧躯体的信息（包括视觉信息），他们不能得出正确的空间坐标，动作不能正确地进行。例如，在画一只钟时,他们会将所有数字都画在一边,而且并不认为这是错的。同时,对于物体空间位置的判断也发生错误。虽然感觉是正常的,但病人不能依赖触摸来辨别放在手中的形状复杂的物体或画出物体的三维图形。

### (四) 背侧前额叶的运动功能

背侧前额叶是大脑联络皮质中最重要的前额叶的一部分。过去一般不将背侧前额叶作为主要的运动皮质区,灵长类的背侧前额叶得到充分发展。

背侧前额叶参与随意运动的高级执行功能,决定该做什么,不该做什么。随意运动的两个关键性信号是运动指令信号和执行信号。背侧前额叶中的神经元会在运动的指令性提示信号出现后到执行被指令的运动这段时间内有明显的放电活动。这种在指令信号消失期间的神经元活动似乎起一种"工作记忆"的功能作用,在动物等候执行信号的那段时间内,保存着与先前指令性提示有关的或与运动有关的信息。一旦当等待期间神经元的放电活动与指令性提示所产生的特征性放电活动不符时,动物则常会在执行信号出现后做出不符合预计要求的动作。

背侧前额叶受损会导致病人失去准确做出延时反应操作的能力。如果没有延时,只要求受试者做出即刻的反应,他们似乎能正确地完成操作;但当在操作中加入延时后,受试者便逐渐忘记了一旦执行信号出现时他该做的正确反应。

总之,各皮质运动区各有不同的解剖和生理特征,在随意运动的控制中起着不同的作用。事实上,许多功能特征为各运动区所共享,只是各有偏重,各皮质运动区之间在功能上的分工只是相对的。

# 第五节 小　脑

小脑(cerebellum)是中枢神经系统中最大的运动调节结构,其主要作用是维持躯体平衡、调节肌肉张力和协调随意运动。小脑不直接发起运动和指挥肌肉活动,而是作为一个大脑皮质下的运动调节中枢配合大脑皮质完成运动机能。小脑还具有在技巧性运动的获得和建立过程中发挥运动学习(motor learning)作用的功能。此外,越来越多的研究表明,小脑除具有调节运动的躯体功能(somatic function)外,还具有一些调节内脏活动的非躯体功能(non-somatic function)。

## 一、小脑功能的结构基础

小脑由外层的灰质(皮质)、内部的白质和位于白质深部中心的三对小脑核团(cerebellar nuclei)组成。三对小脑核团分别是顶核(fastigial nucleus)、间位核(interposed nucleus)和齿状核(dentate nucleus)。在人类,间位核分化成球状核(globose nucleus)和栓状核(emboliform nucleus)。

小脑的传入纤维主要来自于前庭、脊髓和大脑皮质等处,分别投射于小脑核团和小脑皮质;也有一些传入纤维来自于中缝核、蓝斑核和下丘脑。

小脑皮质的传出纤维,即浦肯野细胞的轴突,大多数投射到小脑核团,构成小脑皮质的传出(称为皮质-核团投射,corticonuclear projection);小脑核团神经元轴突组成的离核纤维(nucleofugal fibers)构成小脑的传出,投射到众多脑区,主要到达大脑皮质运动前、脑干的运动核团和间脑。另外,也有一部分浦肯野细胞不经小脑核团而直接投射到前庭核。

所有的小脑传入和传出纤维均经过三对小脑脚——小脑上脚(结合臂)、小脑中脚(脑桥臂)和小脑下脚(绳状体)进出小脑。

### (一) 小脑的分区

1. 横向分法

小脑表面存在的大量横向窄沟,将小脑表面分成许多平行、狭长的叶片(folia)。少数沟较深,称为裂,将小脑横向地分成若干个小叶(lobule)。以这些小脑裂中两条最深的裂——原裂和后外侧裂为界限,可将小脑由前至后分成三个主要的叶(lobe)——前叶(anterior lobe)、后叶(posterior lobe)和绒球小结叶(flocculonodular lobe)(图 13-20A)。

**图 13-20　小脑的分区与传入、传出纤维联系示意图**

☐ 大脑皮层传入，▨ 脊髓和三叉传入，▥ 视觉和听觉传入，⋯ 前庭传入

(改自 Kandel E R, et al, 1991)

2. 纵区分法

根据小脑皮质浦肯野细胞轴突投射到小脑核团，即皮质-核团投射规律，可将小脑自内侧向外侧，纵向地分为三个纵区：内侧区(medial zone)、中间区(intermediate zone)和外侧区(lateral zone)(图 13-20)。内侧区(蚓部)皮质的浦肯野细胞主要投射到顶核，部分投射到前庭外侧核，顶核又与内侧下行系统相连接，控制了躯体近端(体轴)肌肉装置的活动；中间区(蚓旁部)投射到间位核，间位核连接外侧下行系统，主要调节躯体远端(肢体)肌肉的活动；外侧区(小脑半球)投射到齿状核，通过齿状核与大脑皮质运动区和前运动区相联系，参与随意运动的计划和编程；小脑体之外绒球小结叶的浦肯野细胞，不经任何一个小脑核团直接投射到前庭核，故前庭核也可视为小脑的转移核团。

与前述的横向分法相比，小脑的纵区分法不仅体现了各分区的皮质-核团投射规律，而且也体现了它们的系统发生以及与其他脑区之间的神经连接关系。纵区分法更容易显示出小脑不同部位之间的功能差异，从功能的角度来说，这是一种更好的小脑分区方法。

**(二)小脑皮质的组织结构**

与大脑皮质相比，小脑皮质的结构和神经元环路的组成相对地简单。在每个小脑叶片中，神经元的排列方式基本一致，使得整个小脑皮质神经元环路的组成都是一样的(图 13-21)。全部小脑皮质都是三层结构，由表及里分别为分子层、浦肯野细胞层和颗粒层，其中含有苔状纤维、爬行纤维(climbing fiber)和多层纤维(multilayered fiber)三类传入纤维，以及浦肯野细胞、颗粒细胞(granule cell)、篮状细胞(basket cell)、星状细胞(stellate cell)和高尔基细胞(Golgi cell)五种神经元。

在五种小脑皮质神经元中，浦肯野细胞是小脑皮质的主神经元(principal neuron)，它的轴突构成了小脑皮质的唯一传出路径，投射到小脑核团和前庭核；其余的四种神经元都是小脑皮质神经元环路中间神经元(local interneuron)。颗粒细胞是兴奋性神经元，其轴突末梢释放递质谷氨酸；其余四种神经元均为抑制性神经元，释放的递质为 GABA(也有一些证据表明这些神经元还可能释放其他抑制性神经递质，如甘氨酸，但一般认为它们使用的递质是 GABA)。

在小脑的传入纤维中，苔状纤维和爬行纤维均以兴奋性氨基酸(谷氨酸，爬行纤维也可能使用天冬氨酸)为递质，对突触后神经元发挥兴奋作用；而多层纤维包括 5-羟色胺能纤维、去甲肾上腺素能纤维和组胺能纤维，它们分别通过释放 5-羟色胺、去甲肾上腺素和组胺对小脑皮质和小脑核团神经元发挥抑制性或兴奋性影响。

**图 13-21 小脑皮质的组织结构及神经元相互关系示意图**

(韩济生,1999)

小脑的传入纤维和局部中间神经元以浦肯野细胞为中心构成了小脑皮质感觉运动整合功能的神经元环路(图 13-22)。由于整个小脑皮质都是由这种单一形式的神经元环路内外侧地纵向重复组装而成,因而虽然输入到小脑不同部位的神经信号不尽相同,但这些不同来源和不同性质的神经信号都受到类似的神经过程加工和处理。

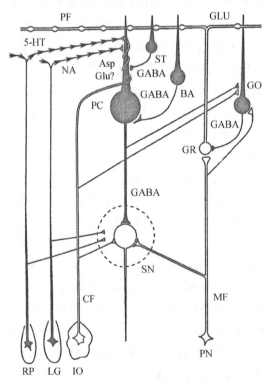

**图 13-22 小脑的神经元环路示意图**

Asp:天冬氨酸;BA:篮状细胞;CF:爬行纤维;GABA:γ-氨基丁酸;Glu:谷氨酸;GO:高尔基细胞;GR:颗粒细胞;5-HT:5-羟色胺;IO:下橄榄核;LC:蓝斑细胞;MF:苔状纤维;NA:去甲肾上腺素;PC:浦肯野细胞;PF:平行纤维;RP:中缝核;ST:星状细胞。抑制性神经元为黑色,兴奋性神经元为白色(韩济生,1999)

### （三）小脑皮质神经元环路的传入系统

1. 传入系统的组成

大多数小脑传入纤维以苔状纤维和爬行纤维的形式进入小脑，还有一部分以多层纤维的形式进入，支配小脑皮质和小脑核团的神经元，从而影响这些神经元（特别是小脑皮质主神经元浦肯野细胞）的活动，构成了小脑皮质的传入系统。

（1）苔状纤维：苔状纤维是小脑主要传入系统，它起源于中枢神经系统的许多部位，如脊髓、前庭核和脑干中的一些中继核团（桥核、外侧网状核、三叉神经核等），并以苔藓样末梢终止于颗粒层，与颗粒细胞形成兴奋性突触联系。颗粒细胞是小脑皮质中唯一的兴奋性神经元，它的轴突上行到分子层后分叉并沿小脑叶片的长轴方向向两侧伸展，形成 $5\sim10\,mm$ 长的平行纤维（parallel fiber）。平行纤维穿行于与其伸展方向成直角的一个个浦肯野细胞的扇状树突丛中，与浦肯野细胞树突远端的末梢分支形成兴奋性突触（图 13-21，图 13-22）。一根苔状纤维可以与 $400\sim600$ 个颗粒细胞接触，每根平行纤维又可联系 $250\sim750$ 个浦肯野细胞；而对每个浦肯野细胞来说，则可接受大约 20 万根平行纤维的输入。这里既有发散，又有汇聚，结果是一根苔状纤维的传入可以影响一片相当大范围的浦肯野细胞活动，而要引起一个浦肯野细胞的兴奋则需要相当多的平行纤维传入，通过时间总和和空间总和的共同作用造成一个足够大的兴奋性突出后电位（excitatory postsynaptic potentials，EPSP）才行。

（2）爬行纤维：爬行纤维起源于延髓的下橄榄核（inferior olivary nucleus），它上升到分子层后脱去髓鞘，并形成数根纤细的扇样分支缠绕到浦肯野细胞的胞体和树突上。每一根爬行纤维可联系 $1\sim10$ 个浦肯野细胞，而每个浦肯野细胞只能接受一根爬行纤维的传入（图 13-21，图 13-22）。爬行纤维的分支沿着浦肯野细胞的树突"爬行"而上并与其形成多个突触，这种独特的多点式突触连接方式使得爬行纤维与浦肯野细胞之间的突触成为中枢神经系统中最强有力的兴奋性突触。因此，一次爬行纤维的传入即可引起浦肯野细胞一个足够大的 EPSP，使浦肯野细胞产生一次"全或无"的兴奋。

（3）多层纤维：除苔状纤维和爬行纤维传入之外，小脑还接受源自脑干中缝核群的 5-羟色胺能纤维和蓝斑核的去甲肾上腺素能纤维，以及来自于下丘脑结节乳头核的组胺纤维的直接传入投射。这三种单胺能传入纤维通过小脑脚进入小脑，到达小脑皮质和小脑核团。它们在进入小脑皮质之后不断地分支，弥漫性地终止在小脑皮质分子层、浦肯野细胞层和颗粒层三个亚层，因而被称为多层纤维。这些多层纤维轴突末梢上有曲张体结构存在，也可能与小脑皮质神经元形成突触联系，表明它们与小脑神经元之间的信号传递可能包括突触性化学传递和非突触性化学传递两种机制。

刺激中缝核和蓝斑核，或向小脑皮质微电泳注入 5-羟色胺和去甲肾上腺素，均可调制浦肯野细胞的自发放电活动，进而影响机体的运动。一般认为多层纤维可能不承担向小脑传递某种特异性相关信息的任务，它们的作用可能在于通过纤维末梢所释放的 5-羟色胺、去甲肾上腺素或组胺，对小脑皮质和小脑核团神经元的膜电位起调节作用，改变这些神经元的兴奋性水平以及它们对苔状纤维和爬行纤维传入的反应敏感性，从而增强或减弱小脑对其靶核团的兴奋性输出。

2. 浦肯野细胞的两种放电反应

根据浦肯野细胞对苔状纤维和爬行纤维传入的不同放电反应，可以区别这两种传入纤维对浦肯野细胞活动的影响。

苔状纤维的传入经颗粒细胞发出的平行纤维换元激活浦肯野细胞，使其产生简单峰电位（simple spike），这是一种 $Na^+$ 依赖性动作电位，与其他大多数中枢神经元的动作电位基本一致。

爬行纤维的传入直接作用于浦肯野细胞，使其产生复杂峰电位（complex spike）。复杂峰电位由一个大的初发去极化峰电位和一个后随的持续 $25\,ms\sim1\,s$ 的去极化平台，以及叠加在去极化平台上的 $2\sim6$ 个瞬间频率可高达 $500\,Hz$ 的爆发性次发小波所组成。复杂峰电位是由爬行纤维的兴奋性传入使细胞外的 $Ca^{2+}$ 内流进入浦肯野细胞的树突所致。并且复杂峰电位的次发小波不能被刺激浦肯野细胞轴突末段所引起的逆行动作电位所碰撞掉（逆行动作电位和碰撞实验），说明它们也起源于浦肯野细胞的树突。

可见，浦肯野细胞同时存在 $Na^+$ 动作电位与 $Ca^{2+}$ 动作电位两种不同的兴奋机制。前者产生于胞体，后者在树突上发生。已经证明,简单峰电位和复杂峰电位均可传导到浦肯野细胞轴突的末梢,触发轴突末梢释放递质 GABA,进而引起浦肯野细胞的靶细胞——小脑核团神经元或前庭核神经元的抑制性突触后电位(inhibitory post synaptic potential,IPSP)和紧张性放电活动的抑制。

3. 苔状纤维和爬行纤维的功能特性

苔状纤维和爬行纤维的形态和对浦肯野细胞的作用均不相同,表明它们可能向小脑传递了不同的信息,在小脑的功能活动中起着不同的作用。

在自然行为状态下,苔状纤维的发放频率较高,使浦肯野细胞产生 20～150Hz 的高频简单峰电位发放(复杂峰电位发放仅为 0.1～2 Hz),这样的发放频率使得浦肯野细胞可以在较大的频率范围内对输入信号的变化做出相应的放电增加或减少反应。随意运动或感觉刺激可以提高或降低浦肯野细胞的简单峰电位发放频率,表明苔状纤维向小脑或浦肯野细胞适时地提供外周本体感觉和皮肤感觉强度和时间编码信息,包括运动的方向、速度和力量,与机体的运动过程直接相关。但是,复杂峰电位的发放频率变化却不大,表明爬行纤维传入的信息不太可能反应运动或感觉刺激的强度和时间特征,似乎不直接参与运动的适时调控过程。

关于爬行纤维的作用,目前比较流行的观点有如下几种:① 爬行纤维向小脑提供运动执行过程中实际的躯体运动状态与中枢运动指令之间的误差信息(error signal)。例如,相关实验证明,爬行纤维的传入可以短时程地调节浦肯野细胞对苔状纤维传入的反应能力,当猫的行走步伐受到干扰时,浦肯野细胞的复杂峰电位发放显著地增多,从而引起简单峰电位发放频率的变化。② 由爬行纤维传入所引起的复杂峰电位可以导致平行纤维-浦肯野细胞突触传递效率的长时程(数分钟到数小时)降低,即长时程压抑(long-term depression,LTD)。③ 下橄榄-小脑系统可能作为一个中枢时钟样装置(central clock-like device)对肌肉的舒缩活动或运动起到定时作用。然而,这一学说难以解释的现象是,下橄榄神经元的活动及其对小脑浦肯野细胞的传入无论在静息还是运动时都是随机的,并非像时钟的走时那样规则。新近的研究揭示,爬行纤维也可能向小脑传递肢体运动方向和速度的信息,因而其在小脑机能活动中的作用可能是多样化的,或者还没有被完全了解。

**(四) 抑制性局部中间神经元的调制作用**

浦肯野细胞的活动受到篮状细胞、星状细胞和高尔基细胞这三种抑制性局部中间神经元的调制。

1. 空间聚焦作用

篮状细胞和星状细胞接受平行纤维的兴奋性传入,它们的轴突向平行纤维两侧展开,分别与位于平行纤维两侧的浦肯野细胞轴突始段和树突形成抑制性突触联系。这样,当一排浦肯野细胞被一束平行纤维兴奋,形成一条与叶片长轴平行的兴奋区(on-beam)时,被平行纤维所兴奋的篮状细胞和星状细胞则抑制了这束平行纤维两侧的浦肯野细胞,从而在兴奋区两侧又形成了两条浦肯野细胞的抑制区(off-beam)。篮状细胞和星状细胞通过这种类似于传入侧支性抑制(afferent collateral inhibition)效应使得浦肯野细胞对苔状纤维—颗粒细胞—平行纤维传入引发的兴奋反应在空间上被限制起来,称为空间聚焦作用(spatial focusing)。

2. 时间聚焦作用

高尔基细胞也接受平行纤维的兴奋性传入,但它抑制的是颗粒细胞,这是一个类似于脊髓闰绍细胞作用的负反馈环路。通过这种回返性抑制(recurrent inhibition)效应,减弱或去除颗粒细胞—平行纤维对浦肯野细胞的兴奋传入,限制浦肯野细胞的进一步激活,起了时间聚焦作用(temporal focusing)。

这些抑制性的局部中间神经元对小脑皮质兴奋状态的空间和时间聚焦作用,对于肌肉运动在空间和时间上的协调有重要意义。

**(五) 小脑皮质与小脑核团对运动信息的整合**

苔状纤维和爬行纤维在进入小脑之后,首先发出侧支到达小脑核团,以它们的兴奋性作用激活小脑核团神经元,这构成了小脑感觉运动整合活动的初级环路(primary cerebellar circuit),初级小脑环路的输出活动可因浦肯野细胞对小脑核团神经元的强烈抑制作用而被调制。另一方面,浦肯野细胞本身也接受苔状纤维和爬行纤维的兴奋性传入，它的活动还受到小脑皮质中抑制性局部中间神经元篮状细胞和星状细胞的调制。

最终到达小脑皮质的全部传入信息被小脑皮质神经元环路整合成浦肯野细胞的抑制性输出，由其对小脑核团神经元的紧张性放电活动进行"抑制性的雕刻作用(inhibitory sculpturing)"，将小脑核团神经元的紧张性放电活动调制成特定形式的动作电位序列，再由小脑核团神经元轴突将此小脑的最终整合信息传出到中枢其他运动结构神经元，从而间接地调节骨骼肌的收缩活动，实现小脑的运动调节功能。

由于小脑核团既接受来自小脑外的苔状纤维和爬行纤维兴奋性传入，也接受来自小脑皮质浦肯野细胞的抑制性传入，这种不同来源、不同性质的传入在核团细胞汇聚的现象，说明在小脑核团中有复杂的突触整合活动发生，不能简单地把小脑核团视为小脑皮质输出信号的中转站，它们实际上与小脑皮质共同完成了小脑所承担的机能任务。

### (六)小脑皮质的基本功能单位——微带

精细的解剖学和生理学研究证明，在纵区组构的基础上，可以更微细地将小脑划分成若干个纵带或矢状带(sagittal band)。例如，猫的小脑被分成六个纵带，每条纵带约宽1mm，进一步地，每条纵带又由若干个宽0.1～0.2mm、长数毫米的微带(microzone)所组成，在每一个微带中大约有500个浦肯野细胞，它们接受来自特定起源部位的爬行纤维和苔状纤维传入，它们的轴突也以相互不重叠的严格定位关系投射到特定的神经元上去(决定了不同微带具有不同的功能)。由于小脑皮质没有像大脑皮质那样的联合纤维和联络纤维，小脑左右两半球之间以及同一半球中的不同部位之间并不能彼此"交谈"或交换信息，因而，这些微带显然是各自独立地完成其特定功能活动的，是小脑皮质的基本功能单位。

## 二、小脑的功能

按照进化先后顺序，可将小脑分为古小脑(archicerebellum)、旧小脑(paleocerebellum)和新小脑(neocerebellum)。若按照神经连接和功能特点划分，可依次将它们称为前庭小脑(vestibulocerebellum)、脊髓小脑(spinocerebellum)和皮质小脑(cerebrocerebellum)。这三个功能部分分别主要接受前庭系统、脊髓和大脑皮质的传入，而且它们的传出也相应地主要作用于前庭核、脊髓和大脑皮质(具体分区及传入传出神经联系见图13-20，表13-1)。

表 13-1　小脑各功能区的传入、传出联系及功能

| 功能区 | 解剖学分区 | 传入起源 | 小脑核团 | 传出终点 | 功能 |
|---|---|---|---|---|---|
| 前庭小脑 | 绒球小结叶 | 前庭 | 外侧前庭核 | 内侧下行系统：躯干肌运动神经元 | 姿势、前庭反射 |
| 脊髓小脑 | 内侧区(蚓部) | 前庭、脊髓(躯体近端、头面部)、视觉、听觉 | 顶核 | 内侧下行系统：前庭核、网状结构、运动皮质的躯干代表区 | 躯干和躯体近端的运动控制，运动的适时管理 |
| 脊髓小脑 | 半球的中间区 | 脊髓(躯体远端部位) | 间位核 | 外侧下行系统：红核大细胞部、运动皮质远端躯体代表区 | 躯体远端的运动控制，运动适时管理 |
| 皮质小脑 | 半球的外侧区 | 大脑皮质 | 齿状核 | 整合区：运动皮质远端肢体代表区、前运动皮质；红核小细胞部 | 运动的发起、计划和定时 |

### (一)前庭小脑的功能

前庭小脑主要由小脑实体之外的绒球小结叶构成。

1. 维持躯体姿势和平衡

前庭小脑的传入纤维分为初级纤维和次级纤维两类。初级前庭传入纤维起自两侧半规管和耳石器，是所有小脑传入纤维中唯一不经过中转而直接到达小脑皮质的外周神经节纤维；次级前庭传入纤维则是起源前庭神经核的间接投射。这些前庭传入纤维向小脑传递了头部位置变化和头部相对于重力作用方向的信息。前庭小脑的浦肯野细胞通过对外侧前庭核与前庭脊髓束的抑制作用，调节脊髓中那些支配体

轴和肢体近端伸肌的运动神经元的兴奋性活动,维持躯体的姿势和平衡。绒球小结叶的病变将导致明显的平衡紊乱,患者出现倾倒、共济失调步态(ataxic)和代偿性的宽基步(wide-based stance)等症状,但前庭小脑的损伤并不影响四肢的运动,当病人躺下或得到扶持时,四肢仍然能够完好地执行随意运动和完成姿势反射运动。

2. 控制眼球运动

前庭小脑也接受经脑桥核接转的外侧膝状体、上丘和纹状皮质等处的视觉传入;前庭小脑到达内侧前庭核的纤维可以进一步通过内侧纵束连接眼外肌运动核。因而,前庭小脑的另一个重要功能是通过对眼外肌神经核的传出,控制眼球的运动和协调头部运动时眼球为保持视像而进行的凝视(gaze)运动。前庭小脑损伤时,患者可能出现自发性眼球震颤(spontaneous nystagmus)现象。

3. 参与运动的视觉监视

前庭小脑不仅接受与调控眼球运动或追踪视像相关的脑区的苔状纤维的传入,还接受被视网膜刺激激活的爬行纤维的输入。因此,前庭小脑还参与运动的视觉监视。

**(二) 脊髓小脑的功能**

脊髓小脑由蚓部和半球中间部组成。

躯体感觉信息经直接和间接的脊髓—小脑通路到达小脑。直接脊髓—小脑通路包括背侧、腹侧脊髓小脑束两类传入通路。前者起源于脊髓背角的 Clarke 柱,接受肌梭、腱器官、关节和皮肤感受器的传入,向小脑提供与运动相关的肢体位置,肌肉活动状态和皮肤感觉信息;后者主要起源于含有大量中间神经元的脊髓第Ⅶ层外侧,向小脑提供脊髓中间神经元活动的信息,这些中间神经元参与了低位中枢行走节律的生成。间接的脊髓—橄榄—小脑通路,以爬行纤维的形式进入小脑,提供运动执行的误差信息。此外,脊髓小脑还接受视觉、听觉和前庭信息的传入。所有这些传入均具有躯体-小脑皮质定位特征。但这种定位是很粗糙的,这与苔状纤维的发散和众多平行纤维对同一个浦肯野细胞的汇聚效应有关。小脑不参与意识性感觉的形成,故不需要像大脑皮质那样十分精确的感觉定位。除上述外周传入之外,脊髓小脑还接受经脑桥接转的大脑皮质感觉区和运动区的中枢内传入信息。

脊髓小脑内侧区的传出纤维向顶核投射,经前庭核和脑干网状结构下行至脊髓前角的内侧部分;经丘脑外侧腹核上行至运动皮质的躯体近端代表区。中间区的传出纤维向间置核投射,经红核大细胞部,下行至脊髓前角的外侧部分,也经过丘脑外侧腹核上行至运动皮层的躯体远端代表区。小脑-前庭-脊髓系统主要影响脊髓伸肌运动神经元的活动,而小脑-红核-脊髓系统则影响屈肌运动神经元的活动(图13-20,表13-1)。

总的来说,脊髓小脑的主要功能是利用外周感觉反馈信息控制肌肉的张力和调节进行中的运动,配合大脑皮质对随意运动进行适时的管理。

1. 协调随意运动

脊髓小脑是中枢运动控制信息和外周感觉反馈信息的会聚点。在大脑皮质运动区向脊髓发出运动指令(motor command)的同时,也通过锥体束的侧支向脊髓小脑输入运动指令的副本——传出拷贝(efference copy),这一内反馈过程涉及皮质—脑桥—小脑、皮质—网状—小脑和皮质—橄榄—小脑等神经通路。另一方面,由运动指令所发生的随意运动也激活了外周皮肤、肌肉和关节感受器,它们的传入冲动经脊髓—小脑通路到达脊髓小脑,使脊髓小脑获得了大量有关运动执行情况的外反馈信息。

小脑对上述内、外反馈信息进行整合,察觉运动执行情况与运动指令之间的误差,发出校正信号向上经丘脑外侧核到达大脑皮质运动区,修正皮质运动区的活动,使其符合当时运动的实际情况;向下经红核脊髓束和网状脊髓束等通路间接地调节外周肌肉装置的活动,纠正运动的偏差,使运动按中枢运动指令预定的目标和轨道正确地执行(图13-23)。

脊髓小脑受损的病人运动笨拙而不准确,这是由于他们不能通过脊髓小脑有效利用来自大脑皮层和外周感觉的反馈信息来协调运动导致的,病人呈现出小脑性共济失调(cerebellar ataxia)的协调障碍。如指鼻实验阳性,不能完成精巧的动作,在精细动作的终末出现震颤,称为意向性震颤(intention tremor);

行走时跨步过大而躯干落后,以致容易发生倾倒,或是走路摇晃呈酩酊蹒跚状,沿直线行走则更不平稳;不能进行拮抗肌轮替快复动作,动作越迅速,协调障碍越明显。与前述的前庭小脑受损时的结果不同,脊髓小脑受损所导致的共济失调,在病人得到扶持时,其下肢的运动并不能得到改善,是一种更为严重的运动功能紊乱。

**图 13-23　随意运动的产生和调节示意图**

(Ganong, 2005)

### 2. 调节肌紧张

脊髓小脑通过作用于前面提到的前庭-脊髓、红核-脊髓和网状-脊髓等下行系统调节脊髓 α 和(或)γ 运动神经元的活动,进而影响肌紧张。小脑对肌肉张力的调节具有抑制和易化的双重作用,分别通过脑干网状结构抑制区和易化区发挥作用。抑制肌紧张的区域是小脑的前叶蚓部,其空间分布是倒置的。加强肌紧张的区域是小脑前叶两侧部和半球中间部,前叶两侧部的空间安排也是倒置的。

在进化过程中,小脑抑制肌紧张的作用逐渐减退,而易化作用逐渐增强。在人类,主要为易化作用。故当脊髓小脑受损后可出现肌张力减退、四肢乏力等状况。

### (三) 皮质小脑的功能

皮质小脑即小脑的外侧区。皮质小脑不接受外周感觉的传入,它的传入来自于大脑皮质的广大区域,包括感觉区、运动区、运动前区和感觉联络区(图 13-20)。从这些脑区传入皮质小脑的纤维均经桥核接转到达对侧齿状核并以苔状纤维的形式发散到对侧小脑半球的皮质。皮质小脑的传出纤维从齿状核出发,经对侧丘脑腹外侧核回到大脑皮质运动区和运动前区。另外,也有部分齿状核纤维投射到红核小细胞部,但这些红核小细胞神经元并不参与形成红核脊髓束,而是发出纤维形成红核橄榄束到达下橄榄核,下橄榄神经元进一步以爬行纤维的形式进入对侧小脑,形成一个反馈环路(图 13-20,表 13-1)。

皮质小脑参与随意运动的发起和计划,并可能为运动定时。

### 1. 参与随意运动的计划和运动程序的编制

皮质小脑与大脑皮质感觉联络区、运动前区以及基底神经节一道参与随意运动的计划和运动程序的编制。随意运动的产生包括运动的计划和程序的编制,以及运动程序的执行两个不同阶段。皮质小脑与基底神经节一道接受并处理来自感觉联络皮质的运动意念信息,编制运动指令并将生成的运动指令交给前运动皮质和运动皮质去执行;脊髓小脑则利用外周感觉反馈信息对运动进行适时的管理(图 13-23)。实验表明,在猴做腕关节屈伸运动时,齿状核细胞的放电变化不仅发生在间位核之前,而且也发生在运动起始之前。利用制冷探针(cooling probe)冷冻猴的齿状核使之可逆性地失活后,发现运动皮质中与运动相关的神经元的放电活动和动物上肢运动的发起都延迟 100 至数百毫秒。这些实验都证明了皮层小脑具有参与随意运动的计划和运动程序编制的功能。小脑外侧区损伤的患者会出现运动迟缓和已形成快速而熟练的动作消失等症状。

### 2. 可能参与运动定时

目前有研究表明,小脑外侧部可能作为一个中枢时钟样机构为运动定时。实验发现,冷冻失活猴小脑齿状核后,动物在进行肘关节快速运动时主动肌(二头肌)的收缩时间显著地延长,对抗肌(三头肌)的收缩起始时间却大大地推迟,肌肉舒缩活动在时间安排上发生混乱。Ivry 和 Keele 的手指叩击实验表明,小脑外侧部的损毁会影响患者对时间间隔和移动物体速度的判断。但该学说存在的问题在于,小脑核团(包括皮质小脑部的齿状核)神经元的放电并不表现出时钟样周期发放的特征;而且皮质小脑的运动定时作用学说与下橄榄核-小脑环路活动的运动定时作用学说之间是否有某种内在的联系也不清楚。

### (四) 小脑具有运动学习功能

运动学习(motor learning)是指在感觉传入信息的不断刺激下,运动神经网络发生可塑性的变化,从而使得机体能够做某种新形式的运动。众所周知,小脑局部损伤所引起的运动失调具有高度代偿性恢复的可能,这一现象提示小脑神经元环路具有通过学习而重建其功能活动的能力,即所谓适应性学习功能。

20世纪六七十年代,两位计算神经科学家Marr和Albus先后建立了小脑神经元网络的数学模型。他们根据对该网络模型计算的结果,提出小脑可能在运动技巧的学习中起关键作用。他们认为,爬行纤维传入的异突触作用导致平行纤维-浦肯野细胞突触发生的可塑性功能变化,赋予了小脑神经元环路运动学习的能力。

Ito等的研究为突触可塑性变化提供了生理学证据。他们用4Hz的连续电脉冲同时刺激爬行纤维和苔状纤维,可以长时程地减弱浦肯野细胞对苔状纤维传入的反应,表现为浦肯野细胞对于苔状纤维刺激所产生的诱发简单峰电位发放减少或EPSP幅度减少。这种现象可以持续1小时或更久,称为长时程压抑(long-term depression,LTD)。随后的研究发现,同时刺激爬行纤维和平行纤维也可在浦肯野细胞上获得LTD。LTD是浦肯野细胞对苔状纤维传入通路的长时程传入适应。对一个神经网络来说,适应就是其应对新情况的反应的长时程变化,是学习的一种表现,因而LTD被认为是小脑运动学习的神经基础。

目前对小脑LTD产生机制比较一致的看法是:① 爬行纤维和平行纤维同时被激活;② 平行纤维末梢释放谷氨酸激活浦肯野细胞上的AMPA型和促代谢型谷氨酸受体,前者激活引起细胞膜去极化,而后者的激活引起胞内信号转导链中的第二信使——三磷酸肌醇(inositoltrisphosphate,IP$_3$)和二酰甘油(diacylglycerol,DAG)的生成,爬行纤维的传入引起浦肯野细胞复杂峰电位发放,在复杂峰电位发放期间有大量的Ca$^{2+}$经电压敏感性Ca$^{2+}$通道进入浦肯野细胞的树突;③ Ca$^{2+}$和IP$_3$可进一步引起胞内钙库释放Ca$^{2+}$,进而Ca$^{2+}$与DAG一起激活蛋白激酶C,后者通过磷酸化某种目前尚不清楚的底物蛋白引起AMPA受体的内吞,导致浦肯野细胞膜上的AMPA受体数量减少,最终使其对平行纤维兴奋性传入的反应减小,发生LTD。另外,有研究发现,逆行信使NO也参与小脑型LTD的形成。

在关于LTD与运动学习之间关系的研究中,比较经典的是前庭-眼反射(vestibulo-ocular reflex,VOR)。VOR是当头向一侧转动时,因前庭受到刺激会引起眼球向另一侧等速运动,使得眼睛能够注视固定目标的一种补偿性反射。Ito等研究发现:① 减小受试者的视场,会使得正常的VOR增益与视场不匹配,眼球会过度运动,经过训练,VOR增益与减小的视场会逐渐契合,最终获得清晰物像。切除小脑绒球叶或连接绒球叶的爬行纤维通路,VOR的这种可塑性变化就不再发生,说明VOR的这种适应是习得性的,而且与小脑有关。② 当眼球运动过度或不足产生视觉模糊时,小脑绒球叶上参与VOR控制的浦肯野细胞出现大量的复杂峰电位发放,Ito等认为,VOR的适应性是由于与视觉相关的爬行纤维传入对小脑绒球叶上浦肯野细胞的冲击导致了平行纤维-浦肯野细胞突触上LTD的发展,减弱了浦肯野细胞对参与错误运动执行的苔状纤维传入反应。③ 小脑中NO参与了LTD的形成,将可以吸收NO的血红蛋白注射到猴和兔小脑绒球叶皮质与硬脑膜之间的空隙中,可阻断VOR的适应现象,却不影响眼球的运动,而洗去血红蛋白后,VOR的适应现象又可恢复,表明LTD可能与VOR适应的习得密切相关。

目前对发生在细胞(微观)水平上的LTD与发生在小脑系统(宏观)水平上的运动学习之间的关系还不是十分清楚,而且对小脑运动学习和记忆的机制依然存在争论,但共同看法是,小脑除了具有调节躯体运动的功能之外,还参与了机体的运动学习过程。建立这一概念很重要,正常的运动行为需要在外界情况发生变化时,通过学习而做出适当的调整并加以适应,而小脑参与了这一过程。

### (五) 小脑调节内脏活动的非躯体功能

近十余年来的神经解剖学、神经生理学、行为学和脑功能成像研究,以及对小脑占位性病变患者的临床研究,极大地拓展了对小脑功能的认识。小脑不仅是大脑皮质下运动调节中枢,而且是与脑干和下丘脑等自主性功能调节中枢存在纤维联系,参与机体内某些内脏活动调节的重要中枢。与调节机体运动的躯体功能相对应,小脑对机体内脏活动的调节被称为它的非躯体功能。

　　神经解剖学研究发现,小脑与下丘脑存在着双向、直接的纤维联系——小脑-下丘脑投射(cerebello-hypothalamic projections)和下丘脑-小脑投射(hypothalamocerebellar projections),这两个投射构成了小脑与下丘脑之间的神经环路。由于下丘脑是调节内脏活动的高级中枢,并与某些行为反应和情绪活动密切相关,因而小脑与下丘脑之间的神经环路很可能为小脑参与内脏活动的调节提供了结构基础。此外,小脑还与其他一些参与自主性活动调节的脑区/核团之间存在直接或间接的单/双向纤维联系,这些脑区/核团包括大脑皮质的一些区域、网状核、孤束核、迷走神经背核、中缝核、臂旁核、杏仁核、导水管周围灰质以及边缘系统等。这些小脑传出投射的靶结构或与胃肠、心血管、呼吸、排便和排尿等内脏活动密切相关,或与睡眠觉醒、情绪、学习、记忆和认知等脑的高级整合功能相关联。小脑与它们之间的纤维联系也可能或多或少地在小脑的一些非躯体性功能调节过程中发挥作用。

　　一些电生理学及神经影像学的研究发现:小脑和下丘脑可以通过它们之间的交互的直接纤维联系影响对方神经元的活动,进而影响摄食活动;电刺激小脑顶核可有效地升高动脉血压,刺激终止血压回落,即顶核升压反应(fastigial pressor response),是小脑参与内脏活动调节的另一个重要证据;小脑损毁造成内脏功能紊乱的病理现象也提示小脑有可能在内脏活动调节中发挥着作用。

　　小脑调节内脏功能活动,是脑的躯体-内脏反应整合活动的组成部分,是容易理解的。因为在机体的运动过程当中,必然伴随着内脏系统的活动变化和功能的实施,以配合躯体运动功能的完成;反之,内脏系统的功能状态也会制约躯体运动功能的实施。小脑参与的内脏功能调节,以及它在躯体运动调节中发挥作用,有利于机体产生一个协调的躯体-内脏反应,以适应内外环境的变化。

　　目前获得的小脑非躯体功能资料,不仅有助于我们全面地认识小脑的功能,而且有助于深入地了解机体的躯体-内脏反应整合机制,并对某些因小脑病变所引起的躯体-内脏并发性功能失调的发病机制做出更为合理的解释。

# 第六节　基底神经节对运动的调节

　　基底神经节(basal ganglion)又称基底核,是从端脑衍生的一些相互联系的皮质下神经核团的总称。作为大脑的最古老区域之一,基底神经节除参与运动调节外,在学习、认知、情感等诸多方面发挥着极为重要的作用。作为运动系统的皮质下调节机构之一,基底神经节并不直接发起或执行运动,而是起着整合、优化、精确调节作用,通过调节肌张力、调节联合运动、维持姿势,与小脑一起配合皮质完成运动功能的执行。它们从皮质接受大量投射,将信息加工处理后,经丘脑返回皮质。基底神经节的功能失调将产生一系列伴有运动障碍的神经系统疾病。

## 一、基底神经节的组成及细胞构筑

　　迄今为止,基底神经节(basal ganglia)仍没有一个精确并得到广泛认可的定义,通常泛指从端脑腹侧壁发育衍生而来的一些相互联系的皮质下神经核团。在结构上大致包括以下一些成对的灰质团块:尾状核(caudate nucleus,CN)、豆状核(lenticular nucleus,LN)、丘脑底核(subthalamic nucleus,STN)、黑质(substantia nigra,SN)、脚桥核(pedunculopontine nucleus,PPN)、屏状核(claustrum)、杏仁核复合体(amygdaloid nuclear complex,Amy)及伏核(nucleus accumbens,NAc)。

　　基底神经节各核团相互间纤维联系与生理功能很复杂,可直接参与运动功能调节的主要是前面五个核团。其中豆状核又被外髓板(external medullary lamina)分隔成为内、外两部分,外部为壳核,内部为苍白球。苍白球在种系发生上出现较早,称为旧纹状体。尾状核和壳核起源相对较晚,两者具有相同的细胞构筑、化学和生理特性,被称为新纹状体(neostriatum),现简称纹状体,它是基底神经节中最大的神经核团。苍白球内侧部(internal globus pallidus,GPi)和黑质网状部(pars reticulate substantia nigra,SNr)属同一功能结构,称为 GPi-SNr 复合体。目前在功能上,较为认可的是将基底神经节分成五部分:纹状体、苍白球外侧部、GPi-SNr 复合体、黑质致密部及丘脑底核。

### (一) 纹状体

纹状体,包括尾状核和壳核,在人类特别发达。胚胎发育中,尾状核和壳核原是位于侧脑室底部的一团灰质块。在皮质发育过程中有锥体束纤维穿过,将此灰质块不完全地分割成背内侧和腹外侧两块。背内侧灰质随着侧脑室向前、向下发育形成尾状核,腹外侧灰质块演变为壳核。尾状核形似彗星弯向侧脑室外侧壁,它的前面是较大的头部,背侧是窄形的体部,尾部较细,沿侧脑室侧壁延伸至侧脑室颞角,与位于钩内的杏仁核簇相连。壳核是位于岛叶皮质内侧部的灰质结构,环绕于外囊的外侧部,内侧部经外侧髓板与苍白球分隔。尾状核头部的下方与壳核分界清楚,除了通过薄的灰质桥相互连接外,两者前端的腹侧部在伏核水平仍保持连接,在组织断面上可见有灰、白质相嵌的条纹,故称纹状体。伏核连同尾壳核的腹内侧部及嗅结节统称为腹侧纹状体。

纹状体是主要的基底节输出结构,从细胞学上来看,尾核与壳核的细胞类型和构筑相同,形态学上纹状体神经元由棘神经元和无棘神经元组成,根据其轴突的分布可进一步分为投射神经元和局部的中间神经元。

#### 1. 棘神经元

棘神经元占纹状体神经元 95% 之多,它们中等大小,在树突、轴突结构及细胞体积上有相同的形态学特征。棘神经元直径约 12～20 μm,胞体呈圆形或椭圆形,胞核相对较大,胞质较少,环形排列在胞核周围,外观呈窄环状。从胞体发出 4～5 个初级树突,初级树突表面光滑,次级树突从初级树突上发出,其表面存在着密集的小棘状突起。每个神经元相互贴近,其树突野基本上都重叠,据估计棘神经元的树突从胞体放射状发出后占据直径约为 300 μm 的球形空间。棘神经元的形态学已通过高尔基(Golgi)染色及细胞内标记技术得以广泛研究。

作为纹状体的主要信息整合成分和传出神经元,所有棘神经元均属 γ-氨基丁酸($γ$-amino butyric acid,GABA)能神经元,以 GABA 和多种神经肽作为神经递质,如 P 物质(substance P,SP)、脑啡肽(enkephalin,ENK)、强啡肽(dynorphin,DYN)以及神经降压肽(neurotensin,NY)。此外,钙结合蛋白(calbindin),如钙结合素 D-28K,也存在于这些神经元中。然而并非所有神经肽都存在于每一个棘神经元内,它们与 GABA 的共存情况与投射神经元的终止部位有关。如包含 ENK 且能表达多巴胺受体 D2 亚型的棘神经元投射至苍白球外侧部(external segment of globus pallidus,GPe);含有 SP 及 DYN 且能表达多巴胺受体 D2 亚型的棘神经元投射至黑质网状带及苍白球内侧部。此外,纹状体的棘神经元也同时接受大量外源性和内源性的传入投射,这些传入投射末梢含不同的神经递质,且不同来源的传入末梢在中型棘神经元上的终止部位不同,来自含 GABA 和 ACh 的中型及大型中间神经元的末梢主要终止于胞体和树突的起始段,形成以对称为主的突触连接。其他类型投射神经元,以分散性树突为特征,局部轴突丘包含 GABA、SP 或 ENK,主要与棘神经元的树突形成对称性突触连接。

#### 2. 无棘神经元

作为纹状体中间神经元的无棘神经元,约占纹状体神经元 4%。该类神经元的共同特点是有数个表面光滑或仅有少许树突棘的树突,这与棘神经元明显不同。

纹状体中间神经元根据其所含的神经递质可分为四种主要类型:大型胆碱能神经元、含小清蛋白(parvalbumin,PV)的 GABA 能中间神经元、含钙结合素的 GABA 能中间神经元以及含有生长抑素(somatostatin,SOM)的中间神经元。

### (二) 苍白球

苍白球位于豆状核的内侧部,借外侧髓板与外侧的壳核分隔。与尾状核和壳核的血管构筑相比,苍白球血管稀少,行程较直,不存在任何卷曲,血管数是尾状核和壳核的一半,因此新鲜标本上颜色苍白,故得名。

通过内侧髓板苍白球可进一步分为内侧部和外侧部,外侧部体积大、细胞稀疏,内侧部体积小、细胞密集,其内的细胞总数多于外侧部。Golgi 染色观察到苍白球神经元胞体呈大椭圆形或多角形,树突长而粗,树突棘较少。沿长树突的长轴有丰富的传入末梢以通过型末梢的形式包绕在周围。

### (三) 黑质

黑质是中脑最大的神经核团,位于中脑腹侧部,贯穿中脑的全长,向上延伸到间脑的尾侧部,吻侧端向丘脑腹侧延伸,紧邻丘脑底核的尾侧和大脑脚的背内侧。从中脑的横切面上看,黑质呈半月形,组织学上把它分为两部分,即背侧的致密带(SNc)和腹侧的网状带(SNr)。

致密带主要由多极大细胞或锥形细胞组成,这些细胞内富含黑色素颗粒,使致密带在切面上呈一暗弧形条带,位于两侧大脑脚内。致密带在中脑最尾端的腹侧被脑桥核所覆盖。网状带紧靠大脑脚底,此带较宽,由分散的不规则形的细胞组成。网状带细胞富含铁元素而不含黑色素,在新鲜标本上呈浅红棕色。网状带本身向上延伸到间脑,位于底丘脑核的腹侧面。

在黑质中,网状带接收来自纹状体的纤维,发出 GABA 能神经元投射到背侧丘脑,而致密带含多巴胺能神经元,除接受来自大脑皮质 4、6 区(经大脑脚)的纤维外,还发出广泛的短纤维,与中脑网状结构中的背盖核、红核发生联系,并发出反馈纤维到新、旧纹状体(如黑质纹状体多巴胺能纤维)及丘脑的腹内侧核等。因此,黑质被认为是大脑皮质直接或间接地通过纹状体与网状结构发生联系的中间站。此外,黑质致密带还参与中脑对边缘系统的多巴胺能投射。

### (四) 丘脑底核

丘脑底核(subthalamic nucleus,STN)为丘脑腹侧四个核团之一,位于大脑脚和内囊连接的背内侧、下丘脑的外侧、未定带和背侧丘脑的腹侧,呈杏仁状。STN 作为基底神经节的一个重要结构,是苍白球传出和黑质网状部传入之间的中继站。经 STN 中继的间接投射与苍白球向脚桥核和黑质网状部的直接投射是平等的,所以 STN 是基底神经节传出投射间接回路的一部分,对基底神经节的主要传出具有调控作用。研究证明 STN 不仅仅是苍白球外侧核部传出的一个中继站,它与基底神经节的主要结构之间均有往返纤维联系,此外,STN 还向丘脑腹侧、背内侧核和脑干网状结构投射。丘脑底核的传入投射纤维主要来自大脑皮质的谷氨酸能纤维、脚桥被盖核的胆碱能纤维和黑质致密带的多巴胺能纤维。

### (五) 脚桥核

脚桥核(pedunculopontine nucleus,PPN),全称脚桥被盖网状核(pedunculopontine tegmental reticular nucleus),位于中脑脑桥被盖区。PPN 由形态和功能上异质性的多类神经元组成,包括胆碱乙酰转移酶(ChAT)、谷氨酸、GABA、钙结合蛋白 D-28K 以及各种神经肽等免疫反应阳性的神经元,数量最多的胆碱能神经元与其他非胆碱能神经元混杂分布。PPN 以细胞的分布密度不同分为致密部和弥散部两个部分。PPN 神经元上表达有 M2、M3 和 M4 等胆碱能受体亚型,其中以 M2 受体亚型居多。

在脑内基底神经节与 PPN 的联系是最为紧密的。PPN 发出的上行纤维可分布于丘脑、下丘脑、未定带、中缝核、基底前脑、杏仁核、腹侧苍白球、纹状体、大脑皮质、上丘、导水管周围灰质及红核前区的多个区域。PPN 与纹状体、黑质网状部、黑质致密部、苍白球间这种复杂的相互联系,具有重要意义。黑质网状带发出 GABA 能投射纤维至 PPN,支配 PPN 的胆碱能和谷氨酸能神经元,这种黑质输出纤维抑制PPN 的胆碱能与非胆碱能神经元。反过来,PPN 发出胆碱能与谷氨酸能混合投射至 GPi、SNr、SNc 及GPe,这些纤维直接参与运动行为的控制。PPN 传入神经纤维除 SN、STN 和 GP 外,还来自边缘系统有关结构(腹侧苍白球、杏仁中间核、下丘脑外侧部及未定带)、小脑核、内侧前脑皮质与运动皮质。但 PPN中 GABA 能神经元缺乏上行投射,其下行纤维主要投射至延髓网状结构及脊髓。

### (六) 伏核

伏核连同尾壳核的腹内侧部及嗅结节,统称为腹侧纹状体,伏核是中脑多巴胺系统的主要靶区及前额叶边缘回路的主要纹状体通路的中继站。它参与了脑内的奖赏及动机,包括药物成瘾方面的作用。伏核接受来自岛叶皮质或旁岛叶皮质(海马结构、眶额皮质及嗅皮质),以及内侧(前扣带、边缘前及边缘下皮质)和外侧直回皮质区的投射。同时,它还接受来自边缘相关结构,如杏仁核簇、被盖腹侧区、中线丘脑核团以及髓板间旁束核的纤维。

### （七）纹状体边缘区

边缘区（marginal division）与苍白球相邻的纹状体区域相比，在细胞构筑、纤维联系和所含神经递质方面均有其特殊性，并由此得名。此区含梭形神经元，富含多种神经递质，如 P 物质、脑腓肽、神经降压肽、生长抑素等，其神经元轴突具有大量的分支，分支在此区内的背腹侧延伸，部分末梢与苍白球尾端内侧的胆碱能神经元形成突触联系，P 物质能与末梢与此区内的神经元形成突触，该区域有较广泛的直接和间接纤维联系，可能与听觉、运动调控、边缘系统和学习记忆有关。

## 二、基底神经节与锥体外系统

基底节的纹状体参与运动行为调节，它的功能主要在于对皮质下行的信息进行加工处理，然后返回大脑皮质。基底节的这一运动调节功能，很容易与"锥体外系统"联系起来，甚至把锥体外系统与基底节理解为同一个功能概念。

锥体外系统这一概念产生于神经生物学的发展早期，由于发现主管运动功能的皮质脊髓束起源于大脑皮质 4 区，它的下行纤维在延髓构成椎体，因此该下行系统称为椎体系统。由于后来发现 4 区以外的皮质对运动也有影响，便用"锥体外（extrapyramidal）"这一概念来称呼脊髓束以外的下行纤维束，它通常泛指锥体系统以外的所有运动神经核和运动神经传导束。

19 世纪末以来，基底节就被认为是复杂锥体外运动系统的主要中枢，它的活动通过锥体束介导。但除了从黑质网状部平行投射至顶盖及网状结构的纤维（顶盖脊髓束和网状脊髓束）可以下行至脊髓外，基底节与脊髓无其他直接传出联系。可见锥体外系统与基底节是两个不同的概念，前者与运动有关，后者是皮质下一些核团的总称，两者不能混淆。事实上，锥体外系统这一术语已越来越少被使用。

## 三、基底神经节的纤维联系

在基底节核团中，纹状体是基底节接受大脑皮质、丘脑等处来的传入纤维的接受中心，同时还接受来自丘脑底核、黑质、背侧中缝核、蓝斑、苍白球、桥脚核及其他皮质下结构（如海马与杏仁体）的传入纤维。GPi/SNr 复合体则是基底节传出纤维的传出中心。

### （一）主要传入纤维

1. 皮质纹状体纤维（corticostriate fibers）

纹状体接受来自不同功能与解剖结构的皮质区的纤维，不同皮质区投射到纹状体的纤维排列具有一定的空间定位关系：额叶皮质发出纤维至尾状核头的前部和壳核的联合前部，顶叶皮质发出纤维至尾状核体和壳核的联合后部，枕叶皮质投射至纹状体的最后部，部分投射存在重叠。所以大体来说，纹状体可相应分为感觉运动、辅助运动及边缘纹状体。感觉运动纹状体包括壳核联合后部的背外侧区，壳核联合前的背外侧边缘以及尾状核的外侧部分，主要接收来自运动、前运动、辅助运动、扣带运动皮质区及躯体感觉皮质的传入纤维。辅助运动纹状体主要位于尾状核的头部（除了外侧部、背内侧及腹侧）、尾状核体部的中份、尾状核的尾部以及壳核联合前和壳核联合后部的腹内侧部。这部分纹状体免疫组化证实含有钙结合蛋白，它接受来自辅助皮质区，如前额叶、颞叶、顶后和枕前皮质以及视区前、辅助视区的传入纤维。边缘纹状体主要占尾状核的背内侧边缘至腹侧部分，包括隔阂以及前联合壳的腹内侧，这部分纹状体接受来自扣带回或扣带旁回皮质区的传入纤维，包括海马、边缘前及边缘下皮质以及皮质下杏仁核复合体。其神经纤维末梢释放兴奋性神经递质谷氨酸。

2. 丘脑纹状体纤维（thalamostriate fibers）

该部分纤维主要来自丘脑板内核群，尤其是中央中核发出大量纤维投射到纹状体。此通路还间接传递由网状上行激动系统传来的非特异性冲动，以调节纹状体的活动。纤维末梢释放的递质可能是有兴奋作用的谷氨酸或 ACh。

3．其他

如脑干中缝核的5-羟色胺能神经元和蓝斑肾上腺素能神经元也发出纤维投射至纹状体。突触末梢释放抑制性神经递质。此外,大脑皮质也发出纤维直接投射至黑质和丘脑底核。

**（二）主要传出纤维**

GPi/SNr复合体是基底节的主要传出核团,其传出纤维主要至丘脑,尚有部分纤维至红核、上丘和中脑。传出纤维突触末梢所释放的神经递质为GABA。

1．苍白球丘脑纤维

苍白球丘脑纤维包括两束纤维——豆状襻和豆状束。其递质均为抑制性的$\gamma$-氨基丁酸。豆状襻起自苍白球内侧部的外侧,纤维在豆状核的腹侧成束绕过内囊后肢的前内侧缘,再折向背侧到达红核前区(Forel-H区)。豆状核起自苍白球内侧部的内侧,有一部分(所占区域称Forel-H2区)横过内囊,在丘脑底核的背内侧与未定带之间集结成束,此束再向内侧和尾侧,在底丘脑的红核前区与豆状襻汇合。汇合后的纤维折向背内侧,到达未定带的背侧形成丘脑束。丘脑束是一个复合束,除包含苍白球丘脑纤维外,还含有红核丘脑纤维和齿状核丘脑纤维。这些纤维一起投射到丘脑腹外侧核,小部分投射到丘脑腹前核和丘脑板内核群。板内核群中的中央中核又投射回壳核,并通过束旁核返回尾状核。苍白球与中央中核的联系接通了纹状体—苍白球—中央中核—纹状体的回路,此回路的活动受中央前回至中央中核的投射调节。丘脑腹外侧核和腹前核接受纤维投射,又发出兴奋性的投射到大脑皮质的前运动区和辅助运动区。这样,基底神经节就可调节锥体束和皮质网状脊髓束的大部分运动纤维的活动。

2．苍白球被盖纤维

苍白球被盖纤维起自苍白球内侧部,部分纤维止于红核前区,另有部分纤维沿红核的腹外侧下降,再转回背外侧进入中脑被盖,在下丘平面终止于脚桥核。此苍白球可影响脑干网状结构,再通过网状脊髓束调节脊髓水平的运动。苍白球亦发出纤维到上丘及中脑被盖,与眼球运动调节有关。

3．黑质网状部-丘脑纤维

黑质网状部-丘脑纤维起自SNr,主要投射至丘脑腹外侧核内侧部。

**（三）基底节核团内部的纤维联系**

基底节核团之间有广泛的、互相联系的神经纤维,主要纤维联系包括以下几种。

1．纹状体苍白球纤维(striatopallidal fibers)

纹状体有两类神经元:一类是局部回路神经元,其轴突投射不超过该核团的范围,含多种递质,如ACh存在于大的局部回路神经元中,对多巴胺起拮抗作用。另一类是投射神经元,其轴突较长,可投射至苍白球和黑质,且投射有局部定位,其中投射到苍白球外侧部的神经元含GABA和脑啡肽,投射到GPi-SNr复合体和黑质致密部的神经元含GABA和P物质。

2．纹状体黑质纤维(strionigral fibers)

黑质是纹状体传出纤维的一个主要终止区,黑质网状带接受新纹状体和旧纹状体传来的纤维,这一纤维向内侧穿,经内囊和大脑脚,止于黑质的网状带。

3．黑质纹状体纤维(nigrostriate fibers)

黑质纹状体纤维起自黑质致密带,向前和背外侧进入红核前区,跨越丘脑底核上方,然后贯穿内囊和苍白球至尾状核和壳核,有些纤维也可止于苍白球。黑质致密带的神经元可合成多巴胺,通过D2型DA受体引起ACh能局部回路神经元的抑制和GABA/ENK/CR投射神经元的抑制;通过D1型多巴胺受体引起GABA/SP/DYN能投射神经元产生兴奋。除释放多巴胺外,黑质纹状体纤维末梢还可释放胆囊收缩素。

4．底丘脑束(subthalamic fasciculus)

丘脑底核发出兴奋性的谷氨酸能纤维投射至GPi-SNr复合体(主要是GPi),苍白球外侧部则发出抑制性的GABA或甘氨酸能纤维投射至丘脑底核,这些往返纤维总称丘脑束。通过丘脑束,丘脑底核可调节由基底神经节到丘脑的投射。此外,丘脑底核还发出纤维到黑质,或经黑质到达中脑被盖,再下行到脊髓。

5. 苍白球黑质纤维(pallidonigral fibers)

苍白球的传出纤维可分为四部分,即豆状襻、豆状束、苍白球被盖纤维和苍白球底核纤维。前三者发自内侧苍白球,后一束发自外侧苍白球。其中,豆状襻和豆状束进入未定带背侧的丘脑束,大部分投射到丘脑的腹外侧核和腹前核,小部分投射到板内核的前端。腹外侧核综合来自苍白球和小脑的冲动,然后投射到皮质躯体运动区。苍白球被盖纤维下行止于中脑被盖尾端的脚桥核。苍白球底核纤维起自外侧苍白球,全部投射到丘脑底核的细胞。

## 四、基底神经节回路与运动调节

### (一)与运动功能相关的主要基底节回路

基底节的运动功能是通过大脑皮质中与运动有关的区域而间接实现的。基底节回路与大脑皮质之间的这种联系,可概括为三方面的回路,这三条皮质基底节回路共同构成了基底的基本结构,并形成了目前用来解释其对运动功能调节基本原理的直接和间接回路(图 13-24)。在基底神经节回路中,纹状体是信息输入的门户,接受大脑运动皮质的兴奋性传入和 SNc 的抑制性传入;丘脑是信息输出的门户,将整合后的神经冲动投射至大脑运动皮质。

**图 13-24    基底神经节与大脑皮层之间神经回路的模式图**
(A) 连接基底神经节与大脑皮层的神经回路;(B) 直接回路与间接回路
(朱大年,2008)

1. 皮质—新纹状体—苍白球(内)—丘脑—皮质回路

从大脑皮质相当广泛的区域(运动区、躯体感觉区、联合区、边缘区甚至顶叶)发出的皮质纹状体纤维,按一定的定位排列投射到同侧的新纹状体(尾核和壳核,即纹状体的输入核),从新纹状体发出的纤维也按一定的定位排列止于苍白球内侧部,从苍白球内侧部发出的纤维止于丘脑腹前核(ventral anterior nucleus)、腹外侧核(ventral lateral nucleus)、内侧背核(mediodorsal nucleus)和中央中核(centromedianus nucleus)。从丘脑的腹前核和腹外侧核发出的纤维也按一定的定位排序投射到大脑皮质的辅助运动区和前运动皮质,这两区又和运动皮质有密切的往返联系。这个回路中的各核团还有其他的纤维联系,除下行纤维之外,丘脑的中央中核也有纤维往返到新纹状体(壳核)。

2. 皮质—新纹状体—苍白球(外)—丘脑底核—苍白球(内)丘脑—皮质回路

在此回路中,投射到苍白球外侧部的纤维起自新纹状体,纹状体棘神经元间接经 GPe 和丘脑底核多突触地投射至 GPi/SNr 复合体，传出神经元是 GABA/ENK 能神经元，该神经元与来自 SNc 的多巴胺能神经元发出的黑质纹状体异质性传入神经纤维形成突触联系，接受 D2 型多巴胺受体介质的抑制性冲动。它发出的纹状体苍白球抑制性传出神经纤维直接与 GPe 神经元形成突触，对后者起抑制性调节作用。通过底丘脑束，GPe 发出抑制性 GABA 或甘氨酸能纤维投射至丘脑底核，后者发出兴奋性谷氨酸能神经纤维投射至 GPi/SNr 复合体，对后者的含 D2 多巴胺受体与脑啡肽的神经元起兴奋性调节作用。丘脑底核与苍白球外侧部的往返通路都以谷氨酸为递质。也有绕过丘脑底核从苍白球外侧部到达苍白球内侧部的通路。

3. 皮质—新纹状体—黑质—丘脑—皮质回路

黑质网状带是基底节的主要输出单位之一。从大脑皮质投射到新纹状体后，再按一定的定位排列投射到黑质网状带，然后从黑质网状带投射到丘脑的腹前核和腹外侧核，再返回大脑皮质的运动区和运动前区。尾状核-黑质间存在具有局部定位特征的往返纤维联系。直接回路则兴奋黑质网状带传出神经元。因此，直接回路活动可减少基底节的输出，而间接回路活动可增加基底节的输出。基底节输出投射至丘脑，对丘脑至皮质辅助运动区的反馈活动可能具有抑制性作用。直接回路与间接回路之间的活动平衡对正常运动的顺利实现起着非常重要的作用，基底节输出水平取决于直接回路与间接回路两者活动的相对强弱。由黑质至纹状体的多巴胺能通过影响这两条回路的活动调节基底节的输出。另外，在黑质的致密带有纤维往返新纹状体，它组成多巴胺能神经元系统（dopamine neuronal system），但黑质除有纤维至上丘和脚桥被盖核外，没有其他向下投射的纤维。

**（二）基底节回路对运动的调节机制**

近几年来对有关基底节在运动的调节机制方面有较多进展，但仍存在很多争论。下面介绍几个较为认可的假说。

1. 基底节参与动作的选择和启动

大脑皮质—纹状体—内侧苍白球—丘脑—大脑皮质回路是基底节实现其运动功能的主要结构基础。此外，基底节回路同时具有情感、联想、认知功能，基底节还充当纠错机能的角色，其中纹状体是一个中枢选择装置，它接受来自全部大脑皮质的投射，并能整合有关的皮质传入，发挥不同的功能。在此回路中，基底节阻止高级运动中枢下达的不适当运动，因此可对随意运动进行一定的选择和启动。

2. 基底节的直接和间接回路共同调节动作的执行

基底节结构和功能的一个重要特点是各部分的非均等性。不同区域和不同类型的细胞接受和执行不同功能，起自纹状体的投射纤维可存在双重输出，有些神经元投射至苍白球内侧和黑质网状带（纹状体直接输出通路），另一些则投射至苍白球外侧（纹状体间接通路）（图 13-25）。

在直接回路和间接回路中，直接回路起始于含 D1 多巴胺受体、P 物质及内啡肽的神经元。间接回路则起自含 D2 多巴胺受体与脑啡肽的神经元。两条回路向基底节的输出结构相互拮抗，直接回路提供抑制性输入，而间接回路则提供兴奋性输入。起自基底节输出核团的双重投射纤维进一步按相应结构排列投射至不同丘脑核团，而不同丘脑核团神经元发出的纤维最后集中投射至相同皮质区，只是投射到皮质的不同层次。

黑质纹状体多巴胺能投射对这两条回路的活动起着重要调节作用，多巴胺对直接回路是兴奋效应，对间接回路是抑制效应。此外，直接和间接回路对 Gpi/SNr 复合体起相反的作用：兴奋直接回路可对 Gpi/SNr 复合体起到抑制作用，而兴奋间接回路，通过丘脑底核兴奋性神经元的转换对 Gpi 起兴奋作用，从而起到易化皮质的作用。这样，大脑皮质通过皮质纹状体纤维将运动信息传送到纹状体，经过直接和间接回路整合后的信息再通过丘脑核团传回大脑皮质，以实现基底节对运动功能的调节作用。因此，基底节的功能是由纹状体以及纹状体以外多巴胺能神经元两者共同调控的。

**图 13-25 皮质—基底节—丘脑—皮质环路示意图**

箭线为兴奋性连接，为抑制性连接。

ACh：乙酰胆碱；DA：多巴胺；D1、D2，受体；ENK：脑啡肽；GABA：γ-氨基丁酸；Glu：谷氨酸；P：P 物质

（秦震，1999）

### 五、基底节回路紊乱与运动功能失调

基底节回路通过参与运动的计划和启动、掌握新运动、动作的排序、对新刺激信号的运动反应等方面对躯体运动进行调解。正常情况下，直接回路和间接回路之间相互制约，保持平衡，因此，基底节回路功能紊乱有可能产生严重的运动行为缺陷。

1. 基底节核团损害部位与运动失调表现

（1）纹状体损害：导致随意运动减慢、姿势异常和不自主运动，且不自主运动是多样的，往往与损害的部位和方式有关。单侧壳核损坏可导致对侧肢体的运动缓慢，伴有拮抗肌活动增强，但反应时间正常，因此无运动启动障碍。常见疾病如舞蹈病。

（2）苍白球损害：导致随意运动减慢和不自主姿势，单侧苍白球损害导致运动迟缓以及主动和拮抗肌异常收缩，并使肌张力增高，但不影响运动的启动。双侧损害主要影响屈肌，造成典型的前驱姿势，病人不容易向前迈出。常见的疾病包括一氧化碳中毒或脑血管病导致的基底节损害。

（3）丘脑底核损害：导致对侧肢体的不自主运动，类似于舞蹈动作但幅度更大，称为偏侧投掷症。目前认为它的发生可能与由丘脑底核发出至 GPi 的兴奋性冲动减少，导致后者发出的抑制性冲动减少而使大脑皮质和脑干运动核团易化有关。

（4）SNr 损害：导致不自主眼动，使用 GABA 激动剂可选择性抑制 SNr 神经元而出现不自主眼动。因此，若 GPi 和 SNr 同时受损时，会出现不自主的躯体、躯干运动以及不自主眼动。

（5）SNc 损害：多巴胺能神经元胞体主要集中在黑质致密带，多巴胺通过不同受体兴奋纹状体的 GABA/SP/DYN 能神经元，而抑制 GABA/ENK 能神经元，表现为促进直接回路而抑制间接回路，最终对运动都起易化作用。哌替啶类衍生物 1-甲基-4 苯基-1,2,3,6-四氢吡啶（MPTP）可选择性破坏 SNc 的多巴胺能神经元，导致出现以静止性震颤、运动迟缓运动不能、肌张力增高和姿势平衡障碍为特点的帕金森病表现。

2. 基底节回路紊乱与运动障碍性疾病

目前,临床上基底神经节回路紊乱导致的运动障碍性疾病主要分为两大类:一是具有运动过多而肌张力不全的综合征,可见于舞蹈病、手足徐动症、偏侧投掷症等,病变主要位于纹状体;另一类是具有运动过少而肌张力过高的综合征,系黑质、苍白球病变所致,常见于帕金森病。下面着重介绍亨廷顿舞蹈病(Huntington's disease,HD)和帕金森病(Parkinson's disease,PD)。

舞蹈病是一种以不自主舞蹈样动作为主要运动障碍表现的进行性神经变性病。舞蹈样不自主运动是本病最突出的不随意运动障碍表现,此外还伴有肌张力不全和手足徐动。该病的病理损害主要集中在基底节和大脑皮质,以尾状核、壳核病变最明显。尾状核头部的实质结构缩小成 2~3 mm 厚的薄带状,以致侧脑室的额角外侧壁呈突起状。纹状体神经元的变形和死亡以及基底节中神经递质 GABA 及其合成酶——谷氨酸脱羧酶含量显著减少,同时胆碱乙酰化酶活性降低,乙酰胆碱减少。由于抑制性氨基酸 GABA 和乙酰胆碱减少,兴奋性氨基酸多巴胺相对增加,而导致多动。该病发生机制可能是间接回路上纹状体神经元的兴奋性减弱,导致 GPe 发出的抑制性神经冲动增高和丘脑底核兴奋性降低,进而使得 GPi 兴奋性降低,而对丘脑核团的抑制减弱。因此,从丘脑传出到大脑运动皮质的兴奋性冲动增加,对运动皮质产生易化作用而导致运动过多和肌张力减低等症状。

帕金森病是由于黑质致密带多巴胺能神经元的变性,使其对纹状体 GABA/SP/DYN 能神经元的兴奋作用减弱,导致直接回路相对被抑制,而同时 GABA/ENK 能神经元失去多巴胺的抑制作用而使间接回路相对被激活,两者最终都可以加强 GPi-SNr 复合体的活动,导致丘脑抑制,皮质运动区活动减弱,造成运动减少和僵直,并且难以维持进行的动作,而引起运动徐缓等改变。此外,帕金森病的产生与乙酰胆碱递质功能的加强也有关系,但它与多巴胺递质系统不同,目前认为黑质上行抵达纹状体的多巴胺递质的功能在于抑制纹状体内乙酰胆碱递质系统,若其功能受损,将导致乙酰胆碱递质系统功能的亢进,进而出现一系列症状。应用左旋多巴以增强多巴胺的合成,或应用 M 受体阻断剂以阻断乙酰胆碱的作用,对帕金森病有一定的治疗效果。

(付立波,覃筱燕)

# 练 习 题

1. 解释下列名词:运动单位、骨骼肌的牵张反射、腱反射、肌紧张、脊休克、去大脑僵直、姿势反射。
2. 运动神经元传来的冲动是如何引起骨骼肌产生收缩的?
3. 比较腱反射与肌紧张的异同点。
4. 何为 α 僵直与 γ 僵直?
5. 试述小脑的机能分区、各分区的功能和各部位功能损伤时的可能表现。
6. 试述基底神经节的构成、功能和功能损伤时的表现。
7. 帕金森病和舞蹈病的发病机制和临床症状各有哪些?治疗方法有何不同?

# 参 考 文 献

1. Anderson J C, Costantino M M, Strafford T. Basal ganglia: anatomy, pathology, and imaging characteristics. Curr Probl Diagn Radiol, 2004, 33: 28-41.
2. Critchlow V. & Von Euler C.. Intercostal muscle spindle activity and its motor control. J Physiol, 1963, 168, 820-847.
3. Ganong W F. Review of Medical Physilolgy. 22th ed. Stanford, MeGraw-Hill, 2005.
4. Hulliger M. The mammalian muscle spindle and its central control. Reviews of Physiology Biochemistry & Pharmacology, 1984, 101: 1-110.
5. Kandel E R, Schwartz J H, Jessell T M. Principle of Neural Science. 3rd ed, New York: Elservier, 1991.

6. Nambu A. A new dynamic model of the cortico-basal ganglia loop. Prog Brain Res，2004，143：461-466.

7. Riehle A，Vaadia E，eds. Motor cortex in voluntary movements：a distributed system for distributed functions. London：CRP Press，2005：426.

8. Sain-Cyr J A. Basal ganglia：functional perspectives and behavioral domains. Adv neurol，2005，96：1-16.

9. Schieber M H，Fuglevand A J. Motor areas of the cerebral cortex. // Donoghue J P，Sanes J N. Rncyclopedia of Cognitive Science. London：Nature Publishing Group，2003：111-121.

10. Siegel A，Sapru H N. Essntial Neuroscience，Baltimore. New York，Lippincott William & Wilkins，2006.

11. 韩济生. 神经科学原理. 2 版. 北京：北京医科大学出版社，1999，750-773.

12. 王玢，左明雪. 人体及动物生理学. 3 版. 北京：高等教育出版社，2009，63-100.

13. 许绍芬主编. 神经生物学. 2nd ed. 上海：上海医科大学出版社，1999.

14. 姚泰主编. 生理学(八年制及七年制临床医学专业用). 北京：人民卫生出版社，2005.

15. 张镜如. 生理学. 4 版. 北京：人民卫生出版社，1998，317-319.

16. 周美娟，段相林. 人体组织学与解剖学. 3 版. 北京：高等教育出版社，1999，35-271.

17. 朱大年主编. 生理学. 7th ed. 北京：人民卫生出版社，2008.

# 第十四章　脑的高级功能

## 第一节　脑电,睡眠与觉醒

作为完整的、活的高级生物指挥与反应中心,脑可以表现出一些超越麻醉动物、培养中的脑片及单个神经细胞的高级功能。例如,睡眠与觉醒、学习与记忆、语言、情绪等,这都是高等生物脑才能够表现出来的功能现象。由于这些功能只有在完整而清醒的高等生物脑中才能加以研究,所以当代神经生物学所依赖的发达的细胞分子水平研究技术、微观解剖与组织技术、精细的化学检测与分析技术以及麻醉下的急性实验研究技术在解决这类问题上难有用武之地。因而长期以来,有关脑高级功能的研究局限于行为学和简单生理指标水平。

近代电生理研究技术和脑功能成像技术的发展,为深入研究脑的高级功能带来了可能性。其中,脑电记录技术具有操作简便,完全无创,对正常人体行为与生理功能没有干扰的特点,适于在接近自然生理情况下研究脑的高级功能。特别地,脑电与脑明显的功能状态(例如睡眠、觉醒等)有着密切的关系,因此,它在睡眠研究中最早得到了应用。

### 一、脑电的概念

1924 年,Hans Berger 首先从人颅骨表面记录到某种电活动。经过一系列排除和验证,这些电活动被确定为来自脑组织。自此产生了脑电图(electroencephalogram,EEG)(图 14-1)这一用来从脑的电活动中发现问题的检测方法。该方法在人或动物头皮表面安置电极,记录大脑整体电活动,也称为脑电图记录术(electroencephalography)。

**图 14-1　多通道脑电图记录结果**

(http://www.epilepsy.com/epilepsy/bre_eeginfo? print＝true)

脑电图技术的一种扩展应用称为诱发电位(evoked potential，EP)(图 14-2)，指将脑电信号按照某种刺激(例如视觉、听觉、躯体感觉等)的呈现时间进行锁时(time-locked)叠加平均所获得的一种信号。它反映了脑对该刺激所做简单加工的相关信息，可以用于感觉和运动基本功能的研究。另一种应用称为事件相关电位(event-related potential，ERP)(图 14-3)，指脑对刺激进行更为复杂的(如认知等)加工时对脑电的锁时叠加平均所得的信号。它反映了脑高级活动的相关信息，通常用于认知神经科学、认知心理学以及心理生理学研究中。

图 14-2　视觉诱发电位

(http://www. thebraincentre. org/neurology/ND _ unit/ssep/ssep. shtml)

图 14-3　事件相关电位

(http://www. glittra. com/yvonne/neuropages/P1-N1-P2. html)

脑电图所记录的是脑内各种电活动的综合电位。关于其产生机制，目前最普遍的学说是由于脑内大量神经元树突排列方向具有一致性，因而它们在兴奋时产生的突触后电位在细胞外总和，形成脑电。然而，近年来，越来越多的证据表明，皮层细胞膜的静息电位本身也存在一定的振荡。与突触后电位相比，这些静息振荡可能在更大程度上对脑电的特征有所贡献。

## 二、脑电的记录与分析

### 1. 脑电图记录方法

脑电记录方法通常有以下三种，依参考电极的设置而定。

(1) 单极记录法：在某些非活动区，例如耳垂等，安放参考电极，与放置在皮层各区域上方的记录电极联合记录。该方法所得电位是记录电极所在区域相对于非活动区域的电位波动数值，其优点是接近脑电的绝对数值，可较好地反映脑电地形图(topography)的特征；缺点是双侧电极的结果缺乏对称性，不利于比较不同部位的电位变化特点。

(2) 双极记录法：将同样安置在活动区域的两个电极分别作为记录和参考电极，比较并记录两者之间的相对电位数值。该方法所记录到的是两个记录电极之间的相对电位差，其优点是可以精确反映局部的电位变化，较少受远隔部位脑电活动以及来自肌肉、心电等其他生理电活动的干扰；缺点是不能比较不同部位之间的差异与关系。

(3) 平均参考法：采用计算手段，将各记录电极所得的平均电位作为参考，近似于在脑内部中央附近安置参考电极。该方法的优点是消除了单极记录的不对称问题，且有利于比较来自不同实验室的实验结果；缺点是由于所采用的不是真实的参考电极，因此数据将受各记录电极数据质量本身的影响，进一步降低了定位的精确性。

为了保证电极定位的准确性，通常采用标准的脑电电极帽(图 14-4)，以加快定位速度并提高精度。

尽管如此,由于需要逐个电极地注射导电膏以降低阻抗和噪音,高通道数脑电记录的准备工作仍然冗长而繁重。

2. 脑电数据的分析

由于脑电具有随时间变动和绝对数值不稳定等特点,最简单的脑电分析就是频域的功率谱分析。通常将脑电频率划分为五种节律,即 δ(1～4 Hz)、θ(4～8 Hz)、α(8～13 Hz)、β(13～30 Hz)和 γ(>30 Hz)。根据研究的需要,也有人将 α 频段进一步分解为 α1 和 α2,将 β 频段进一步分解为 β1 和 β2。

在有重复事件存在的实验设计中,数据可以按照事件进行锁时叠加平均,从而产生诱发电位或事件相关电位。这种技术使得对于脑电活动的幅度和时间信息加以分析成为可能。由于脑电信号中的诱发电位成分与脑电本身的幅度相比更为微弱,因此要得到稳定的诱发电位需要大量重复事件数据的叠加平均。

**图 14-4　脑电电极帽**

(http://cartalk.com/ddc/wp-content/uploads/eeg21.jpg)

**图 14-5　脑电地形图**

(http://www.cerebromente.org.br/n03/tecnologia/topomap-big.gif)

同时,由于心电、肌电等其他生理电信号的幅度都比脑电和诱发电位幅度大得多,因此这些干扰的存在将严重损害诱发电位和事件相关电位分析的稳定性。解决该困难的方法,是在进行正式分析之前,设法去除数据中的这些干扰。这可以通过人工观察数据加以剔除,或采用诸如独立成分分析等信号分析手段加以排除。

为了建立脑电信号的空间分布概念,引入了脑电地形图的方法。该方法将与脑电有关的功率、诱发电位幅度等信息按照其在各记录电极部位的数值,采用内插值方法绘制整个头皮表面的伪彩色地形图(图 14-5)。

在实际的脑电数据分析中,经常把时域、空域、频域等分析联合使用,从而产生诸如时间功率谱(图14-6)、时间地形图等分析结果。

**图 14-6　脑电的时间功率谱**

(http://www.neuroscience.ethz.ch/research/computation_modeling/achermann/achermannpic1.jpg)

### 三、睡眠的概念与分期

1. 睡眠的概念

脑电最早的应用之一,就是有关睡眠状态的研究(图 14-7)。

人类和高等动物,例如,所有的哺乳类和鸟类、大部分两栖类、爬行类和鱼类的觉醒状态均具有明显的周期性变化。在某些阶段较为活跃,对环境的反应较为敏锐;另外一些阶段则相对不活动。人们把这些自然地重复出现的感觉与运动机能相对停滞的状态称为睡眠。其特征为完全或部分的意识丧失,以及几乎所有骨骼肌随意运动的消失。与安静的清醒状态不同,睡眠期间机体对刺激的反应能力大幅度减退;而与休眠或昏迷不同的是,睡眠更容易转化为清醒状态。在不同的觉醒和睡眠状态下,脑电活动有非常显著的差异。

**图 14-7　不同觉醒状态的脑电图**

(http://neurocog.psy.tufts.edu/images/eeg_states.gif)

2. 睡眠的分期

睡眠最主要地可以分为两类,即慢波睡眠(slow wave sleep)和快速眼动睡眠(rapid eye movement sleep)。前者脑电以高幅慢波为特征;后者则表现为低幅快波,伴随着周期性的快速眼球运动,以及全身肌张力进一步下降和不规则抽动等现象,在此期间被唤醒者,较前者有更高的概率会报告正在做梦。

不同睡眠深度时脑电活动的特征有很大区别。据此可以将睡眠分为四期。完全觉醒时,脑电以低幅 β 波为主,安静闭目时则 α 波比例逐渐增加。初入睡时,脑电呈现低幅快波,其频率略低于觉醒时,称为第一期;此后出现典型的睡眠梭形波,这是进入第二期的标志;睡眠继续加深,脑电中开始出现高幅 δ 波,标志着第三期的开始;若 δ 波时间超过 50%,则进入第四期。上述第三、四期睡眠即为前述的慢波睡眠。

人类在夜晚入睡后,通常从觉醒状态顺次进入第一、二、三、四期睡眠,维持一段时间之后,睡眠逐渐变浅,从第四、三期回到第二期,然后出现近乎清醒状态的低幅快波,同时伴随快速眼动,进入快速眼动睡眠状态。持续一段时间之后睡眠再次加深。在一夜的睡眠中,睡眠状态在不同深度的慢波睡眠和快速眼动睡眠之间交替 4~5 次,通常随着时间的推移,深度睡眠越来越少,快速眼动睡眠越来越多,直至彻底醒来。

### 四、睡眠与觉醒的神经机制

最早人们曾经认为,睡眠只是大脑疲劳后进入的一种被迫关闭和休息状态。然而,20 世纪三、四十年代,人们在下丘脑发现了一系列证据,说明下丘脑前部与睡眠有关,而下丘脑后部则与觉醒有关,由此提出睡眠和觉醒均系主动过程这一观念。此后的研究表明,睡眠和觉醒都不是由孤立的中枢部位控制的现象,它们涉及复杂的中枢网络机制。

目前认为,脑干网状结构、基底前脑、下丘脑等部位均参与觉醒维持网络,涉及其中的神经递质系统有谷氨酸能、胆碱能、5-羟色胺能、多巴胺能、组胺能以及食欲素能神经传递等。它们的共同特点是分布广泛,可以通过少数神经元影响大范围网络的状态。其中最著名的脑干网状结构具有唤起维持觉醒的作用,称为网状上行激活系统。其腹侧上行通路经下丘脑影响前脑功能,背侧上行通路则通过丘脑非特异性投射系统影响大脑皮质的激活。

维持觉醒的动力有多种来源。感觉传入的影响和对感觉功能的易化是维持觉醒的第一类来源,脑干网状结构和脑干胆碱能系统即是这方面的例子。奖赏动机系统是维持觉醒的第二类来源,中脑多巴胺能系统即是其中的重要环节。应激刺激是维持觉醒的第三类来源,脑内去甲肾上腺素能系统就是其重要标志。对精神和情绪状态的调节是维持觉醒的第四类来源,脑内 5-羟色胺系统是其重要途径。炎症和免疫应答是调节觉醒的第五类因素,脑内组胺能系统是其标志之一。进食需求是促进觉醒的第六类因素,脑内食欲素能系统即是其代表。

由此可见,作为一种基本的生理意识状态,睡眠和觉醒必须顺应机体多种生理和心理活动的需求而改换状态,因而促进睡眠和觉醒的中枢机制也高度纷繁复杂。只有理清了它的上游功能,才能全面了解睡眠和觉醒的调节机制。

### 五、睡眠的功能意义

高等动物中,将近 1/3 的时间都被用于睡眠。在进化过程中,睡眠这一需求被稳定地保持了下来,这表明在常态下的生命活动中,睡眠一定具有重要的功能意义。长期睡眠剥夺会导致动物死亡,也客观地说明了这一点(图 14-8)。然而,各种研究却都未能说明睡眠最核心的功能价值。

睡眠剥夺实验还证明,机体对于睡眠有一定的强制性需求。睡眠剥夺者在恢复睡眠自由后,会尽快补足缺乏的睡眠,形成补偿性睡眠。同样地,选择性剥夺快速眼动睡眠者,在恢复自由后也会优先补足快速眼动睡眠。这表明,两类睡眠都是常态机体所必需的。

目前的研究表明,睡眠对于生长发育、合成代谢、机体能量储存、糖原合成等均具有重要作用。慢波睡眠期间,体内生长激素合成增加,与此相应的一系列生

**图 14-8 睡眠剥夺动物**
(http://scitech.people.com.cn/GB/1057/4304539.html)

长、合成和能量储存过程都得到了加强。而在快波睡眠期间,脑组织得到了更有效的发育,同时还能有效地巩固记忆。

在日常生活中,睡眠剥夺会影响注意力、判断力和工作效率。脑功能成像研究表明,睡眠剥夺的人脑默认网络的活动出现异常,部分脑区(如前扣带回)活性减弱,而另外一些脑区(如楔前叶)的活动则反而加强。这种默认网络的异常可能与他们记忆能力的下降和操作失误的增加有重要关系(图 14-9)。

另一方面,睡眠也有极大的个体差异,人类不同个体对睡眠的需求可以存在非常大的差别,而只要基本睡眠需求得到满足,睡眠的量与这些个体的生理机能、智力、情感甚至健康与寿命都并无显著的相关性。因此,尽管睡眠在人体有许多重要功能,但睡眠的需求却可能因个体需要的差别而异。

**图 14-9    睡眠剥夺与脑默认网络**

（http://news. biox. cn/content/200903/20090324073026 _ 74615. shtml 与 http://mindblog. dericbownds. net/
2008/06/brains-default-network-review. html）

### 六、睡眠的生物节律

睡眠现象中最令人印象深刻的性质,大约就是它非常明显的节律性。除了前述在一夜的睡眠中所表现出来的睡眠不同分期的周期性变换之外,睡眠还具有鲜明的近日节律和超日节律。

1. 睡眠的近日节律

日常生活中,睡眠并非仅仅受生理和心理需求的调节。在长期进化过程中,动物适应了自然界接近24 小时的明暗交替过程,产生了内在的自动节律性,称为近日节律,也称生物钟。这种节律性以下丘脑的视交叉上核为其运作基础,涉及一系列相关基因的功能调节。生物钟的特点是,在自然明暗交替周期的存在下,它的行为会受到调制而保持与自然光照周期同步;但若外在光照周期消失,则内在生物钟将会自动制造一个接近 24 小时的内在节律性。这一机制使动物在自然光照环境受到干扰时,仍能保持一定的作息时间规律,从而保证其内环境的稳定和生物节律不至于受这种干扰的重大影响。目前,这种内在节律的分子机制尚未最终确定。

不同个体近日节律的内在周期长度是不同的。因此,在消除外在明暗周期之后,这个节律可能逐渐前移(短于 24 小时)或后移(长于 24 小时)。但一旦光照周期恢复,则在较短时间内,近日节律就被捕获而形成完美的日节律(图 14-10)。这一特性使动物可以在有光照和无光照的环境下迅速切换,维持生理功能的稳定。

**图 14-10    光照对近日节律的捕获**

（http://webvision. med. utah. edu/Melanopsin. html;Hattar, et al, 2003）

自从航空国际旅行成为现实，人们开始面临一个新的节律问题——时差。在数小时内跨越多个时区，使人们的内在节律与外在明暗周期产生了较大的相位差。这种时差反应在内在近日节律比较强大的个体会表现得更明显，产生夜间失眠、白昼昏沉的现象。通常需要一周甚至更长的时间，外在明暗周期才能完全捕获内在节律。如果了解了光照和某些重要节律物质（如褪黑激素）对人体节律的影响，以及个体本身近日节律的周期特性，那么就有可能施加适当的干预措施，促使个体加快对自身节律的调节，更快地适应新的昼夜周期。

2. 睡眠的超日节律

在超过 24 小时的时间尺度上，睡眠也会表现出一些周期性变化。例如，女性随着生理周期，在一个月的不同时期会表现出不同的睡眠需求。在一年当中的不同季节，睡眠的需求也会有所差别，形成所谓"春困"、"冬眠"等现象。这些现象，可能是生物体在适应环境条件的过程中逐渐产生的。

睡眠觉醒节律，显然是人体受自然环境影响最为明显的生物现象。因此，除了上述受太阳、月亮运行影响的规律性之外，还可能存在一些超过一年的变化，它们可能源自太阳系的天体运行状态的复合影响，也可能源于个体成长过程中的内外环境因素。由于它们周期过长，通常都很难加以准确地研究。

# 第二节　学习与记忆

学习与记忆是神经系统的重要功能，是动物改变自身行为或产生新行为以适应生活环境的必要过程，属于高级神经活动。但低等动物也具有某些初级的学习记忆活动。学习记忆功能随着动物的进化而不断完善：动物越高等，动机行为越多，学习记忆功能越复杂。

## 一、学习与记忆的概念和过程

### （一）学习与记忆的概念

学习（learning）是指人和动物通过神经系统不断接受外界环境变化信息而获得新的行为习惯或经验的过程。

记忆（memory）是指将获得的行为习惯或经验在脑内储存或提取的神经活动过程。

### （二）学习与记忆的基本过程

学习与记忆是完整的、分阶段的相互联系的过程。学习是记忆的前提和基础，记忆是学习的结果。因此，虽然有时对学习与记忆并不做严格区分，但二者是既有区别又不能割裂开来的连续神经生理活动，大致分为以下 3 个阶段。

（1）获得（acquisition）：也称识记或登录（registration），是感知外界事物或接受外界信息（刺激）的阶段，即通过感觉系统向脑内输入讯号的学习过程。这个阶段容易受外加因素的干扰，是敏感阶段。另外，周围环境中信息量很大，只有一小部分感觉信息真正被进一步加工、储存。其中，注意力对信息的获得影响很大。

（2）巩固（consolidation）：是获得的信息在脑内编码储存和保持的阶段。保持时间的长短和巩固程度的强弱，与该信息对个体的意义，以及是否反复应用有关。长久储存的信息总是特别有意义和经常反复再现的信息，那些不巩固的信息就会消失（遗忘）。

（3）再现（retrieval）：是将储存的信息提取出来使之再现于意识中的过程，即回忆的过程。

## 二、学习与记忆的类型

### （一）学习的类型

按照刺激与反应之间的联系，可将学习分为非联合型学习和联合型学习两大类。

1. 非联合型学习

非联合型学习(nonassociative learning)是一种简单的学习形式,即在刺激和反应之间不形成某种明确的联系。主要指单一刺激长期重复作用后,个体对刺激的反射性反应增大或减弱的神经过程。包括习惯化(habituation)和敏感化(sensitization)两种不同形式。

(1) 习惯化:机体受到非伤害性刺激的重复作用时,对该刺激的反应逐渐减弱。例如,对有规律重复出现的强噪声,人们逐渐不再对它产生反应。通过习惯化,可以避免对许多无意义信息的应答(图14-11A)。

(2) 敏感化:也称假条件化,指对同一刺激的反应加强的过程。例如,一个弱的伤害性刺激本来仅引起弱的反应,但在强伤害性刺激作用后,对弱刺激的反应也明显加强(图 14-11B)。敏感化有利于动物学会注意某一刺激,以避开可能的疼痛或危险。

**图 14-11　非联合型学习的类型**

(A) 在习惯化中,重复出现相同的刺激,产生的反应逐渐减小;(B) 在敏感化中,一个强的刺激(箭头)导致对所有后续刺激的反应放大(Bear M F 等,1996)

2. 联合型学习

联合型学习(associative learning)是相对复杂的学习形式,刺激与反应之间具有明确的联系。经典条件反射(classical conditioned reflex)和操作式条件反射(operant conditioned reflex)都属于联合型学习。

(1) 经典条件反射:20 世纪初,俄国生理学家巴甫洛夫(Ivan Pavlov)首次提出条件反射的概念。他认为,条件反射代表将两个事件联系在一起的学习,学习是条件反射建立的过程,记忆则是条件反射的巩固过程。

在动物实验中,狗吃食物会分泌唾液,这是非条件反射(unconditioned reflex),食物被称为非条件刺激(unconditioned stimulation)。狗听到铃声则不会分泌唾液,即铃声是唾液分泌的无关刺激(independent stimulation)。但是,如果每次在狗吃食物时(或之前)使其听到铃声,这样多次结合以后,当铃声一出现,动物就会出现唾液分泌。此时铃声已成为食物(非条件刺激)的信号,称为条件刺激(conditioned stimulation)。由条件刺激引起的反射称为条件反射。因此,条件反射形成的基础是无关刺激与非条件刺激在时间上的多次结合,这个过程称为强化(reinforcement)。任何无关刺激与非条件刺激结合应用,都可形成条件反射。

(2) 操作式条件反射:20 世纪初,美国心理学家 Thorndike 首先发现并研究操作式条件反射。操作式条件反射比较复杂,它要求受试动物学会将一个动作反应与一个有意义的结果相联系。

操作式条件反射的典型例子是将一只饥饿的大鼠放入一个箱子(Skinner)内,箱子里有一个能发送食物的杠杆。当动物偶然踩在杠杆上时,就可得到食物,这种意外多次发生后,动物学会了有意地碰杠杆获取食物,此即趋向性条件反射(tropism conditioned reflex),或称试错学习(trial-and-error learning)。如果反应带来的不是奖励性而是惩戒性刺激(如电击),则动物学会避免去踩杠杆,形成回避性条件反射(avoidance conditioned reflex)。

条件反射建立后,如果非条件刺激反复不与条件刺激同时出现,所建立的条件反射会逐渐减弱直至消失,则称为消退(extinction)。消退并不是遗忘,而是一个新的学习过程。该学习过程中,条件刺激预示着非条件刺激不再到来。

### (二) 记忆的类型

根据信息的类型、储存和读出的方式以及保留时间的长短,记忆可分为不同的类型。

1. 按信息储存和回忆的方式分类

(1) 陈述性记忆(declarative memory):也称外显性记忆或明晰性记忆(explicit memory)。它是指进入意识系统、比较具体、能够用语言清楚描述的记忆。该记忆依赖于对信息获得和回忆的意识表达,依赖于评价、比较和推理等认知过程。它编码有关自传性的或与个人有联系的事件的信息,往往只经过一个测试或一次经验就能建立。可以是有关事件和个人经历的记忆,即情景记忆(episodic memory);也可以是对语言、文字、法律条文等的记忆,即语义记忆(semantic memory)。

(2) 非陈述性记忆(nondeclarative memory):也称内隐性记忆(implicit memory)、反射性记忆(reflexive memory)或程序性记忆(procedural memory)。它是指没有明确意识成分参与,只涉及刺激顺序的相互关系,储存各个事件之间相互关联的信息,只有通过顺序性的操作过程才能体现出来的记忆。它的形成和读出不依赖于意识和认知过程(如评价、比较等),需要经过多次测试才能逐步形成和完善,一般很难用语言清晰表达出来。例如,习惯化、敏感化、感知觉、运动技巧和技术动作、程序和规则的学习等。

陈述性记忆和非陈述性记忆是既有区别又有联系的两种记忆形式。前者必须通过意识,可用语言表达出来;后者则只用一系列行为来表达。前者是对地点、事件和人物等信息的有意识性回忆;后者是关于感知、动作、技巧和习惯的无意识性操作。二者可以相互转化。例如,开始学习开车到学会开车,即是由陈述性记忆到非陈述性记忆的转化过程。

2. 按照记忆的时程分类

按照记忆时程的长短可将记忆分为短时记忆(short-term memory)和长时记忆(long-term memory)。短时记忆一般指能持续数秒到数分钟的记忆,长时记忆则能保持数天至数年,甚至终生难忘。前者可再细分为感觉性记忆和第一级记忆;后者则可进一步分为第二级记忆和第三级记忆(图 14-12)。

**图 14-12　记忆不同阶段间的信息流**

(Schmidt R F,1978)

（1）感觉性记忆（sensory memory）：是记忆的最初阶段，是指感觉信号传入大脑，在皮层感觉区保持很短时间的过程。仅持续几十到几百毫秒，一般不超过 1s，故也称瞬时记忆（immediate-term memory）。这种信息如果没有得到脑的加工处理，很快就会消失；而如果脑将先后进入脑的各种信息加工整合形成连续印象，就可从感觉性记忆转入第一级记忆。

（2）第一级记忆（primary memory）：是指对少量信息每次能持续几秒至几分钟的记忆。具有即时应用性的特点。在这一过程中，特定的信息在有关神经回路中往返传递一段时间。如果这一记忆被反复运用，信息便在第一级记忆中循环，从而延长信息在脑中的停留时间，转入第二级记忆。

（3）第二级记忆（secondary memory）：是一个大而持久的储存系统，是弱或稍强的记忆痕迹所储存的信息，持续几分钟至几年。如果不强化，容易被遗忘。发生在第二级记忆内的遗忘，一般是由于先前或后来的信息干扰形成的。有的信息，如自己的名字，每天都在进行的手艺等，通过常年的强化，形成了深刻的记忆，便形成第三级记忆。

（4）第三级记忆（tertiary memory）：也称永久性记忆，是深深刻在脑中的记忆。具有很强的记忆痕迹，使储存的信息能随时被应用，常可持续终生。

**（三）遗忘与遗忘症**

遗忘（forgetting）指部分或完全失去回忆和再认的能力。在记忆形成的过程中，只有少量信息进入较长久的记忆，大量的短期记忆内容随着时间的推移而遗忘，这是具有保护性意义的适应，避免脑内存放巨量的冗余信息，以学习和储存新的信息，这种遗忘也称为生理性遗忘（physiology forgetting）。遗忘不是记忆痕迹的消失，因为复习已忘记的东西比学习新的材料容易。遗忘的机制可能有二：一是消退抑制；二是新信息的干扰。

某些疾病和脑组织损伤可以造成记忆的严重丧失，称为记忆障碍（impaired memory），或称遗忘症（amnesia）。记忆障碍在临床上可分为顺行性遗忘症（anterograde amnesia）和逆行性遗忘症（retrograde amnesia）。前者指不能保留新近获得的信息，即信息不能从第一级记忆转为第二级记忆，如海马和颞叶皮层损伤所引起的记忆障碍，多见于慢性酒精中毒者。而正常脑功能发生障碍之前的一段时期内的记忆丧失者，称为逆行性遗忘症，特异性脑疾患（如脑震荡、电击）和麻醉均可导致该症。逆行性遗忘症者长期储存的记忆仍然存在，但却不能从中提取、回忆，即第二级记忆发生了扰乱，而第三级记忆不受影响。

## 三、学习记忆的神经机制

**（一）学习记忆的脑定位**

自 20 世纪 40 年代提出脑的高级功能局部定位学说以来，人们一直认为记忆可在脑的某一部位单独存在，试图探查出单独存在的记忆结构及其所在位置。从 50 年代起，神经科学家日益认识到，记忆是由大脑的多个部位共同完成的。在这些部位之间具有复杂而密集的网状神经的结构和功能联系，包括大脑皮层联络区、海马及其附近结构、杏仁体、丘脑及脑干网状结构等部位。

1. 大脑皮层联络区

大脑皮层联络区（association areas of cerebral cortex）指大脑皮层除各种不同感觉区和运动区之外的广泛区域。

比如，陈述性记忆的形成与颞叶有关。颞叶联合区通过内囊后脚豆状核下部的丘脑腹侧辐射接受来自丘脑枕核的纤维。20 世纪 40 年代，加拿大神经外科医生 Penfield W G（1891—1975）用刺激电极刺激手术病人的脑皮层，让处于清醒状态的病人述说感受。结果发现，电刺激颞叶皮层外侧表面，可诱发病人对往事的回忆；刺激颞上回可使病人似乎听到以往曾听到的音乐演奏，甚至重现当时乐队的影像，即病人有记忆的复现，而且这种回忆似的反应均是通过刺激颞叶诱发出来的。50 年代加拿大的 Brenda Milner 通过对癫痫病人治疗观察，进一步明确了颞叶在记忆中的重要性。其中最典型的病历是一个长期患有顽固性癫痫的年轻病人 H.M.，为了控制他的严重癫痫发作，医生切除了他大脑双侧颞叶的内侧部分，结果导致他完全丧失了陈述性记忆的能力，但长时程记忆似乎不受影响（图 14-13）。

(A) H.M.的脑 (B) 正常人的脑

**图 14-13 引起 H. M. 严重顺行性遗忘的大脑损伤**

（A）两侧大脑半球的内侧颞叶（黑色区域）被切除；（B）正常大脑中海马和皮层的位置（Corkin S,2002）

额叶联合区位于额叶前部，接受由内囊前脚发自丘脑背内侧核的纤维，并经顶叶接受视、听和体感区的传入，也接受尾状核、杏仁核和下丘脑的投射纤维。额叶也发出纤维到顶叶和颞叶扣带回皮层、基底神经节、丘脑背内侧核、杏仁核、海马、下丘脑和脑干等部位。额叶联合区与工作记忆（working memory）有关。所谓工作记忆，是指从一个瞬间到另一瞬间的联想性记忆，即从先前的记忆储库中即刻检索再现类似事件的能力。

顶叶联合区位于中央沟之后，与额叶皮层和丘脑后外侧核有双向纤维联系，并发出纤维到丘脑背外侧核。顶叶皮层可储存有关地点的影像记忆。

2. 海马及其邻近结构

海马（hippocampus）是颞叶内部的结构。海马及其邻近结构（包括齿状回、穹隆、内侧嗅区、旁海马回、嗅周皮层、下丘脑乳头体等）可能参与各种学习记忆的功能，如工作记忆、空间记忆、联系记忆等，该部位如果发生疾患或受到损伤可引起近期记忆的丧失。与这一功能相关的神经结构称为海马回路（hippocampal circuit）：信息首先从海马自穹隆至下丘脑

**图 14-14 海马回路示意图**

（Bear M F,等,1996）

乳头体，经乳头体丘脑束到达丘脑前核，丘脑前核发出纤维至扣带回，再由扣带回回到海马（图 14-14）。

3. 其他脑区

脑的其他部位如基底前脑结构、杏仁体、间脑和脑干网状结构等与记忆的形成也有关。

基底前脑结构包括腹侧纹状体、终纹床核、伏核、斜角带核等。研究显示，在老年痴呆症患者中，基底前脑结构的胆碱能神经元大量变性或缺失。

杏仁体是将直观感觉体验转化为记忆的关键部位之一，在记忆汇合过程中具有重要作用。它接受并汇集多种感觉通路传来的信息，如来自枕叶的视觉信息、来自颞叶的听觉信息、来自躯体感觉区（中央后回）的触觉信息以及味觉、嗅觉的大量传入等。切除杏仁体的动物，记忆汇合能力大幅损伤。

间脑中与记忆有关的结构包括丘脑前核、丘脑背内侧核、乳头体等。美国曾有一个著名的案例，患者

N. A. 被花剑刺伤右侧鼻孔并深入左脑,左侧丘脑背内侧核被损坏。康复后,N. A. 的认知能力正常,短时记忆正常,但长期记忆力遭到破坏,出现严重的顺行性遗忘和部分的逆行性遗忘。因此,间脑损伤与颞叶切除出现的遗忘症状类似,提示间脑与颞叶的陈述性记忆中枢有密切的关系,是形成陈述性记忆的重要结构;下丘脑与前额叶及杏仁体等具有纤维联系,参与情绪反应和学习记忆。

### (二) 与学习记忆有关的神经递质

学习记忆过程中脑内神经元间的神经递质及细胞内的蛋白质和核糖核酸都可能发生变化,从而直接影响突触效应或调节控制突触的可塑性变化。与学习记忆有关的神经递质包括以下几种。

1. 乙酰胆碱

中枢的胆碱能递质系统与学习记忆有关。中枢神经系统胆碱能功能下降引起阿尔茨海默病,患者痴呆及认知障碍。脑干网状结构上行激动系统以及大脑皮层内部尤其是海马环路中均含 ACh。ACh 对大脑皮层起兴奋作用,为学习与记忆提供基础性活动背景。

中枢神经系统通过胆碱乙酰化酶和胆碱的再摄取保持动态平衡,调节体内 ACh 水平。阿尔茨海默病患者内隐、外显性记忆缺失时,海马和皮质胆碱活性降低,大脑皮质发生胆碱能神经元变性,基底核胆碱能神经元受损,额叶及顶叶皮质胆碱水平下降 40%~50%。动物实验显示,当中枢神经系统胆碱能功能下降时,动物表现出记忆及学习障碍;注射抗胆碱药东莨菪碱可使大鼠和猴的学习记忆减退;正常青年被试长期服用阿托品后,可引起记忆减退;老年人的健忘症可能是由于中枢胆碱能递质系统的功能减退而造成的,给予胆碱药可使老年人的记忆功能改善。其作用机制,可能是阻断了海马环路,影响了由第一级记忆向第二级记忆转移的过程。

2. 单胺类

单胺类(monoamines)包括去甲肾上腺素、多巴胺、5-羟色胺等。

与学习记忆有关的突触中一般都含有丰富的去甲肾上腺素、多巴胺或 5-羟色胺等单胺类神经递质。单胺类递质对注意力、记忆力和反应能力有重要调节作用。在正常情况下,中枢内神经递质的释放保持在一定水平,在脑内的含量比例协调,从而维持脑功能的稳定;随着年龄增长,脑内单胺类递质的含量逐渐减少,可导致神经元的缺失、细胞死亡和退化变质,进而损伤学习记忆的能力。中枢去甲肾上腺素能神经兴奋性升高可改善学习记忆,其兴奋性降低则减弱学习记忆功能。去甲肾上腺素是主要位于低位脑干的神经元,尤其是大量分布于中脑网状结构、脑桥的蓝斑以及延髓网状结构内,与觉醒状态的维持有关;而记忆是在意识清醒的条件下进行的,因而可以认为,中枢去甲肾上腺素具有促进学习记忆的作用。5-羟色胺在学习记忆过程中主要以兴奋作用为主,可易化学习记忆能力;在调节机体情绪、睡眠、维持较好的心理状态和认知功能等方面也具有重要作用。多巴胺则可能是通过调节精神活动、情绪、识别、思维和推理过程间接影响记忆能力。

3. 氨基酸类

谷氨酸和 γ-氨基丁酸(GABA)分别作为兴奋性氨基酸和抑制性氨基酸共同影响学习记忆功能。

谷氨酸可通过许多途径影响学习记忆功能,如调节突触效能;引起神经元去极化,产生兴奋性突触后电位(EPSP);参与突触后长时程增强(LTP)的产生;参与谷胱甘肽(GSH)的生物合成,对自由基的清除具有一定的作用,从而有利于学习记忆功能的维持。抑制性递质 GABA 对学习记忆有负性调节作用:提高脑内 GABA 或使用 GABA 受体激动剂对记忆获得、巩固均有不良影响,而降低脑内 GABA 或使用 GABA 受体拮抗剂则有易化学习的作用,随着大鼠的衰老和记忆能力的衰退,GABA 受体的 α 亚基表达显著升高。GABA 对记忆过程的影响可能是通过影响胆碱功能实现的。

4. 神经肽

神经肽(neuropeptide)包括下丘脑神经肽类和垂体肽类,如生长抑素(somatostatin,SS)、促皮质激素释放因子(corticotropin releasing factor,CRF)、促性腺激素释放激素(gonadotropin-releasing hormone,GnRH)、促甲状腺激素释放激素(thyrotropin-releasing hormone,TRH)、加压素(vasopressin,VP)、催乳素(prolactin,PRL)、促肾上腺皮质激素(corticotropin releasing hormone,ACTH)等。

神经调质在学习和记忆中具有重要调节作用。以生长抑素为例，在大鼠脑室内注射生长抑素和生长抑素类似物，能明显改善其主动回避行为；而如果用某种物质（如半胱胺）消耗掉大脑中的生长抑素，则可使大鼠记忆明显减退。生长抑素神经元与胆碱能神经元在结构上相距很近，可促进乙酰胆碱的释放，从而影响学习和记忆功能。此外，对其他神经调质的研究表明，催产素可能是一种健忘神经肽，而加压素则可能有助于提高记忆能力。

5. 其他递质

其他递质有一氧化氮（NO）、中枢组胺（histamine）等。

NO 与海马的 LTP 增强有关，适量 NO 可促进学习能力；过量 NO 的释放，则具有神经毒性。有研究认为，NO 可能在大鼠的学习记忆以及记忆的再现中起中心调控作用。

中枢组胺具有改善学习记忆的作用，并可能通过 H1 或 H3 受体直接或间接作用于胆碱能神经、NMDA 受体等，参与调节 LTP 的形成过程。

### （三）习惯化和敏感化的机制——突触修饰理论

1949 年，Donald Hebb 提出，记忆、情绪和思维等生理活动，都是由于以特定方式连接在一起的细胞装置的活动所致。当神经元 A 重复性地或持续性地兴奋神经元 B 时，A、B 两个神经元间的突触连接就会变得更加有效。这种效应可以表现为短时程的兴奋性增强（如在短期记忆时）；或较长时间的持续的突触结构改变（如在长期记忆时）。这是突触修饰理论的开端。

**图 14-15　海兔（背面）及其缩鳃反射**

（Bear M F，等，1996）

20 世纪 60 年代，Kandel 等人利用软体动物海兔（*Aplysia californica*）的缩鳃反射（图 14-15），对习惯化和敏感化这一简单的学习形式进行了详细深入的研究，揭示了这种简单的学习模式完成的分子机制，首次使学习和记忆的神经机理在分子水平上得到阐明。

1. 海兔的缩鳃反射

Kandel 选择海兔作为研究学习记忆的模式动物，是由于它具有以下特点：有一个由 20 000 个神经元组成的相对简单的神经系统；有一种非常清楚的简单防御反射行为，用一般水流喷射或用毛笔触碰它的喷水管（虹吸管），鳃就会收缩，即缩鳃反射；参与缩鳃反射习惯化形成的感觉神经元只有 24 个，运动神经元只有 6 个（图 14-16）。

**图 14-16　海兔缩鳃反射习惯化的神经通路**

（仿 Kandel E R，等，2000）

2. 缩鳃反射的习惯化

缩鳃反射的神经通路是刺激喷水管皮肤，感觉神经元兴奋，释放兴奋性递质（谷氨酸），使运动神经元和中间神经元产生兴奋性突触后电位，经时间和空间总合使位于鳃内的运动神经元兴奋，神经末梢突触前膜上的 N 型 $Ca^{2+}$ 通道开放，$Ca^{2+}$ 内流而释放递质，导致缩鳃（图 14-16）。

多次重复刺激喷水管后，则感觉、运动和中间神经元的突触后电位（EPSP）逐渐减小，突触前膜上 N 型 $Ca^{2+}$ 通道逐渐失活，$Ca^{2+}$ 内流减少，递质的释放量随之逐渐减少，缩鳃反射幅度逐渐变小，以致不再有行为反应，并保持一段时间，这就是缩鳃反射的习惯化。

因此，习惯化的机制是对已经存在的突触连接强度的调制

（突触修饰），即随着无害刺激的反复呈现，突触前成分和突触后成分连接的有效性减弱。

3. 缩鳃反射的敏感化

如果在海兔头部或尾部给予伤害性刺激（如电击），则其对后续作用与虹吸管的一系列反应增强，表现为缩鳃反射明显加强。这种敏感化可持续数分钟至数周，随训练次数的多少而异。

**图 14-17　海兔缩鳃反射敏感化的神经通路**

右侧示意虹吸管感觉神经元及鳃运动神经元的电位变化（Kandel E R，等，2000）

头部或尾部的感觉神经元联系易化性中间神经元（facilitatory interneuron），后者再与缩鳃反射通路中的感觉神经元末梢构成轴-轴突触。该突触前膜（易化性中间神经元末梢）释放的递质是 5-羟色胺，与突触后膜上的相应受体结合后，激活了后膜上 $G_s$ 蛋白，从而使后膜腺苷酸环化酶活性增强，cAMP 数量增加，激活 cAMP 依赖的蛋白激酶 A（cAMP-PKA），导致 $K^+$ 通道蛋白磷酸化，$K^+$ 通道关闭，减少了感觉神经元兴奋时复极化的 $K^+$ 外流，延长动作电位的时程，从而延长了末梢 $Ca^{2+}$ 通道的开放时间，$Ca^{2+}$ 内流增多，递质的释放量增加。同时，5-羟色胺还可以通过 $G_o$ 蛋白

介导，激活磷脂酶，生成二酰甘油（DG），从而激活蛋白激酶 C，蛋白激酶 C 与蛋白激酶 A 协同作用，增加感觉神经元的递质释放。最终表现为运动神经元活动加强，缩鳃反射增强（图 14-18）。

**图 14-18　海兔缩鳃反射敏感化的突触传递及信号转导机制**

AC：腺苷酸环化酶；PLC：磷脂酶 C；DG：二酰甘油；PKA：蛋白激酶 A；PKC：蛋白激酶 C

（Kandel E R，等，2000）

因此,敏感化的机制也是突触修饰,但是由于伤害性刺激的出现,突触传递效能增强。

### (三)长时程增强及其机制

1. 海马结构的长时程增强现象

哺乳动物的海马结构(hippocampal formation)是储存陈述性记忆的重要结构。该结构的细胞构筑主要为两薄层神经元:一层为齿状回(dentate gyrus),主要含颗粒细胞;另一层为 Ammon 氏角,主要含锥体细胞。Ammon 氏角又可再分为 4 个区,即 CA1、CA2、CA3 和 CA4,与学习记忆的 LTP 现象关系密切的是 CA1 和 CA3 两个区。

海马的传入纤维及海马内部环路主要构成三条相互接续的兴奋性单突触通路,即经典的"海马三突触回路(trisynaptic circuit)":① 来自内嗅皮层的神经元的轴突组成穿通纤维(perforating fibers),携带来自大脑联合皮层的已经经过高度加工整合的信息,与海马齿状回的颗粒细胞形成突触,将信息传给海马。② 齿状回颗粒细胞的轴突组成苔状纤维,与 CA3 区的锥体细胞形成突触。③ CA3 区锥体细胞的轴突分为两支,一支形成穹隆,将信息带出海马;另一支形成 Schaffer 侧支(Schaffer collateral),与 CA1 的锥体细胞的树突形成突触(图 14-19)。这些神经元都以谷氨酸作为神经递质。这样

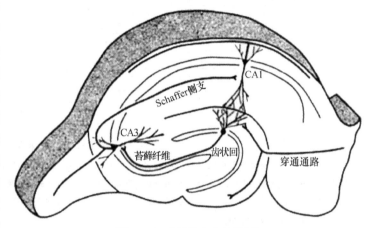

**图 14-19 海马"三突触"回路**

(Bear M F,等,1996)

的细胞构筑非常简单,又可从脑中单独取出海马切成薄片(脑片),显微镜下观察其细胞层,清晰可辨,非常适于研究脑突触的传递过程。

在海马的脑片上给 Schaffer 侧支单个脉冲刺激,在 CA1 神经元上可记录到兴奋性突触后电位;如果给 Schaffer 侧支强直刺激(持续 3~4 s 的约 100 Hz 的电脉冲)后,再用单个脉冲刺激时,引起的兴奋性突触后电位比强直刺激前大得多。这种增强现象可持续数小时至几天。这种由单突触激活诱发的长时程突触传递效能易化现象称为长时程增强(long-term potentiation,LTP)。海马的所有兴奋性传导通路都能诱发 LTP。

LTP 与学习记忆密切相关:① 影响 LTP 的因素可以影响学习记忆过程,如 PKC 抑制剂可阻滞 LTP 的产生,而在一种低 PKC 活性的果蝇变种中,其记忆能力也维持在较低水平,如果预先用高频电刺激兔穿通纤维诱导 LTP,产生 LTP 的兔比对照兔容易学会音调的辨别;② 影响学习的因素也影响 LTP 的产生,如年轻大鼠比年老大鼠学习速度快,LTP 诱导速度也快;③ 学习过程中可产生 LTP,在动物条件反射的训练过程中常伴随 LTP 现象产生,如训练动物在迷宫学习光分辨反应时,在训练后 4 及 24 h,刺激该动物的穿通纤维所诱发的颗粒细胞群体峰电位的振幅比未受训练的对照动物明显增大。

2. 长时程增强的特点

海马结构诱导的 LTP 具有三种重要特点。

(1)协同性(cooperativity):LTP 的产生需要数条传入纤维同时兴奋,且激活的传入纤维数量与产生的 EPSP 的强度成正相关。

(2)联合性(associativity):有关的纤维和突触后神经元需要以联合的形式一起活动,即突触前和突触后神经元需要同时被激活。

（3）特异性（specificity）：LTP 只发生在被特异激活的通路，在其他通路上则不产生（图 14-20）。

**图 14-20　LTP 诱导的特异性**

（A）测试刺激交替刺激 CA1 神经元的树突（输入 1 和输入 2），在 CA1 神经元的胞体都可记录到 EPSP；（B）输入 1 测试刺激引起 EPSP 的幅度，在输入 1 通路上施加强直刺激后，输入 1 通路上的测试刺激引起的 EPSP 显著地增强，并持续很长时间，即 LTP；（C）输入 2 测试刺激引起 EPSP 的幅度，在输入 1 通路上施加强直刺激后，输入 2 通路上的测试刺激不能引起 LTP，表明 LTP 具有输入特异性（Bear M F，等，1996）

3. 海马长时程增强产生的机制

LTP 的全过程可分为诱导期（induction phase）和维持期（maintenance phase）两个阶段。诱导期是指高频刺激诱发的突触反应逐渐增强的时期，这个过程中需要细胞内的 $Ca^{2+}$ 浓度增加；维持期是指诱发反应达到最大后维持在最大值的时期，也称表达期（expression phase）。诱导期与维持期的形成机制不同。

（1）诱导期。

LTP 的诱导包括 NMDA 受体依赖型（LTP-1）和非 NMDA 受体依赖型（LTP-2）。

NMDA 受体依赖型 LTP 在海马中主要存在于来自嗅皮层的穿通纤维和齿状回颗粒细胞之间的突触，以及 CA3 发出的 Schaffer 侧支与 CA1 区神经元之间的突触。该型 LTP 的产生，首先必须激活 NMDA 受体。NMDA 受体通道是一种电压、配体双重门控通道，在静息膜电位下，由于 $Mg^{2+}$ 的阻滞，该通道处于非激活状态。在正常低频突触传递时，谷氨酸与 NMDA 和非 NMDA 型受体都能结合，但只能使 $Na^+$ 少量内流而产生静息膜电位下的突触反应（电位为 $-60\sim-80\ mV$），此时不能使阻塞 NMDA 受体通道的 $Mg^{2+}$ 移开，也就不能激活 NMDA 受体（图 14-21）。当高频刺激作用于突触前纤维，大量突触前纤维同时兴奋，使谷氨酸大量释放，突触后膜去极化到一定程度，阻塞 NMDA 受体的 $Mg^{2+}$ 被移除，NMDA 受体被激活，大量 $Ca^{2+}$ 内流入突触后膜，并作为第二信使激活 $Ca^{2+}$/钙调蛋白依赖的蛋白激酶 Ⅱ（CaMK Ⅱ）、cAMP 依赖的蛋白激酶 A 等，启动下游一系列的生物化学反应：$Ca^{2+}$

**图 14-21　正常低频突触传递时，谷氨酸与突触后膜各型受体结合**

PLC：磷脂酶 C；Glu：谷氨酸（Kandel E R，等，2000）

进入细胞内以 G 蛋白为中介，激活磷脂酶，并催化磷脂酰肌醇水解为三磷酸肌醇（IP₃）和二酰甘油（DG）。IP₃ 激活内质网释放 Ca²⁺，从而使细胞内游离 Ca²⁺ 水平进一步升高；DG 则在游离 Ca²⁺ 存在的条件下，激活蛋白激酶 C，不仅可以加强钙依赖性谷氨酸的释放，提高突触后膜对递质的敏感性，而且可增强 Ca²⁺ 进一步内流。蛋白激酶 C 在细胞内可使底物蛋白磷酸化，其中包括对核转录因子的修饰作用。转录因子的修饰促使早期诱导基因表达，进而影响到核内相关靶基因的启动和转录，导致突触后神经元产生长时程生理效应（图14-22）。

**图 14-22　高频刺激导致突触后膜 Ca²⁺ 通道开放，形成并维持 LTP**

PKC：蛋白激酶 C；CRE：cAMP 反应元件（cAMP response element）；CREB：cAMP 反应元件结合蛋白（cAMP response element binding protein）；MAP：丝裂原激活蛋白（Mitogen-activating protein，MAP）（Kandel E R，等，2000）

海马的非 NMDA 受体依赖型 LTP 主要存在于苔状纤维至 CA3 区锥体细胞的突触中。在此处的突触，持续刺激苔状纤维可引起 NMDA 受体的反应性持续下降，且受过强直刺激的突触 NMDA 受体反应衰减的速度比未受过强直刺激的衰减得快。该处 LTP 的诱导与谷氨酸的代谢型受体（metabolic glutamate receptor，mGluR）及蛋白激酶 A 信号系统有关。

（2）维持期。

LTP 的维持需要满足四个条件：突触前释放递质增加；突触后受体有效性增加；突触后树突棘形态改变；新的蛋白质合成。即突触前膜不断释放递质，突触后膜受体、通道、酶类变化，形成逆行信使，不断向突触前扩散而维持递质释放。因此，LTP 的维持是突触前和突触后机制共同作用的结果。其中，早时相 LTP（early phase of LTP，E-LTP）可维持 3h，晚时相 LTP（late phase of LTP，L-LTP）由于新蛋白质的合成和新突触的诱导,可维持 3 周(图 14-22)。

突触后机制:如上所述,LTP 诱导产生后,多种机制参与其维持过程,包括突触后神经元蛋白激酶(PKC、PKA)、钙调蛋白等被激活并处于持续活化状态,AMPA 受体功能增强,$Ca^{2+}$ 浓度持续增高,蛋白质结构修饰,启动基因转录等。

突触前机制:包括突触前 $Ca^{2+}$ 内流以及突触前自身受体(如 mGluR)调制生成的 DG 等第二信使的协同作用,使蛋白激酶 C 激活,增加递质释放;由突触后膜产生并释放至前膜的物质(逆行信使,retrograde messenger),如 NO、CO、花生四烯酸等,发挥前后膜信息交流作用。

### (四)长时程抑制

与长时程增强相反,长时程抑制(long-term depression,LTD)是指突触传递效率的长时程降低,是突触可塑性的另一个模式,也被认为是学习记忆的神经机制之一。LTD 最初在小脑中观察到。小脑的浦肯野细胞有两种兴奋性突触,一是与平行纤维形成的突触,二是与爬行纤维形成的突触。如果对平行纤维和爬行纤维同时重复刺激,则可在平行纤维与浦肯野细胞形成的突触上观察到较长时间的传递减弱现象,即 LTD。爬行纤维、平行纤维与浦肯野细胞之间的突触都以兴奋性氨基酸作为递质。浦肯野细胞上不存在 NMDA 受体,所以平行纤维与浦肯野细胞之间的快速兴奋性突触传递通过非 NMDA 受体(多数是 AMPA 受体)调节。此外,平行纤维与浦肯野细胞的突触间还存在 Ⅰ 型代谢型谷氨酸受体(mGluRl)。平行纤维兴奋激活 AMPA 受体,导致 $Na^+$ 内流和膜去极化,而 mGluRl 兴奋后通过 G 蛋白介导,激活 PLC,生成 DG 和 $IP_3$,DG 以及通过电压门控型 $Ca^{2+}$ 通道进入的 $Ca^{2+}$ 激活蛋白激酶 C。蛋白激酶 C 是诱导 LTD 的重要信使。

海马的 LTD 可以发生在 CA1 区的 Schaffer 侧支与 CA1 锥体细胞的突触部位。低频(1 Hz)长时(10~15 min)刺激 Schaffer 侧支,可以抑制突触后细胞 EPSP 或场电位 EPSP 的反应,这种抑制可维持几小时(图 14-23)。也可以去除该突触 LTP 导致的 EPSP 的增大,这是刺激与反应发生在同一突触部位的同突触 LTD。

**图 14-23　海马中的 LTD**

(A) 测试刺激交替刺激 CA1 神经元的两个不同树突(输入 1 和输入 2),在 CA1 神经元的胞体都可记录到 EPSP;(B) 输入 1 测试刺激引起 EPSP 的幅度,给输入 1 低频强直刺激后,细胞产生了对这个输入刺激反应的长时程压抑,即 LTD;(C) 输入 2 测试刺激引起 EPSP 的幅度,LTD 是输入特异性的,因此给输入 1 强直刺激后,细胞对输入 2 的反应仍没有变化。(Bear M F,等,1996)

在 CA1 区产生的同突触 LTD,与 LTP 有相似的产生机制,都需要激活 NMDA 受体,或者开放 L-型电压门控性 $Ca^{2+}$ 通道,也都需要 $Ca^{2+}$ 进入突触后细胞。区别在于进入细胞的 $Ca^{2+}$ 数量,细胞内 $Ca^{2+}$ 少量增加最终导致 LTD,而 $Ca^{2+}$ 的大量增加导致 LTP。因此在同一突触部位,LTP 和 LTD 是通过对同一个调节蛋白进行磷酸化或脱磷酸化的过程来实现的(图 14-24)。

**图 14-24　不同数量 $Ca^{2+}$ 触发海马的 LTP 和 LTD 模式图**

LFS：low-frequency stimulation,低频刺激；HFS：high-frequency stimulation,高频刺激

(Bear，Malenka，1994)

可见,学习记忆的信息可以储存于突触效能的降低(LTD)或升高(LTP)之中。这两种突触可塑性可共存,如海马 CA1 区突触传递效能的修饰可以是双向的,位置细胞对新的位置反应性增加,对旧的位置反应性降低。有研究认为,记忆在双向突触修饰中储存可能更为有效。

**（五）学习记忆小结**

学习记忆涉及多种生理过程。感觉性记忆和第一级记忆与突触可塑性的改变有关,如关键大分子的可逆性构象变化(神经生理学机制);第二级记忆与脑内的物质代谢有关,特别是与脑内蛋白质的合成有关:蛋白质合成增加,突触功能增强,突触结构修饰,神经信息影响 mRNA 或基因表达等,另外,中枢递质如 ACh、NE、DABA、加压素、脑啡肽等的合成与分泌都与学习记忆活动有关(神经生物化学机制);持久性记忆与脑的形态学改变及新的突触联系建立,从而在脑内形成不可逆的突触结构改变有关(神经解剖学机制)。

# 第三节　语　　言

发声是动物社群行为中重要的信息通讯方式。利用发声,动物可完成求偶、占区、防御、摄食、种间识别等多种生命活动。从广义上讲,动物进行信息传递的各种行为都可以称为"语言"。例如,有关鸟类鸣啭学习的研究,已经形成了独立的"鸟类语言学(bird language)"分支学科。有关鸟类鸣啭的听觉反馈、习鸣、效鸣、性二形性、季节性差异、成年脑内参与鸣啭的功能性神经元再生等问题,都是目前神经生物学领域的热点研究问题之一。但是,狭义的语言仍然限指人类特有的信息交流过程及其高级神经活动。

一直以来,人们试图从脑与语言的关系研究中理解脑内的认知加工过程,探索脑的奥秘,因为对语言符号的感知辨认、理解感受、语声表达都和人的其他高级生理活动如学习、记忆、思维、睡眠等有着密切联系。有关语言的系统研究始于 18 世纪,但与自然科学其他领域的迅速发展相比,关于语言与思维的神经机制研究尚较为模糊和不确定。

脑科学与心理学的结合促成了新的交叉学科神经心理学(neuropsychology)和神经语言学(neurolinguistics)的诞生,它们将语言和思维活动一起作为脑的高级整合功能进行研究。

## 一、语言中枢

对于脑与语言关系的研究开始于一个多世纪以前,Broca 和 Wernicke 首先发现特定脑区的损伤会导致特定的语言障碍,即失语症。1860 年,法国医生 Broca 对 2 例患有言语运动障碍的患者尸体进行解剖,发现其左侧大脑半球的额下回近外侧裂处的一个狭窄区域发生病变,后来该部位就被称为 Broca 区,

**图 14-25 人左侧大脑半球背外侧面及经典语言中枢**
(Ganong W F, 2001)

此即最初发现的语言中枢(speech center);1874 年,德国的 Wernicke 发现左侧大脑半球颞叶皮质后部(颞上回的后方)病变与言语理解障碍有关,后来该部位被称为 Wernicke 区。此后,神经语言学一直是脑科学研究中的热门领域,尤其是神经功能磁共振影像技术及电生理监测技术的发展,促使语言的神经机制研究取得了更多进展,发现了更多的语言中枢(图 14-25)。关于语言,神经生物学研究得出了三条基本结论:一是脑的不同部位在语言中完成不同的功能,脑的整体语言功能由多个脑区协作完成;二是不同的脑区损伤产生不同的言语

障碍;三是左半球为绝大多数人的语言优势半球。

**(一)额叶皮质**

额叶主要与随意运动和高级精神活动有关,包括躯体运动功能、智能以及情感等活动。

(1)运动性语言中枢(motor speech area):即 Broca 区,或称说话中枢(talking center),位于额下回三角部和盖部(Brodmann 分区的第 44 区和 45 区),即额下回后 1/3。主要功能是计划和执行说话,病变或损伤该区会导致运动性失语症(motor aphasia),主要表现为口语表达障碍:病人可以看懂文字,能听懂别人的谈话,自己却不会讲话,但与发音有关的肌肉并不麻痹。

(2)视运动性语言中枢(visual motor speech area),或称书写中枢(writing area):位于额中回后部(8区)。损伤后出现失写症(Agraphia),病人可以听懂别人的说话,看懂文字,自己也会说话,但不会书写。然而,其手部的其他运动并不受影响。

(3)运动辅助区(supplementary motor area,SMA):也称上语言区,位于半球纵裂的内侧壁,中央前回下肢运动区前方,后界为中央前沟,内侧界为扣带沟,外侧延伸至邻近的半球凸面,其前侧与外侧无明显界线。切除优势半球侧 SMA 后,可产生经皮质的运动性失语(transcortical motor aphasia):术后数天内出现对侧肢体完全运动不能和言语中断、自发性言语减少,但有重复、理解和阅读能力,症状可持续数周,最终可以完全恢复。SMA 病变产生的语言障碍均不典型,恢复较快。因此 SMA 在语言过程中的作用目前仍然不清楚,SMA 是否为语言中枢还存疑。

**(二)颞叶皮质**

颞叶具有听觉、知觉、记忆和运动功能。

(1)听性语言中枢(auditory speech area),或称听话中枢(hearing area):位于颞上回后部(22 区,有人认为还应包括第 39 和 40 区),即 Wernicke 区。损伤后出现感觉性失语症(sensory aphasia),病人可以讲话及书写,也能看懂文字,说话时声调和语调均正常,能听到但听不懂别人的谈话,可以模仿别人的讲话,但不能理解别人说的话,答话语无伦次或答非所问,听者难于理解。

(2)颞底语言区(basal temporal language area):位于梭状回(fusiform gyrus,枕颞内侧回),距离颞极 3~7 cm,即第 37 区,是独立于 Wernicke 区之外的一个区域,但其下方的白质纤维束和 Wernicke 区下方的白质纤维束有直接联系。电刺激该区主要表现为感觉性和表达性语言缺失,可出现命名和理解障碍。但切除颞底语言区一般不会产生长期的语言缺失。

**(三)顶叶皮质**

顶叶皮质:顶叶主要与一般躯体感觉有关。视性语言中枢(visual speech area),或称阅读中枢(reading center):位于大脑外侧裂后方,顶、颞叶交界处的角回(angular gyrus,39 区),其中存储着以视觉为基础的大量视语忆痕,参与对文字符号的识别。该区损伤时出现"失读症(Alexia)",病人不能阅读,看不懂文字的含义,但其视觉是良好的。有人认为,缘上回(supramarginal gyrus,40 区)也参与该语言中枢的

功能。

**（四）其他部位**

脑的其他部位与语言也有一定的关联。

（1）岛叶皮质：岛叶的血管性疾病可产生语言障碍，唤醒麻醉下，刺激优势半球岛叶也可产生言语中断。

（2）基底神经核区：纹状体参与语音接受和表达活动，病变时主要为音韵障碍，自发性言语受限，且音量小、语调低。

（3）丘脑：丘脑腹中间核、腹前核、丘脑枕区均与语言有关。丘脑部位损伤可产生丘脑性失语（thalamic aphasia），主要表现为音量小、语调低、表情淡漠、不主动讲话、找词困难等。

此外，胼胝体、弓状纤维和上纵束作为神经冲动的联系结构，与语言也有重要关系，受损后可产生传导性失语症（conduction aphasia）等。

脑的语言功能受广泛分布于脑组织中的庞大而复杂的神经网络所控制，故其功能定位是相对的。

## 二、语言的侧别优势

语言的侧别优势（laterality cerebral dominance）是指人类脑的语言功能向一侧半球集中的现象。

**（一）语言的左侧优势现象**

绝大多数成年人右侧大脑皮层的语言中枢受损并不发生明显的语言活动障碍；而左侧大脑皮层相应部位受损，则可形成严重的失语症。这种左侧大脑皮层在语言活动功能上占优势的现象，反映了人类两侧大脑半球功能的异称性，称为语言的左侧优势。

对于绝大多数人而言，语言中枢都主要位于左侧半球，即左侧半球在语词活动功能上占优势，而右侧半球在非语词性认识功能上占优势。但是，这种优势是相对的，而不是绝对的，因为左侧半球也有一定的非语词性认识功能，右侧半球也有一定的简单的语词活动功能（图14-26）。

**（二）侧别优势的研究方法**

（1）裂脑人研究：对大脑侧别优势的研究，最先始于对裂脑人的临床观察。自然脑损伤可造成裂脑（split brain），在脑损伤病人身上观察到，左侧脑损伤导致语言功能的丧失，但不影响右侧脑功能；同样，右侧脑损伤可使患者表现穿衣失用症（apraxia），因分不清左右侧而倒穿衣服，不能绘制图表，视觉认识出现障碍等。临床上裂脑人的主要来源是癫痫病人，为防止发病时左右两半球间的传播发作，减弱癫痫发病强度，常采取切断病人胼胝体的方法，术后病人便成为裂脑人。手术后患者对出现在左侧视野中的物体（视觉投射到右侧半球）不能用语词说出其名称，而对出现在右侧视野中的物体（视觉投射到左侧半球）就可以说出其名称，说明语言活动中枢在左侧半球。但是，患者右侧半球的视觉认识

**图14-26　大脑皮层的侧别优势简示**
（韩济生等，1999）

功能是良好的。譬如,先给患者的左侧视野看一支香烟,他不能用语词说出这一物体是"香烟";但是患者认识到这一物体是香烟,因为他可以闭着眼睛借助于触觉用手把许多香烟收集起来以表示他对这一物体的认识。在正常人,虽然语言活动中枢在左侧半球,但能对左侧视野中的物体说出其名称,因为连合纤维使左右两侧半球的功能联系起来。

（2）韦达测试（Wada's test）技术:将一种迅速起作用的麻醉剂巴比妥钠注入一侧脑供血的颈总动脉内,选择性麻痹脑的左半球或右半球,使该侧半球暂时停止其功能,以考察大脑两个半球功能的差异,因此也称作一侧脑麻痹法。韦达技术可以有效地麻醉注射侧的大脑半球,而使另一侧的功能不受影响,所以这种技术实际上是一种机能切除技术。应用此技术的结果是左半球麻醉使病人几乎完全丧失语言能力,而右半球麻醉对语言功能只有很小的影响。

（3）一侧电休克技术:电休克技术选择性地使一侧脑休克,以此来研究大脑两半球功能的差异。和裂脑技术、韦达技术一样,该技术主要是对处于非正常状态下的大脑两半球的功能进行研究。

（4）皮层直接刺激法:用弱电流刺激清醒人的大脑皮层,结果表明每一个言语区的完整性在语言这一心理过程中是必需的;由刺激而引起发音的皮层区不限于几个确定的语言区;两侧大脑皮层都有与言语活动有关的区域。皮层直接刺激法可以避免割裂脑技术、韦达技术、一侧电休克技术研究非正常状态下脑功能的局限,而用于研究正常意识状态下人脑的功能。

（5）现代电子技术:利用脑电活动（EEG）记录、正电子发射断层摄影术（PET）、磁共振成像技术（MRI）等观察脑活动时的左右侧差异,避免了传统研究方法的许多局限性。

### （三）语言侧别优势的成因

大脑一侧优势与遗传有一定关系,但主要是在后天生活实践中逐步形成的。出生后第二年是发展最为迅速的时期,但在 2～3 岁时,左右侧脑损伤的结果相差不多,因为那时尚未建立一侧优势;10～12 岁时,如左半球损伤,尚可在右侧半球建立语言中枢;在成年人,左侧语言优势已建立,左半球的损伤就将导致不可补偿的语言障碍。另外,幼年期脑损伤的功能恢复比成年期脑损伤的功能恢复快,预后好,因为在生命早期大脑半球还未特化或特化不明显,神经系统的可塑性大。但是,绝大多数左利手者和右利手者的语言中枢都在左侧半球,因此不能说利手是语言优势的外部标志和成因。

从脑的解剖学上看,大脑两半球并不是镜映的。如成人脑的左、右外侧裂长度不等,左侧外侧裂和颞平面较长,颞叶平面的面积为左侧大于右侧,与视觉功能有关的视觉皮质-纹状区的面积为右侧大于左侧,皮质下结构为左侧大于右侧,这种形态学上的不对称性提供了大脑两半球功能侧别化的解剖学基础。

### （四）右侧半球的语言功能

由于左侧半球在语言上的优势作用,右半球常被称为是"沉默寡言"的半球。但越来越多的证据表明,右半球在语言功能上并非绝对"沉默"。右侧半球在非语词性的认知功能上占优势。例如,空间辨认、触觉识别、音乐欣赏、相貌识别等。右侧大脑皮层顶叶损伤的病人,由于非词语性认识能力的障碍,患者的概念形成、语调传递能力、语调的理解受到影响;右侧大脑后部的病变,常发生视觉辨认障碍。

研究表明,右侧大脑半球在字词、语句和篇章加工、语言韵律、语法应用、姿势语言表达等方面都具有对左脑的重要补充作用。左侧大脑半球发生严重病变的成年患者,右侧大脑半球也可能具有潜在的代偿作用。

另外,文字的应用对于双侧大脑半球也具有影响。右半球在汉语加工过程中起作用,具有处理字义的能力。以汉语为母语的人群,左脑语言中枢受损后虽然也表现失语症,但比以字母文字为母语的人群症状要轻,这可能与汉语文字具有一定的空间构型（而对于空间的感知学习是右半球的优势）有关。

# 第四节　情　　绪

## 一、情绪与情感的概念

如果要指出生命的三种重要高级功能,情绪无疑是其中之一。情绪给生命增添了色彩,让繁冗重复的日常生活有了意义。

1. 情绪的相关概念

情绪是人生的基本动力之一。可以说,没有情绪的人生是不可想象的。然而,人们对情绪的认识却远未取得共识,表现为至今缺乏一个公认的情绪定义。比较一致的观点是,情绪(emotion)是一种综合的心理和生理状态,它是生命对内外环境变化的刺激所采取的适应性反应模式,是一种带有倾向性的体验。从这个角度上说,情绪是人和动物所共有的。它至少包括不同程度的生理唤醒、不同色彩的主观体验和不同倾向的行为反应三部分。

与情绪相关但有所不同的还有情感(feeling)、感情(affection)、心境(mood)、激情(passion)和应激(stress reaction)等概念。与前述较广义的情绪定义相比,狭义的情绪指个体与环境相互作用过程中生理与脑的相关变化,也指比较短时间的、外在的情绪表现。情感则更多地代表内心的主观体验和感受,具有一定的成熟性和持久性。感情则更加宽泛,除了包括情绪和情感的一般内容,还带有主观态度和动机的成分。

心境是一种持续的、背景式的情绪状态,它通常会比较长时间地存在,为其间的心理活动带上情绪色彩。与此相反的,激情指强烈的瞬间爆发的情绪,通常伴有身体和生理反应。

应激特指机体在环境变化刺激下产生的一系列生理和心理的复合变化。它通常不考虑情绪的色彩,而重点在于唤醒的程度、持续时间和后果。应激帮助动员机体的潜力以应对当前出现的情况,对于保持顺畅的应对具有重要意义。但过度的应激则反而降低应对效率,导致差错的出现;持续过久的应激会损伤机体的储备能力,导致生理和心理疾病。

2. 情绪的基本类型

通常认为,情绪有一些基本类型,也称为原型(图 14-27)。这些原型不受文化、教育、习俗等因素的限制,甚至在一些高等动物也存在。这可以通过一些基本的表情来观察。Ekman 曾描述过六种基本表情:

愤怒　　　　　高兴　　　　　惊奇

厌恶　　　　　悲伤　　　　　害怕

**图 14-27　基本情绪的表情特征**

(http://2wanderlust.files.wordpress.com/2009/03/picture-2.png? w=450&h=395)

高兴、愤怒、惊讶、厌恶、悲伤、害怕。在中国的传统观念中也有喜、怒、哀、乐、爱、恶、欲等七情，或者简化为喜、怒、悲、思、恐等"五志"。

## 二、情绪的相关理论

### 1. James-Lange 理论

长期以来，人们发展出了多种多样的情绪理论。在常识上，人们认为情绪的出现是生理和行为反应的原因，即感受到环境变化（例如，看到一只狮子）后，首先产生了情绪反应（害怕），然后才出现行为变化（发抖、逃跑）。然而，美国心理学家 William James（图 14-28）和丹麦心理学家 Carl Lange 同时推翻了这种传统认识，提出生理反应才是情绪产生的基础。这一 James-Lange 理论是关于情绪的经典理论，它认为环境变化刺激首先引起生理反应，而生理反应进一步导致情绪的产生。也就是说，人们看到狮子的第一个反应是逃跑，然后才会因感受到这些生理反应而感到害怕。一个更系统化的假说是：皮层在接受了生理改变的信息之后，产生了意识水平的情绪体验。

这一理论得到了一系列事实的支持。例如，各种情绪都对应着不同的自主神经、内分泌以及躯体的反应模式。另一方面，脊髓横断的患者情绪体验也相应减低。但它也存在一些问题。比如，在生理反应消退后很久，还可能感受到情绪的持续存在；某些情感比生理改变来得更快；特别是，Cannon 关于"战斗或逃跑"反应的研究结果与此理论存在严重冲突。

**图 14-28    William James**

（http://faculty.frostburg.edu/mbradley/
psyography/williamjames.html）

### 2. Cannon-Bard 理论

美国心理学家 Walter Cannon（图 14-29）和他的学生 Philip Bard 对上述经典情绪理论提出了异议。他们认为，情绪体验和生理反应是同步产生的。他们提出，丘脑与下丘脑这两个结构是介导情绪的认知和外周反应的中枢。Cannon 在对猫所做的去皮层研究中发现，猫在切除皮层之后，只要保留了下丘脑，就能拥有完整的"发怒"行为，被称为"假怒"。这种行为只需要轻微的感觉刺激即可出现，而且在刺激停止之后很快消失。这种反应是无对象的，动物甚至可能撕咬自己。据此，Cannon-Bard 理论认为，情绪是皮层和下丘脑动态相互作用的产物。换句话说，当环境刺激来临时，机体进入了一种"战斗或逃跑"的准备状态，此时将同时出现情绪体验和生理反应。

### 3. Schachter 理论

美国社会心理学家 Stanley Schachter（图 14-30）强调了认知在情绪反应中的重要性。他认为人类的情绪体验是人的生理状态和这一状态的认知解释共同作用的结果。他提出，情感是机体对外周模糊感觉信号的认知解释；大脑皮层从这些外周信号中"构建"出情绪。哪怕这些信号是非特异性的，皮层也会将它们翻译成特定的情感。换句话说，皮层将依据主观预期和社会背景，针对这些外周信号创造出情感这种认知反应。

Schachter 使用实验来支持他自己的观点。他给被试注射肾上腺素，但只有半数被试了解该药物的副作用——心率、血压上

**图 14-29    Walter Bradford Cannon**

（http://www.harvardsquarelibrary.org/
unitarians/cannon_walter.html）

升等等。随后,他给被试观看正性或负性情绪图片。结果表明,了解药物副作用的人,对同样的图片的情感反应较小。他认为,这是由于被试了解了自己的反应可能是药物的作用,因而不再将生理的改变归因于情绪变化。他用这个实验证明,生理的唤醒尽管能影响,但并不能完全决定情绪的产生;其中的认知参与是不可缺少的。

4. Arnold 理论

20 世纪 50 年代,美国心理学家 Magda B. Arnold(图 14-31)提出了具有里程碑意义的情绪理论。该理论指出,机体对刺激的自主神经反应并非情绪产生的关键环节;情绪是对环境变化利害关系的无意识评估结果,而情感则是意识水平对这一无意识评估结果的反映,即采取某些特定行为反应的倾向。这一理论解释了那些不需要动员自主神经反应的情绪体验,并为情绪产生的过程给出了完整的描述,即无意识的内隐评估—行为倾向—外周反应—意识经验。支持该理论的实验证据是:人们可以对阈下刺激,即主观上并未察觉的刺激,产生情绪反应。

图 14-30　Stanley Schachter

(http://www.columbia.edu/cu/
record/23/02/29.html)

图 14-31　Magda B. Arnold

(http://psych.la.psu.edu/research/shields/
home/images/MagdaArnold.jpg)

Arnold 理论具有一些极为重要的意义。首先,它告诉我们感知和情感之间存在重大差别,前者仅仅客观地告诉我们有什么,提供刺激事件本身的信息;后者则对该事件进行评估,提供该事件将如何影响我们的信息,促使我们产生经验,并按照适当的方式作出反应。这一观点预见了感觉和情绪过程在神经解剖学上的分离。其次,它告诉我们,情绪可能具有与躯体感觉事件和意识认知过程都不相同的独特逻辑,为后来对情绪独特规律及其调节的研究奠定了深远的基础。同时,该理论还为人们进一步深入理解情绪的唤醒程度、色彩和倾向性的三维分离提供了可能性。

### 三、情绪的神经机制

1. 情绪的外周神经机制

很长时间以来,人们都以为情绪是一个纯粹中枢的过程,是感觉形成过程中的一个副产物。然而,近数十年有关痛觉的研究,彻底变革了人们对情绪外周机制的看法。

疼痛是一种兼具感觉和情绪色彩的主观体验。这一事实促使人们关注其神经机制中的感觉和情绪成分的不同。加拿大心理学家 Ronald Melzack 继提出有关痛觉的闸门控制学说(gate control theory of pain)之后,又于 1968 年提出了疼痛的三维理论,认为痛觉包括感觉、情绪和认知维度,而且其中感觉和情绪信息从最初的传入神经通路就开始发生分离。随着神经解剖学、功能神经影像学和行为电生理学技术的进步,这一天才的预言得到了证实。研究表明,痛觉中的感觉和情绪成分从外周的感受器就开始发生了分离;皮肤的 Aδ 类感受器接受疼痛的感觉信息,通过有髓的 Aδ 纤维传入脊髓背角深层,再通过新脊丘束经由丘脑外侧核群的中继,最终投射到躯体感觉皮层,传导疼痛的感觉信息;相关的情绪信息则由皮肤的 C 类感受器接受,通过无髓的 C 类纤维传入脊髓背角浅层,经由旧脊丘束上行,经丘脑内侧核群投射到前扣带皮层和岛叶(图 14-32)。这是人类科学史上首次完整地描述同一感觉模态中感觉和情绪信息处理途径的完整分离。

**图 14-32 痛觉的感觉与情绪通路**

(http://www.sciencemag.org/cgi/content/full/288/5472/1769)

此后,人们很快注意到,原本以为只是纯粹感觉模态的轻触觉其实也含有情绪成分。与痛觉相仿,轻触觉的感觉成分和情绪成分也分别经由不同的通路上传到中枢:感觉信息通过粗的有髓 A 纤维上传,而情绪信息同样通过无髓的 C 类纤维上传。随后,在视觉、听觉等感觉模态中,也同样发现了情绪信息的独立上传现象。这些发现证明了 Arnold 提出的无意识评估理论的准确性,表明情绪的评估是独立于感觉辨别信息进行的,它可以与感知觉形成同时发生,甚至先于感知觉产生。

2. 情绪的中枢神经机制

经过多年的研究,人们对情绪的中枢机制逐渐有了一定的了解。目前的观点认为,广义的边缘系统可能是情绪的重要处理中枢。其中,眶额皮质、扣带回和岛叶可能是情绪的认知处理中枢,下丘脑和脑干自主神经核团则与情绪的外周反应有重要关系。杏仁核复合体则可能是整合并在无意识水平评估感觉传入,再将处理结果与皮层和脑干边缘系统进一步交换的核心情绪中枢。

情绪的外周反应主要由脑干各自主神经核团控制。然而,研究表明,下丘脑对脑干自主神经核团具有广泛的调控作用。刺激下丘脑不同区域几乎可以诱导出所有的各类自主神经反应。例如,刺激下丘脑外侧可诱导愤怒情绪,而破坏此处可使个体失去愤怒的能力;刺激下丘脑弓状核可舒缓痛苦,而损毁此处则导致个体高度易激惹。这表明,下丘脑可能是情绪反应的下位整合中枢,它可以根据各种环境变化的传入刺激信息整合出各种躯体和情绪反应。

1937 年,James Papez 将部分前脑脑区与丘脑、下丘脑等部位统称为边缘系统,认为它是机体情绪反应中心。这些前脑区域包括前扣带回、海马旁回与海马结构。在此后的数十年中,边缘系统的概念不断发生变化。目前,人们比较公认的边缘系统还包括下丘脑、隔区、伏核、眶额皮质和杏仁核。嗅皮层也被认为与情绪具有密切关系。

前扣带回是情绪认知的重要脑区。包括痛觉在内的多种感觉中的负性情绪特征都会激活前扣带回。社会或心理原因所导致的负面情绪,亦即心理痛,也会激活此区域。这一区域还与对遭受痛苦者的共情有关。此外,该区域还与内在或外在冲突的感受关系密切。它也是自我观念最常激活的区域。

与前扣带回相比,嗅皮层属于更为原始的情绪区域。许多气味都能引发明显的情绪反应,甚至在这些气味引起知觉的注意之前,这些情绪效应已经发生。例如,很多动物都会对天敌的气味非常敏感;某些异性的气味具有明显的性唤醒作用。此外,诸如花香引起愉悦感、恶臭引起厌恶感等,这些反应都是与生俱来的。这表明,它们可能是较深层的无意识对环境信息的评估机制。

杏仁核是目前发现的在情绪表达与情感认知之间最主要的桥梁脑区。研究表明,刺激杏仁核某些部位可产生恐惧和敌意,而损毁杏仁核动物则表现得异常温顺。杏仁核疾病患者无法从他人面部表情中发现恐惧因素。动物识别表情中的情绪色彩也依靠杏仁核的功能。杏仁核与颞下皮层和自主神经核团都有大量神经联系,这可能是它介导情绪认知与情绪反应关联的重要因素。

杏仁核与各级感觉中枢也有密切联系。事实上,杏仁核同时接受来自丘脑的快速直接投射以及来自躯体感觉皮层的间接的、较慢的投射,这可能是它同时介导无意识情绪评估反应和意识水平的情绪认知反应的解剖学基础。杏仁核还与持续的情绪状态有关。动物的条件性恐惧反应、人类的焦虑状态等,都与杏仁核关系密切。除负性情绪之外,杏仁核与正性情绪反应也有密切关系。例如,损毁基底外侧杏仁核可破坏奖赏性刺激的条件化,但并不影响非奖赏性刺激的条件化。杏仁核也与背景条件化(例如,条件性位置偏爱的形成)有重要关系。

杏仁核发出的传出纤维,向上可达扣带皮层和前额叶,向下可达下丘脑与脑干自主神经核团。其传出纤维主要从杏仁中央核发出;而来自感觉区的传入纤维则由基底外侧杏仁核接受。

### 四、情绪的功能与调节

1. 情绪的功能

情绪是比思想、感觉和认知进化更早、更为深层的生命功能,它对于生物体的多种高级功能,如感觉、思维、注意、记忆和执行功能等,都具有重大的调节作用。

(1) 情绪对感觉的调节。

情绪对感觉功能具有强大的调节作用。例如,在焦虑之中的个体,他们对环境中的疼痛刺激的敏感性增强;反之,在恐惧之中的个体,他们对疼痛刺激的敏感性减弱。除正常情绪外,情绪障碍对感觉功能也有明显的调节作用。例如,抑郁患者对实验性疼痛刺激的敏感性普遍降低;但他们对内在的持续痛体验却加剧。

(2) 情绪对注意的调节。

作为带有倾向性的生命调节机制,情绪对注意有重要的调节作用。大部分情况下,带有情绪信息的刺激都能够更多地吸引注意力,不论是正性还是负性的刺激。例如,对情绪信息的搜索时间要短于非情绪信息;情绪信息能够突破"注意瞬脱"的限制而被意识察觉。另一方面,情绪的这种调节作用与意识是否参与也有密切关系。在无意识状态下,情绪往往能够迅速吸引注意;但在意识参与时,由于意识本身对不同情绪色彩的内容可能有趋近和远离的倾向,因此会扭曲情绪本来的作用。

(3) 情绪与记忆功能。

大部分情况下,带有情绪色彩的刺激更容易被记忆所保留。这是因为情绪刺激唤醒了更多的注意资源,使得经历的过程更为专注。愉快情绪刺激的记忆增强效应更显著,因为这类情绪过程会带来更多的背景细节的保留,使整个记忆更为完整;不愉快的情绪刺激则倾向于将注意力局限在刺激本身上,导致一个强烈的不完整记忆。过于强烈的情绪刺激,会高度吸引注意力,致使同时发生的其他事件的记忆受损。

(4) 情绪的其他功能效应。

除了对高级功能之外,情绪对躯体运动和内脏活动也都具有重要的影响。适度的唤醒会提高肌肉运动效应;但过度的紧张会导致肌肉僵硬,降低运动控制能力。因此,运动员训练中,心理训练具有重要的意义。能够有效地运用情绪反应,可以大大提高运动成绩,减少运动伤害。

情绪对内脏活动也有极为重要的影响。人们从常识知道,愤怒时如果进食或饮水,会导致胃部不适。这是因为愤怒的情绪干扰了胃肠道的运动和分泌所致。中国传统医学有五志与五脏功能相关的学说,认为适度的情绪可以活化内脏功能,但过度的情绪则导致相应内脏功能损害。其中很多观点都可以得到日常生活观察和现代科学研究的证实。

2. 情绪的调节

作为生命活动当中的深层功能,情绪状态对多种生理和心理功能都具有广泛的影响。因此,情绪调节能力具有重要意义。从生理活动到认知、感觉乃至情绪活动本身,都对情绪过程具有调节作用。情绪调节对于健康人生具有重要意义。

(1)生理活动对情绪的调节。

人体的多个生理系统,包括神经、内分泌、免疫系统在内,都对情绪具有调节作用。从内分泌角度而言,许多激素水平都对情绪有影响,例如,肾上腺激素、性激素等。众所周知,女性在月经周期的不同阶段,情绪的稳定性是不同的。另外,人在一生中有两个时期容易出现情绪的大规模波动,即青春期和更年期。这两个时期的共同特征是性激素分泌水平均出现显著变化。

免疫系统对情绪也有显著的调节作用。人们在疾病情况下,特别是患有炎症和感染性疾病时,情绪通常不佳。现已知道,一些细菌和病毒产物本身就会改变情绪,它们通过刺激多种炎症因子的释放,导致情绪色彩的改变;疾病引起的应激状态也对情绪具有调节作用,导致易激惹的状态出现。

运动是一种能够调节情绪的行为。心情不佳的人,如果进行一段适当强度的身体锻炼,通常会得到改善。长期锻炼的人,如果突然被迫终止,会产生很明显的情绪反应。这是因为运动可以促使中枢释放能产生愉快情绪的物质。这一现象也反证了运动具有情绪调节功能。其他如深呼吸、放松、冥想等行为方法也都能起到调节情绪的作用。

(2)认知对情绪的调节作用。

认知对情绪的外显过程有广泛的调节。认知应对策略可以显著改变个体对刺激的情绪反应。例如,对引起痛苦的刺激而言,预期可以定向地加强或削弱其情绪反应;对一些强烈的负面刺激采用认知重评的策略,会显著减轻这些刺激的冲击性。信念对情绪也具有很强的调节。如果个体相信某种力量能够帮助他应对负面情绪,那么随后的情绪反应将会显著减弱。

(3)感觉对情绪的调节作用。

各种感觉过程对情绪也具有重要的调节作用。例如,按摩使人舒适,并可以缓解疼痛症状。在日常生活中,拥抱、爱抚都是引起愉悦情绪、舒缓压力的有效措施。动物也经常存在相互理毛、舔吻等行为,它们也接受人类的梳理,这些通常都能有效地平息不安的情绪。这些无害的感觉传入可以激活中枢情绪调节机制,改善个体的紧张、痛苦、焦虑等情绪。反过来,一些不舒适的躯体感觉刺激也可以引起负面情绪。能够直接在认知水平以下改变情绪的还有嗅觉、听觉等刺激。气味、音乐等都是能够直接变换情绪的刺激方式。视觉刺激也同样具备在无意识水平诱导情绪生成的能力。由于人类视觉认知功能的高度发达,视觉刺激还可以通过认知途径进一步引起情绪的改变。

(4)情绪状态的相互调节。

情绪是一个复杂的过程,各种不同情绪之间也存在相互调节。由于它们处于同一水平上,这种调节可能是最方便有效的调节机制之一。在中国传统医学实践中,经常利用情绪之间的相互作用来改变人的情绪状态。例如,因喜悦而过于兴奋的人,通常可以用恐惧来加以纠正。"范进中举"就是这方面的例子。在日常生活中,大怒之后的人如果有机会痛哭一场,就可以舒缓愤怒的张力,这也是情绪之间相互调节的实例。

(5)情绪调节技术及其意义。

由于情绪的重要性,因而在日常生活中增强对情绪的把握能力是心理健康中的重要问题。上述利用生理、认知、感觉、情绪等途径调节情绪的方法,都是情绪调节的实用技术。由于人们的内、外环境始终处于不断的变动之中,这些变动处处都在引起人的情绪反应。能够娴熟地利用各种情绪调节方式,实现对情绪反应的把握,不仅可以使内心经常处于良性情绪的滋润之下,而且可以发挥情绪的各种正面功能,提高工作效率、生活质量和生命健康水平。

(罗非、王学斌)

# 练　习　题

1. 简述 EEG 与 ERP 的联系与区别，请设计一个运用 EEG/ERP 研究的实验。
2. 结合具体的例子，谈谈 EEG/ERP 在神经科学中的具体应用。
3. 简述睡眠的分期。
4. 简述睡眠与觉醒的神经机制。
5. 按照不同的分类方法，学习记忆分为哪些类型？
6. 举例说明并解释习惯化和敏感化的形成机制。
7. 试解释海马长时程增强的神经机制。
8. 分析人类脑的语言中枢定位及其功能特点。
9. James-Lange 理论，Cannon-Bard 理论，Schachter 理论，Arnold 理论的主要区别是什么？各自有哪些实验证据支持？
10. 简述情绪的外周和中枢神经机制。
11. 从感觉，记忆，注意等多个方面谈谈情绪的影响。

# 参 考 文 献

1. Bear M F, Connors B, Paradiso MA. Neuroscience: Exploring the Brain. New York: Williams and Wilkins, 1996.
2. Binder J R, Frost J A, Hammeke T A, et al. Human brain language areas identified by functional magnetic resonance imaging. J Neurosci, 1997, 17: 353-362.
3. Blank S C, Scott S K, Murphy K, et al. Speech production: Wernicke, Broca and beyond. Brain, 2002, 125: 1829-1838.
4. Bozic M, Tyler L K, Ives D T, et al. Bihemispheric foundations for human speech comprehension. Proc Natl Acad Sci USA, 2010, 107: 17439-17444.
5. Correia S S, Bassani S, Brown TC, et al. Motor protein-dependent transport of AMPA receptors into spines during long-term potentiation, Nature Neuroscience, 2008, 11: 457-466.
6. Hallez H, Vanrumste B, et al. Review on solving the forward problem in EEG source analysis. J Neuroeng Rehabil, 2007, 4: 46.
7. Kandel E R, Schwartz J H, Jessell T M. Principles of Neural Science. 4th. New York: McGraw-Hill, 2000.
8. Krueger J M, Rector D M, et al. Sleep as a fundamental property of neuronal assemblies. Nat Rev Neurosci, 2008, 9: 910-919.
9. Kuhl P K. Brain mechanisms in early language acquisition. Neuron, 2010, 67: 713-727.
10. LeDoux JE. Emotion circuits in the Brain. Annu Rev Neurosci, 2000, 23: 155-184.
11. Murray M M, Brunet D, et al. Topographic ERP analyses: a step-by-step tutorial review. Brain Topogr, 2008, 20: 249-264.
12. Pesoa L. On the relationship between emotion and cognition. Nat Rev Neurosci, 2008, 9: 148-158.
13. Salzman C D, Fusi S. Emotion, cognition, and mental state representation in amygdala and prefrontal cortex. Annu Rev Neurosci, 2010, 33: 173-202.
14. Sanna PP, Cammalleri M, Berton F, et al. Phosphatidylinositol 3-kinase is required for the expression but not for the induction or the maintenance of long-term potentiation in the hippocampal CA1 region. J Neurosci, 2002, 22: 3359-3365.
15. Wulff K, Gatti S, et al. Sleep and circadian rhythm disruption in psychiatric and neurodegenerative disease. Nat Rev Neurosci, 2010, 11: 589-599.

# 第十五章　神经系统对内脏活动的调节

自主神经系统(autonomic nervous system)又被称为内脏神经系统(visceral nervous system)，它是神经系统的一个重要组成部分，按照解剖部位的不同，可分为中枢部和外周部两部分。外周部主要分布于内脏、心血管、平滑肌和腺体等内脏器官，所以被称为内脏神经。

内脏神经和躯体神经一样，按照神经纤维的性质，可分为感觉和运动两种纤维成分。内脏运动神经调节内脏、心血管的运动和腺体的分泌，受意志影响非常小，所以又被称为自主神经或植物神经。

自主运动神经的效应器，一般是指平滑肌、心肌和外分泌腺。内分泌腺也受内脏运动神经支配，如：肾上腺髓质、甲状腺和松果体等。

自主运动神经与躯体运动神经在结构和功能上有较大差别，详见本书的第八章第三节。

## 第一节　中枢自主神经系统的结构与功能

### 一、中枢自主神经系统的结构与生理功能

自主神经系统的中枢部分，从高级到低级包括：岛叶皮质、前扣带回、杏仁核和终纹床核、下丘脑、中脑导水管周围灰质、臂旁核、孤束核、延髓腹外侧区和尾端中缝核。这些脑区之间存在广泛相互连接，接受内脏和痛觉信息，并能直接或间接发出信息，调控节前交感和副交感神经元产生自主性反应。

1. 前脑

前脑中岛叶皮质是主要的内脏感觉皮质，包括内脏感觉区。前岛叶为主要味觉区，后岛叶为一般内脏感觉传入区。岛叶皮质在功能与解剖结构上与孤束核和臂旁核有特定的相互连接，孤束核和臂旁核投射至丘脑腹后内侧核的小细胞亚群，传递来自迷走神经及其他脑神经的内脏传入信息。后背侧岛叶是接受痛觉、温度觉及来自脊髓第 I 层内脏感觉信息的主要皮质，这些信息经脊髓丘脑束上传至丘脑腹内侧核再到岛叶。

前扣带回主要参与情绪和意识行为的发动、动机及执行过程。前扣带回与自主神经中枢有广泛的神经联系，参与自主神经和内分泌功能的较高级水平调节。腹内侧前额皮质与杏仁核的交互连接共同调节情绪反应。

杏仁核在情绪反应中具有关键作用，包括条件性恐惧。它与大脑皮质、基底前脑及边缘纹状体交互连接。杏仁中央核投射到下丘脑、PAG 和脑干自主神经区，并整合与情绪有关的自主反应、内分泌活动及运动反应。

2. 下丘脑

下丘脑大致可分为前区、内侧区、外侧区和后区四个区。前区的最前端为视前核，稍后为视上核、视交叉上核、室旁核，再后是下丘脑前核；内侧区又称为结节区，紧靠着下丘脑前核，其中有腹内侧核、背内侧核、结节核与灰白结节，还有弓状核与结节乳头核；外侧区有分散的下丘脑外侧核，其间穿插有内侧前脑束；后区主要是下丘脑后核和乳头体核(图 15-1)。

下丘脑与边缘前脑及脑干网状结构有紧密的形态和功能联系，特别是下丘脑与边缘前脑、丘脑、脑干网状结构等存在双向联系；下丘脑还可通过垂体门脉系统(血管)和下丘脑-垂体束(神经)调节腺垂体和

**图 15-1　人脑下丘脑及垂体解剖位置**

（A）脑的矢状切面；（B）下丘脑及其相邻结构的神经核

（Nicholls J G, et al, 2001）

神经垂体的活动。下丘脑被认为是较高级的内脏活动调节中枢,刺激下丘脑能产生自主神经反应,下丘脑参与体温、摄食行为、水平衡、情绪活动、生物节律、性行为和生育等自主活动的调节。

室旁核是下丘脑中产生和传出自主神经信息种类最多的核团。外侧下丘脑能传递来自岛叶和杏仁核对自主神经核团的影响。室旁核、下丘脑外侧区、弓状核和视交叉后区有神经元支配副交感和交感节前神经元。室旁核的背侧、腹侧和后外侧部,有神经元投射到脊髓,其神经递质主要为催产素和血管升压素,其中许多细胞可能以此为兴奋性神经递质,有些神经元含有强啡肽或脑啡肽。下丘脑外侧区投射到脊髓的神经元也有部分来自腹内侧核。视交叉上核参与昼夜节律（生物钟）及神经核团控制的内分泌功能。内侧视前核、室旁核和弓状核可产生调节垂体前叶功能的调节激素。视上核和室旁核的大细胞神经元合成加压素和催产素。内侧视前核有温度敏感和渗透压敏感性神经元,弓状核和腹内侧核参与食欲和生殖功能调节。外侧下丘脑控制摄食、睡眠觉醒周期和动机行为。后外侧下丘脑神经元分泌 hypocretin/orexin,并投射到脑干单胺能和胆碱能核团,调节睡眠和觉醒转换。

研究发现瘦素（leptin）的许多功能是通过下丘脑实现的,它在下丘脑功能调节中起重要作用。瘦素进入脑后通过特异饱感机制,将饱感信号传递至下丘脑。摄食过多、高脂饮食、胰岛素和糖皮质激素,均能增加瘦素基因表达和分泌,禁食和交感神经兴奋可降低其表达与分泌,因此,瘦素缺乏可出现过度肥胖和食欲亢进症状。瘦素通过抑制食欲及刺激交感神经活动增加能量消耗来减轻体重。瘦素还参与调节葡萄糖代谢、下丘脑-垂体-肾上腺系统、甲状腺及生长激素轴、免疫或炎症等反应。弓状核是循环血中,瘦素传入信号转换为神经反应的主要部位。

3. 脑干

中脑导水管周围灰质是一个非常重要的部位,它整合应激引起的自主、运动和抗伤害性反应,并且接受伏核、杏仁核、视前区和脊髓后角等多种传入信息。外侧中脑导水管周围灰质投射到延髓腹外侧区参与非阿片依赖的镇痛调制过程和交感兴奋性反应。腹外侧中脑导水管周围灰质投射到延髓中缝核,参与阿片依赖的镇痛调制过程和交感抑制性反应。

4. 臂旁核

臂旁核接受来自脊髓臂旁束上传的伤害性感受器、温度和肌肉感受器的传入信息,以及孤束核传递的内脏传入信息。臂旁核投射到下丘脑、杏仁核和丘脑,参与味觉、唾液分泌、消化道、心血管、呼吸、渗透压和温度等活动过程的调节。背侧脑桥也包含 Barrington 核,与"脑桥排尿中枢"相对应,参与协调排尿时膀胱逼尿肌收缩和外括约肌舒张。

5. 孤束核

孤束核是一般内脏感觉和味觉传入的第一级接替站,主要参与延髓反射和传递内脏感觉信息至各自主神经中枢部位。味觉传入信息在孤束核头端换元,消化道信息在孤束核的中间内侧部分传递,心血管和呼吸系统传入信息在尾部传递。孤束核下行投射到脊髓呼吸性神经元及节前交感和副交感神经元;在延髓内投射到延髓网状结构神经元,介导压力感受性反射、化学感受性反射及心肺和胃肠反射;后缘区是化学感受区,与其他自主神经中枢区有广泛联系。

6. 延髓腹外侧区

头端延髓腹外侧区(rostral ventrolateral medulla,RVLM)神经元连接脊髓中间外侧柱的交感节前血管运动神经元,尾端延髓腹外侧区(caudal ventrolateral medulla,CVLM)神经元是几种延髓反射的组成部分。延髓腹外侧区还含有腹侧呼吸性神经元群(ventral respiratory group,VRG),其中的 pre-Bötzinger 复合体,在呼吸节律产生中起关键作用。位于延髓腹侧面的中枢化学感受区含有对脑脊液中 $p_{CO_2}$ 增加和 pH 降低做出反应的神经元。包含尾端中缝核的头端延髓腹内侧区神经元,也向交感节前神经元直接传递信息,可能参与动脉血压的调控。

7. 头端延髓中缝区

位于面神经核尾部水平的锥体束之间的锥体旁区神经元有 Fos 表达,冷刺激能增加其放电频率等。头端延髓中缝区,可以看作产热反应的发生器,并且参与能量和代谢平衡。

## 二、中枢自主神经系统的信息整合与调控

1. 延髓脊髓水平

压力感受器、心脏感受器、化学感受器和肺部机械感受器的传入信息,可优先激活位于孤束核相关亚核的神经元,这些神经元投射到尾端延髓腹外侧区的交感抑制性神经元、头端延髓腹外侧区交感兴奋性神经元、疑核和背侧迷走神经核的心迷走运动神经元、腹侧呼吸性神经元群和背根神经节呼吸性神经元,以及下丘脑(室旁核、视上核)大细胞,参与多种延髓反射。

2. 脑桥中脑水平

臂旁核是内脏躯体信息整合部位;外侧中脑导水管周围灰质启动整合的交感兴奋性"战斗-防御"反应,而腹外侧中脑导水管周围灰质引起低反应的静止和交感抑制;中脑导水管周围灰质还参与痛觉调制过程。

3. 前脑水平

大脑皮质自主反应区、杏仁核、下丘脑和中脑导水管周围灰质形成一个功能单元,参与刺激情感的评定,以及情感自主反应、内分泌与运动反应的启动与调节。室旁核分泌促皮质激素释放因子(corticotrophin releasing factor,CRF)和加压素,并投射到头端延髓腹外侧区和节前交感神经元和交感肾上腺神经元。室旁核在对刺激的整合反应中具有重要作用,低血糖症、低血容量症、细胞因子或其他内部刺激可以激活室旁核,室旁核的促皮质激素释放因子神经元参与蓝斑去甲肾上腺素能神经元的交互兴奋效应。CeNA、外侧下丘脑和中脑导水管周围灰质参与心血管、内脏、躯体运动以及抗伤害性刺激部分的防御反应。

# 第二节 外周自主神经系统的结构与功能

## 一、外周自主神经系统的结构与生理功能

外周自主神经系统包括：交感（sympathetic nervous system，SNS）和副交感（parasympathetic nervous system，PNS）神经系统，它们受脑的较高级中枢，特别是在下丘脑和大脑边缘叶的调控。体内很多植物性活动，如情绪、饮水、摄食、体温调节、生物节律、生殖、防御、攻击等，需要中枢和外周神经共同协调、整合与调控。

### （一）交感神经与副交感神经的主要区别

交感神经和副交感神经在神经来源、形态结构、分布范围和功能上有着显著的区别，其主要区别可归纳如下。

（1）交感神经和副交感神经的低级中枢所处的部位不同。前者位于脊髓胸腰部灰质的中间带外侧核；后者则位于脑干一般内脏运动核和脊髓骶部的骶副交感核。

（2）交感神经和副交感神经周围部神经节的位置也存在差异。前者位于脊柱两侧的椎旁神经节和脊柱前方的椎前神经节；后者位于所支配器官附近的器官旁神经节，或位于器官壁内（此类神经节称为器官内神经节）。由于各自所处位置不同，使得副交感神经节前纤维比交感神经长，而其节后纤维则较短。

（3）交感神经和副交感神经的节前神经元与节后神经元存在不同比例。前者一个节前神经元的轴突可与多个节后神经元形成突触联系，而后者节前神经元的轴突只能与较少的节后神经元形成突触联系。

（4）虽然一般情况下多数内脏器官同时接受交感和副交感神经的双重支配，只有少数内脏器官受单一神经支配，但交感神经和副交感神经的分布范围仍有很大不同。前者分布范围较广，除了分布至头颈部、胸、腹腔脏器外，还遍及全身血管、腺体、竖毛肌等；后者的分布则不如前者广泛，一般认为，除小部分血管接受副交感神经支配外，大部分血管、汗腺、竖毛肌、肾上腺髓质均无副交感神经支配。

（5）如前所述，多数内脏器官同时接受交感和副交感神经的双重支配，但它们的作用不同，相互之间既有拮抗又有统一。一般情况下，当机体运动时，交感神经兴奋性增强，副交感神经兴奋相对抑制，于是出现心跳加快、血压升高、支气管扩张、瞳孔开大、消化活动受抑制等现象。而当机体处于安静或睡眠状态时，副交感神经兴奋加强，交感神经相对抑制。

### （二）交感神经系统

1. 交感神经系统

其低级中枢一般位于脊髓 $T_1 \sim L_3$ 节段的灰质侧柱的中间外侧核。节前神经元轴突多数为有髓的细 B 类纤维，也有无髓鞘的 C 类纤维。交感节前纤维出脊髓前根，经白交通支入相同节段的椎旁神经节。在节内有部分节前纤维与节后神经元形成突触，另一部分则穿过神经节加入交感链或内脏神经。交感神经的周围部包括交感干和交感神经节，以及由神经节发出的分支和交感神经丛等，根据交感神经节所在位置不同，又可分为椎旁节和椎前节。

2. 交感神经节

（1）椎旁神经节：即交感干神经节，位于脊柱两旁，借节间支连成左右两条交感干（链）。两侧交感干沿脊柱两侧走行，上至颅底，下至尾骨，于尾骨的前面两干合并。

椎旁神经节交感链的节前神经元轴突可上行或下行，并在邻近或远处椎旁神经节内形成突触。交感节前神经元一般控制同侧机体的自主功能。但交感神经对肠道和盆腔脏器的支配是双侧的。控制特定

器官的交感节前神经元延伸达几个节段,如支配头颈部的交感节前神经元分布在 $C_8 \sim T_5$,而支配肾上腺的位于 $T_4 \sim T_{12}$。过去认为交感节前神经元为胆碱能,而节后神经元为去甲肾上腺素能,而新的观点认为,在神经传递过程中,多种化学物质本身既可作为递质,也可作为神经调质,其中包括胆碱能、儿茶酚胺能、单胺能、肽能、非胆碱能、非肾上腺素能和气体等。如果突触位于椎旁神经节内,则节后神经元轴突常经灰交通支进入脊神经。31 对脊神经都有灰交通支,节后神经元轴突绝大多数为无髓鞘的 C 类纤维,通过外周神经支配效应器,如竖毛肌、血管、汗腺、肌肉和关节。

(2)椎前神经节:呈不规则的节状团块,位于脊柱前方,腹主动脉脏支的根部;椎前节包括腹腔神经节、肠系膜上神经节、肠系膜下神经节及主动脉肾神经节等。

3. 交感神经的交通支

每个交感干神经节与相应的脊神经之间都有交通支相连,分白交通支和灰交通支两种(图 8-15)。

4. 交感神经的分布

(1)颈部:颈部交感干神经节发出的节后神经纤维的分布,可概括如下。① 经灰交通支连于 8 对颈神经,并随颈神经分支分布至头颈和上肢的血管、汗腺、竖毛肌等;② 直接至邻近的动脉,形成颈内动脉丛、颈外动脉丛、锁骨下动脉丛和椎动脉丛等,伴随动脉的分支至头颈部的腺体(泪腺、唾液腺、口腔和鼻腔黏膜内腺体,甲状腺等)、竖毛肌、血管、瞳孔开大肌;③ 发出的咽支,直接进入咽壁,与迷走神经、舌咽神经的咽支共同组成咽丛;④ 3 对颈交感于神经节分别发出颈上、中、下心神经,下行进入胸腔,加入心丛。

(2)胸部:胸交感干发出下列分支。① 经灰交通支连接 12 对胸神经,并随其分布于胸腹壁的血管、汗腺、竖毛肌等;② 从上 5 对胸神经节发出许多分支,参加胸主动脉丛、食管丛、肺丛及心丛等;③ 内脏大神经由穿过第 5 或第 6~9 胸交感干神经节的节前纤维组成,主要终止于腹腔神经节;④ 内脏小神经由穿过第 10~12 胸交感干神经节的节前纤维组成,主要终止于主动脉肾神经节,从腹腔神经节、主动脉肾神经节等发出的节后纤维,分布至肝、脾、肾等实质性脏器和结肠左曲以上的消化管;⑤ 内脏最下神经自最末胸神经节发出,加入肾神经丛。

(3)腰部:约有 4 对腰神经节。腰交感干发出分支有:① 灰交通支连接 5 对腰神经,并随腰神经分布;② 腰内脏神经由穿过腰神经节的节前纤维组成,终止于腹主动脉丛和肠系膜下丛内的椎前神经节,交换神经元后,节后纤维分布至结肠左曲以下的消化道及盆腔脏器,并有纤维伴随血管分布至下肢。

(4)盆部:有 2~3 对骶神经节和一个奇神经。节后纤维的分支有:① 灰交通支,连接骶尾神经,分布于下肢及会阴部的血管、汗腺和竖毛肌;② 一些小支加入盆丛,分布于盆腔器官。

综上所述,交感神经节前、节后纤维分布均有一定规律,如来自脊髓 $T_1 \sim T_5$ 节段中间外侧核的节前纤维,更换神经元后,其节后纤维支配头、颈、胸腔脏器和上肢的血管、汗腺和竖毛肌;来自脊髓 $T_5 \sim T_{12}$ 节段中间外侧核的节前纤维,更换神经元后,其节后纤维支配肝、脾、肾等腹腔实质性器官和结肠左曲以上的消化管;来自脊髓上腰段中间外侧核的节前纤维,更换神经元后,其节后纤维支配结肠左曲以下的消化管,盆腔脏器和下肢的血管、汗腺和竖毛肌(图 15-2)。

5. 交感神经与肾上腺功能

肾上腺可分为皮质和髓质两部分,二者都能对应激和代谢失常做出反应,在机体生理功能的调节中起着重要作用。肾上腺皮质主要受下丘脑-垂体-肾上腺皮质轴调节,而肾上腺髓质主要受神经元调控。在应激过程中血浆皮质激素和儿茶酚胺水平增高,这种协调反应表明边缘系统和下丘脑联合发挥作用,并完成神经体液调节。肾上腺髓质嗜铬细胞具有内分泌功能,能释放神经介质肾上腺素、去甲肾上腺素和神经肽到达血液。形态学研究显示肾上腺髓质嗜铬细胞有两类基本颗粒。散的球形颗粒,主要含有髓质细胞分泌的单胺类递质肾上腺素;而偏心致密中心颗粒含有去甲肾上腺素。肾上腺髓质嗜铬细胞

**图 15-2　自主运动神经分布示意图**

实线：节前纤维；虚线：节后纤维（柏树令等，2008）

也含有其他共存分子，如阿片样物质（如：脑啡肽）与单胺类物质共存于囊泡。调节这些神经激素合成和释放的信号级联反应非常复杂，包括节前支配、甾体激素（糖皮质激素）和生长因子等。传统观点认为肾上腺髓质只接受节前胆碱能内脏神经支配，但目前已有证据表明它还接受节后交感纤维、迷走传入神经和其他感觉传入神经的支配。

**（三）副交感神经系统**

副交感神经系统的低级中枢，位于脑干的一般内脏运动核和脊髓 $S_2 \sim S_4$ 节段灰质的骶副交感核，由这些核的细胞发出的纤维即节前纤维。周围部的副交感神经节，位于器官的周围或器官的壁内，称为器官旁节和器官内节，这些节内的细胞即为节后神经元。颅部副交感神经节前纤维，即在这些神经节内交换神经元，然后发出节后纤维随相应脑神经到达所支配的器官。节内还有交感神经及感觉神经纤维通过（不交换神经元），分别称为交感根及感觉根。此外，还有位于身体其他部位的副交感神经节。例如，位于心丛、肺丛、膀胱丛和子宫阴道丛内的神经节，以及位于支气管和消化管壁内的神经节等（图 15-2）。

副交感节前纤维主要是胆碱能纤维，其末梢在神经节内释放乙酰胆碱。节后神经元释放的神经递质主要也是乙酰胆碱。这些节前神经元的共递质有脑啡肽；节后胆碱能神经元常含有血管活性肠肽（vasoactive intestinal peptide，VIP）或神经肽 Y（neuropeptide Y，NPY）或两者都有。

1. 颅部副交感神经

颅部副交感神经的节前纤维行于第Ⅲ、Ⅶ、Ⅸ、Ⅹ对脑神经内。

（1）随动眼神经走行的副交感神经节前纤维，由中脑的动眼神经副核发出，进入眶腔后到达睫状神经节内交换神经元，其节后纤维进入眼球壁，分布于瞳孔括约肌和睫状肌。

（2）随面神经走行的副交感神经节前纤维，由脑桥的上泌涎核发出，一部分节前纤维经岩大神经至翼腭窝内的翼腭神经节换神经元，节后纤维分布于泪腺、鼻腔、口腔以及腭黏膜的腺体。另一部分节前纤维经鼓索，加入舌神经，至下颌下神经节换神经元，节后纤维分布于下颌下腺和舌下腺。

（3）随舌咽神经走行的副交感节前纤维，由延髓的下泌涎核发出，经鼓室神经至鼓室丛，并由此丛发出岩小神经至卵圆孔下方的耳神经节换神经元，节后纤维经耳颞神经分布于腮腺。

（4）迷走神经是组成节前副交感系统的最尾端的脑神经。迷走神经背侧运动核位于延髓，发出节前纤维支配几乎所有胸、腹腔器官，包括：胃肠道，远至左结肠脾曲（降结肠、乙状结肠和盆腔脏器等除外）。疑核发出节前纤维加入迷走神经，参与内脏平滑肌调节，而迷走神经背侧运动核可能是促分泌型神经元。舌咽神经和迷走神经也含有大量传入纤维，在迷走神经中传入纤维与传出纤维之比约为 9：1，因此在第Ⅸ和第Ⅹ对脑神经存在与自主神经调节有关的感觉成分。这些传入纤维是构成压力感受性反射弧的关键成分，它们能将血压信息传递至孤束核、中枢心血管区和其他调节血压和心率的延髓中枢。

2. 骶部副交感神经

节前纤维由脊髓 $S_2 \sim S_4$ 节段的骶副交感核发出，随骶神经出骶前孔，然后从骶神经分出组成盆内脏神经加入盆丛，随盆丛分支分布到盆腔脏器。在脏器附近或脏器壁内的副交感神经节交换神经元，节后纤维支配结肠左曲以下的消化管和盆腔脏器，其节后纤维相对较短，这点与交感神经系统相反。节后胆碱能末梢参与支配排泄和生殖功能的调节。值得注意的是，在啮齿类动物参与这些功能的盆腔神经节可能是混合神经节，同时含有交感和副交感神经元，但目前还不能完全揭示它们之间的相互联系。已有研究证明啮齿类动物盆腔神经节的胆碱能节后神经元还含有血管活性肠肽和 NO 等递质分子。这些神经元被认为参与男性性功能整合调节，如调节性行为的发生和维持等。

**（四）内脏神经丛**

交感神经、副交感神经和内脏感觉神经在到达所支配的脏器的行程中，常互相交织共同构成内脏神经丛（plexus of visceral nerve）（自主神经丛或植物神经丛）。这些神经丛主要攀附于头、颈部和胸、腹腔内动脉的周围，或分布于脏器附近和器官之内。除颈内动脉丛、颈外动脉丛、锁骨下动脉丛和椎动脉丛等没有副交感神经参加外，其余的内脏神经丛均由交感和副交感神经组成。另外，在这些丛内也有内脏感觉纤维。由这些神经丛发出分支，分布于胸、腹及盆腔的内脏器官。主要包括心丛、肺丛、腹腔丛、腹主动脉丛、腹下丛。

**（五）肠神经系统（enteric nervous system）**

支配消化道的神经有分布于消化道壁内的内在神经系统（intrinsic nervous system）和外来神经系统（extrinsic nervous system）两大部分。两者相互协调，共同调节胃肠的功能。

消化道的内在神经系统又称为肠神经系统，是由分布于消化道壁内无数不同类型的神经元和神经纤维所组成的神经网络，大约包含 1 亿个神经元，相当于脊髓内神经元的总数。其中有感觉神经元和运动神经元，前者感受消化道内化学、机械和温度等刺激；后者则支配消化道平滑肌、腺体和血管；此外，还有大量的中间神经元。各种神经元之间通过短的神经纤维形成网络联系，组成一个结构与功能十分复杂、相对独立而完整的网络整合系统，因而有"肠脑（gut brain）"之称。因此，有些学者将其单独列为一类自主神经进行研究。

　　内在神经系统包括两类神经丛,即位于纵行肌和环行肌之间的肌间神经丛(myenteric plexus)或称欧氏神经丛(Auerbach plexus)和位于环行肌和黏膜层之间的黏膜下神经丛(submucosal plexus)或称麦氏神经丛(Meisser plexus)(图 15-3)。这些神经丛广泛分布于消化道壁内,它们将消化道壁内的各种感受器、效应细胞、外来神经和壁内神经元紧密地联系在一起。肠肌丛神经元调节胃肠道运动,黏膜下神经丛神经元调节体液稳态。

**图 15-3　消化道壁内神经丛与外来神经联系示意图**

(改自朱大年,2008)

　　肠肌丛神经元包括兴奋性神经元和抑制性神经元,还包括中间神经元和初级传入神经元。传入神经元源于消化道壁内机械性感受器,这些机械性感受器构成肠神经丛反射弧的传入支;局部兴奋性和抑制性中间神经元参与这些反射,经运动神经元传出到平滑肌细胞。兴奋性运动神经元释放 ACh 和 P 物质;抑制性运动神经元释放强啡肽和 VIP。虽然肠神经丛环路的正常功能依赖于自主节前神经元的支配和中枢的调节,但在离体条件下,仍能协调离体肠管的运动。

　　黏膜下神经丛调节离子、水等物质的跨肠上皮转运和腺体分泌,同时与肠肌丛发生联系,以确保肠神经系统两部分功能协调。

　　肠神经系统的活动受交感、副交感神经系统的调制。含去甲肾上腺素的交感节后神经元抑制肠管运动,含去甲肾上腺素和 NPY 的神经元调节血流量,含有去甲肾上腺素和生长抑素的神经元调节消化道分泌。副交感神经包括迷走神经和盆神经,其节前纤维主要与肠肌丛和黏膜下神经丛形成突触联系,节后纤维支配腺细胞、上皮细胞、血管和消化道平滑肌细胞。这里副交感节后纤维主要为胆碱能纤维,兴奋时释放乙酰胆碱,激活 M 受体使消化道平滑肌收缩,腺体分泌增加,但括约肌舒张(图 15-4)。

**图 15-4　支配肠交感神经节中的各种神经元**

实线:节前纤维;虚线:节后纤维。ACh,乙酰胆碱;LHRH,促黄体激素释放激素;NE,去甲肾上腺素;NPY,神经肽 Y;VIP,血管活性肠肽。(改自孙庆伟,李东亮,1995)

### （六）内脏传入神经

100 多年前 Langley 提出自主神经系统存在自主神经传入纤维。自主神经的内脏运动纤维与内脏传入纤维相伴行，大部分内脏传入纤维传递内脏感受器的信息，但达不到引起感觉的水平。这些传入纤维形成反射弧的传入支，内脏-内脏反射和内脏-躯体反射都可由这些传入纤维引发。内脏反射可以在亚感觉水平发生，这对维持内环境稳定和适应外部刺激具有重要意义。

内脏传入纤维含有多种神经肽或化合物，如血管紧张素 Ⅱ、精氨酸血管升压素、蛙皮素、CGRP、促胆囊素、galanin、P 物质、脑啡肽、催产素、生长抑素和 VIP。许多内脏传入神经元释放兴奋性氨基酸递质，如谷氨酸，但是尚未证实内脏传入纤维释放什么快速作用的神经递质。

内脏传入纤维介导内脏感觉，包括传导痛觉的交感神经（如：内脏神经）。内脏痛可由空腔脏器的过分膨胀、梗阻性收缩或缺血引起。由于内脏痛的弥散性质，并牵涉体壁结构，其痛源定位不准确，常常引起牵涉性痛（referred pain）。交感神经的内脏痛觉传入纤维经交感干、白交通支、脊髓后角进入脊髓。痛觉传入神经末梢广泛分布于脊髓后角浅层、Ⅴ 和 Ⅹ 层。它们不仅能激活局部中间神经元参与反射，而且能激活投射神经元，包括传导疼痛信息到达脑的脊髓丘脑束神经元。其他内脏传入纤维与副交感神经伴行，一般认为，这些纤维参与反射，而非传导感觉（除味觉传入纤维外）。

## 二、外周自主神经节中的突触传递

自主神经节内节后神经元接受节前神经元的突触联系，并发出纤维投射到自主性效应器。许多自主神经节，如肠神经丛也含有中间神经元，这些中间神经元参与神经节内的信息整合加工。

### （一）外周自主神经节中的突触传递

自主神经节是信号传递的中继站，这里也是一个复杂的相互作用的节点，而不是一个简单的通道，其功能意义非常复杂，目前尚不是十分清楚。起初认为直接传递的机制与骨骼肌神经肌肉接头非常相似，在神经肌肉接头中，单个突触前动作电位之后紧接着一个突触后细胞的动作电位（图 15-5），但用与动物

**图 15-5　牛蛙交感神经细胞快和慢突触电位**

（A）对神经节前传入纤维作单个刺激，引起一个大的快 EPSP 及动作电位；（B）需要以串刺激（10/s，共 5 s）引起慢突触电位（注意时间标尺是 min）；（C）神经节内的细胞接受胆碱能及多肽能输入神经，能选择性地被刺激；（D）刺激多肽能输入神经（20/s，共 5 s）引起慢兴奋性电位，同在（A）中一样，去极化持续数分钟；（E）经微管以压力施加 LHRH 于同一神经元，多肽模拟自然释放的递质的作用。EPSP，兴奋性突触后电位；LHRH，促黄体激素释放激素。（Kufner，1980）

正常情况下相似的频率,对自主神经节突触前轴突重复刺激,则情况差别非常大。看来神经节前轴突与神经节细胞的突触传递远比我们当初认识的要复杂许多,在交感和副交感神经节内,都发现了信息整合现象。

### (二)外周自主神经节中的 M-电流

Brown、Adam 等在研究由乙酰胆碱和促黄体激素释放激素产生慢去极化的机制时,鉴定了一种由"M 通道"携带的特殊的 $K^+$ 电流(它们受毒蕈碱型乙酰胆碱受体所影响)。M 通道静息时频繁开放,对静息钾电导起着重要作用,且开放概率随着去极化增加。毒蕈碱型受体的激活引起这种通道关闭(图 15-6)。结果,破坏静息时 $Na^+$ 内流与 $K^+$ 外流的平衡,使细胞产生去极化。

对照

1 pA

3s

毒蕈碱
(10 μmol/L)
(10 min)

洗去
(2 min)

**图 15-6 M 通道的特性**

M 通道在施加毒蕈碱时关闭。用细胞贴附式膜片钳方法,在培养的表达 M 受体及 M 通道的转化型成神经细胞瘤细胞上进行记录时,当加入毒蕈碱后,通道开放的概率急剧降低。

(Brown, et al, 1993)

M 通道对自主神经系统的放电形式有重要影响,在自主神经节中发现了 M 通道之后,脊髓、海马及大脑皮层的神经元中都发现了 M 通道。McKinnon、Brown 等克隆了与 M 通道结构有关亚基的基因。虽然有实验显示,细胞内 $Ca^{2+}$ 的增加参与导致 M 通道关闭的第二信使系统,但其完整的机制尚未阐明。

### (三)神经节后轴突的突触传递

对交感神经后神经元来说,去甲肾上腺素是主要递质,但是支配汗腺及骨骼肌中血管的交感神经轴突却分泌 ACh。Burnstock 等在实验中发现有些交感神经纤维的终末分泌 ATP,既可作为主要递质,又可与去甲肾上腺素或乙酰胆碱递质共释放。现在已证实去甲肾上腺素不是唯一的递质,交感神经元还共释放嘌呤(ATP)及多肽(神经肽 Y)。平滑肌中的微电位是由于 ATP,而非去甲肾上腺素直接作用于离子通道受体所引起的。

虽然副交感神经节后轴突的主要递质是乙酰胆碱,它们也释放肽类。例如,由副交感轴突释放的 ACh,通过作用于毒蕈碱型受体上而引起唾液腺分泌;但同样的轴突,在高频刺激时却释放血管活性肠肽。最初在肠道及脑中发现的血管活性肠肽,能引起血管扩张、胞内 $Ca^{2+}$ 浓度和唾液腺分泌的增加,这些作用并不能被毒蕈碱型受体的拮抗剂阿托品所阻断。

1. 自主神经效应器接头

自主神经-平滑肌接头与神经-骨骼肌接头不同,它不是经典突触。根据电生理、组织化学和电镜研究提出的自主神经效应器接头模型的基本特征为:自主神经纤维末端部分为曲张体,在传递冲动时曲张体释放递质,兴奋性和抑制性接头电位可能只在接头附近产生,效应器是肌纤维束,而不是单个肌纤维,肌纤维之间的缝隙连接可使兴奋在效应器内肌纤维之间快速传递。在血管,神经只分布于中膜平滑肌层的外侧,这种分布特征有利于支配血管的神经和体液因子(如内皮舒张因子、收缩因子),对血管平滑肌发挥双重调节。曲张体可以不断移动,它们与肌细胞膜的特殊关系可随时间而变化,包括受体簇的分散和重组(如曲张体移动可见于大脑动脉血管,该部位的交感神经分布的密度在发育、衰老、高血压或体内受到慢性刺激的情况下可成倍增加)。

(1) 轴突末梢与曲张体:在效应器组织附近轴突膨胀,每隔 $5\sim10\,\mu m$ 就有一个曲张体,与其他轴突共同形成自主神经丛。自主神经轴突集合成束,并被施万细胞包围,在到达效应器组织后,部分失去施万细胞包围,只剩少量曲张体被环绕。不同器官接头间隙的宽度不同,在输精管、虹膜、心脏窦房结,最小的神经肌肉间隙从 10 到 30 nm 不等。直径大的血管,神经和肌肉间隙越大。连续切片显示:在内脏血管邻近的接头处有接头前和接头后基膜的融合。很多曲张体接头前膜增厚,并有突触小泡积聚,表明该部位可释放递质,但接头后膜尚缺乏膜增厚、折叠或吞饮小泡等证据。

(2) 平滑肌效应器和缝隙连接:平滑肌效应器是肌束,而不是单个肌细胞。电偶联的位点为相邻肌细胞,细胞膜间的邻近部位。电镜显示这些位点的膜由"缝隙连接"组成。在不同器官不同部位平滑肌效应器束的缝隙连接数量和排列,与它们和自主神经分布密度的关系尚待进一步研究。

(3) 平滑肌细胞上受体的定位:人们已经用免疫组化和激光共聚焦的方法检测了与曲张体有关的膀胱、血管等,可见平滑肌细胞上 P2X 嘌呤受体的分布。小的 P2X 受体簇出现于整个中层肌的外表,较大的簇则限于平滑肌细胞外膜表面。α 受体好像只位于接头外区域,因此去甲肾上腺素从更远的曲张体释放的可能性受到人们重视。受体簇是易发生变化的,当一个曲张体向新位点移动时,受体簇是分散的,受体簇重新形成约需 $20\sim30\,min$。自主神经效应器接头的结构既适合于神经传递,也适用于神经调制。

2. 自主神经-平滑肌传递

Furchgott 和 Zawadzki 观察到内皮细胞在 ACh 引起的动脉平滑肌舒张中是必需的,提示内皮细胞释放某种物质并作用于血管平滑肌细胞使平滑肌舒张,这种物质后来被鉴定为 NO。NO 在一些自主神经肌肉接头是主要的神经递质,NO 与经典递质去甲肾上腺素和乙酰胆碱在内脏和血管调控中的关系随之成为人们关心的问题。Burnstock 提出神经末梢可能释放一种以上的递质,在很多情况下末梢释放某种经典递质的同时,伴有另一种新递质的释放。神经调质是能调节神经传递过程的物质,它可以在接头前增加或减少递质释放,或在接头后改变递质作用的时程或范围(两者皆有)。

3. 曲张体、囊泡相关蛋白和钙内流

曲张体是自主神经末梢释放递质的部位,释放的递质可以反馈作用于曲张体,而改变它们进一步释放的能力,曲张体也能通过主动摄取的过程清除儿茶酚胺类递质。近来已经证明曲张体的突触囊泡具有胞吐作用所需的蛋白 synaptobrevin 和 SNAP25,它们在曲张体膜上的 syntaxin 高浓度限定区域内聚集。交感神经末梢侧支的每个曲张体,在神经冲动到达时都能够分泌递质。应用检测神经末梢钙内流的方法,揭示所有曲张体在末梢动作电位的传播中都有 $Ca^{2+}$ 内流。

刺激内脏和血管自主神经,可以在平滑肌细胞记录到兴奋性和抑制性接头电位,这些电位是对 ATP 的反应。ATP 与交感神经释放的去甲肾上腺素、膀胱副交感神经释放的乙酰胆碱和肠神经释放的 NO 的关系为共递质。

（1）促离子型受体位于肌膜上：虽然在自主神经系统的平滑肌效应器上有许多不同的受体类型，但目前只有嘌呤能亚型 P2X1 促离子型受体的空间分布较为明确。在平滑肌，P2X1 受体有直径为 $1\,\mu m$ 和 $0.4\,\mu m$ 两种，只有前者与曲张体结合。有人认为曲张体上没有促代谢型受体，但尚未得到证实。

（2）受体与递质结合之后的内化（internalization）和再循环：肌细胞膜上受体的稳定性，取决于它们是促代谢型还是促离子型。β-AR 的脱敏现象与受体内化进入溶酶体有关，这种内化受体可以重新循环到膜上，β-AR 激活后的脱敏现象与磷酸化有关。这些关于 β-肾上腺素受体的工作是研究自主神经效应器上，所有其他促代谢型受体脱敏和内化的基础。位于平滑肌的 P2X1 促离子型受体，在结合递质后也发生内化。

（3）平滑肌细胞内（引发收缩）钙的来源：细胞内 $Ca^{2+}$ 浓度的增加对引发平滑肌收缩是必需的。$Ca^{2+}$ 是引发平滑肌动作电位所必需的离子，第二信使通路参与触发胞内 $Ca^{2+}$ 库而释放 $Ca^{2+}$。此外，某些递质作用于受体后，胞内 $Ca^{2+}$ 浓度升高，如 ATP 作用于平滑肌上 P2X1 嘌呤受体，$Ca^{2+}$ 通道通透性增加。

# 第三节　自主神经系统的递质与受体

神经递质与受体分别在第五章和第七章中进行了较为详细的介绍，本节主要介绍与自主神经系统功能相关的递质与受体。

## 一、自主神经系统的递质

### （一）乙酰胆碱和去甲肾上腺素

过去一般认为所有交感、副交感神经的节前和副交感神经节后神经纤维，以及极少数交感神经的节后神经纤维释放的递质是乙酰胆碱，大多数交感神经的节后神经纤维释放的递质为去甲肾上腺素。通常将释放 ACh 的神经称为胆碱能神经，释放去甲肾上腺素的神经称为肾上腺素能神经。

近年来的研究发现：在中枢神经系统内有多巴胺，心脏和肾脏等神经释放递质中也可能存在多巴胺；某些肠道神经释放的递质是嘌呤；结肠的肠道神经和中枢神经系统某些神经元释放的递质是神经肽；等等。

### （二）三磷酸腺苷（ATP）

如前所述，ATP 是中枢和外周大多数神经类型中存在的共递质。嘌呤（purine）的共传递，可见于交感神经（与去甲肾上腺素和神经肽 Y 一起）、副交感神经（与乙酰胆碱一起）、感觉-运动神经（与降钙素基因相关肽和 P 物质一起）、肠神经（与 NO 和 VIP 一起）以及存在于含有 Glu、多巴胺、去甲肾上腺素、GABA 和 5-羟色胺的中枢神经元亚群中。从神经元释放的 ATP，可能也作为共递质释放的一种接头前调质（经常通过腺苷）或作为共递质活动的接头后调质。

1. 交感神经的共递质

1962 年 Burnstock 等发现刺激腹下神经，可记录到输精管平滑肌细胞的兴奋性接头电位（excitatory junction potentials，EJPs），该接头电位可被能阻止交感神经递质释放的胍乙啶阻断，但肾上腺素能受体拮抗剂却无作用。输精管单个的平滑肌细胞给予 ATP 能够模拟产生 EJPs，而给予去甲肾上腺素则不能。交感嘌呤能共传递还存在于多种血管，在支配不同血管的交感神经内，去甲肾上腺素同 ATP 的比例差别很大。嘌呤能组分在兔耳和大鼠尾动脉内相对较少，在兔的股动脉则很多；在支配肠系膜和肠黏膜下丛处动脉的交感神经内，嘌呤能组分是唯一的递质，而这些神经元释放的去甲肾上腺素则作为 ATP 释放的调质。

2. 副交感神经的共递质

支配膀胱的副交感神经以乙酰胆碱和 ATP 作为共递质，在不同的物种中两者的比例不同。与交感神经类似，ATP 也是通过 P2X 促离子型受体起作用，而该反应的慢作用组分是通过促代谢型受体起作用的。副交感嘌呤能的共传递也存在于心脏和气管的阻力血管。

此外，在感觉-运动神经，ATP 可作为降钙素基因相关肽和 P 物质的共递质。肠神经可能释放 ATP、NO、血管活性肠肽三种主要的共递质，ATP 产生快速抑制性接头电位，NO 也产生抑制性电位，但时程较慢，而血管活性肠肽产生慢舒张作用。在肠道的不同区域以及在不同物种，这三种递质的比例差别很大，如在一些括约肌，非肾上腺素能、非胆碱能神经主要释放血管活性肠肽，也有的主要释放 NO，而在肠道的非括约肌区域，则主要释放 ATP。

### （三）一氧化氮（NO）

NO 也是自主神经系统内的一种神经递质，它是一种自由基，并具有潜在毒性。氮能神经传递在胃肠道、泌尿生殖器及心血管系统已被证实，在阴茎勃起和消化道括约肌的调控中特别重要。NO 由一氧化氮合酶（nitric oxide synthase，NOS）合成，可以自由穿过细胞膜，NO 进入接头后的平滑肌细胞，可引起平滑肌松弛。NO 半衰期短，不需要特异机制使之失活。

### （四）肽能递质

目前认为肽能递质（peptide transmitter）是一类数量最大、品种最多的"非肾上腺素能、非胆碱能"（non-adrenergic non-cholinergic，NANC）递质，主要包括血管活性肠肽、垂体腺苷酸环化酶激活肽（pituitary adenylate cyclase activating polypeptide，PACAP）、神经肽 Y 和肽 YY 家族。它们常常与经典递质和其他 NANC 递质共同起作用。许多支配内脏的节后副交感神经元表达血管活性肠肽和 PACAP，这些肽类可以促进神经介导的腺体分泌（如胰腺）和血管舒张。支配血管的节后交感神经元常表达神经肽 Y，也可以作用于接头前，抑制 NA 释放。在哺乳类动物，缓激肽、P 物质常存在于刺激平滑肌收缩的肠胆碱能神经元内。肽类递质，特别是传入神经元产生的 P 物质和降钙素基因相关肽，可介导这些神经元所引起的某些外周反应。

### （五）多巴胺（DA）

多巴胺是一种儿茶酚胺，在调节运动、感情、认知和激素分泌等方面具有重要生理作用，也参与了多种神经失调的发生，心脏和肾脏等神经释放递质中也可能存多巴胺。Arvid Carlsson 等因为确定多巴胺为脑内信息传递者的角色，而获得了 2000 年诺贝尔生理学或医学奖。

### （六）一氧化碳（CO）

早在 20 世纪 60 年代 Coburn 等就发现人类能产生内源性 CO。目前大量的研究证实 CO 是体内重要的细胞间信使，在心、脑和血管系统中起着重要的生物学效应，参与调节体内许多生理和病理过程。因此，CO 作为一种新的神经递质而引起人们的关注。CO 与 NO 有许多相似的功能，如二者都是小分子气体，都能在胞浆中与可溶性鸟苷酸环化酶（soluble guanylyl cyclase，sGC）结合并使之激活，继而使细胞浆环磷酸鸟苷（cGMP）水平上升，在调节细胞功能和信息传递方面发挥着很重要的作用，并且其发挥作用的方式亦类似于 NO。人体内的 CO 主要是由血红素氧化酶（heme oxygenase，HO）代谢所产生。作为新型神经递质的内源性 CO 不储存在突触囊泡中，而是广泛分布于胞浆中，缺乏突触后膜受体。已有研究证实在脑组织的分布与 CO 的潜在作用位点，鸟苷酸环化酶的分布相一致，在嗅球、海马和卡耶哈岛、神经视丘小隆起、梨状皮质等部位最丰富。而上述部位缺乏一氧化氮合成酶（NOS）。NO 可激活鸟苷酸环化酶，在脑中 NOS 的定位与鸟苷酸环化酶并不一致，提示鸟苷酸环化酶的一部分不可能成为 NO 的靶子，却可能成为 CO 靶子。在这些区域内，CO 对调节 cGMP 水平，发挥神经递质功能具有重要意义。在中枢神经系统的许多生理病理过程中，CO 是公认的神经信使，包括脊索神经痛觉传递。脑内神经元产生的 CO 可能对孤束核内谷氨酸的传递起神经调节作用。在孤束核内，内源性 CO 通过选择性地作用于压力感受器而抑制交感冲动。在外周神经系统中，有实验提示，CO 在胃肠道自主神经中，可能对平滑肌层的自发性慢波有一定影响，作为非肾上腺素能、非胆碱能神经递质介导平滑肌舒张。

## 二、自主神经系统的受体

### （一）胆碱能受体

ACh 主要作用于两类受体，根据选择性激活受体的天然底物命名，分别称之为烟碱型胆碱能受体和毒蕈碱型胆碱能受体。

1. 毒蕈碱型胆碱能受体

分布于节后副交感神经元支配的组织、突触前去甲肾上腺素能和胆碱能神经末梢、血管内皮无神经支配区和中枢神经系统。毒蕈碱型胆碱能 1 受体（$M_1$-R）调节皮质与海马的神经递质信号；毒蕈碱型胆碱能 3 受体（$M_3$-R）参与外分泌腺分泌、平滑肌收缩、瞳孔扩大、摄食和体重增加；毒蕈碱型胆碱能 5 受体（$M_5$-R）参与中枢多巴胺功能与脑血管张力的调节；毒蕈碱型胆碱能 2 受体（$M_2$-R）介导毒蕈碱样激动剂诱导的心率过缓、震颤及低温；毒蕈碱型胆碱能 4 受体（$M_4$-R）调节运动神经多巴胺活性，并且是新纹状体的自主抑制性受体。

临床上，M-R 拮抗剂阿托品，可用于对抗迷走神经活性过强（血管迷走神经性晕厥），也可用来散瞳。

2. 烟碱型胆碱能受体

分布于交感与副交感神经节、肾上腺髓质、神经骨骼肌接头和中枢神经系统。外周烟碱型胆碱能受体分为神经元型烟碱型胆碱能受体（$N_1$-R，位于自主神经节突触后膜）和肌肉型烟碱型胆碱能受体（$N_2$-R，位于神经骨骼肌接头的终板膜上）两种亚型。中枢烟碱型胆碱能受体也有两类：一类是 α-银环蛇毒（α-bungarotoxin，α-BGT）不敏感烟碱型胆碱能受体，与 α-BGT 结合的亲和力低；另一类是 α-BGT 敏感受体，与 α-BGT 结合的亲和力高。

烟碱型胆碱能受体参与了哺乳类自主神经节的神经信号传递。体内、外应用 N-R 亚型特异阻断剂研究表明，含有 $α_3$ $β_2$ 和 $α_3$ $β_4$ 亚单位的烟碱型胆碱能受体参与了心脏神经的信号传递；含有 $α_3$ 和 $β_4$ 亚单位的 N-R 参与了膀胱交感神经节的传递。虽然神经节表达烟碱型胆碱能受体的多种亚单位，但 $α_3$、$β_2$、$β_4$ 亚单位可能是参与神经节传递的主要亚单位，其他亚单位可能起调节作用。

### （二）肾上腺素能受体

节后交感肾上腺素能纤维释放去甲肾上腺素，作用于肾上腺素能受体（ARs）发挥作用，ARs 分为 α-ARs 和 β-ARs 两种。α-ARs 又可分为 $α_1$-AR 和 $α_2$-AR 两种亚型，$α_1$-AR 有 $α_{1A}$-AR、$α_{1B}$-AR 和 $α_{1D}$-AR 三种亚型，而 $α_2$-AR 有 $α_{2A}$-AR、$α_{2B}$-AR 和 $α_{2C}$-AR 三种亚型；β-ARs 可分为 $β_1$-AR、$β_2$-AR 和 $β_3$-AR 三种亚型。所有的 ARs 均为 GPCRs。

（1）$α_1$-AR：在介导小动脉血管收缩方面起关键作用，但是具体是哪一种亚型起作用，目前尚不清楚，临床试验提示 $α_{1A}$-AR 是血压的重要调节子，而对交感性直立性低血压患者的研究表明 $α_{1B}$-AR 可能是人类血管阻力的主要调节子。此外，在高血压症状明显的中老年人中，$α_{1B}$-AR 的表达增加。因此，$α_{1A}$-AR 和 $α_{1B}$-AR 参与了人类血压的调控。研究大鼠和基因敲除小鼠表明 $α_{1D}$-AR 亚型在血压调节中也有作用。

（2）$α_2$-AR：$α_2$-AR 可与其内源性配体肾上腺素和去甲肾上腺素结合，也可被阻断剂育亨宾所阻断。$α_{2A}$-AR 在激动剂介导的升压效应、痛觉抑制和记忆等方面起重要作用，还能对内源性儿茶酚胺产生应答，从而抑制癫痫发作和减轻症状。$α_{2B}$-AR 参与 $α_2$-AR 激动剂的血管升压作用。$α_{2C}$-AR 表现与 $α_{2A}$-AR 亚型相反的功能，可引发抑郁行为。$α_{2A}$-AR 和 $α_{2C}$-AR 均参与抑制中枢和外周神经元释放儿茶酚胺，$α_{2C}$-AR 还在抑制肾上腺髓质释放肾上腺素中起关键作用。

（3）β-AR：有 $β_1$-AR、$β_2$-AR 和 $β_3$-AR 三种亚型。$β_2$-AR 在体内表达最为广泛，所有的细胞/组织都有一定水平的 $β_2$-AR 表达，$β_1$-AR 主要分布于心脏、脂肪组织和肾，而 $β_3$-AR 主要分布于脂肪组织。

自主神经系统胆碱能和肾上腺素能受体的分布及其生理功能总结于表 15-1。

表 15-1　自主神经系统胆碱能和肾上腺素能受体的分布及其生理功能（朱大年，2008）

| 效应器 | 胆碱能系统 | | 肾上腺素能系统 | |
|---|---|---|---|---|
| | 受体 | 效应器 | 受体 | 效应器 |
| 自主神经节 | $N_1$ | 节前-节后兴奋传递 | | |
| 眼： | | | | |
| 　虹膜环行肌 | M | 收缩（缩瞳） | | |
| 　虹膜辐射状肌 | | | $\alpha_1$ | 收缩（扩瞳） |
| 　睫状体肌 | M | 收缩（视近物） | $\beta_2$ | 舒张（视远物） |
| 心： | | | | |
| 　窦房结 | M | 心率减慢 | $\beta_1$ | 心率加快 |
| 　房室传导系统 | M | 传导减慢 | $\beta_1$ | 传导加快 |
| 　心肌 | M | 收缩力减弱 | $\beta_1$ | 收缩力增强 |
| 血管： | | | | |
| 　冠状血管 | M | 舒张 | $\alpha_1$ | 收缩 |
| | | | $\beta_2$ | 舒张（为主） |
| 　皮肤黏膜血管 | M | 舒张 | $\alpha_1$ | 收缩 |
| 　骨骼肌血管 | M | 舒张[1] | $\alpha_1$ | 收缩 |
| | | | $\beta_2$ | 舒张（为主） |
| 　脑血管 | M | 舒张 | $\alpha_1$ | 收缩 |
| 　腹腔内脏血管 | | | $\alpha_1$ | 收缩（为主） |
| | | | $\beta_2$ | 舒张 |
| 　唾液腺血管 | M | 舒张 | $\alpha_1$ | 收缩 |
| 　肾脏血管 | | | $\alpha_1$ | 收缩 |
| 支气管： | | | | |
| 　平滑肌 | M | 收缩 | $\beta_2$ | 舒张 |
| 　腺体 | M | 促进分泌 | $\alpha_1$ | 抑制分泌 |
| | | | $\beta_2$ | 促进分泌 |
| 胃肠： | | | | |
| 　胃平滑肌 | M | 收缩 | $\beta_2$ | 舒张 |
| 　小肠平滑肌 | M | 收缩 | $\alpha_2$ | 舒张[2] |
| | | | $\beta_2$ | 舒张 |
| 　括约肌 | M | 舒张 | $\alpha_1$ | 收缩 |
| 　腺体 | M | 促进分泌 | $\alpha_2$ | 抑制分泌 |
| 　胆囊和胆道 | M | 收缩 | $\beta_2$ | 舒张 |
| 输尿管平滑肌： | M | 收缩（?） | $\alpha_1$ | 收缩 |
| 膀胱： | | | | |
| 　逼尿肌 | M | 收缩 | $\beta_2$ | 舒张 |
| 　三角区和括约肌 | $N_1$ | 舒张 | $\alpha_1$ | 收缩 |
| 子宫平滑肌： | M | 可变[3] | $\alpha_1$ | 收缩（有孕） |
| 皮肤： | | | $\beta_2$ | 舒张（无孕） |
| 　汗腺 | M | 促进温热性发汗[1] | $\alpha_1$ | 促进精神性发汗 |
| 　竖毛肌 | | | $\alpha_1$ | 收缩 |
| 　唾液腺 | M | 分泌大量、稀薄唾液 | $\alpha_1$ | 分泌少量、黏稠唾液 |
| 代谢： | | | | |
| 　肝糖原 | | | $\alpha/\beta_2$ | 促进分解 |
| 　糖酵解 | | | $\beta_2$ | 加强 |
| 　脂肪分解 | | | $\beta_3$ | 加强 |

注：（1）为交感节后胆碱能纤维支配；

　　（2）可能是胆碱能纤维的突触前受体调制 ACh 的释放所致；

　　（3）因月经周期，循环血中雌、孕激素水平，妊娠以及其他因素而发生变动。

### (三) 多巴胺能受体

在 20 世纪 70 年代,人们认为至少存在两类多巴胺受体($D_1$ 和 $D_2$),当时受体的分类主要基于 $D_1$ 受体能激活信号转导酶(腺苷酸环化酶),而 $D_2$ 受体对其既不能激活也不能抑制。随后分子克隆技术的发展使得所有 5 种多巴胺能受体($D_1$、$D_2$、$D_3$、$D_4$ 和 $D_5$ 受体)都被鉴定出来。多巴胺在脑内激活腺苷酸环化酶,引起第二信使 cAMP 的积聚,这一效应主要通过 $D_1$ 受体与 $G_{sa}$ 亚单位偶联介导。

在中枢神经系统之外,多巴胺能受体最主要的功能可能是通过 $D_2$,可能还有 $D_4$ 受体抑制垂体前叶泌乳素的分泌。肾脏也表达所有的多巴胺能受体亚型,它们参与水和 $Na^+$ 重吸收的调节以及肾素的释放。肾上腺的皮质和髓质中的 $D_1$ 和 $D_2$ 样受体分别参与调节醛固酮和儿茶酚胺的释放。交感神经节和神经末梢的 $D_2$ 样受体抑制去甲肾上腺素释放,血管的 $D_1$ 和 $D_2$ 样受体调节血管舒张。心脏中 $D_4$ 受体的水平相对较高,比脑内高 10 倍,其作用还有待于进一步研究。

### (四) 嘌呤受体

内源性核苷、核苷酸作用于嘌呤受体(purinergie receptors,P 受体),调节机体组织器官多种功能。嘌呤能受体可分为腺苷(P1)受体和嘌呤核苷酸(P2)受体两类,P1 受体主要由腺苷激活,在中枢和周围神经系统均有分布,属 G 蛋白偶联受体家族,包括 $A_1$、$A_{2A}$、$A_{2B}$ 和 $A_3$ 四类,P2 受体由核苷酸激活,主要存在于周围神经系统,包括 P2X 和 P2Y 两类。

腺苷作为中枢神经系统内的一种神经调质,主要通过 $A_2$ 和 $A_1$ 受体起作用。将腺苷微量注射入孤束核,可以产生剂量相关的降低血压、心率和肾交感神经活动。头端延髓腹外侧区是压力感受性传入第一级突触部位。孤束核产生的冲动进入尾端延髓腹外侧区后,产生冲动进入头端延髓腹外侧区,RVLM 被认为是交感活动的起始区域。内源性腺苷在中枢心血管调节中也起作用,压力感受性传入(如血压升高)激活孤束核,引起头端延髓腹外侧区的抑制和交感紧张程度的降低。头端延髓腹外侧区中存在 $A_1$ 和 $A_2$ 受体,可能直接或者通过抑制 GABA 释放间接地调节神经元活动。

在中枢和外周,腺苷能通过突触前 $A_1$ 受体抑制神经递质释放。大量关于腺苷对神经节传递作用的研究表明,腺苷能起到抑制作用。内源性腺苷可以抑制人体内去甲肾上腺素能神经传递,腺苷抑制突触前 ACh 的释放,并且阻断神经节内突触后的 $Ca^{2+}$ 内流。交感神经支配的靶器官中存在腺苷 $A_1$ 受体,$A_1$ 受体的激活引起腺苷酸环化酶的抑制,这种作用与 β-肾上腺素能受体激动剂相反,称为"抗肾上腺素能"作用。研究表明,腺苷对抗异丙肾上腺素诱导的心动过速,比基础状态或者阿托品诱导的心动过速更为有效。ATP 促进大鼠、灵长类动物包括人类在内的不同物种释放胰岛素。

(李　宁)

# 练 习 题

1. 自主运动神经与躯体运动神经在结构和功能上的主要区别有哪些?
2. 为什么说下丘脑是较高级的内脏活动调节中枢?
3. 延髓在自主运动神经功能调节中的重要性是什么?
4. 交感神经与副交感神经结构和功能的主要区别有哪些?
5. 交感神经节前、节后纤维分布规律是什么?
6. 肠神经系统结构和功能特点有哪些?
7. 自主神经系统主要的递质有哪些?

# 参 考 文 献

1. Bumstock G. Pathophysiology and therapeutic potential of purinergic signaling[J]. PhaMl Rev,2006,58(1):
58-86.

2. Burnstock G. Purinergie signalling：past，present and future[J]. Braz J Med Biol Res，2009，42：3-8.

3. Eldredge LC，Gao XM，Quach DH，Li L，Han X，Lomasney J，Tourtellotte WG. Abnormal sympathetic nervous system development and physiological dysautonomia in Egr3-deficient mice. Development，2008，135：2949-2957.

4. Kimura K，Ieda M，Fukuda K. Development，maturation，and transdifferentiation of cardiac sympathetic nerves. Circ Res，2012，110：325-336.

5. Luther JA，Birren SJ. Neurotrophins and target interactions in the development and regulation of sympathetic neuron electrical and synaptic properties. AutonNeurosci，2009，151：46-60.

6. Luther JA，Birren SJ. p75 and TrkA signaling regulates sympathetic neuronal firing patterns via differential modulation of voltage-gated currents. J Neurosci，2009，29：5411-5424.

7. Luther JA，Birren SJ. Neurotrophins and target interactions in the development and regulation of sympathetic neuron electrical and synaptic properties. AutonNeurosci，2009，151(1)：46-60.

8. Nicholls J G，et al. From Neuron to Brain. Sinauer Associates，2001.

9. Nicholls J G，Martin A R，Wallace B G，et al. 神经生物学. 杨雄里等译. 北京：科学出版社，2003.

10. Prud'homme M J，Houdeau E，Serghini R，et al. Small intensely fluorescent cells of the rat paracervical ganglion synthesize adrenaline，receive afferent innervation from postganglionic cholinergic neurones，and contain muscarinic receptors[J]. Brain Res，1999，821：141-149.

11. Richard D，Monge-Roffarello B，Chechi K，Labbé SM，Turcotte EE. Control and physiological determinants of sympathetically mediated brown adipose tissue thermogenesis. Front Endocrinol（Lausanne），2012，3：36.

12. Selyanko A A，Hadley J K，Wood I C，et al. Two types of $K^+$ channel subunit，Erg1 and KCNQ2/3，contribute to the M-like current in a mammalian neuronal cell[J]. J Neurosci，1999，19：7742-7756.

13. Shannon M. Harlan o Kamal Rahmouni，Neuroanatomical determinants of the sympathetic nerve responses evoked by leptin，ClinAuton Res，2012，DOI 10.1007/s10286-012-0168-4.

14. Smith MM，Minson CT. Obesity and adipokines：effects on sympathetic overactivity. J Physiol，2012，590：1787-1801.

15. Straub RH，Härle P. Sympathetic neurotransmitters in joint inflammation. Rheum Dis Clin North Am，2005，31：43-59.

16. Ullian E M，McIntosh J M，Sargent P B. Rapid synaptic transmission in the avian ciliary ganglion is mediated by two distinct classes of nicotinic receptors[J]. J Neurosci，1997，17：7210-7219.

17. Xue L，Farrugia G，Miller S M，et al. Carbon monoxide and nitric oxide as coneurotransmitters in the enteric nervous system：evidence from genomic deletion of biosynthetic enzymes[J]. Proc Natl Acad Sci USA，2000，97：1851-1855.

18. 柏树令主编. 系统解剖学. 7 版. 北京：人民卫生出版社，2009.

19. 韩济生主编. 神经科学. 3 版. 北京：北京大学医学出版社，2009.

20. 孙庆伟，李东亮主编. 人体生理学. 北京：中国医药科林出版社，1995.

21. 朱大年主编. 生理学. 7 版. 北京：人民卫生出版社，2008.

# 第十六章　神经内分泌

## 第一节　概　　述

过去一直认为神经系统和内分泌系统是两个互不联系的调节系统,因两者在发生学、形态学和生理功能方面都存在着许多不同。但是,近年来许多研究工作表明,神经系统和内分泌系统是两个密切联系的系统,神经系统的活动能引起内分泌腺的分泌功能改变,而内分泌系统的分泌障碍也会引起神经系统的功能紊乱。例如,应激刺激可引起机体分泌促肾上腺皮质激素、生长激素和催乳素;而甲状腺激素的分泌异常可引起神经系统功能的紊乱或引起大脑发育受损。正因为神经系统和内分泌系统之间有着密切联系,许多学者开始致力于研究两者的相互作用,从而使神经内分泌学的研究不断取得新的进展。

### 一、神经内分泌学的发展

20 世纪 20 年代后期,美国的 Scharrer 夫妇在鱼的下丘脑神经元中观察到分泌颗粒。之后,Bargmann 用 Gomori 染色的方法追踪到下丘脑的视上核和室旁核神经元中具有分泌颗粒,从而诞生了神经内分泌学。

20 世纪 50 年代是神经内分泌学发展的一个重要里程碑。英国科学家 Harris 首先提出了下丘脑分泌的激素调节腺垂体功能的神经-体液学说,该学说认为下丘脑的一些神经内分泌细胞的神经末梢终止于正中隆起,这些神经内分泌细胞能将机体的神经传入冲动转换为神经分泌,分泌促垂体激素或因子进入正中隆起的垂体门脉初级毛细血管丛,沿垂体门脉血流下行到腺垂体,进而调节腺垂体细胞的分泌活动。该学说将神经和内分泌两大系统有机地结合起来,为以后的研究奠定了基础。

根据 Harris 的神经-体液学说,许多实验室开始寻找和鉴定下丘脑促垂体激素或因子的研究。Guillemin 领导的实验室使用了几十万只羊的下丘脑,花费了将近 20 年的时间,终于在 1968 年从下丘脑提取物中分离提纯了第一个下丘脑促垂体激素,并在一年后阐明了其结构由 3 个氨基酸组成,将其命名为促甲状腺激素释放激素。促甲状腺激素释放激素的分离提纯充分证实了 Harris 的神经-体液学说的正确性,使神经内分泌学趋向于成熟。

在之后的 30 年中,神经内分泌学得到了迅速发展。1971 年,Schally 领导的实验室成功分离纯化了第二个下丘脑促垂体激素——促性腺激素释放激素,又经过 6 年的努力,阐明了其化学结构为十肽。1973 年,Guillemin 等又分离纯化了生长抑素。为此,Guillemin 和 Schally 与发明放射免疫测定法的Yalow 共同分享了 1977 年的诺贝尔生理学或医学奖。1981 年,Vale 等分离和鉴定了促肾上腺皮质激素释放激素。1983 年,Mayo 分离提纯了生长激素释放激素。

### 二、神经内分泌和神经内分泌学的概念

神经系统中既具有神经功能(产生和传导神经冲动)又具有内分泌功能(合成和释放激素)的神经元被称为神经内分泌细胞,它们的分泌活动则称为神经内分泌(neuroendocrine),分泌的激素称为神经激素。

神经内分泌学(neuroendocrinology)是研究神经系统和内分泌系统之间相互作用及其相互渗透关系的科学。其核心内容是探索神经元的内分泌功能和周围器官的内分泌细胞产生的激素对神经系统功能的影响。

# 第二节　下丘脑与神经内分泌

人类的下丘脑不足全脑重量的 1%，但却具有重要的功能。下丘脑在维持水、电解质平衡、维持体温恒定、调节摄食行为等生理活动中起着重要作用，同时还具有内分泌功能。下丘脑对机体内分泌功能的调节，主要是通过垂体进行的，因此，下丘脑-垂体是神经内分泌系统的核心部分。

## 一、下丘脑神经内分泌的结构基础

下丘脑由中央灰质组成，界限清楚的核团为数不多，常将一些细胞稀疏、边界不清的核团称为"区"。下丘脑神经内分泌细胞是指下丘脑中具有内分泌功能的神经元，可分为小细胞神经内分泌系统和大细胞神经内分泌系统。前者主要产生调节腺垂体激素释放的激素，后者主要产生血管升压素和催产素。

### （一）小细胞神经内分泌系统

小细胞神经内分泌系统主要分布在下丘脑促垂体区。下丘脑促垂体区的神经元能分泌肽类激素，故统称为肽能神经元。下丘脑肽能神经元分泌的肽类激素，其主要作用是调节腺垂体激素的分泌，这些肽类激素统称为下丘脑调节肽（hypothalamic regulatory peptides）。下丘脑与腺垂体之间没有直接的神经联系，两者在功能上的联系是通过垂体门脉系统完成的。供应垂体血液的动脉进入正中隆起，先形成初级毛细血管网，然后汇集成数条微静脉进入垂体，并再次形成次级毛细血管网。垂体的微静脉及其两端的毛细血管网共同构成垂体门脉系统，是下丘脑与腺垂体功能联系的结构基础（图 16-1）。

**图 16-1　下丘脑和垂体之间的功能联系示意图**

（http://biobar. hbhcgz. cn/article/showarticle. asp? articleid＝953）

### （二）大细胞神经内分泌系统

大细胞神经内分泌系统由室旁核、视上核以及散在于两者之间的一些副核团共同组成。大细胞神经内分泌系统核团的共同特点是细胞体积大，胞浆丰富，内含神经分泌颗粒，主要合成缩宫素和血管升压素。下丘脑和神经垂体之间存在直接的神经联系，室旁核和视上核神经元的神经纤维组成下丘脑-垂体束一直投射到神经垂体（图 16-1）。

## 二、下丘脑调节肽

迄今已发现的下丘脑调节肽主要有 9 种（表 16-1）。其主要作用是调节腺垂体的内分泌活动，同时还具有调控垂体内分泌细胞分化增殖的作用。现就几个主要的下丘脑调节肽的功能进行简单介绍。

**表 16-1　下丘脑调节肽及其主要作用**

| 名称 | 主要作用 |
| --- | --- |
| 促甲状腺激素释放激素（TRH） | （＋）TSH　（＋）PRL |
| 促性腺激素释放激素（GnRH） | （＋）LH　（＋）FSH |
| 促肾上腺皮质激素释放激素（CRH） | （＋）ACTH |
| 生长激素释放激素（GHRH） | （＋）GH |
| 生长抑素（GIH） | （－）GH |
| 催乳素释放激素（PRH） | （＋）PRL |
| 催乳素释放抑制激素（PRIH） | （－）PRL |
| 促黑素细胞激素释放激素（MRH） | （＋）MSH |
| 促黑素细胞激素释放抑制激素（MIH） | （－）MSH |

注："＋"：促进作用；"－"：抑制作用。TSH：促甲状腺激素；PRL：催乳素；LH：黄体生成素；FSH：卵泡刺激素；ACTH：促肾上腺皮质激素；GH：生长激素；MSH：促黑素细胞激素。

1. 促甲状腺激素释放激素

促甲状腺激素释放激素（thyrotropin releasing hormone，TRH）是 1968 年 Guillemin 的实验室从 30 万只羊的下丘脑中成功分离提纯的第一种下丘脑促垂体激素，其化学结构为三肽，即焦谷氨酰-组氨酰-脯氨酰胺，是最小的肽类激素之一。分泌 TRH 的神经元主要分布于下丘脑中间基底部，如损毁这个区域则引起 TRH 的分泌减少。在下丘脑以外的中枢神经部位，如大脑和脊髓，也有 TRH 存在，其作用可能与传递神经信息有关。下丘脑分泌的 TRH 的主要作用是促进腺垂体促甲状腺激素的释放，进而调节甲状腺激素的合成与分泌。TRH 也可促进催乳素的释放。

2. 促性腺激素释放激素

1971 年 Schally 的实验室从 16 万头猪的下丘脑中分离提纯了促性腺激素释放激素（gonadotropin releasing hormone，GnRH），此后又经过 6 年的努力，阐明了 GnRH 的化学结构为十肽。在人类，GnRH 主要分布在下丘脑的弓状核、内侧视前区与室旁核等处（图 16-2）。在间脑、边缘叶、松果腺以及睾丸、卵巢、胎盘等外周组织中也有 GnRH 的分布。GnRH 的主要作用是促进腺垂体合成和分泌促性腺激素，进而调节性腺的活动。

**图 16-2　下丘脑核团模式图**

（http://www.hudong.com/versionview/KUlED,X0VEBFdRG,QFUVAtbTA）

　　GnRH 对性腺的直接作用则是抑制性的。GnRH 可抑制卵巢的卵泡发育和排卵,使雌激素与孕激素生成减少;也能抑制睾丸的生精作用和睾酮的分泌,药理剂量的 GnRH 抑制作用更为显著。

　　3. 促肾上腺皮质激素释放激素

　　促肾上腺皮质激素释放激素(corticotropin releasing hormone,CRH)是 1981 年 Vale 等分离提纯的下丘脑促垂体激素,其化学结构为四十一肽。分泌 CRH 的神经元主要分布在下丘脑室旁核,其轴突多投射到正中隆起。杏仁核、海马、中脑、松果腺以及外周组织胃肠、胰腺、肾上腺、胎盘等部位也发现有 CRH 的存在。CRH 与腺垂体促肾上腺皮质激素细胞膜上的 CRH 受体结合后,通过增加细胞内的 cAMP 与 $Ca^{2+}$,促进腺垂体合成和释放促肾上腺皮质激素及 β-内啡肽。

　　4. 生长激素释放激素和生长激素释放抑制激素

　　(1) 生长激素释放激素。

　　生长激素释放激素(growth hormone releasing hormone,GHRH)是 1983 年 Mayo 从一例患胰腺癌伴发肢端肥大症患者的癌组织中提取并纯化的,其化学结构为四十四肽。产生 GHRH 的神经元主要分布在下丘脑弓状核及腹内侧核(图 16-2),其轴突投射到正中隆起,终止于垂体门脉初级毛细血管。GH-RH 与腺垂体生长激素分泌细胞膜上的 GHRH 受体结合后,通过增加细胞内的 cAMP 和 $Ca^{2+}$ 而促进生长激素的分泌。

　　(2) 生长激素释放抑制激素。

　　生长激素释放抑制激素(growth hormone release-inhibiting hormone,GHRIH)或称生长抑素(somatostatin,SS)为十四肽,分泌生长抑素的神经元主要分布在下丘脑室周核及弓状核,在大脑皮层、纹状体、杏仁核、海马、脊髓以及胃肠道、胰岛、肾、甲状腺与甲状旁腺等组织也存在生长抑素。生长抑素的主要作用是抑制腺垂体生长激素的分泌,还可抑制腺垂体促甲状腺激素、促肾上腺皮质激素、黄体生成素、卵泡刺激素、催乳素等的分泌。此外,在神经系统中生长抑素可能起递质或调质的作用,生长抑素还具有抑制胃肠运动及消化道激素的分泌,抑制胰岛素、胰高血糖素、甲状旁腺激素、降钙素等分泌的作用。

　　5. 催乳素释放激素和催乳素释放抑制激素

　　下丘脑通过分泌催乳素释放激素(prolactin releasing hormone,PRH)和催乳素释放抑制激素(prolactin release-inhibiting hormone,PIH)分别促进和抑制腺垂体催乳素的分泌,通常以抑制作用为主。

　　6. 促黑素细胞激素释放激素和促黑素细胞激素释放抑制激素

　　促黑素细胞激素释放激素(melanophore-stimulating hormone releasing hormone,MRH)和促黑素细胞激素释放抑制激素(melanophore-stimulating hormone release-inhibiting hormone,MIH)分别能促进和抑制腺垂体促黑素细胞激素的释放。

# 第三节　垂体的内分泌功能

　　垂体位于大脑底部,按其胚胎发育、形态和功能的不同,可分为垂体前叶和垂体后叶两大部分(图 16-3)。垂体前叶即腺垂体,由多种具有内分泌功能的腺细胞和密集的毛细血管网组成。腺垂体可分三个区域:远侧部,占腺垂体重量的 75%;结节部,是包绕漏斗的部分;中间部,是紧靠神经垂体的狭窄部分,也称垂体中叶,在人类已经退化,但从功能上常将其视作腺垂体的部分。垂体后叶即神经垂体,实际是由下丘脑组织延伸而成。神经垂体分神经部和漏斗部两部分。下丘脑与垂体不论从结构上还是功能上联系都非常密切,故常将它们看作一个功能单位。

**图 16-3　垂体与松果体**

(http://www.chuiti.com/dvbbs/dispbbs.asp? boardID＝2&ID＝1785&star＝5&page＝1)

### 一、腺垂体激素

腺垂体远侧部主要由腺细胞构成,是体内十分重要的内分泌腺。此外还有少量不具备内分泌功能的细胞。已经确认的腺细胞包括:呈嗜酸性染色的生长激素细胞和催乳素细胞;呈嗜碱性染色的促甲状腺激素细胞、促肾上腺皮质激素细胞和促性腺激素细胞。腺垂体至少分泌 7 种激素:生长激素、催乳素、促黑素细胞激素和 4 种促激素(促甲状腺激素、促肾上腺皮质激素、卵泡刺激素和黄体生成素)。其中生长激素、催乳素和促黑素细胞激素可分别直接作用于靶细胞或靶组织发挥调节作用,4 种促激素则可作用于各自的内分泌靶腺,构成下丘脑-垂体-靶腺轴形式的三级水平调节。

本节主要介绍催乳素、促黑素细胞激素和腺垂体促激素,生长激素的相关介绍详见第五节。

#### (一) 催乳素

催乳素(prolactin,PRL)由 199 个氨基酸残基构成,与人生长激素的分子结构十分相似。PRL 在机体的含量甚微,在垂体中 PRL 的含量只有生长激素的 1/100,成人血浆中 PRL 的浓度男性约为 5 ng/mL,女性约为 8 ng/mL。

1. 催乳素的生理作用

(1) 对乳腺的作用。

在人类,PRL 的主要作用是发动和维持泌乳,对乳腺的发育亦具有重要作用。青春期,PRL 与雌激素、孕激素、生长激素、糖皮质激素、胰岛素、甲状腺激素等协同促进女性乳腺的发育。在妊娠期,PRL、雌激素与孕激素的分泌增多,乳腺组织进一步发育,但此时因血中雌激素与孕激素水平很高,抑制了 PRL 的泌乳作用。分娩后,PRL 的分泌达到最高峰,此时由于血中雌激素和孕激素的水平已大大降低,PRL 即发挥始动和维持泌乳的作用。

(2) 对性腺的调节作用。

PRL 对性腺的调节作用比较复杂。在人类,PRL 对卵巢的生卵功能有一定影响,在次级卵泡发育成为排卵前卵泡的过程中,在卵泡刺激素的刺激下颗粒细胞上出现 PRL 受体,随着卵泡的发育成熟,卵泡内的 PRL 含量逐渐增加,并与其受体结合,刺激黄体生成素受体的形成。黄体生成素与其受体结合后,可促进排卵、黄体生成及孕激素与雌激素的分泌。

在哺乳类动物,PRL 与黄体生成素共同促进黄体形成并维持其分泌孕激素。

（3）参与应激反应。

PRL、促肾上腺皮质激素和生长激素是应激反应中腺垂体分泌的三大激素之一。

（4）免疫调节作用。

PRL可促进淋巴细胞的增殖，直接或间接促进B淋巴细胞分泌IgM和IgG，使机体的抗体增加。此外，免疫细胞（如T淋巴细胞和胸腺淋巴细胞）也可以产生PRL，以自分泌或旁分泌的方式发挥作用。

2. 催乳素分泌的调节

下丘脑分泌的PRH与PIH分别促进和抑制腺垂体分泌PRL，以抑制作用为主。

催乳素的分泌也可受一些递质或激素的调节，如多巴胺可直接抑制腺垂体PRL的分泌，注射多巴胺可使正常人或高催乳素血症患者血中的PRL明显下降。此外，促甲状腺激素释放激素、5-HT、内源性阿片肽等则可刺激PRL分泌。

婴儿吸吮哺乳期妇女乳头的刺激可传入神经冲动，由脊髓上传至下丘脑，引起PRH神经元兴奋，促使腺垂体分泌PRL增加，这是一个典型的神经-内分泌反射活动。

### （二）促黑素细胞激素

促黑素细胞激素（melanophore stimulating hormone，MSH）是垂体中叶细胞和促肾上腺皮质激素细胞所产生的一种前体蛋白质——阿黑皮素原的衍生物，有α-MSH、β-MSH和γ-MSH三种形式，分别为十三、十八和十二肽，在人垂体中主要是β-MSH。

人类的垂体中叶已经退化。在动物，MSH的主要生理作用是刺激黑色素细胞，促进细胞内的酪氨酸转化为黑色素，导致皮肤和毛发颜色加深。但MSH对正常人皮肤的色素沉着并不是必需的。

下丘脑分泌的MRH和MIH可分别促进和抑制垂体MSH的分泌。在黑暗背景下，MSH的分泌不受抑制，动物皮肤的颜色变深；而在白色背景下，MSH的分泌受抑制，动物皮肤的颜色则变亮。

### （三）腺垂体促激素

腺垂体促激素包括促甲状腺激素（thyroid-stimulating hormone，TSH）、促肾上腺皮质激素（adrenocorticotropic hormone，ACTH）、黄体生成素（luteinizing hormone，LH）和卵泡刺激素（follicle-stimulating hormone，FSH）四种激素，它们能作用于各自的靶腺，分别形成下丘脑-腺垂体-甲状腺轴、下丘脑-腺垂体-肾上腺皮质轴和下丘脑-腺垂体-性腺轴，调节其靶腺的激素分泌。

## 二、神经垂体激素

神经垂体不含腺细胞，不能合成激素。神经垂体激素实际是指在下丘脑视上核、室旁核的神经内分泌大细胞中合成，沿轴突运输并储存于神经垂体的血管升压素（又名抗利尿激素）和催产素。当受到适宜刺激时，血管升压素和催产素由神经垂体释放出来透过毛细血管进入血液中。

血管升压素和催产素的化学结构都是九肽，区别只是氨基酸序列第3位与第8位的氨基酸残基不同（图16-4），人类血管升压素的第8位氨基酸为精氨酸，故称为精氨酸血管升压素。二者的合成、储存和分泌方式也很相似。

$$\text{Cys-Tyr-Phe-Gln-Asn-Cys-Pro-Arg-Gly-NH}_2$$
$$1 \quad 2 \quad 3 \quad 4 \quad 5 \quad 6 \quad 7 \quad 8 \quad 9$$

血管升压素

$$\text{Cys-Tyr-Ile-Gln-Asn-Cys-Pro-Leu-Gly-NH}_2$$
$$1 \quad 2 \quad 3 \quad 4 \quad 5 \quad 6 \quad 7 \quad 8 \quad 9$$

催产素

图16-4　血管升压素和催产素的氨基酸顺序

血管升压素详见第七节,在此着重介绍催产素。

**(一)催产素的生理作用**

催产素(oxytocin)又名缩宫素。催产素最主要的生理作用是促进子宫收缩和乳腺排乳。因催产素与血管升压素的化学结构非常相似,它们的生理作用也有一定程度的重叠。

1. 促进子宫收缩

催产素的主要作用是刺激子宫平滑肌细胞和乳腺的肌上皮细胞收缩。催产素对非孕子宫的作用较弱,而对妊娠子宫的作用较强,在分娩过程中能促进子宫收缩及减少分娩后出血。催产素促进子宫收缩的机制是使细胞外的 $Ca^{2+}$ 进入子宫平滑肌细胞内,提高胞浆内的 $Ca^{2+}$ 浓度,通过钙调蛋白的作用,激活蛋白激酶 C,从而诱发肌细胞收缩。

孕激素能降低子宫肌对催产素的敏感性,而雌激素则对催产素具有允许作用。在分娩过程中,胎儿刺激子宫颈可反射性地引起催产素释放,形成正反馈调节,促使子宫收缩进一步增强,因而具有"催产"作用。

2. 促进乳腺排乳

分娩后,催产素则参与哺乳,促进乳汁排出,催产素是促进排乳的关键激素。哺乳期乳腺可不断分泌乳汁,并储存于腺泡中。婴儿吸吮乳头产生的传入神经冲动可传至下丘脑,引起催产素神经元兴奋,催产素的分泌增加,神经冲动继续沿下丘脑-垂体束下行至神经垂体,使催产素释放入血,引起乳腺腺泡周围的肌上皮细胞收缩,乳汁排出。射乳反射很容易建立条件反射,如母亲见到自己的婴儿、听到其哭声或抚摸婴儿等,均可引起条件反射性射乳。催产素对乳腺也具有营养作用,可维持哺乳期的乳腺不萎缩。

3. 其他作用

在卵巢、睾丸也有催产素受体存在,催产素和其受体结合后对生殖功能有一定调节作用。此外,催产素对体液渗透压调节、血管活动、消化功能、体温调节等也有一定的作用。近年来越来越多的实验研究表明催产素在痛觉调制中具有重要作用。

**(二)催产素分泌的调节**

催产素分泌的调节是通过下丘脑进行的,催产素没有明显的基础分泌,只有在分娩、哺乳、性交等情况下才通过神经反射引起分泌。

# 第四节 松果体与神经内分泌

松果体又称松果腺(pineal gland),重约 200 mg,位于丘脑后上部并有柄与第三脑室顶相连,形似松果而得名(图 16-3)。松果体是一个重要的神经内分泌器官,其分泌的激素有两大类:一类是吲哚类,如褪黑激素(melatonin,MLT),其化学结构为 N-乙酰基-5-甲氧基色胺,为色氨酸的衍生物;另一类为多肽类,包括促性腺激素释放激素、促甲状腺激素释放激素及缩宫素等。

## 一、褪黑激素的分泌

松果体分泌褪黑激素的途径有两条,一是分泌进入血液;一是分泌进入脑脊液,以前者为主。

褪黑激素的分泌和年龄有关。人类出生 3 个月开始分泌褪黑激素,6 岁达到高峰,12 岁降到成人水平。以后随年龄增长,褪黑激素分泌逐渐减少,至 45 岁时可下降到原有水平的一半。

**图 16-5 血浆中褪黑激素的昼夜节律水平**
(朱大年,2007)

松果体褪黑激素的分泌还具有明显的昼夜节律,白天分泌较低,夜间分泌增多,凌晨 2 时达高峰(图 16-5)。松果体分泌的昼夜节律有其内源性因素的影响,也受环境、光照等外界因素的干扰。光刺激(日光、灯光)可通过视网膜到松果体的神经通路,抑制交感神经的活动,从而抑制褪黑激素的合成和分泌。

### 二、褪黑激素的生物学作用

早在 1917 年就有人观察到青蛙进食牛松果腺后皮肤变白,五十多年后 Lerne 等人在前人观察的启发下,成功地提取并分离出一种可使青蛙皮肤褪色的物质,命名为褪黑激素。褪黑激素是一种作用广泛的重要激素。

1. 褪黑激素对性腺和生殖系统的影响

1896 年发现,患有松果体非实质性肿瘤的 3 岁男孩有性早熟现象;实验摘除大鼠松果体后,大鼠青春期提前,性腺重量增加;而动物注射褪黑素,则阻断排卵,同时睾丸和子宫萎缩,有的甚至丧失了生殖能力;居住在北极的爱斯基摩人,由于冬天处在黑暗之中缺乏光照,褪黑激素分泌增加,因而妇女在冬天便停经了。这些现象均提示褪黑激素对性腺和生殖系统具有抑制作用。

褪黑激素可抑制下丘脑-腺垂体-性腺轴的活动,使促性腺激素释放激素、黄体生成素和卵泡刺激素含量降低,从而延迟性成熟,并能降低促性腺激素诱发的排卵效应。褪黑激素也可直接作用于性腺,抑制孕激素、雌激素以及雄激素的分泌。

2. 褪黑激素对甲状腺和肾上腺的影响

免疫组化染色提示,甲状腺存在褪黑激素受体。褪黑激素对甲状腺的影响既可通过抑制下丘脑-腺垂体轴的促甲状腺激素的分泌来抑制甲状腺的功能,降低 T3、T4 的分泌,也可通过直接作用于甲状腺的褪黑激素受体,抑制甲状腺功能。

褪黑激素对肾上腺皮质的作用类似于其对甲状腺的作用,也可间接地通过下丘脑-腺垂体轴,阻止促肾上腺皮质激素的生成来抑制肾上腺皮质功能,或通过作用于肾上腺皮质细胞的褪黑激素受体,抑制肾上腺皮质功能。

褪黑激素还能抑制肾上腺髓质嗜铬细胞的有丝分裂,降低多巴胺 β-羟化酶的活性,抑制去甲肾上腺素、肾上腺素的合成。

3. 褪黑激素对中枢神经系统的作用

褪黑激素具有明显的镇静、催眠作用,是一种生理性睡眠诱导剂和镇静剂,可调整入睡的时间节律,使睡眠的发生时间前移,提高睡眠质量,改善各种生物节律性失眠。

褪黑激素还具有调节昼夜节律、镇痛、抗惊厥和抗抑郁等作用。

4. 褪黑激素抗氧化衰老作用

褪黑激素具有重要的抗氧化和抗衰老的作用,是迄今所发现的最强的抗氧化物,其抗氧化衰老作用是谷胱甘肽的 5 倍,是维生素 E 的 3 倍。褪黑激素具有高脂溶性,可通过各种生物膜进入细胞,直接清除氧自由基,从而对抗氧自由基以及过氧化脂质的氧化损伤,维护线粒体的功能。褪黑激素还可克服脑、心及胃肠道缺血再灌注诱发的氧化损伤;抑制 β-淀粉样蛋白的形成,保护神经元免受 β-淀粉样蛋白的神经毒性损害。

此外,褪黑激素还具有降低血压、增强机体免疫力等作用。

# 第五节　生长的神经内分泌基础

### 一、概述

人体的生长发育是一系列因素综合作用的结果,先天遗传和后天营养是两个基本因素,激素可调节这两个因素,影响生长的速度。

在人体生长的全过程中,生长激素(growth hormone,GH)起主导作用,但还须有其他激素的协同作用。甲状腺激素既可促进骨骼的生长,又能促进神经系统的生长发育;胰岛素是促进机体合成代谢的主要激素,可促进蛋白质的合成,因而对生长发育也具有重要作用;雄激素是青春期骨骼生长突进的主要激素,女性青春期的生长突进主要依赖肾上腺皮质分泌的雄激素,卵巢虽然能分泌小量雄激素,但作用较小。

## 二、生长激素

生长激素是腺垂体中含量最多的激素,其化学结构与人催乳素十分相似,由 191 个氨基酸残基构成。

### (一)生长激素的分泌

正常人基础状态下,血清 GH 水平很低($<3\,\mu g/L$),但在低水平的基础上有自发的、间断出现的 GH 高峰,峰值可达 $20\sim40\,\mu g/L$。GH 的分泌具有昼夜节律(图16-6),正常人在入睡后 $45\sim90\,min$,血浆 GH 有一个明显的高峰,最高可达到 $50\sim60\,\mu g/L$,GH 高峰的出现与慢波睡眠有关。生长素的分泌也和年龄和性别有关,青春发育期的青少年比成人多,50 岁以后睡眠时的 GH 高峰逐渐消失,至 60 岁时,GH 的生成速率仅为青年时的一半左右。成年人女性多于男性。

**图 16-6　血浆中生长激素的昼夜节律水平**
(朱大年,2008)

### (二)生长激素受体

GH 通过细胞膜上生长激素受体的介导发挥作用。成熟的 GH 受体是一种含 620 个氨基酸残基的蛋白质,与催乳素受体同属受体酪氨酸激酶家族成员。GH 受体在体内分布广泛,除分布于肝、脂肪组织、软骨组织以外,也分布在胃肠、心、肾、肺、胰、脑、骨骼肌、黄体、睾丸和胸腺等组织和器官中,在淋巴细胞、巨噬细胞、成纤维细胞等细胞中也有生长激素受体的分布。

GH 受体受多种因素调节,多种激素都可调节 GH 受体的功能,其中 GH 本身是最重要的调节因子。此外,皮质醇和甲状腺激素可调整 GH 对其受体的诱导作用。机体的营养状态也可影响 GH 受体的功能。

### (三)生长激素的生理作用

#### 1. 生长激素的促进生长作用

GH 在刺激机体成比例生长中起重要作用,尤其对骨骼、肌肉和内脏器官的作用更为显著,但不影响脑组织的生长发育。临床上可见,若幼年期 GH 的分泌不足,则患儿生长停滞,身材矮小,但智力正常,称为侏儒症;相反,幼年期 GH 的分泌过多,则身材高大,引起巨人症。青年期以后骨骺融合,身体高度不再增加,但生长并没有停止,此后的生长主要是细胞和组织的生长,GH 仍起很重要的促进作用。成年人如果 GH 分泌过多,则肢端的短骨、颅骨和软组织异常生长,表现为手足粗大、鼻大唇厚、下颌突出和内脏器官增大等,称为肢端肥大症。

GH 最明显的作用是显著地促进骨、软骨和其他组织生长,这与 GH 刺激蛋白质和胶原的合成及组织对循环氨基酸的摄取利用有关。GH 的促生长作用可通过 GH 与其受体结合直接促进生长发育,还可通过诱导肝、软骨等组织产生生长激素介质(somatomedin,SM)的介导来完成。

#### 2. 生长激素对代谢的调节作用

(1)对蛋白质代谢的作用:生长激素能促进蛋白质合成,特别是促进肝外组织的蛋白质合成;促进氨基酸进入细胞,增强 DNA、RNA 的合成,减少尿氮,呈氮的正平衡。

(2)对糖代谢的作用:生长激素可抑制外周组织摄取和利用葡萄糖,减少葡萄糖的消耗,故可升高血糖水平。GH 分泌过多可使血糖升高而引起糖尿。

(3)对脂肪代谢的作用:GH 可促进脂肪分解,增强脂肪酸的氧化分解,减少组织特别是肢体的脂肪量。

#### 3. 参与免疫反应

GH 可促进胸腺基质细胞分泌胸腺素,参与调节机体的免疫功能。

#### (四) 生长激素介质

GH 促进生长的作用可通过诱导靶细胞(如肝细胞等)产生一种具有促生长作用的肽类物质——生长激素介质来完成。生长激素介质的化学结构有 48% 的氨基酸与胰岛素相同,故又称为胰岛素样生长因子 (insulin-like growth factor,IGF)。现已知有生物作用的胰岛素样生长因子分为两类,即 IGF-Ⅰ 和 IGF-Ⅱ,IGF-Ⅱ 比 IGF-Ⅰ 有更强的胰岛素样活性。在生理情况下,出生后长骨的生长需要 GH 和 IGF-Ⅰ 的协同作用。IGF-Ⅱ 主要在胚胎期产生,对胎儿的生长起重要作用。胰岛素样生长因子能诱导成纤维细胞、平滑肌和骨骼肌细胞、神经元前体细胞、少突神经胶质前体细胞和星形细胞以及软骨细胞、成骨细胞、血细胞、各种表皮细胞等的增殖,因而能促进组织和器官生长。局部组织产生的 IGF-Ⅰ 有旁分泌作用,可能较血液循环中的 IGF-Ⅰ 有更重要的作用。IGF-Ⅰ 的 24 h 分泌总量与 GH 的 24 h 分泌总量呈线性关系,但 IGF-Ⅰ 分泌的昼夜变化小于 GH。

### 三、生长激素分泌的神经内分泌调节

生长激素在生长过程中起主导作用,生长激素的分泌受多种因素调节(图 16-7)。

#### (一) 生长激素释放激素和生长抑素对生长激素分泌的调节

下丘脑分泌产生的激素,即生长激素释放激素和生长抑素二者协同控制着生长激素的水平(图 16-7)。生长激素释放激素的作用主要是刺激 GH 的合成和分泌,促进 GH 分泌细胞的分化及增殖。生长抑素是抑制垂体 GH 分泌的主要激素,生长抑素还可以减弱生长激素释放激素诱导正常 GH 细胞增殖的作用。在整体条件下生长激素释放激素的作用占优势,起经常性的调节作用,而生长抑素则主要在应激等刺激引起 GH 分泌过多时才对 GH 的分泌起抑制作用。

**图 16-7　生长激素分泌的调节**
—:抑制作用;+:兴奋作用

#### (二) GH 和生长激素介质的反馈调节

GH 和生长激素介质对垂体 GH 的分泌具有反馈性抑制作用。腺垂体 GH 细胞上有 GH 受体,GH 可直接与其受体结合,抑制 GH 的分泌与合成。垂体分泌的 GH 还可以通过垂体门脉血管逆流和脑脊液这两条途径到达下丘脑,通过刺激下丘脑组织分泌生长抑素进行负反馈调节,抑制 GH 的分泌与合成。

另外,腺垂体 GH 细胞也有 IGF-Ⅰ 受体存在,所以 GH 也可通过刺激靶细胞产生 IGF-Ⅰ,后者可刺激下丘脑组织分泌生长抑素,从而抑制 GH 的分泌。

#### (三) 代谢因素的影响

能量物质的缺乏和血液中某些氨基酸的增加都可促进 GH 分泌,低血糖对 GH 分泌的刺激作用最强。在血糖降低时,提高下丘脑 GHRH 神经元的兴奋性,GHRH 的释放增多,使 GH 的分泌增加,可减少外周组织对葡萄糖的利用,而脑组织对葡萄糖的利用可基本不受影响。高蛋白饮食和血中氨基酸与脂肪酸增多时可引起 GH 的分泌增加,有利于机体对这些物质的代谢与利用。此外,运动和禁食时 GH 分泌增加。

#### (四) 睡眠的影响

生长素的分泌具有昼夜节律变化,觉醒状态下,GH 的分泌较少,进入慢波睡眠状态后,GH 的分泌明显增加,对促进生长和体力恢复很有利。入睡后 1 h 左右,血中 GH 浓度达到高峰(图 16-6)。转入异相睡眠后,GH 的分泌又减少。这种现象在青春期尤为显著,50 岁以后,GH 的这种分泌峰消失。

#### (五) 其他激素对生长激素分泌的调节

甲状腺激素、雌激素、睾酮和应激刺激均能促进 GH 分泌。在青春期,血中雌激素和睾酮浓度升高,可使生长激素的分泌明显增加而引起青春期突长。

# 第六节　衰老的神经内分泌基础

## 一、概述

随着医疗保健事业的发展,人类的寿命不断延长,老年人口数量增加。为提高老年期的生活质量,找出延缓衰老、防治老年病的方法和阐明衰老及老年病发生、发展的机制已日益成为医学研究的一个重要领域。

衰老发生的机制十分复杂,在时间上具有发生、发展的过程,涉及全身各系统、器官的功能与结构的改变。有些变化比较明显,如记忆力减退、生殖功能的减退、对抗应激的能力降低等,因此,神经内分泌功能与衰老的关系特别引人注目。早在 19 世纪末,"内分泌学"之父 Brown Sequard 就开始关注神经内分泌功能与衰老的关系。但直到 20 世纪 70 年代后期,关于神经内分泌与衰老关系的研究才日益增多,大量动物实验研究发现衰老时机体的许多生理功能改变与神经内分泌系统整合功能的改变有关,使用药物或其他方法对神经内分泌功能进行调制后将影响衰老的过程。近年来,随着研究方法的不断改进,神经内分泌改变在衰老过程中的重要作用越来越受医学研究的关注。

## 二、衰老时神经内分泌功能的改变

目前认为,衰老时神经内分泌功能的改变主要表现在下丘脑-垂体-性腺轴的变化上。另外,衰老时下丘脑-垂体-肾上腺轴和下丘脑-生长激素-生长激素介质轴也将发生一定的变化。

### (一)衰老时下丘脑-垂体-性腺轴功能的变化

1. 老年男性下丘脑-垂体-睾丸轴功能的改变

(1)睾丸功能的改变。

老年男性睾丸功能的改变主要包括:① 睾丸间质细胞数目减少(比青年人减少约 40%);② 睾丸间质细胞对黄体生成素的反应性明显降低;③ 睾丸血液供应不足;④ 合成睾酮的酶活性降低。

(2)睾酮水平的改变。

由于老年男性睾丸本身的功能发生改变,致使血浆睾酮水平降低。研究表明,大约在 50 岁左右开始,早晨血浆睾酮水平、24 h 平均血浆睾酮水平、血浆游离睾酮水平都几乎以直线方式随着年龄的增加而下降。而且由于老年人性激素结合球蛋白结合能力增加,致使血中结合型睾酮比例增加,游离型睾酮比例减少。

(3)老年男性下丘脑-垂体-睾丸轴功能的改变。

由于老年男性睾丸间质细胞分泌睾酮减少,对下丘脑-垂体轴的负反馈调节作用减弱,所以老年男性血浆促性腺激素水平增高。

2. 老年女性生殖内分泌功能的变化

(1)更年期(老年前期)神经内分泌功能的改变。

女性更年期神经内分泌的改变主要表现在:① 卵巢滤泡大量减少,卵巢功能逐渐减退,雌激素分泌降低,对垂体的负反馈抑制作用降低,促使黄体生成素和卵泡刺激素的分泌增加;② 卵巢滤泡进一步减少,排卵停止,黄体退化,孕酮分泌减少,并伴有无排卵的不规律周期;③ 卵巢滤泡丧失,雌二醇分泌减少,月经停止。

(2)老年期神经内分泌功能的改变。

老年期女性黄体生成素和卵泡刺激素逐渐下降,残留的卵泡对黄体生成素和卵泡刺激素也不起反应,雌二醇的浓度较低。雌酮成为绝经后体内的主要雌激素,绝经后衰退的卵巢产生雄烯二酮,后者进而转化为雌酮。

### (二)衰老时下丘脑-垂体-肾上腺轴功能的变化

衰老时机体的快速应激反应能力降低与下丘脑-垂体-肾上腺轴功能的改变有密切关系。下丘脑-垂体-肾上腺轴是机体在内外环境变化中适应能力和应激耐受能力的主要反应保护机制,是维持稳态最敏感的调节系统。应激刺激引起糖皮质激素的分泌增加(应激初始期),对下丘脑-垂体的负反馈作用增强,下丘脑促肾上腺皮质激素释放激素分泌减少,促肾上腺皮质激素、糖皮质激素进而减少(应激恢复期)。而老年人在应激刺激时下丘脑-垂体-肾上腺轴功能的变化减弱,对应激刺激的耐受能力减弱。老年人24 h 血浆皮质醇平均水平升高,血浆游离皮质醇的升高尤为显著。

### (三)衰老时下丘脑-生长激素-生长激素介质轴的变化

直至目前为止,对多种动物和人 GH 分泌的研究表明,GH 的分泌和年龄关系密切。青春晚期 GH 的分泌达最高峰,以后随年龄增加而逐渐减少,至 60 岁时,GH 的生成速率仅为青年时的一半左右。衰老时机体将出现一些与 GH 分泌不足患者相类似的结构和功能变化,诸如骨质疏松、肌肉萎缩、运动耐力下降等,因此认为 GH 分泌不足是衰老的起始指标之一。而 GH 分泌不足是下丘脑-生长激素-生长激素介质轴发生一系列改变的结果。

1. 下丘脑改变

衰老时下丘脑生长激素释放激素的分泌降低,而生长激素释放抑制激素的分泌则随年龄的增加而增加,导致 GH 的分泌也随年龄增长而下降。

2. 垂体改变

由于衰老时垂体对生长激素释放激素反应性下降,垂体生长激素释放激素受体的表达下降,致使垂体 GH 的分泌作用减弱,外周血 GH 水平、脉冲式分泌幅度明显降低,尤其是睡眠的 GH 分泌高峰的幅度随年龄增加而降低。

3. 生长激素介质的变化

老年人 GH 水平降低以及 IGF-Ⅰ 对 GH 和生长激素释放激素的反应性降低导致生长激素介质分泌减少。IGF-Ⅰ 分泌的降低将导致组织、器官的蛋白质合成减少,骨骼、肌肉比例降低,而脂肪比例增加等衰老征象。因而 IGF-Ⅰ 可作为衰老的生物标志之一。

# 第七节　水代谢调控的神经内分泌基础

机体水代谢的调控主要包括对饮水和尿量的调控两个方面,下丘脑神经内分泌在其中起着至关重要的作用。

## 一、饮水行为的神经内分泌基础

饮水行为是通过渴觉引起的。在人类,饮水常常是习惯性行为,并不一定由渴觉引起,但渴觉将明确诱发饮水行为。引起渴觉的主要因素是由于缺水(如由大量出汗、严重呕吐或腹泻等)导致血浆晶体渗透压升高和血容量明显降低。

### (一)血浆晶体渗透压升高引起渴觉的机制

血浆晶体渗透压升高可通过刺激下丘脑前部的渗透压感受器而起作用。由于缺水导致血液变得高渗时,水分通过渗透作用从渗透压感受器所在部位的神经元细胞内渗出,导致细胞缺水。之后神经元可将失水信号转变为动作电位的发放频率,激活下丘脑外侧区的细胞,产生强烈的口渴,要求饮水,通过饮水恢复机体水和渗透压平衡。

### (二)血容量降低引起渴觉的机制

主要由肾素-血管紧张素系统所介导。血容量降低能刺激肾脏球旁细胞分泌肾素,导致血液中血管紧张素Ⅱ的含量增加。血管紧张素Ⅱ可通过血-脑屏障直接作用于下丘脑穹隆下器和终板血管器上的血管紧张素Ⅱ受体而引起渴觉。

## 二、尿量调控的神经内分泌基础

尿量调控与肾脏对尿液的浓缩和稀释功能关系密切,而尿的浓缩和稀释的关键取决于下丘脑视上核和室旁核合成分泌的血管升压素(vasopressin,VP)。生理状态下血管升压素的浓度很低,故对正常血压的调节不起重要作用,但在失血等情况下,血管升压素释放明显增加,对升高和维持血压有重要作用。血管升压素的主要作用是与肾远曲小管和集合管上皮细胞膜上的血管升压素受体结合,通过对水通道的调节而使远曲小管和集合管对水的通透性增大,水的重吸收增加,使尿量减少,表现为抗利尿的作用,因此血管升压素又称为抗利尿激素(anti-diuretic hormone,ADH)。ADH 对维持机体水平衡和血容量的稳定具有重要的意义。

### (一) 抗利尿激素作用的细胞分子机制

抗利尿激素的作用是通过与其受体结合来完成的。抗利尿激素的受体有两类,即 $V_1$ 受体和 $V_2$ 受体,均为 G 蛋白偶联受体。$V_1$ 受体分布在血管平滑肌,$V_2$ 受体分布在肾远曲小管和集合管上皮细胞。当各种原因导致血中抗利尿激素水平升高时,抗利尿激素和肾小管上皮细胞的 $V_2$ 受体结合后,通过激活 G 蛋白而激活腺苷酸环化酶,使细胞内的 cAMP 生成增加,cAMP 又激活蛋白激酶 A,使转运水的水通道(现已明确是一种依赖抗利尿激素的水孔蛋白-2)从细胞内囊泡转移至管腔膜(图 16-8),集合管管腔膜对水的通透性增加,小管液中的水在管内外渗透浓度梯度的作用下,通过水通道而被重吸收,尿量减少。

**图 16-8　抗利尿激素(ADH)的作用机制示意图**

(http://www.zysj.com.cn/lilunshuji/shenglixue/950-10-5.html)

相反,当抗利尿激素浓度降低时,管腔膜上的水孔蛋白-2 则内移至细胞内囊泡上,使水的通透性下降或不通透,水的重吸收减少,尿量明显增加。

### (二) 调节抗利尿激素合成和释放的有效刺激因素

调节抗利尿激素合成和释放的有效刺激因素很多,其中最重要的是血浆晶体渗透压和循环血量以及动脉血压的改变。

1. 血浆晶体渗透压的改变

血浆晶体渗透压是生理条件下调节抗利尿激素合成、释放的最重要刺激因素。

当机体大量出汗、严重呕吐或腹泻等造成体内水分不足时,血浆晶体渗透压升高,对下丘脑渗透压感受器的刺激增强,抗利尿激素的合成、释放增多,促进远曲小管和集合管对水的重吸收增加,尿量减少,这有利于保留体内的水分,维持血浆渗透压的稳定。相反,当体内水分增加(短时内大量饮入清水)时,血浆晶体渗透压降低,抗利尿激素的合成和释放减少,远曲小管和集合管对水的重吸收减少,尿量增加,以减少体内多余的水分。这种大量饮清水后引起尿量增多的现象称为水利尿。

下丘脑渗透压感受器对血浆晶体渗透压的改变十分敏感,只要血浆晶体渗透压有 $1\% \sim 2\%$ 的轻微改变,即会使其产生效应。

2. 循环血量和动脉血压的改变

当循环血量减少(大失血)时,位于胸腔大静脉和右心房壁上的容量感受器所受刺激减弱,反射性引起抗利尿激素的合成和释放增加,促使肾脏远曲小管和集合管对水的重吸收增加,尿量减少,维持机体血容量的稳定。相反,当循环血量增多(快速静脉输液)时,可刺激容量感受器,引起抗利尿激素合成和释放减少,远曲小管和集合管对水的重吸收减少,循环血量减少而维持正常血容量。

动脉血压的改变也可通过压力感受器对抗利尿激素的释放进行调节。当动脉血压低于正常时,抗利尿激素释放增多;相反,动脉血压高于正常时,抗利尿激素释放将减少。

此外,其他许多因素如疼痛、弱的冷刺激、紧张等都可影响抗利尿激素分泌。

# 第八节　摄食调控的神经内分泌基础

为了维持生命,人类必须不断从外界环境中摄取营养物质,因此摄食活动是机体最基本和最重要的行为。人类的摄食行为受多种因素的影响,人体内有专门监视体内物质储存和需要情况的系统,当体内某种物质匮乏时,机体寻找和摄取这种物质的行为就活跃起来。食物对感官和胃肠道的刺激、胃肠道的功能状态、机体的营养状态、某些心理因素和社会因素等,都会影响到食欲和摄食。

人类的摄食行为受神经内分泌的调控,其中中枢神经系统是调控摄食的主要部位。另外,某些神经递质和激素也参与摄食行为的调控。本节将对中枢神经系统以及主要的递质和激素对摄食活动的调控进行介绍。

## 一、中枢神经系统对摄食的调控

神经系统对摄食行为的调节是中枢神经系统多部位、多核团共同完成的。在人类,下丘脑、杏仁核和孤束核是参与摄食调控的主要部位。

### (一) 下丘脑对摄食的调控

1. 下丘脑摄食中枢和饱中枢

下丘脑是中枢神经系统调节摄食的基本部位。采用损伤、埋藏电极刺激下丘脑的核团或外科手术切断神经间通路等方法研究的结果表明,下丘脑对摄食具有双重调节作用,在下丘脑外侧区有摄食中枢,又称饥饿中枢;下丘脑腹内侧核有饱中枢,又称为拒食中枢(图 16-2)。

2. 下丘脑调节摄食的神经网络

近年来,随着对下丘脑与摄食有关的神经元和神经递质/调质研究的展开,进一步认识到下丘脑有一个调节摄食的网络环路。这个网络环路中的神经元具有生成增食信号和抑食信号的能力,这些神经元的活性受到内环境中多种激素和活性物质的影响,尤其是脂肪细胞分泌的瘦素,构成了脂肪细胞和下丘脑调节摄食环路间的反馈联系。下丘脑调节摄食行为的网络环路涉及下丘脑的多种神经核团。

(1) 弓状核。

弓状核是整合摄食的重要部位(图 16-2)。在弓状核中,许多神经元能生成增食信号或抑食信号。这些神经元与下丘脑腹内侧核、背内侧核、室旁核和视前区等部位都有突触联系。

弓状核生成的增食信号主要有神经肽 Y、β-内啡肽、强啡肽、甘丙肽、谷氨酸等;抑食信号主要有 α 促黑激素、前阿黑皮素、可卡因等。

(2) 下丘脑外侧区。

下丘脑外侧区是"摄食中枢",能生成增食因子和谷氨酸等增食信号。用埋藏电极刺激动物下丘脑外侧区,则动物多食,导致体重增加;相反破坏此区则动物厌食、厌水,体重降低。下丘脑外侧区的葡萄糖敏感神经元对摄食活动的调节起重要作用,而非葡萄糖敏感神经元则与觅食和寻水等动机形成有关。

(3) 下丘脑背内侧核。

下丘脑背内侧核也是调控摄食的重要核团(图 16-2)。给下丘脑背内侧核微量注射多种增食信号,可刺激动物进食。另外,弓状核的神经肽 Y 神经元走行至下丘脑背内侧核,其末梢释放神经肽 Y 参与刺激摄食活动。

(4) 室旁核和穿隆周区。

给下丘脑室旁核微量注入多种增食信号,如神经肽 Y、增食因子、甘丙肽、阿片肽、去甲肾上腺素等,可促进动物摄食;相反,若注入抑食信号,如促肾上腺皮质激素释放激素和瘦素则可减弱空腹产生的摄食行为。损伤室旁核,可使动物多食,体重增加。给下丘脑穹隆周区微量注入增食信号促进摄食的作用比注入室旁核更强。

### (二) 杏仁核对摄食的调控

杏仁核在摄食行为的调节中也有重要作用。杏仁核基底外侧核群对下丘脑饱中枢有易化作用并能抑制下丘脑摄食中枢的活动。破坏杏仁核的猫,将由于摄食过多而致肥胖;用埋藏电极刺激杏仁核的基底外侧核群,可抑制摄食活动,导致体重下降。

### (三) 孤束核对摄食的调控

孤束核是一个与摄食调节有关的重要核团。孤束核神经元与下丘脑的室旁核之间有双向联系,能将中枢多处部位有关饱感和摄食的信号进行整合;也能整合来自消化道和口腔味觉的信号,因而是形成饱感、终止摄食的重要的低位中枢部位。

## 二、神经递质和激素对摄食的调控

调节摄食行为的神经递质和激素多种多样,有些神经递质和激素可刺激摄食,有些神经递质和激素则抑制摄食。

### (一) 刺激摄食的神经递质和激素

目前已知的刺激摄食的神经递质和激素主要有增食因子、神经肽 Y、甘丙肽、阿片肽、谷氨酸、去甲肾上腺素、胃生长因子等。下面对其中几种重要的神经递质或激素进行简要叙述。

1. 增食因子

增食因子的主要功能是刺激摄食,故又称食欲肽、食素。

增食因子广泛存在于下丘脑、大脑皮层、隔区、脑干和脊髓等部位的神经元囊泡中,故认为增食因子是一种神经递质或调质。在垂体、睾丸及胃肠和胰腺内分泌细胞中也发现有增食因子。

增食因子可分为增食因子 A 和增食因子 B 两种。其中增食因子 A 是一种含 33 个氨基酸的多肽,增食因子 B 含 28 个氨基酸,两者的氨基酸序列有 46% 相同。增食因子受体也有两种,分别称为增食因子-1 受体和增食因子-2 受体。两种受体在脑中分布都比较广泛。增食因子 A 对增食因子-1 受体的亲和力比增食因子 B 对增食因子-1 受体的亲和力强 2～3 倍;而两者对增食因子-2 受体的亲和力却相近。

2. 神经肽 Y

神经肽 Y 主要由下丘脑的弓状核、室旁核、腹内侧核、背内侧核及其邻近部位的神经元合成,是胰多肽家族中的一员,广泛分布于中枢及周围神经系统中。刺激摄食是神经肽 Y 的主要生理作用之一,长期在脑室或室旁核中给予神经肽 Y,可使动物多食、血甘油三酯增高、体重增加、导致肥胖。

3. 胃生长激素

胃生长激素是 1999 年发现的一种含有 28 个氨基酸的脑肠肽,其结构与胃动素的结构相似。合成胃生长激素的细胞主要位于下丘脑的弓状核和胃的泌酸区。饥饿和低血糖引起胃内胃生长激素的释放增加。胃生长激素的主要作用是促进生长激素的释放,刺激下丘脑弓状核内神经肽 Y 的合成,从而具有很强的增加摄食的作用。

胃生长激素还可作用于外周胃肠道上的相应受体,使迷走神经的胆碱能传出兴奋增加,从而增强胃的运动和胃酸分泌。

### (二) 抑制摄食的神经递质和激素

抑制摄食的神经递质和激素有瘦素、胆囊收缩素、5-羟色胺、促肾上腺皮质激素释放激素、降钙素基因相关肽、胰高血糖素、胰岛素、多巴胺、催产素、生长抑素等。其中对瘦素、缩胆囊素和 5-羟色胺的了解较多。

1. 瘦素

瘦素又称脂肪抑制素,主要作用是减少摄食量和增加脂肪代谢,消耗体脂。

瘦素主要由白色脂肪组织合成和分泌,棕色脂肪组织、胎盘、肌肉、骨、软骨和胃黏膜等组织也可以合成分泌少量瘦素。瘦素的分泌具有昼夜节律,夜间分泌水平高。体内的脂肪储量是影响瘦素分泌的主要因素。瘦素的分泌量可反映体内储存脂肪量的多少,禁食时,血清瘦素浓度降低;相反,进食时则血清瘦素浓度增加。

瘦素是重要的抑制摄食的外周信号,瘦素由脂肪细胞释放后,通过血-脑屏障,发出脂肪储存饱和的信号,随之触发摄食减少和能量消耗增加的生理过程。正常情况下,瘦素对能量代谢的多重环节具有重要的调节作用,瘦素分泌异常或瘦素受体异常均可引起严重的代谢紊乱,导致能量的来源、存储、转化和利用出现障碍。

瘦素调节摄食有两条途径,既可以通过作用于下丘脑来完成,也可以直接作用于脂肪组织增加脂肪代谢而调节摄食量。实验证明,当血液中瘦素浓度在正常水平时,主要通过对下丘脑的作用来抑制摄食量;而当血中的瘦素水平高于正常时,瘦素则通过作用于下丘脑和直接作用于脂肪组织两条途径来减少摄食量和增加脂肪代谢消耗体脂。

瘦素的作用主要是通过与其受体的结合来完成的。瘦素受体主要集中分布于下丘脑弓状核的神经元中。弓状核神经元是瘦素作用的第一级神经元。下丘脑弓状核与室旁核、穹隆周区和下丘脑外侧区之间有直接的神经纤维联系,弓状核神经元的神经末梢可以释放调节进食的神经肽,作用于室旁核、穹隆周区和下丘脑外侧区中的神经元。因此,室旁核、穹隆周区和下丘脑外侧区中的神经元成为瘦素作用的第二级神经元。第二级神经元再通过它们的神经联系,最终形成调节低位脑干中孤束核的信号,影响机体的饱感,减少进食。

2. 缩胆囊素

缩胆囊素是抑制摄食作用最强的肽类激素,在胃肠道和脑组织中广泛分布。缩胆囊素受体有两种,即外周缩胆囊素受体和中枢缩胆囊素受体。缩胆囊素既可通过外周又可通过中枢起作用,以中枢缩胆囊素受体更为重要。

3. 5-羟色胺

5-羟色胺也具有抑制摄食的作用,给外周或下丘脑注入5-羟色胺可使动物进食量和餐数减少。目前认为5-羟色胺是短期性作用饱信号整合网络的一部分,而瘦素是长期能量保存的一个激素信使。因5-羟色胺和瘦素均可调节神经肽Y的活动,故认为神经肽Y可能是两者影响食欲的一个共同输出通路。

综上所述,摄食行为受多种神经递质和激素的影响,这些递质和激素之间相互作用,构成复杂的神经内分泌调节网络。其中神经肽Y是一个最重要的刺激摄食行为的神经递质,它对其他多种增食因子和抑食因子具有调节作用,而神经肽Y的合成也受其他传入信号的调节。另外机体储能的减少、饥饿、妊娠、哺乳期等多种因素均可刺激神经肽Y的合成和释放。

(徐世莲)

# 练 习 题

1. 褪黑激素的生物学作用有哪些?
2. 试述生长激素的作用及其分泌的调节。
3. 试述衰老时神经内分泌功能的改变。
4. 抗利尿激素的分泌受哪些主要因素的调节?

# 参 考 文 献

1. 朱大年主编. 生理学. 7版. 北京:人民卫生出版社,2008.
2. 姚泰主编. 生理学(七年制教材). 北京:人民卫生出版社,2005.
3. 姚泰主编. 生理学. 6版. 北京:人民卫生出版社,2003.
4. 李国彰主编. 神经生理学. 北京:人民卫生出版社,2007.
5. Guyton A C, Hall J E. Textbook of Medical Physiology. 11th. Philadelphia:Elsevier Saunders,2006.

# 第四篇

神经系统常见疾病的生物学基础

# 第十七章　痛觉信息的传递与调节

## 第一节　痛觉的感觉特性

疼痛不论在生物的生存或临床上都具有重要的意义,尽管科学界对疼痛生理过程的研究投入了大量的精力,但人们对有关疼痛感觉的神经生理学过程的了解却相当贫乏,原因主要是传递疼痛信息的神经结构通路过于复杂及疼痛生理指标存在个体特异性差异。由疼痛诱发复合的多功能活动的改变,如内脏器官自主神经活动、情绪心理以及机体运动功能的改变具有个体多变性,所以与其他感觉相比,痛觉的研究难度更大。

### 一、痛觉活动的特异性

#### (一) 传递伤害性信息的感受器特性

机体感受任何外周刺激都必须通过特定的感受器换能作用,把各种不同刺激能量转换成神经电信号活动,通过一定的传递通路到达高级中枢神经系统,最后才变成特定形态的感觉。研究证明,感受器的分化和特异程度决定了感受器的灵敏性和适宜刺激的类型,感受器的分化程度越高,对某些刺激的敏感度也越高,如视杆细胞的光敏色素接受一个光量子照射便可引起兴奋。传感伤害性刺激的末梢感受器与其他有特异结构的感受器末梢不同,它是由于神经不断分叉而成的游离神经末梢,缺少特异化的结构,这就决定了它的激活阈值在所有的感受器中是最高的。伤害性末梢感受器的激活是组织损伤的结果。图17-1 简要地提供一些皮肤的不同感受器,显示伤害性感受器与其他不同功能感受器的分化差异。感受疼痛的感受器的另一个特征是分布的广泛性,除了特殊的感受器,如听觉、视觉、味觉、嗅觉等高度分化的感受器,在身体的分布非常局限外,其他触觉、压觉和温度觉的分布也有相对的区域特异性,唯独感受痛觉的伤害性感受器,几乎分布在机体的所有器官和组织。

**图 17-1　皮肤的机械感受器的分布**

触觉、压觉的感受器都具有特异神经末梢结构,唯独传导伤害性信息的感受器是一种没有特异结构的末梢

(Farish D J,1993)

### (二) 传递伤害性信息的神经类型

如图 17-1 所示,感受不同性质外周刺激的感受器具有不同的神经末梢结构。感受触觉、压觉、本体觉的感受器都有特异的末梢结构,然而痛觉感受器是一种没有特异结构的游离神经末梢,伤害性的机械刺激、非常冷或非常热或者存在某些化学物的刺激都可以诱发疼痛。不同的痛觉感受类型取决于伤害性刺激物的性质和受激活的神经类型,不同的刺激可诱发不同的痛觉感受。

来自单神经纤维记录的研究表明,伤害性刺激诱发的神经冲动靠两类外周神经纤维来传递:系统发育较新的 Aδ 纤维和系统发育较古老的 C 类纤维。体表的机械性损伤,如切割、针刺、打击等锐性痛感刺激可激活 Aδ 及少部分 C 类纤维的末梢感受器。锐性痛感在有髓 Aδ 纤维中传导速度快,定位清晰,这类锐性痛在伤害性刺激停止后,传入放电便随之消失。这类冲动是生物体快速逃离伤害源的非常重要的警报系统。除了少部分分布于皮肤表面的 C 类纤维末梢与 Aδ 纤维可被机械刺激所激活外,大部分 C 类纤维伤害性感受器可被伤害性热、冷和化学物刺激激活,如来自深部组织的酸痛、烧灼痛等钝性痛感,主要是由于 C 类纤维的感受器被激活引起的。钝性痛感的产生是缓激肽、P 物质、前列腺素等物质的释放并作用于 C 类末梢的结果,其特点是持续时间较长,定位于深部但不明确。C 类纤维的这类伤害性感受器的多觉性称为多觉性感受器(polymodal nociceptors)。C 类纤维的传导速度远比 Aδ 纤维慢,可低达0.5 m/s。

### (三) 快痛和慢痛

疼痛根据其性质通常定性为快痛和慢痛两种。快痛指的是尖锐、强烈的痛觉,如切割、针扎或强力夹伤引起的疼痛,这种痛觉伴随伤害性刺激的到来或消除快速产生或消退,疼痛的定位明确;而慢痛则是抽动、酸麻、烧灼样的痛觉,对伤害性刺激源的分辨差,从刺激到感觉形成的潜伏期长,定位模糊。快痛主要是由有髓传入纤维(Aδ 纤维)传导的,感受野通常是皮肤区;而慢痛是由无髓传入纤维(C 类纤维)传导的,除了皮肤外,慢痛主要发生于肌肉、关节和内脏器官等深部组织。

慢痛比快痛经历更为复杂的生理-生化过程,它不是由刺激物直接作用于伤害性感受器产生的,而是组织细胞被损伤后,经过一系列蛋白酶的作用,释放的缓激肽激活伤害性感受器的结果,所以其潜伏期远长于快痛。同时,由于缓激肽对其他细胞(如肥大细胞)的作用,导致 C 类纤维末梢继发性释放 P 物质和前列腺素,诱发更为广泛而持续的疼痛,只有在这些致痛物分解后,慢痛才能消除。因此慢痛的定位模糊,时间持久。

### (四) 伤害性感受器激活的生理过程

作用于组织的机械性挤压、切割、冷热刺激等会在损伤处诱发一系列的复杂生物反应过程。图 17-2 详细说明了这一过程的诸多生理生化改变。

反应的起始是受伤的细胞内容物释放到周围的细胞间质液,导致这一部分的间质液变得酸性更强。过酸的环境激活存在于细胞间质的激肽释放酶,激肽释放酶催化间质的一种非活化的大蛋白,使之断裂成为含有 8 个氨基酸的小肽段,这些小肽称为缓激肽。缓激肽目前被认为是最强的致痛分子。

在损伤部位,缓激肽启动一系列反应:首先,缓激肽使毛细血管壁的细胞之间的连接松开,导致血浆和白细胞流进损伤区,血浆的渗出导致局部的肿胀等病理表现。其次,它结合到伤害性神经末梢的感受器,产生动作电位,导致疼痛的感觉。第三,缓激肽具有重要的生物活性,它一方面促使神经末梢释放出小分子的 P 物质,另一方面可结合到细胞膜而启动前列腺素的释放。P 物质作用到结缔组织中的肥大细胞,使肥大细胞释放组胺,进一步扩大毛细血管壁的细胞间隙,使更多的激肽释放酶和缓激肽的前体进入伤失区,进一步激发疼痛过程;P 物质还能够关闭神经元的 K$^+$ 通道,促使神经元的去极化兴奋,加强神经元的反应性。前列腺素结合到神经末梢又进一步产生动作电位的传入,加剧疼痛的过程。

**图 17-2　传递痛觉的伤害性信息冲动的产生过程**

　　痛觉起源于痛感受器的神经末梢的动作电位上传到脑。组织的损伤增加了细胞之间间质液的酸度，激活激肽释放酶，使间质蛋白降解为小分子的缓激肽，缓激肽除了结合到神经末梢产生伤害性信息冲动外，还作用于肥大细胞，引起组胺的释放，组胺使毛细血管内皮细胞的间隙增宽并使血浆外渗，引起受伤组织区域肿胀。缓激肽还结合到毛细血管壁促发前列腺素的释放。前列腺素作用于神经末梢，产生更多的传入冲动而加剧疼痛(Farish D J,1993)

## 二、痛觉信息的中枢传入途径

### (一) 伤害性信息在脊髓背角的投射

　　伤害性信息的传入对机体有特殊的重要性，故伤害性感受器(神经末梢)的终止范围非常广泛。由感受器产生的冲动沿着神经向中枢传递，从背根进入脊髓的背角。Rexed 的研究证明，脊髓是呈现分层排列的，背角主要占据 Ⅰ～Ⅴ层(图 9-11)。细的无髓纤维和 Aδ 纤维终止于表层(胶状质)，粗的纤维(Aβ纤维)进入深层(图 8-3)。

　　脊髓是伤害性感受器的传入冲动进入中枢神经系统的第一站。来自外周伤害性感受器传入冲动投射首先投射到脊髓的 Rexed Ⅰ～Ⅵ层和Ⅹ层，同位素和 HRP 的标记技术以及神经电生理学的机能检测发现，Aδ 纤维主要终止于Ⅰ，Ⅴ，Ⅹ层，C 类纤维终止于Ⅱ层，来自肌肉和内脏的感觉传入也都投射到类似的层次。脊髓背角不同层次的神经元的功能不同，但能够把伤害性冲动投射到达更高一级中枢的神经元主要分布在Ⅰ～Ⅱ层和深部的Ⅳ～Ⅵ层，这些神经元称为投射神经元。除了这些投射神经元外，这些层次的其他神经元构成中间神经元，形成兴奋性或抑制性的神经环路，参与调控投射神经元的兴奋性。

　　为了追踪伤害性信息的主要传入部位，我们主要研究对伤害性刺激反应并向高级中枢传递伤害性信息的神经元，即投射性神经元。在脊髓的背角可以找到两类投射神经元：一类神经元仅仅对伤害性刺激有反应，称为特异性伤害感受神经元，集中分布在背角的浅层(Rexed Ⅰ～Ⅱ层)，由来自皮肤、肌肉和内脏的 Aδ 和 C 类纤维的传入兴奋激活。用微电极记录发现，这类神经元在没有伤害性刺激时，通常处于静默状态。另一类神经元对伤害性刺激和非伤害性信息都反应，称为非特异性伤害感受神经元，分布在背角的深部,主要是在 Rexed Ⅴ层,其他层次如Ⅳ,Ⅵ等层也都有少量的分布。非特异性伤害感受神经元对刺激具有特殊的反应放电,可用单电脉冲刺激试验证明。用单电脉冲刺激神经干,当强度控制在仅激活 A 类纤维时,神经元有一个短潜伏期、短时程的簇状放电;当提高刺激强度可同时激活 C 类纤维时,神经元除了有弱刺激的短促的放电外,随后会出现长潜伏期的迟放电,构成了早放电—宁静期—迟放电的特异活动形式。轻触皮肤可诱发出类似弱电刺激神经的早放电形式,伤害性刺激皮肤或捻压肌肉可引起长时程的紧张性放电,这是对非特异性伤害感受神经元长时程刺激叠加的结果。由于对各类刺激的广泛反应性,非特异性伤害感受神经元也被称为广动力范围(WDR)神经元。神经学界对 WDR 神经元的活动特性进行了深入的研究,发现了一些非常有趣的生理特性,如果用 1 Hz 的频率连续刺激神经,可引起放电的时程和放电数增加,刺激停止后还有较长时间的后放电,这种积累效应称为 Wind-up 效应。最近的一些研究发现,在慢痛的发生和维持中,WDR 神经元所起的作用比脊髓表层的特异性伤害感受神经元更重要。由于对传入信息的空间和时间的会聚特性,WDR 神经元也成为研究不同功能成分信息传入的研究对象,特别是在对 A 类纤维和 C 类纤维传入信息相互作用的研究中占据重要地位;在针刺作用机制的研究和牵涉性疼痛机制的研究中,WDR 神经元也是最被关心的对象。

伤害性信息由背根传入,在脊髓背角进行了重要的整合。中间神经元参与的树-轴型或树-树型构成反馈兴奋或抑制突触环路,对感觉信息进行调节;同时来自高级神经中枢的下行性轴突也到达脊髓,参与对传入信息的调节。投射神经元最终将兴奋传入丘脑。

### (二)伤害性信息的传导途径

尽管研究花费了大量的精力,但我们对中枢神经系统传导伤害性刺激的精确通路的了解仍然十分贫乏。痛的中枢通路的知识主要是从临床观察获得,为了缓解病人的顽固性疼痛,如对一些镇痛药无效或晚期癌症的药物不能止痛的病人,通过伤毁相关神经核团和阻断神经束的办法,从那些疼痛得到缓解的病例中探索出一些与疼痛有关的神经通路。经过大量的临床研究和动物实验,特别是对灵长类动物的研究,发现伤害性刺激从感受器传送到脊髓背角后,由不同层次的背角神经元继续向上传送,根据起源的不同分为两条主要通路。图 17-3 概括性地总结了伤害性信息投射的途径。

(1)起源于脊髓背角 Rexed Ⅰ层和 Rexed Ⅴ~Ⅶ层的通路:投射神经元的轴突在脊髓中央管前跨越到对侧的腹侧,形成脊丘束(STT),来自背角浅层(Rexed Ⅰ层)的投射性神经元的轴突汇集成外侧 STT,并在上行尚未达到丘脑之前的不同水平发出侧支形成脊网束(主要来自 Rexed Ⅶ~Ⅷ层的投射神经元)、脊-中脑束(主要来自Ⅰ层和Ⅴ层)、脊颈束(来自Ⅲ-Ⅳ层的投射神经元),通过外侧 STT 广泛地投射到延脑的腹外侧区、背外侧桥脑区、臂旁区和导水管灰质,这一束最终投射到丘脑的腹内侧核的后部(VMpo)、腹后下核(VPI)和内侧背核腹后区(MDvc)。这些核团属于内侧核团,在种系发生上较古老,通过由丘脑的这些核团的神经元发出轴突分别投射到皮层的脑岛背前区、3a 区、S2 区、24c 区,来自 NS 细胞投射到丘脑的核团细胞都具有点对点的投射关系,而来皮层的四个投射区在人体的图像研究中都证明可被痛刺激所激活。

(2)来自背角深层(主要为 Rexed Ⅴ层)的神经元的轴突则主要是到达前 STT 上行,从功能上,这一前 STT 束主要来自 WDR 神经元,神经元发出的上行轴突在对侧形成前 STT,用微电极纪录 WDR 神经元的活动发现,WDR 神经元对多种伤害性刺激,如对皮肤的热、针刺、冷的刺激或对肌肉、关节或内脏的伤害性刺激及机械的轻触觉都有反应。持续的伤害性刺激(如皮下注入辣椒素)或对 C 纤维的反复刺激可增强 WDR 神经元活动的积累作用。在人体的实验证明,这些刺激可引起痛觉过敏等病理性痛反应。鉴于 WDR 神经元的刺激-反应特性,近来认为 WDR 神经元可能在传递慢痛方面具有重要的作用。脊髓背角深部Ⅴ层神经元的上行轴突在不同的中枢水平也与Ⅰ层 NS 神经元的上行通路类似,也发出侧支进入脑干各个背侧网状亚核,最终末梢中止于丘脑的 VPI,VPL 和 CL,属于中央外侧核团群,在种系发生上较新。由这些核团发出的轴突主要投射到皮层的感觉 SI(初级体感皮层)和 SⅡ区(次级体感皮层)。

**图 17-3　脊髓背角浅层和深层的投射神经元上行性投射的途径**

　　图的右侧说明来自I层的冷觉多型伤害性信息神经元(HPC)和痛觉特异神经元(NS)的轴突从中央管处跨越对侧形成前外侧 STT,其部分末梢分布到延脑的腹外侧(A1/A5)和桥脑的背外侧(A6/A7)去甲肾上腺能核团,中脑水管周围灰(PAG),最后投射到丘脑 VMpo,VPI 和 MDvc 等核团,由这些核团的神经元的轴突投射到皮层的 3a,24c 区和脑岛的背前区。图的左侧说明脊髓背角深层(V层)的投射神经元主要是由低阈值 LT 和 WDR 神经元的树突跨交叉到脊髓对侧形成前 STT,在上行中也发出侧支投射到网状结构的核团,最终投射在丘脑的外侧核团,VPI,VPL 和 CL。这些核团的轴突再投射到皮层的 S1,S2(Price D D,1988)

　　上述的两条主要通路的不同投射,可能代表痛觉诱发的不同功能成分的途径。传统上认为,痛觉的空间分辨主要是通过脊髓背角浅层的投射神经元来完成的,但来自浅层的痛觉特异神经元细胞的轴突主要投射脑岛背前区和 3a 区,这些脑区的主要功能与精确定位没有密切的联系。而来自脊髓背角深部的投射神经元的轴突投射的丘脑外侧核团主要投向皮层的 S I 及 S II 区,可能在参与鉴别痛觉的精确躯体定位中具有更大的功能。最近的一些研究发现,选择性地阻断 A 纤维的传入可以减弱动物对伤害性刺激部位的精确判断,而脊髓水平唯一能接受 A 纤维投射的伤害性神经元主要位于 Rexed V 层,即 WDR 神经元所在的区域。沿着外侧 STT 和前 STT 这两个主要的上行通路传递的伤害性信息在前脑进行整合,调动全身各个部分都进入预警状态,以逃避伤害性刺激。

### 三、痛觉的调制

#### (一)闸门控制学说——脊髓水平的伤害性信息的调控的环路

　　痛觉是一个复杂的生理过程,机械的、化学的、温度改变的刺激,当其强度没有达到伤害阈值时,都有相应的末梢结构特异的感受器分别被激活,引起特异但不是疼痛的感觉。当刺激的强度足以引起损伤时,痛觉就会发生。日常生活中,人们通常会本能地通过手掌轻摸损伤组织周围,动物用舌头舔触伤口周围来减弱痛感。伤害性刺激毫无例外地引起肌肉的紧张,人体或动物对伤害性刺激诱发的这些行为动作,暗示着触觉或肌肉紧张产生的 A 类纤维传入可能对伤害性刺激引起的痛觉有调节作用。如前所述,脊髓的伤害性感受神经元的放电活动是由细有髓纤维和 C 类纤维传入激发。20 世纪中叶的电生理学研究发现,刺激低阈值的有髓鞘初级传入纤维的传入,会减弱脊髓背角伤害性感受神经元对 C 类纤维感受

**图 17-4　闸门学说的示意图**

DRG：背根神经节神经元；SG：脊髓背角胶质层中间神经元；T：脊髓投射神经元；+/−：兴奋/抑制(Jessell T M，Kelly D D，1991)

器传入的反应，而阻断有髓纤维的传入则增强其反应。形态学的研究证明有髓传入纤维对 C 类纤维发生抑制作用的部位是背角的胶质区(SG)，这一部位主要由胶质抑制性中间神经元构成，是伤害性传入的终止区，同时投射神经元的末梢和脑干的下行性纤维构成一个复杂的神经末梢网络。综合大量的基础性研究结果，1965 年 Melzack 和 Wall 提出，在脊髓节段存在一个神经传入相互作用的回路，这就是闸门控制学说(图 17-4)。

根据闸门学说，由初级 A 神经元和 C 神经元、投射神经元(T 细胞)及胶质抑制性中间神经元(SG 细胞)组成一个网络环路，T 细胞的兴奋状态受到 SG 细胞的调控，A 和 C 神经元的传入都可激活 T 细胞，对 SG 细胞的作用则根据传入纤维的不同而相反，A 类纤维的传入兴奋 SG 细胞，C 类纤维的传入则抑制 SG 细胞的活动。当损伤刺激诱发 C 类纤维活动时，抑制 SG 细胞，使闸门打开，T 细胞激活；而当 A 类纤维传入时，兴奋 SG 细胞，闸门关闭，T 细胞处于抑制状态。减弱 T 细胞的伤害性冲动的上行性传入，疼痛缓解。

这一学说比较满意解释通过抚摸皮肤或紧张肌肉来减弱疼痛的现象，同时在临床实践中也验证这一学说的合理性。在临床上广泛使用一种跨皮电刺激神经(TENS)缓解疼痛的方法，通过给予经皮电刺激减少痛觉。电刺激的强度控制在只兴奋 A 类纤维，而不激活 C 类纤维，对缓解各种急慢性疼痛有确定的效果。该方法给闸门控制学说以有力的支持。经过几十年来在临床和基础研究的反复检验，虽然一些学者对闸门学说提出了质疑，也有些学者对学说作了一些修改和补充，但总体上，闸门学说仍是一个被广泛接受的痛觉调制学说。

### (二) 脑高级中枢对伤害性信息的下行性调制

伤害性信息在脊髓经过投射神经元形成上行性的 STT 投射通路，除了经过丘脑到皮层的投射主干以保证伤害性信息的精确传递外，从 STT 投射通路主干还分出大量侧支，投射到从延脑、桥脑、中脑等脑干的网状结构到皮层下结构的广泛区域。由这些侧支形成非特异性的通路，使得中枢神经系统各个水平都存在辐射和会聚的广泛的投射，这就形成了痛觉传入诱发全身性反应的形态学根据，同时也是形成离心性反馈投射调节的生理学基础。神经系统的任何中枢都不是独立的结构，而是由许多神经元构成的多突触联系的分回路系统，这种系统包括传入纤维、中间神经元和传出神经元三部分。在脊髓水平，伤害性信息的传入也与其他感觉系统一样受到精细的下行性调制。

一些研究关注于脑干广泛的脑区、中脑中央灰质(PAG)、延脑头端腹内侧群(RVM)的 5-HT 能的中缝大核和部分脑桥外侧网状结构(LFN)组成的神经元群。已经发现，这些神经元的轴突经过脊髓背外侧索下行，对脊髓背角的伤害性反应神经元的兴奋性进行抑制性调制。PAG 及上述的核团本身也接受脊髓投射神经元的传入，同时来自皮层、岛叶下丘脑、网状结构的其他核团也都有纤维终止于 PAG，激活下行性调制神经元。PAG 的传出主要形成 PAG-RVM-背角和 PAG-LFN-背角的下行性抑制通路，抑制脊髓的伤害感受神经元的活动。实验证实，刺激 PAG 的外侧区或延脑的中缝大核都可以抑制脊髓背角神经元的伤害性反应；如果切断下行性传导束，如中缝大核的背外侧束，刺激的抑制效应消失。

痛觉的下行性抑制系统含有各类神经递质，主要是单胺类和神经肽类物质，如 5-羟色胺和去甲肾上腺素。5-羟色胺主要来自 RVM。在电刺激 RVM 抑制 STT 投射神经元的伤害性反应和痛行为反应的实验中，使用 5-羟色胺的拮抗剂或选择性地破坏 5-羟色胺能神经元，电刺激的抑制效应会消失或减弱。通过微电泳法把 5-羟色胺直接释放到脊髓 STT 神经元的表面，也可抑制 STT 神经元的活动，其他能够增强 5-羟色胺效应,如 STT 神经元处施用单胺氧化酶抑制剂,5-羟色胺的激动剂或 5-羟色胺的前体都可以增强 RVM 刺激抑制 STT 神经元的效应。去甲肾上腺素主要来自下脑干的外侧核团,如 A5、蓝斑下核等。去甲肾上腺素通过与去甲肾上腺素能 $\alpha_2$ 受体结合,选择性地抑制背角神经元的伤害性反应。排空去甲肾上腺素可减弱下行性抑制系统的作用。下脑干的去甲肾上腺素与 5-羟色胺能神经元在功能上互有依赖关系,5-羟色胺的镇痛效应有赖去甲肾上腺素系统的完整性。

　　单胺类物质(如 5-羟色胺和去甲肾上腺素)对脊髓的投射神经元的抑制性作用机制除了由下行性的脑干神经元释放的 5-羟色胺和去甲肾上腺素直接抑制 STT 神经元的活动之外,还可以通过激活背角的脑啡肽能中间神经元实现。被激活的脑啡肽能神经元通过突触前和突触后抑制作用调节伤害性冲动的传入。图17-5 简要地显示脑啡肽的抑制性作用机制。

**图 17-5**　下行性抑制的单胺能神经元在脊髓背角对投射神经元、初级传入神经元及脑腓肽中间神经元的作用

▲ : −;　△ : +

(Jessell T M, et al,1991)

# 第二节　病理性疼痛

　　正常的痛觉是由于高阈值的伤害性感受器被伤害性刺激激活的结果。伤害性刺激诱发痛觉是机体的一种正常的活动,末梢感受器是它产生电活动的必然结构。然而机体的机械外伤、缺血、中毒或机体代谢异常等因素都可直接或间接引起外周神经轴突或神经末梢的损伤,这些损伤会诱发病理性疼痛。一个非常典型的病理性痛的例子是所谓"幻肢痛",病人抱怨已经切除的肢体似乎还存在并产生自发性的感觉异常,如阵发性的电击样痛、烧灼痛和贯穿性的强烈疼痛。病理性疼痛通常也称为慢性痛,慢性痛表现为痛觉过敏(hyperalgesia)和痛觉超敏(allodynia)。所谓痛觉过敏是指受到一个低度的伤害性刺激可产生强烈夸张性痛感。而痛觉超敏是指非伤害性刺激引起疼痛的感觉,如轻触、温热、冷都可诱发痛的感觉。这些病理性疼痛所表现的痛觉异常是临床上常见的现象。动物实验证明,如果仅仅切断坐骨神经而不伤害其他组织,在术后的一定时间,动物开始自残手术侧的后肢脚趾或整个下肢,说明动物处在一种疼痛难忍的状态。现在的问题是,神经像电路中的电线被切断,末梢感受器无法将伤害性刺激传入中枢,那么,引起痛感的传入冲动是如何产生的? 由于慢痛是临床的常见疾病,因此,慢痛的发生机理和治疗是当前神经生物学界研究的重点。

## 一、损伤神经元的异位电活动是痛觉异常的生理基础

### (一)轴突异位传入放电

　　不同类型的神经末梢感受器对不同性质的刺激产生不同的放电形式。在没有受到合适刺激的情况下,某些神经纤维可能"一生"也不会产生放电活动,也就是说,正常生理状态下的感觉神经纤维和末梢一般是不会产生自发活动的。一个非常明显的例子是健康的牙齿一辈子也不会产生疼痛。然而,一旦神经受到损伤,如神经轴突受到伤害,类似晚期糖尿病诱发的髓鞘膜脱落、缺氧或手术创伤等引起的神经轴突损伤,相关的神经元的生理功能就会产生明显的改变,表现为兴奋性过高,体内微小的物理或化学变化的

刺激都可触发神经损伤区或神经胞体产生大量的传入放电,这种来自损伤的轴突及胞体,而不是产生于末梢感受器的放电,称为异位放电。损伤的轴突区及胞体称为异位活动的起搏点,放电的最大特点是它的"自发性",因此它并不能反映外周的刺激性质和强度(图 17-6)。异位放电不停顿的、不带编码性质的无序传入活动长期轰击脊髓神经元,从而引起脊髓水平的兴奋性和感觉功能的异常。

**图 17-6    来自损伤神经元的异位自发放电及诱发的多电位放电**

(A)1 和 2 分别来自 A 神经元纤维,3 来自 C 神经纤维记录,4 是 DRG 的 C 神经元的胞内记录。(B)来自 C 纤维对单电脉冲刺激的多动作电位放电,左侧为单次刺激的反应,右侧为 5 次刺激放电的叠加,箭头示电刺激(Amir R, Devor M,1997)

重复的异位放电也是损伤纤维的放电特征,正常的神经轴突在受到单脉冲电刺激时通常只诱发出一个单脉冲放电。然而,神经轴突损伤改变神经轴突处的兴奋性,表现为对单刺激产生额外多个反复放电,这种带有多脉冲的后放电性质是神经元的兴奋性增高的表现,有髓纤维的这种重复的后放电可能与感觉异常有密切的联系,来自 C 类纤维的后放电可能导致痛觉异常。

### (二) 背根神经节(DRG)神经元的传入放电

在正常状态下,DRG 胞体合成蛋白和其他神经活性物质并通过轴突运输至末梢,不直接参与冲动传递,更不直接产生自发电活动。从不同类型的外周神经损伤模型中,发现除了轴突损伤区产生异位放电外,相关的 DRG 胞体也产生大量的自发放电。神经损伤诱发 DRG 神经元产生急剧的功能改变,DRG 神经元的重复性放电可能是 DRG 神经元修复自身和功能代偿的应激表现。在神经结扎伤害(CCI)模型中,大鼠在术后的第 2～3 天 DRG 便可出现大量的 Aβ 神经元自发电活动,比轴突损伤区产生异位放电还早,神经损伤引起的 DRG 神经元自发电活动在慢痛中可能具有更重要、更持久的作用,用阻断剂阻断神经的损伤残端可能轻度减少异位放电,而只有在 DRG 处的阻断才能完全消除电活动。说明 DRG 在轴突损伤后的痛觉过敏及感觉异常中可能产生更重要的作用。

### (三) 通过神经元的交互混传诱发的放电

在神经损伤区及 DRG 内还存在所谓的交互应答现象(cross-talk),从神经电生理学的角度来说,交互应答可以定义为神经元之间的电活动发生"混传"现象。正常的神经轴突由于有良好髓鞘的绝缘作用,神经纤维之间的电活动并不相互影响,这就保证纤维的传入能准确地投射到高级中枢,然而,当轴突受到损伤而脱髓鞘并形成神经瘤时,纤维之间的绝缘作用减弱,当某一纤维被激活时,去极化的电位便扩散到相邻的静息纤维并诱发它们放电。这种神经轴突之间的电活动的混传现象也存在于 DRG 内的胞体间。除电位性的扩散诱发"混传"现象外,化学性的因素也有激活作用,通过混传机制,参与传入放电的神经元和放电的频率便会在神经损伤区和 DRG 之间被放大,构成痛觉过敏和其他感觉异常的外周机制。对于一些患幻肢痛的病人，尽管对神经瘤体应用局部麻醉剂，但仍不能缓解幻肢痛，可能与 DRG 细胞之间存在这种异常电活动的传入有关。

**（四）多传入后放电**

A/C 类神经纤维损伤诱发不带编码意义的异位电活动的发放形式与正常神经末梢受刺激产生的传入活动有明显的差别，一些 A 类纤维具有高频、反复的放电特性，类似正常的触觉感受器的放电，但却缺乏快或慢的适应特性；同样，受到伤害性刺激时，正常 C 类纤维的传入放电通常只具有紧张性的低频特性，很少有高频放电，但是，当神经损伤后，其中的一些 C 类纤维出现高频簇状放电，这类放电具有后放电性质，并与"混传"机制有关，很显然，这种不能传递外周感受器特异编码性质的 A/C 类纤维后放电是构成感觉异常和慢性痛发生的主要基础。行为测定和纤维记录的结果证明，神经损伤的痛觉过敏和感觉异常与神经纤维记录到的异常电活动的时程是一致的。对清醒病人应用金属微电极透过皮肤记录到异位放电与神经病性疼痛和感觉异常时非常一致，当神经纤维从损伤恢复过来后，异位电活动消失的同时痛觉过敏和其他感觉异常也随之消失。如果把某些离子通道（如 N 型钙通道）阻断剂局部应用到神经的损伤区，消除异位电活动，中枢过度兴奋和其他感觉异常也同步消失。说明损伤神经的异位传入活动是构成痛觉过敏和其他感觉异常的主要外周因素。

初级感觉神经元的异位传入电活动最终诱发中枢神经系统感觉活动的异常。在正常生理条件下，脊髓水平的 Aβ 纤维的传入通过闸门控制机制抑制 C 类纤维对痛觉投射神经元的兴奋作用，但神经损伤后，轻触觉刺激激活的 Aβ 纤维的传入冲动则诱发痛觉超敏，说明损伤神经的非编码传入干扰了正常的中枢整合活动。从而也改变了中枢的感觉功能特性。

## 二、异位电活动是离子通道堆积和糖基化增加的结果

**（一）神经损伤诱发多种离子通道蛋白的表达增加**

正常神经轴突除了在郎飞结处有密集的 $Na^+$ 通道和旁结区有少量的 $K^+$ 通道外，髓鞘包绕下的轴突缺少离子通道。郎飞结区密集的离子通道只能完成神经冲动的跳跃传导，不能自己产生动作电位。与神经末梢产生传入冲动有关的离子通道和受体，如电压敏感 $Na^+$、$K^+$ 和 $Ca^{2+}$ 通道等及各种受体蛋白质分子都是在胞体内合成并通过轴浆运输到特定的末梢细胞膜上的，这一过程受到精密的控制并处于代谢的动态平衡中。然而，神经轴突损伤后，合成的离子通道蛋白和受体蛋白的运输、分布和代谢途径受到破坏，这些功能蛋白便被异位地堆积在损伤区和胞体膜上，使这些部位的离子通道和受体密度提高，形成类似原来的末梢感受器，增加了这些区域的电导性，成为产生电活动的起搏点。离子通道和受体蛋白的异位堆积导致电活动的发生已经通过大量的研究所证实。用一些离子通道的阻断剂，如 $K^+$ 通道的阻断剂四乙胺（TEA），$Ca^{2+}$ 通道的阻断剂 verapamil、Ω-芋螺毒素或 $Na^+$ 通道的阻断剂河豚毒素（TTX）施用到损伤区的局部或相关的 DRG，都可以增加或消除异位电活动，用去甲肾上腺素能 $α_2$ 受体的阻断剂 Yohimbine 可特异性地阻断 C 纤维的异位放电。说明神经损伤不止是诱发某一种离子通道基因的表达，而且是非特异地引起多种离子通道基因的表达，可能是初级感觉神经元损伤后功能和结构自我修复过程的一种复杂活动模式。而异位电活动是自我修复过程伴随的病理-生理过程。

**（二）损伤神经元膜上糖基化增加是诱发异位电活动的可能机制**

神经损伤后，尽管各型电压敏感性通道在膜上的分布发生了变化，使膜的兴奋性增加并使其易于产生自发性异位放电。但是，我们知道动作电位产生的前提条件是：静息膜电位去极化到阈电位水平才能触发钠离子通道打开而产生动作电位，神经损伤后，膜上离子通道或受体蛋白异位堆积所致膜蛋白密度的增加虽然可以增加膜的电导特性，但从理论上并不能使膜去极化而打开 $Na^+$ 等离子通道。那么，是什么因素导致损伤神经元的膜去极化而触发动作电位的呢？

生物化学的研究早已证明，插入膜上的离子通道和受体蛋白的膜外侧端存在不同程度的糖基化，在大鼠神经系统中以唾液酸残基为主要组成的多糖占总重的 15%～30%。唾液酸又称神经氨酸，带负电荷，以 N 或 O 联结的形式结合在许多通道、受体、载体等膜蛋白上，形成糖蛋白。这些唾液酸残基组成的多糖呈念珠状长链结合在跨膜蛋白的外表面，向胞外环境延伸约 10～30 nm。正常情形下，神经元膜外

侧即有以唾液酸残基为主的糖基化所形成的一层负性电子云层。这些负电荷靠近 $Na^+$ 通道的电压感受器,使实际跨膜电位要小于理论上测定的静息膜电位。神经损伤后,随着膜蛋白的异位堆积和数量上的净增加,使膜外侧的糖基化加重,唾液酸残基增加,膜外的负电荷也随之增加。这个加厚的负性电子云层抵消了膜内的负电位,使跨膜电位减小,静息膜电位移向去极化方向,细胞的兴奋性增加。

在典型的神经损伤 CCI 模型背根神经节中,用胞内电生理方法在体测试神经元的阈下膜电位振荡,发现受损伤的背根神经节神经元,其阈下膜电位振荡的发生率较正常对照明显增加。神经元在阈下膜电位振荡的基础上产生动作电位。应用带强阳离子的无机或有机化学物质或用唾液酸酶特异性地去除糖基化的唾液酸残基均可取消阈下膜电位振荡和抑制了异位放电。

总之,神经损伤诱发的痛觉过敏和痛觉超敏等病理-生理现象,是由于损伤的外周初级神经元自身产生一系列生理改变的结果。首先出现了膜蛋白的异位堆积,这些跨膜蛋白的膜外侧带有负电荷的唾液酸残基组成的多糖,形成强的负性电子云层,使神经元静息膜电位移向去极化方向,是细胞的敏感性加强,产生阈下膜电位振荡和异位放电的主要原因。而异位电活动的出现和传入可能是构成病理性疼痛的根源。

(谢益宽)

# 练 习 题

1. 分析伤害性刺激不但诱发疼痛的感受,而且可以引起广泛的内脏和心理活动改变的神经通路根据。
2. 诱发病理性疼痛(慢痛)与正常疼痛的神经电生理机制有哪些重要的区别?
3. 从生理反应特性和电活动投射特性分析痛觉与其他感觉(如本体觉,视觉等)的重要区别。

# 参 考 文 献

1. Amir R and Devor M. spike-evoked suppression and burst patterning in dorsal root ganglion neurons. J of Physiology, 1997,501: 183-196.
2. Bennett G J, Xie Y-K. A peripheral mononeuropathy in rat: that produces disorders of pain sensation like those seen in man. Pain,1988,33:87-107.
3. Besson P, Perl E R. Response of cutaneous sensory units with unmyelinated fibers to noxious stimuli. Journal Neurophysiology,1969,32: 1025-1043.
4. Devor M, Seltzer Z. Pathophysiology of damaged nerves in relation to chronic pain. // Wall PD, Melzavk R. Texbook of Pain. Churchill Livingstone, 1999.
5. Farish D J. Human Biology. Boston, London: Jones and Bartlett Publishes,1993.
6. Jessell T M, Kelly D D. Pain and analgesia. // Kandel E R, Schwartz JH, Jessell TM. Principles of neural Scienec. 3rd. Norwalk, CT: Appleton & Lange,1991.
7. LaMotte R H, Compbell J G. Comparison of responses of warm and nociceptive C-fiber afferents in monkey with human judgements of thermal pain. Journal Neurophysiology, 1978, 41:509-528.
8. Price D D. Psychological and neural mechanisms of Pain. New York: Raven, 1988.
9. Xie Y K and Xiao W H. Electrophysiology evidence for hyperalgesia in the peripheral neuropathy. Sci. in China (Ser. B) 33: 663-672,1990.

# 第十八章  睡眠功能异常

## 第一节  睡 眠 障 碍

睡眠(sleep)是人类和哺乳动物必不可少的生理活动。良好的睡眠能使机体消除疲劳,恢复精力和体力。在人类,睡眠约占生命总时间的 1/3,与人的健康、心理及工作能力密切相关。健康的人,由于睡眠剥夺(sleep deprivation)会出现记忆力下降、体力下降、情绪紊乱,甚至是幻觉。正常大鼠一般可以存活 2 至 3 年,而剥夺快眼动睡眠(rapid eye movement sleep, REM)的大鼠只能存活 5 周。睡眠完全剥夺的大鼠只能存活 3 周,并且生存状态很差。

睡眠障碍(sleep disorder)是指睡眠量异常、睡眠中出现异常行为表现或者睡眠-觉醒正常节律性交替出现紊乱,即表现为持续一段时间对睡眠质与量不满意的状态。由于有许多因素影响睡眠-觉醒节律,因此引起睡眠障碍的因素有很多。2005 年新版国际睡眠障碍分类法(The Second Edition of International Classification of Sleep Disorders, ICSD-Ⅱ)中,将睡眠障碍分为以下八大类:① 失眠症(insomnia);② 睡眠相关呼吸障碍(sleep related breathing disorder),如睡眠呼吸暂停(sleep apnea);③ 中枢性睡眠过度(hypersomnias of central origin),如发作性睡病(narcolepsy);④ 昼夜节律睡眠障碍(circadian rhythm sleep disorders),如时区综合征(time zone syndrome\jet lag);⑤ 异睡症(parasomnia),如发生在非快眼动睡眠(non rapid eye movement sleep, NREM)睡眠中的梦游(sleep walking)和睡(夜)惊症(sleep terrors)等;⑥ 睡眠相关运动障碍(sleep related movement disorders),如不宁腿综合征(restless legs syndrome);⑦ 孤立性症状和正常变异(isolated symptoms and normal variants),如梦呓(sleep talking);⑧ 其他的睡眠障碍(other sleep disorders),如环境因素(噪音、温度等)引起的睡眠障碍。以上八大类睡眠障碍中,最常见的是失眠症、睡眠呼吸暂停、发作性睡病、不宁腿综合征和异睡症。睡眠障碍不仅单独发生,也常与其他疾病相伴发生。如抑郁症患者,经常会出现清晨早醒,且难以再次入睡。其他一些精神疾病患者,以及一些神经性疾病患者也会出现不同程度的睡眠障碍症状。因此,对睡眠障碍的治疗和研究不容忽视。

## 第二节  失 眠 症

### 一、概述

失眠是睡眠障碍中最常见的表现,但不是一个明确的临床诊断术语。失眠是指入睡困难,睡眠维持困难,或者恢复性睡眠(restorative sleep)的缺失,同时伴随着白天活动功能下降的临床现象。失眠症则是一种以失眠为主的睡眠质量不满意状况,其他症状均继发于失眠,包括难以入睡、睡眠不深、易醒、多梦、早醒、醒后不易再睡、醒时不适感、疲乏或白天困倦。失眠可引起病人焦虑、抑郁或恐惧心理,并可导致精神活动效率下降,妨碍社会功能。

失眠的发病率很高,青年人群中约有 10% 患慢性失眠,中年人约为 20%,65 岁以上的老年人约为 35%～50%。失眠可分为"入睡困难型失眠"、"睡眠维持困难型失眠"和"早醒型失眠"。失眠在临床上具体表现为:入睡时间超过 30 min;夜间觉醒次数超过 2 次或凌晨早醒;多噩梦;总睡眠时间少于 6 h;有日间残留效应;次日清晨感到头晕、精神不振、嗜睡、乏力等。失眠的分类方法比较多,按病程可分为急性(transient/acute)和慢性(long-term/chronic)失眠;按症状轻重可分为轻度(mild)失眠和重度(severe)失眠等。国际上有两个针对失眠的分类标准,即《国际睡眠障碍分类》(ICSD-Ⅱ)以及美国的《精神障碍诊断和统计手册》(Diagnostic and Statistical Manual of Mental Disorders,DSM-Ⅳ)。在国内诊断失眠则依照中国精神障碍分类与诊断标准(Chinese Classification of Mental Disorders,CCMD-3)。

### 二、失眠的诱因

影响睡眠的因素有很多,因此引起失眠的因素非常复杂。如① 性别:女性比男性更容易发生失眠。女性的失眠患病率(prevalence rate)明显高于男性。② 年龄:随着年龄的增长,失眠的患病率也会升高。在 40 岁之前患病率小于 40%,随着年龄增长会显著升高。③ 其他社会因素:如婚姻状态、收入、工作状态及受教育程度等也会影响失眠发生率。研究表明,分居、离婚或丧偶者的患病率较高,并且对女性的影响更明显。另外,低收入和低教育水平人群的失眠患病率也很高。④ 生理和疾病因素:疲劳、精神紧张、饥饿、过饱以及呼吸道阻塞疾病(哮喘、慢性支气管炎)、肺部疾病、风湿病、高血压、心脏病也容易引起失眠。⑤ 药物因素:饮酒、药物副作用、药物依赖及戒断症状,通过其兴奋作用或对睡眠-觉醒生物节律的干扰,都有可能引起睡眠障碍。⑥ 心理因素:短期一过性失眠主要是由于机体不能及时调整兴奋、喜悦、焦虑、不安等情绪所致。若精神持续紧张则会导致心理和生理性失眠,如长期过度紧张工作、对于睡眠的恐惧以及睡前焦虑、不安等。⑦ 精神疾病因素:神经衰弱、癔症、焦虑症、恐惧症、强迫症、抑郁症、精神分裂症以及某些人格障碍等疾病,均可引起失眠。失眠也会造成神经衰弱、焦虑等精神疾病。⑧ 长期不良生活习惯也会造成失眠。

各种影响因素与失眠的关系见图 18-1。

**图 18-1　失眠相关因素**
(Ohayon M M,2002)

### 三、失眠的神经生理学特征

1. 脑电图(electroencephalogram,EEG)

正常的生理性睡眠的 EEG 特征主要表现为,从觉醒到入睡伴随着高频波的减少和低频波的增加。与继发性失眠患者和正常个体相比,原发性失眠患者在从觉醒至入睡期,以及 REM 睡眠时期的 β power

（频率为 14～35 Hz）增强；在 NREM 睡眠期，其 β power 和 γ power（频率为 35～45 Hz）均有所增强；失眠患者在觉醒期和入睡期的 α power（频率 8～13 Hz）减弱，且在入睡期尤为明显；失眠患者在 REM 睡眠和 NREM 睡眠中会出现 θ power（频率 4～7 Hz）的缺失，而在入睡期的 δ power（频率 0.5～4 Hz）更弱。上述脑电变化都说明，失眠患者的中枢神经系统处于过度觉醒状态。

2. 神经影像学（neuroimaging）

有研究表明，用正电子发射断层扫描术（positron emission tomography，PET）检测失眠患者和正常个体在觉醒和入睡期的大脑，发现失眠患者整个大脑代谢明显加强。同时，还发现从觉醒进入 NREM 睡眠时，失眠患者的上行网状激活系统（ascending reticular activating system，ARAS）、下丘脑、杏仁核、海马（情绪调节系统）以及前额叶皮层（认知系统）的代谢未出现应有的减弱。因此，从神经影像学可看出，失眠患者的大脑神经网络处于代谢亢奋状态。

### 四、失眠的病理机制

失眠的病理机制复杂而多元，从而造成临床诊治上的困难。因此，对失眠病理机制的了解和阐释是睡眠医学领域相当重要的一个课题。近年来的研究主要集中于过度激发（hyperarousal）、昼夜节律紊乱（circadian rhythm abnormalities）和内稳态失衡（homeostatic dysregulation）的探讨。

1. 过度激发

不当的睡眠认知、不当的睡眠习惯与失眠的后果交互影响，通过过度激发，进而影响睡眠（图 18-2）。研究表明，无论是从分子水平还是从整体水平，过度激发是引起原发性失眠的重要因素（图 18-3）。过度激发分为躯体的过度激发（somatic hyperarousal）和认知的过度激发（cognitive hyperarousal）。躯体的过度激发伴随着心率加快、体温升高、皮质醇分泌增多、整个机体代谢率升高以及相应的慢性交感神经的过度兴奋。认知的过度激发，则主要反映在患者的片段性负面认知和睡眠主诉中。神经内分泌学、神经免疫学、电生理学以及神经影像学研究都证明，无论在夜间还是白天，原发性失眠患者的觉醒次数均增多。从睡眠-觉醒调节的神经生物学角度来看，原发性失眠应该是源自以下因素的最后共同通路：基因易损性所致的大脑睡眠觉醒活动失调、社会心理压力、睡眠功能异常以及其他焦虑、烦躁等心境因素。

图 18-2　Morin 的认知取向的失眠病因模式

(Morin C M，1993)

**图 18-3　过度激发引起失眠**

(Pigeon W R，et al，2006)

2. 昼夜节律紊乱

昼夜节律是在睡眠-觉醒行为和明暗周期的变化过程中,伴随一系列与之相对应的生理生化过程,包括体温、激素分泌和脑代谢等,都存在着 24 h 生物节律性。昼夜节律调节中心是位于下丘脑前部的视交叉上核(SCN),昼夜节律障碍可能与该中心及其联络机制或同步化机制异常相关。昼夜节律障碍与各种认知因素及一系列不良作息规律有关,且失眠和昼夜节律障碍可相互影响(图 18-4)。

**图 18-4　Edinger 的认知取向的失眠病因模式**

(Edinger J D，2005)

3. 原发性失眠当中的睡眠失衡

通过对慢波睡眠(slow wave sleep)密度、白天嗜睡水平、睡眠剥夺后的睡意以及对睡眠限制疗法的反应等研究可发现,原发性失眠患者的睡眠结构确实发生了改变。

以上三种病理机制相互影响,如过度激发和昼夜节律紊乱可能影响并改变睡眠稳态。虽然现阶段在睡眠觉醒、睡眠的昼夜节律、NREM 睡眠-REM 睡眠波动的神经生物学方面研究取得了很大的进步,但是对于一些异常因素所引发的失眠和睡眠障碍的病理学机制尚不清楚。其原因在于尚未找到合适的失眠动物模型用于神经科学研究,同时,对于如何针对科学研究来定义并分类失眠尚无统一的标准。这些更需要科学工作者做进一步的探索和研究。

**五、失眠的临床治疗**

一般的一过性失眠可以自愈,在此不予赘述。慢性失眠的治疗分两大类,一种是非药物治疗(nonpharmacologic treatment），另一种是药物治疗（pharmacologic treatment）。

美国睡眠医学学会（the American academy of sleep medicine）认为，非药物治疗对慢性失眠是有效的和可信的一线治疗方案，可以与药物治疗相配合。非药物治疗方案有如下几种：① 松弛疗法（relaxation），目的是放松紧张情绪。可通过肌肉放松、生物反馈（biofeedback）、冥想、呼吸训练等达到放松的目的。适用于各种原因引起的入睡困难或夜间觉醒后难以再入睡的失眠。② 刺激控制疗法（stimulus control），要求患者不要过早上床，只有在困意来临时上床，目的是使卧室或床这类睡眠因素与迅速进入睡眠状态建立起条件反射。该方法适用于严重入睡困难的慢性失眠患者。③ 睡眠限制疗法（sleep restriction），适用于夜间经常觉醒或睡眠断续的严重慢性失眠患者。通过轻微的睡眠剥夺（如在每天早上规定时间起床，而逐渐提前夜间上床时间）来促使睡眠时间逐渐恢复到正常睡眠时间。④ 矛盾意向法（paradoxical intention），这是一种心理治疗技术。患者往往对睡眠存在恐惧和焦虑，通过训练使患者由原来总想尽快入睡，改为有意长时间保持觉醒状态。如果患者放弃了入睡的努力，代之以保持觉醒，改变了对于睡觉不切实际的期望，减少了对于能否入眠的焦虑，则入睡易于发生。⑤ 认知行为治疗（cognitive-behavioral therapy，CBT），认知行为治疗定义并强调了对于睡眠和不良习惯的不合理信念和态度（如不切实际的睡眠期望，对造成失眠原因的错误看法，过分夸大失眠的后果等）。通常这些不合理信念会引起并加重失眠。认知行为治疗是治疗失眠的最佳方法，通过认知重构技术，使失眠患者重新形成更具适应性的态度，矫正不合理的睡眠认知。该方法一旦起效，其效果具有持续性。然而，认知行为治疗同样存在局限性。它的实施需要医护人员付出更多时间来训练患者，同时要求患者在很大程度上改变其行为和生活方式，重新形成更具有适应性的态度。以上所有非药物治疗方法都符合美国心理学会（American Psychological Association）对于失眠经验性治疗心理疗法的标准。⑥ 针刺治疗失眠：针刺治疗是中国传统疗法，本身具有安全性优势。研究表明，在来自中国和英国的不同病例中使用了针刺疗法后，93%的患者都获得了明确的治疗效果。但是由于样本量的缺乏和各种影响因素无法排除，其有效性还有待进一步研究。

治疗失眠的药物有以下几类：苯二氮䓬类（benzodiazepine），新型催眠药，巴比妥类（barbiturates），抗抑郁药（antidepressants），抗组胺药（antihistamines），以及最近研究较多的褪黑素受体激动剂（如ramelteon）。

1. 苯二氮䓬类

苯二氮䓬类，简称 BDZs 类，此类药物是迄今为止世界上使用最广泛的安眠药。放射配体结合试验证明，脑内有地西泮的高亲和力特异结合位点 GABA$_A$-BDZ 受体复合物。其分布以皮质为最密，其次为边缘系统和中脑，再次为脑干和脊髓。根据 GABA$_A$ 受体亚型亚单位的不同，可将 GABA$_A$-BDZ 受体复合物分为 ω-1 与 ω-2 两类。ω-1 受体被激活后出现催眠与抗焦虑作用，而 ω-2 受体被激活后出现肌松、认知记忆受损等作用。苯二氮䓬类药物对于这两类受体没有选择性。当苯二氮䓬类药物与 GABA 结合于同一个 GABA$_A$ 受体-Cl$^-$ 通道复合物时（图 18-5），通过促进GABA与GABA$_A$受体结合而易化 GABA 功能。该复合受体与 Cl$^-$ 通道偶联。当 GABA$_A$ 受体兴奋时，Cl$^-$ 通道开放，Cl$^-$ 内流，使膜电位超极化，产生突触后抑制，从而降低神经系统兴奋性。苯二氮䓬类与该受体复合物结合后，增加 GABA 与受体的亲和力，进而增加 Cl$^-$ 通道开放频率，达到镇静催眠的效果。临床上常用的药物包括：地西泮（diazepam）、氯氮䓬（chlordiazepoxide）、劳拉西泮（lorazepam）等。

苯二氮䓬类药物是治疗失眠最常用的药物，尤其是对短期失眠有效。该类药物可缩短入睡潜伏期，减少觉醒次数，延长睡眠总时间，但缩短 REM 睡眠和 SWS 睡眠。常见的不良反应有嗜睡、头昏、乏力等，大剂量可有共济失调、震颤。罕见的有皮疹、白细胞减少。个别患者发生兴奋、多语、睡眠障碍，甚至幻觉。停药后，上述症状很快消失。长期连续用药可产生依赖性和成瘾性。停药可能发生戒断症状，表现为激动或忧郁。本类药物与其他催眠药物相比相对安全。停药后 REM 睡眠"反跳"现象轻，嗜睡及运动失调等不良反应较轻。但老年人或服药期间过度饮酒，或联合中枢抑制药共同服用，可引起中枢系统过度抑制甚至死亡。

**图 18-5 GABA$_A$ 受体-Cl$^-$ 通道复合物（也称为 GABA$_A$-BDZ 复合物）**

20 世纪 60 年代以后，作为常规首选的催眠药，苯二氮䓬类药物发展较快。但是由于苯二氮䓬类对 $\omega$-1 与 $\omega$-2 两类亚受体没有选择性，故时有不良反应发生。这也促使药物研究更注重于开发具有高选择性，且不良反应更少的镇静催眠药。由此，便出现了一系列的非苯二氮䓬类新型催眠药。

2. 新型催眠药

新型催眠药是从 20 世纪 90 年代发展起来的对中枢苯二氮䓬受体选择性更高的一类药物。新型催眠药的作用位点是 GABA$_A$-BDZ 受体的不同亚型。该类药物只选择性作用于中枢神经系统（CNS）的 $\omega$-1 受体，使关闭的 Cl$^-$ 通道开放，GABA$_A$ 受体活化，从而使大量的 Cl$^-$ 内流，细胞膜超极化，从而产生中枢镇静，起到镇静催眠的作用。它对 $\omega$-2 受体没有影响（即没有认知和记忆功能方面的不良反应）。临床上常用的新型非苯二氮䓬类药物主要有唑吡坦（zolpidem）、扎来普隆（zaleplon）、佐匹克隆（zopiclone）等。下面就唑吡坦为例进行简要介绍。

唑吡坦是一种在结构上与苯二氮䓬类药物不相关的，具有咪唑并吡啶骨架结构的非苯二氮䓬类催眠药，具有起效快，不产生成瘾性和戒断症状，对循环和呼吸系统的不良反应少等特点。它不会引起认知和精神运动障碍，并且无反跳现象。主要用于催眠，可快速入睡，延长睡眠时间。但此药物不适于长期服用。美国食品及药物管理局（FDA）明确提出，唑吡坦半衰期较短，其作为睡眠维持药物的应用仍需要进一步研究。唑吡坦在推荐催眠剂量下，对睡眠结构几无影响，但大剂量会缩短入睡潜伏期，增加 NREM 睡眠。如果大剂量的唑吡坦与其他中枢抑制药（如乙醇）共同使用，有可能产生呼吸抑制。唑吡坦具有明显镇静催眠作用，主要用于原发性失眠症。

3. 褪黑素受体激动剂

褪黑素受体激动剂是治疗失眠的一种较新的药物，广泛用于治疗入睡困难型失眠，如 Ramelteon（由日本武田制药公司开发，2005 年 7 月 22 日获 FDA 批准上市）。内源性褪黑素（melatonin）由松果体在夜间分泌，可调节睡眠觉醒周期。褪黑素的催眠作用机制仍不十分清楚。其受体 MT$_1$ 和 MT$_2$ 位于视交叉上核和下丘脑前部，机体生物钟即位于此。Ramelteon 结构与褪黑素不同，但可与 MT$_1$ 和 MT$_2$ 受体结合而促进睡眠，缩短睡眠潜伏期，对入睡困难患者有很好疗效。Ramelteon 对 GABA 受体无亲和力，因此对中枢系统无抑制作用，不易出现成瘾性、依赖性、戒断症状和反跳现象。因此，可用于失眠的短期和长期治疗。

4. 其他药物

除上述常用药物之外，巴比妥类药物也曾经广泛用于治疗失眠。在 GABA$_A$ 受体-Cl$^-$ 通道复合物上也有巴比妥类结合位点，通过延长 Cl$^-$ 通道开放时间来增加 Cl$^-$ 内流。同时抑制 AMPA 受体，抑制电位依赖性 Ca$^{2+}$ 通道。此类药物不良反应较多，容易出现"宿醉"现象，翌日出现头晕、乏力、困倦、恶心等。突然停药后发生惊厥或癫痫发作等戒断症状。鉴于以上诸多不良反应，巴比妥类药物在临床上已不常使用。某些抗组胺药也具有镇静催眠作用。在美国最常见的 OTC 抗组胺药是苯海拉明（diphenhydra-mine）和多西拉敏（doxylamine）。研究表明，苯海拉明在长期治疗中会出现不良反应，因此不适于长期治疗。此外，某些抗抑郁药，如曲唑酮（trazodone），也曾用于合并抑郁症的失眠患者的治疗。在 2005 年 6 月，美国国家卫生研究院（NIH）举行的关于"成人慢性失眠的表现与治疗"的会议上提出，目前还没有足够的证据支持常用抗抑郁药、低剂量的非典型神经松弛剂和其他一些 OTC 药物能治疗失眠。

# 第三节　睡眠相关运动障碍

## 一、概述

睡眠相关运动障碍中最常见的为不宁腿综合征（restless legs syndrome，RLS），又称为 Ekbom 综合征或多动腿综合征，是一种感觉运动机能紊乱的疾病。其临床表现通常为夜间睡眠时，双下肢出现极度的不适感，迫使患者不停地移动下肢或下地行走，导致患者严重的睡眠障碍。主要症状为不自主地移动双腿，通常伴有腿部的蚁走感或麻木感。对于多数患者，其症状在休息或不活动时开始或加重，通过活动可部分或完全缓解。症状往往在傍晚或夜间发生或加重，从而扰乱睡眠。依症状轻重不同，表现为应急情况下的临时发作，或者整晚严重发作，几乎完全阻碍睡眠。据报道，大约 10%～15% 的成年人患有不宁腿综合征，并伴有周期性肢体运动障碍（periodic limb movement disorder，PLMD）。但是只有 8% 的患者得到了正确的诊断和及时的治疗。患病率随着年龄的增长而提高，在 80 岁以上的老年人群中患病率可达 19%。不宁腿综合征可分为早发型不宁腿综合征（early onset RLS）和迟发型不宁腿综合征（later onset RLS）。其中，早发型不宁腿综合征的家族遗传性较强，而迟发型不宁腿综合征则通常继发于其他疾病。2003 年，国际不宁腿综合征研究组修改了诊断不宁腿综合征的标准（Allen，2003）：

Ⅰ　动腿冲动，通常伴随或继发于腿部不良和不安的感觉（有时动腿冲动并不伴有腿部不良感觉，有时上肢或身体其他部位也随之而动）

Ⅱ　在静息或不动时（如平躺和静坐），动腿冲动或腿部不安感觉会开始发生或者加剧。

Ⅲ　在活动持续时（如说话和伸展运动），动腿冲动或腿部不安感觉会部分、甚至是完全缓解。

Ⅳ　动腿冲动或不安感觉在晚间加重，或者仅发生在晚间。（当症状非常严重时，晚间的症状加剧可能不明显，但是在此之前肯定发生过）

## 二、不宁腿综合征的发病原因和机制

不宁腿综合征的发病原因有很多种，主要因素参见图 18-6。

不宁腿综合征可能是原发性，也可能是继发于缺铁症、妊娠或肾脏终末期疾病。主要影响因素包括：① 遗传因素：原发性不宁腿综合征具有遗传性，是基因缺陷引起的。到目前为止已经发现了染色体上的 12q、14q、9q 和 2q 等一系列敏感性基因位点与发病有关，但仍未鉴定出具体特异基因。② 多巴胺代谢失调：不宁腿综合征常伴随中枢神经系统突触前和突触后多巴胺能系统的功能障碍。神经解剖学研究发现，不宁腿综合征患者的间脑 A11 区和第三脑室旁 A14 区的多巴胺能神经元受损。这些神经元的轴突沿脊髓同侧下行，并且发出侧突与脊髓各级感觉运动神经元相联系。此外，从影像学资料来看，在新纹状体、壳核和尾核的多巴胺 $D_2$ 受体明显减少。这些研究结果都可解释临床使用多巴胺受体激动剂治疗不宁腿综合征的原因。③ 铁代谢异常：铁缺乏是继发性不宁腿综合征的重要原因。血浆铁蛋白水平下降和脑内铁减少与不宁腿综合征发病有明显的相关性。同时，核磁共振影像学研究证明，在不宁腿综合征患者的大脑中铁离子水平降低。血清铁蛋白含量低于 50 ng/mL 时，可能出现不宁腿综合征。而血清铁

**图 18-6　影响不宁腿综合征发生发展的因素**

(Mata I F，2006)

向大脑中枢转移出现障碍,也可导致不宁腿综合征的发生。④ 周围神经病变,感觉传入通路的障碍在不宁腿综合征的发病中起重要作用。尿毒症、糖尿病、维生素缺乏及各种癌症等的并发症,均可引起周围神经病变,使神经传导速度减慢,导致神经纤维变性。⑤ 脊髓上位神经中枢抑制机制,局灶性脊髓传递通路异常及脊髓异常病变,可能使脊髓上位神经元对脊髓发射抑制冲动的作用缺失,导致脊髓屈肌反射敏感性增高,引起不宁腿综合征或周期性肢体运动障碍。这也是不宁腿综合征与周期性肢体运动障碍常常伴发的原因。另外,脊髓上位抑制性冲动减少,使中枢神经系统抑制冲动减少,下位神经元敏感性增高,有可能引发不宁腿综合征。不宁腿综合征的发病机制有待于进一步研究。

### (三) 不宁腿综合征的治疗

不宁腿综合征的治疗分为非药物治疗和药物治疗(多巴胺能药物、非多巴胺能药物等)。其中非药物治疗包括:① 减少或禁止咖啡因、尼古丁和酒精的摄入。② 可考虑停服加重不宁腿综合征的药物,如抗抑郁药(尤其是 5-羟色胺重摄取抑制剂类,SSRIs)、镇静药、多巴胺阻断药、抗组胺类药物。

常见的治疗药物包括:多巴胺能药物、阿片受体激动剂(opiates)、苯二氮䓬类、抗惊厥药(anticonvulsants)和铁剂(iron supplements)。

#### 1. 多巴胺能药物

从影像学资料来看,不宁腿综合征患者新纹状体、壳核和尾核的多巴胺 $D_2$ 受体有所减少。因此临床上给予拟多巴胺药物或多巴胺受体激动剂来治疗。常用的药物包括左旋多巴(levodopa)、普拉克索(pramipexole)和罗匹尼罗(ropinirole)。

(1) 拟多巴胺前体药物:左旋多巴和多巴脱羧酶抑制剂(dopa-decarboxylase inhibitor,DDI)可用于治疗周期型不宁腿综合征的症状。左旋多巴的主要不良反应是长期使用会造成症状加重,并蔓延至躯干和上肢。停药后可能出现症状反跳。

(2) 多巴胺受体激动剂:可用于治疗日发型不宁腿综合征。其导致症状加重的效应比左旋多巴弱,且可以通过分次服药来缓解。其中麦角碱衍生物类包括,培高利特(pergolide)、卡麦角林(cabergoline)和溴隐亭(bromocriptine)。非麦角碱衍生物类包括,普拉克索和罗匹尼罗,已经成为中重度不宁腿综合征的首选用药,可显著缓解不宁腿综合征的症状,并减少周期性肢体运动障碍。长期使用不良反应少,能改善患者睡眠。

#### 2. 阿片受体激动剂

阿片受体激动剂通过作用于痛觉传导系统来改善不宁腿综合征。常用药物包括弱效阿片类(low

potency opioids），如可待因（codeine），以及阿片受体激动剂，如曲马多（tramadol）。此类药物对周期型不宁腿综合征及日发型不宁腿综合征有较好效果。但每天使用，会产生便秘、恶心、耐受和成瘾等不良反应。

3. 铁剂

可以口服或静脉注射铁制剂来补充血清铁蛋白，从而减轻不宁腿综合征的症状。

4. 苯二氮䓬类

该类药物适于周期性不宁腿综合征患者。其镇静作用可以治疗不宁腿综合征引起的入睡困难，从而改善睡眠质量。常用药物为氯硝西泮（clonazepam）。

5. 抗惊厥药

常用药物为加巴喷丁（gabapentin），平均剂量为 1300～1800 mg/d 时对不宁腿综合征伴疼痛的患者最为有效。

图 18-7　日发型不宁腿综合征与周期型不宁腿综合征的治疗方案

（Hening W，Allen R P，Earley C J，1999）

## 第四节　睡眠呼吸暂停综合征

### 一、概述

睡眠呼吸暂停综合征（sleep apnea syndrome，SAS）是由于某些原因而致上呼吸道阻塞（如图 18-8），睡眠时有呼吸暂停，伴有缺氧、鼾声、白天嗜睡等症状的一种较复杂的疾病。好发于肥胖者、老年人。上呼吸道任何一个部位的阻塞性病变都可致睡眠呼吸暂停综合征。大部分睡眠呼吸暂停综合征患者的阻塞部位在鼻咽和口咽。临床特征是由响亮鼾声、短暂气喘及持续10 s 以上的呼吸暂停交替组成，呼吸暂停表现为口鼻气流停止，但胸腹式呼吸仍存在。呼吸暂停产生窒息感及伴随身体运动可突然惊醒，出现几次呼吸后再次入睡。睡眠时频繁翻身或肢体运动，可踢伤同床者；有时突然坐起，口中念念有词，突然又落枕而睡。患者晨起头痛，白天感觉疲劳、困倦、没精神、迟钝，以及记忆力、注意力、判断

图 18-8

力和警觉力下降。可出现抑郁、焦虑、易激惹、口干、性欲减退等。全身器官损害表现为高血压、冠心病、肺心病和呼吸衰竭、缺血性或出血性脑血管病、精神异常和糖尿病。睡眠呼吸暂停综合征分为两类，阻塞性睡眠呼吸暂停（obstructive sleep apnea syndrome，OSAS）和中枢性睡眠呼吸暂停（central sleep apnea syndrome，CSAS）。其中阻塞性睡眠呼吸暂停较为常见，据报道，成人中约 2% 的女性和 4% 的男性有阻塞性睡眠呼吸暂停的症状。其诊断标准是：呼吸暂停\呼吸减弱指数（apnea-hypopnoea-index，AHI）＞ 5/h，并且白天嗜睡。阻塞性睡眠呼吸暂停通常发生于患鼾症、反复性窒息、白天嗜睡以及解剖学上易引起上呼吸道阻塞的患者。由于近年来肥胖症患者增加，阻塞性睡眠呼吸暂停的患病率也随之上升。相对而言，中枢性睡眠呼吸暂停发生率较低。中枢性呼吸暂停是由于中枢神经系统对呼吸肌驱动作用的减弱，常见于合并心力衰竭和大脑神经系统疾病的患者。

### 二、阻塞性睡眠呼吸暂停的诱发因素

阻塞性睡眠呼吸暂停的诱发因素较多，主要包括：① 肥胖（obesity）：这是阻塞性睡眠呼吸暂停发病的主要诱因。肥胖可导致气道狭窄，颈部组织增多。研究表明，体重增加 10% 会导致 AHI 增加 32%，体重减少 10% 可使 AHI 减少 26%。因此，控制体重是治疗阻塞性睡眠呼吸暂停的重要手段。② 性别：男性/女性的患病率之比为 1.25/1。其原因可能为由于男性上身脂肪分布比女性更多，颈部脂肪分布也更多所致。此外，男性患者发病时，症状多为打鼾、呼吸暂停和嗜睡，而女性发病时，症状多为抑郁、晨起头痛。因此，在诊断时，女性更容易被误诊为抑郁和慢性阻塞性肺病。③ 年龄：老年患者更容易患阻塞性睡眠呼吸暂停。据报道，在 50～70 岁之间的人群中有 6% 患有阻塞性睡眠呼吸暂停。在 40～98 岁之间的人群中，有 11% 的女性和 25% 的男性的 AHI 指数高于 15/h。首先是由于老年人的咽部解剖学结构发生改变，导致发病率上升。其次，老年人常伴有心血管疾病和神经精神疾病，这些疾病常常导致阻塞性睡眠呼吸暂停的发病率和死亡率上升。④ 解剖学因素：上呼吸道畸形、扁桃体腺增殖及颅面部异常（如下颌后缩、小颌症）、男性脖颈部周长大于 43.2 cm、女性大于 40.6 cm 等。以上患者的气道容易堵塞，因此更易发病。⑤ 其他：嗜酒、遗传因素。

### 三、睡眠呼吸暂停综合征的治疗

本病的治疗方案大多数为物理上的通气矫正。主要有以下三种：

（1）连续气道正压通气（continuous positive airway pressure，CPAP）治疗：通过鼻罩向气道内通入正压气体阻止气道阻塞。可用于阻塞性睡眠呼吸暂停和中枢性睡眠呼吸暂停的治疗。连续气道正压通气，可以减少睡眠过程中呼吸暂停的次数并维持血氧饱和度，从而改善睡眠，减少白天嗜睡程度。也可以减少伴有心血管疾病患者的死亡率，改善伴有神经精神疾病患者的认知障碍等。不良反应有口鼻干燥、喷嚏、鼻充血、夜晚惊醒和幽闭恐怖症（claustrophobia）等。

（2）口腔矫正器（oral appliances）治疗：通过移动下颌骨来扩张上呼吸道。口腔矫正装置比连续气道正压通气更易被患者接受，可改善睡眠呼吸障碍，但其效果不如连续气道正压通气治疗。其不良反应有黏膜干燥、流涎过多、牙痛等轻微症状。不耐受连续气道正压通气的患者可改为使用口腔矫正装置。

（3）手术：手术包括两方面。一方面可扩张上呼吸道，如悬雍垂-腭-咽成形术（uvulopalatopharyngoplasty，UPPP）。另一方面可考虑肥胖治疗手术来减轻体重，达到缓解症状的目的。

# 第五节 发作性睡病

## 一、概述

发作性睡病(narcolepsy)是一种慢性消耗性睡眠障碍,是指不可抗拒的突然发生的睡眠,并伴有猝倒症(cataplexy)、睡眠瘫痪和入睡幻觉。睡眠发作时不能克制,在任何场合如吃饭、谈话、工作、行走时均可突然发生,单调的工作、安静的环境以及餐后更易发作。其睡眠与正常睡眠相似,脑电图亦呈正常的睡眠波形。一般睡眠程度不深,易唤醒,但醒后又入睡。一天可发作数次至数十次不等,持续时间一般为十余分钟。猝倒症是本症最常见的伴发症,约占50%~70%,发作时意识清晰,躯干及肌体肌张力突然下降而猝倒,一般持续1~2 min。睡眠瘫痪见于20%~30%的发作性睡病的患者,表现为意识清楚而不能动弹,全身弛缓性瘫痪。病人发作时被他人触动身体即可中止发作,有些病人须用力摇动后方可恢复。入睡幻觉约占该病的25%,以视听幻觉为多见,内容大多为日常经历。病人对周围有所知觉,但又似在梦境。而摔倒是因为对肌肉控制能力的短暂性丧失,时间可以从几秒到长达几分钟。这段时间,患者的意识完全清醒却连一根手指头都动不了。发作性睡病通常出现在患者情绪突然转变的时候,比如笑、生气、惊讶或害怕。这种疾病遍及世界各地,不分年龄种族,但很多学生患者往往被误认为是爱在上课时睡觉的顽皮学生,而得不到应有的关注及治疗,而成年患者却容易把这种病的症状误解成压力或睡眠不足。这种疾病的特点是患者会在很短的时间进入看上去像深度睡眠的阶段。一般人需要一个半小时左右从轻度睡眠进入到深度睡眠,而患有此病的人可能只需要一分钟甚至更短。患者的夜间睡眠大多间断而且容易醒来,所以大脑才会在白天自动进入睡眠状态,出现白天睡眠过多(excessive daytime sleepiness,EDS)。患者入睡的速度及醒来的速度都快得惊人,而醒来几秒钟之内可能会意识模糊不清。而且大部分患者的梦都丰富多彩而且自己会记得多数的梦,甚至可以在睡着几秒钟之内就开始做梦,所以也有人称之为梦境一般的幻觉。此外,发作性睡病还伴随有睡眠维持困难、周期性小腿运动、REM睡眠行为障碍、异态睡眠和其他由于缺乏下丘脑泌素(hypocretin/orexin)而引起的代谢平衡异常(如肥胖、糖尿病、低血压等)。正常情况下,REM睡眠出现在SWS之后,而发作性睡病患者则可从觉醒状态直接进入REM睡眠状态,从而表现出肌肉麻痹、幻觉等伴随REM睡眠出现的一些症状。诊断时除以上症状外,还要结合多导睡眠仪中睡眠开始阶段出现的REM睡眠时相,以及人类白细胞抗原某些亚型和等位基因来确定,如 *HLA DQA1 * 0102-DQB1 * 0602*。

## 二、发作性睡病的影响因素和病理学机制

发作性睡病的病因尚不清楚,其影响因素可能包括:① 遗传学因素,发作性睡病具有家族遗传倾向,直系亲属患病概率比普通人群高出10~40倍。大部分患者携带人类白细胞抗原亚型HLA-DR2和DQ1基因。② 外部因素,如头部创伤、睡眠觉醒习惯的突然改变及各种感染都有可能诱发发作性睡病。

本病的病理生理学机制可能包括以下几点。

1. 肌张力减弱发生猝倒的机制

(1)主动过程:由于蓝斑核(locus coeruleus)附近的神经元通过被盖网状束刺激延髓的大细胞神经核(medulla oblongata gigantocellular nucleus)后,后者通过腹外侧网状脊髓束(lateral ventral reticulospinal tract)使脊髓运动神经元发生超极化(hyperpolarization),使运动神经元受到抑制,从而抑制脊髓Hoffman反射和深部腱反射。导致运动神经元超极化的递质为甘氨酸。因此,若脑桥延髓系统对神经元释放甘氨酸,将会导致运动神经元抑制而发生猝倒。

(2)易化作用(facilitation):含5-羟色胺和去甲肾上腺素的神经元对运动神经发生突触联系产生易化作用。在清醒期或NREM睡眠时期,该易化作用为紧张性活动。发病时,蓝斑核几乎完全停止活动,

则去甲肾上腺素释放减少,产生去易化作用(disfacilitation),从而肌张力消失,发生猝倒。

2. 下丘脑泌素

患者脑脊液中,下丘脑泌素水平明显降低,甚至可降低90%。死后尸检可见患者脑组织广泛缺乏下丘脑泌素(图18-9),由此提示,发作性睡病与脑内及脑脊液中下丘脑泌素的减少关系密切。OX$_2$-R(hypocretin$_2$受体)基因变异的狗和下丘脑泌素蛋白原(prehypocretin)基因敲除的小鼠均可表现出突发的短暂静止,类似于猝倒发作,因此被广泛用作研究发作性睡病的模型。

**图18-9　正常个体与发作性睡病患者脑中下丘脑泌素细胞数目比较**

(Thannickal T C, 2000)

包含下丘脑泌素的神经元可投射至脑干运动抑制区域以及蓝斑核(去甲肾上腺素能)、中缝背核(raphe nuclei,5-羟色胺能)、背外侧被盖核(laterodorsal tegmental nuclei,乙酰胆碱能)及腹侧背盖核(ventral tegmental nuclei,多巴胺能),同时可投射至前脑区域,如下丘脑前部(posterior hypothalamus,组胺能),见图18-10。下丘脑泌素系统功能失调导致蓝斑核的兴奋消失,则运动神经元受抑制。同时,下丘脑泌素系统的功能失调所导致的中缝背核5-羟色胺能神经元、下丘脑多巴胺能神经元、下丘脑后部组胺能神经元、基底前脑和脑干胆碱能神经元等区域的活动减弱,均会引起觉醒的消失和活动减少。

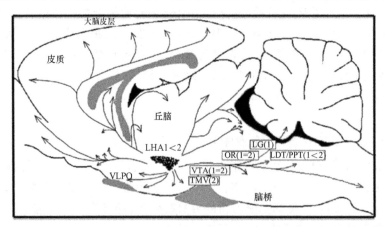

**图18-10　包含下丘脑泌素的神经元投射至单胺能和胆碱能区域,这些区域富含下丘脑泌素受体。因此,当下丘脑泌素缺乏时,导致单胺能和胆碱能平衡被打破,从而产生发作性睡病的症状**

(Nishino S, 2007)

3. 自身免疫

下丘脑泌素减少的原因尚不明确,可能与自身免疫相关。在自身免疫失调的情况下,部分分泌下丘脑泌素的下丘脑神经元受损,导致下丘脑泌素释放减少。在自身免疫调节机制当中,HLA-DR2和DQ1的等位基因与发作性睡病有密切关系。多于85%的患者 *HLA-DQB1 * 0602* 显阳性。但等位基因频率、表型模拟率和外显率尚不清楚。而这些通常受众多因素的影响,如性别、年龄、机体的病理状况(如外周神经疾病、帕金森综合征、肾脏疾病和妊娠）、缺铁、吸烟和饮酒等。

### 三、发作性睡病的治疗

发作性睡病目前尚无有效的治疗方法。主要是对症治疗，可分为非药物治疗和药物治疗。其中非药物治疗主要包括行为调整，如白天小憩、经常锻炼、保持规律的睡眠习惯，以及一些认知行为治疗。

药物治疗主要是对症治疗，包括中枢神经兴奋药（如莫达非尼 modafinil），抗抑郁药（三环类、5-羟色胺重摄取抑制剂 SSRIs 等）以及新型下丘脑泌素受体激动剂。

（1）中枢兴奋药：常用于治疗白天过度嗜睡。首选药物为莫达非尼，其药效长，且很少形成药物依赖和滥用。其机制可能是通过抑制多巴胺再摄取和降解，增加儿茶酚胺的释放以增加觉醒。

（2）抗抑郁药：常用于治疗猝倒。三环类抗抑郁药（TCAs），如丙咪嗪、去甲丙咪嗪，通过抑制单胺递质的再摄取而抑制 REM 睡眠的发生而起作用。由于 TCAs 还可阻断乙酰胆碱 M 受体和肾上腺素受体，因此不良反应主要为阿托品样作用、体位性低血压等。5-羟色胺再摄取抑制剂，如氟西汀（fluoxetine）、西酞普兰（citalopram），选择性较高，不良反应较少。去甲肾上腺素和 5-羟色胺双重再摄取抑制剂（SNRI）文拉法辛（venlafaxine）是用于治疗猝倒的一线药物，主要不良反应为呕吐。

（3）其他药物：GABA 可显著升高 SWS 相对于 REM 睡眠的比例，因此，在 2002 年被 FDA 批准用于治疗发作性睡病。此外，下丘脑泌素受体激动剂可通过补充脑内下丘脑泌素的不足来发挥其疗效。

# 第六节 异 睡 症

### 一、概述

异睡症（parasomnia）又称异常睡眠，分为 NREM 睡眠相关异睡症（non rapid eye movement-related parasomnias）（又称为觉醒障碍，disorders of arousal）以及 REM 睡眠相关异睡症（rapid eye movement-related parasomnias）。其中 NREM 睡眠相关异睡症包括觉醒混淆（confusional arousals）、梦游（somnambulism）、睡惊症（sleep terrors）、睡眠相关暴力（sleep-related violence）和睡眠相关性行为（sleep-related sexual behavior）。REM 睡眠相关异睡症包括：REM 睡眠行为障碍（rapid eye movement sleep behavior disorder，RBD）、复发性睡眠麻痹综合征（recurrent isolated sleep paralysis）和梦魇症（nightmare disorder）。其他的异睡症还有：遗尿（sleep enuresis）、磨牙（sleep-related bruxism）、睡眠相关节律性运动障碍（sleep-related rhythmic movement disorder）、梦呓（somniloquy）和睡眠呻吟（sleep-related groaning）等。以下就 REM 睡眠行为障碍举例说明。

REM 睡眠行为障碍（RBD）为睡眠过程中反复出现的肌张力不消失的现象，以及与所梦内容有关的无法控制的复杂运动行为。REM 睡眠行为障碍的概念是 1986 年由 Schenck 等首先提出的。REM 睡眠行为障碍分为原发性 REM 睡眠行为障碍和继发性 REM 睡眠行为障碍。

### 二、REM 睡眠行为障碍的发病原因和机制

REM 睡眠行为障碍的发病原因并不明确，可能有以下几种：① 原发性患者：可能与睡眠状态分裂或者由于衰老而使得延髓中枢对 α 运动神经元的抑制性投射功能的减退有关。有些研究推测 REM 睡眠行为障碍是一些神经疾病的前驱症状，在原发性 REM 睡眠行为障碍患者中发现背侧脑桥中脑和室周围区域出现空洞，以及蓝斑核和黑质的损失。② 继发性 REM 睡眠行为障碍：常继发于痴呆、帕金森病、橄榄体脑桥小脑萎缩（olivopontocerebellar atrophy）、希-德综合征（Shy-Drager syndrome）、多发性硬化症和头部创伤引起的血肿等退行性疾病以及一些精神疾病。还可继发于某些药物的使用，如安非他明、

可卡因、氟西汀、丙咪嗪和可乐定等。其发病机制尚未明确,可能与睡眠觉醒机制和运动系统的功能紊乱有关。但是对于造成 REM 睡眠中肌张力松弛消失和运动神经元过度兴奋的机制尚不清楚。脚桥被盖核(pedunculopontine tegmental nucleus,PPT)作为主要的神经核团参与了运动神经元和睡眠觉醒机制的相互作用。该神经核团主要为胆碱能神经元,上行投射至丘脑、黑质、下丘脑、膝状体、基底前脑和额叶皮质,并通过网状系统与脊髓运动神经元、脑桥、延髓网状结构相连接。当 REM 睡眠过程中单胺能神经元(如蓝斑核、中缝背核)活动减弱时,可能使得 PPT 去抑制,导致 REM 睡眠中相关的特征消失,从而发生各种异常的睡眠活动。

### 三、REM 睡眠行为障碍的治疗

继发性 REM 睡眠行为障碍的治疗要针对原发病因,如因药物所致者需停药。而针对长期的原发性 REM 睡眠行为障碍则需用药物治疗,常用药物为氯硝西泮,对 95% 的患者有效。睡前服用,可明显抑制睡眠过程中的运动。其机制可能是通过作用于运动系统和 5-羟色胺系统来改善症状。在氯硝西泮无效时,可使用地西泮、阿普唑仑、三环类抗抑郁药和卡马西平等药物代替。三环类药物作用于 5-羟色胺系统,抑制 REM 睡眠的时相性和紧张性现象。卡马西平则是作用于边缘系统来改善 REM 睡眠时期的记忆活动。

现代医学对睡眠障碍的研究已经有了很大的进步,但是仍然存在许多亟待解决的问题。比如各种睡眠障碍模型的建立、不同睡眠障碍的诊断标准、睡眠障碍发生的基本病理机制以及针对不同患者的个性化治疗方案等。随着神经内分泌学、神经免疫学、电生理学、神经影像学等领域的进一步深入研究,虽然在改善病情和控制症状方面已经取得了一些进步,但针对病因治疗的科学依据仍存在许多不足。这也提示我们,睡眠障碍不是单纯的生理性病症,而是与心理、认知、社会等因素有关的综合征。中医对于睡眠障碍的辨证论治也可改善患者的睡眠质量,提高其生活质量。因此,今后的研究还要针对病理模型和病理机制,将中西疗法相结合,或可为睡眠障碍疾病找到最佳的治疗方案。

（张永鹤、王子君）

## 练 习 题

1. 简述失眠的病理机制和药物治疗。
2. 简述不宁腿综合征的病理机制。
3. 简述发作性睡病病理机制。

## 参 考 文 献

1. Allen R P, Becker P, Bogan R, et al. Restless legs syndrome: the efficacy of ropinirole in the treatment of RLS patients suffering from pariodic movement of Sleep. sleep, 2003, 26(suppl):A34.

2. Allen R P, Earley C J. Augmentation of the restless legs syndrome with carbidopa/levodopa. Sleep, 1996, 19:205-213.

3. American Academy of Sleep Medicine. The International Classification of Sleep Disorders-Revised. Chicago, IL, 2005.

4. Edinger J D, Means W K. Cognitive-behavioral therapy for primary insomnia. Clinical Psychology Review, 2005, 29:539-558.

5. Hening W, Allen R P, Earley C J, et al. The treatment of restless legs syndrome and periodic limb movement disorder: an American academy of sleep medicine review. Sleep, 1999, 22:970-999.

6. Mata I F, et al. Genetics of restless legs syndrome. Parkinsonism and Related Disorders. 2006,212:1-7.

7. Morin C M. Insomnia -psychological assessment and management. New York: Guilford Press,1993.

8. Nishino S. Clinical and neurobiological aspects of narcolepsy. Sleep Medicine, 2007,8(4):373-399.

9. Ohayon M M. Epidemiology of insomnia: what we know and what we still need to learn. Sleep Medicine Reviews, 2002, 6(2):97-111.

10. Pigeon W R, Perlis M L. Sleep homeostasis in primary insomnia. Sleep Medicine Reviews; 2006,10(4): 247-254.

11. Riemann D, Spiegelhalder K, Feige B, et al. The hyperarousal model of insomnia, a review of the concept and its evidence. Sleep Medicine Reviews, 2010,14(1):19-31.

12. Thannickal T C, Moore R Y, et al. Reduced number of hypocretin clinical study neurons in human narcolepsy. Neuron, 2000,27:469-474.

# 第十九章　认知障碍与老年性痴呆

痴呆是老年人常见脑功能和精神障碍而产生的获得性、全面性、持续性的智能损害综合征。老年性痴呆顾名思义是指发生在老年期的痴呆,最常见的是阿尔茨海默病(Alzheimer's disease,AD)和血管性痴呆(vascular dementia,VD),此外还有额颞痴呆(包括 Pick 病)、路易体痴呆、脑外伤、帕金森病、亨廷顿病、HIV 病、Creutzfeldt-Jacob 病以及物质和躯体病所致痴呆等。阿尔茨海默病又称早老性痴呆,随着老龄人口的增多,阿尔茨海默病的发病率在逐年升高。

我国现有痴呆的老年患者超过 400 万人,其中老年性痴呆约占 1/3,而我国 60 岁以上人群的痴呆患病率为 0.75%~4.69%。国外调查结果显示,痴呆患病率在 60 岁以上人群中为 1%,85 岁以上达 40%以上。据统计,全球约有 3500 万人患有不同程度的 AD,在美国约有 530 万人被诊断为 AD。目前全世界已有 1700~2000 万名患者,随着全球人口的老龄化,AD 的发病率呈逐年显著上升趋势,全球预计 2025 年将有 2200 万名 AD 患者,到 2050 年患者人数将达 4500 万人。

## 第一节　老年性痴呆的病理学特征

AD 典型的神经病理学特征是老年斑(senior patch,SP 或 amyloid plaques)以及细胞内 tau 蛋白过度磷酸化形成的神经纤维缠结(neurofibrous tackles,NFT)(图 19-1,图 19-2,图 19-3),这也是其组织病理学诊断的依据。β-淀粉样蛋白(amyloid beta-protein,Aβ)是老年斑的主要成分,细胞外纤维化的 β-淀粉样蛋白聚集,最终形成了老年斑。

AD 患者颞、顶、额叶广泛性脑萎缩,大多为对称性。脑沟变浅、脑回变窄、侧脑室扩大、脑室角变钝、海马与颞角壁间隙增宽,早期即发生内嗅区明显萎缩。AD 患者脑组织破坏从大脑记忆区扩散到情感控制和感觉控制区,大脑灰质每年丢失 5.3%,记忆区,每年丢失高达 10%,正常对照组只有 0.9%,大脑组织破坏区的边缘不断地向外推进,从而导致更多的脑组织受损。

**图 19-1　AD 患者的老年斑和神经纤维缠结的模式图**

(http://www.advancedhealing.com/blog/2010/10/30/diabetes-insulin-and-alzheimers-disease/)

**图 19-2　AD 患者脑内嗅皮质区神经纤维缠结**

（A）正常人　（B）AD 患者

（Giannakopoulos P，et al，1997）

**图 19-3　AD 患者脑内嗅皮质区老年斑**

（A）正常人　（B）AD 患者

（Giannakopoulos P，et al，1997）

# 第二节　老年性痴呆的发病机制

目前关于 AD 的发病机制存在多种学说，主要有胆碱能损伤学说、Aβ 毒性学说、基因突变学说、细胞凋亡学说、铅紊乱学说、线粒体损伤学说和氧化应激学说等。

**（一）胆碱能损伤学说**

20 世纪 70 年代初，Deutsch 等发现胆碱能系统与学习记忆密切相关。胆碱能神经递质是脑内重要的化学物质，它沿着中隔、海马、基底前脑系统投射到皮质。乙酰胆碱是脑组织中重要的神经递质，其含量减少会造成脑组织的功能紊乱。研究发现，AD 患者海马和新皮质及脑脊液中乙酰胆碱的合成、释放、摄取等功能下降，胆碱乙酰转移酶（ChTA）显著减少，乙酰胆碱酯酶（AchE）活性下降，进而引起以记忆和识别功能障碍为主要症状的一系列临床表现，也有学者认为痴呆的原因是迈氏（Meynert）基底核对皮层的胆碱能神经支配减少所致。

**（二）Aβ 毒性学说**

Hardy 等人于 1992 年提出了 β-淀粉样蛋白（Aβ）瀑布假说。Aβ 是老年斑的主要成分，是含有 39～43 个氨基酸的疏水肽，来源于前体蛋白（amyloid precursor protein，APP）的水解，是跨膜糖蛋白，包含细胞外的相对分子质量达 27 000 的 N 末端和细胞内的相对分子质量达 17 000 的 C 末端，广泛分布于体内各组织，尤以脑、肾、心肌及脾脏中含量较高。Aβ 的三维结构呈 β 型折叠，具有强自聚性，易形成极难溶解的沉淀。该假说认为 Aβ 的生成与清除失衡是导致神经元变性和痴呆的主要原因。

目前发现，突触内的 Aβ 有三种毒性作用：抑制长时程增强效应（LTP），去除突触内的谷氨酸受体和谷氨酸突触。LTP 是突触可塑性的一种形式，反映了突触水平上的信息贮存过程，与学习记忆密切相关。一般认为，LTP 的形成和维持是突触前和突触后机制联合作用，并且以突触后机制为主。关于 LTP 形成的突触后机制与 N-甲基-D-天冬氨酸（NMDA）受体的特征及该受体激活后的细胞内级联反应密切相关。脑内 50% 以上的突触是以谷氨酸为递质的兴奋性突触，即谷氨酸突触，传入末梢释放谷氨酸可与突触后膜上的两种受体结合，即 NMDA 受体和非 NMDA 受体，非 NMDA 受体包括 α-氨基羟甲基恶唑丙酸(AMPA)受体和海人藻酸(KA)受体。在正常的兴奋性突触传递过程中,突触前囊泡释放谷氨酸,作用于突触后膜的 AMPA 受体和 NMDA 受体。谷氨酸突触的突触后膜富含 AMPA 和 NMDA 受体,AMPA 受体在正常情况下主要负责快速电传导,而 NMDA 受体对钙具有较高的通透性,是突触中诱导 LTP 和长时程抑制所必需的。因此,当机体内过多的 Aβ 沉积不能及时被清除时,Aβ 可直接抑制 LTP 效应,也可去除突触内的谷氨酸受体和谷氨酸突触,间接抑制 LTP 效应,从而导致学习记忆功能障碍。

### (三) 基因突变学说

#### 1. Tau 蛋白基因

Tau 蛋白主要分布于神经元轴突,是脑特异性的微管相关蛋白,在正常脑组织中 tau 蛋白可促进管蛋白聚合形成微管,降低微管蛋白分子的解离,稳定微管的结构。微管系统是神经细胞骨架成分,可参与多种细胞功能。神经元纤维缠结是 AD 的主要病理学特征之一,它由双股螺旋细丝组成,而 PHF 的主要成分是异常磷酸化的 tau 蛋白,tau 蛋白的异常磷酸化是 AD 发病的重要机制之一。

Tau 蛋白基因定位于 17 号染色体长臂,即 17q21,为含磷酸基蛋白。正常成熟脑中 tau 蛋白分子含 2～3 个磷酸基,而 AD 患者脑中 tau 蛋白则异常过度磷酸化,每分子内含有 5～9 个磷酸基,tau 蛋白也可发生异常修饰,如过度糖基化和泛素化等。过度磷酸化的 tau 蛋白一部分是可溶的,另一部分沉积在 PHF 中为不可溶的,沉积于脑中导致神经元变性。在病理条件下,激酶和磷酸酶活性的失衡可导致 tau 蛋白的过磷酸化,从而使 tau 蛋白从微管上脱离,致使微管系统崩解,影响轴突运输,并最终导致神经元变性。

#### 2. APP 基因

Aβ 的前体蛋白基因 APP 位于人类 21 号染色体长臂,由 19 个外显子组成。人类的 APP 基因通过 APP mRNA 表达 APP 分子,形成前体蛋白 APP,APP 蛋白经过 β-分泌酶和 γ-分泌酶裂解产生由 40～42 个氨基酸组成的 β-淀粉样蛋白,即 Aβ。APP 广泛存在于全身许多组织细胞膜上,并具有膜受体蛋白样结构的跨膜糖蛋白。Aβ 是细胞 APP 的正常产物,神经系统所有细胞均表达 Aβ 和 APP。正常情况下 Aβ 的产生与降解保持动态平衡,低浓度 Aβ 1-40 有神经营养和促进神经突起生长作用,高浓度 Aβ 1-40 对神经元有毒性作用。APP 基因在转录、翻译、表达 APP 分子的过程中,以及形成 APP 前体蛋白及其水解产物 Aβ 的各个环节中,任何一个环节的异常都可能导致 Aβ 蛋白的形成和沉积。另外,Aβ 的降解减少也可导致其过度沉积。Aβ 蛋白是 AD 患者脑内老年斑的主要成分,也参与神经元纤维缠结的形成。研究发现,约1/4 的家族性 AD 患者中发现 APP 基因突变。因此,APP 基因异常是 AD 的重要发病机制之一。

#### 3. 早老素(presenilin,PS)基因

AD 病因学研究表明,AD 发病与突变型早老素基因有关。PS 基因有 PS-1 和 PS-2 两种,PS-1 定位于 14 号染色体上,即 14q24.3,编码 PS-1 蛋白,有 40 多个位点可发生突变;PS-2 位于 1 号染色体上,即 1q31～q42,编码 PS-2 蛋白,表达产物均为具有 6～9 个结构域的跨膜蛋白。已发现 PS-1 有 37 个不同错义突变和 1 个框内剪接点突变,而 PS-2 仅有 2 个错义突变。PS-1 基因缺陷可通过抑制 APP 的 γ-分泌酶发生裂解而减少 Aβ 的形成;PS-2 可抑制 T 细胞受体和 Fas 介导的神经细胞凋亡,从而抑制 AD 的发生,PS-2 基因突变可导致 Aβ 的产生增多。研究发现,脑内 Aβ 1-42(43)显著沉积的患者均有 PS-1 或PS-2 基因突变,也就是说,PS 基因可能通过影响脑内 Aβ 含量进而引发 AD 的形成。

#### 4. 载脂蛋白 E(apoliporotein E,ApoE)基因

ApoE 基因位于第 19 号染色体长臂 13 区 2 带(19q13 2)上,基因全长为 3.7kb,含有 4 个外显子和 3 个内含子,是一种富含精氨酸的碱性蛋白。ApoE 基因存在广泛的多态性,其多态性的分子基础是 112 位和 158 位半胱氨酸和精氨酸的相互取代:ε3 112 位上是半胱氨酸,158 位上是精氨酸;ε2 112 位和 158 位上均是半胱氨酸;ε4 112 位和 158 位上则是精氨酸。ApoE 的主要作用是在血液中运送胆固醇,在三种常见的基因表现中,ApoE ε4 是诱发迟发型 AD(65 岁以上发病)患者一个重要的遗传因素。每个人都会从父亲或母亲遗传 ApoE 的一种基因型,遗传了一个 ApoE ε4 基因者发生 AD 的概率较高,而遗传了两个 ApoE ε4 基因者发生 AD 的概率则更高。有调查显示,近 2/3 的 AD 患者至少有一个 ApoE 等位基因。

研究表明,AD 患者脑中 NFT 和老年斑中均有 ApoE 的存在,NFT 的主要成分是 PHF,而 PHF 的

主要成分是异常磷酸化的 tau 蛋白。Tau 蛋白在正常细胞内参与微管的组装,并保持其稳定性,当 tau 蛋白异常磷酸化后就降低了微管的组装能力,从而导致神经细胞的破坏。研究发现,ApoE 与 tau 的异常磷酸化有关,PHF 的形成可能是 ApoE 不能有效地维持 tau 蛋白与微管蛋白连接的稳定性和(或)未能抑制 tau 蛋白的自身聚集而导致的。另外,ApoE 能够参与调节 Aβ 的生成,并且能影响星形胶质细胞和神经元对 Aβ 的清除和形成,ApoE 可与 Aβ 结合,促使后者形成单丝纤维而加速 Aβ 的沉淀。可见,ApoE 与 AD 的三种主要病理改变均有密不可分的关系。

### (四)细胞凋亡学说

细胞凋亡是细胞的一种死亡形式,是指有核细胞在一定条件下通过启动内部死亡机制,按特定的基因程序自行结束生命的过程。神经细胞是一种长期存活、不可复原和已停止分化的细胞,一旦出现数量的减少,将不能再生,从而影响正常的脑功能。正常情况下,细胞凋亡是机体的一种自我保护机制,通过基因表达蛋白来调控。细胞周期可保证细胞有序地进行分裂,但在机体处于持久的低水平的氧化应激、脑损伤等情况下时,可使神经元比较容易地进入细胞周期,使神经元细胞能够进行 DNA 的复制,并且能够进入 G2 期,但是细胞不能进行正常的分裂,而是启动凋亡程序,引发细胞凋亡。但在病理条件下,神经元细胞周期出现异常、凋亡相关基因表达失调、Aβ 的毒性作用、钙稳态失调、氧化损伤,以及低能量代谢等原因均可引发细胞凋亡,导致神经元数量明显减少,进而导致脑功能障碍。

### (五)钙紊乱学说

钙涉及神经生理的许多方面,包括活性、生长、分化、突触可塑性、学习和记忆,以及病理生理如坏死、凋亡和退行性变。老化和神经变性疾病的钙假说是在 20 世纪 80 年代中期被提出来的,学者们推测细胞内钙稳态失衡是老化和神经变性疾病包括 AD 的主要原因,随着科学研究的进行,越来越多的证据表明钙失调在 AD 病理变化中起着重要作用。钙通过两个主要途径影响 AD 的发生与进展,即神经元内钙紊乱可以影响 Aβ 以及 tau 蛋白的生成。反过来,这些病理性蛋白的聚集可以加重钙调节紊乱,引起突触功能障碍以及神经变性,进而导致认知功能下降。APP 是脑内 Aβ 的重要来源,而 Aβ 的过度沉积能够导致 AD 的发生。研究发现,钙可以影响 APP 的剪切,如将神经元暴露于钙离子转运体的环境中,可以增加 Aβ 的生成。脑细胞内 $Ca^{2+}$ 浓度的持续增加激活 tau 蛋白激酶(tau protein kinase,TPK),使 tau 蛋白过度磷酸化,过度异常磷酸化的 tau 蛋白自聚合成 PHF,PHF 螺旋形成 NFTs。钙蛋白酶是一种胞内 $Ca^{2+}$ 依赖性的、水解半胱氨酸的蛋白酶家族,通过特异性蛋白水解酶作用调节多种酶和蛋白质的功能,包括信号传导和细胞骨架蛋白等,在细胞活动、信号传导、稳定细胞骨架结构等方面发挥重要作用。钙蛋白酶以一种无活性的酶原形式存在,其活性受到严格的调控,其中 $Ca^{2+}$ 的作用最为重要。细胞内游离 $Ca^{2+}$ 浓度升高可使钙蛋白酶结构域发生自我水解,进而构象发生改变,形成酶活性中心,表现出蛋白酶活性。钙蛋白酶在神经系统广泛分布,处于 AD 时,细胞内钙超载,激活钙蛋白酶,促进细胞骨架的裂解和神经纤维缠结的形成。

### (六)线粒体损伤学说

线粒体是细胞能量产生的主要场所,在氧化应激中起重要作用,线粒体功能障碍可导致细胞死亡。线粒体损伤可导致细胞的能量需求障碍,如 ATP 生成障碍和氧自由基增多都可以诱导线粒体依赖的细胞死亡。Aβ 1-42 在粗面内质网和间隔室内形成,因此,Aβ 在线粒体附近浓度较高。Aβ 通过抑制线粒体功能,增加膜的渗透性,使细胞色素 C 和 smac 释放,它们被释放后又可促进 Aβ 寡聚化,导致细胞损伤。Aβ 乙醛还原酶(Aβ binding alcohol dehydrogenase,ABAD)位于线粒体基质中,是 Aβ 引起线粒体毒性损伤的直接作用因子。研究还发现,在培养的细胞中,Tau 蛋白过表达也可引起 Aβ 1-42 生成增多,造成线粒体损伤。

PS1 相关蛋白是线粒体凋亡前体蛋白,通过与 PS1 C 末端相互作用而影响 PS1 的功能。PS1 相关蛋白过表达可促进线粒体内细胞色素 C 的释放,活化激酶 3 进而导致细胞凋亡。PS1 在线粒体的内膜有大量表达,PS1 可能通过跨膜区蛋白质序列的突变,影响线粒体膜的渗透性。

**（七）氧化应激学说**

近年来自由基损害假说受到了越来越多的关注，采用抗氧化药物来治疗 AD 成为研究开发的热点。氧化应激在许多疾病的致病机理中起着重要作用，如神经退行性疾病、癌症和缺血性疾病等。越来越多的研究发现氧化应激在 AD 发生发展中起关键作用，如超氧化物歧化酶、丙二醛、谷胱甘肽过氧化物酶和机体总抗氧化能力等。另外，许多研究工作表明，具有清除自由基作用的维生素、褪黑素、银杏叶提取物有减慢 AD 的病变过程的作用。早在 1956 年，Harman 就提出氧化损伤可能与衰老有关，后来的研究也证实 AD 患者的确伴有自由基的大量产生。在机体器官中，由于脑对氧的利用率较高，含有较多的多不饱和脂肪酸和氧化还原反应需要的多种金属离子，而且脑内的抗氧化成分相对较少，故尤其易受到氧化应激的攻击。Smith 等人的实验表明氧化损伤发生在 AD 的早期，在 NFT 和老年斑出现之前就已发生。Nicolas 在 AD 患者脑内，特别是在神经纤维缠结中，还发现了大量氧化应激的标记物，如硫代巴比妥酸和丙二醛。AD 伴有大量自由基生成，而清除自由基能力又不足，所以神经元受到自由基损伤不可避免，自由基生成与清除之间的不平衡是诱发 AD 神经病理改变的主要原因。应用药理试剂（如 NO 前体）或抑制剂阻断氧化应激的刺激，可以恢复脑细胞内源性抗氧化系统和血管活性物质的功能，延缓衰老以及与老化相关的疾病（如 AD）。

# 第三节　老年性痴呆的诊断与治疗

## 一、老年性痴呆的临床表现

AD 是以进行性认知功能障碍和记忆损害为特征的原发性中枢神经系统退行性疾病，主要发生于老年前期和老年期。本病起病隐匿，呈进行性加重，一般起病 2～3 年后症状明显，病程 5～10 年。临床主要表现为痴呆综合征，如记忆减退、认知和语言功能障碍等，记忆力障碍是 AD 的最早表现，伴有情感和性格的改变。

## 二、老年性痴呆的诊断

AD 起病较为隐匿，早期诊断比较困难，目前 AD 的诊断主要根据详细的病史、临床表现结合神经心理量表检查及相关的辅助检查，确诊依赖于病理学检查。

按 Corey-Bloom 等提出的痴呆诊断途径，对 AD 的诊断，首先需确定是否有痴呆，再对致痴呆疾病是否符合 AD 进行诊断。国际上有多种检测痴呆的量表，包括有简易智能状态检查量表（mini-mental state examination，MMSE）、Mattis 痴呆评定量表（DRS）、阿尔茨海默病评估量表（AD assessment scale，ADAS）、长谷川痴呆量表（Hasegawa dementia scale，HDS）、Blessed 痴呆量表（Blessed dementia scale，BDS）、韦氏成人智力量表（Wechsler adult intelligence scale，WAIS）和韦氏记忆量表（Wechsler memory scale，WMS）等。其中 MMSE 是由 Folstein 等设计的检测痴呆最著名的量表，该量表可以使每一研究小组或医生在 10 min 内完成测试，使用方便、简单，在临床中广泛应用。

画钟试验是检测痴呆患者的一种灵敏度和特异性较高的临床检测方法，要求患者在 1 个圆圈内画出 1 个时钟，痴呆患者常常不能正确完成这项测试。画钟试验对痴呆患者检测的灵敏度和特异性高达 90%。

生化指标的检测包括检测患者的脑脊液（cerebrospinal fluid，SF）中 tau 蛋白含量、脑脊液中淀粉样蛋白衍生物（如 Aβ1-42）含量。

电生理学的检测有包括脑电图和脑诱发电位的检查。

神经影像学的检查有电子计算机断层扫描（computerized tomographic scanning，CT）和磁共振成像（magnetic resonance imaging，MRI）、单光子发射计算机体层摄影术（single photon emission computed tomography，SPECT）、正电子发射计算机体层摄影术、质子磁共振波谱（h-magnetic resonance spectroscopy，H-MRS）等。

### 三、老年性痴呆的治疗

据世界卫生组织发布的信息,AD 是导致人类死亡的第五大疾病,到目前为止还没有根治性的治疗方法。治疗的目的是延缓病情的进展,维持残存的脑功能,减少并发症。

1. NMDA 受体拮抗药

美金刚是首个在 AD 和 VD 方面均具有显著疗效的 NMDA 受体拮抗药,可减少谷氨酸的神经毒性作用,对中度和重型老年性痴呆患者是一种很好的新药。临床治疗中,美金刚胺可以和胆碱酯酶抑制剂同时使用。

2. 胆碱受体激动药

(1) 米拉美林(milameline)是 $M_1$ 受体激动剂,目前临床最常用的 AD 治疗药物之一,对老年性痴呆患者的认知功能和动作行为具有明显的改善作用。

(2) 占诺美林(xanomeline)是乙酰胆碱 $M_1$ 受体激动剂,是目前选择性最高的 $M_1$ 受体激动剂之一,它易透过血脑屏障,在皮质和纹状体的摄取率较高。占诺美林可明显改善 AD 患者的认知功能和动作行为。

3. 胆碱酯酶抑制剂

(1) 他克林(tacrine)是 1993 年美国 FDA 批准的用于治疗 AD 的第一个药物,是非选择性可逆的胆碱酯酶抑制剂,由于其对肝脏毒性较大,现在我国已经从临床撤下。

(2) 多奈哌齐(donepezil)是 1996 年 12 月美国 FDA 批准的第 2 代用于治疗 AD 的药物,具有高度选择性,能明显抑制脑组织中的乙酰胆碱酯酶的活性。

(3) 石杉碱甲(双益平,huperzine A)是中国科学院上海药物研究所从石杉种千层塔中提取的一种生物碱,是我国自行研制的,也是目前最有前途的治疗 AD 的药物之一。

(4) 加兰他敏(galanthamine)是一种可逆性乙酰胆碱酯酶抑制剂,对乙酰胆碱酯酶的选择性较高,临床上治疗中度 AD 的有效率约为 60%。

(5) 利斯的明(rivastigmine)是一种氨基酸类脑选择性胆碱酯酶抑制剂,可抑制胆碱酯酶对释放的乙酰胆碱的降解作用,加强胆碱能突触的传导功能,从而在认知、记忆方面改善 AD 患者的症状。

4. 钙拮抗剂

尼莫地平、氟桂利嗪和桂利嗪(商品名:脑益嗪)等对老年性痴呆的某些症状如记忆力减退、适应环境能力降低等有不同程度的改善作用。

5. 抗 Aβ 药物

(1) Alzhemed(tramiprosate):β-淀粉样蛋白肽聚集抑制剂,能结合固体 β-淀粉样蛋白肽,抑制其聚集。

(2) R-氟联苯丙酸(氟比洛芬,flurbiprofen):淀粉样蛋白的前体蛋白经过 γ-分泌酶裂解为 β-淀粉样蛋白,R-氟联苯丙酸抑制 γ-分泌酶,从而抑制 β-淀粉样蛋白形成,预防学习和记忆损害。

6. 抗氧化药物

(1) 司来吉兰(selegiline):具有抗氧化效应,对自由基引起的神经变性有预防作用,能阻碍 AD 恶化;司来吉兰还可抑制单胺氧化酶 B,增加儿茶酚胺传导,改善认知功能。

(2) 银杏制剂:可防止自由基损害,增加缺氧耐受性,具有神经保护作用。另外,银杏制剂还具有抗凝血和扩血管效应,如抑制血小板因子,改善血流量,改善脑血栓引起的注意和短期记忆减退。

(3) 丹酚酸类化合物:SalA 和 SalB 系中药丹参提取的水溶性化合物,具有抗脑缺血、抗氧化、保护细胞膜、抑制一氧化氮合成酶活性等作用。SalA 比维生素 E 强 100 倍以上,是迄今为止发现的抗氧化作用最强的天然产物之一。

(4) 脑活素(cerebrolysin):具有保护神经的作用,能提高脑的抗缺氧能力,激活腺苷酸环化酶,改善记忆。

7. 抗体类药物

Aβ 抗体可促进胞内 Aβ 片段清除。Aβ 抗体与细胞膜表面 APP 蛋白的 Aβ 区域结合,加速了 APP

内吞,存在于内体囊泡中的抗体增强了 APP 裂解产物的降解,从而使细胞内 Aβ 含量降低,达到减少 Aβ 蛋白含量的目的。

(1) 单克隆抗体:此技术是抗体制备的经典方法,该技术比较成熟,应用广泛。利用不同来源的 Aβ 肽或其截短形式的片段免疫动物,取免疫后动物的脾脏细胞与骨髓瘤细胞融合,经过筛选得到抗 Aβ 肽及其截短形式的单克隆抗体。

用 Aβ 肽特异性抗体被动免疫治疗 AD 是有效、安全的替代方案。

(2) 单链抗体(single chain fragment variable,scFv):噬菌体展示技术为抗体制备开创了一条简便、快速的基因工程抗体制备方法。噬菌体抗体是在噬菌体表面表达抗体分子的抗原结合片段(antigen binding fragment,Fab)或单链抗体。

8. 其他治疗

其他治疗 AD 的方法有激素替代疗法(如雌激素、孕烯醇酮)、降胆固醇药物以及免疫治疗、中医药治疗等。

综上所述,AD 的病程是渐进性和非可逆性的,发病机制十分复杂,目前尚无针对其病因的特效药,目前针对其致病机理进行治疗,如胆碱能药物、抗 Aβ 形成以及抗氧化药物,在治疗 AD 中取得了一定进展,另外,还有很多药物尚处于基础研究及临床试验阶段,疫苗、基因治疗还在进一步研究中。

（蒲小平、张世平）

# 练　习　题

1. 简述 AD 的病理学特征。
2. 简述 AD 发病的胆碱能学说,临床用于治疗 AD 的第 2 代胆碱酯酶抑制剂是什么?
3. 简述 AD 发病的 Aβ 毒性学说,并查阅文献熟悉基于该学说的抗 AD 新药研发现状。

# 参 考 文 献

1. Carrillo M C, Blackwell A, Hampel H, et al. Early risk assessment for Alzheimer's disease. Alzheimer's & Dementia, 2009, 5: 182-196.

2. Giannakopoulos P, Hof P R, Michel J P, et al. Cerebral cortex pathology in aging and Alzheimer's disease: a quantitative survey of large hospital-based geriatric and psychiatric cohorts-II. Cortical afferents. Brain Research Reviews, 1997, 25: 217-245.

3. Pratico D. Oxidative stress hypothesis in Alzheimer's disease: a reappraisal. Trends in Pharmacological Sciences, 2008, 29: 609-615.

4. Vine H L, Walker L C. Molecular polymorphism of Aβ in Alzheimer's disease. Neurobiology of Aging, 2010, 31: 542-548.

5. Yu T J, Chang R C C, Tan L. Calcium dysregulation in Alzheimer's disease: From mechanisms to therapeutic opportunities. Progress in Neurobiology, 2009, 89: 240-255.

6. Zetterberg H, Bleennow K, Eric H. Amyloid β and APP as biomarkers for Alzheimer's disease. Experimetal Gerontology, 2010, 45: 23-29.

7. 贾晓光, 杨莉, 王果平. 老年性痴呆发病机制与治疗药物研究进展. 新疆中医药, 2008, 26 (5): 62-64.

8. 管姝轶, 曲丽丽. 阿尔茨海默病的流行病学研究与临床. 中国社区医师, 2004, 20: 10-11.

9. 吴惠玲, 文国强, 王冰雁. 阿尔茨海默病病的细胞凋亡机制. 海南医学, 2010, 21 (1): 30-31.

10. 吴思绒, 周黎明. 阿尔茨海默病的发病机制及药物治疗的进展. 四川胜利科学杂志, 2009, 31 (1): 36-39.

# 第二十章 运动障碍与帕金森病

社会在发展,科技在进步,人类的健康水平在不断提高,人口老龄化时代来临,一些老年性疾病也越来越受到科学界的关注。神经系统退行性疾病是人类疾病死亡的一个重要原因,其中帕金森病(Parkinson's disease,PD)是较常见的神经系统退行性疾病之一。

帕金森病为全球性疾病,白种人发病率最高,黄种人次之。世界各国帕金森病的患病率变动在(10～405)/10 万人口之间,平均大约为 103/10 万人口。患病率西方国家为(106～182)/10 万人口,亚洲国家为(18～81)/10 万人口。发病率西方国家为(12～20)/10 万人口,亚洲为 10/10 万人口。帕金森病的患病率随年龄增长而增加,在 60 岁以上的人群中占 1‰ ～ 2‰,全球约有 600 万人口患有帕金森病,男女患病比例接近 1∶1,或男性略多于女性。近来的流行病学调查显示,帕金森病的发病率随着人口老龄化在逐年上升,预计在未来的二十年,帕金森病患者的数量将增长 1 倍。

## 第一节　帕金森病的发病机制

目前,帕金森病的发病机制尚未完全阐明,研究表明,帕金森病与遗传因素、环境因素、兴奋性毒性、自由基、线粒体功能障碍、氧化应激过度、细胞凋亡、泛素蛋白酶体系统功能障碍等多种因素有关(图 20-1)。

**图 20-1　PD 的病因学**

(http://www.tomf.org/gd-resources/downloads/Sherman-Parkinsons-Disease-and-Restless-Leg-Syndrome.pdf)

### 一、酪氨酸羟化酶与帕金森病

目前帕金森病的病因和发病机制还不是十分清楚,但黑质纹状体多巴胺神经递质水平低下这一主要的神经化学异常是帕金森病发生的重要机制之一。由于酪氨酸羟化酶(tyrosine hydroxylase,TH)是儿茶酚胺类活性物质生物合成的限速酶,在多巴胺生物合成的调节中发挥重要作用,所以该酶在生物体内,尤其是在黑质纹状体系统中质(活性)和量(表达)的变化会直接影响到 *L*-多巴胺的生物合成。De La Cruz 等报道,老年大鼠黑质致密部 TH 所含的羰基较成年大鼠明显增高,提示老年大鼠黑质 TH 受 ROS 氧化损伤的程度强于成年大鼠。并且,老年大鼠 TH 活性也降低,提示氧化损伤可能是使 TH 失活的主要原因。

## 二、细胞凋亡与帕金森病

在帕金森病和许多老年性退行性神经疾患中发现神经元和脑细胞以凋亡的形式发生死亡。研究表明,帕金森病患者黑质中的多巴胺能神经元的凋亡数量明显增加,因此,凋亡可能是引起帕金森病患者黑质中多巴胺能神经元死亡和丢失的直接原因。近年来的研究表明,多巴胺代谢过程中可产生 $H_2O_2$,进而生成羟自由基和有毒的半醌,引起多巴胺能神经元凋亡,业已证实,$DA/Fe^{2+}$ 通过氧化应激导致多巴胺能神经元细胞凋亡。Marlene 等应用抗氧化剂 17β-雌二醇可阻止其细胞凋亡,进一步间接地证明了多巴胺能神经元凋亡与氧化应激有关。

## 三、基因机制

目前已发现与帕金森病明确相关的致病基因共有 5 个,它们分别是 α-突触核蛋白(α-synuclein,α-syn)基因、*LRRK2*、*parkin*、*DJ-1* 和 *PINK1* 基因,α-syn、*LRRK2* 的突变常见于常染色体显性遗传 PD 患者,主要参与细胞内蛋白质包含体的形成;而 *Parkin*、*DJ-1* 和 *PINK1* 等基因的突变常见于常染色体隐性遗传和散发性帕金森病患者,主要参与调控线粒体以及氧化应激相关信号通路。

其中,*DJ-1* 是帕金森病较常见的致病基因,其在帕金森病人群中的突变频率大约为 1%。*DJ-1* 基因定位于 1p36,有 8 个外显子,长 24 kb。外显子 1A 和 1B 不编码,它们在 *DJ-1* mRNA 中被可变剪切。外显子 2~7 包含开放性阅读框,编码一个含 189 个氨基酸的蛋白,*DJ-1* 基因在进化中高度保守。DJ-1 蛋白在体内广泛分布,包括在黑质基底节不同类型细胞的胞核、胞质中均有表达。DJ-1 是一种多功能蛋白,在转录调节和抗氧化应激方面具有重要作用,DJ-1 功能缺陷将会导致帕金森病和癌症的发生。在帕金森病患者中,DJ-1 被氧化,这种氧化随着年龄的增长而逐渐增多。氧化应激后,DJ-1 转移到线粒体,主要定位在线粒体的基质和膜间腔。DJ-1 定位于线粒体后,可保持线粒体复合物 I 的活性。在体外实验中,应用小鼠 NIH3T3 细胞转染外源性带有标签的野生型或各种突变型 DJ-1 进行细胞实验,发现 DJ-1 对 $H_2O_2$ 诱导的细胞死亡具有保护作用,而突变型 DJ-1 可导致氧化应激诱导的细胞死亡,即野生型 DJ-1 可保护神经元细胞抵抗氧化应激。在体内实验中,转染了野生型 DJ-1 的小鼠对 MPTP 引起的黑质纹状体的损伤有抵抗作用,使更多的多巴胺能神经元存活。DJ-1 发挥抗氧化作用可能通过自身氧化消除活性氧,DJ-1 也可作为氧化应激敏感的分子伴侣保护细胞抵抗由氧化应激引起的损伤作用,尤其是对线粒体的损伤。

**图 20-2 左侧显示 PD 患者黑质切片用 α-synuclein 多抗 NAC-1(1:100)免疫组化染色的结果,右侧显示皮质扣带回切片用 α-synuclein 多抗 NAC-1(1:200)免疫组化染色的结果。粗黑线表示为 20 μm**(Bayer T A, et al,1999)

路易小体(Lewy body)PD 是最常见的神经变性运动性疾病,散发性 PD 患者中 90% 以上具有路易小体特征,路易小体的主要成分是 α-syn。α-syn 的基因位于第 4 号染色体长臂 4q21.3~23,其编码的 α-syn 由 140 个氨基酸组成,其 N 末端含有 5~7 个不完全的重复序列,是蛋白质的碱性区域,中央疏水区域(第61～95位残基)含有非β淀粉样成分结构域,其中第66～74位残基为α-syn所必需,羧基端为酸性区域。α-syn基因编码一种突触前蛋白即α-syn蛋白,在大脑中广泛表达,主要位于中枢神经系统的突触前末梢中。α-syn在溶液中以无规则卷曲的形式存在,是神经元胞质中高度可溶性蛋白。正常情况下α-syn的功能还不是十分清楚,可能与突触可塑性、突触小泡中多巴胺神经递质的活性调节等有关。α-syn的基因突变、过表达以及蛋白异常聚集等均可导致神经系统疾病的发生。正常的α-syn蛋白代谢障碍可能导致大量α-syn蛋白聚集形成路易小体,这可能是散发性PD的主要原因。α-syn蛋白在路易小体中以α-β片层结构的纤维形式存在,并与其他蛋白如synphilin-1,Parkin结合形成不溶性聚集物。另外,由于α-syn蛋白有天然非折叠的分子构象,故其具有同种蛋白分子间相互作用的倾向,高浓度α-syn可自我聚集,形成纤维样结构。α-syn基因突变可促进α-syn蛋白初原纤维的形成,而α-syn蛋白初原纤维对神经元有毒性作用。

#### 四、泛素蛋白酶体系统功能缺陷与帕金森病

泛素蛋白酶体系统(ubiquitin proteasome system,UPS)功能缺陷在PD发病中的作用近年来受到极大的关注,它被普遍认为是散发性PD和家族性PD的共同分子通路。泛素蛋白酶体系统是由多个调节及催化亚基构成的26S/20S复合体,是真核生物细胞内重要的蛋白质溶酶体降解系统。它主要负责细胞内突变、受损和异常折叠蛋白质的降解,调节短寿蛋白质的水平,介导细胞内基因转录、神经传递等相关因子的活性。UPS由泛素系统和蛋白酶体系统组成。泛素系统包括泛素和泛素相关酶,泛素是一个高度保守的76个氨基酸的多肽,它以泛素单体或者多聚泛素链的形式存在;泛素相关酶主要有4类,即泛素活化酶E1、泛素偶联酶E2、泛素连接酶E3和去泛素化酶。蛋白酶体系统包括26S蛋白酶体和20S蛋白酶体。体内的蛋白质首先经过泛素化识别过程,然后被运送到蛋白酶体进行降解。蛋白的泛素化过程是:E1水解ATP,活化泛素,通过E2将活化的泛素从E1转移到一个E3上,然后E3为其特异性识别和结合的蛋白底物连续添加活化的泛素,形成一个多聚泛素链的标记,至此,完成蛋白的泛素化标记。然后,带有多聚泛素链标记的蛋白即可被提呈给26S蛋白酶体,通过展开、转位进入20S核心,被水解成小片段。26S/20S蛋白酶体催化反应的终产物是小肽段,进一步由其他的蛋白酶处理产生相应的氨基酸。在多聚泛素化蛋白进入蛋白酶体核心之前,通过去泛素酶的作用,多聚泛素链与底物蛋白脱离并且被水解成游离的泛素单体,泛素单体随后进入再循环,标记下一个需要降解的蛋白,如此循环往复,清除体内异常的蛋白质。

正常情况下UPS对蛋白质的泛素化标记和蛋白酶体降解过程是比较缓慢的,体内错误蛋白的生成和降解处于动态平衡,错误蛋白的生成增多或UPS的任何环节出现功能异常,均可导致体内异常蛋白质在细胞内的堆积,在神经元内形成路易小体,损害神经元的完整性。阻断蛋白酶体通路后可能导致某些有害的蛋白质底物降解障碍,如与凋亡相关的调节分子降解障碍,则可诱导多巴胺能细胞凋亡。路易小体的主要成分α-syn主要由UPS进行降解,正常情况下其表达与降解处于动态平衡,而UPS功能缺陷时可导致错误折叠

**图20-3　泛素蛋白酶体系统**

α-syn单体及寡聚体降解受阻、胞浆内路易小体的形成及多巴胺神经元变性死亡。Parkin蛋白是一种E3泛素蛋白酶,它的纯合突变造成功能缺失,可使降解受阻、细胞内蛋白积聚;UCH-L1是泛素化蛋白的裂解酶,UCH-L1突变可使UPS降解力下降;氧化应激可导致细胞内异常蛋白增加,超出UPS降解能力;线粒体功能障碍可使UPS降解所需的能量供应不足等,均可到导致UPS功能障碍,进而引起体内异常蛋白质的堆积,导致PD的发生发展。研究还发现,采用蛋白酶体抑制剂lactacystin可复制出PD的许多关键特征,包括进展性帕金森病症状、选择性黑质纹状体通路的神经元退变和α-syn、泛素阳性路易小体样包含体形成,进一步说明UPS功能缺陷与PD的发生有着密切的关系。

## 五、兴奋性毒性及钙的细胞毒作用

兴奋性氨基酸（excitatory amino acids，EAA）及其受体所介导的兴奋性毒性作用在 PD 的发病机制中可能发挥重要作用。EAA 主要有谷氨酸和 L-天冬氨酸，在脑内含量最多，毒性最强，如释放过多或灭活机制受损将对神经细胞产生毒性作用。兴奋性毒性即谷氨酸介导的兴奋性突触神经传递和促离子型谷氨酸受体的过度激活或延长激活使得神经元胞浆内钙离子浓度大幅度升高，继而介导神经元死亡。在黑质纹状体的多巴胺能神经元中广泛存在 EAA 受体，其中 N-甲基-D-天冬氨酸受体（NMDA）与多巴胺能神经元变性之间的关系较为密切，细胞内钙超载时，通过多种机制参与兴奋毒性神经元损害。生理情况下，纹状体神经元的活动是由黑质多巴胺能神经元的抑制及大脑皮层谷氨酸能神经元的兴奋相制约完成的，由于 PD 患者黑质纹状体多巴胺能神经元缺失，造成谷氨酸能神经元的兴奋性活动增强。NMDA 受体活化后，引起了广泛的钙离子内流并在线粒体内快速堆积，导致线粒体功能丧失。NMDA 受体的兴奋还可增加一氧化氮合成酶的活性，使一氧化氮合成增加，产生神经细胞的毒性作用。EAA 产生的兴奋性毒性与细胞内钙超载均可通过各种机制参与 PD 的发生发展。

## 六、氧化应激学说

氧化应激是指由内源性的活性氧所致的细胞毒性损伤。许多神经退行性疾病都涉及氧化应激损伤，如帕金森病、阿尔茨海默病和中风等病灶周围都要产生大量的活性氧自由基。细胞内氧化系统与抗氧化系统失衡，导致活性氧簇（reactive oxygen species，ROS）在细胞中累积是氧化应激的主要特征之一。过多的 ROS 会产生细胞膜脂质过氧化、脂-蛋白相互作用的改变、酶失活、DNA 断裂等损伤，导致细胞坏死或凋亡，进而抑制谷氨酸的摄取和释放、细胞内钙超载，激活神经炎性反应和凋亡通路等。身体的一些组织尤其是脑组织对氧化应激尤为敏感，因为：第一，脑组织虽然只占体重的 2％，但却消耗总氧量的 20％并高频率地实现大量的 ATP 循环。据估计，细胞消耗的氧大约 5％被还原成 ROS，因此，脑组织与其他耗氧较少的组织相比可能产生相对多的 ROS。第二，脑组织富含多不饱和脂肪酸，后者对 ROS 损伤尤为易感。第三，兴奋性神经递质（如谷氨酸）的释放，在突触后神经元诱导级联反应，导致 ROS 的形成，这能导致神经系统局部损伤。第四，神经元是非再生细胞，ROS 对脑组织产生的任何损伤将随着时间而蓄积。另有研究表明，在帕金森病患者体内存在抗氧化系统的缺陷，如黑质还原型谷胱甘肽水平显著降低，而且，在多巴胺自身氧化、半醌形成及聚合过程中可产生自由基，线粒体电子传递链功能异常、泛素蛋白酶系统功能缺陷等也可使体内自由基产生增加。因此，氧化应激是帕金森病发病的重要机制之一。

综上，科学家认为 PD 的神经保护的可能机制如图 20-4 所示。

针对细胞凋亡的保护

针对活性氧和自由基的保护

针对神经毒素的保护

提高神经营养因子表达水平

**图 20-4　PD 神经保护作用机制**

（Schapira，2008）

# 第二节　帕金森病的临床表现与诊断

## 一、帕金森病的临床表现

帕金森病主要的临床特征包括静止性震颤、肌强直、运动迟缓和姿势步态异常运动等(图 20-5)。最常见的首发症状是一侧上肢的静止性震颤(60%～70%),其次可表现为一侧肢体的震颤,起步困难,动作缓慢等。非运动症状有认知功能损害、神经精神症状、自主神经功能失调、睡眠障碍和感觉障碍等。神经精神症状包括情感障碍、认知功能下降和痴呆、精神症状(如视幻觉);感觉障碍包括嗅觉障碍和疼痛;自主神经功能障碍包括便秘、出汗障碍、膀胱功能失调、性功能障碍和吞咽功能失调等。

**图 20-5　帕金森病的几种临床表现**

(http://www.sob8.com/a/sj/pmsj/ggsj/2009/11/27240376.shtml 2, http://www.careseng.ca/cn/chronic/index-4.html 3, http://www.059mt.com/chuangyi/2010/0906/5495.html 4, http://www.jiannao.org/? p=2746)

静止性震颤最早由 Parkinson 描述,是帕金森病最易认识的体征,75%的病人以此症状为首发,常一侧肢体远端先开始,有时可仅一个手指持续震颤数年后才出现其他症状,一般为节律性、交替性、特征性的搓丸样震颤(pi-rolling tremor),频率一般 3～8 次/s,肌电图(electromyogram,EMG)上可有明显表现。

手足震颤的表现特征是肢体一侧更明显的手足震颤,在自然状态下就会表现出震颤,当要做其他事情时就会停止,比如此时拿筷子,手的震颤就停止。走路的时候或情绪紧张时,震颤会变得严重。还会常见下颌震颤。

肌强直是锥体外系病变引起的肌张力升高,由肌张力不自主地增加所致,此种肌张力增加可影响至全部的肌肉群。早期非典型肌强直主要表现为肢体的僵硬,手脚动作笨拙等。当医生进行检查时,关节的屈和伸均可感到持续存在阻力,如症状明显,可表现为呈齿轮样关节,或呈铅管样关节。肌强直可发生于四肢、颈部以及面部等。颈部肌强直最为常见。

运动迟缓最初的表现是日常活动减慢、运动减慢和完成动作的时间延长等变化。主要是使用餐具、系纽扣或鞋带等精细动作的减慢,字越写越小,声音变小且单调,缺乏面部表情,称之为"面具脸",睡觉翻身困难等。

姿势步态异常一般有拖曳步态、小步等，是 PD 最突出的表现。包括头前倾、躯干前倾弯曲、肘关节屈曲，下肢拖曳、蹭地等。行走时因姿势反射障碍，缺乏上肢协同运动，摆臂减少，容易摔倒。随病情进展出现步幅变小，步伐变慢，起步困难，但起步后以极小的步幅向前冲，越走越快，不能及时停步或转弯，称之为"慌张步态"，轻轻一推 PD 患者就会向一侧转圈。

认知功能下降和痴呆是随疾病的病理生理进展而逐渐产生的。早期表现为执行功能下降、记忆力下降、视觉空间障碍、定时转换能力下降和思维缓慢。晚期表现为痴呆、失语、失用等。据统计约有 80% 的帕金森病患者存在认知功能障碍，情感障碍主要包括抑郁、焦虑和淡漠。抑郁的发生率在 40%～45%，程度为轻到中度。

帕金森病的发病进程一般分为五个阶段。第一阶段：单侧躯体卷曲，面无表情，手臂受累表现为半卷曲状态及震颤，病人整体表现向健侧倾斜；第二阶段：病人双侧躯体卷曲并伴有早期的姿势改变，出现缓慢的曳行步态，而且远足减少；第三阶段：病人表现明显的步态障碍，中度劳动能力丧失，姿势不稳，并有跌倒倾向；第四阶段：病人表现为严重的劳动能力丧失，只能在他人协助下进行有限的活动；第五阶段：病人发展为完全伤残，只能卧床或坐轮椅，即使在别人的协助下也不能站立或行走。

## 二、帕金森病的临床诊断

目前关于帕金森病的诊断标准有：中华医学会神经科分会帕金森病诊断标准，Calne 诊断标准，Gelb 诊断标准和英国帕金森病协会诊断标准。国际上应用最广泛的是英国帕金森病协会脑库临床诊断标准，该协会对临床诊断和病理检查进行了对比研究，诊断精确度最高可以达到 90%。国内于 1984 年 10 月在全国锥体外系疾病讨论会上制定了帕金森病的诊断标准，在国内应用较为广泛。

帕金森病没有特异性的影像学（CT、MRI）和生物学指标改变，有报道的是采用 SPECT 和 PET 进行多巴胺转运体（dopamine transporter，DAT）、多巴胺神经递质水平以及多巴胺受体（D2R）功能显像可以提高临床诊断的正确率（表 20-1），但目前这些方法尚未应用于临床。早期患者（如只有一个主征的患者）和不典型患者的诊断的准确性较差，临床诊断与死后病理诊断的符合率大约只有 85%。

表 20-1 PD 影像生物标志物

| 方法 | 示踪剂 | 评价 | 期望的结果 |
|---|---|---|---|
| fMRI[1] | 未可知 | 神经元活动的间接标记物 | ↓在特定的大脑区域的活化 |
| SPECT[1,2] | [123I]β-CIT [99mTc]TRODAT [11C]MP | 多巴胺转运体水平 | ↓水平 |
| PET[1,2] | [18F]DOPA | 评价多巴胺终端和黑质神经元的数目 | ↓水平 |
| PET[1,2] | [11C]DTBZ | 使用囊泡单胺转运体2评价多巴胺终端和黑质神经元的数目 | ↓水平 |
| PET[1,3] | [11C]RAC | • 纹状体多巴胺受体的可用性<br>• 评价突触内多巴胺的浓度 | • 早期帕金森病；↑在豆状核壳；<br>• 中晚期帕金森病或经过慢性多巴胺替代疗法；<br>↓在尾状核 |
| PET[1,2,4] | FDG | 基底节网络的代谢活动 | ↑帕金森病相关认知模式和帕金森病相关运动模式 |

[11]C，碳 11；[18]F，氟 18；[99m]Tc，锝 99 亚稳原子态；[123]I，碘 123；β-CIT，2β-甲酯基-3-β（4-碘苯基）托烷；DA，多巴胺；DTBZ，二氢丁苯那嗪；FDG，氟脱氧葡萄糖；fMRI，机能磁共振；MP，d-异哌醋甲酯；NA，未可知；PDCP，PD 相关认知模式；PDRP，PD 相关运动模式；PET，正电子发射断层扫描术；RAC，雷氯必利；SPECT，单光子发射计算机控制断层摄影术；VMAT2，囊泡单胺转运体。（1. Nandhagopal, et al, 2008；2. Olanow, et al, 2001；3. Piccini P, et al, 2006；4. Huang C, et al, 2007）.

# 第三节　帕金森病的治疗

　　帕金森病的治疗目的主要是延缓疾病的进展,控制疾病的症状,提高患者的生存质量。一般认为对年轻、早期患者的治疗目标是保持或恢复工作能力;对中、晚期患者是保持或恢复生活自理能力;对晚期患者是减轻痛苦、延长寿命。其治疗原则应强调综合性治疗,包括药物、理疗、医学体疗和日常生活调整等。1998 年,中华医学会神经病学学会建议药物治疗的原则为:长期服药、控制症状;对症下药、辨证加减;最小剂量、最佳效果;权衡利弊、联合用药。

COMT = 儿苯酚−$O$−甲基转移酶;MAO−B = 单胺氧化酶 B

**图 20-6　PD 药物治疗的现状和药物在中枢神经系统潜在的作用部位**

（仿自网页：http://www.parkinsonsdiseasecme.com/cme-modules/redefining-treatment-success/pol-treatment-strategy.html）

## 一、左旋多巴类药物

　　1. 左旋多巴

　　左旋多巴属多巴胺前体,经 $L$-氨基酸脱羧酶脱羧成多巴胺。多巴胺本身不能通过血脑屏障,左旋多巴可以跨越血脑屏障,在脑组织经脱羧酶作用而成为多巴胺作用于脑组织。帕金森病患者脑内左旋多巴严重不足,提供外源性左旋多巴可使脑内多巴胺水平增加,左旋多巴是目前最有效的帕金森病治疗药物。

　　2. 左旋多巴乙酯

　　左旋多巴乙酯(LDEE)属左旋多巴前药,左旋多巴乙酯服后可以在十二指肠被迅速水解为左旋多巴,以左旋多巴的形式被快速吸收,它避免了帕金森病患者左旋多巴吸收不稳定的缺点。因此,左旋多巴乙酯在改善运动功能方面优于左旋多巴,通过降低药物剂量延迟药量引起的"开-关"现象。

**图 20-7 左旋多巴(L-DOPA)在体内的代谢过程**

(Dipiro,Joseph T,1999)

## 二、多巴胺受体激动剂

在左旋多巴治疗无效时,可换用多巴胺激动剂,这类药物可直接作用于纹状体多巴胺受体,其疗效不易受到黑质纹状体神经元进行性丢失的影响,且可减少左旋多巴的不良反应。

1. 溴隐亭和培高利特

溴隐亭和培高利特二者均为麦角衍生物,溴隐亭选择性地激动 D2 受体,而培高利特对 D2 与 D1 受体均有激动作用,二者主要作为左旋多巴的辅助用药。

2. Rotigitin

Rotigitin 通过皮肤渗透给药,使用方便,能提供更加持续的多巴胺能刺激,是一种目前应用较多的多巴胺受体激动剂,直接兴奋黑质-纹状体神经元的 D2 受体和中脑-皮层、中脑-边缘系统的 D3 受体,其已被作为一种缓释型多巴胺受体激动剂单用或与左旋多巴合用,其改善震颤症状效果为最佳。

3. 普拉克索

普拉克索是人工合成的氨苯噻唑的衍生物,对 D2 受体家族均具直接作用,对 D3 受体的亲和力是 D2 受体的 7 倍。单一使用普拉克索治疗早期帕金森病有效;与左旋多巴合用,可减少左旋多巴的用量,延缓长期应用左旋多巴的运动并发症的发生。

4. 罗匹尼罗

罗匹尼罗为强效、选择性 D2 受体激动剂,单一使用普拉克索和罗匹尼罗治疗早期帕金森病有效,可以推迟左旋多巴的使用,与左旋多巴合用可减少左旋多巴的用量,延缓长期应用左旋多巴的运动并发症的发生。

5. 吡贝地尔

吡贝地尔属非麦角碱,既是多巴胺(D2/D3)激动剂又是突触前 α2A/2C 受体拮抗剂,主要激动中枢多巴胺能神经通路,可以有效改善帕金森病患者的运动功能失调,还可延迟姿态不稳出现的时间。

## 三、单胺氧化酶 B 抑制剂

在新药研究领域,丹麦 Lundbeck 和以色列 Teva 制药公司合作开发的雷沙吉兰(rasagiline/az-ilect)属于新颖选择性单胺氧化酶抑制。它已于 2005 年 2 月获得欧盟药政局的批准,用于单药治疗特发性帕金森病和作为左旋多巴的辅助用药治疗已具有"剂末波动现象"的帕金森病患者。

司来吉林或思吉宁(selegiline)与雷沙吉兰是两种单胺氧化酶 B 抑制剂,可以延缓帕金森病进程,并可减弱左旋多巴引起的"开-关"现象。

**图 20-8　多巴胺在体内代谢简图**

(Dipiro,Joseph T,1999)

## 四、中枢性抗胆碱药

常用药物有苯海索、开马君、比哌立登、苯扎托品等,具有抑制乙酰胆碱的作用,相应提高另一种神经递质 DA 的效应而缓解症状。

## 五、谷氨酸受体拮抗剂

常用药物有金刚烷胺、布地品、美金刚、立马醋胺等。疾病早期及症状较轻的年轻患者可选择使用。

## 六、儿茶酚-*O*-甲基转移酶抑制剂

临床上的代表药物有恩他卡朋(entacapone)、尼特卡朋(nitecapone),可抑制儿茶酚-*O*-甲基转移酶的活性,减少左旋多巴的降解。

## 七、抗氧化剂

辅酶 Q10 是线粒体电子传递链复合体 Ⅰ 和 Ⅱ 的电子受体,能增加复合体 Ⅰ 的活性,减轻神经元的氧化应激,防止胞膜脂质的过氧化,保护 mRNA 免受氧自由基的破坏。临床实验发现辅酶 Q10 能延缓帕金森病患者运动功能的恶化。

## 八、其他治疗

目前我国常用的 PD 手术治疗方法是以苍白球切开术为代表的神经核团的毁损术等。然而美国及加拿大等国家则多采用丘脑底核慢性电刺激术(DBS)。

移植术治疗还处在研究阶段,这种方法是利用脑立体定向技术向脑内移植能够产生多巴胺的神经细胞,如人或动物的胎脑多巴胺神经元。

此外,PD 的神经干细胞治疗可能更具发展前景,但由于受到移植细胞的存活、保存以及术后长期免疫反应等问题的影响,目前还未能应用到临床。干细胞是指处于未分化状态的多潜能细胞,能够不断分裂增殖,自动分化成各种类型的细胞和组织。神经干细胞具有分化为神经元和胶质细胞的能力,能自我更新,并能提供大量脑组织细胞的潜能。因此,神经干细胞移植治疗可修复黑质神经元变性引起的纹状体多巴胺能通路损伤,从而达到治疗 PD 的目的。

(蒲小平、张世平、孙双勇)

# 练 习 题

1. 简述酪氨酸羟化酶与 PD 的关系,在黑质纹状体系统中酪氨酸羟化酶质(活性)和量(表达)的变化会直接影响到哪种神经递质的生物合成?
2. 目前最有效的帕金森病治疗药物是什么? 其作用特点是什么? 简述 PD 神经保护作用的机制。

# 参 考 文 献

1. Abeliovich A, Flint Beal M. Parkinsonism genes: culprits and clues. J Neurochem, 2006, 99, (4): 1062-1072.
2. Andersen J K. Oxidative stress in neurodegeneration: cause or consequence?. Nat Med, 2004,10 Suppl: S18-25.
3. Barnham K J, Masters C L, Bush A I. Neurodegenerative diseases and oxidative stress. Nat Rev Drug Discov, 2004, 3, (3): 205-214.
4. Bayer T A, Jakala P, Hartmann T, et al. Alpha-synuclein accumulates in Lewy bodies in Parkinson's disease and dementia with Lewy bodies but not in Alzheimer's disease beta-amyloid plaque cores. Neurosci Lett, 1999, 266, (3): 213-216.
5. De La Cruz C R, Revilla E, Venero J. Oxidative inactivation of tyrosine hydroxylase in substantia nigra of aged rat. Free Radic Biol Med, 1996, 20, (1): 53-61.
6. Dodson M W, Guo M. Pinkl, Parkin, DJ-I and mitochondrial dysfunction in Parkinson's disease. Curr Opin Neurobiol, 2007, 17, (3): 331-337.
7. Huang C, Tang C, Feigin A, et al Changes in network activity with the progression of Parkinson's disease. Brain, 2007, 130, (Pt 7): 1834-1846.
8. Lev N, Melamed E, Often D. Apoptosis and Parkinson's disease. Prog Neuropsychopharmacol Biol Psychiatry, 2003, 27, (2): 245-250.
9. Marsden C D. Parkinson's disease. Lancet, 1990, 335, (8695): 948-952.
10. Nandhagopal R, McKeown M J, Stoessl A J. Functional imaging in Parkinson disease Neurology, 2008, 70, (16 Pt 2): 1478-1488.

# 第二十一章　抑郁症与精神分裂症

## 第一节　抑　郁　症

### 一、前言

抑郁症(depression)属于情感性精神障碍(affective disorder)。一般来讲,情感性精神障碍包括躁狂症、抑郁症以及双相(躁狂-抑郁)情感障碍。抑郁症可表现为单次发作和反复发作两种类型,其临床特征为情绪低落、精神萎靡、对日常生活和工作丧失兴趣、存在自罪感、注意困难、食欲减退,甚至出现自杀观念或行为。抑郁症严重危害人们的身心健康,影响家庭生活,导致工作能力下降甚至丧失。据世界卫生组织报告,抑郁症已成为全球第四大疾患。目前,我国抑郁症的发病率为 3%～5%,其发病的危险因素主要有性别、年龄、种族、婚姻、社会经济状况和文化程度、遗传、生活事件和应激等。抑郁症的发病机理尚不明确,对其病因机制的研究主要集中在遗传学、神经生化、神经内分泌、神经系统的生长发育、脑电生理、脑结构及功能影像学等方面。药物治疗、心理治疗、电痉挛疗法可缓解抑郁症的临床症状,达到治疗目的。

### 二、临床症状与诊断

CCMD-3(2001)列出了抑郁症的 10 项症状,包括① 持续忧伤,空虚,焦虑,绝望;② 对日常活动的兴趣降低;③ 精力减退,疲惫不堪;④ 失眠、早醒或睡眠增多;⑤ 精神运动迟滞或激越;⑥ 食欲减退或体重明显降低;⑦ 性欲降低;⑧ 注意困难,思考、讲话速度缓慢,记忆力减退,犹豫不决;⑨ 自我评价低,害怕失败,过分专注于过去的错误,自责、有内疚感;⑩ 感到无价值和受冷落,生活负担重,欲求死以获解脱。如果一个心境低落的患者具有 4 项以上的症状,社会功能受损,持续 2 周以上,排除器质性障碍和物质依赖所致抑郁,即可考虑诊断为抑郁症。

临床常根据症状的轻重程度、发病缓急将抑郁症分为以下几种类型:① 轻型抑郁:具有上述 10 项症状的一部分或全部,但病情相对较轻,门诊中这种患者较多见;② 重症抑郁:具有上述全部症状,病情严重,可出现幻觉和妄想,多称为妄想性抑郁或精神病性抑郁,需住院治疗和护理;③ 急性抑郁:起病急,病情严重,需及时诊断和治疗;④ 慢性抑郁:症状持续,无明显间歇期,病程长达两年以上者,多见于反复发病和年龄较大的患者。

### 三、发病机制

#### (一)中枢神经递质与抑郁症

1. 单胺神经递质理论

单胺神经递质理论的提出源于用利血平治疗高血压导致患者出现抑郁甚至自杀,随后的动物实验发现,利血平有耗竭脑内单胺递质的作用。在抑郁症与单胺神经递质的关系中研究最多的是 5-羟色胺(5-HT)和去甲肾上腺素(NE),两者可通过中脑缝际核和蓝斑之间通路相互影响。两类经典的抗抑郁药——单胺氧化酶抑制剂(MAOIs)和三环类抗抑郁药(TCAs)——可分别通过降低单胺的代谢和阻断单胺再摄取而提高其在突触间隙的浓度。

（1）5-羟色胺缺乏假说：抑郁症患者5-羟色胺神经递质功能失常一般可以分为代谢失常和受体功能异常两种情况。研究发现抑郁症患者的脑组织和脑脊液（CSF）中5-羟色胺代谢物5-羟吲哚酸（5-HIAA）的浓度偏低，而脑脊液中5-HIAA浓度与抑郁严重程度呈负相关，用TCAs和MAOIs等治疗后，发现选择性5-羟色胺耗竭剂（对氯苯丙氨酸）可逆转上述两类药物的抗抑郁效应。而对于5-羟色胺受体的研究发现，长期的抗抑郁药治疗会降低5-HT$_{1A}$受体的敏感性，上调突触后5-HT$_{1A}$受体数量，即使主要作用于去甲肾上腺素神经元的抗抑郁药（如地昔帕明）也会对5-HT$_{1A}$受体产生很大影响。抑郁症患者脑内的突触后5-HT$_2$受体数量也有所增加，可以推测是抑郁症患者突触前神经递质活动的功能性缺乏代偿地引起突触后5-HT$_2$受体数量增加或功能上调。大多数抗抑郁药包括MAOIs、TCAs、SSRIs（选择性5-HT重摄取抑制剂）均会下调突触后5-HT$_2$受体，减少低亲和力的5-HT$_2$受体数量。利用放射性配体结合法研究发现，大鼠脑中5-羟色胺能神经元突触前膜有特异性高亲和力$^3$H-丙咪嗪结合位点。临床研究发现，自杀者的$^3$H-丙咪嗪结合点密度减少，抑郁患者血小板结合点和5-羟色胺摄取也比正常对照组低。多数学者因此认为，$^3$H-丙咪嗪结合位点减少，说明抑郁患者5-羟色胺能神经元减少。综合以上各种研究，几乎可以肯定抑郁症的发生与5-羟色胺功能降低密切相关。

（2）去甲肾上腺素学说：此学说认为抑郁症患者脑内去甲肾上腺素合成不足和释放减少可导致去甲肾上腺素缺乏，但目前关于去甲肾上腺素代谢的研究还存在一定分歧，例如，Wik等发现抑郁症患者脑脊液中去甲肾上腺素的代谢正常，而黄兴兵发现抑郁症患者血浆中的去甲肾上腺素水平高于正常对照组。因此去甲肾上腺素学说并没有得到学者的公认。

在去甲肾上腺素能系统中，对α$_2$肾上腺素能受体研究较多。突触前和突触后α$_2$受体对腺苷酸环化酶系统均有抑制作用，可抑制脑内去甲肾上腺素的释放。研究发现，抑郁症患者血小板上α$_2$受体结合位点增多，自杀患者脑内α$_2$受体密度也增加，因而去甲肾上腺素的释放减少，而抗抑郁药治疗后，血小板上的受体密度和敏感度均下降。此外，β$_1$和β$_2$肾上腺素能受体亚型存在于突触后，能激活细胞内腺苷酸环化酶系统，从而促进去甲肾上腺素的释放。

2. 其他理论

（1）胆碱能假说：有研究发现拟胆碱药毒扁豆碱和槟榔碱均能诱发抑郁症，而毒蕈碱受体拮抗剂能够逆转这种效应。另有试验发现，乙酰胆碱能够促进血浆皮质醇分泌，进而产生抑郁样症状，而TCAs有显著的抗胆碱作用，使症状得到改善。这些研究提示中枢胆碱能活动过度可能是抑郁症的发病机制之一。

（2）γ-氨基丁酸（GABA）假说：GABA是中枢神经系统最丰富的抑制性神经递质，具有调控癫痫阈值、抑制去甲肾上腺素能和多巴胺能神经递质系统等功能。临床和药理学研究提示抑郁症患者存在GABA代谢的改变，抗抑郁药能够减弱GABA能神经递质的传递，调控受体对儿茶酚胺的反应性，从而发挥疗效。

## （二）受体后信号转导与抑郁症

罗列普拉（rolipram）属于磷酸二酯酶（phosphodiesterase，PDE）选择性抑制剂，可以抑制PDE对cAMP的降解，使细胞内cAMP的浓度明显增加，产生明确的抗抑郁活性。此外，Flebuterol、SR46349、SR57227、SR58611均可以对细胞内第二信使系统产生明显的影响，表现出较好的抗抑郁药理作用。

服用TCAs和MAOIs后1~2h内即可提高脑内单胺神经递质的水平。然而，在临床上抗抑郁药发挥作用至少要持续用药2~3周，并且停药后，在血浆有效药物浓度较低的状态下，抗抑郁作用仍可顺延。临床上抗抑郁药药理作用延迟现象很难仅凭突触间隙内有效的单胺神经递质水平增加来解释。研究资料表明，抗抑郁药作用于神经细胞不仅能在较短时间内提高突触间隙中5-羟色胺和（或）去甲肾上腺素的水平，也可通过跨膜信号转导改变相关基因的表达水平而达到长时程抗抑郁效应。

抑郁症患者胞内第二信使cAMP处于失衡状态。TCAs治疗可以提高抑郁症患者血浆cAMP水平。阿米替林（amitriptyline）、氯丙咪嗪（clomipramine）、米安色林（mianserin）、马普替林（maprotiline）、舍曲林（sertraline）对5-羟色胺刺激大鼠额叶皮层星形细胞生成cAMP的效应具有加强作用。慢性抗抑郁药和电休克处理,可以提高大鼠海马 cAMP 反应元件结合蛋白(cAMP-responsive element binding protein,CREB)、脑源性神经营养因子(brain-derived neurotrophic factor,BDNF)及其受体 TrkB 的 mRNA 和(或)蛋白质的表达水平。此外,CREB 磷酸化的水平及其内在活性均可能与抗抑郁药的药理作用有关。

除 cAMP 跨膜信号转导途径之外,还存在肌醇脂质信号通路、酪氨酸蛋白激酶(tyrosine protein kinase,TPK)途径、离子通道和离子泵途径。各种信号通路之间并非彼此孤立,而是一个相互影响、相互作用的信息网络,受体后信号转导系统间的信息交流(cross-talk)使得细胞对胞外的各种刺激作出更精确的反应。抗抑郁药对 cAMP 信号系统的影响完全可能涉及其他信使系统(如 $IP_3$,DAG,$Ca^{2+}$ 等),如抗抑郁药可以同时使 PKA 和 CaMK II($Ca^{2+}$/calmodulin-dependent protein kinase II)的活性增加。虽然有关抗抑郁药影响其他信号转导系统的研究资料尚不十分丰富,但可以预见,对这一方面的深入研究可以加深对抗抑郁药分子作用机制的理解,为寻找抗抑郁药新的治疗靶点提供思路。

**(三)神经内分泌与抑郁症**

1. 下丘脑-垂体-肾上腺轴(HPA 轴)

HPA 轴(图 21-1)是一个复杂、高度整合的内分泌系统,其中 CRH(促肾上腺皮质激素释放激素)、ATCH(促肾上腺皮质激素)、皮质醇共同维持机体内环境稳态,参与机体对外界环境刺激的反应。研究表明,至少有一半的抑郁症患者血浆皮质醇含量在下午和夜间均很高,而正常人到下午和夜间皮质醇分泌均维持在低水平状态。长期高水平的皮质醇可通过抑制突触传递和减少树突分支导致海马锥体细胞凋亡,引起患者认知功能障碍、情绪低落,这是抑郁症患者认知功能损害的重要机制之一。此外,在动物试验中,早期的不良体验可产生长久的 HPA 轴调节的改变,提示童年的创伤可导致抑郁症易感性增加,最近的研究证实了在童年受过虐待的成人 HPA 轴对应激的反应增高。

**图 21-1　HPA 轴**

Amy:杏仁核;BNST:终纹床核;DR:中缝背核;HPA:下丘脑-垂体-肾上腺轴;LDT:外侧背盖核;LH:外侧下丘脑;pit:垂体;Thal:下丘脑;septum:隔,CRF1:促肾上腺激素释放因子 1 受体;CRF2:促肾上腺激素释放因子 2 受体(Berton O,Nestler E J,2006)

2. 下丘脑-垂体-甲状腺轴(HPT 轴)

抑郁症患者存在相对的甲状腺功能减退。促甲状腺激素释放激素(TRH)广泛分布于下丘脑以外的其他脑区,其功能类似于中枢神经系统的神经递质。20 世纪 80 年代初,研究者首次报道了抑郁症患者脑脊液(CSF)中 TRH 升高。随后,Banki 及其同事在 1988 年的研究也证实了这点。一般认为,脑脊液中 TRH 浓度升高是对甲状腺分泌不足的一种代偿反应,抑郁症患者垂体腺增生可能也是 TRH 高分泌的结果。1/3 患重型抑郁障碍患者,皮质醇分泌增多,抑制了 TSH 对 TRH 的反应,从而使甲状腺功能减退,甲状腺激素释放迟缓。因此,在 TCAs 治疗的基础上加用甲状腺激素(通常为 T3),能加速前者的疗效。新近的研究还提出了一种可能,即抑郁症的发生是由于某种未知的自身免疫功能障碍影响甲状腺功能之故,特别是在双相Ⅰ型障碍患者中,甚至可检测到抗甲状腺激素抗体,然而这些抗体与抑郁症的病理生理学确切关系至今尚无定论。

3. 下丘脑-垂体-性腺轴(HPG 轴)

抑郁症的流行病学调查资料表明,女性的发病率高于男性。强迫游泳实验和慢性温和刺激实验发现,雌性大鼠对外界应激的反应与雄性大鼠的差异具有显著性,推测抑郁症与性激素有一定联系。雌激素可增强单胺类活性和突触后 5-羟色胺能效应,增加 5-羟色胺能受体数量及神经递质的转运和吸收。治疗更年期女性抑郁症时,雌激素替代疗法具有明显改善抑郁症状的功效。对于血浆雄激素水平降低的男性抑郁症患者,可补充睾酮达到治疗效果。还有研究发现,血清脱氢表雄酮(DHEA)水平降低可能与抑郁症有关,抗抑郁药治疗后可扭转 DHEA 的降低,改善患者症状。

### (四) 神经生长发育与抑郁症

1. 脑结构异常

通过计算机断层扫描图像(CT)及核磁共振成像(MRI)检测均发现重型抑郁症患者存在脑结构异常,表现为:① 侧脑室扩大;② 颞叶和额叶体积缩小;③ 海马体积缩小;④ 基底节体积缩小;⑤ 前额叶皮质、前扣带回皮质、杏仁核、丘脑、尾状核脑血流和脑代谢异常;⑥ 胼胝体厚度降低。

脑室的扩大说明有脑实质的萎缩,提示弥漫性脑结构异常可能会扰乱对情绪的神经调节,使这些结构间失去联系导致抑郁的发生。由于颞叶与记忆、情绪控制密切相关,其体积缩小表明这种变化与抑郁症之间有一定关系。胼胝体厚度减少,提示当两半球间联系不足时,可能出现异常的认知模式,促进抑郁症的发生。

2. 神经营养因子

抑郁症"神经营养假说"认为:抑郁障碍与脑部的神经营养因子的表达降低及功能下调有关。目前发现的神经营养因子有 20 余种,而与抑郁症有关的研究主要集中在脑源性神经营养因子(brain-derived neurotrophic factor, BDNF)。

脑源性神经营养因子(BDNF)(图 21-2)是在脑内合成的一种具有促神经生长活性的蛋白质,最初由德国神经化学家 Barde 等从猪脑中分离纯化,它广泛分布于中枢神经系统内,具有促进神经元生长、分化、存活,改善神经元的病理状态,促进受损神经元再生及分化等生物学效应。临床研究表明,首发抑郁症患者的 BDNF 血清水平明显低于正常对照者。抗抑郁药、心境稳定剂和电抽搐等治疗能提高血清 BDNF 水平。动物研究表明:应激减少了海马 BDNF 的表达,而抗抑郁药有效地逆转了这一现象。此外,研究发现,5-HT$_2$ 受体和 α1 肾上腺素能受体的激活也能增强海马 BDNF 的表达,这一过程可通过 CREB 蛋白激活来介导,也可直接作用于膜结合受体。

此外,其他神经营养因子家族也对抗抑郁药发挥效应起了很好的作用。在抑郁症患者中发现胰岛素样生长因子(insulin-like growth factor, ICF)家族及其受体的调节失控,抗抑郁药能使海马中 IGF-Ⅰ升高。脑内微量注射 IGF-Ⅰ也能产生与抗抑郁药类似的行为效应。血管内皮生长因子(vascular endothelial growth factor, VEGF)是内皮增殖和新生血管形成的主要调节因子,能够激发海马的神经生长,长效抗抑郁药可升高 VEGF 在海马区的表达。

研究显示童年时期的生活事件和成年应激事件都会使大脑产生神经退行性病变,最终导致调节情绪的神经网络的信息处理系统故障。有效的抗抑郁药通过激活神经营养因子提高神经可塑性,逐渐修复神经网络的功能。

**图 21-2　脑源性神经营养因子（BDNF）与抑郁症的关系**

（Berton O，Nestler E J，2006）

3. 神经肽

神经肽（neuropeptide Y，NPY）是中枢神经系统中含量最丰富的肽类，常通过四种受体（Y1，Y2，Y4，Y5）调节机体的生理功能。NPY 家族中含量最多的受体 Y1 和 Y2，广泛分布于与情绪障碍、应激反应和记忆过程密切相关的皮质、海马、杏仁核等部位。早期研究表明 NPY 及其 Y1、Y2 受体调节啮齿类动物的抑郁样障碍和应激反应，在应激对机体造成不良反应的过程中发挥了"缓冲"作用。Y1 受体激活有抗焦虑作用，而 Y2 受体的激活则产生相反的效应。Y2 受体基因敲除的动物 CRH 表达减少，在开场实验、高架十字迷宫实验和明暗穿梭箱实验中，焦虑相关行为减少，在强迫游泳实验中不动时间缩短。这些研究提供了利用 Y1 受体激动剂和 Y2 受体拮抗剂进行长期临床治疗抑郁症的可能性。Y4、Y5 受体在啮齿类动物情感相关生理病理过程中也发挥重要作用，目前尚在探索之中。

4. 神经发生（neurogenesis）

海马是与学习和记忆有关的区域，在调节情绪，尤其是控制抑郁方面非常重要。临床核磁共振成像技术和尸检研究显示长期压力和抑郁导致脑神经细胞减少，海马萎缩。糖皮质激素、压力相关激素都会诱发大脑萎缩，同时降低神经发生；反之，抗抑郁药如氟西汀会促进神经发生。X 射线照射成年大鼠海马区导致齿状回（dentate gyrus，DG）细胞增殖减慢；在新奇抑制摄食实验中，抗抑郁药的行为效应在海马区被照射后消失，说明海马区的结构与功能完整与否决定了神经发生的过程，进而影响抑郁症的发生和抗抑郁药的作用。

抗抑郁药对于神经生长的作用可能受到脑源性神经生长因子（BDNF）的调节。一方面，抗抑郁药提高抑郁患者脑内 BDNF 的水平：具体表现在上调抑郁大鼠 PFC、海马、齿状回的 BDNF 基因表达水平；另一方面，给予 BDNF 能够提高海马的神经生长：具体表现在调控神经元轴突生长以及新神经连接的形成，增强中枢可塑性。

尽管海马的完整性以及神经生长的过程对于抑郁症的发生存在影响，但其因果关系尚不能确定。值得一提的是，神经生长的刺激物确实能够增强抗抑郁药的疗效，这使我们更好地理解了抗抑郁药对中枢神经系统的长期病理生理学效应，并为新药设计和治疗方法的创新提供了指导。若能确定抗抑郁药对神经生长作用的细胞和分子机制,将会对抑郁症的研究起很大的推动作用。

**（五）遗传因素与抑郁症**

1. 家系研究

家系研究可理解为一种病例对照研究,主要用来比较患者和健康个体的生物学亲属(通常为一级亲属)之间患病率的差异,可排除性别、年龄等因素的影响。研究表明,抑郁症患者中有家族史者占 30%～41.8%。先证者一级亲属与一般人群相比,患病相对危险度(relative risk,RR)为 2～3。早发(指发病年龄<30 岁)和反复发作的抑郁症,其家族聚集更明显,RR 可高达 4～5。

2. 双生子与寄养子研究

双生子和寄养子研究是经典遗传研究中用于区分遗传效应和环境效应的两种主要方法,前者用于比较同卵双生子和异卵双生子之间的患病差异;后者是将患病父母的子女在无亲缘关系的家庭环境中抚养,观察其发病情况,或观察患病养子的亲生父母和寄养父母的患病情况。结果显示:同卵双生子(MZ)的同病率为 56.7%,而异卵双生子(DZ)为 12.9%;患有抑郁症的寄养子,其亲生父母患病率为 31%,而养父母中只有 12%。多数研究结果均支持抑郁症发病中遗传因素远甚于环境因素,遗传率高达 40%～70%,但遗传学机制十分复杂。

3. 分子遗传学研究

随着分子遗传学技术的飞速发展与应用,所采用的遗传标志已经历了限制性片段长度多态性(restriction fragment length polymorphisms,RFLP)、可变数串联重复(variable number of tandom repeats,VNTR)、微卫星(microsatellites)、单核苷酸多态(single nucleotide polymorphism,SNP)及单体型板块(haplo-type block)等 5 个发展阶段。通过连锁、关联研究发现,抑郁症候选基因包括酪氨酸羟化酶基因(*TH*)、多巴胺受体基因(*D2*,*D3*,*D4*)、DA 转运体基因(*DAT1*)、DAβ-羟化酶基因(*DBH*)、5-羟色胺受体基因、*MAO* 基因及 *Xp* 基因等。

# 四、治疗

## （一）药物治疗

抗抑郁药能纠正神经递质(如 5-羟色胺、多巴胺和去甲肾上腺素)的不平衡状态。常用的抗抑郁处方药包括:① 三环及四环类抗抑郁药(TCAs & HCAs);② 选择性 5-羟色胺再摄取抑制药(SSRIs);③ 单胺氧化酶抑制剂(MAOIs);④ 选择性 5-羟色胺及去甲肾上腺素再摄取抑制剂(SNRI);⑤ 抗抑郁天然药物。

1. 三环及四环类抗抑郁药(TCAs & HCAs)

TCAs 的核心结构是由一个含 7 个元素的杂环两边各连接一个苯环构成的。此类化合物的结构与吩噻嗪类抗精神病药的三环结构相似,并且具有抗组胺、抗胆碱以及镇静作用。其机制是通过抑制突触前膜对 5-羟色胺和去甲肾上腺素的重摄取,增加突触间隙中有效的去甲肾上腺素和(或)5-羟色胺水平,延长去甲肾上腺素和 5-羟色胺作用于相应受体的时间,发挥抗抑郁作用。经典的 TCAs 有米帕明(丙咪嗪)、氯米帕明(氯丙咪嗪)、阿米替林、多塞平(多虑平)等。

四环类抗抑郁药药理作用是抑制去甲肾上腺素再摄取,药效与三环类相当,但起效快,耐受性好,抗胆碱作用弱,心脏毒性小,镇静作用好,特别适合老年人和心血管疾病患者。目前常用的四环类有马普替林、米安色林、瑞波西丁等。

2. 单胺氧化酶抑制剂(MAOIs)

本类药物通过抑制 MAO 的活性,减少中枢神经系统内单胺神经递质的氧化降解,使其蓄积于突触前膜,相对地增加单胺神经递质的释放,从而产生抗抑郁作用。由于非选择性 MAOIs 不仅抑制中枢神经系统的 MAO,而且对全身包括肠道中的 MAO 也有抑制作用,削弱了肠道组织对酪胺的降解作用,促使酪胺生成大量儿茶酚胺并释放出来,引起高血压危象,即"酪胺反应"。因此,目前临床多用选择性MAOIs,如 MAO-A 亚型抑制剂吗氯贝胺,它克服了经典 MAOIs 抗抑郁药的肝脏毒性和酪胺反应,几乎没有抗胆碱能副作用,目前为止也没有造血功能及心血管功能毒性作用的报告。该药经肝脏 CYP 酶代谢,与许多药物如 TCA、丁螺环酮、卡马西平有相互作用,因此须谨慎与其他药物合用。

3. 选择性 5-羟色胺再摄取抑制药(SSRIs)

SSRIs 是目前全球应用广泛的一线抗抑郁药,对 5-羟色胺的再摄取有高选择性抑制效应,作用位点单一,不具有 TCAs 的抗胆碱、抗组胺以及阻断 α 肾上腺素受体的副作用。常用的有舍曲林、氟西汀、帕罗西汀、西酞普兰和氟伏沙明。

舍曲林对 5-羟色胺再摄取作用最强,增加多巴胺的释放,较少引起帕金森综合征、泌乳素增多、疲乏等不良症状。本品与其他药物相互作用少,可作为老年抑郁症患者的首选药。

氟西汀为二环类化合物,不良反应少,适用于患者长期抗复发治疗和老年抑郁症治疗。

氟伏明是单环选择性 5-羟色胺再摄取抑制剂,阻断 5-羟色胺再摄取作用最弱,然而本品是同类药物中引起性功能障碍最少的,也是抑郁性自杀者的首选药物。该药可激动多巴胺神经元突触前膜上的 5-HT$_2$ 受体,抑制多巴胺释放,故对妄想型抑郁也有效。

4. 选择性 5-羟色胺及去甲肾上腺素再摄取抑制剂(SNRI)

本品主要通过抑制突触前膜对 5-羟色胺及去甲肾上腺素的再摄取的双重作用,增强 5-羟色胺及去甲肾上腺素神经递质功能,发挥抗抑郁疗效。常用的药物有文拉法辛、度洛西汀等。SSRIs 起效时间为 3～4 周,而文拉法辛 2 周即可起效,不仅如此,文拉法辛还被美国 FDA 批准用于治疗广泛焦虑障碍,其快速有效的抗焦虑作用可缓解抑郁症的早期症状,增加患者的依从性。度洛西汀与文拉法辛作用机制相似,两者都具有抗焦虑、抗抑郁作用,疗效确切、起效时间快、对躯体化症状改善明显、不良反应轻微等优点。

5. 抗抑郁天然药物

很多天然药物具有抗抑郁活性成分。圣约翰草提取物(St. John's wort extract,SJW)是国际上第一个用于抗抑郁的天然植物药,对 5-羟色胺、去甲肾上腺素和多巴胺的再摄取均有明显的抑制作用,治疗轻、中度抑郁症,改善失眠和焦虑,不良反应较轻,患者能耐受。在德国,该药的浸膏剂已上市,占据抗轻、中度抑郁症药物市场份额的 50%。另外,柴胡、银杏叶、刺五加等用于行为绝望动物模型,也有明显的抗抑郁作用。

**(二) 非药物治疗**

(1) 心理治疗:对抑郁症患者最好的治疗方案应当是药物治疗和心理治疗的结合。认知行为治疗(cognitive behavioral therapy,CBT)和人际关系治疗(interpersonal therapy,IPT)已被证明对抑郁症有良好的治疗效果。这两种方法通常是短期的,大约持续 10～12 周,主要目的是帮助抑郁患者克服自卑情绪和悲观态度,其神经生物学机制可能与建立认知性的新皮层环路以控制异常神经精神环路的活动有关。

(2) 电痉挛疗法(electroconvulsive therapy,ECT):对于那些不能耐受药物治疗、对药物治疗无效或者严重抑郁发作(强烈自杀观念和行为)的患者,电痉挛是非常迅速有效的方法。该疗法是将两根电极置于头皮,形成局部的电刺激,从而引起脑的癫痫样发作性放电。电痉挛治疗的一个突出优点是起效快,有时在第一个疗程就能见效,这对于随时有自杀危险的患者非常重要。但 ECT 不可忽视的副作用是在治疗期间患者失去部分记忆,治疗停止后可以恢复。

## 五、动物模型

**(一) 行为绝望模型(behavior despair)**

1. 获得性无助模型(learned helplessness,LH)

此模型由 Seligman 及其同事在 1976 年首先提出。"获得性无助"是一种当大鼠接受无法控制或预知的厌恶性刺激(如电击)后,将其放在穿梭箱(shuttle box)内,动物缺乏逃避行为,并伴有诸如食欲减退、体重减轻、学习能力下降等其他改变。目前认为,获得性无助的发生与脑内 5-羟色胺能和多巴胺能神经活动调节异常,尤其是下丘脑 5-羟色胺受体密度降低有关,此模型对抗抑郁药物高度敏感,可用于研究抗抑郁药的神经生物学机制。

2．大小鼠强迫游泳实验(forced swimming test)

该模型最早由 Porsoh 等人于 1977 年提出，分为大鼠和小鼠两种强迫游泳实验方法，是目前筛选新化合物所进行的抗抑郁活性试验中应用最广泛的模型。该实验是将大小鼠强行置于局限的空间游泳，起先它们会拼命泳动试图逃跑，而后处于一种漂浮的不动状态，仅露出鼻孔维持呼吸，四肢偶尔划动保持身体漂浮，而放弃在水中挣扎，这种状态称为不动状态，属于"行为绝望"(behavioral despair)。应用 TCAs 和非典型抗抑郁药可有效减少不动时间。

3．小鼠悬尾实验(tail suspension test)

小鼠悬尾实验是另一种评价行为绝望的实验方法，于 1985 年首先由 Stern 提出。悬尾小鼠为克服不正常体位而挣扎活动，但活动一定时间后，出现间断性不动，显示"绝望"状态。抗抑郁药、中枢兴奋药、胆碱能受体阻断药可明显缩短小鼠悬尾状态的不动时间。

**(二) 慢性不可预见性应激模型(chronic unpredictable mild stress，CUMS)**

由于人类抑郁症的发病原因是中慢性、低水平的应激源，即慢性温和不可预知应激，因此 CUMS 抑郁模型的制作主要包括以下几种应激因子：昼夜节律的调整和光照性质的改变、食物和饮水的调整、环境的改变(如鼠笼倾斜、潮湿垫料、高温、噪声、束缚)、电击足底、游泳等。几种不同的应激因子在实验全程中随机应用，动物便不能预知刺激的发生。应激因子的多变性和不可预测性是模型制造成功的关键。CUMS 抑郁模型主要模拟了人类抑郁的核心症状——快感缺乏，同时模拟了其他重型抑郁障碍的症状表现，如运动、社交、性能力下降，探索、攻击能力缺陷。CUMS 抑郁模型有效性高，维持时间长(数月)，是目前广泛使用的模型。其不足之处在于模拟应激过程的工作量较大、持续时间较长。

**(三) 利血平诱导体温下降模型(reserpine-induced hypothermia)**

利血平是一种囊泡再摄取抑制剂，可耗竭脑内单胺类神经递质，诱导小鼠上眼睑下垂、体温下降及强直症。抗抑郁药可对抗利血平诱导的体温下降。本模型可分析不同抗抑郁药的作用机理，例如，去甲肾上腺素或 5-羟色胺激动剂、多巴胺激动剂和 β 肾上腺素能受体激动剂可分别对抗小鼠上眼睑下垂、强直症和体温下降。

**(四) 孤养或分养模型**

1．孤养小鸡模型

由于小鸡习惯群居，单独喂养时，它会产生孤独感并时常哀叫。这种叫声可以认为是抑郁症的一个主要症状，可通过给予抗抑郁药物来改善。该模型常用于抗抑郁药的初筛。

2．灵长类动物母仔分离模型

研究表明，部分灵长类或非灵长类动物在母仔分离后会出现激越、睡眠障碍以及哀鸣等特征性表现，在随后的 1～2 天中出现活动减少、背部躬曲和面部表情悲伤绝望等主动或被动的身体反应，这是由于幼仔大脑内的脑神经肽含量显著降低而引起情感变化，进而产生类似抑郁的症状。目前，该模型只作为部分抗抑郁药的初筛。

**(五) 嗅球切除模型(olfactory bulbectomy model)**

嗅球与边缘系统功能有关，影响机体行为、情绪和内分泌功能。切除大鼠双侧嗅球会引起边缘-下丘脑轴调节功能异常、对应激的敏感性增加、免疫系统和睡眠模式异常、激越、体重降低以及享乐行为减少等多种行为改变，与临床内源性抑郁患者的特征相似，而长期应用抗抑郁药可纠正上述症状。这种通过神经变性建立的抑郁模型广泛用于探讨抑郁症的病理生理学机制。

**(六) 操作反应模型**

抑郁症的核心症状是奖赏系统变化导致的愉快感缺失。许多学者通过"强化"维持的操作反应程序来评价新化合物的抗抑郁效能。20 世纪 80 年代初，两位美国学者建立了一种自动程序化动物模型，该模型的特点是训练限制进食或饮水的动物压一次操作杆后，得到一次强化(食物、水或甜味溶剂)，也可以训练动物压杆 2 次、3 次或 4 次才能得到相同的奖赏。该模型广泛用于动机研究。

操作反应中的低频率差式化程序(differential low rate reinforcement，DRL)可以测定冲动抑制行为，由于自杀在严重抑郁症中可理解为冲动行为，因此本模型可用于评价新药抗抑郁活性。在这个模型中，大鼠需要抑制自己的压杆反应，保持等待行为，直到距离前一次强化的时间间隔过去才能进行下一次压杆操作。这个时间间隔通常是72s(DRL-72s)。如果大鼠在72s内压杆，不但得不到强化，反而需要重新计时。因此这个程序要求动物有足够的"耐心"和稳定的"情绪"，才能获得较低的压杆频率和较高的强化。这个强化程序对于诸如 TCAs、MAOIs、SSRIs、多巴胺能及去甲肾上腺素能重摄取抑制剂等一系列抗抑郁药均敏感，然而抗焦虑剂、安定剂则不能增加大鼠强化次数，表明抗抑郁药对此模型具有特异性。

**（七）先天抑郁模型**

深厚的遗传基础和多重环境因素相互作用导致抑郁。一些特定品系的啮齿动物表现出明显的抑郁样特征，其中最著名的是 Overstreet 及其同事培养的 Flinder 大鼠。这种品系的大鼠对应激反应异常，REM 睡眠模式、心律和自主活动改变，可被 TCAs 和 SSRIs 逆转。

另外，FH/Wjd 大鼠是先天嗜酒的啮齿类动物，基础皮质酮水平偏高，胰岛素样生长因子Ⅰ(IGF-Ⅰ)水平偏低，与其生长缓慢的特征相吻合。其乙醇摄入量可作为抗抑郁实验的一项指标，用于抗抑郁药物的筛选。

**（八）基因遗传动物模型**

传统抑郁症动物模型研究主要通过社会应激、环境应激或药物诱导等因素，引发动物出现抑郁样表现。通过这种方法，我们观察到的病理生理变化反映了诱导这种状态的处理因素，而并非反映了与动物抑郁状态所对应的生物学变化。而内源性遗传学模型由于更加独立于外界因素，将胜于传统抑郁症动物模型，它能够通过插入和(或)裂断特定基因，从而研究该基因是否参与和如何介入特定病理生理过程，并且能鉴别新的治疗靶标。抑郁症发生机制中存在单胺假说、HPA轴假说和神经营养假说等不同理论，现在已选育出一些小鼠突变种系，用来鉴别上述假说中某些基因的作用。与此同时，新近发现 P 物质、神经肽 Y、离子通道、细胞凋亡蛋白等其他神经调节物质也参与抑郁症，同样可以采用基因突变方法进行研究。

复杂基因背景和复杂环境因素相互作用形成抑郁症，其相关基因数量至今尚不明确。Ellenbroeka(2003)认为主要有三种因素决定个体是否出现抑郁症，即遗传背景、生命早期应激和在抑郁发作前的急慢性应激，这些因素的影响力已经表现在基因表达水平上。因此，一个理想的基因遗传模型应该是在个体发育过程中通过条件性处理不同基因，从而有针对性反映这些因素的功能。目前常使用的是特定区段诱导的单一突变体，而这正是继续深入研究复杂基因功能的基础。

# 第二节　精神分裂症

## 一、前言

精神分裂症是一组由不明原因引起的重型精神病，以个性改变，思维、情感、行为不协调，联想散漫，脱离现实，丧失社会适应能力为特征。最新调查显示，世界范围内，精神分裂症的年发病率是 0.15‰，时点发病率是 4.5‰，终生发病风险为 0.7%。精神分裂症患者多在青壮年(20~40 岁)起病，发病的危险因素主要有性别、年龄、种族、婚姻状况、社会经济地位、遗传、应激等。除少数能自我缓解外，多数患者病情迁延、缓慢进展，部分患者发展为人格缺损和社会性残疾。精神分裂症的发病机理尚不明确，对病因机制的研究主要集中在遗传学、神经生化、神经发育、心理社会因素等方面，目前主要通过药物治疗缓解临床症状。

## 二、临床特征与诊断

根据美国精神疾病统计手册(DSM-Ⅳ)，精神分裂症的诊断标准可概括为 5 点：① 妄想；② 幻觉；

③ 言语紊乱;④ 明显的紧张症行为;⑤ 阴性症状如情感平淡、语言贫乏等。据中国精神疾病分类与诊断标准第三版(CCMD-3)记载,精神分裂症主要有以下 9 种症状:① 反复出现的言语性幻听;② 明显的思维松弛、思维破裂、言语不连贯,或思维内容贫乏;③ 思想被插入、被撤走、被播散、思维中断,或强制性思维;④ 被动、被控制,或被洞悉体验;⑤ 原发性妄想(包括妄想知觉,妄想心境)或其他荒谬的妄想;⑥ 思维逻辑倒错、病理性象征性思维,或语词新作;⑦ 情感倒错,或明显的情感淡漠;⑧ 紧张综合征、怪异行为,或愚蠢行为;⑨ 明显的意志减退或缺乏。与 CCMD-3 相比,ICD-10 关于精神分裂症的诊断标准中,增加了"伴转瞬即逝或未充分形成的无明显情感内容的妄想,或伴有持久的超价观念,或连续数周或数月每日均出现的任何感官的幻觉",减少了"被动、被控制,或被洞悉体验",其余标准与 CCMD-3 基本相同。可以看到,国际和国内的诊断标准之间互为补充,因此在临床操作中应该综合考虑。

精神分裂症的症状可以分为三种类型:阳性症状、阴性症状和认知症状。阳性症状(positive symptoms)包括激越、偏执、幻觉妄想等高活动行为,病理过程可逆,对神经阻滞剂(neuroleptic)的治疗反应较好,患者无智力障碍,推测以 D2 受体增多为发病机制。阴性症状(negative symptoms)包括情感淡漠、回避社交等低活动行为,病理过程相对不可逆,对神经阻滞剂反应不良,患者有时存在智力障碍,推测与脑细胞缺失和结构性变化有关。认知症状(cognitive symptoms)包括概念分裂、抽象思维障碍和定向障碍等。

在现有的诊断标准中,根据所表现的主要症候群,精神分裂症可分为偏执型、残留型、青春型、紧张型和未分化型。偏执型患者被害妄想突出,起病年龄晚,社会功能保持较其他亚型好;残留型患者既往有精神分裂症发作,存在残留症状;青春型患者精神活动脱抑制,思维缺乏条理,不修边幅,情感反应不适宜,起病较早,多在 25 岁之前;紧张型患者呈现怪异姿势,缄默、木僵或极度兴奋;未分化型患者具有一个以上的亚型特征。

## 三、发病机制

### (一) 遗传因素与精神分裂症

精神分裂症与遗传因素密切相关,血缘关系越近,发病风险越高,遗传率为 80%,呈现多基因遗传模式。家系研究表明,精神分裂症患者一级亲属患本病的危险率为 4%～14%,约为一般人群的 10 倍;双亲均患病,子代患病危险率为 40%;二级亲属中,患病危险率约为一般人群的 3 倍。双生子与寄养子研究显示,同卵双生的同病率约为 40%～50%,异卵双生的同病率约为 10%～15%;精神分裂症母亲所生子女即使从小寄养在正常家庭中,在其他条件相同的情况下,与正常母亲所生的孩子相比,前者成年后患病率仍然高于后者。

20 世纪 80 年代以来,分子遗传学研究的进展更好地了解精神分裂症的遗传基础。精神分裂症涉及大量结构基因异常,其中三个最明显的部位是 22q11,1q42/11q14 以及 X 染色体。超过 30 个全基因组范围的扫描和综合数据分析显示 8p21-22 和 22q11-12 区域含有精神分裂症的易感基因。Lewis 及其同事对 20 个全基因范围的扫描进行综合数据分析,认为以下染色体区域可能含有易感基因,按其可能性递减的顺序排列,它们分别是:2p12-q22,5q23-q34,3p25-p22,11q22-q24,6pter-p22,3q22-q23,1p13-q23,22pter-q12,8p22-p21,6p22-p21,20p20-p11,14pter-q13,16p13-q12,18q22-qter,10pter-p14,1q23-q31,15q21-q26,6q15-q23,17q21-q24。此外,姐妹配对连锁全基因组扫描还指出了 10p15-p13,2 号染色体着丝粒和 22q12 三个区域。目前,最有希望的候选基因包括:*NRG1*(neuroregulin 1),*DRD1-4*(dopamine receptors D1-D4),*DTNBP1*(dysbindin),*DISC1*(disrupted in schizophrenia 1),*COMT*(catechol-O-methyl-transferase) 和 *GRM3*(metabotropic glutamate receptor)。

### (二) 神经发育与精神分裂症

精神分裂症患者尸检研究中,脑形态异常的检出率为 40%～50%,脑的结构变化主要集中在颞叶、额叶和基底节部分,这些部位之间相互关联,一个部位的病理变化会影响到另外两个部位的功能。最新的研究倾向于认为,产前婴儿大脑发育异常能引起大脑非进展性的细微改变,主要表现在以下四个方面:

第一,对边缘系统的不同部位、额叶前部以及颞叶皮质的细微变化的研究发现,在妊娠的第13～25周或者26～38周神经元的移动和分化紊乱导致这些部位细胞排列、密度、大小异常。第二,正常人皮质两半球并不对称,尤其在颞顶区域更加显著,而精神分裂症患者皮质及边缘部位没有这种不对称性。第三,精神分裂症患者的CT及MRI前瞻性研究结果显示,患者呈现非进展性脑室增大。第四,正常人星型胶质细胞增生的功能是在妊娠最后3个月内形成的,而精神分裂症患者的边缘结构、丘脑以及扣带回均缺乏神经胶质增生。随着对精神分裂症患者病理生理学变化机制研究的深入,有关神经系统发育异常的学说越来越受到学者的青睐。

### (三) 神经递质与精神分裂症

#### 1. 多巴胺假说

多巴胺功能亢进假说认为,精神分裂症是脑内多巴胺系统活动过度所致,多巴胺的功能亢进主要表现为多巴胺的代谢增加和多巴胺受体数目增多或敏感性增高。多巴胺代谢研究发现,急性、复发期患者脑脊液中多巴胺代谢产物高香草酸(HVA)的浓度较发病和复发前明显升高,这是由于脑内多巴胺羟化酶(DBH)的活性降低,导致多巴胺堆积以及HVA增多;而慢性、缓解期患者脑脊液中HVA含量明显降低。研究资料表明,无任何精神病遗传背景的人长期使用苯丙胺(多巴胺促释剂)和可卡因(多巴胺重摄取抑制剂),突触间隙多巴胺的浓度升高,产生幻觉和妄想症状。多巴胺耗竭剂或多巴胺受体拮抗剂能控制苯丙胺和可卡因诱发的行为异常,说明多巴胺的代谢水平与精神分裂症关系密切。

此外,Bowers(1974)和Crow(1976)还提出,精神分裂症患者中枢多巴胺功能活跃可能是由于多巴胺受体数目增多或敏感性增加所致。多巴胺受体主要分为D1和D2受体家族,其中D1家族包括D1和D5受体亚型;D2家族包括D2、D3、D4受体亚型。D1受体家族由兴奋性G蛋白($G_s$)介导,活化腺苷酸环化酶,增加cAMP含量;D2受体家族由抑制性G蛋白($G_i$)介导,抑制腺苷酸环化酶活性,降低cAMP含量。一般认为D2受体亚型与精神功能状况关系更为密切。几乎所有临床有效的抗精神病药(氯氮平除外)对D2受体的亲和力均较高。某些典型抗精神病药(特别是硫杂蒽类和吩噻嗪类)既与D1受体有较高的亲和力,又能抑制D2受体和其他D2受体家族成员(D3和D4受体亚型)与拮抗剂或激动剂结合;丁苯酰类(如氟哌啶醇,哌迷清)以及苯甲酰胺类都是专一性较高的D2和D3受体拮抗剂。D3受体在某些边缘脑区如隔核、嗅结节分布较多,这些部位也是抗精神病药作用的主要部位。新的受体亚型的发现及其生理功能的研究,对进一步阐明精神分裂症的发病机制非常重要。

#### 2. 5-羟色胺假说

一般认为5-羟色胺有15种受体亚型。但是由于$5-HT_{1C}$与$5-HT_2$家族的特征非常相似,遂将前者纳入$5-HT_{2C}$家族;由于$5-HT_{5B}$只存在于大小鼠中,而在灵长类动物中尚未发现,因此将其暂时从15种受体亚型中剔除。在现有的5-羟色胺受体亚型中,$5-HT_{2A}$与精神分裂症密切相关。尸检研究表明,精神分裂症患者前额皮质$5-HT_{2A}$受体密度减少。由于$5-HT_{2A}$受体抑制中脑皮质通路多巴胺的合成和释放,因此$5-HT_{2A}$受体密度减少会导致多巴胺功能亢进,出现精神分裂阳性症状;$5-HT_{2A}$受体拮抗剂利坦舍激活中脑皮质多巴胺通路,改善阴性症状和认知功能。非典型抗精神病药可同时拮抗D2受体和$5-HT_{2A}$受体,对阳性、阴性、认知症状均有效。另外,$5-HT_3$受体拮抗剂能抑制伏隔核多巴胺功能亢进,也具有抗精神分裂症阳性症状的作用。

#### 3. 去甲肾上腺素/多巴胺功能失衡假说

多巴胺在多巴胺羟化酶(DβH)的作用下向去甲肾上腺素转变,此过程不可逆,因此,去甲肾上腺素的降低在一定程度上表明多巴胺的增加。国内研究发现,低去甲肾上腺素/多巴胺比值组患者的简明精神病评定量表(Brief Psychiatric Rating Scale,BPRS)评分明显高于高去甲肾上腺素/多巴胺比值组患者,提示精神分裂症患者去甲肾上腺素能神经元相对缺损,多巴胺能神经元功能活动相对亢进。经有效的药物或物理治疗后,患者脑脊液或血浆中去甲肾上腺素、MHPG(去甲肾上腺素代谢产物)增加,多巴胺、HVA降低。这些结果表明中枢去甲肾上腺素与多巴胺之间的平衡失调可能是精神分裂症的发病机制之一。

4. 多系统整合假说

有学者认为谷氨酸、γ-氨基丁酸(GABA)与单胺神经递质之间的功能紊乱与精神分裂症密切相关。N-甲基-D-天冬氨酸(NMDA)是谷氨酸受体系统的一个亚型,尸检研究表明,精神分裂症患者纹状体丘脑的 NMDA 受体密度和数量均明显低于正常人。当纹状体丘脑 NMDA 通路功能低下时,经丘脑的感觉冲动发放增多,前额皮层的 5-羟色胺活动增强,通过激动 5-HT$_{2A}$ 受体而抑制多巴胺的释放,引起阴性症状和认知障碍。当前额皮层功能减弱时,皮层边缘 NMDA-GABA 通路功能低下,边缘系统多巴胺功能增强,引起阳性症状。当 NMDA 受体功能持续低下时,引起脑结构损害,出现不可逆性阴性症状和认知障碍。健康人使用苯环利定(phencyclidine,PCP,NMDA 受体阻断剂)出现精神分裂症状,而药理学研究表明,非典型抗精神病药物能够阻断 5-HT$_2$ 受体,加强谷氨酸向边缘系统的传导,改善皮层功能,从而缓解临床症状。

### (四) 其他因素

病前个性特征:国外学者发现精神分裂症患者病前约有 50%～60% 具有分裂样人格,伴有孤僻、胆怯、顺从、敏感、遇事犹豫、对环境适应性差特点。值得注意的是,由于人格具有可塑性,因此人格特性并非患病的必然条件,后天的培养和心理社会因素也起主要作用。

心理社会因素:精神病学家和社会学家在芝加哥、纽约、台湾地区的调研显示,精神分裂症的患病率与社会经济和教育程度呈反比,以无职业或技术性很低职业的人群患病率最高,推测心理应激和不良的社会环境是本病发病的诱因之一。

环境因素:精神分裂症是否可在各种躯体和精神创伤的影响下急性发病,一直是病因学研究的重要课题,这些影响因素包括:病毒感染、母孕期的病毒感染、母孕期及围产期并发症。目前以上研究因具有地区局限性,没有得到学者的公认。

总之,精神分裂症是非常复杂的疾病,涉及因素广泛,各种学说尚无定论,以上因素是本病的原因还是结果,有待进一步研究。

## 四、治疗

### (一) 典型抗精神病药

精神分裂症的治疗基本上以抗精神病药物为主导,这些药物主要有吩噻嗪类、丁苯酰类、硫杂蒽类、二苯丁哌啶类、二苯氧氮平类、苯甲酰胺类等,它们的作用机制是阻断脑内多巴胺受体。以氯丙嗪为代表的低效价药物,镇静作用强,抗胆碱能作用明显,主要用于各型精神分裂症、躁狂症以及具有精神运动兴奋症状群的其他疾病。对消除急性幻觉妄想、思维联想障碍、行为异常等疗效显著。优点是锥体外系不良反应小,缺点是心血管和肝功副作用大。以氟哌啶醇为代表的高效价抗精神病药物,抗幻觉妄想作用突出,镇静作用较氯丙嗪类为弱,主要用于幻觉、妄想比较明显的患者。优点是心血管及肝功副作用小,缺点是锥体外系不良反应大。位于中脑纹状体神经通路中的 D1 和 D2 受体亚型共同协调机体有关运动功能,它们之间平衡失调是抗精神病药产生锥体外系副反应的原因。典型的抗精神病药,如氯丙嗪、氟哌啶醇等在足够的治疗剂量下,一般可占据脑内 70%～90% 的 D2 受体亚型。过度占领 D2 后,脑内多巴胺转而作用于 D1 受体亚型,便会产生急性或迟发性锥体外系运动障碍。相比之下,下文所述的非典型抗精神病药(如氯氮平)只占据 38%～63% 的 D2 受体亚型,且兼具 D1 受体亚型的阻断作用,可防止 D1 过度激活,因此它们引起的锥体外系副作用较少。

### (二) 非典型抗精神病药

以氯氮平为代表的非典型抗精神病药物,具有较高的 5-HT$_2$ 受体阻断作用,是多巴胺与 5-羟色胺受体拮抗剂,对中脑边缘系统的作用比对纹状体系统更具选择性,尤其适用于典型抗精神病药物疗效不佳或对典型药物耐受不良者。氯氮平可以同时阻断 D2 和 D4 受体,还可阻断 α 肾上腺素受体和毒蕈碱乙酰胆碱受体,这些特点使它不易产生锥体外系副作用,也不增加泌乳素分泌,它不但对阳性症状疗效较好,对阴性症状、认知症状和情感症状也有效。

非典型抗精神病药物种类较多,主要有以下四类:① 5-羟色胺和多巴胺受体拮抗剂(serotonin-dopamine antagonists,SDAs),如利培酮、齐拉西酮、舍吲哚;② 多受体作用药(multi-acting receptor targeted agents,MARTAs),如氯氮平、奥氮平、喹硫平、左替平;③ 选择性 D2/D3 受体拮抗剂,如氨硫必利、瑞莫必利;④ D2/5-HT$_{1A}$ 受体部分激动剂和 5-HT$_{2A}$ 受体拮抗剂,如阿立哌唑。

值得一提的是,新近研制的多巴胺受体激动剂作用机制非常巧妙,它可以看成是多巴胺能的"缓冲剂",在多巴胺活动过度时减少它的传递,在多巴胺活动低下时适当增加它的传递,代表药是阿立哌唑,它是 D2/5-HT$_{1A}$ 受体部分激动剂和 5-HT$_{2A}$ 受体拮抗剂,对 D1 无亲和力,能减少纹状体多巴胺的释放,抑制腹侧背盖区多巴胺能神经元。它是全球第一个 D2 部分受体激动剂,已进行三期临床试验,对精神分裂症阳性和阴性症状均有疗效。

### 五、动物模型

#### (一) 潜伏抑制模型

潜伏抑制(latent inhibition)是指对于一些反复出现、未经过强化训练的无关刺激,正常人能够将其忽略而出现对条件性适应的延迟,这是机体能够忽略预期不产生重要后果的刺激的能力。用某些药物(如苯丙胺、尼古丁)处理动物,动物的潜伏抑制现象出现障碍,据此建立起无法忽略无关刺激的动物模型。模型的成功是以对正常动物所观察的指标出现延迟现象为准。典型抗精神病药能够恢复苯丙胺处理大鼠受损害的潜伏抑制,由于这种改善具有选择性和特异性(非典型抗精神病药不存在这种作用),因此可以用来筛选抗精神病药物,并判断药物类型。

#### (二) 惊跳反应预刺激抑制模型

惊跳反应预刺激抑制模型(prepulse inhibition,PPI)也称作精神分裂症的直觉障碍模型。对于正常个体,预先给予一弱刺激可以减弱由突然强烈刺激引起的惊跳反应。对于精神分裂症患者,由于其信息处理能力障碍,这种预刺激的抑制作用减弱。这一现象可以在动物上模拟:阿扑吗啡、苯丙胺、苯环利定均可减弱/阻断大鼠惊跳反应的预刺激作用,而典型和非典型抗精神病药物都能翻转阿扑吗啡等导致的大鼠 PPI 减弱的效应。

#### (三) 神经发育动物模型

##### 1. 新生动物脑部损毁模型

新生大鼠海马腹侧被损毁后,由海马所参与的许多皮层和皮层下区神经环路的发育中断,到了成年时出现一系列与多巴胺有关的行为改变,可用来作为精神分裂症认知障碍的模型。建模方法是:大鼠出生后第 7 天用鹅膏蕈氨酸(ibotenic acid)损毁海马腹侧(ventral hippocampus,VH)。出生 35 天(大鼠少年期)和 56 天(大鼠成年早期),海马损毁后的大鼠在注射盐水后的活动性显著高于正常对照组,表现为对应激和刺激因素具有高反应性,刻板动作增加,对谷氨酸受体拮抗剂有高度敏感性,惊跳反应预刺激抑制和潜伏抑制受损,社会功能低下,工作记忆下降,以上症状均与精神分裂症的症状十分相似。海马损毁大鼠所表现出的这种高活动性可以被典型或非典型抗精神病药所抑制。

研究认为,新生动物海马的损伤导致前额叶皮质发育以及颞叶边缘系统和前额叶皮质联络功能异常,这对出现异常行为起关键作用。抗精神病药物能改善这种异常行为,如作用于谷氨酸系统药物 LY293558(AMPA 受体拮抗剂)有效减轻活动增多,而不影响正常对照组的活动。此模型可以筛选具有新药理机制的药物。

##### 2. 胎儿期病毒感染及营养不良动物模型

让怀孕 9 天的小鼠感染人型流感病毒后,子代大脑皮质变薄,Reelin 免疫反应性降低,这与精神分裂症患者脑区 Reelin 表达降低的神经生物学研究结果一致。

剥夺小鼠母孕期的蛋白质造成营养不良,子代大脑神经元发生、迁移、分化发生障碍,破坏了神经环路的形成和神经递质的传递,导致认知和学习记忆能力下降等一系列不可逆的改变。此模型的不足之处在于这种大脑形态改变引起的动物行为改变缺乏一致性,可能原因是此动物模型仅仅控制了单一因素,而事实上大脑营养不良导致发育障碍有很大的可变性。

3．神经元发育异常动物模型

动物妊娠期间给予 X 射线照射，或者将子宫暴露于干扰有丝分裂的毒素，从而破坏分裂中的神经元；也可以给予一氧化氮合酶抑制剂干扰神经元的成熟和突触形成。处理后动物海马、前额叶和内嗅区皮质形态学发生变化，进而出现活动增多、刻板行为、认知受损、潜伏抑制、惊跳反应预刺激抑制紊乱等一系列行为学变化。

**（四）神经递质传递异常动物模型**

1．多巴胺模型

苯丙胺模型：苯丙胺属于多巴胺促释剂，提高中枢多巴胺的浓度，能够引起动物电生理学、神经化学、行为学等指标的改变，因此该模型常用来评价抗精神病药物。在一定剂量下，苯丙胺多次间断给药能够引起大、小鼠的行为敏化（behavioral sensitization），当剂量增大时引起刻板行为（stereotyped behavior）。前者是中脑边缘系统的多巴胺受体激活的表现，用来作为药效学评价的指标；后者是中脑纹状体系统多巴胺受体激活的表现，作为锥体外系不良反应的评价指标。

阿扑吗啡（apomorphine，APO）模型：阿扑吗啡是一种 D1/D2 受体混合激动剂，引起动物高活动性（hyperlocomotion），多次给药后可引起行为敏化和刻板行为，应用抗精神病药物可以对抗。

僵住症模型：典型抗精神病药的活性在于阻断边缘前脑的 D2 受体，而同时阻断新纹状体部位的 D2 受体则产生锥体外系不良反应，表现为肢体僵直和运动不能等，在大、小鼠则表现为僵住症。应用 D1 受体拮抗剂 SCH23390 和 D2 受体拮抗剂氟哌啶醇都可引起大、小鼠的僵住症。僵住症模型可以模拟人的锥体外系反应。该模型的意义是根据僵住症反应发生的程度来预测药物对人产生锥体外系不良反应的可能性。

2．NMDA 模型

精神分裂症谷氨酸能系统的研究随着非选择性谷氨酸 NMDA 受体阻断剂（苯环利定、氯胺酮、地佐西平）的使用而有所发展，后者能够使人类和动物产生行为敏化和刻板行为，诱导精神分裂症样表象，可被氯氮平、舒必利和氟哌啶醇对抗。NMDA 受体阻断剂的急、慢性给药模型在现象学上的效应均良好，适合筛选新的抗精神分裂症活性物质。

**（五）NMDA 受体阻断遗传模型**

这种遗传模型主要是基于 *NR1* 亚单元或其他 NMDA 受体亚单元表达的降低。Mohn 及其同事在 *NR1* 基因座位的内含子上插入一个抗新霉素的基因，可以降低小鼠大脑皮层匀浆中 90％的 *NR1* 亚单元的表达。完全缺乏 *NR1* 亚单元基因的小鼠在出生后迅速死亡。*NR1* 低表达量（*NR1* －/－）的小鼠出现自主活动增加、代谢活动降低、社会交互降低、PPI 反应降低等异常现象。

在 *NR1* 亚单元甘氨酸结合位点的点突变动物模型（Grin1）中，受体甘氨酸亲和力能够比野生型降低 5～86 倍。$Grin1^{D81N/K483Q}$ 的杂合体小鼠表现出 NMDA 受体功能降低，自主活动增加，习惯化功能受损，Morris 可见平台水迷宫测试中表现不佳等异常现象。

此外，*NR2A* 亚单元的基因敲除小鼠表现出以下行为：新环境中自主活动增加，水迷宫测试中空间记忆受损，眨眼条件反射和恐惧条件反射实验中联想学习能力受损。

NMDA 受体功能受损遗传模型的研究表明，NMDA 受体，尤其是 *NR1* 亚单元在精神分裂症病理生理学机制中具有重要作用。

（王燕婷、梁建辉）

# 练 习 题

1．抑郁症的主要临床症状有哪些？

2．抑郁症的可能发病机制有哪几方面？

3．抑郁症的治疗方法有哪几大类？试述几种常用的抗抑郁药。

4. 总结抑郁症动物模型。

5. 精神分裂症有哪些传统的临床亚型,各亚型的临床特点是什么?

6. 精神分裂症主要的生化机制是什么?

7. 概述精神分裂症的治疗方法。

8. 精神分裂症动物模型分为几类? 简要阐述之。

# 参 考 文 献

1. Barbara Fadem, Steven Sirming 著. 精神病学. 李占江等译. 北京:中信出版社,2004.

2. Berton O, Nestler E J. New approaches to antidepressant drug discovery:beyond monoamines. Neuroscience,2006,7(2):137-151.

3. Bickel S, Javitt D C. Neurophysiological and neurochemical animal models of schizophrenia:focus on glutamate, Behavioural Brain Research,2009,204:352-362.

4. Bubenikova-Valesova V, Horacek J, Vrajova M, et al. Models of schizophrenia in humans and animals based on inhibition of NMDA receptors, Neuroscience and Biobehavioral Reviews,2008, 32:1014-1023.

5. McArthur R, Borsini F. Animal models of depression in drug discovery:A historical perspective, Pharmacology, Biochemistry and Behavior,2006,84:436-452.

6. 韩柏. 精神分裂症的现代研究. 北京:中国科学技术出版社,2003.

7. 郝伟. 精神病学. 北京:人民卫生出版社,2004.

8. 季建林. 精神医学. 上海:复旦大学出版社,2003.

9. 江开达. 精神病学. 北京:人民卫生出版社,2009.

10. 姜左宁. 现代精神病学. 北京:科学出版社,2004.

# 第二十二章　脑内奖赏通路与药物成瘾

趋利避害是生物体的本能,为个体生存和物种延续所必需。奖赏则是引导这一本能的主要动力。与生存相关的天然奖赏如食物、水等能够激活奖赏通路,而所有的成瘾性物质同样能够兴奋此环路,释放多巴胺,产生奖赏作用。长期使用成瘾性物质,机体产生了适应性变化,包括特定脑区内递质的释放、受体的敏感性及表达,细胞内信号转导通路和基因表达的类型及数量都发生诸多改变,并因此改变了神经元的功能和神经元所在环路的功能,最终导致成瘾者行为异常。

本章首先从行为医学角度简单介绍强化和奖赏的概念,奖赏环路的发现与奖赏可能的神经生物学基础,并且从神经影像学研究角度阐述奖赏在各脑区的处理过程。继之在成瘾部分中,简介成瘾物质的类别、药理作用、成瘾的易感因素及共同的神经调节过程,并以阿片类物质为例说明药物成瘾的神经可塑性变化,最后对目前的成瘾理论做了分述。

## 第一节　脑内奖赏通路

### 一、概述

个体生存和物种保存需要机体寻找和获得所需要的资源(如食物和居所)以及交配的机会,尽管这需要付出努力和承受风险。这种与生存相关的天然目标就起到了奖赏的作用,即在预期完成这些目标就会产生如期结果(如使事情变得更好)的情况下去追求得到它们,简而言之,奖赏就是产生学习和适应性行为的原因。有奖赏目标的行为往往会更坚定地持续下去而取得结果,并且随时间而增强。

从行为学的角度来看,正性强化(positive reinforcement)、负性强化(negative reinforcement)及惩罚(punishment)是影响动物行为的主要动力。正性和负性强化是一个过程,行为的结果增加了该行为发生的可能性。正性强化是给予受试者所需的刺激来强化受试者的行为,奖赏就是正性强化的。当一个人体验到奖赏时,就更有可能在将来投入到产生这一奖赏的行为中去。寻找奖赏作为目标的能力对于所有生物的生存和繁殖都至关重要。食物、水和性刺激等不必经由学习就能强化的行为被称为初级奖赏(primary rewards);其他刺激(如金钱)通过与初级奖赏已习得的联系获得了奖赏价值,称为次级奖赏(secondary rewards)。事实上,几乎任何感觉刺激都能通过适当的条件化学习获得奖赏价值。而当受试者出现某种行为后,可以缓解或消除某种厌恶的刺激,结果是受试者再次或者反复出现这种行为的可能性增加,这样的一个过程就是负性强化。惩罚则是指当受试者出现某种行为后,附加一种厌恶刺激,从而减少这种行为发生的可能性。

### 二、奖赏脑区的发现

1954 年,James Olds 和 Peter Milner 在进行电刺激自由移动大鼠脑干的研究,原本想插入网状结构(reticular formation)的电极末端被误推进到了隔区(septal area),他们意外发现电刺激可以控制大鼠的行为。实验中大鼠在一个约 3ft$^2$ 的盒子里面随意走动,每次大鼠走到盒子的某一角落,就会被刺激一次。第一次刺激之后大鼠走开了,但是又立即回来再次接受刺激。很快地,大鼠所有的时间都待在角落里,明显是在寻求这种电刺激。但对此现象可能还有其他解释:如强迫性的自发运动,或者是受到了观察者期望效应的影响。为了排除这些原因,研究者对实验做了一个巧妙的变化,他们设计了一个新的盒子,里面有一根压杆，踩上去就会发出一次短的电刺激。开始时，大鼠在盒子里随处活动，偶然会踩到压杆，但是不久后就一直反复地压杆。这一行为后来被称作自我电刺激(electrical self-stimulation)(图 22-1)。在后来的研究中发现，大鼠为了获得自我电刺激，甚至会穿越电击网或者忽略掉电击的警报信号，并且如果只能在自我刺激期间获得食物，它们宁愿挨饿，直到最后精疲力竭而死。

强化脑刺激就此被发现，但同时也提出了许多问题：必须刺激哪一结构才能得到这种强化？大鼠为什么会反复刺激自己？这种作用是令其愉快的吗？大鼠是感受到了某种类似于从食物中得到的满足感吗？人们期望如果理解了这种人为强化的神经机制，就会阐明正常强化行为如吃饭、喝水和性，以及异常强化行为如成瘾的生理学基础。

Olds 和 Milner 自我电刺激实验中的大鼠为什么会反复地压杆？一种解释就是大鼠从刺激中得到了正性

**图 22-1　自我电刺激示意图**

的感受，想要得到更多。据此，引起强化刺激的脑区就被称作"愉快中枢"(pleasure centers)。

在 Olds 和 Milner 的意外发现之后数十年间，科学家在大鼠脑内的边缘结构和其他脑区发现了多个自身刺激部位，包括隔区(septal area)、外侧下丘脑(lateral hypothalamus)、前脑内侧束(medial forebrain bundle)、腹侧被盖区(ventral tegmental area，VTA)和背侧脑桥(dorsal pons)等(图 22-2)。刺激从中脑投射到基底前脑的前脑内侧束所产生的强化最为强烈，一直以来该结构也受到了最多关注。

**图 22-2　大鼠脑内自我刺激部位**

当电极插入图中标注部位时，大鼠会进行自我刺激(Bear M F，2001)

脑刺激究竟产生了什么感觉？理想的确定方法就是以人类作为受试，电刺激特定脑区，然后询问其感受。20 世纪 60 年代在两例患者身上进行的研究中发现，电刺激特定的脑区如隔区产生了快感，有受试者称类似性快感。由于伦理学的限制，只能对人类进行有限的研究。但现有的结果表明，动物实验的结果同样适用于人类。

### 三、奖赏的神经生物学基础

脑内电刺激奖赏具有如此强大的驱动作用，这促使人们去寻找其产生的神经基础，特别是采用药理学干预(如局部给予拮抗剂)和损毁的方法。干预脑内多巴胺能系统、内源性阿片肽系统和内源性大麻素系统都能够调节多种奖赏过程和奖赏行为,提示它们在奖赏中发挥了重要作用。下面将分别对这三种系统进行介绍。

### (一) 多巴胺能系统(dopaminergic system)

哺乳动物的中枢神经系统上行多巴胺通路可以分成两个主要系统:黑质纹状体系统(nigrostriatal pathway)和中脑皮层边缘系统(mesocortical limbic pathway)。后者进一步分为两个亚系统,主要视 VTA 内的胞体定位和它们的投射区而定。

图 22-3  奖赏环路

奖赏环路(图 22-3)始于 VTA 区,即多巴胺能神经元胞体所在部位。投射到边缘结构如伏核(nucleus accumbens)、杏仁核(amygdala)、腹侧苍白球(ventral globus pallidus)、海马(hippocampus)以及皮层区包括前额叶皮层(prefrontal cortex)、眶额叶皮层(orbital frontal cortex, OFC)和扣带回(cingulated cortex)。从 VTA 到伏核的多巴胺投射是脑奖赏环路的主要组成成分。此环路提供关于某种行为或者刺激奖赏价值的信息,为大脑评价不同的奖赏提供了"通用货币",以修正个体今后的行为。生存相关的天然奖赏(如食物和交配机会)都能增加释放到伏核的多巴胺。成瘾性药物同样能直接或间接地引起伏核内突触间隙多巴胺水平的增加,并且作用更强。VTA 和伏核作为奖赏最主要的解剖基础,现分述如下:

(1) VTA:主要包括多巴胺能、GABA 能和谷氨酸能三种神经元。多巴胺能细胞是效应神经元,GABA 能细胞是中间神经元。GABA 能细胞通过局部连接抑制多巴胺能细胞,多巴胺的释放一定程度上受去抑制的机制调节。对于预期奖赏的相关线索,VTA 多巴胺能神经元的放电模式从不规则的单峰放电变为高频簇状放电。高频簇状放电能够引起这些神经元靶区的多巴胺释放在空间和时间上显著累加。

(2) 伏核:主要由中等大小棘状神经元(medium spiny neuron)组成,包括两个功能截然分开的亚区:壳部(shell)和核部(core)。壳部与下丘脑、VTA 紧密联系,相应地在调节摄食行为中十分重要。VTA 到壳部的多巴胺神经支配在调节诱因显著性中非常重要,并且促使动机性事件与同时存在的环境感知之间建立起习得的联系。核部则主要与前扣带回和眶额叶皮层相互联系,调节预测动机相关事件的刺激所引起的已习得行为的表达。

多巴胺释放到底编码了什么信息呢? 早期的观点认为多巴胺起到快感信号(hedonic signal)的作用,参与体验快乐的感觉,但是药理学方法阻断、损毁和遗传学研究的结果对此提出了质疑,因为耗竭了多巴胺的动物依然偏爱奖赏,比如蔗糖。而且,此理论也无法解释尼古丁的作用,因为尼古丁高度成瘾,引起多巴胺释放,但是几乎没有欣快感。

也有观点认为多巴胺可能是促进了奖赏相关的学习,将目标的快感特征与渴望、行为联系起来,以此决定随后与奖赏相关的行为。

### (二) 内源性阿片肽系统(endogenous opioid system)

1971 年 Liebeskind 实验室在神经科学学会会议上率先报道了阿片肽的研究,此后,相继有三大内源性阿片肽家族,即脑啡肽(1975),β-内啡肽(1976 年)和强啡肽(1979)被发现,其后,分别于 1995 年分离出孤啡肽(OFQ),1997 年发现了内吗啡肽(EM)。

根据这些内源性多肽和合成化合物的药理分析特点,将阿片受体分为 $\mu$,$\delta$ 和 $\kappa$ 受体。1992~1993 年间,这三个受体相继被克隆成功。阿片受体属于具有七次跨膜结构的 G 蛋白偶联受体家族。1994 年,阿片受体家族添了一个新成员,因为暂时未能寻找到其内源性配体,故又称为孤儿受体,直到含有 17 个氨基酸的孤啡肽被找到。脑啡肽（5肽）对于δ受体、强啡肽（17肽）对于κ受体分别具有强选择性，内啡肽（31肽）对于μ和δ受体均有较强的亲和力，内吗啡肽则对μ受体具有高度选择性。

内源性阿片肽系统参与脑内的多种奖赏过程和奖赏行为，包括脑部电刺激奖赏、食物奖赏、成瘾性药物奖赏、性行为和社会行为。激活μ和δ受体是奖赏性的，激活κ受体则产生负性情绪状态，是厌恶性的，两种相反的动机效应分别通过增加或者减少伏核内的多巴胺释放实现。μ和δ受体促进多巴胺释放是通过作用于VTA区的GABA能神经元，从而抑制多巴胺神经传递来实现的。

### （三）内源性大麻素系统（endocannabinoid system）

内源性大麻素系统是调节愉悦和满意行为的一种主要的神经化学调节因素。1992年研究者克隆并确认了脑内的大麻素受体CB1。随后在周围组织中确认了CB2受体，并且发现CB1和CB2都与抑制性$G_i/G_o$蛋白偶联。现有证据表明，脑内还存在其他大麻素受体。CB的天然配体为N-花生四烯酸氨基乙醇（anandamide）和2-花生四烯酸甘油（2-AG），它们具有不同的结构、不同的生物合成和降解途径，都能作用于CB1和CB2受体，但亲和力不同，如2-AG，主要作用于CB2，与CB1的亲和力弱，而小剂量的N-花生四烯酸氨基乙醇主要作用于CB1受体。CB1受体密度最大的脑区参与记忆（如海马）、协调（如小脑）和情绪（如前额叶皮层）等功能。

CB1受体主要位于突触前膜，生理状态下，内源性大麻素产生于CB附近部位，在膜去极化时从突触后神经元释放，逆行迁移至突触前膜，激活突触前的CB1受体，抑制突触前神经递质释放，如谷氨酸、GABA等。内源性大麻素的这种逆行神经递质功能在VTA和伏核都已得到了证明。

很多证据表明内源性大麻素系统在奖赏中发挥重要作用。首先，CB1受体分布在参与奖赏过程的脑区，其在纹状体内密度很高；其次，无论是植物源性的、合成的还是内源性的CB1受体激动剂，激活CB1受体都能增强多巴胺能传递，产生奖赏性效应以及增强食物和成瘾性药物的奖赏作用；第三，药理学或者遗传学方法阻断CB1受体，阻止了多种成瘾性药物所引起的多巴胺传递的活化，减少了食物和这些药物的奖赏效应；第四，奖赏过程的活化改变了脑内两种大麻素的水平。

根据奖赏刺激的类型不同，内源性大麻素系统发挥的作用也不同，比如在阿片和酒精奖赏中作用显著，而在脑部电刺激中的作用则模糊不清，研究结果也不一致。

### 四、脑内的奖赏处理

奖赏环路内的各个脑区怎样协作来评价外部刺激，并将这些信息转化为行为，即奖赏处理（reward processing），此方面的研究一直备受关注。在对恒河猴的研究中发现，中脑和纹状体的多巴胺神经元编码奖赏预期，而腹内侧前额叶皮层和眶额叶皮层仅在给予奖赏时激活，这说明对奖赏的预期与享用或者提供奖赏所激活的神经解剖学和神经化学机制是完全分离的。随着脑影像技术和方法学的发展，利用PET（position emission tomography）和fMRI（functional magnetic resonance imaging）来研究人类脑内的奖赏处理（reward processing）取得了巨大进展。fMRI血氧水平依赖（blood oxygenation level-dependent，BOLD）信号成像，PET的功能代谢成像与基于配体受体结合的成像，使得关于奖赏相关信息怎样被用在决策中，以及动物研究很难或者不可能进行的复杂任务的研究都因此得以实现。

PET成像以及fMRI都能显示在不同形式的奖赏处理过程中激活的脑区，基于配体受体结合的PET成像在显示特定脑区的多巴胺释放中具有独特的优势，而事件相关fMRI（event-related fMRI）则能使研究者追踪到在奖赏处理的不同阶段内特定脑区活动的改变。

各种奖赏刺激都会调节BOLD信号反应。尽管激活的脑区会随行为任务的改变而变化，但奖赏刺激都会增加一系列共有神经结构内的活性，包括OFC、杏仁核和腹侧纹状体（ventral striatum）/伏核。许多研究也观察到了PFC和前扣带回的激活。

（1）OFC：主要与奖赏估值有关，就解剖连接而言，OFC在奖赏处理方面处于独特的位置。它接收从初级味觉和嗅觉皮层的直接传入，也接受来自高级的视觉和躯体感觉区的传入。因此，OFC是储存感觉刺激奖赏价值的理想位置。fMRI显示OFC在既需要趋向行为也需要反应抑制的条件下发生反应。

OFC 参与感觉刺激和奖赏估值之间的重要映射,而且,这种映射对于产生适当的奖赏导向行为反应必不可少。

(2)杏仁核:参与强化刺激强度。杏仁核位于颞叶内侧皮层下,是由三个核群:基底外侧核群(basolateral nuclei)、皮质内侧核群(corticomedial nuclei)和中央核(central nucleus)组成的复合体,与负性情绪和恐惧有关,即杏仁核与厌恶性事件更为相关。它为调节动机的程度提供背景信息。

(3)腹侧纹状体/(伏核):与奖赏预期和奖赏结果都有关。奖赏预期可表现出多方面的不同,包括幅度、概率、不确定性、延迟以及付出的努力,从而影响伏核的激活。奖赏的结果则可能是得到或者失去不确定的奖赏。奖赏预期能够增加伏核的激活,而非奖赏结果则能够减少伏核的激活,因此,伏核是随奖赏预期误差(或者是预期和获得的奖赏之间的差异)来激活的。

对不同刺激发生反应的常见激活模式有如下假设:大脑可能沿着一条单一的最后共同通路以某种形式的共同神经传递来处理奖赏。从功能上来说,这可能揭示了奖赏信息是如何在脑内处理的:共同的网络能够实现对极大差异的奖赏进行直接比较,目的是在可能的行动过程中间做出选择。

奖赏环路由多个皮层和皮层下脑区组成一个复杂的网络,调节诱因导向的学习(incentive-based learning),产生适应性行为。为了对外界环境刺激做出适当的行为反应,需要把关于动机和奖赏的信息与为了获得目标而制定的策略和行动计划结合起来。例如,为了赢得纸牌游戏,只有渴望是不够的,还必须在游戏开始之前了解游戏的规则,记住打过的牌等。另外,在渴望打牌和抑制过早打出某些牌的冲动之间存在着复杂的相互作用。因此,为了获得某一目标而制定的行动计划就需要把奖赏处理、认知计划和运动控制结合起来。奖赏不是单独发挥作用的,其通路与调节认知功能的环路结合起来共同影响行动计划。

# 第二节　药　物　成　瘾

## 一、概述

药物成瘾(drug addiction),也称作药物依赖(drug dependence),是一种慢性复发性疾病,具有以下三个主要特征:① 强迫性觅药和用药;② 限制用药失控;③ 一旦用药被阻断,就会出现负性情绪状态(如烦躁、焦虑、易怒)。临床上偶尔有限度地使用有滥用风险的药物与反复用药并且出现慢性药物成瘾是截然不同的。

能够产生依赖的物质很多,有的是天然的,有的是半合成的,也有的完全是合成的。它们有着不同的药理特性和毒性特点。

根据成瘾物质的药理特性,可将其进行如下分类:

- 中枢神经系统抑制剂:能抑制中枢神经系统,如巴比妥类、苯二氮䓬类、酒精等。
- 中枢神经系统兴奋剂:能兴奋中枢神经系统,如咖啡因、苯丙胺类和可卡因。
- 阿片类:包括天然来源的阿片,从中提取的有效成分如吗啡、可待因以及将有效成分加工获得的产品如海洛因,也包括类似阿片作用的人工合成品如哌替啶、美沙酮等。
- 大麻:最古老的致幻剂,主要活性成分为四氢大麻酚($\Delta^9$-THC)。
- 致幻剂:能改变意识状态或知觉感受,如麦角酸二乙酰胺(LSD)和摇头丸。
- 挥发性溶剂:如丙酮、苯环己哌啶(PCP)等。
- 烟草(尼古丁)。

成瘾性物质的化学结构有极大差异,因此,每种药物最初结合的靶点不同,并且引起不同的急性行为和生理学效应。下面分别对几种代表性药物的药理特点进行介绍。

(1)精神兴奋类:以直接或者间接的拟交感神经药(如可卡因和苯丙胺)为代表,此类药物能够兴奋中枢神经系统,激活行为,一般伴有唤醒、警觉和运动行为的增加。此外,都能增加收缩压和舒张压,加快心率和呼吸,造成疲倦和食欲减退。就神经化学作用来说,可卡因和苯丙胺都能阻断 5-羟色胺、多巴胺和去甲肾上腺素的重摄,增加中枢神经系统内单胺类突触间隙内可用的单胺类递质含量。其阻断几种递质的效能排序分别为:① 可卡因:5-羟色胺＞多巴胺＞去甲肾上腺素;② 苯丙胺:去甲肾上腺素≥多巴胺＞5-羟色胺,此外,苯丙胺还能增强三种递质的突触前释放。然而,它们的主要精神药理学作用取决于多巴胺系统。

(2) 阿片类:阿片能够镇痛,减少焦虑和行为抑制,减弱对刺激的敏感性,并产生欣快和镇静效应(如困倦和肌肉放松)。阿片通过与 $\mu$、$\delta$ 和 $\kappa$ 阿片受体相互作用而在靶神经元上发挥效用。

(3) 酒精:具有镇静、催眠效应,也能引起个性上的改变,如好交际、健谈,另外还能减少紧张,产生欣快感。酒精可以通过与多个神经递质系统包括 GABA、阿片肽、谷氨酸、乙酰胆碱和 5-羟色胺相互作用来发挥效应。

(4) 大麻:大麻的效应包括产生欣快感,情绪波动,梦幻状态。$\Delta^9$-THC 主要与大麻受体 CB1 结合。CB1 受体在 VTA、伏核和杏仁核等脑区经由中间神经元来调节大麻的许多中枢特征。

(5) 尼古丁:能够引起觉醒和增加能量,增强认知行为和学习,减少食欲。尽管其与谷氨酸、GABA和阿片肽等神经递质系统也有相互作用,其强化特征主要通过直接结合 VTA、伏核和杏仁核内的烟碱乙酰胆碱受体来调节。

随着易感性个体反复使用成瘾性药物,脑内的分子改变促使持续用药越来越难以控制,成瘾一旦开始,就会是一个慢性的过程,戒断期后继之以恢复主动用药。除了产生强迫用药(compulsive use),成瘾性药物还能引起耐受(tolerance)、依赖 (dependence)和戒断症状(withdrawal syndrome)。耐受是指尽管给予恒定剂量,但药物的作用减弱了,或者需要增加用药剂量以维持稳定的作用。耐受造成剂量增加,加剧了引起成瘾的分子变化。还有一些药物如精神兴奋类则可能产生敏化(sensitization),即反复地、间断性地暴露于这类药物之后,再次给药就会进行性和持久性地增加运动激活效应。对一些药物的耐受可以和对其他药物的敏化同时存在,这可能反映了受影响环路的不同特征。

依赖是细胞、环路或机体对过度药物刺激作出反应的一种适应性状态,一旦停止用药,这种适应性状态就会导致认知、情绪或者身体戒断症状的产生,即可分为精神依赖(psychological dependence)和身体依赖(physical dependence),前者是指多次反复使用毒品后,使人产生愉快满足的感觉,这种心理上的欣快感觉,导致吸毒者形成对所吸食毒品的强烈渴求(craving)和连续不断吸食毒品的强烈欲望,继而引发强迫用药行为,以获得不断满足的心理活动;后者是指反复用药所造成的一种适应状态,其特点是用药者一旦停药,将发生一系列令人难以忍受的症状,即戒断症状。戒断可分为急性期(acute phase)和稽延期(protracted phase),在此期间,如果成瘾者再次暴露于药物相关的环境线索(如与过往用药相关的人、地点或者用具),以及处于应激状况下,都可导致对药物的渴求和复吸(relapse)。

药物成瘾的开始更多地与社会和环境因素有关,而从最初使用药物转变到成瘾则受到遗传背景、环境因素、性格和个性、发育因素等多方面的影响。这些复杂的因素决定了为什么一些人比其他人更容易成瘾,即易感性(vulnerability)。从控制药物代谢的等位基因到控制药物敏感性和环境影响的遗传因素,这些复杂的遗传差异都可能影响成瘾。遗传因素对成瘾的作用可能源于影响药物成瘾的开始和进展轨迹的不同阶段,包括依赖或者戒断的严重程度以及复发的风险。环境通过遗传因素对从初始用药转变成规律性用药,到药物成瘾依赖,复吸的可能性来发挥效应。性格和个性则包括行为激活、负性情感、新奇寻求和感觉寻求以及难养型气质。而青少年暴露于酒精、烟草或者滥用药物更容易产生依赖。

## 二、药物成瘾的动物模型

对药物成瘾者的临床研究已经解释了物质滥用疾病的范围、人口特征和周期,而多种日益成熟的动物模型则为理解成瘾的神经生物学和滥用药物的神经药理学作用提供了宝贵的方法。这些方法包括颅内自我电刺激(ICSS)、条件性位置偏爱(conditioned place preference,CPP)和自身给药(self-administration，SA)模型等。下面将分别介绍这几种模型。

(1) ICSS：如前所述，在 ICSS 模型中，动物的特定脑区埋入电极，将会对接受到的短的电刺激做出反应。维持 ICSS 行为的最小刺激强度，叫做奖赏阈，在持续的或者反复的测试期间，大鼠的奖赏阈很少发生变化。因此，ICSS 阈值提供了一种在体测定脑奖赏系统活性的灵敏方法，奖赏阈值降低可以解释为脑奖赏功能的增强，阈值增加则可认为奖赏功能减弱。成瘾性药物减少了奖赏脑区 ICSS 的阈值，即因为它们的强化特征，个体寻求的脑刺激量减少了。而且，物质的成瘾性越强，其减少 ICSS 阈值的能力越大，这提示该模型可以用来评价物质的滥用潜力。ICSS 也作为仅有的一个用来评价慢性药物暴露之后动物基础快感的改变或者失调节的实验工具，因为已经发现成瘾性药物戒断造成了 ICSS 阈值的相对增加。

(2) CPP：这是一个采用经典的或者说是巴甫洛夫条件化过程来评价药物强化效应的非操作性方法。动物被暴露于通常包括两个最初中性的环境设备中，这两个环境刺激特征包括颜色、质地、气味和照明。动物采用小鼠或者大鼠，在实验周期中在各自固定的时间分别给动物注射受试药物和溶剂，然后将动物各自固定放入一箱内停留同样的时间，多次的条件化过程之后，允许动物(非用药状态)自由地出入装置，比较动物在互通的两箱中分别停留的时间，借以评价其对两者之一的偏爱。按照经典条件化理论，如果一种药物具有强化特征，那么动物应该更喜欢以前伴药的环境。与此假设一致的是，多种成瘾性药物包括阿片、尼古丁和可卡因，都能诱导 CPP。CPP 是一种经济简单的评价奖赏特征的方法，并且相当快速，因为动物不需要手术，而且训练极少。CPP 的优势还在于有时候只需要单次伴药就能建立这一模型，对相对较低剂量的药物敏感，并且可以在非用药状态对动物进行测试。然而，CPP 模型也有很多限制，包括给药方法(腹腔或者皮下注射)，测试时新奇性可能带来的干扰，产生剂量-效应曲线有困难，并且通常只在啮齿类动物中进行(图 22-4)。

**图 22-4　条件性位置偏爱模型**
(A) CPP 装置图；(B) 训练示意图；(C) 测试图

(3) SA：在这一模型中，动物被训练执行一项操作行为(例如，压杆或者触鼻)以获得一次药物强化。与人类相似的是，动物将乐于自身给予大多数成瘾性药物，包括阿片、大麻、酒精、尼古丁、甲基苯丙胺和可卡因。尽管可以采用多个物种和多种给药途径，大多数研究使用的还是啮齿类动物或者非人类的灵长类动物，口服、通过慢性留置导管进行颅内或者静脉自身给药。此模型很好地模拟了临床成瘾性药物的滥用，可以预测药物的滥用潜力，也为检测成瘾性药物的急性强化作用，以及在成瘾周期中造成个体成瘾甚至是长时期戒断之后易复吸的神经药理学和神经解剖学基础提供了极好的方法(图 22-5)。

关于成瘾机制的研究进展大部分是源于成瘾动物模型的研究,但还没有一种动物模型能够完全模拟人类成瘾的状况。

图 22-5　自身给药模式图

### 三、药物成瘾的神经和分子通路

反复暴露于成瘾性药物逐渐引起了个体的行为学异常,并且在停药之后的数月或者数年仍持续存在。因此,药物成瘾可被看作是一种药物诱导的神经可塑性的改变。目前的研究表明成瘾性药物共同具有的奖赏和成瘾性作用有其共同的神经和分子通路。

多巴胺几乎参与到成瘾的所有阶段,从诱导到维持、到戒断之后的复吸。成瘾性药物能够更长时间,更大程度地增加前述的奖赏环路中 VTA 区多巴胺能神经元的放电,使其靶区内多巴胺的释放增加。而慢性成瘾性药物暴露则损伤多巴胺系统,这可视为对于药物反复激活这一系统的稳态反应。慢性用药之后,多巴胺功能的基础水平降低了,正常的奖赏刺激不再能有效地引起多巴胺传递的增加。同时,慢性的药物暴露敏化了多巴胺系统,如果给予药物刺激或者药物相关线索,将会更为剧烈地增加多巴胺的传递。这种敏化可在药物摄取中断之后持续很长时间,并且可能与药物渴求与复吸相关。

尽管急性给予成瘾性药物所产生的奖赏效应依赖于伏核内多巴胺释放的增加,觅药的重建需要的则是 PFC 和杏仁核内多巴胺的释放,而非伏核核部的。PFC 内多巴胺的释放先于 PFC 到核部投射的激活。影像学研究证明一旦个体成瘾,对于渴求来说,多巴胺释放入伏核就不再关键。

随着依赖和戒断的发展,脑内的抗奖赏系统,如促肾上腺皮质激素释放因子(corticotropin releasing factor,CRF)、去甲肾上腺素和强啡肽也被动员起来。这些应激激素系统、受体和(或)神经递质活性的持久性改变,可能代表了机体对药物做出的旨在恢复稳态功能的神经适应性补偿反应。因此,这些改变可能显著地促进了急性药物戒断特有的负性情绪状态,增强了对应激刺激的敏感性,造成成瘾者戒断期间更容易复吸。

此外,慢性使用成瘾性药物还能引起脑内 VTA-伏核通路内源性阿片和大麻系统的变化,这在成瘾过程的多个方面中皆有重要作用。

额叶皮层功能低下是对慢性应用成瘾性药物的又一共同反应,即脑影像研究发现的多个额叶皮层区基础活性降低。这些区域控制执行功能,包括工作记忆、注意和行为抑制,并且在控制个体对环境刺激的反应中非常重要,这是通过从这些区域投向 VTA 和伏核的谷氨酸能投射实现的。慢性暴露于任何一种成瘾性药物都能引起 PFC 相关脑区及其谷氨酸能输出的复杂改变,通过减少天然奖赏的价值,减弱认知控制以及增强对药物相关刺激的谷氨酸能驱动,从而促进了严重的冲动性和强迫性。慢性药物处理状态与皮层锥体神经元基础活性的减少以及这些神经元对天然奖赏激活的敏感性降低有关。这可能是人脑扫描中发现的额叶功能降低的基础。相反地,这些神经元对成瘾性药物和药物相关刺激的激活是超敏的。这些药物所诱导的投向伏核的谷氨酸能传递的变化与投向伏核的多巴胺传递的变化是并存的。

慢性暴露于成瘾性药物能引起 VTA-伏核和其他脑奖赏区域内细胞和分子水平大量共同的适应性变化。比如,各种成瘾性药物都能在 VTA 多巴胺神经元内诱导长时程增强样状态,这是通过增加 AMPA 谷氨酸受体反应调节的;增加了 VTA 内多巴胺合成的限速酶——酪氨酸羟化酶的水平,同时减少了伏核区酪氨酸羟化酶的浓度或者活性;诱导伏核内转录因子 ΔFosB 的表达等。而且,慢性使用许多成瘾性药物之后都能减少成体海马齿状回内的神经发生。

下面以阿片类物质为例具体说明其在细胞和分子水平上的神经生物学机制。

### (一)细胞水平-电生理研究

海马模型系统的应用和完善对于理解药物依赖中神经可塑性的细胞机制非常重要。阿片引起了海马 CA1 和 CA3 区神经元的兴奋,这些效应是通过间接抑制了中间神经元或者突触前神经末梢,从而导

致了细胞水平上 μ 和 δ 阿片受体活性的去抑制来调节的。随后的研究显示阿片肽超极化了海马内的中间神经元,并且活化了电压门控的 $K^+$ 电导。主要激动 κ 受体的强啡肽在海马内也有很强的抑制效应,并且这种抑制被认为是通过谷氨酸释放的突触前抑制来调节的。

利用海马模型,随后进行的细胞研究集中于脑奖赏通路的基础。在伏核的脑片上进行细胞内记录,μ 阿片受体激动剂减少了突触前释放的谷氨酸,增强了突触后 NMDA 受体的谷氨酸效应。μ 阿片受体激动剂也通过开放内向整流 $K^+$ 通道来超极化中央杏仁核内的一个亚群神经元(可能是 GABA 能的)。

在杏仁核,孤啡肽产生明显的突触后抑制效应,并且抑制了 GABA 和谷氨酸释放。孤啡肽也减少了伏核内的多巴胺释放,产生抗应激样作用,并且也能在离体的 VTA 神经元产生抑制效应。

也许更受关注的研究是伏核与杏仁核的神经可塑性与吗啡依赖的产生有关。慢性吗啡造成伏核内 NMDA 受体 NR2A 亚单位表达的增加,也改变了受阿片受体调节的钾离子通道的开闭。

阿片激活 VTA 区的多巴胺细胞也被认为显著促进了阿片的强化效应。细胞内记录 VTA 脑片显示阿片不直接影响含多巴胺的神经元,而是超极化或者抑制含 GABA 的中间神经元,增加了其放电。后来的研究显示阿片戒断期间多巴胺能神经元放电减少了,同时微透析测定的细胞外多巴胺也减少了。而且,慢性吗啡与 VTA 区多巴胺神经元的缩小相关。阿片戒断期间的神经化学改变伴有 GABA 引起的突触前抑制的增加和代谢型谷氨酸受体敏感性的增加,这都能引起 VTA 区谷氨酸释放的减少,造成多巴胺细胞放电的减少。因此,慢性给予阿片可能通过阿片受体对与 VTA 和杏仁核周边区相互联系的神经药理学系统产生多种效应,这体现了与依赖进展相关的神经适应性的细胞学机制。阿片间接通过 GABA 或者谷氨酸系统激活奖赏通路,同样使这些系统随着慢性阿片暴露表现出与依赖相关的神经可塑性。

**(二) 分子水平**

1. 受体机制

阿片通过与 μ,δ 和 κ 受体相互作用在靶神经元上发挥作用。在受体水平,受体脱敏和内化这两种机制可能促进了急性耐受。

阿片受体与数种第二信使系统相偶联,包括抑制腺苷酸环化酶、激活丝裂原活化蛋白激酶(mitogen-activated protein kinase,MAPK)和激活磷脂酶 C(phospholipase C)。μ 和 δ 受体能通过内吞实现快速内化,而 κ 受体则不能。快速内化可能通过促使受体配体分离在功能恢复中发挥作用。产生快速急性耐受的配体(如吗啡)不表现出受体内化,而不产生快速耐受的配体(如二氢埃托菲)却表现出急性内化,这一现象解释了受体内化与急性耐受的联系,即快速内化产生更少的耐受和依赖。

激活阿片受体引起 $G_i$ 和相关 G 蛋白的激活,从而抑制了腺苷酸环化酶和 cAMP 蛋白磷酸化级联通路(图22-6)。$G_i$ 的激活也导致特定 $K^+$ 通道的活化和电压门控 $Ca^{2+}$ 通道的抑制,但两种作用在不同的神经元细胞内发生的程度不同。更多的 $K^+$ 流出细胞和更少的 $Ca^{2+}$ 流入细胞都起到抑制性作用,调节阿片对其靶神经元电特性的一些相对快速的抑制作用。与之相似,细胞 $Ca^{2+}$ 的减少改变了 $Ca^{2+}$ 依赖蛋白磷酸化级联通路。在不同类型的细胞中,可能是不同的蛋白磷酸化级联通路活性发生了改变,引起离子通道的调节,这可能进一步促进了药物的急性作用。

慢性暴露于阿片增加了腺苷酸环化酶,引起其他一些细胞内信号通路的紊乱,如蛋白磷酸化机制的紊乱。这些紊乱最终引起长时程适应,造成靶神经元内许多其他神经过程的改变。这些靶神经元包括那些引起药物长时程效应的神经元,造成耐受、依赖、戒断、敏化,最终导致成瘾。

早期研究发现了蓝斑神经元内 cAMP 通路的调节,并且建立了一个脑内阿片神经适应性的分子模型。急性给予阿片通过调节两种离子通道抑制了神经元的放电:通过直接的 $G_i$ 蛋白偶联激活了 $K^+$ 通道,通过抑制腺苷酸环化酶和 cAMP 依赖蛋白激酶 A 抑制了 $Na^+$ 流。相反,慢性阿片增加了蓝斑神经元内表达的腺苷酸环化酶和蛋白激酶 A。cAMP 通路的上调促进了蓝斑神经元内在电兴奋性的增加,这是这些神经元表现出耐受和依赖的基础。很多资料显示转录因子 CREB 在上调蓝斑内的腺苷酸环化酶和蛋白激酶 A 中发挥作用。CREB 被阿片急性抑制,在阿片戒断期间增加。

阿片调节蓝斑内第二信使系统和转录因子的研究使研究者开始关注脑动机环路尤其是伏核内相似

的分子机制(图 22-6),并且随后扩展到慢性药物处理动物戒断之后长时期激活的其他转录因子。慢性吗啡处理的大鼠和自身给予海洛因的大鼠,其 VTA 区内的 TH 活性增加而伏核内的活性降低。海洛因暴露也增加了伏核内的蛋白激酶 A 活性。慢性吗啡暴露期间伏核内的 CREB 减少了,而阿片戒断期间观察到了 CREB 转录的上调。另外一个慢性给予阿片和其他滥用药物激活的转录因子是 ΔFosB。ΔFosB 和 Jun 家族蛋白组成的 AP-1 二聚体复合物持续高水平表达。过表达 ΔFosB 增加了吗啡奖赏效应的敏感性,并且显性失活 ΔFosB 减少了对吗啡的敏感性。因为滥用药物对 ΔFosB 的效应在末次药物暴露之后可以稳定数周甚至数月,Nestler 认为 ΔFosB 可能是有助于引起和维持成瘾状态的持久分子开关。

**图 22-6 阿片类物质的神经适应性分子机制**

(Koob G F,Moal M L,2006)

2. 阿片受体敲除

利用同源重组技术产生了阿片系统基因缺失的突变小鼠系,功能性研究确认并且延展了一般药理学研究阿片效应的分子基础,以及特殊状况下阿片的强化和依赖诱导效应。μ 受体敲除小鼠的阿片强化效应缺失,并且不产生吗啡依赖的身体症状。事实上,目前所有检测的吗啡效应,包括镇痛、高自发运动、呼吸抑制和胃肠转运的抑制,在 μ 受体敲除小鼠身上都消除了。κ 受体敲除小鼠不表现出 κ 激动剂 U50488 的厌恶刺激效应,并且慢性给予吗啡处理之后纳洛酮催促的戒断反应减少了。

δ 受体敲除增加了小鼠焦虑样行为,并且阻断了对吗啡镇痛效应的耐受。缺少 β 内啡肽和(或)脑啡肽的小鼠对食物的反应减弱,提示内源性阿片肽在进食的快感中发挥作用。

## 四、成瘾理论

强迫用药是成瘾的标志。持续地使用成瘾性药物在奖赏环路的分子、细胞和神经系统水平上引起了神经的适应性变化,这些变化被认为在从偶尔用药向成瘾的转变中发挥了关键性的作用。然而,这些药物引起的变化使心理功能发生了什么样的改变,又如何导致了成瘾,仍不是很清楚。目前有多种理论对这种转变进行了解释,包括正性-负性强化、异稳态(allostasis)、诱因敏化(incentive-sensitization)、异常学习(aberrant learning)、认知和冲动控制障碍等。下面分别介绍几种理论的内容。

### (一) 正性-负性强化理论

这是人们对成瘾最为直观的解释：个体最初开始用药是因为其能产生愉悦的效应(也就是奖赏)，并且由于这种经常发生的对奖赏的驱动功能而产生了依赖，为避免药物戒断带来的厌恶性结果而持续用药(也就是负性强化)。尽管正性和负性强化理论使人们对强迫用药的开始和维持有了一些认识，可以解释药物成瘾持续性的特点，但不能够完全解释成瘾周期的所有特点，比如成瘾者在长时间戒断之后，明显的戒断症状已经消失很久了，仍会再次觅药和用药(也就是复吸)。

### (二) 异稳态理论

在药物成瘾中，异稳态是通过改变奖赏和抗奖赏神经环路，试图维持表面上的奖赏功能稳定的过程。即成瘾包括调节两个神经环路活性长期而且持续的可塑性：天然奖赏驱动的脑奖赏系统的功能减弱和厌恶状态驱动的抗奖赏系统的激活。多巴胺能活性的减少和额叶功能低下属于前者；而 CRF-HPA 轴的激活，随后的 CRF 周边杏仁核系统的活化以及神经肽 Y、强啡肽和去甲肾上腺素的释放属于后者。药物成瘾者短期内徒劳地试图通过摄入更多的药物来调节这些药物诱导的神经可塑性，却仅仅是造成了系统长期进一步的失调节，导致情况恶化。异稳态失调节的奖赏状态不仅产生急性和稽延戒断的动机症状，也提供了一个环境使得药物点燃(reinstatement)、药物线索和急性应激更容易引起觅药行为。

### (三) 诱因敏化理论

1993 年 Robinson 和 Berridge 提出了这一理论，其中心论点是当易感个体在特定条件下反复暴露于潜在的成瘾性药物时，正常情况下调节刺激诱因显著性(incentive salience)特征的脑细胞和环路就会被持久改变，其本质是通过某种方式致使这些环路过度敏感，即敏化，造成药物和药物相关环境线索的诱因显著性特征达到病态水平，这能够通过潜意识的想要(wanting)或者觉察到的渴求过程表现在行为中。诱因敏化的持续使得药物的病理性诱因动机能够在停药之后持续数年。成瘾者将兴趣中心放在药物上是由诱因显著性机制和联想学习(associative learning)机制之间的相互作用产生的，而正常情况下是将动机放到特定并且适当的目标上去的。学习指定了渴求的目标，但是学习本身对于病理性动机来说并不足够摄取药物。因此，病理性动机源于调节巴甫洛夫条件化诱因动机过程脑环路的敏化(即动机敏化)。然而，需要强调的是联想学习过程能够在特定的地点或者时间调节行为中的神经敏化的表达，也能指导动机归属的方向。这也就是为什么行为敏化通常仅在以前体验过药物的情境中表达的原因。

此外，解释成瘾性行为持续性本质的理论还包括以异常的刺激-学习的方式形成了牢固的用药习惯，前额叶功能的改变导致行为控制和决策技巧(decision making)的减弱等。每一种理论都为成瘾研究提供了独特的视角和可检测的假设，并且不同视角之间具有相当大的重叠。然而，这些理论都不能完全解释成瘾所有方面的原因。

## 五、结语

作为一种慢性疾病，药物成瘾带来许多个人的、社会的和医学上的难题，这通常在脱毒之后持续数月或者数年。考虑到这种疾病巨大的社会和经济影响，大量研究试图阐明促使从急性药物使用过渡到药物依赖、使用失控和强迫觅药行为的行为学和神经药理学因素的作用。从神经生物学角度来看，动物模型为确定改变觅药和摄药行为的药物的急性强化作用，发生在向药物依赖过渡期间的神经适应性改变以及复吸中相对持久的机制提供了非常宝贵的方法。总的来说，研究提示边缘中脑奖赏通路，包括 VTA、伏核、杏仁核与 PFC 在成瘾中发挥重要作用，同时又可以在不同种类的成瘾性药物和不同阶段的成瘾行为中看到神经递质和(或)神经系统的差异。更好地理解药物成瘾的神经生物学因素会为更有效地治疗药物依赖提供依据。

(王贵彬、薛丽芬、陆林)

# 练 习 题

1. 参与奖赏调节的神经递质系统主要有哪几个？其发挥作用的证据主要是什么？
2. 简述药物成瘾的过程。
3. 药物成瘾的动物模型主要有哪几种？各自的优势是什么？
4. 目前对于药物成瘾的原因及过程的主要理论有哪几种？各自的主要观点是什么？
5. 阿片类物质成瘾在分子和细胞水平上的神经生物学过程是怎样的？

# 参 考 文 献

1. Bear M F. Neuroscience：Exploring the Brain. 2nd(影印版). 北京：高等教育出版社,2004.
2. Haber S N, Knutson B. The reward circuit：linking primate anatomy and human imaging. Neuropsychopharmacology, 2010, 35：4-26.
3. Koob G F, Moal M L. Neurobiology of addiction. New York：Academic Press, 2006.
4. Kreek M J, Nielsen D A, Butelman E R, LaForge K S. Genetic influences on impulsivity, risk taking, stress responsivity and vulnerability to drug abuse and addiction. Nat Neurosci, 2005, 8：1450-1457.
5. Mark F. Bear, Barry W. Connors, Michael A. Paradiso. Neuroscience：Exploring the Brain(Second Edition), 2001.
6. McClure S M, York M K, Montague P R. The neural substrates of reward processing in humans：the modern role of FMRI. Neuroscientist, 2004, 10：260-268.
7. Milner P M. The discovery of self-stimulation and other stories. Neurosci Biobehav Rev, 1989, 13：61-67.
8. Nestler E J. Is there a common molecular pathway for addiction? Nat Neurosci, 2005, 8：1445-1449.
9. Solinas M, Goldberg S R, Piomelli D. The endocannabinoid system in brain reward processes. Br J Pharmacol, 2008, 154：369-383.
10. Van Ree J M, Niesink R J, Van Wolfswinkel L, et al. Endogenous opioids and reward. Eur J Pharmacol, 2000, 405：89-101.
11. 鞠躬主编. 神经生物学. 北京：人民卫生出版社,2004.

# 专 业 词 汇

**A**

accessory nucleus　副神经核

acetylcholine（ACh）　乙酰胆碱

acetylcholine receptor　乙酰胆碱受体

acetylcholinesterase　乙酰胆碱酯酶

acid sensing ion channels　ASIC

action potential　动作电位

activated microglia　激活的小胶质细胞

adaptation　适应

adenosine-triphosphate（ATP）　三磷酸腺苷

adenylate cyclase(AC)　腺苷酸环化酶

adequate stimulus　适宜刺激

adrenaline　肾上腺素

adreneergic neuron　肾上腺素能神经元

adreneergic receptor　肾上腺素能受体

adrenocorticotropic hormone（ACTH）　促肾上腺皮质
　激素

adrenomedullin　肾上腺髓质素

affection　感情

affective disorder　情感性精神障碍

afferent collateral inhibition　传入侧支性抑制

afferent nerve　传入神经

agonist　激动剂

allodynia　触诱发痛觉超敏

Alzheimer assessment scale　阿尔茨海默病评估量表

Alzheimer's disease（AD）　阿尔茨海默病

amacrine cell　无长突细胞

γ-aminobutyric acid（GABA）　γ-氨基丁酸

α-amino-3-hydroxy-5-methyl-4-isoxazolepropionic acid
　（AMPA）　α-氨基羟甲基恶唑丙酸

amnesia　遗忘症

ampulla　壶腹

amygdaloid body　杏仁体

amygdaloid nuclear complex　杏仁复合体

amylin　胰淀粉样多肽

amyloid beta-protein　β-淀粉样蛋白

amyloid precursorprotein（APP）　淀粉样蛋白前体蛋白

antagonist　拮抗剂

anterior cerebral artery　大脑前动脉

anterior cingulated cortex　前扣带回

anterior commissure　前连合

anterior corticospinal tract　皮质脊髓前束

anterior gray commissure　灰质前连合

anterior insula　前岛

anterior lobe　前叶

anterior median fissure　前正中裂

anterior spinocerebellar tract　脊髓小脑前束

anterior spinothalamic tract　脊髓丘脑前束

anterograde amnesia　顺行性遗忘症

antidiuretic hormone（ADH）　抗利尿激素

apoliporotein E　载脂蛋白 E 基因

arachidonic acid　花生四烯酸

archicerebellum　古小脑

arcuate nucleus　弓状核

area postrema　最后区

β-arrestins

association cortex　联合皮质

association cortex　联络皮质

associative learning　联合型学习

astrocyte,astroglia　星形胶质细胞

astrogliosis　胶质化

asymmetric division　非对称性分裂

ataxia　共济失调

auditory canal　外耳道

autonomic nervous system　自主神经系统

axonal growth cone　生长锥

axon　轴突

**B**

basal cell　基底细胞

basal forebrain　基底前脑

basal ganglion　基底神经节

basal pontine syndrome　脑桥基底部综合征

basilar artery　基底动脉

basket cell　篮状细胞

behavior despair　行为绝望模型

behavioral sensitization　行为敏化

binaural sound localization　双耳声音定位

binocular cells　双眼细胞

Blessed dementia scale　Blessed 痴呆量表

blind spot　盲点

blood brain barrier（BBB）　血脑屏障

blood cerebrospinal fluid barrier　血-脑脊液屏障

bony labyrinth　骨迷路

bradykinin　缓激肽

brain stem　脑干

brain-derived neurotrophic factor（BDNF）　脑源性神经营养因子

brain　脑

burning pain　灼痛

## C

Ca$^{2+}$-gated Cl$^-$ channel　Ca$^{2+}$门控 Cl$^-$ 通道

calcitonin（CT）　降钙素

calcitonin gene-related peptide（CGRP）　降钙素基因相关肽

calcitonin receptor-like receptor（CRLR）　降钙素受体样受体

calcitonin receptor-stimulating peptide　降钙素受体刺激肽

cAMP-responsive element binding protein（CREB）　cAMP-反应元件结合蛋白

carbon monoxide（CO）　一氧化碳

cataplexy　猝倒症

catechol-$O$-methyl-transferase（COMT）　儿茶酚-$O$-甲基转移酶

cauda equina　马尾

caudate nucleus　尾状核

central nervous system　中枢神经系统

central sulcus　中央沟

cerebellar ataxia　小脑性共济失调

cerebellar hemisphere　小脑半球

cerebellar peduncle　小脑脚

cerebellum　小脑

cerebral fissure　大脑裂

cerebral gyrus　大脑回

cerebral peduncle　大脑脚

cerebral sulci　大脑沟

cerebrolysin　脑活素

cerebrospinal fluid（CSF）　脑脊液

cerebrospinal fluid brain barrier　脑脊液-脑屏障

cerebrum　大脑

cervical enlargement　颈膨大

cholecystokinin（CCK）　胆囊收缩素

cholinergic neuron　胆碱能神经元

chopper type　梳齿形反应型

chronic unpredictable mild stress（CUMS）　慢性不可预见性应激模型

cingulate gyrus　扣带回

circadian rhythm abnormalities　昼夜节律紊乱

circadian rhythm sleep disorders　昼夜节律睡眠障碍

circle of willis　脑底动脉环

circumvallate papilla　轮廓状乳头

classical conditioned reflex　经典条件反射

claustrum　屏状核

climbing fibers　攀缘纤维

cochlear amplifier　耳蜗放大器

cochlear microphonic potential　耳蜗微音器电位

cochlear nucleus　蜗神经核

cochlea　耳蜗

coding　编码

cognitive behavioral therapy（CBT）　认知行为治疗

cold receptor　冷感受器

color amblyopia　色弱

color blindness　色盲

color vision　色觉

complex cell　复杂细胞

computerized tomographic scanning　电子计算机断层扫描

conditioned place preference（CPP）　条件性位置偏爱

conditioned stimulation　条件刺激

cone cell　视锥细胞

conus medullaris　脊髓圆锥

convergence theory　会聚学说

converge　聚合

corpus callosum　胼胝体

corpus striatum　纹状体

cortex　皮质，皮层

cortical module　皮层模块

corticospinal tract　皮质脊髓束

corticotrophin releasing factor（CRF）　促皮质激素释放因子

cranial nerve　脑神经

crista ampullaris　壶腹嵴

crossed extensor reflex　对侧伸肌反射

cuneate nucleus　楔束核

cupula　壶腹帽

cyclic-nucleotide-gate channel（CNG）　cAMP 激活环核苷酸门控通道

cyclic-nucleotide-gate channel　环核苷酸门控通道

cyclooxygenase（COX）　环氧化酶

cytoskeleton　细胞骨架

## D

dark current　暗电流

declarative memory　陈述性记忆

decussation of medial lemniscus　内侧丘系交叉

dendrite　树突

dentate electroconvulsive therapy（ECT） 电痉挛疗法

dentate gyrus 齿状回

depression 抑郁症

2-dexoy-*D*-Glucose（2-DG） 2-脱氧-*D*-葡萄糖

diacylglycerol（DAG） 二酰酯甘油

diencephalon 间脑

diverge 辐射

doctrine of specific nerve energies 特殊能量定律

dopamine（DA） 多巴胺

dopamine transproter 多巴胺转运体

dopamine-ergic neuron 多巴胺能神经元

dorsal cochlear nucleus（DCN） 耳蜗背核

dorsal nucleus of vagus nerve 迷走神经背核

dorsal pontine syndrome 脑桥背侧损伤综合征

dorsal root ganglion（DRG） 背根神经节

dorsalateral funiculus 背外侧束

drug addiction 药物成瘾

dull pain 钝痛

dynorphin 强啡肽

**E**

efferent nerve 传出神经

electrical self-stimulation 自我电刺激

electroencephalogram（EEG） 脑电图

electromyogram 肌电图

emotion 情绪

endfoot 终足

endocochlear potential（EP） 耳蜗内电位

endogenous opioid peptides 内源性阿片肽

endoplasmic reticulum 内质网

β-endorphin β-内啡肽

endo-morphin-1 内吗啡肽-1

endo-morphin-2 内吗啡肽-2

endo-morphin 内吗啡肽

enkephalin 脑啡肽

ependymal cell 室管膜细胞

epithalamus 上丘脑

event-related potential（ERP） 事件相关电位

evoked potential（EP） 诱发电位

excitability 兴奋性

excitatory amino acids 兴奋性氨基酸

excitatory postsynaptic potential（EPSP） 兴奋性突触后
电位

external granular layer 外颗粒层

external plexiform layer（EPL） 外丛状层

external pyramidal layer 外锥体细胞层

extinction 消退

extrapyramidal system 锥体外系统

extrastriate cortex 纹状外皮层

**F**

facilitation theory 易化学说

fasciculus cuneatus 楔束

fasciculus gracilis 薄束

fast pain 快痛

fastigial nucleus 顶核

feeling 情感

fibrous astrocyte 纤维性星形胶质细胞

filum terminale 终丝

first pain 第一痛

flexor reflex 屈肌反射

flocculonodular lobe 绒球小结叶

fluid mosaic model 液态镶嵌模型

foliate papilla 叶状乳头

follicle stimulating hormone（FSH） 卵泡刺激素

forced swimming test 强迫游泳实验

fornix 穹隆

frontal lobe 额叶

fungiform papilla 真菌状乳头

fusiform cell 梭形细胞

**G**

GABA-ergic neuron γ-氨基丁酸能神经元

galanin like peptide 甘丙肽类似肽

galanin message-associated peptide 甘丙肽信使相关蛋白

galanin receptor（Gal R） 甘丙肽受体

galanin 甘丙肽

gate control theory 闸门控制学说

general somatic motor nucleus（GSM） 一般躯体运动核

general somatic sensory nucleus（GSS） 一般躯体感觉核

general visceral motor nucleus（GVM） 一般内脏运动核

general visceral sensory nucleus（GVS） 一般内脏感觉核

generator potential 发生器电位

gestation 味觉

glial cell line-derived neurotrophic factor（GDNF） 胶质细
胞源性神经营养因子

glial cell，glia 胶质细胞

globus pallidus 苍白球

glomerular layer（GL） 突触球层

glutamate-ergic neuron 谷氨酸能神经元

glutamate 谷氨酸

glutamine 谷氨酰胺

Golgi complex 高尔基复合体

Golgi stain 高尔基染色法

gonadotropin releasing hormone（GnRH） 促性腺激素释放激素

granule cell layer(GCL) 颗粒细胞层

granule cell 颗粒细胞

gray matter 灰质

growth hormone（GH） 生长激素

growth hormone release-inhibiting hormone（GHRIH） 生长激素释放抑制激素

growth hormone releasing hormone（GHRH） 生长激素释放激素

guanine nucleotide-releasing factor 鸟嘌呤核苷释放因子

guanylate cyclase（GC） 鸟苷酸环化酶

gustatory organ 味器

G-proteincoupled receptor kinases（GRKs） G 蛋白偶联受体激酶

G-proteincoupled receptors（GPCR） G 蛋白偶联受体

## H

habenular nucleus 缰核

habituation 习惯化

hair follicle receptor 毛囊感受器

hearing threshold 听阈

hearing 听觉

heart 心脏

heme oxygenase（HO） 血红素氧化酶

heterdimers 异源二聚化

hippocampal formation 海马结构

hippocampus 海马

homeostatic dysregulation 内稳态失衡

homodimers 同源二聚化

horizontal cell 水平细胞

horizontal cell 水平细胞

Huntington's disease（HD） 亨廷顿病舞蹈病

12-hydroperoxyeicosatetraenoic acid 12-HPETE

5-hydroxytryptamine（5-HT） 5-羟色胺

hyperalgesia 痛觉过敏

hypercolumn 超柱

hypothalamic pituitary gonadal axis（HPG） 下丘脑-垂体-性腺轴

hypothalamic regulatory peptides 下丘脑调节肽

hypothalamus 下丘脑

H-magnetic resonance spectroscopy 质子磁共振波谱

## I

incentive-sensitization 诱因敏化

independent stimulation 无关刺激

inducible nitric oxide synthase（iNOS） 诱导性一氧化氮合酶

inferior colliculus 下丘

inferior temporal(IT) 下颞叶

Inflammatory soup 炎症汤

infundibulum 漏斗

inhibitory postsynaptic potential（IPSP） 抑制性突触后电位

inner hair cell 内毛细胞

inositoltrisphosphate（IP$_3$） 三磷酸肌醇

insula 岛叶，脑岛

insulin-like growth factor（ICF） 胰岛素样生长因子

insulin-like growth factor（IGF） 胰岛素样生长因子

interblob 斑块间区

intermediate filament 中间丝

internal capsule 内囊

internal carotid artery 颈内动脉

internal granular layer 内颗粒层

internal plexiform layer(IPL) 内丛状层

internal pyramidal layar 内锥体细胞层

internalization 内吞，内化

interpersonal therapy（IPT） 人际关系治疗

inverse stretch reflex 反牵张反射

ion channel 离子通道

ionotropic glutamate receptor（iGluR） 离子型谷氨酸受体

I-kappa-B kinase 2 IKK2

## K

kainic acid（KA） 海人藻酸

α-ketoglutarate α-酮戊二酸

kinocilium 动纤毛

koniocellular layers 粒状细胞层

## L

labeled line 专用线路

labyrinth 迷路

latent inhibition 潜伏抑制

lateral corticospinal tract 外皮质脊髓侧束

lateral geniculate body 外侧膝状体

lateral horn 侧角

lateral lemniscus 外侧丘系

lateral medullary syndrome 延髓外侧损伤综合征（Wallenberg 综合征）

lateral spinothalamic tract 脊髓丘脑侧束

lateral superior olivary(LSO) 外侧上橄榄核

laterality cerebral dominance 侧别优势

lentiform nucleus 豆状核

leptin 瘦素

leu-enkephalin 亮脑啡肽

Lewy body 路易小体

ligand-gated ion channels 配体门控离子通道

ligand 配基或配体

limbic lobe 边缘叶

limbic system 边缘系统

Lipoxygenase (LOX) 脂氧酶

Lissauer's tract 李骚氏束

locus ceruleus 蓝斑

long-term depression (LTD) 长时程抑制

long-term potentiation (LTP) 长时程增强

lumbosacral enlargement 腰骶膨大

lung 肺

luteinizing hormone (LH) 黄体生成素

L-dopa 左旋多巴

## M

macroglia 大胶质细胞

macula 囊斑

Magnetic resonance imaging 磁共振成像

magnocellular layers 大细胞层

mammillary body 乳头体

mechanical nociceptor 机械伤害性感受器

mechanothermal nociceptor 机械温度伤害性感受器

medial cerebral artery 大脑中动脉

medial geniculate body 内侧膝状体

medial lemniscus 内侧丘系

medial medullary syndrome 延髓内侧损伤综合征（Dejerine 综合征）

medial superior temporal(MST) 内上颞区

median eminence 正中隆起

medulla oblongata 延髓

Meissner's corpuscle Meissner 触觉小体

melanophore stimulating hormone (MSH) 促黑激素

melanophore-stimulating hormone release-inhibiting hormone 促黑素细胞激素释放抑制激素

melanophore-stimulating hormone releasing hormone 促黑素细胞激素释放素

melatonin 褪黑激素

membranous disk 膜盘

membranous labyrinth 膜迷路

mesencephalon 中脑

metabotropic glutamate receptor (mGluR) 代谢型谷氨酸受体

met-enkephalin 甲硫脑啡肽

Meynert basal nucleus Meynert 基底核

microglia 小胶质细胞

middle temporal lobe( MT) 中央颞叶

Mini-mental state examination 简易智能状态检查量表

mitochondria 线粒体

mitogen-activated protein kinase（MAPK） 丝裂原激活蛋白激酶

mitral cell layer 僧帽细胞层

molecular receptive range(MRR) 气味感受域

monoamine oxydase（MAO） 单胺氧化酶

mood 心境

mossy fiber 苔状纤维

motor cortex 运动皮质

motor nucleus of trigeminal nerve 三叉神经运动核

motor proteins 动力蛋白

muscarinic acetylcholine receptor（mAChR） 毒蕈型乙酰胆碱受体，M 受体

muscle tonus 肌紧张

myelinated nerve fiber 有髓纤维

myelin 髓鞘

## N

naloxone 纳洛酮

naltrexone 纳曲酮

narcolepsy 发作性睡病

neostriatum 新纹状体

nerve cells 神经细胞

nerve growth factor（NGF） 神经生长因子

nerve impulse 神经冲动

neural crest 神经嵴

neural tube 神经管

neuroendocrine 神经内分泌

neuroendocrinology 神经内分泌学

neurogenesis 神经发生

neuroglial cell 神经胶质细胞

neurohormone 神经激素

neurokinin 神经激肽

neuromodulator 神经调质

neuromuscular junction 神经肌肉接头

neuronal plasticity 神经元可塑性

neuronal reuptake 神经细胞的再摄取

neuron 神经元，神经细胞

neuropeptide Y 神经肽 Y

neuropeptide 神经肽

neurotensin 神经降压素

neurotransmitter co-costorage 神经递质共贮存

neurotransmitter co-existence 神经递质共存

neurotransmitter transporters 神经递质转运子

neurotransmitter 神经递质

neurotrophic factor（NTF） 神经营养因子

nicotinic acetyleholine receptors 烟碱型胆碱能受体，N 型受体

Nissl stain 尼氏染色

nitric oxide（NO） 一氧化氮

nitric oxide synthase（NOS） 一氧化氮合酶

nociception 伤害性感受

nociceptor activator 伤害性感受器激活剂

nociceptor sensitizer 伤害性感受器敏化剂

nociceptor 伤害性感受器

nonassociative learning 非联合型学习

nondeclarative memory 非陈述性记忆

noradrenaline（NA） 去甲肾上腺素

norepinephrine（NE） 去甲肾上腺素

nucleus accumbens 伏核，伏隔核

nucleus ambiguus 疑核

nucleus dentatus 齿状核

nucleus globosus 球状核

nucleus of facial nerve 面神经核

nucleus of oculomotor nerve 动眼神经核

nucleus of trochlear nerve 滑车神经核

nucleus raphes dorsalis 中缝背核

nucleus raphes magnus 中缝大核

nucleus reticularis gigantocellularis 网状巨细胞核

nucleus reticularis lateralis 外侧网状核

nucleus reticularis paragigantocellularis lateralis（RPGL） 外侧网状旁巨细胞核

nucleus tractus solitarii 孤束核

nystagmus 眼震颤

N-methyl $D$-aspartate（NMDA） N-甲基-$D$-天冬氨酸

N-methyl $D$-aspartate receptor NMDA 受体

**O**

occipital lobe 枕叶

ocular dominance column 眼优势柱

ocular dominance 眼优势

OFF-center cell 撤光-中心细胞

olfactory nerve layer（ONL） 嗅神经层

olfactory receptor 嗅觉感受器

olfactory sense 嗅觉

olfactory sensory neuron 嗅感觉神经元

oligodendrocyte，oligodendroglia 少突胶质细胞

on type 给声型

ON-center cell 给光-中心细胞

operant conditioned reflex 操作式条件反射

opioid receptor internalization 阿片受体内化

opioid receptor trafficking 阿片受体的转运

$\delta$-opioid receptor $\delta$ 阿片受体

$\kappa$-opioid receptor $\kappa$ 阿片受体

$\mu$-opioid receptor $\mu$ 阿片受体

opioid receptor-like receptor（ORL1-R） 孤儿阿片肽受体

opioids，opium，opiate 阿片，鸦片，阿片样物质

opponent color theory 对立色学说

opsin 视蛋白

optic chiasma 视交叉

orientation columns 朝向柱

orphanin FQ/nociceptin 孤啡肽或痛敏素

ossicles 听小骨

otoacoustic emissions 耳声发射

otolith organ 耳石器

outer hair cell 外毛细胞

oxytocin 催产素

**P**

pacinian corpuscle 环层小体

pain 疼痛

paleocerebellum 旧小脑

parabrachial nuclei 臂旁核

paracentral lobule 中央旁小叶

parasomnia 异睡症

parasympathetic nerve 副交感神经

parietal lobe 顶叶

parietal pain 壁层痛

Parkinson's disease（PD） 帕金森病

pars compacta of substantia nigra 黑质致密带

pars reticulate substantia nigra 黑质网状部

parvocellular layers 小细胞层

passion 激情

patch clamp 膜片钳

pause type 暂停型

peduncular syndrome 大脑脚底综合征（Weber 综合征）

peptide-ergic neuron 肽能神经元

perception 知觉

periaqueductal gray（PAG） 中脑导水管周围灰质

periglomerular cel 球周细胞

periodic limb movement disorder 周期性肢体运动障碍

peripheral nervous system 周围神经系统

phagocytic microglia 吞噬性小胶质细胞

phase locking 锁相

phosphatidase C（PLC） 磷脂酶 C

phosphodiesterase（PDE） 磷酸二酯酶

phosphoinositide-3 kinase（PI3K） 磷脂酰肌醇 3 激酶

phospholipase A2（PLA2） 磷脂酶 A2

phospholipase Cb PLCb

phosphotase 磷酸酶

phosphtidyli-nositol(4,5)-bisphosphate（PIP$_2$） 磷脂酰肌醇 4,5 二磷酸

photopigment 视色素

photoreceptor 光感受器细胞

pinna 耳廓

Pi-rolling tremor 搓丸样震颤

plexusofvisceral nerve 内脏神经丛

pltultary adenylate cyclase activating polypeptide（PACAP） 垂体腺苷酸环化酶激活肽

polymodal nociceptor 多觉型伤害性感受器

polymodal 多模态

pons 脑桥

pontine nucleus of trigeminal nerve 三叉神经脑桥核

Positron emission tomography 正电子发射计算机体层摄影术

postcentral gyrus 中央后回

posterior cerebral artery 大脑后动脉

posterior commisure 后连合

posterior gray commissure 灰质后连合

posterior median sulcus 后正中沟

precentral gyrus 中央前回

prepulse inhibition 惊跳反应预刺激抑制

presenilin 早老素基因

pressure sense 压觉

primary memory 第一级记忆

primary visual cortex 初级视皮层

prolactin（PRL） 催乳素

prolactin release-inhibiting hormone 催乳素释放抑制激素

prolactin releasing hormone（PRH） 催乳素释放激素

proopiomelanocortin（POMC） 阿黑皮素原

prosopagnosia 面容失认症

prostaglandin（PG） 前列腺素

prostaglandin E synthase PGES/PGES2

protein kinases C（PKC） 蛋白激酶 C

proton transporter 质子转运体

protoplasmic astrocyte 原浆性星形胶质细胞

Purkinje cell 浦肯野细胞

putamen 壳核

pyramidal cell 锥体细胞

pyramidal tract 锥体束

pyramid 锥体

## Q

quantum release 量子释放

quasi visceral pain 准内脏痛

## R

radial astrocyte 辐射状星形胶质细胞

rapid eye movement sleep behavior disorder（REM） 睡眠行为障碍

rapid eye movement sleep 快速眼动睡眠

reactive oxygen species 活性氧簇

receptor activity modifying protein（RAMP） 受体活性调节蛋白

receptor component protein（RCP） 受体组成蛋白

receptor desensitization 受体失敏或脱敏

receptor internalization 受体内化

receptor potential 感受器电位

receptor 受体

recurrent inhibition 回返性抑制

recurrent isolated sleep paralysis 复发性睡眠麻痹综合征

red nucleus 红核

redial glia 放射胶质细胞

referred pain 牵涉痛

regional cerebral blood flow（rCBF） 区域脑血流图

reinforcement 强化

Renshaw's cell 闰绍细胞

resting potential（$E_m$） 静息电位

reticular formation 网状结构

reticular lamina 网状板

retina 视网膜

retinene 视黄醛

retrograde amnesia 逆行性遗忘症

reverse potential 反转电位

reward processing 奖赏处理

reward 奖赏

rhodopsin 视紫红质

ribbon synapses 带状突触

ribosome 核糖体

rod cell 视杆细胞

rostral migratory stream 喙侧迁移路径

rostroventral medulla 延脑头端腹内侧核群

Ruffini's corpuscle Ruffini 小体

## S

saccule 球囊

satellite cell 卫星细胞

scale media 中阶

scale tympani 鼓阶

scale vestibuli 前庭阶

Schwann cell 施万细胞

second messenger 第二信使

second pain 第二痛

secondary memory　第二级记忆

self-administration　自身给药

semicircular duct　半规管

sensation　感觉

sensitization　敏化

sensory memory　感觉性记忆

sensory neuron　感觉神经元

sensory receptor　感受器

septal area　隔区

serotonin　血清素,即 5-羟色胺

sharp pain　锐痛

short axon cell　短轴突细胞

silent synapses　静息突触

simple cell　简单细胞

single photon emission computed tomography　单光子发射
　计算机体层摄影术

sinuses of dura mater　硬脑膜窦

sleep apnea syndrome　睡眠呼吸暂停综合征

sleep related breathing disorder　睡眠相关呼吸障碍

sleep related movement disorders　睡眠相关运动障碍

sleep-related rhythmic movement disorder　睡眠相关节律
　性运动障碍

slow pain　慢痛

slow wave sleep　慢波睡眠

solute carrier organic anion transporter family member 2A1
　SLC21A2

somatic nerve　躯体神经

somatostatin　生长抑素

special somatic sensory nucleus　特殊躯体感觉核

special visceral motor nucleus　特殊内脏运动核

special visceral sensory nucleus　特殊内脏感觉核

speculum　盖区

speech center　语言中枢

spike potential　峰电位

spinal anterior horn　脊髓前角

spinal cord　脊髓

spinal dorsal horn　脊髓背角

spinal nerve　脊神经

spinal nucleus of trigeminal nerve　三叉神经脊束核

spinal segmentation　脊髓节段

spinocervicalis tract(SCT)　脊髓颈核束

spinohypothalamic tract(SHT)　脊髓下丘脑束

spinomesercephalon tract( SMT)　脊髓中脑束

spinoreticular tract　脊髓网状束

spinothalamic tract　脊髓丘脑束

spiral ganglion　螺旋神经节

spiral organ of Corti　Corti 螺旋器

split brain　裂脑

spontaneous nystagmus　自发性眼球震颤

spontaneous pain　自发痛

stabbing pain　刺痛

static sense　平衡感觉

stereocilium　静纤毛

stress　应激

stretch reflex　牵张反射

striate cortex　纹状皮层

Subcoeruleus(SC)　蓝斑底核

subiculum　下托

substance P　P 物质

substantia gelatinosa　胶状质

substantia nigra　黑质

subventricular zone　脑室膜下层

superior colliculus　上丘

supplementary motor area　辅助运动区

support cell　支持细胞

suspension test　悬尾实验

sympathetic nerve　交感神经

synapse　突触

α-synuclein　α-突触核蛋白

**T**

tail stereotyped behavior　刻板行为

taste bud　味蕾

tau protein kinase　tau 蛋白激酶

tectorial membrane　盖膜

tectospinal tract　顶盖脊髓束

telencephalon　端脑

temporal lobe　颞叶

tendom reflex　腱反射

tertiary memory　第三级记忆

thalamus　丘脑

threshold intensity　阈强度

threshold of two-point discrimination　两点辨别阈

thyroid-stimulating hormone（TSH）　促甲状腺激素

thyrotropin releasing hormone（TRH）　促甲状腺激素释
　放激素

tolerance　耐受

tonotopy　音调拓扑

touch sense　触觉

touch spot　触点

touch spot　触点

touch threshold　触觉阈

trafficking　转运

transducin　转导蛋白

transient receptor potential（TPR）　瞬时电位阳离子通道

transverse temporal dyri　颞横回

traveling wave　行波

trial-and-error learning　试错学习

trichromatic theory　三原色学说

trigeminal lemniscus　三叉丘系

true visceral pain　真脏器痛

tuber cinereum　灰结节

tufted cell　丛状细胞

tympanic membrane　鼓膜

tyrosine hydroxylase　酪氨酸羟化酶

tyrosine kinase receptor A　酪氨酸蛋白激酶 A

## U

ubiquitin proteasome system　泛素蛋白酶体系统

ubiquitin　泛素

umami　鲜味

unconditioned stimulation　非条件刺激

utricle　椭圆囊

## V

vagus nerve　迷走神经

vascular dementia　血管性痴呆

vascular endothelial growth factor（VEGF）　血管内皮生长因子

vasoactive intestinal peptide（VIP）　血管活性肠肽

vasopressin　血管升压素

ventral tegmental area（VTA）　腹侧被盖区

ventrolateral mudulla　延髓腹外侧区

vertebral artery　椎动脉

vesicular monoamine transporter　囊泡单胺转运体

vestibular apparatus　前庭器官

vestibular autonomic reaction　前庭自主神经反应

vestibular labyrinth　前庭迷路

vestibular nucleus　前庭神经核

vestibular-ocular reflex(VOR)　前庭-眼反射

vestibulocerebellum　前庭小脑

visceral nerve　内脏神经

visceral nervous system　内脏神经系统

visceral pain　内脏痛

visceral sense　内脏感觉

vision　视觉

volley　排放

voltage-gated calcium channel（VGCC）　电压门控钙通道

voltage-gated potassium channel　电压门控钾通道

voltage-gated sodium channel（VGSC）　电压门控钠通道

voltage-sensitive $Ca^{2+}$ channel（VSCC）　电压敏感性钙通道

volume transmission　容积传递

## W

Wada's test　韦达测试

warm receptor　热感受器

Wechsler adult intelligence scal　韦氏成人智力量表

Wechsler memory scale　韦氏记忆量表

white matter　白质

wide-dynamic range（WDR）　广动力范围神经元

working memory　工作记忆